CB047125

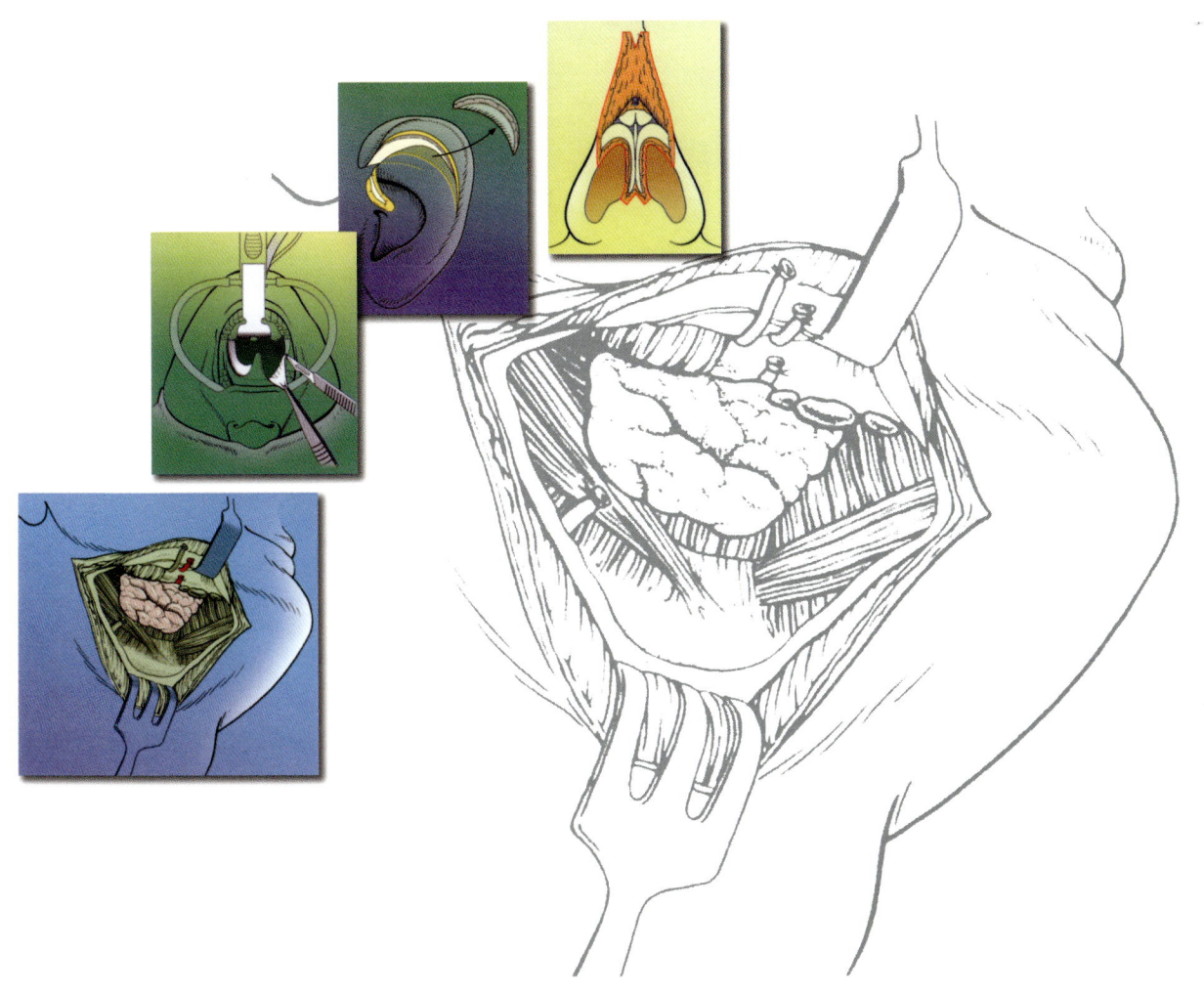

TÉCNICAS CIRÚRGICAS EM OTORRINOLARINGOLOGIA E CIRURGIA DE CABEÇA E PESCOÇO

TÉCNICAS CIRÚRGICAS EM OTORRINOLARINGOLOGIA E CIRURGIA DE CABEÇA E PESCOÇO

Procedimentos Essenciais

Juergen Theissing, MD
Professor Emeritus
Department of Otorhinolaryngology,
Head and Neck Surgery
Nuremberg Hospital
Nuremberg, Germany

Gerhard Rettinger, MD
Professor and Chairman
Department of Otorhinolaryngology,
Head and Neck Surgery
University Hospital
Ulm, Germany

Jochen A. Werner, MD
Professor and Chairman
Department of Otorhinolaryngology,
Head and Neck Surgery
Phillips University Marburg
Marburg, Germany

Colaboradores

Florian Hoppe, MD
Professor and Chairman
Department of Otorhinolaryngology,
Head and Neck Surgery
Clinical Center Oldenburg
Oldenburg, Germany

Claudia Rudack, MD
Professor and Leading
Senior Physician
Department of Otorhinolaryngology,
Head and Neck Surgery
University of Münster
Münster, Germany

Tradução

Ricardo Rodrigues Figueiredo
Médico-Otorrinolaringologista
Doutorando em Medicina (Otorrinolaringologia) pela Universidade Federal de São Paulo
Mestrado em Medicina/Área de Concentração em Cirurgia Geral,
Setor: Otorrinolaringologia pela Universidade Federal do Rio de Janeiro
Professor Adjunto e Chefe do Serviço de Otorrinolaringologia da Faculdade de Medicina de Valença, RJ
Médico da OTOSUL, Otorrinolaringologia Sul-Fluminense
Membro do *Tinnitus Research Initiative* – Regensburg, Alemanha

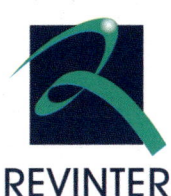

REVINTER

943 illustrações

Técnicas Cirúrgicas em Otorrinolaringologia e Cirurgia de Cabeça e Pescoço – Procedimentos Essenciais
Copyright © 2013 by Livraria e Editora Revinter Ltda.

ISBN 978-85-372-0504-4

Todos os direitos reservados.
É expressamente proibida a reprodução
deste livro, no seu todo ou em parte,
por quaisquer meios, sem o consentimento
por escrito da Editora.

Tradução:
RICARDO RODRIGUES FIGUEIREDO
Médico-Otorrinolaringologista
Doutorando em Medicina (Otorrinolaringologia) pela Universidade Federal de São Paulo
Mestrado em Medicina/Área de Concentração em Cirurgia Geral, Setor: Otorrinolaringologia pela Universidade Federal do Rio de Janeiro
Professor Adjunto e Chefe do Serviço de Otorrinolaringologia da Faculdade de Medicina de Valença, RJ
Médico da OTOSUL, Otorrinolaringologia Sul-Fluminense
Membro do Tinnitus Research Initiative *– Regensburg, Alemanha*

CIP-BRASIL. CATALOGAÇÃO-NA-FONTE
SINDICATO NACIONAL DOS EDITORES DE LIVROS, RJ

T351t

Theissing, Juergen
  Técnicas cirúrgicas em otorrinolaringologia e cirurgia de cabeça e pescoço : procedimentos essenciais / Juergen Theissing, Gerhard Rettinger, Jochen A. Werner ; tradução Ricardo Rodrigues Figueiredo . - Rio de Janeiro : Revinter, 2013.
      il.

  Inclui bibliografia e índice
  ISBN 978-85-372-0504-4

  1. Cirurgia otorrinolaringológica. 2. Face - Cirurgia. 3. Ouvidos - Cirurgia. 4. Pescoço - Cirurgia. I. Rettinger, Gerhard. II. Werner, J. A. (Jochen A.), 1958-. III. Título.

12-8565.   CDD: 617.51059
                        CDU: 616.21:617

Nota: A medicina é uma ciência em constante evolução. À medida que novas pesquisas e experiências ampliam os nossos conhecimentos, são necessárias mudanças no tratamento clínico e medicamentoso. Os autores e o editor fizeram verificações junto a fontes que se acredita sejam confiáveis, em seus esforços para proporcionar informações acuradas e, em geral, de acordo com os padrões aceitos no momento da publicação. No entanto, em vista da possibilidade de erro humano ou mudanças nas ciências médicas, nem os autores e o editor nem qualquer outra parte envolvida na preparação ou publicação deste livro garantem que as instruções aqui contidas são, em todos os aspectos, precisas ou completas, e rejeitam toda a responsabilidade por qualquer erro ou omissão ou pelos resultados obtidos com o uso das prescrições aqui expressas. Incentivamos os leitores a confirmar as nossas indicações com outras fontes. Por exemplo e em particular, recomendamos que verifiquem as bulas em cada medicamento que planejam administrar para terem a certeza de que as informações contidas nesta obra são precisas e de que não tenham sido feitas mudanças na dose recomendada ou nas contraindicações à administração. Esta recomendação é de particular importância em conjunto com medicações novas ou usadas com pouca frequência.

Título original:
ENT – Head and Neck Surgery: Essential Procedures
Copyright © 2011 by Georg Thieme Verlag

Livraria e Editora REVINTER Ltda.
Rua do Matoso, 170 – Tijuca
20270-135 – Rio de Janeiro – RJ
Tel.: (21) 2563-9700 – Fax: (21) 2563-9701
livraria@revinter.com.br – www.revinter.com.br

Apresentação

Escrever um livro-texto cirúrgico é, em muitos aspectos, como construir uma casa. Há de haver uma fundação forte, materiais de alta qualidade, uma força de trabalho altamente motivada e as decorações apropriadas. Em *Técnicas Cirúrgicas em Otorrinolaringologia e Cirurgia de Cabeça e Pescoço – Procedimentos Essenciais*, os Professores Theissing, Rettinger e Werner utilizaram edições prévias do seu livro-texto desde 1971 como a sua fundação. A experiência substancial combinada dos autores forneceu excelentes materiais de construção. Eles estavam altamente motivados para realizar este livro em inglês, de forma a expor suas técnicas a um público maior do que era possível nas edições da língua alemã. Uma vez que sua casa estava completa, eles a decoraram com figuras extremamente detalhadas e marcadamente claras, essenciais para guiar o leitor ao longo de cada etapa dos procedimentos cirúrgicos.

O livro é um atlas cirúrgico puro sem fotografias de pacientes ou referências para distrair o leitor. Embora os nomes de alguns dos instrumentos e dos procedimentos não serão conhecidos do leitor, eles ainda parecerão familiares graças às ilustrações. Eu penso nisto como sendo similar a ver um Mercedes na Inglaterra com o volante de direção no lado direito. Ele vai parecer um pouco diferente, mas você ainda reconhecerá as linhas finas do exterior e o interior luxuoso.

O nobre propósito da escrita médica, seja ela em uma publicação *on-line* ou em um livro-texto com vários volumes, é compartilhar nosso conhecimento e experiência com outros na comunidade médica. O processo de aprendizado por toda a vida reflete a essência do que significa ser um médico, e a aplicação deste conhecimento no bem-estar dos nossos pacientes nos define.

Mesmo nos dias de hoje, na era da mais alta tecnologia, os livros-texto ainda possuem um papel importante na educação. A expectativa do leitor é a de que um livro-texto seja uma fonte imediata de informação abrangente, autoritária, bem organizada e claramente escrita. *Técnicas Cirúrgicas em Otorrinolaringologia e Cirurgia de Cabeça e Pescoço – Procedimentos Essenciais* certamente atende a estas expectativas.

Eugene N. Myers, MD, FACS, FRCE Edin (Hon)

Prefácio

O propósito de *Técnicas Cirúrgicas em Otorrinolaringologia e Cirurgia de Cabeça e Pescoço – Procedimentos Essenciais* não é prover uma listagem exaustiva de todas as técnicas cirúrgicas comuns, mas sim apresentar somente uma seleção das intervenções cirúrgicas comprovadas que são importantes tanto para o otorrinolaringologista atuante, quanto para o iniciante, de maneira clara e concisa. As etapas individuais de cada respectivo procedimento cirúrgico são delineadas consistentemente para facilitar as referências. Indicações, contraindicações, consentimento informado, complicações, regras, dicas e truques, e notas em cuidados pós-operatórios são destacados para chamar a atenção do leitor quanto a estas questões de importância prática. Os aspectos anatômicos, funcionais e clínicos necessários para a compreensão do procedimento são apresentados no início de cada capítulo. Conversivamente, procedimentos elaborados ou raramente utilizados, que pela sua própria natureza são reservados para um pequeno grupo de cirurgiões, são mencionados somente na medida em que eles podem verter luz sobre questões fundamentais pertinentes à indicação ou ao consentimento informado.

Todos os desenvolvimentos importantes de técnicas cirúrgicas tiveram naturalmente o espaço que merecem. Cirurgias funcionais endoscópicas/microscópicas dos seios paranasais e todo o espectro de cirurgias plásticas reparadoras ORL têm garantida especial menção neste aspecto. Cirurgias endoscópicas/microscópicas de tumores com *laser* e as modernas técnicas de expansão glótica são abordadas, bem como as ressecções laríngeas parciais clássicas e modificadas; além das técnicas de esvaziamento cervical radical, radical modificado e seletivo, e a cirurgia da tireoide. Desenvolvimentos modernos da cirurgia otológica, transplantes e implantes, implantes cocleares, próteses ancoradas em osso e procedimentos com *laser* foram incluídos. Uma ênfase especial foi dada a figuras ricamente ilustradas permeando o texto. Neste ponto, gostaríamos de estender nossos maiores agradecimentos a Emil Wolfgang Hanns pelo seu excelente trabalho.

Considerando a tarefa definida, a literatura citada não pode ser considerada exaustiva. Além das referências-padrão, incluímos somente algumas poucas publicações especializadas que achamos importantes.

Os editores têm um prazer especial em comunicar que *Técnicas Cirúrgicas em Otorrinolaringologia e Cirurgia de Cabeça e Pescoço – Procedimentos Essenciais*, disponível em várias edições nos países de língua alemã desde 1971, será agora publicado em inglês. Gostaríamos de agradecer a Georg Thieme Verlag, incluindo o Sr. Albrecht Hauff e seus colaboradores, especialmente o Sr. Stephan Konnry e a Sra. Anne Lamparter pelo *design* generoso do livro e pelo seu suporte na realização deste projeto.

Juergen Theissing
Gerhard Rettinger
Jochen A. Werner

Sumário

1. Preparação Geral para a Cirurgia............. 1
J. Theissing

Indicação e Planejamento Cirúrgico................ 1
Pré-Requisitos Legais e Consentimento............ 1
Pré-Avaliação e Preparação Geral.................. 2
Profilaxia da Trombose............................. 3

2. Anestesia Local 4
J. Theissing

Anestesia Tópica.................................. 4
Infiltração e Anestesia Regional 5
Pré-Medicação 5

3. Anestesia Geral 6
J. Theissing

Aspectos Gerais 6
Considerações Especiais 6
Cirurgia Otológica 6
Cirurgia Nasal.................................... 6
Cirurgia da Cavidade Oral e Faringe............... 6
Cirurgia Laríngea para Procedimentos Endolaríngeos.... 7

4. Cuidados Pós-Operatórios................. 8
J. Theissing

Monitoração Pós-Operatória 8

5. Cirurgia Plástica Reconstrutiva da Face......... 9
G. Rettinger

Princípios Básicos................................ 9
Considerações Gerais 9
Anatomia Cirúrgica da Pele....................... 9
Unidades Estéticas e Linhas de Tensão da Pele Relaxada (LTPR).. 10
Instrumental 11
Material de Sutura................................ 11
Cicatrização de Feridas e Conduta Geral nas Feridas..... 11
   Cicatrização de Feridas 11
   Conduta Geral nas Feridas..................... 12
Técnicas de Sutura 12
   Técnica de Sutura Padrão 12
   Técnicas Especiais de Sutura 13
Conduta em Lesões de Tecidos Moles e suas Sequelas.... 15
   Conduta Primária 15
   Revisão de Cicatriz 16
   Técnicas Cirúrgicas para Relaxamento da Tensão da Pele.................................. 18
   Técnicas de Revisão de Cicatrizes para Cicatrizes Extensas e Aderidas........................ 19

Conduta nos Defeitos dos Tecidos Moles 19
   Observações Gerais 19
   Retalhos Pediculados 20
   Enxertos Cutâneos Livres 26
Cirurgia Plástica Reparadora em várias Regiões da Face.. 29
Considerações Preliminares....................... 29
Fronte e Têmpora 29
Pálpebras... 29
   Pálpebra Superior 29
   Pálpebra Inferior 29
   Cirurgia Palpebral na Paralisia Facial 29
Bochecha... 30
Nariz.. 30
   Conduta nos Defeitos do Dorso e Paredes Nasais Laterais.............................. 32
   Conduta nos Defeitos da Ponta Nasal e da Columela.. 35
   Conduta nos Defeitos da Asa do Nariz 35
   Reconstrução Total do Nariz 37
Lábios 39
   Deformidades do Vermelhão Causadas por Contração da Pele 39
   Defeitos Menores do Lábio 39
Pescoço 42
   Fechamento do Traqueostoma................. 42

6. Cirurgia Nasal 45
G. Rettinger

Considerações Preliminares 45
Anatomia Cirúrgica............................... 45
Função Respiratória.............................. 47
   Mensuração da Função Respiratória 48
Instrumentos Necessários para Septoplastia/Rinoplastia .. 49
   Instrumentos para Septoplastia 50
   Instrumentos para Rinoplastia 50
Conduta nas Lesões Nasais Agudas 51
Lesões de Tecidos Moles.......................... 51
Corpos Estranhos 51
Fraturas da Pirâmide Nasal Óssea 52
   Redução de Fraturas.......................... 53
Fratura Septal/Hematoma Septal/Abscesso Septal.... 54
   Cirurgia dos Hematomas/Abscesso Septal........ 54
Cirurgia do Septo Nasal 55
Funções do Septo Nasal........................... 55
Septoplastia...................................... 57
Perfurações Septais 70
Cirurgia do Nariz Externo (Rinoplastia)............ 73
Considerações Preliminares 73
Técnicas Básicas 73

Incisões e Abordagens ao Dorso Nasal........... 73
Osteotomias.............................. 78
Medindo Pontos, Linhas e Ângulos................ 81
Deformidade Giba Nasal......................... 83
Nariz Torto................................... 87
Deformidade Nariz em Sela...................... 90
Ponta e Base do Nariz.......................... 94
    Análise Pré-Operatória...................... 94
    Correção da Projeção da Ponta Nasal......... 95
    Correção do Comprimento do Nariz........... 96
    Columela Retraída.......................... 98
    Correção da Forma da Ponta Nasal........... 98
    Correção do Colapso Alar................... 101
Malformações................................ 102
Fístulas e Cistos Nasais..................... 102
Atresia Coanal............................... 104
Conchas..................................... 106
Tratamento Cirúrgico da Epistaxis............ 109

7. Cirurgia dos Seios Paranasais e Estruturas Adjacentes............................... 111
    C. Rudack

Cirurgia Endonasal dos Seios Paranasais...... 111
Aspectos Anatômicos do Sistema Sinusal Paranasal.... 111
Preparação para a Cirurgia Endonasal dos
Seios Paranasais............................... 114
Cirurgia do Seio Maxilar....................... 114
    Endoscopia do Seio Maxilar (Sinusoscopia,
    Antroscopia).............................. 114
Cirurgia do Etmoide............................ 117
    Cirurgia Endonasal do Etmoide.............. 120
Cirurgia do Esfenoide.......................... 122
    Abertura Endonasal do Seio Esfenoide....... 122
Cirurgia do Seio Frontal....................... 123
    Cirurgia Endonasal do Seio Frontal......... 123
    Cuidados Pós-Operatórios na Cirurgia Endonasal dos
    Seios Paranasais........................... 126
**Cirurgia dos Seios Paranasais
Combinada a Abordagens Externas**............... 126
Abordagem Transfacial ao Seio Maxilar.......... 126
Cirurgia das Fístulas Oroantrais............... 128
    Fechamento de uma Fístula Oral-Seio Maxilar..... 128
    Fechamento de uma Fístula Palato-Seio Maxilar
    através de um Retalho Rotacional da Bochecha..... 128
Cirurgia do Seio Etmoidal através de uma Abordagem
Externa (Transfacial).......................... 129
Cirurgia Extranasal do Seio Frontal............ 130
    Cirurgia do Seio Frontal Modificada por
    Jansen-Jitter.............................. 130
    Cirurgia Radical do Seio Frontal de Riedel...... 131
    Cirurgia Osteoplástica do Seio Frontal...... 132
    Drenagem Mediana.......................... 134
**Cirurgia de Tumores Malignos na Região dos Seios
Paranasais**................................... 134
    Abordagem por Rinotomia Lateral............ 135
    Técnica para Tumores do Nível Inferior com
    Elevação de um Retalho da Bochecha......... 135
    Técnica de Maxilectomia Total.............. 135
    Técnica do *Degloving* Médio-Facial........ 136

Cirurgia dos Ductos Lacrimais............... 139
Procedimentos Endonasais Microscópicos e
Endoscópicos para Dacriocistorrinostomia....... 139
**Cirurgia do Trauma dos Seios Paranasais, Órbita e
Base Anterior do Crânio; e Cirurgia das Complicações
Endocranianas**................................ 140
Abordagem para Fraturas Zigomáticas............ 140
Fraturas do Arco Zigomático.................... 141
Fraturas do Assoalho da Órbita................. 141
Abordagem para Fraturas do Rebordo Orbitário...... 144
Abordagem para Lesões da Região Superior dos
Seios Paranasais/Órbita........................ 144
    Fraturas da Região do Seio Frontal sem Lesões da
    Base do Crânio............................ 144
    Lesões da Base Anterior do Crânio.......... 145
    Descompressão do Nervo Óptico.............. 146
Abordagem para Complicações Orbitárias de Sinusite
Aguda (Abscesso Orbitário Subperiosteal)....... 147

8. Cirurgia da Epifaringe..................... 149
    J. Theissing

Adenoidectomia.............................. 149
Biópsia da Nasofaringe...................... 152
Técnica Cirúrgica para Angiofibroma Nasofaríngeo.... 153

9. Cirurgia da Cavidade Oral e Orofaringe..... 155
    J. Theissing

Cirurgia das Tonsilas....................... 155
Tonsilectomia.................................. 155
    Alternativas............................... 160
**Cirurgia das Complicações Inflamatórias
Originadas nas Tonsilas**...................... 163
Incisão e Drenagem de um Abscesso Peritonsilar..... 163
Tonsilectomia com Abscesso..................... 164
Incisão e Drenagem de Abscesso Retrofaríngeo....... 165
Cirurgia para Infecções Cervicais Profundas
Originadas das Tonsilas ou Sepse Tonsilar...... 165
Cirurgia de Abscessos da Cavidade Oral...... 167
Abscessos Linguais Superficiais................ 167
Abscessos Profundos da Língua.................. 168
Abscessos do Assoalho da Boca.................. 169
**Cirurgia de Tumores Benignos e
Cistos da Cavidade Oral e Orofaringe**......... 170
Tumores Linguais Benignos...................... 170
Cistos do Assoalho da Boca..................... 170
    Tratamento da Rânula....................... 170
**Cirurgia de Tumores Malignos da Língua,
Assoalho da Boca, Tonsilas e Parede Posterior da
Faringe**...................................... 172
Tumores da Ponta da Língua, Margem da Língua e
Assoalho da Boca............................... 172
    Abordagem Oral............................. 172
    Ressecção Cirúrgica com *Laser* de Carcinomas da
    Cavidade Oral.............................. 173
    J. A. Werner

    Alternativas............................... 175
**Cirurgia de Tumores das Tonsilas,
Base da Língua e Parede Faríngea**............. 177
Tonsilectomia em Tumores....................... 177

Ressecção Cirúrgica com *Laser* de Carcinomas
Orofaríngeos 179
J. A. Werner

    Alternativas 180

**Cirurgia do Ronco e Síndrome da Apneia
Obstrutiva do Sono**............................. 182
Uvulopalatofaringoplastia (UPFP)................. 182
    Alternativas 183

10. Cirurgia da Laringe, Hipofaringe e Traqueia ... 185
J. A. Werner

Cirurgia Endolaríngea 185
Cirurgia Endolaríngea Indireta 185
Cirurgia Laríngea Direta.......................... 187
    Laringoscopia Direta de Suspensão sob Anestesia
    Geral Endotraqueal (Microlaringoscopia de acordo
    com Kleinsasser) 187
    Laringotraqueoscopia Direta com o
    Laringotraqueoscópio com Ventilação 189
    Ressecção Transoral com Instrumentos Frios de
    Lesões Benignas da Laringe.................... 192
    Fechamento Glótico Incompleto Associado à Paralisia
    Unilateral dos Adutores – Abordagem Endolaríngea . 193
Microcirurgia Transoral com *Laser* 196
Lesões Benignas 196
    Granulomas................................... 196
    Laringocele 197
    Papilomas 197
    Laringomalacia 197
Estenose Laringotraqueal Membranosa............ 198
    Epiglotopexia Cirúrgica com *Laser* 198
    Secção Cirúrgica com *Laser* de Pregas Ariepiglóticas
    Curtas 198
    Hemangiomas e Malformações Vasculares........ 198
Cirurgia da Estenose Glótica 200
Expansão Glótica Endoextralaríngea de Lichtenberger . 200
Expansão Glótica Endolaríngea, Microlaringoscópica... 201
    Aritenoidectomia transoral..................... 202
    Expansão Glótica Endolaríngea com *Laser* de acordo
    com Dennis e Kashima (Cordectomia Posterior) 203
Fixação Lateral Extralaríngea 203
Expansão Glótica Combinada Extraendolaríngea 205
Disfonia Espasmódica............................ 206
Cirurgia de Estenoses da Laringe e da Traqueia 207
Abordagem das Estenoses Laríngeas 207
Estenoses da Junção Laringotraqueal.............. 207
    Ressecção..................................... 208
Tratamento de Estenoses Traqueais................ 209
    Lateropexia da Traqueia....................... 209
    Ressecção Transversal da Traqueia com Anastomose
    Terminoterminal 210
    Secção Longitudinal da Traqueia 211
    Implantação de *Stents* Traqueais................ 212
    Tratamento Cirúrgico de Estenoses Traqueais em
    Crianças...................................... 212
Cirurgia de Lesões Agudas da Laringe e da Traqueia ... 215
Tratamento de Fraturas Deslocadas e Lesões da Laringe . 215
Tratamento de Avulsões Traqueais................. 217
Laringotomia e Traqueotomia 218
Cricotireoidostomia (Coniotomia).................. 218

Traqueotomia 219
Reversão do Traqueostoma 224
**Cirurgia nas Doenças Inflamatórias da Hipofaringe e da
Laringe**.. 226
Cirurgia dos Abscessos Epiglóticos 226
Tratamento de Pericondrites Laríngeas 226
Cirurgia dos Divertículos Hipofaríngeos 226
Cirurgia Transoral............................... 226
    Escolha da Abordagem Endoscópica 229
Ressecção de Divertículo de Zenker por Abordagem
Aberta.. 229
Traqueobroncoscopia 230
Traqueobroncoscopia com Broncoscópio Rígido 230
Traqueobroncoscopia com Broncoscópio Flexível ... 231
Doenças Malignas da Laringe................... 234
Laringectomia Parcial Transoral – Cirurgia com *Laser*... 235
    Carcinomas das Pregas Vocais 235
    Carcinoma da Supraglote...................... 238
    Carcinoma da Hipofaringe 240
Laringectomia Parcial – Abordagens Transcutânea e
Aberta.. 241
    Cordectomia após Tireotomia 241
    Faringectomia Frontolateral de Leroux-Robert 244
    Laringectomia Parcial de Hautant 247
    Hemilaringectomia Clássica de Gluck-Soerensen ... 248
    Laringectomia Parcial Horizontal 249
    Laringectomia Parcial Supracricoide com
    Reconstrução por Crico-hioideopexia 251
    Laringectomia Supracricóidea Parcial com
    Reconstrução por Crico-Hioideoepiglotopexia 255
Laringectomia Total 256
Reabilitação Vocal após Laringectomia – Princípios
Funcionais...................................... 262
    Reabilitação Cirúrgica da Voz após Laringectomia... 262
**Abordagem Externa dos Tumores Malignos da
Hipofaringe** 263
Hipofaringolaringectomia Parcial com Preservação da
Laringe 263
Laringectomia Total com Faringectomia Parcial 263

11. Cirurgia do Pescoço 264
J. A. Werner

**Antibioticoterapia Peroperatória em Cirurgia dos
Tecidos Moles da Cabeça e do Pescoço** 264
Distinção entre Cirurgia Séptica e Asséptica 264
Espectro dos Organismos Infecciosos 264
Timing e Duração da Antibioticoterapia 264
Tratamento de Infecções de Feridas................ 264
Cirurgia dos Linfonodos....................... 264
Abscessos linfonodais 264
Linfadenectomia Cervicofacial 265
Biópsia de Nódulo Escaleno 267
Esvaziamento Cervical 268
    Esvaziamento Cervical Radical 269
    Esvaziamento Cervical Radical Modificado....... 274
    Esvaziamento Cervical Seletivo 276
Tratamento Cirúrgico de Cistos do Ducto Tireoglosso... 277
Tratamento Cirúrgico dos Cistos das Fendas Branquiais . 279
    Cisto da Fenda Branquial...................... 279
    Fístulas das Fendas Branquiais 280
    Excisão de Fístulas das Fendas Branquiais 281

Excisão de Laringocele Externa 282
Linfangioma Cervical 283
Cirurgia dos Tumores Glômicos (Paragangliomas). 284
Cirurgia da Glândula Tireoide 285
Anatomia e Relações 285
Bócio Nodular Eutireóideo 288
Cirurgia das Doenças Malignas da Tireoide 292
Esvaziamento Cervical Lateral 293

12. Cirurgia do Esôfago e do Mediastino 294
J. A. Werner

Cirurgia Endoscópica 294
Esofagoscopia Rígida. 294
    Remoção de Corpos Estranhos do Esôfago 296
    Biópsia Esofágica. 297
Esofagoscopia Flexível. 297
    Tratamento de Lesões Esofágicas Cáusticas
    Agudas e por Escaldamento e de Estenoses
    Esofágicas 298
Esofagotomia Cervical 299
Mediastinostomia Cervical. 301

13. Cirurgia das Glândulas Salivares 302
J. Theissing

Cirurgia da Glândula Salivar Submandibular 302
Incisão do Ducto Submandibular 302
Excisão da Glândula Submandibular. 303
Cirurgia da Glândula Sublingual 305
Cirurgia da Glândula Parótida 305
Tratamento das Lesões da Glândula Parótida 305
    Fístula Parotídea Parenquimatosa. 305
    Lesões do Ducto Parotídeo 305
    Lesão do Nervo Facial 306
Tratamento de Abscesso Parotídeo 307
Tratamento dos Cálculos Parotídeos 308
Parotidectomia 308
    Parotidectomia Superficial 308
    Parotidectomia Subtotal ou Total com
    Preservação do Nervo Facial. 311
    Parotidectomia Radical 312
    Cirurgia Revisional da Parótida 313

14. Cirurgia da Orelha 314
J. Theissing

Medidas e Preparativos Pré-Operatórios 314
Medidas Pré-Operatórias 314
Preparativos Pré-Operatórios. 314
Cuidados Pós-Operatórios 315
Anestesia. 315
Anestesia Tópica 315
Anestesia Local (Anestesia por Infiltração) 315
Anestesia Geral 316

15. Cirurgia do Pavilhão Auricular e do Conduto Auditivo Externo 317
G. Rettinger

Princípios Básicos e Medidas Gerais. 317
Anatomia Cirúrgica – Músculos, Nervos e Vasos. 317
Diagnóstico Pré-Operatório, Documentação e
Aconselhamento 320
Anestesia e Preparativos Pré-Operatórios 320
    Anestesia 320
Instrumentos e Material de Sutura. 322
    Instrumentos 322
    Material de Sutura 322
Correção de Orelhas Proeminentes. 322
    Regras, Dicas e Truques – Correção de Problemas
    Pós-Operatórios 334
    Riscos e Complicações. 336
Cirurgia do Lóbulo 337
    Redução do Lóbulo 337
    Correção de "Lóbulos Aderidos" 337
    Reconstrução do Lóbulo 337
Malformações Auriculares 339
    Classificação 339
    Macrotia 339
    Microtia. 340
    Apêndices Auriculares e Fístulas Auriculares 342
Fístulas Auriculocervicais. 343
Lesões Traumáticas e Tumores Auriculares 343
    Lacerações 343
    Defeitos Cutâneos 343
    Hematomas do Pavilhão Auricular. 343
    Pericondrite Auricular 344
    Avulsão Auricular 345
    Tumores Auriculares 345
Tumores da Concha 347
Tumores da Hélice. 347
Conduto Auditivo Externo 349
    Corpos Estranhos 349
    Estenoses. 349

16. Cirurgia do Conduto Auditivo Externo Ósseo e da Membrana Timpânica 353
J. Theissing

Exostoses 353
Remoção de Pequenos Tumores do Conduto Auditivo Externo. 354
Cirurgias Menores da Membrana Timpânica. 355
Miringotomia e Inserção de Tubos 355
Splinting da Membrana Timpânica 357

17. Acessos Cirúrgicos, Colheita de Enxertos e Implantes. 359
J. Theissing

Acessos Cirúrgicos. 359
Acesso Endaural 359
Acesso Retroauricular 360
Colheita de Material para Enxerto 363
Fáscia 363
Pericôndrio 363
Cartilagem 364
Implantes 366

18. Timpanoplastia 367
J. Theissing

Reconstrução da Membrana Timpânica 368
Timpanoplastia Tipo I 368
Reconstrução da Cadeia Ossicular 372
Defeitos do Processo Lenticular (Timpanoplastia
Tipo II) 372
Defeitos ou Ausência da Bigorna (Timpanoplastia
Tipo III A) 372
    Reconstrução Incudoestapédica ou Maleoestapédica . 372
    Prótese de Substituição Parcial da Cadeia Ossicular
    (PORP) de Titânio 374
Defeitos do Estribo 374
    Defeitos Isolados do Estribo 374
    Defeitos Combinados do Estribo 374
Erradicação de Doenças da Orelha Média 376
Timpanosclerose 376
Processos de Granulação em Otites Médias Supurativas
Crônicas 376
Otorreia em Otites Médias Supurativas Crônicas 377
    Antrotomia ou Mastoidectomia a partir da Cortical da
    Mastoide durante Timpanoplastia 377
Colesteatoma 377
    Aticoantrotomia (Cirurgia Radical, Técnica Aberta,
    Técnica *Canal-Wall-Down*) 378
    Aticotomia 383
    Abordagem Anteroposterior, Técnica Fechada 384

19. Cirurgia do Processo Mastóideo 387
J. Theissing

Mastoidectomia 387
Mastoidite de Bezold 389
Antrotomia 390
Antrotomia em Lactentes 390

Tratamento de Complicações Otogênicas 391
Trombose do Seio 391
Abscesso Epidural, Meningite 393

20. Cirurgia da Orelha Média e do Nervo Facial após Trauma 395
J. Theissing

Trauma da Orelha Média 395
Lesões da Membrana Timpânica e Cadeia Ossicular.... 395
Ruptura da Janela Redonda ou Oval 395
Otoliquorreia 396
Cirurgia Timpânica e Mastóidea do Nervo Facial 397

21. Cirurgia do Estribo 399
J. Theissing

Estapedectomia 399
Estapedotomia 404
Estapedotomia com *Laser* 404
Timpanoscopia 405
Revisão de Cirurgia do Estribo 405

22. Tratamento Cirúrgico da Vertigem 406
F. Hoppe

Terapia com Gentamicina 406
Descompressão do Saco Endolinfático 407

23. Implantação Cirúrgica de Próteses Auditivas .. 409
F. Hoppe

Bone-Anchored Hearing Aids (BAHA) 409
Próteses Auditivas Parcialmente Implantáveis 409
Implante Coclear 410

Bibliografia 412

Índice Remissivo 417

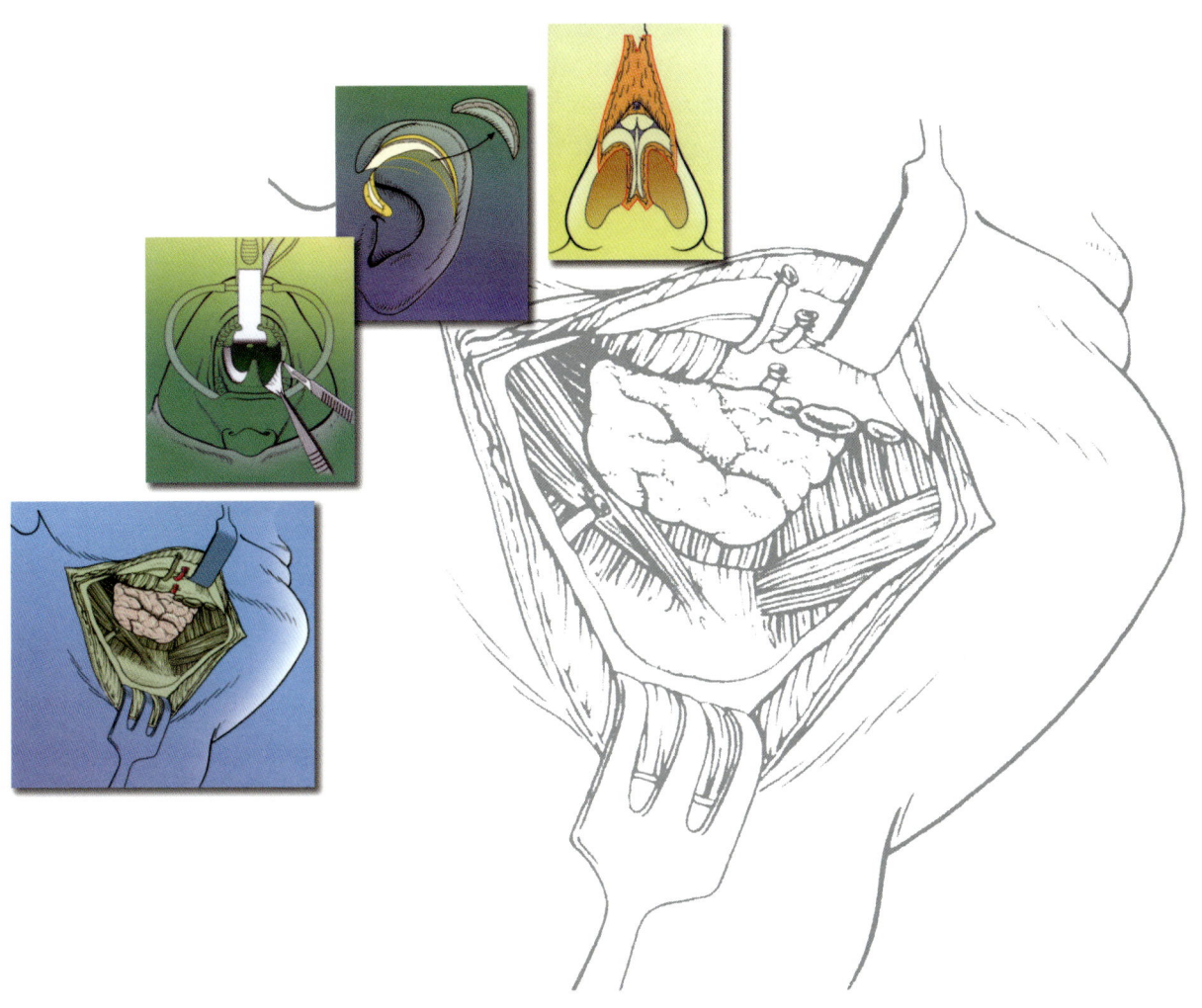

TÉCNICAS CIRÚRGICAS EM OTORRINOLARINGOLOGIA E CIRURGIA DE CABEÇA E PESCOÇO

1 Preparação Geral para a Cirurgia

Indicação e Planejamento Cirúrgico

O princípio mais importante de qualquer cirurgia é "nil nocere" – não faça nenhum dano. Procedimentos cirúrgicos envolvem inevitavelmente riscos, tornando imperativo o seguimento desta máxima ao operar. Inicialmente, deve sempre haver uma indicação convincente para a cirurgia, e essa indicação somente pode ser feita uma vez que investigações pré-operatórias exatas tenham sido completadas. Os possíveis resultados devem ser criticamente confrontados com o estresse cirúrgico, da mesma forma que com seus riscos, também levando em consideração uma avaliação do estado de saúde geral do paciente, a severidade da doença e qualquer outra alternativa terapêutica. A técnica pessoal do cirurgião e as condições prévias que indiquem a possibilidade de adequados cuidados no pós-operatório devem também ser incluídas nas deliberações.

A cirurgia será mais direta e eficiente se o planejamento préoperatório da abordagem cirúrgica estiver com base em uma avaliação exata e detalhada.

Pré-Requisitos Legais e Consentimento

Toda intervenção médica requer o *consentimento legal* do paciente ou de seu representante legal. Para exercer seu direito de decisão, os pacientes devem ser detalhadamente informados da natureza e severidade da sua doença e dos riscos e possíveis resultados do procedimento proposto, bem como das possíveis alternativas e suas perspectivas. O procedimento do consentimento informado deve ser conduzido de maneira apropriada, levando em consideração a severidade da doença e a condição mental do paciente, da mesma forma que o seu nível de compreensão. *Maior ênfase* no consentimento informado deve ser particularmente dada em intervenções que não são *absolutamente necessárias* do ponto de vista médico, como cirurgias estéticas (uma rinoplastia, por exemplo). Por outro lado, um paciente que já se encontra em uma situação de risco de vida, no qual a intervenção não pode ser postergada e para o qual não existe outra alternativa terapêutica, não deve ser submetido a mais estresse com uma lista dos riscos mais extremos, que normalmente não influenciariam a decisão a ser tomada por qualquer pessoa razoável.

Procedimentos cirúrgicos não devem ser realizados contra o desejo expressamente declarado do paciente. Situações limítrofes podem, entretanto, ocorrer: por exemplo, no caso de uma doença subjacente tratável por outros meios quando ocorre asfixia após o paciente ter inicialmente recusado uma traqueotomia. A questão de ter ou não o paciente inconsciente mudado de ideia quando confrontado a um perigo mortal permanecerá sem resposta.

Uma aprovação tácita deve ser presumida para uma intervenção cirúrgica absolutamente urgente em um paciente inconsciente. Se o procedimento permite um certo grau de postergação, uma petição deverá ser submetida a um responsável indicado pelo Juízo para que o mesmo conceda a permissão para a cirurgia. O parente mais próximo pode ser interrogado para certificar o desejo assumido pelo paciente; entretanto, isso não substitui o consentimento informado formal.

Um consentimento informado deve *especificar a definição exata da informação planejada e também listar sucintamente os riscos e possíveis resultados discutidos*. Deve-se também confirmar o consentimento para a intervenção com assinaturas do parente/representante legal e do médico que conduz o procedimento do consentimento informado. Formulários de consentimento no formato de panfleto, que explicam o procedimento e também fornecem uma lista escrita de quaisquer possíveis complicações e consequências, são bastante úteis. Entretanto, eles não liberam o médico da obrigação de oferecer uma discussão pessoal. Para propósitos de documentação, portanto, é recomendável que os riscos mais importantes sejam também registrados na forma de escrita.

Os pacientes devem dispor de *tempo suficiente para considerações* entre o recebimento das informações e a cirurgia, tempo no qual podem também mudar de opinião. A linha do tempo do consentimento informado deve ser dada em função das circunstâncias: casos urgentes com resultados imprevisíveis serão abordados de forma diferente das intervenções eletivas. Como regra, portanto, o consentimento informado deve ser obtido no momento em que a indicação é definida. Para intervenções com riscos baixos ou não sérios, um procedimento de consentimento informado na véspera da cirurgia dará ao paciente tempo suficiente para chegar a uma decisão racional, considerando os prós e os contras. Para intervenções associadas a riscos e consequências sérios, obter um consentimento informado na noite anterior à cirurgia, ou mesmo no próprio dia da cirurgia, não é mais considerado adequado.

Para intervenções do tipo "day-case", quando o cirurgião vê o paciente pela primeira vez no dia da cirurgia, o consentimento informado obtido, no dia da cirurgia para cirurgias simples ainda será visto como adequado, se for clarificado para o paciente que ele ainda é livre para escolher e que ele tem a opção de recusar o consentimento mesmo tão próximo à cirurgia. A aderência a um intervalo de tempo adequado entre a obtenção do consentimento informado e a realização da cirurgia deve ser documentada no termo de consentimento com uma entrada confirmando o tempo real. Deve-se ter especificamente em mente, entretanto, que não é mais possível obter um consentimento legalmente efetivo após a administração da pré-medicação ou após sedação.

Um consentimento informado obtido no dia da cirurgia para cirurgias eletivas de maior porte associadas a riscos consideráveis não é mais considerado apropriado em termos de tempo.

Com relação à cirurgia diurna, os pacientes devem estar cientes de que após a anestesia local com pré-medicação ou após cirurgias sob anestesia geral, sua *capacidade de reação e tomada de decisões* pode estar *temporariamente afetada*. Pacientes devem, portanto, evitar atividades como dirigir, andar de bicicleta, andar pela rua, operar maquinário pesado ou tomar decisões importantes até que o efeito tenha definitivamente passado. Uma decisão recente do Tribunal de Justiça Federal Alemão requer que o médico-assistente tome medidas adequadas para assegurarem-se de que os pacientes não deixem de observar estas premissas e tentem dirigir de volta para casa enquanto sua capacidade de direção estiver severamente alterada.

O direito de autodeterminação do paciente o permite renunciar a um consentimento informado detalhado. Uma desistência em branco, entretanto, é inválida. A desistência somente pode ser válida caso o paciente esteja, por um lado, com sua capacidade de discernimento intacta e, por outro lado, ciente da necessidade da intervenção planejada, sabendo que ela envolve riscos, de forma geral. Portanto, uma certa quantidade de informações básicas deve ser fornecida, para o procedimento de consentimento e isto deve ser documentado por escrito, juntamente com a recusa de quaisquer informações adicionais e o consentimento real.

Pacientes cujo conhecimento da linguagem localmente utilizada não seja adequado, devem receber o consentimento informado por meio de um intermediário tradutor. Esse intermediário também deve assinar o termo de consentimento, confirmando que a tradução para a linguagem estrangeira foi realizada de forma correta e consciente.

Cirurgias em menores de idade sempre requerem o consentimento de um parente ou representante legal; se os parentes/representantes legais necessitam ou não assinar, depende finalmente da severidade da intervenção e dos riscos envolvidos.

O consentimento informado de adolescentes entre 14 e 18 anos deve geralmente ser feito juntamente com os pais.

O representante legal deve estar envolvido no consentimento informado de pacientes não competentes. A Vara de Família deve ser notificada nos casos em que a cirurgia não é absolutamente urgente.

> **Regras, Dicas e Truques**
>
> A validade legal do consentimento informado para uma cirurgia também está sujeita ao preenchimento das seguintes pré-condições:
> - Proficiência do cirurgião na realização do procedimento recomendado e disponibilidade de recursos pessoais adequados.
> - Precauções garantindo a assepsia da sala operatória, da equipe e do equipamento.
> - Disponibilidade dos instrumentos cirúrgicos necessários e equipamento auxiliar (equipamento de anestesia, aspiradores, iluminação).
> - Disponibilidade de equipamentos para situações de emergência, material para entubação e anestesia, instrumentos de emergência, monitor, medicações de emergência.
> - Monitorização pós-operatória adequada por enfermagem com supervisão médica.

Pré-Avaliação e Preparação Geral

Um *exame físico geral*, com ênfase no coração, pulmões, abdome, extremidades e pressão arterial.

Exames laboratoriais básicos: hemoglobina, contagem de hemácias, leucócitos e plaquetas, TTPA e TAP, ou tempos de sangramento e coagulação.

Outros testes são geralmente necessários para *cirurgias sob anestesia geral*, de acordo com a idade e as condições gerais do paciente, e ECG e radiografias de tórax também podem estar indicados.

Cirurgias associadas a alto risco de sangramento requerem tipagem sanguínea e, possivelmente, o requerimento preventivo de concentrados de hemácias compatíveis ou programação de autotransfusão.

Como regra, a autotransfusão é considerada apropriada para uma cirurgia eletiva com uma probabilidade de, ao menos, 10% de transfusão.

Os pré-requisitos para a autotransfusão são hemoglobina > 12,5 g/dL e hematócrito > 33%. Pacientes com risco cardíaco devem ser excluídos. A idade não necessariamente restringe a indicação: o procedimento é geralmente realizado com sucesso em idades entre 14 e 75 anos. Pacientes com câncer não são adequados para autotransfusão em decorrência da possível necessidade de postergar a cirurgia e as anemias crônicas. Uma

> **Regras, Dicas e Truques**
>
> Uma *anamnese* específica deve sempre ser realizada, mesmo antes de procedimentos de menor porte sob anestesia local:
> - Histórico de distúrbios da coagulação no paciente e em sua família.
> - Hipertensão, arritmias cardíacas, doença coronariana, infarto, anomalias cardíacas.
> - Predisposição a trombose ou embolia.
> - Hepatite, HIV.
> - Qualquer alergia a medicamentos, especialmente a anestésicos locais.
> - Medicamentos de uso regular.
> - Problemas durante cirurgias anteriores ou anestesia geral.
> - Diabetes melito.

infecção focal, com possível disseminação hematogênica, também é uma contraindicação. A pré-coleta da autotransfusão deve ser realizada em intervalos semanais de 4 a 6 semanas antes da cirurgia, de acordo com as necessidades, com a sessão final ocorrendo 1 semana antes da cirurgia. As unidades de sangue autólogo não utilizadas não devem ser utilizadas para transfusões alogênicas. Suplementação oral diária de ferro deve ser administrada desde o início da pré-coleta até que a hemoglobina tenha atingido um valor normal após a cirurgia.

Inibidores da agregação plaquetária (p. ex., ácido acetilsalicílico) devem ser descontinuados ao menos 3 dias antes da cirurgia eletiva; solicitar um exame de tempo de sangramento (normal 2-5 minutos).

Descontinuar warfarina e administrar vitamina K até a normalização do TAP. Após a coagulação sanguínea ter atingido valores normais, anticoagular com heparina, com um valor-alvo de TTPA de 50-60 segundos.

Profilaxia da Trombose

Não existem atualmente estudos com base em evidências disponíveis sobre a efetividade da anticoagulação na profilaxia da trombose em cirurgias otorrinolaringológicas, especialmente com relação a cirurgias de curta duração. Exceto pacientes de alto risco, entretanto, cirurgias ORL de curta duração, como tonsilectomias, são consideradas procedimentos de risco extremamente baixo com relação a eventos tromboembólicos. Em todas as cirurgias ORL, a decisão relacionada à heparinização deve ser tomada individualmente para cada caso. Fatores de risco típicos que devem ser levados em consideração são:
- Obesidade.
- Idade superior a 40 anos.
- Veias varicosas.
- História prévia de evento tromboembólico.
- Tempo de cirurgia longo.
- Imobilidade.
- Câncer.
- Doença cardíaca.
- Infecções.
- Gravidez e lactação.
- Uso de contraceptivos orais e estrogênio em altas doses.
- Tabagismo.

Deve-se oferecer a todos os pacientes cirúrgicos meias elásticas e ter como objetivo a mobilização precoce.

2 Anestesia Local

Anestesia Tópica

Indicações

- Na região da orelha: paracentese, polipectomia.
- Na região do nariz: polipectomia, cirurgia nos cornetos, endoscopia e lavagens dos seios maxilares, como suplemento na cirurgia do seio maxilar, ressecção septal.
- Na região da boca: antes da tonsilectomia, biópsias excisionais.
- Na região do nariz, garganta e laringe: para cirurgia laríngea indireta ou cirurgias de nariz e garganta e para traqueobroncoscopias e esofagoscopias.

Dosagem

Regras, Dicas e Truques

A aplicação pode ser feita por *sprays*, instilação de gotas, pincelamento com gaze ou algodão ou inserção de *swabs* e cotonoides embebidos em soluções anestésicas.

A lidocaína é o anestésico local comumente utilizado.

O *spray* de lidocaína (p. ex., Xilocaína spray, dosagem máxima 20 pulverizações de 10 mg cada). *Nota:* Lidocaína solução a 4%, dosagem máxima 5 mL = 200 mg, é muito concentrada para o sistema traqueobrônquico.

Todas as dosagens máximas se referem a um adulto saudável com peso corporal de aproximadamente 70 kg.

A duração do efeito é de aproximadamente 10-20 minutos.

Manipulações na região da faringe e da laringe durante anestesia tópica causam hipersalivação, o que reduz o efeito da anestesia. Uma pré-medicação é particularmente útil para reduzir a salivação, para reduzir o limiar de reflexo e para sedação.

Efeitos Adversos

Efeitos adversos geralmente surgem como consequência de uma sobredosagem.

Sintomas

- *Efeitos adversos leves:* agitação, tonteiras, sensação de cabeça vazia; reduz-se os efeitos cessando a administração do anestésico (remover o *swab*, lavar o anestésico pincelado).
- *Efeitos adversos severos:* (sobredosagem considerável, raramente como consequência de distúrbios metabólicos hepáticos ou distúrbios da excreção renal): irritação adicional nervosa central ou cerebral com convulsões, sintomas cardiovasculares com queda da pressão arterial, redução da contratilidade miocárdica e assistolia.

Tratamento

Regras, Dicas e Truques

- Descontinuar o anestésico.
- Assegurar suprimento de oxigênio (dar oxigênio), assegurar a via aérea ou entubação e respiração artificial.
- Barbitúricos de ação curta em pequenas doses (50-150 mg) para as convulsões; considerar um relaxante de ação curta.
- Tratar a falência circulatória posicionando o paciente em Trendelenburg e administrando um expansor plasmático como a orciprenalina (infusão em gotas de 5-10 ampolas de 0,5 mg em uma solução de 500 mL, gotejamento de 15-30 gotas por minuto).
- Para a bradicardia, administrar atropina 0,5-1 mg IV.
- Para a assistolia, iniciar manobras de ressuscitação cardiopulmonar.
- Para reações alérgicas ou choque alérgico, administrar corticoides 500-1.000 mg, epinefrina 0,1 mg, possivelmente repetir (1 mL 1:100 diluído em 9 mL de solução salina a 0,9%, da qual 1 mL é administrado).

Infiltração e Anestesia Regional

Dosagem

Preferimos a prilocaína e lidocaína para a infiltração e a anestesia regional: dose máxima (adulto): 400 mg de prilocaína com 600 mg de epinefrina; 200 mg de lidocaína com 500 mg de epinefrina.

Para tonsilectomias, a dose de 200 mg de lidocaína não deve ser significativamente excedida, mesmo com a adição de epinefrina.

Adição de um Vasoconstritor: Epinefrina

A dose não é uniforme quando adicionada a anestésicos locais. Geralmente, *5 gotas da solução 1:1.000* são consideradas como *dosagem máxima*. Uma gota em 10 mL de anestésico local corresponde a uma concentração de epinefrina de 1:200.000.

Durante *cirurgias otológicas*, a concentração para se obter um leito cirúrgico adequadamente exangue, respeitando a dosagem máxima, i. e. até 1 gota da solução 1:1000 em 1 mL de anestésico local ou solução salina fisiológica para infiltrações durante anestesia geral; a quantidade de solução para infiltração é, assim, limitada a 3-5 mL.

Em casos extremamente raros, a anestesia por infiltração na região do nariz ou septo ou na região periorbitária pode resultar em alterações visuais, presumivelmente causadas por espasmos vasculares reflexos que se seguem à transferência da solução anestésica contendo epinefrina. A concentração de epinefrina administrada para essas áreas deve, portanto, ser baixa. Aplicações intravasculares inadvertidas devem definitivamente ser evitadas pela aspiração antes da infiltração.

Contraindicações para a Adição de Epinefrina
- Anestesia em regiões de artérias terminais, por exemplo, na ponta do nariz.
- Glaucoma de ângulo fechado.
- Taquicardia paroxística ou arritmia de alta frequência absoluta, tireotoxicoses.
- Uso simultâneo de ciclopropano e anestesia com halotano (possíveis arritmias cardíacas), ainda não expressa contraindicação para anestesia com enflurano.
- Contraindicação relativa em aterosclerose, hipertensão severa e diabetes melito.

Efeitos Adversos

Os efeitos adversos da infiltração e anestesia regional resultantes essencialmente de sobredosagem do anestésico ou do vasoconstritor ou de injeção intravascular inadvertida. Reações alérgicas aos anestésicos locais mais modernos são raramente vistas hoje em dia; se presentes, são mais provavelmente resultantes de alergia ao preservativo metilparabene, que é adicionado à solução anestésica.

Sintomas
- *Sistema nervoso central:* sinais de estimulação, como agitação súbita, tonteiras, zumbidos, nistagmos, tremor fino de extremidades, convulsões tonicoclônicas ou sinais de depressão, como depressão respiratória.
- *Sistema cardiovascular:* sinais de estimulação, como taquicardia, aumento da pressão arterial ou sinais de depressão, como bradicardia, queda da pressão arterial e assistolia.

Tratamento
Ver anestesia tópica.

Pré-Medicação

Regras, Dicas e Truques

- Pré-medicação: atropina e petidina, e, para sedação em especial, prometazina.
- Aplicação IM 30-45 minutos antes do início da cirurgia ou em emergências aplicação IV 5 minutos antes da cirurgia.
- Benzodiazepínicos são também adequados como pré-medicação. Também podem ser administrados por via oral, da mesma forma que a atropina, com uma latência correspondentemente mais longa.
- Administrar pré-medicação também antes da anestesia local.
- O efeito adverso sobre a capacidade de dirigir veículos deve ser mantido em mente, mesmo que somente a atropina tenha sido administrada.
- Um acesso venoso é geralmente recomendado mesmo para anestesia local, exceto para cirurgias de pequeno porte. Qualquer benzodiazepínico previamente administrado pode ser aumentado intraoperatoriamente através do acesso venoso, se a sedação for insuficiente.

Dosagem
- *Atropina:* 0,01 mg/kg de peso IM. Atenção com glaucoma, taquiarritmias.
- *Petidina:* 1 mg/kg de peso.
- *Prometazina* (para cirurgias de maior duração): 25-50 mg (p. ex., 0,5-1 ampola) para adultos. Atenção com hipotensão postural ao sentar.
- *Dimenidrato* (como supositório) ou *triflupromazina* (10-20 mg) podem ser administrados 2 horas antes do início da cirurgia para controle de náuseas.

Obs.: A triflupromazina não está disponível comercialmente no Brasil.

3 Anestesia Geral

Aspectos Gerais

A anestesia para cirurgias ORL apresenta algumas características que tanto o anestesista quanto o cirurgião devem considerar:

Regras, Dicas e Truques

- Posicionamento correto, especialmente dos braços (cuidados para não causar lesões do plexo braquial).
- Estabilizar particularmente os tubos, incluindo o endotraqueal, uma vez que eles se tornam de difícil acesso após a colocação dos campos cirúrgicos.
- O posicionamento do carrinho de anestesia e do acesso venoso deve ser discutido com o cirurgião, da mesma forma que o posicionamento do tubo endotraqueal: oro ou nasotraqueal; no canto da boca ou sobre a linha média do lábio, dependendo da cirurgia.
- Alterações na posição da cabeça, reclinação ou inserção do abridor de boca podem levar ao deslocamento ou dobra do tubo endotraqueal; corrigir, caso necessário.
- Evitar uso de epinefrina com anestesia por halotano ou ciclopropano.
- A entubação pode ser mais difícil em caso de deformidades faciais, retrognatia, tumores da língua e região laríngea ou edema das regiões epiglótica e glótica; de qualquer modo, em muitos casos, a entubação ainda é possível utilizando um tubo emergencial ou entubação assistida por fibra óptica. Hoje em dia, uma traqueotomia preliminar sob anestesia local e entubação pelo traqueostoma só são indicados em casos excepcionais.
- Mesmo considerando que a entubação endotraqueal ainda representa a forma mais segura de garantir a via aérea durante anestesia geral, a *máscara laríngea* vem ganhando importância, especialmente em adenoidectomias e tonsilectomias. Ela nem sempre garante absoluta proteção contra aspiração e seu posicionamento exato, algumas vezes, induz problemas (insuflação de ar no estômago); altas pressões ventilatórias, p. ex., devido à obesidade ou bronquite obstrutiva crônica, também apresentam limitações. Entretanto, ela apresenta a vantagem definitiva de um menor trauma na laringe e na traqueia, além da boa tolerabilidade durante a fase de recuperação e menor incidência de laringo e broncospasmo.
- Apesar de seus problemas inerentes, como a falta de proteção contra aspiração, desidratação da mucosa e risco de barotrauma, a *ventilação Jet superposta de alta frequência* oferece vantagens concretas nas cirurgias de laringe e na traqueia, em decorrência de seus requerimentos mínimos de espaço e melhor campo visual possível para o cirurgião, com movimentos quase imperceptíveis do campo cirúrgico causados pela respiração.

Considerações Especiais

Cirurgia Otológica

- O *suprimento de óxido nitroso deve ser interrompido quando o enxerto estiver sendo posicionado*, pois, de outra forma, o enxerto pode flutuar para longe dos ossículos.

Cirurgia Nasal

- Garantir insuflação confiável do *cuff* do tubo, *sucção faríngea antes da extubação*.
- Aguardar pelo retorno do reflexo laríngeo de proteção.
- Perda sanguínea considerável não é rara.
- Considerar hipotensão controlada.
- Cabeça e porção superior do corpo discretamente elevadas.
- Estabilizar o tampão nasal com suturas e *splint* externo para prevenir o seu deslocamento caso ventilação por máscara seja necessária.

Cirurgia da Cavidade Oral e Faringe

- Evitar dobras do tubo ao inserir o abridor de boca.
- Não extubar até que a hemostasia esteja garantida, a traqueia tenha sido aspirada e o reflexo laríngeo protetor tenha retornado.

- No pós-operatório, posicionar o paciente em decúbito lateral.

 Regras, Dicas e Truques

Hemorragia pós-tonsilectomia:
- Ter uma ponta de aspiração de grosso calibre a mão durante a entubação e remover o sangue deglutido através de uma sonda nasogástrica antes da entubação.
- Entubar com a cabeça e porção superior do corpo discretamente elevadas, realizar uma broncoscopia para aspiração (inicialmente com um endoscópio flexível através do tubo endotraqueal), considerar reposição volêmica e transfusão sanguínea.
- *Abscesso peritonsilar, abscessos do assoalho da boca:* entubação difícil se houver trismo, embora o mesmo particularmente relaxe durante a indução anestésica. A *possibilidade de ventilação por máscara deve ser garantida antes da indução da paralisia.*
- *Abscessos profundos do assoalho bucal e abscessos linguais podem causar problemas significativos na entubação,* então, também nestes casos, não induzir a paralisia até que a ventilação por máscara esteja garantida. Considerar uma incisão externa sem entubação.

Cirurgia Laríngea para Procedimentos Endolaríngeos

- Administrar um agente antitussígeno, considerar corticoides antes da extubação.
- *Microlaringoscopia, tubos endotraqueais de pequeno calibre* até um máximo de 28 Fr, proteger o tubo com papel alumínio ao utilizar *laser* ou utilizar tubos especiais resistentes ao *laser*.
- Ventilação por injetor durante microlaringoscopia, garantir correto posicionamento do laringoscópio, monitoração cuidadosa da oxigenação.

4 Cuidados Pós-Operatórios

- Anotações operatórias detalhadas devem ser feitas, relatando os achados operatórios, os procedimentos realizados e o curso da cirurgia. As anotações devem fornecer detalhes sobre o tempo de cirurgia e quaisquer medicamentos utilizados ou implantes inseridos, da mesma forma que a realização da prescrição pós-operatória (analgésicos, antibióticos, hidratação, profilaxia da trombose, etc.), mesmo em cirurgias de menor porte.
- Solicitar exame de todo tecido removido ou secreção de feridas colhida.

Monitoração Pós-Operatória

- Após *anestesia geral* o paciente deve ser monitorado na *recuperação pós-anestésica* ou na *unidade de tratamento intensivo*, caso indicado.
- Observações especiais de enfermagem são requeridas, mesmo após *anestesia local*.
- Pacientes em risco particular são aqueles que podem sangrar para a garganta ou aspirar após cirurgias nasais, dos seios paranasais ou cavidade oral e aqueles com estenose de vias aéreas ou apneia obstrutiva do sono (oximetria de pulso).
- Turnos de vigília no pós-operatório.

5 Cirurgia Plástica Reconstrutiva da Face

Princípios Básicos

Considerações Gerais

A cirurgia plástica da face possui dois objetivos principais: ela deve corrigir *disfunções* e restaurar ou melhorar a *estética* facial. Além da abordagem de malformações, os procedimentos plásticos reparadores são necessários na revisão de cicatrizes, na restauração de defeitos da pele e de tecidos moles e na correção de deformidades após trauma ou cirurgias de tumores. Cirurgias para manter ou melhorar funções não são possíveis sem incisões e a subsequente formação de cicatrizes. Algumas vezes, a função e a estética se contrapõem em cirurgias plásticas reparadoras. São necessários experiência, conhecimento detalhado e planejamento cuidadoso para se conseguir a melhora funcional desejada com a mínima perda estética. Obviamente, a estética tem um papel importante, especialmente quando a face está envolvida.

Antes da realização de cirurgias plásticas faciais, portanto, as regras gerais a seguir devem ser sempre observadas:

Regras, Dicas e Truques

- Antes de cada cirurgia: analisar a alteração com exatidão, documentar todos os achados e dar seguimento de acordo com o planejamento.
- Fornecer informações detalhadas ao paciente; o uso de fotografias pode ser útil.
- Evitar declarações otimistas indevidas sobre o procedimento planejado; indagar cuidadosamente sobre as expectativas do paciente e compará-las àquilo que é tecnicamente impossível.
- Nunca corrigir mais do que foi previamente estabelecido no consentimento informado.
- Considerar a idade do paciente; devido ao maior risco de cicatrização hipertrófica em crianças e adolescentes, ser cauteloso com cirurgias que não precisam necessariamente ser realizadas nestas idades.
- Ser paciente ao realizar cirurgias revisionais: estabelecer um período de tempo adequado após a cirurgia prévia, geralmente entre 9 e 12 meses; *não ceder* a pressões compreensíveis do paciente.
- Não subestime um resultado esteticamente insatisfatório ao paciente, uma vez que um resultado inadequado não se deve necessariamente a uma falha do cirurgião.
- Analisar deformidades residuais e discutir medidas subsequentes para melhora com o paciente.

Aderência a essas regras ajudará a evitar muitos desapontamentos. De qualquer forma, resultados não completamente satisfatórios são inevitáveis em certos casos, mesmo para cirurgiões experientes; os processos dinâmicos envolvidos na cicatrização de feridas e formação de cicatrizes são somente parcialmente previsíveis e estão sujeitos a variações individuais. Alcançar resultados altamente previsíveis requer um conhecimento detalhado dos princípios básicos dos procedimentos utilizados em cirurgia plástica e de técnicas cirúrgicas estabelecidas para a face.

Anatomia Cirúrgica da Pele

A cirurgia plástica facial é, em primeira instância, uma cirurgia da pele. A **Figura 5.1** mostra a *arquitetura topográfica da pele*. A pele (cútis) é composta por duas camadas: a epiderme e a derme (cório). A epiderme consiste em uma camada superficial queratinizada e uma camada profunda não queratinizada, que é responsável pela cor da pele como resultado de seu conteúdo de melanócitos. A derme contém os suprimentos vascular e nervoso da pele e é rica em fibras colágenas e elásticas. Este conteúdo de fibras é responsável pela elasticidade da pele e pela sua capacidade de retração. Ambos os tipos de fibras se encontram reduzidos na idade avançada, e é devido a este fato que a pele senil é frouxa e com tendência a formar rugas.

A porção superficial da derme se interdigita à epiderme (corpos papilares), tornando a movimentação horizontal entre si destas duas camadas impossível. Qualquer desnudamento da pele, portanto, sempre ocorre no nível da camada adiposa subcutânea (subderme), que separa a pele das estruturas subjacentes (músculos, ossos). A subderme é bem desenvolvida em algumas áreas da face, por vezes dando forma a essas áreas (as bochechas, p. ex.), mas está completamente ausente em outras (as pálpebras e a superfície anterior dos pavilhões auriculares, p. ex.).

Pelos, glândulas sebáceas e sudoríparas são encontrados como *anexos cutâneos*, parcialmente na subderme e parcialmente na derme. Em cirurgia plástica, é importante ter em mente que os componentes epiteliais dos anexos cutâneos se estendem através da epiderme e da derme.

Os pelos da cabeça e das sobrancelhas crescem em ângulo oblíquo em relação à superfície da pele. Tal fato deve ser observado ao direcionar o bisturi (o plano de incisão deve ser paralelo ao folículo piloso). A cicatrização das feridas pode ser influenciada pelo conteúdo das glândulas sebáceas da pele, entre outros fatores. Cicatrizes visíveis podem se formar em torno de suturas em áreas ricas em glândulas sebáceas (acima de

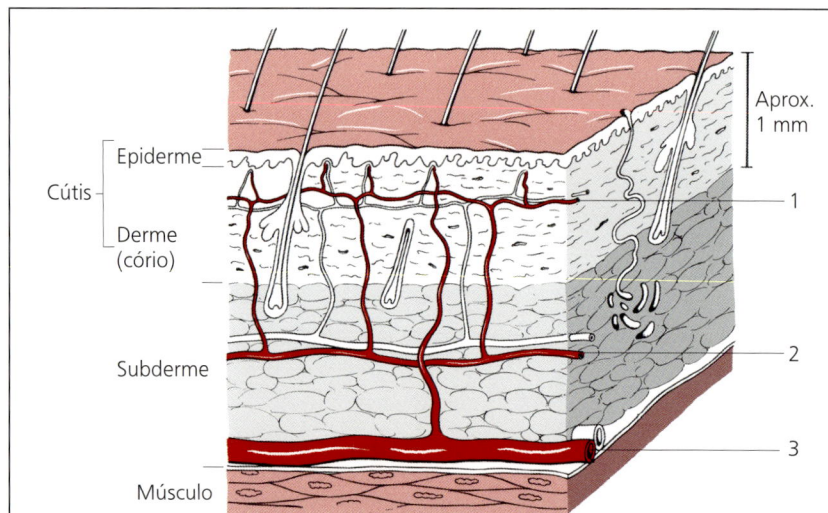

Fig. 5.1 Anatomia cirúrgica da pele. Em uma comparação grosseira, a espessura da cútis é dada em 1 mm.
1. plexo vascular na camada papilar da derme
2. vaso com curso na camada subcutânea
3. artéria axial sobre a fáscia muscular

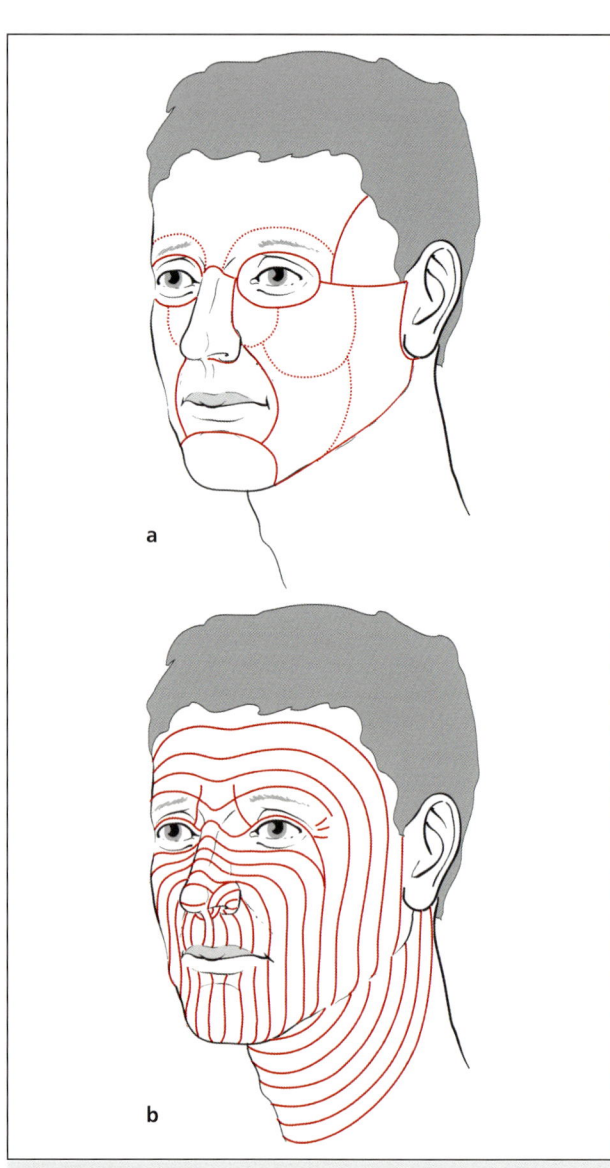

Fig. 5.2a, b Unidades estéticas (ver texto para explicações sobre a ilustração) (**a**) e linhas de tensão relaxada da pele (**b**).

tudo no nariz e em adolescentes, em geral), como resultado da epitelização dos pontos de sutura por glândulas lesadas.

O conhecimento da vascularização da pele é de fundamental importância para a cirurgia plástica reparadora, especialmente no planejamento de retalhos cutâneos para cobertura de defeitos.

O plexo vascular no interior do corpo papilar da derme é suprido por duas vias (**Fig. 5.1**):

- *Plexo vascular subdérmico*, que se localiza na subderme e é ubíquo. *Retalhos de padrão randômico* são supridos por esses vasos.
- *Artérias específicas* (acompanhadas por veias). Essas artérias geralmente passam sobre músculos, paralelamente à superfície da pele e emitem vasos verticais (adicionalmente aos vasos do plexo subdérmico) para a pele. É possível realizar retalhos cutâneos nessas artérias, consideravelmente maiores do que os retalhos de padrão randômico. Devido à posição especial da artéria ao longo do eixo do pedículo do retalho, esses retalhos são conhecidos como *retalhos de padrão axial* ou *retalhos arteriais*. Exemplos típicos dessas artérias são a artéria temporal superficial ("retalho temporal") e a artéria supratroclear ("retalho [para]mediano frontal, ver **Fig. 5.36**).

Unidades Estéticas e Linhas de Tensão da Pele Relaxada (LTPR)

Unidades estéticas são regiões definidas da face que devem, sempre que possível, ser reconstruídas em sua totalidade durante cirurgia reparadora. Por outro lado, a restauração de uma estrutura com auxílio de um tecido adjacente não deve ser realizada às expensas da destruição da unidade estética do sítio doador. As unidades estéticas da face são as unidades frontal, supraorbital, orbital, infraorbital, nasal, zigomática, bucal, labial e mentoniana (**Fig. 5.2a**). Algumas regiões, como o nariz, são posteriormente divididas em subunidades (ver **Fig. 5.35**).

Ao realizar incisões ou revisões de cicatrizes na face, é essencial respeitar as "linhas de tensão da pele relaxada" (LTPR, ver **Fig. 5.2b**) e as linhas de rugas da pele. Enquanto as LTPR correspondem ao curso espontâneo das rugas após relaxamento da pele, as linhas de rugas são orientadas de forma perpendicular à direção das fibras dos músculos faciais. LTPR e linhas de rugas são mais ou menos idênticas, embora tenham trajetos distintos em algumas regiões (glabela, epicanto lateral, parede lateral do nariz). Incisões na face devem corresponder às direções das LTPR (menor tensão da ferida, cicatrização rápida da ferida, mínima formação de cicatrizes) ou, quando dobras estiverem presentes, seguir as linhas de rugas ("esconder a cicatriz dentro das dobras da pele").

Regras, Dicas e Truques
Sempre considerar as LTPR ao realizar incisões cutâneas na face. Se as feridas forem predeterminadas, orientar as cicatrizes subsequentes na direção das LTPR através do avanço da pele.

Instrumental

Os instrumentos devem ser adaptados aos requisitos especiais da Cirurgia Plástica. Isso significa que as pontas das pinças e as garras dos porta-agulhas devem ser adequadamente pequenos, embora as empunhaduras tenham de ser, suficientemente, grandes para serem manuseáveis. Os instrumentos a seguir se provaram úteis:

- *Porta-agulhas:* instrumentos com garras de superfície plana para segurar a agulha de sutura são preferíveis. Se as garras possuírem ranhuras, o material de sutura de fina espessura frequentemente utilizado pode passar através dos sulcos, tornando a preensão impossível, ou ser esmagado e, por conseguinte, perder a força de tensão.
- *Pinças:* as pinças de Adson e Adson-Brown para Cirurgia Plástica possuem pontas finas, permitindo a preensão precisa e segura dos tecidos. Entretanto, apesar desse trauma tecidual reduzido, somente o tecido subcutâneo deve ser pinçado, sempre que possível.
- *Tesouras:* uma tesoura de ponta romba e outra de ponta aguda são geralmente adequadas.
- *Ganchos/afastadores: ganchos* cutâneos finos únicos são muito úteis e podem ser inseridos através da pele sem deixar cicatrizes. Isso permite que a pele seja movida ou segura sem a ação esmagadora de uma pinça. Afastadores com mais dentes são utilizados em movimentações extensas, mas devem retrair somente em contato com o tecido subcutâneo.
- *Lâminas de bisturi:* geralmente, uma lâmina pequena e curva (nº 15) é utilizada. Para mobilização de áreas cutâneas de maior tamanho para cobrir defeitos, especialmente na região do pescoço e do tórax, uma lâmina curva correspondentemente maior (nº 10) é utilizada. Para incisões cutâneas finas, anguladas, p. ex., em revisão de cicatrizes, uma lâmina afilada (nº 11) é utilizada.
- *Pinça de coagulação bipolar:* a coagulação bipolar dirigida é uma garantia essencial de boa hemostasia com mínimo dano tecidual. É indispensável em Cirurgia Plástica da face.
- *Outros*: régua e compasso, bem como moldes feitos de material estéril, são desejáveis para o planejamento pré e intraoperatório. Em casos especiais, p. ex., para suturas na região da margem alar livre, o uso de lupas é útil.

Material de Sutura

Somente combinações atraumáticas de agulha/fio são adequadas para cirurgia plástica facial. Fios absorvíveis trançados com base em ácido poliglicólico e polilático (p. ex., Vicryl) são utilizados para suturas subcutâneas. Eles possuem meia-vida (tempo para que a redução da força de tensão decresça em 50%) de 10-12 dias. O ácido polilático é quebrado em CO_2 e H_2O. Absorção completa, entretanto, só ocorre após, aproximadamente, 9 meses. O tempo de absorção de um fio é determinado pelo seu tamanho, entre outros fatores, portanto, os tempos acima relatados correspondem à média. A espessura requerida das suturas subcutâneas depende primariamente dos requerimentos de tensão para a aproximação das bordas da ferida.

Suturas cutâneas são realizadas utilizando fios sintéticos monofilamentares não absorvíveis feitos de poliamida (p. ex., Ethilon, Supramid) ou polipropileno (p. ex., Prolene). Esses fios possuem grande força tênsil, a irritação cutânea é mínima e não apresentam "wick effect" (infiltração de bactérias nas camadas profundas da pele).

Um fio de calibre 4.0 ou 3.0 é geralmente selecionado para suturas subcutâneas. A sutura da pele facial deve ser realizada com um fio de sutura de no máximo 5.0, melhor ainda de 6.0. O *calibre do fio de sutura* é determinado de acordo com o sistema americano (USP) ou com o sistema europeu (métrico) (**Tabela 5.1**).

Agulhas cortantes de vários comprimentos e formatos são adequadas. Agulhas em forma de arco de círculo (p. ex., 3/8 de círculo) são utilizadas em suturas superficiais. Agulhas semicirculares ou até mesmo com curvaturas mais pronunciadas são utilizadas para suturas profundas, especialmente em locais de difícil acesso. Os vários fabricantes utilizam distintas terminologias para as formas das agulhas, portanto, não existe nenhuma nomenclatura universal válida.

Cicatrização de Feridas e Conduta Geral nas Feridas

Cicatrização de Feridas

A cicatrização das feridas se dá em várias fases. A superfície da ferida é inicialmente coberta por uma rede de fibrina e, após 24 horas, a epiderme começa a se fechar sobre a ferida. Feridas cirurgicamente fechadas já tiveram a cobertura epitelial, prevenindo a infiltração de patógenos. Entretanto, essa camada epitelial ainda não dá à ferida nenhuma força de tensão. A estabilidade necessária só é obtida com a produção de fibras colágenas, principalmente pelos fibroblastos dérmicos. A maturidade da cicatriz como resultado da rotatividade aumentada do colágeno

Tabela 5.1 Medidas dos principais fios de sutura

Diâmetro médio da fibra (mm)	Tamanho (métrico)	Tamanho (USP)
0,07	0,7	6/0
0,1	1	5/0
0,15	1,5	4/0
0,2	2	3/0
0,3	3	2/0

(produção e quebra do colágeno) sobrevém em vários meses e não está completa por mais de um ano. O sinal visível de tal fato é o empalidecimento da, previamente, avermelhada cicatriz.

Considerando que somente a produção de colágeno resulta em uma cicatriz visível, ela deve ser contida em determinados limites através de uma conduta adequada para as feridas.

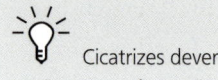

Cicatrizes devem
- não estar sob tensão
- não possuir cavidades

Se a produção aumentada de colágeno for induzida pela deiscência das bordas da ferida, uma redução da superfície da ferida por contração ocorrerá e a superfície será coberta por uma camada epitelial delgada, funcionalmente inferior. Essa forma de *cicatrização secundária* resulta em considerável deformidade do tecido circundante e deve ser evitada na face.

Conduta Geral nas Feridas

O tratamento das feridas por suturas não requer nenhum curativo especial desde que – como colocado acima – a camada epitelial esteja fechada após 24 horas. Exceções são curativos compressivos para evitar hematoma subcutâneo após trauma excessivo ou curativos para alívio de tensões. Grandes defeitos epiteliais, que devem ser cobertos em um estágio posterior, podem ser temporariamente tratados com uma *pele artifical* sintética ou biológica. Um curativo compressivo geralmente é inadequado na profilaxia de hematomas em feridas profundas. É preferível, nesses casos, inserir um dreno laminar ou um dreno de sucção.

Suturas na face devem ser removidas o mais precocemente possível, ou seja, geralmente após 5-6 dias. O tempo depende de dois fatores:
- *Localização da sutura:* em pele rica em glândulas sebáceas, como na ponta do nariz, a epitelização do orifício do ponto ocorre precocemente por glândulas lesadas, resultando em cicatrizes de mau aspecto. Por esta razão, suturas nessas áreas devem ser removidas em torno de 5 dias após a cirurgia ou mesmo antes.
- *Tensão da ferida:* suturas cutâneas nunca devem ser realizadas sob tensão. O alívio necessário da tensão deve sempre ser obtido através das suturas subcutâneas. Em certos casos, isso pode não ser possível; caso isso aconteça, as suturas cutâneas devem ser mantidas por um tempo mais longo e uma possível formação de cicatriz esteticamente desfavorável deve ser aceita.

Técnicas de Sutura

Técnica de Sutura Padrão

A cicatrização primária das feridas geralmente envolve uma sutura subcutânea e uma sutura cutânea (**Fig. 5.3**). A sutura subcutânea é realizada de tal forma que o nó é sepultado na profundidade do tecido (**Fig. 5.3a**). As margens da pele são, então, reaproximadas com uma sutura interrompida (**Fig. 5.3b, c**).

Regras, Dicas e Truques

Os pré-requisitos para a sutura correta são os seguintes:
- As bordas da ferida devem ter o mesmo comprimento no nível da pele. "Orelhas de cachorro" se desenvolvem por incongruências e podem ser removidas pela excisão de triângulos de Burrow ou por outras técnicas (**Figs. 5.4** e **5.5**).
- Bordas da ferida com diferentes profundidades podem ser colocadas no mesmo nível através de excisões cutâneas e avanços cutâneos (**Fig. 5.6**).
- Os orifícios de entrada e saída na pele devem estar à mesma distância dos bordos da ferida (**Fig. 5.3b**).
- As profundidades dos orifícios de entrada e saída das suturas na área da ferida devem ser iguais (pois, de outra forma, resultará em distorções nas bordas da ferida) (**Fig. 5.3b**).

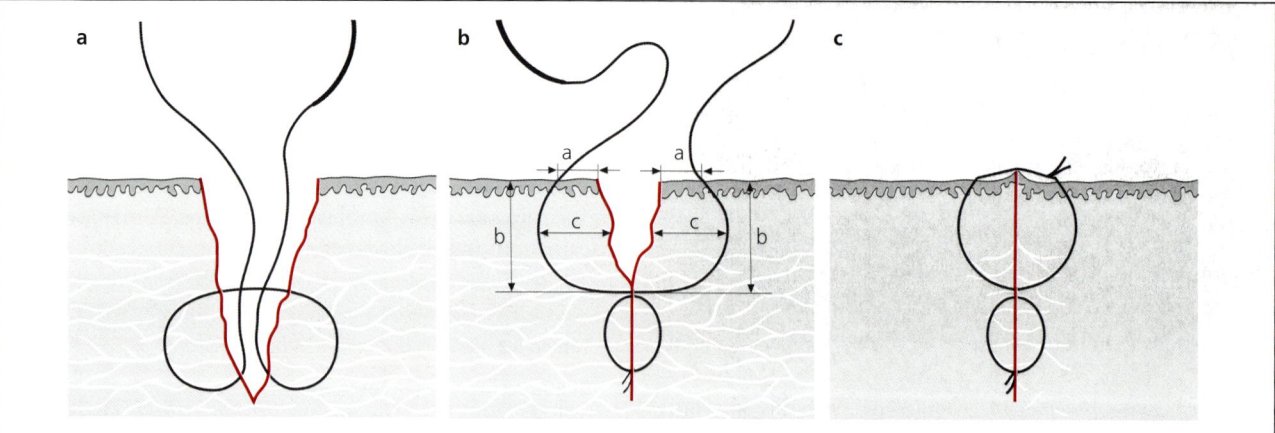

Fig. 5.3a-c Técnica padrão de sutura.
a Sutura subcutânea com nó sepultado.
b Sutura posicionada.
Nota: Os orifícios de entrada e saída da agulha devem estar à mesma distância da borda da ferida (a), as profundidades das punções de entrada e saída são as mesmas (b). Para obter a eversão desejada das bordas da ferida, as punções da sutura devem englobar maior quantidade de tecido subcutâneo nos planos profundos do que na superfície.
c Fechamento da ferida completo.

Princípios Básicos

- Os nós não devem ser atados com muita força, ou ocorrerá constrição da cicatriz (edema pós-operatório da ferida deve ser levado em consideração).
- Os cotos dos fios devem ser mantidos longos o suficiente para uma fácil remoção, mas curtos o suficiente para que não interfiram com os outros pontos.
- Quando a sutura é completada, as bordas da ferida devem ser checadas. O epitélio não deve ser dirigido para o interior da ferida, mas sim evertido para fora (**Fig. 5.3c**).

Técnicas Especiais de Sutura

Sutura Subcuticular (Intradérmica)

Princípio Cirúrgico

A especial vantagem dessa sutura é que, geralmente, somente um orifício de entrada e um de saída são necessários. Isso evita a epitelização dos orifícios de punção, especialmente, em áreas em que a pele é rica em glândulas sebáceas.

Técnica Cirúrgica (Fig. 5.7)

A agulha penetra a pele inicialmente próxima a uma das extremidades da ferida e sai intradermicamente no interior da ferida. O fio é, então, passado em um plano dérmico horizontal exatamente no mesmo nível em lados alternados da ferida até a outra extremidade da ferida. A aproximação dos bordos da ferida é realizada por uma leve tração nas pontas do fio, que são, então, estabilizados com fita adesiva cirúrgica estéril para evitar uma remoção inadvertida.

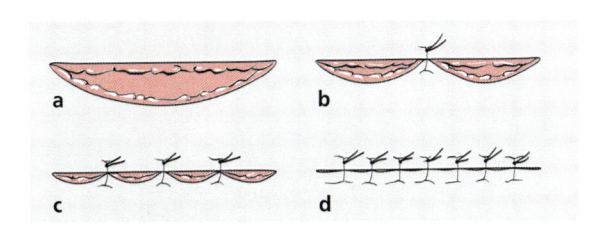

Fig. 5.4a-d Equalização de bordas de ferida de diferentes comprimentos através de "subdivisões" (para diferenças em comprimento de até aproximadamente 5 mm).

a Borda superior curta e borda inferior longa.
b Primeira sutura posicionada na porção média da ferida.
c A seguir, duas suturas, cada uma a metade da distância.
d Suturas seguintes, cada uma no meio, distribuem o excesso de pele igualmente ao longo de todo o comprimento da ferida.

Regras, Dicas e Truques

- A técnica somente deve ser utilizada para superfícies de feridas bem adaptadas no nível subcutâneo.

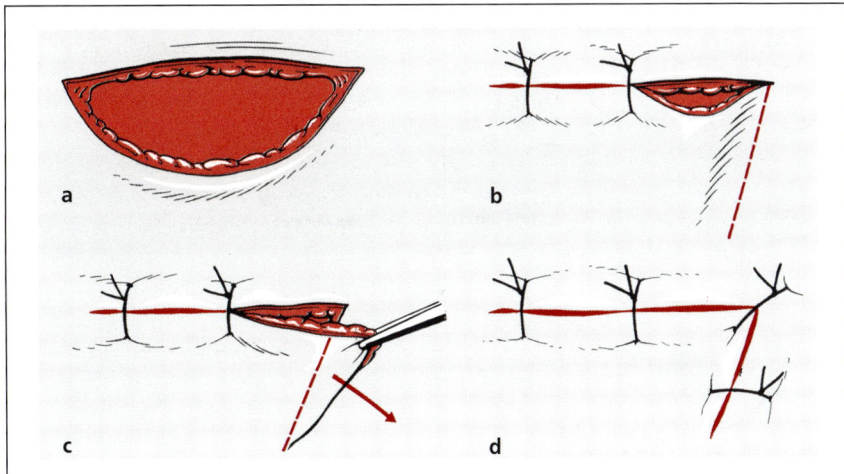

Fig. 5.5a-d Excisão de um triângulo de Burrow (orelha de cachorro) para diferenças em comprimento > 5 mm.

a Situação inicial.
b Planejamento de uma incisão auxiliar (linha tracejada).
c Encurtamento da borda inferior da ferida através da criação de um triângulo equilátero e excisão da área superposta da pele.
d Fechamento da ferida.

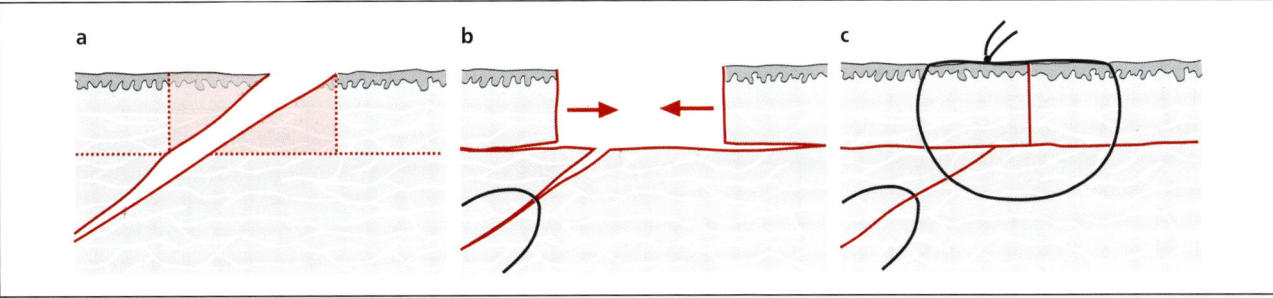

Fig. 5-6a-c Equalização de bordas da ferida com diferentes alturas.

a Curso oblíquo de uma laceração com uma superfície curta e outra longa na ferida. As porções da pele a serem excisadas são marcadas, já que se trata da área a ser descolada ao longo do plano do tecido adiposo subcutâneo.
b Fechamento da ferida subcutânea e avanço central das margens mobilizadas da ferida.
c Fechamento da ferida.

- Bons resultados são obtidos acima de tudo em locais em que a linha de sutura repousa sobre uma linha natural da pele (p. ex., dobras cervicais).
- Com feridas mais longas, trazer a sutura para fora após aproximadamente 3-4 cm. Se necessário, repetir após a mesma distância (a remoção da sutura é, então, consideravelmente facilitada).
- Linhas de sutura mais longas, com potencial risco de infecção da ferida, devem ser estabilizadas por suturas transcutâneas interrompidas (a totalidade da linha de sutura não precisará, então, ser aberta, caso se desenvolva uma coleção de fluido).
- Essa sutura é menos adequada para feridas com trajeto significativamente curvo, o que resultaria em distorções.

Sutura em Colchoeiro Vertical (Sutura Donati ou Sutura em "u")

Princípio Cirúrgico

A principal vantagem da sutura de colchoeiro é sua reaproximação mais segura dos bordos da ferida com profundidades diferentes, p. ex., na base alar da região nasolabial. Esta sutura everte as bordas da ferida e ajuda a evitar a formação de cicatrizes em "forma de rugas" (p. ex., no lábio, ver **Fig. 5.38b**). Ela também dá à sutura maior estabilidade.

Técnica Cirúrgica (Fig. 5.8)

A agulha é inserida, perpendicularmente, aproximadamente a 4 mm da borda da ferida, tracionada inferiormente em direção à subcútis e, então, trazida para fora da ferida no lado oposto à mesma distância da borda. É, então, reinserida como sutura em colchoeiro a 1 mm da borda da ferida e passada intradermicamente para o lado oposto, onde é novamente trazida para fora à mesma distância da borda da ferida. O ponto é atado de forma a everter ligeiramente as bordas da ferida.

Regras, Dicas e Truques

Cada uma destas suturas pode resultar na produção de quatro marcas de pontos. Esta técnica, portanto, deve ser utilizada na região facial somente quando absolutamente necessária. Como alternativa, uma sutura em colchoeiro, parcialmente inclusa, (Allgöwer) pode ser utilizada (**Fig. 5.9**).

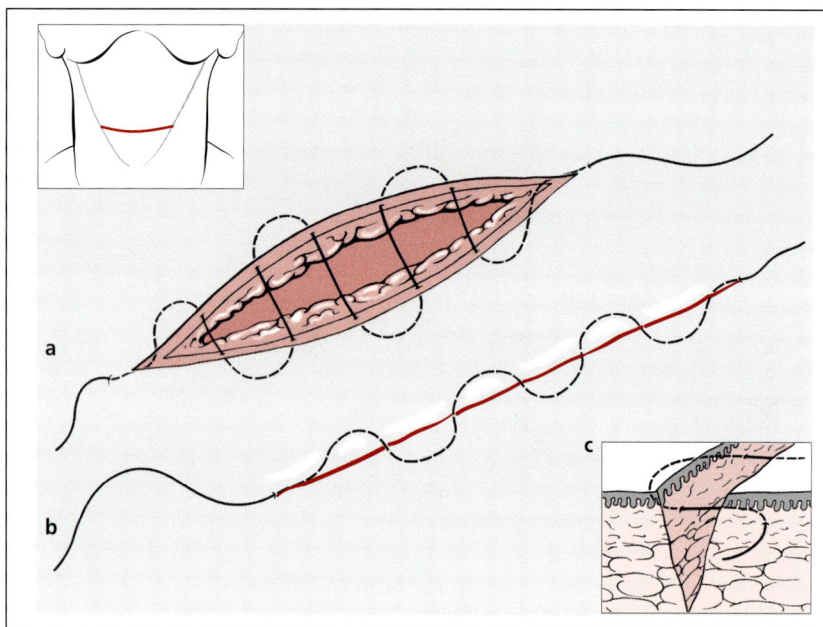

Fig. 5.7a-c Sutura subcuticular (intradérmica) (p. ex., ferida horizontal no pescoço).

a Sutura intradérmica contínua.

b Aproximação das bordas da ferida após tração das pontas da sutura.

c Trajeto da sutura no nível da derme.

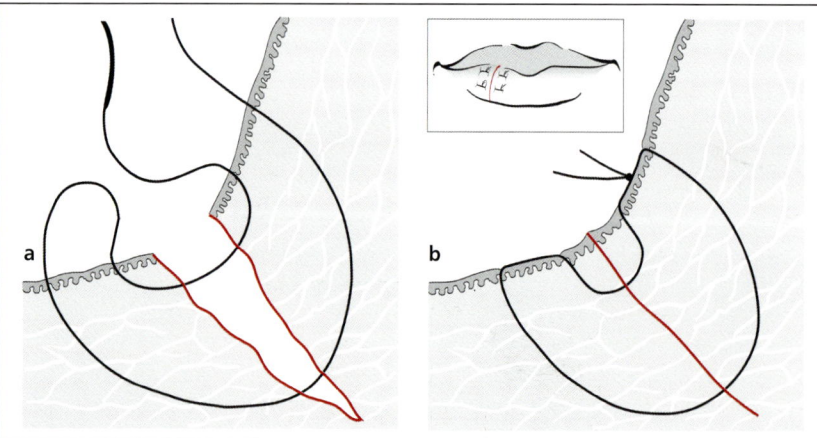

Fig. 5.8a, b Sutura de colchoeiro vertical (p. ex., ferida no lábio inferior).

a Início com pontos de entrada e saída distantes da ferida (técnica *far-far*) e continuação com a passagem subcutânea da sutura. As profundidades dos orifícios de entrada e de saída devem ser iguais.

b Fechamento da ferida.

Sutura Contínua

Princípio Cirúrgico

A área de utilização desta sutura corresponde àquela da sutura simples interrompida, mas pode ser costurada mais rapidamente em feridas de grandes dimensões. Bons resultados podem ser esperados acima de tudo em áreas com pele delgada e prontamente móvel com poucas glândulas sebáceas. As pálpebras, em particular, e a pele de pessoas idosas, em geral, possuem essas propriedades.

Técnica Cirúrgica (Fig. 5.10)

Após uma sutura simples ter sido posicionada e atada, o fio não é cortado, mas sim continuado de forma diagonal na direção da ferida. Os orifícios de entrada e de saída localizam-se em posições exatamente opostas. No tecido subcutâneo, as passagens de entrada e de saída devem ser realizadas exatamente à mesma distância da superfície da pele. Finalmente, um nó é atado, como em uma sutura simples.

> **Regras, Dicas e Truques**
>
> O final da sutura deve ser mantido sob uma leve tensão por um assistente. No final, as bordas da ferida devem ser checadas e, caso necessário, evertidas.
>
> De forma contrária à da sutura intradérmica, esta técnica de sutura é também adequada para feridas curvilíneas, quando os pontos devem ser posicionados de forma mais próxima uns aos outros.

Conduta em Lesões de Tecidos Moles e suas Sequelas

■ Conduta Primária

A conduta primária das lesões de tecidos moles da face é decisiva para os resultados posteriores. Feridas não adequadamente tratadas neste estágio somente podem ser posteriormente corrigidas com muito tempo e esforço e somente em um grau limitado.

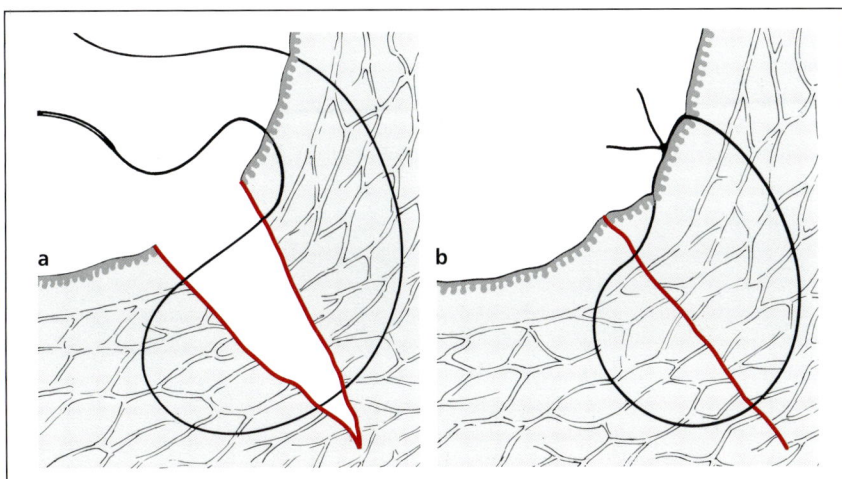

Fig. 5.9a, b Sutura de colchoeiro vertical parcialmente sepultada (ponto de Allgöwer).

a O ponto de entrada é distante da ferida, a sutura passa nas profundidades da ferida até uma saída intracutânea no lado oposto da ferida. Ao cruzar de volta para o lado original, o local de entrada é no mesmo nível intracutâneo com um ponto de saída próximo.

b Fechamento da ferida.

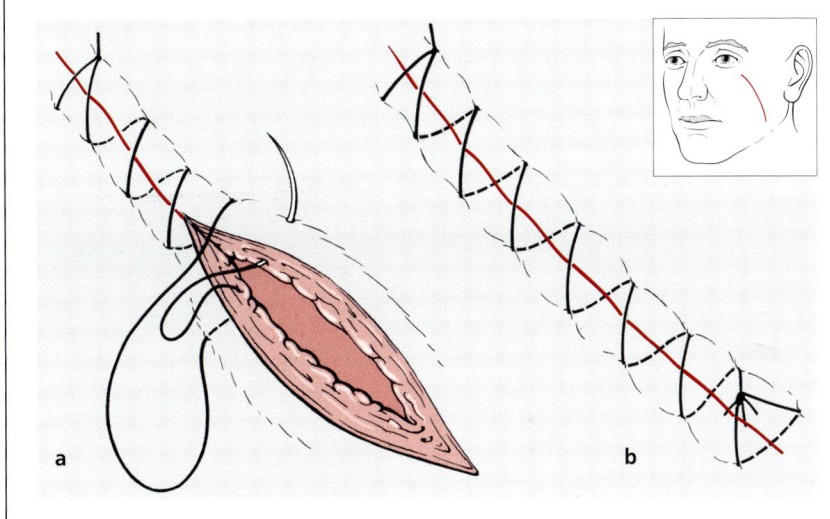

Fig. 5.10a, b Sutura simples contínua (p. ex., ferida na bochecha, ao longo da LTPR).

a Passagem da sutura após realização de um nó em uma das extremidades da ferida. Os pontos de entrada e de saída estão na mesma distância da borda da ferida. Os pontos estão à mesma distância entre si.

b Fechamento da ferida após realização de um nó com formação de um laço de sutura. Três extremidades de sutura permanecem após o corte do fio.

Investigações diagnósticas (radiografias, quaisquer avaliações necessárias de cirurgiões, neurocirurgiões, oftalmologistas, cirurgiões bucomaxilofaciais e outros) devem ser completadas antes de qualquer tratamento cirúrgico, para que se estabeleçam as prioridades de tratamento. O tratamento local das feridas é o tratamento inicial para lesões ósseas não urgentes do crânio; o tratamento da fratura propriamente dita é realizado em um estágio posterior, após a resolução do edema.

Conduta Primária nas Lesões Faciais

- Garantir adequada imunização antitetânica.
- Checar as feridas quanto a corpos estranhos, considerar lavagem com soro fisiológico ou peróxido de hidrogênio; remover corpos estranhos incrustados ("tatuagens sujas") com uma escova.
- Fazer uso conservador da coagulação bipolar.
- Retificar cuidadosamente qualquer bordo de ferida denteado, excisão conservadora de pele (*sem* excisão formal da ferida).
- Reaproximar epitélios avulsionados superficialmente em forma de mosaico com cola de fibrina.
- Ao se deparar com defeitos de espessura total, não realizar qualquer sutura sob tensão (aplicar medidas reparadoras plásticas utilizando retalhos transpostos das áreas adjacentes).
- Suturas acuradas são essenciais na região das junções mucocutâneas da pele e mucosa (margem alar livre, lábio, margem da pálpebra).

Nas *lesões por mordedura de cães* geralmente há defeitos de espessura total, comumente na região da ponta do nariz. Caso se trate somente de uma ferida em brecha, ela pode ser cuidadosamente limpa e fechada primariamente em camadas. Esforços devem ser feitos para corrigir precocemente esses defeitos (dentro de 24 horas após um curativo estéril) com medidas reparadoras plásticas apropriadas. A contratura cicatricial após cicatrização secundária requer excisões generosas e eliminação das bordas da ferida, o que pode aumentar consideravelmente o defeito.

■ Revisão de Cicatriz

Revisão de cicatriz pode ser indicada por razões funcionais, se contraturas e distorções severas estiverem presentes. Na maioria dos casos, entretanto, a revisão é indicada devido a cicatrizes cosmeticamente perturbadoras, que não podem ser tornadas invisíveis, mas podem se tornar menos detalhadas por meios cirúrgicos.

Questões a se Perguntar na Avaliação Pré-Operatória de Cicatrizes

- Ela é retraída ou espessa e proeminente?
- Ela é aderente às regiões profundas ou móvel?
- Qual é a posição da cicatriz com relação à LTPR?
- Há distorções dos tecidos adjacentes ou alteração funcional?
- Qual a idade do paciente? (Há um risco de cicatrizes hipertróficas e formação de queloide em crianças e adolescentes.)
- Quão "madura" é a cicatriz? (Somente uma cicatriz que já se tornou pálida está pronta para a revisão.)

Cicatrizes hipertróficas se desenvolvem como resultado de uma tensão aumentada da pele. Uma cicatriz que não tem seu trajeto ao longo da LTPR ou a retração aumentada das feridas de crianças e adolescentes pode causar uma maior produção de colágeno, resultando em cicatrizes avermelhadas e granulosas que se situam acima do nível da pele sem se estender para além dos limites da ferida original.

Queloides, por outro lado, são neoplasias genuínas, que se estendem lateralmente além dos limites da ferida original e para dentro do tecido saudável. São mais comuns em adolescentes e indivíduos com pele escura. A tendência à formação de queloide é geralmente hereditária. Áreas de predileção são, entre outras, a superfície posterior do pavilhão auricular e a região do pescoço. Uma vez que cicatrizes destacadas, cicatrizes hipertróficas e queloides podem coexistir no mesmo paciente, a existência de uma "cicatriz normal" (p. ex., uma cicatriz de apendicetomia) em um paciente não é garantia absoluta da ausência de uma predisposição à formação de queloide.

Técnicas Cirúrgicas Padrão para Revisão de Cicatrizes

Pequenas *cicatrizes retraídas*, p. ex., cicatrizes de acne, podem ser excisadas ou a área afetada da pele é submetida à abrasão através de um procedimento com *laser* adequado (CO_2, Er:YAG)

Cicatrizes ligeiramente elevadas com menos de 2 cm de comprimento são planificadas utilizando uma escova rotatória de alta velocidade (até 50.000 rpm) ou com uma fresa de diamante (dermoabrasão). A cirurgia é realizada sob anestesia local e pode ser repetida em intervalos de 4 a 6 semanas.

Cicatrizes hipertróficas são excisadas, juntamente com uma margem de tecido saudável, caso não regridam espontaneamente dentro de 1 ano. A tensão da ferida, que vem a ser a causa da produção aumentada de colágeno, deve então ser reduzida. Como regra, o tecido adjacente deve ser largamente descolado para que seja possível a aproximação das bordas da ferida sob mínima tensão. A maior parte da tensão deve ser gerada por suturas subcutâneas absorvíveis (ver **Figs. 5.11** e **5.12** para técnicas de revisão de cicatrizes).

Conduta nos Queloides

O tratamento dos queloides é problemático, considerando se tratarem de crescimentos neoplásicos desencadeados por lesões da derme. Qualquer incisão cutânea realizada em revisão de cicatriz irá, portanto, desencadear a formação de nova substância queloide.

Princípio Cirúrgico

Excisão e tratamento da ferida sem tensões. Medidas posteriores são tomadas como profilaxia da recorrência (ver adiante).

Técnica Cirúrgica

Excisar, deixando para trás, caso necessário, uma delgada franja de queloide, seguido por um extenso descolamento subcutâneo para aproximar as bordas da ferida, sem tensão. Suturas subcu-

Princípios Básicos

Regras, Dicas e Truques

Antes de qualquer revisão de cicatriz, as cicatrizes hipertróficas e queloides devem ser estritamente distintas umas das outras. Uma injeção intralesional de uma suspensão cristalizada de corticoides na cicatriz, repetida semanalmente, provou ser efetiva para queloides. Adicionalmente, curativos compressivos devem ser aplicados pelo maior tempo possível (dependendo da região afetada). Radioterapia pós-operatória não é geralmente utilizada hoje em dia nesses pacientes, adolescentes em sua maioria. Caso o defeito resultante da excisão do queloide seja muito grande para fechamento através de sutura primária, ele poderá ser recoberto com enxerto cutâneo de espessura total. Queloides retroauriculares (p. ex., após otoplastia), em particular, podem ser tratados com um enxerto cutâneo colhido da virilha.

tâneas são utilizadas para aproximar as bordas da ferida. Suturas intradérmicas devem ser utilizadas na pele, caso possível.

A indicação para revisão de cicatrizes queloides deve ser realizada com extrema cautela, e o paciente não deve ser encorajado a ser muito otimista quanto às possibilidades de sucesso.

W-Plastia

Princípio Cirúrgico

A conversão de uma cicatriz linear em uma forma de ziguezague distribui as forças tênseis na região da cicatriz de tal forma que a linha da cicatriz é oticamente "fragmentada". Com cicatrizes que correm perpendicularmente à LTPR (p. ex., cicatrizes na região da bochecha, ver **Fig. 5.11**), parte da cicatriz neoformada é redirecionada de forma paralela. Ao mesmo tempo, cicatrizes retraídas são corrigidas por ressecção e descolamento.

Indicações

Curso linear da cicatriz perpendicular à LTPR, em queda abrupta ("deformidade em *trap-door*"/"porta de alçapão").

Técnica Cirúrgica (Fig. 5.11)

- Sob anestesia local, as incisões cutâneas em ziguezague são marcadas com uma caneta, garantindo que as linhas de cada lado se interdigitem.
- A pele previamente marcada é sublinhada com uma lâmina de bisturi pontiaguda (n° 11). Pode-se, então, apagar as marcas de caneta sem consequências.
- A cicatriz é excisada com o bisturi, produzindo bordas incisionais verticais inferiormente, em direção à subderme.
- A área deve ser generosamente descolada, e as suturas subcutâneas adaptativas são realizadas.
- Os retalhos cutâneos triangulares são reparados com fios de sutura finos (6/0).
- Um curativo compressivo é aplicado por 1 semana.

Regras, Dicas e Truques

Os retalhos cutâneos triangulares não devem ser cortados muito pequenos e devem ser levantados a partir da pele sem cicatriz. A área de descolamento depende do defeito resultante: ela deve ser, ao menos, igual à largura do defeito de cada lado.
O descolamento da pele é o meio mais simples de se lidar com tensões cutâneas. Algumas poucas suturas finas para aproximação são úteis antes da sutura definitiva da pele, de forma a não se avaliar mal cada retalho correspondente e se deparar com um triângulo cutâneo supérfluo no final.

Alternativas

Ao contrário da formação de cicatrizes regulares em forma de M ou W que ocorre após W-plastias, a técnica das *geometric broken-lines* resulta primariamente em uma cicatriz fragmentada e menos evidente. Para esse objetivo, as bordas da ferida são excisadas em várias formas geométricas (triângulos, quadrados, quadrângulos) (**Fig. 5.12**).

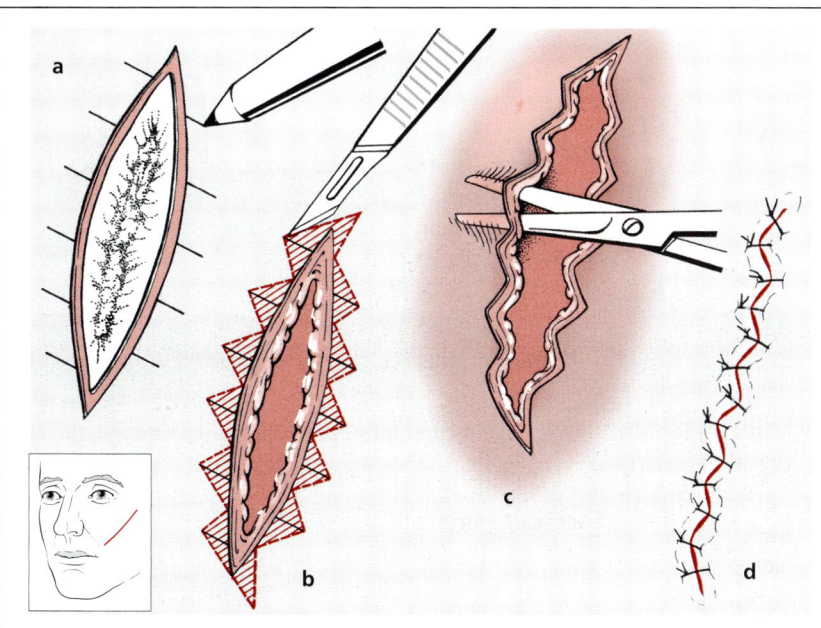

Fig. 5.11a-d Revisão de cicatriz utilizando a técnica da W-Plastia (p. ex., ferida na bochecha, perpendicular à LTPR).

a Incisão elíptica ao redor da cicatriz contraída. Linhas auxiliares indicam as pontas da linha em zigue-zague.

b A linha em ziguezague é definida e marcada com bisturi pontiagudo. Note a incisão ao longo das bordas da ferida, onde superfícies largamente congruentes são criadas. A cicatriz já foi excisada.

c Aparência após ressecção das áreas triangulares. Descolamento das bordas da ferida no plano subcutâneo.

d Fechamento da ferida.

5 Cirurgia Plástica Reconstrutiva da Face

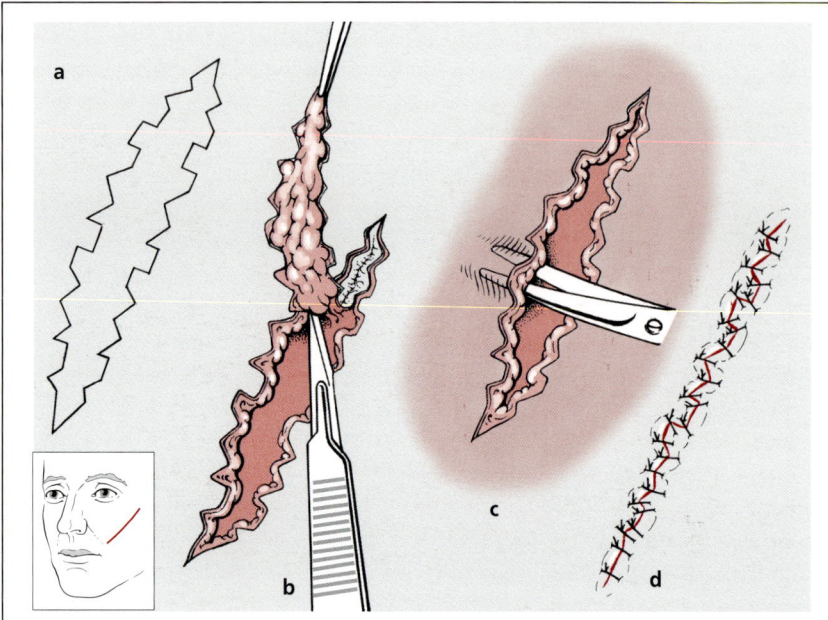

Fig. 5.12a-d Técnica das linhas interrompidas (p. ex., ferida na bochecha perpendicular à LTPR).

a Marcação da incisão cutânea. Formação de formas geometricamente idênticas de cada lado da cicatriz (não são imagens em espelho).

b Excisão das áreas de pele marcadas inferiormente até a subderme.

c Descolamento das bordas da ferida.

d Fechamento da ferida.

■ Técnicas Cirúrgicas para Relaxamento da Tensão da Pele

Z-Plastia

Princípio Cirúrgico

Uma Z-plastia tem três efeitos:
- A tensão entre as extremidades da cicatriz é relaxada (uma cicatriz "muito curta" é alongada).
- Dois retalhos cutâneos triangulares adjacentes são permutados.
- O trajeto original da cicatriz é reorientado em até 90°.

Indicações

Para qualquer revisão de cicatriz, os efeitos de alongamento e transposição são significantes, acima de tudo. O ganho em comprimento é obtido às expensas do tecido adjacente lateral (ver seta na **Fig. 5.13**). A transposição é desejada primariamente quando a cicatriz original apresenta trajeto perpendicular à LTPR (p. ex, uma cicatriz vertical na pele do pescoço).

Técnica Cirúrgica (Fig. 5.13)

Inicialmente, a cicatriz existente é excisada. Incisões auxiliares são realizadas para criar apêndices laterais na extremidade das feridas e dois triângulos são elevados através de descolamento. Os retalhos são, então, transpostos e inseridos por sutura em duas camadas.

 Regras, Dicas e Truques

- Um ganho máximo em comprimento com reorientação da cicatriz em 90° somente é obtido caso o comprimento dos apêndices laterais corresponda ao comprimento da cicatriz e caso se encontrem em um ângulo de 60° com a cicatriz (formação de triângulos equiláteros). Se o trajeto da cicatriz primária for diferente, deve-se utilizar preferencialmente uma "W-plastia múltipla".

- O descolamento deve ser realizado para além dos limites dos retalhos triangulares (área hachurada na **Fig. 5.13a**), para permitir uma sutura sem tensão.
- A mobilidade da pele lateral deve ser levada em consideração ao planejar a cirurgia (lembrar das unidades estéticas).
- Os apêndices laterais devem repousar mais ou menos paralelos à LTPR prevalente.

V-Y Plastia

Princípio Cirúrgico

A técnica permite o alongamento da cicatriz (sem transposição) através de um avanço linear (p. ex., ectrópio da pálpebra, **Fig. 5.14**). A nomenclatura origina-se da incisão auxiliar inicial em forma de V e da subsequente sutura de fechamento em forma de Y. Da mesma forma que na Z-Plastia, o alongamento é obtido às expensas de tecido adjacente lateral (ver setas na **Fig. 5.14a e c**).

Técnica Cirúrgica (Fig. 5.14)

A excisão da cicatriz é seguida por uma incisão em forma de V em uma das extremidades da ferida (**Fig. 5.14a**). A pele lateral é descolada e a extremidade oposta da ferida é colocada sob tensão com um gancho de pele (**Fig. 5.14b**). O retalho incisado em forma de V é suturado em sua nova posição às bordas laterais da ferida, obtendo, em consequência, "alongamento" (**Fig. 5.14c**).

Regras, Dicas e Truques

Nenhuma nova distorção deve surgir nas regiões laterais da ferida; se necessário, o descolamento deve ser estendido. Da mesma forma que na Z-Plastia, as incisões auxiliares devem ser feitas na LTPR. Qualquer cicatriz linear resultante poderá ser fragmentada com uma W-Plastia.

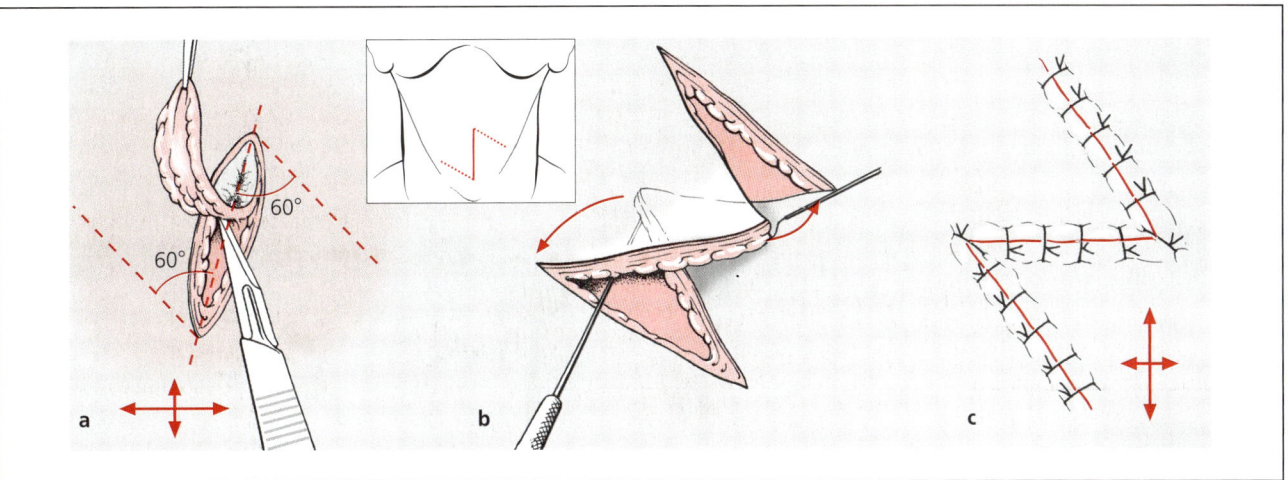

Fig. 5.13a-c Z-Plastia (p. ex., cicatriz vertical no pescoço).
a Excisão da cicatriz; as incisões laterais e a área de descolamento da pele são marcadas.
b Transposição de áreas triangulares da pele (descolamento generoso).
c Fechamento da ferida (*setas em cruz* indicam o alongamento vertical às expensas da área lateral adjacente.

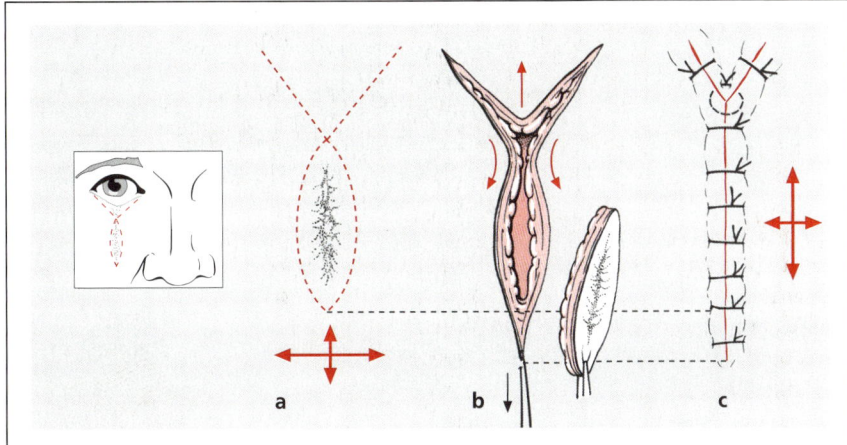

Fig. 5.14a-c V-Y Plastia (p. ex., ectrópio da pálpebra inferior causado por contração de cicatriz vertical).
a Marcação das linhas de incisão: incisão elíptica ao redor da cicatriz, incisão auxiliar em forma de V em uma das extremidades da ferida.
b Ressecção da área da cicatriz e descolamento da pele. A extremidade inferior da ferida é colocada sob tensão.
c Fechamento da ferida em forma de Y. O comprimento obtido é marcado pelas linhas pontilhadas. (*Setas em cruz* indicam alongamento vertical às expensas da área subjacente lateral).

■ Técnicas de Revisão de Cicatrizes para Cicatrizes Extensas e Aderidas

A simples excisão e o fechamento primário de *cicatrizes extensas* e outras lesões da pele (p. ex., nevus) frequentemente não são possíveis. O defeito resultante deve, então, ser recoberto, seja por um retalho ou por um enxerto de pele (ver a seguir). Alternativamente, a chamada técnica de *excisão serial* pode ser empregada (**Fig. 5.15**). Isso envolve remoção de somente uma parte da área, com dimensões tais que um fechamento primário da ferida seja quase possível. Isso permite que a lesão cutânea seja excisada gradualmente em várias sessões. Deve-se ter atenção à *localização* da cicatriz resultante e à qualquer potencial *distorção* das regiões adjacentes (p. ex., a pálpebra inferior), além de garantir um intervalo suficiente entre as sessões individuais de excisão (2-3 meses). O uso de um *expansor tecidual* inserido subcutaneamente pode reduzir o número de procedimentos necessários.

Cicatrizes aderidas aos planos profundos, geralmente, não podem ser fechadas diretamente após a excisão devido à falta de mobilidade da pele adjacente. Também aqui, os procedimentos reparadores plásticos, utilizando retalhos cutâneos ou enxertos livres, serão necessários. Devido à sua espessura, deve-se dar preferência a retalhos cutâneos para cobrir defeitos profundamente inseridos.

Conduta nos Defeitos dos Tecidos Moles

■ Observações Gerais

Os defeitos dos tecidos moles podem ser tratados com *retalhos pediculados* ou *enxertos livres*. Os retalhos pediculados são ligados ao tecido adjacente por uma ponte de tecido, em que correm os vasos nutridores. Eles também podem ser livremente transplantados quando o *pedículo vascular* estiver conectado ao sítio recipiente por anastomoses microvasculares (retalhos pediculados vasculares). Esses retalhos requerem um procedimento tecnicamente trabalhoso, com um tempo operatório relativamente longo e são associados a um risco aumentado de necrose do retalho. Geralmente, estão disponíveis outros procedimentos com retalhos para recobrir defeitos na região da cabeça e do pescoço, com os quais os resultados desejados poderão

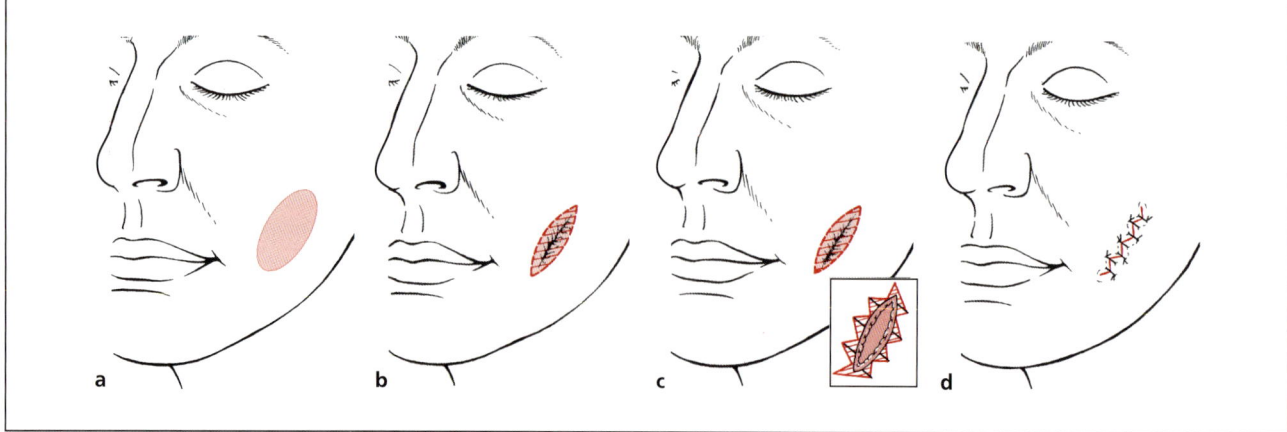

Fig. 5.15a-d Excisão serial de uma lesão cutânea extensa (p. ex., nevo).
a Excisão elíptica parcial da lesão cutânea e fechamento primário da ferida após descolamento.
b Aspecto da lesão residual com uma cicatriz central. A incisão elíptica é marcada.
c Rearranjo das bordas da ferida com uma W-Plastia.
d Aspecto após fechamento da ferida.

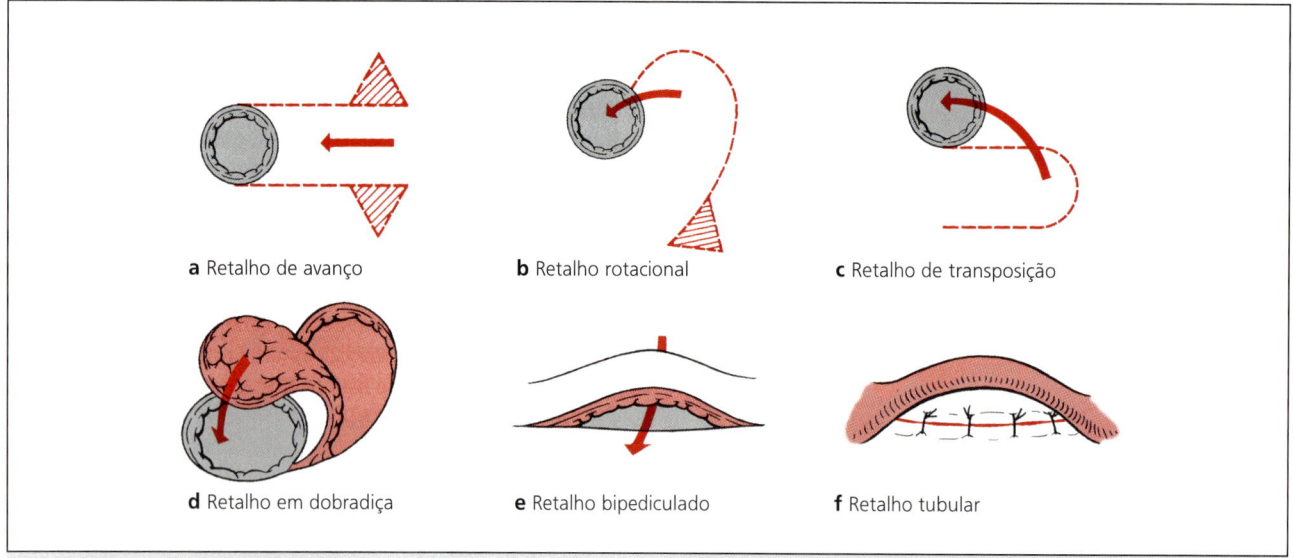

Fig. 5.16a-f Retalhos com superfície epitelial contínua (ver texto).

ser obtidos com o maior grau de segurança. Uma vez que as indicações para seu uso na região da face são limitadas, os retalhos pediculados vasculares não serão mais abordados aqui.

Uma outra possibilidade para facilitar a criação de retalhos cutâneos é produzir excesso de tecido nas vizinhanças dos defeitos através da *expansão cutânea*; o excesso de pele criado dessa forma é, então, recrutado para o verdadeiro fechamento da ferida. Para este propósito, balões de silicone são utilizados como *expansores teciduais*; eles são implantados subcutaneamente e conectados a um orifício também no subcutâneo (ver **Fig. 5.44a, b**). Este orifício é puncionado percutaneamente e o balão é gradualmente preenchido com uma solução salina fisiológica. O procedimento requer um certo grau de tempo de preparo e não é facilmente empregado na região da face, como em outras áreas do corpo.

Retalhos Pediculados

Observações Preliminares

Os retalhos pediculados são nomeados de acordo com o tipo de movimento do retalho (de avanço linear, rotação, transposição) e seu pedículo. Com relação ao pedículo, se distinguem dois grupos:
- Retalhos com superfície epitelial contínua (**Fig. 5.16**).
- Retalhos sem superfície epitelial contínua (ver **Figs. 5.22** e **5.23**).

A seguir, também será feita uma distinção dentro desses dois grupos, de acordo com o tipo de movimento do retalho.

> **Regras, Dicas e Truques**
>
> *Considerações relacionadas ao planejamento dos retalhos:*
> - Tamanho do defeito *versus* tamanho do retalho requerido (a contratura faz com que um retalho cutâneo mobilizado se torne menor).
> - Suprimento vascular.
> - Unidade estética do sítio doador.
> - A cicatriz resultante (orientada de acordo com a LTPR?).
> - É importante se atentar à direção do maior ganho em comprimento do tecido (linha conectando a base do retalho à borda mais distante do defeito).

Tamanho, Suprimento Vascular e Viabilidade dos Retalhos Pediculados

Como descrito anteriormente (p. 10), a pele é nutrida por dois sistemas arteriais diferentes. Por todo o corpo, o plexo subdérmico é suprido por artérias da camada subcutânea. Estas estão distribuídas randomicamente e permitem uma elevação de retalhos cutâneos de tamanho limitado (retalhos de padrão randômico). Uma vez que esse tipo de retalho deve ser nutrido pelos vasos do pedículo tecidual remanescente, eles são dependentes de uma proporção comprimento-largura do retalho de 1:1. Como a pele facial possui um melhor suprimento facial do que as outras regiões do corpo, retalhos faciais podem, entretanto, ser 2 vezes mais longos do que a sua largura (proporção comprimento-largura de 2:1). Essa proporção pode, entretanto, servir somente como um guia grosseiro. O fluxo sanguíneo real para a periferia do retalho depende da condição da pressão de perfusão superar a resistência vascular. Essa resistência pode ser grande em uma área cicatrizada ou previamente irradiada, por exemplo, de forma que o alargamento do pedículo do retalho pode, na verdade, aumentar o número de vasos aferentes, mas não a pressão de perfusão, uma vez que os vasos nutridores pertencem ao mesmo sistema de fluxo.

Caso um retalho de padrão randômico não seja suficientemente largo para cobrir o defeito, seu tamanho pode ser aumentado pela autonomização do retalho. Para este propósito, o retalho é inicialmente incisado e somente parcialmente (p. ex., metade) elevado. O retalho é, então, reposicionado. Após 2 a 3 semanas, a elevação definitiva e a transferência do retalho poderão ser completadas. Entretanto, a cicatrização já terá começado e isto limitará o grau de modelagem do retalho – ele já não poderá ser facilmente "dobrado". O fenômeno da autonomização não é causado somente por uma adaptação dos vasos do pedículo do retalho à interrupção do fluxo sanguíneo para as margens do retalho ou por uma adaptação celular à deficiência de oxigenação; antes, ele é devido à dilatação dos "*shunts*" vasculares, causada pelo Sistema Nervoso Autônomo. Autonomização do retalho é sempre recomendada quando o tamanho do retalho exceder uma proporção comprimento-largura de 2:1 ou quando a pele for pobremente vascularizada.

Retalhos de padrão axial (retalhos arteriais) possuem um sistema arteriovenoso mais extenso, definido, o que permite um ajuste significativo da proporção comprimento-largura em favor do comprimento. Esses retalhos são geralmente elevados em conjunto com a fáscia subcutânea. O comprimento desses retalhos depende da posição dos vasos nutridores e a largura depende das dimensões do defeito a ser coberto. Em comparação aos retalhos de padrão randômico, estes retalhos apresentam a desvantagem de somente estarem disponíveis em algumas áreas. Típicos exemplos são o *retalho frontal paramediano* (artéria supratroclear), o *retalho da bochecha* (artéria facial), o *retalho temporal* (artéria temporal superficial) e, como um importante exemplo de retalho pediculado da região torácica para cobertura de defeitos na região da cabeça e pescoço, o *retalho deltopeitoral* (ramos da artéria mamária interna). Além disso, estes retalhos de padrão axial podem ser suplementados na sua extremidade com um retalho de padrão randômico, resultando em retalhos que recebem seu suprimento sanguíneo de dois sistemas diferentes.

O pré-requisito para a cobertura bem-sucedida de um defeito é a *viabilidade* do retalho após sua elevação. Quando as dimensões do retalho são limítrofes, como frequentemente ditado pelas condições locais, fatores de risco adicionais, como tabagismo, podem colocar a sua viabilidade em risco. O risco aumentado deve ser informado ao paciente. Sangramentos puntiformes nas bordas do retalho podem ser encarados como um sinal certo de suprimento sanguíneo adequado. Condições normais prevalecem quando, após uma breve aplicação de pressão sobre o retalho, a pele inicialmente se apresenta lívida e então, em segundos, ganha novamente a sua coloração normal. As informações gerais fornecidas na **Tabela 5.2** podem, naturalmente, servir somente como um guia grosseiro. Caso uma necrose do retalho seja antecipada, o retalho deve ser imediatamente retornado ao sítio doador, realizando-se uma transposição renovada em 3 semanas, auferindo vantagem, portanto, da autonomização.

Retalhos com Superfície Epitelial Intacta

Os retalhos desse tipo são resumidos na **Figura 5.16**.

Tabela 5.2 Avaliação da viabilidade do retalho

Coloração da extremidade distal do retalho	Momento da avaliação	Substrato fisiológico	Prognóstico	Consequências
Branca	Imediatamente após a mobilização do retalho	Vasoconstrição reflexa	Viabilidade não comprometida	Nenhuma
Branca	Em torno de 30 minutos de pós-operatório	Capilares vazios de sangue	Necrose total ou parcial	Retornar o retalho para o sítio doador
Pálida	Até aproximadamente 24 horas de pós-operatório	Baixo O_2 sanguíneo	Viabilidade limitada	Reavaliar após 24 horas
Pálida	> 24 horas de pós-operatório	Congestão venosa	Necrose total ou parcial esperada	Retornar o retalho para o sítio doador
Rósea	30 minutos a 24 horas de pós-operatório	Perfusão normal	Retalho viável	Nenhuma

Retalhos de Avanço (Figs. 5.16 e 5.17)

O tipo mais simples de avanço cutâneo linear é o descolamento extensivo das bordas da ferida para o fechamento de defeitos cutâneos pequenos e elípticos (**Fig. 5.17**). Caso exista um grau de tensão mais significativo, a área de contato das suturas poderá ser alargada por discos de plástico ou trouxas de gaze (rolos dentários) (**Fig. 5.18**). Retalhos de avanço elevados em três lados (**Fig. 5.16a**), algumas vezes, produzem enrugamento da pele ou "orelhas de cachorro" na sua base. Isso pode ser corrigido pela excisão de triângulos de Burrow (**Fig. 5.5**) ou por Z-Plastias. Um tipo especial é a V-Y Plastia, que já foi anteriormente discutida (**Fig. 5.14**).

Retalho Rotacional (Figs. 5.16b e 5.19)

Este é o tipo de retalho mais frequentemente utilizado. Um pré-requisito para o seu uso é o de que a pele do sítio doador deve ser suficientemente móvel para permitir a cobertura do defeito secundário primariamente. Caso o comprimento do retalho seja insuficiente, então uma extensão limitada poderá ser obtida com um corte. Caso a base do retalho torne-se muito estreita, haverá um risco de necrose do retalho.

Formas Especiais

Retalhos romboides são fundamentados nos conceitos geométricos de Dufourmentel e Limberg, dos quais tomam seus respectivos nomes. O planejamento e a elevação dos retalhos são detalhados na **Figura 5.20**. Deve-se ter em mente as considerações a seguir:

- Uma incisão romboide deve ser planejada para a excisão de lesões cutâneas; nos defeitos existentes, considerar a opção de transformá-los em defeitos de formato romboide.
- A pele deve ser generosamente descolada.
- As LTPRs e a direção do maior avanço da pele devem ser levadas em consideração.
- Retalhos romboides são particularmente adequados para sítios doadores com pronta mobilidade da pele (p. ex., a região da bochecha).

Retalhos bilobulados consistem em dois retalhos com uma base comum, sendo o primeiro desenhado como um retalho rotacional e o segundo como um retalho de transposição (ver adiante) (**Fig. 5.21**).

- O defeito é primariamente coberto por um retalho rotacional de uma região adjacente somente com pele de pouca mobilidade.
- O defeito do sítio doador resultante é coberto por um retalho de transposição de uma região com pele prontamente móvel.
- A elasticidade da pele é utilizada como uma vantagem: o primeiro retalho é ligeiramente menor do que o defeito, e o segundo retalho é ainda menor do que o primeiro.

Retalhos multiplamente lobulados são teoricamente possíveis, mas as opções geralmente são restritas a dois retalhos. Uma típica aplicação é a cobertura de um defeito no dorso do nariz, sendo o primeiro retalho recrutado da vizinhança imediata, e o segundo da região glabelar.

Retalho de Transposição (Fig. 5.16c)

Retalhos de transposição possuem uma ponte parcial de tecido entre recipientes e os sítios doadores. O retalho é deslizado para o

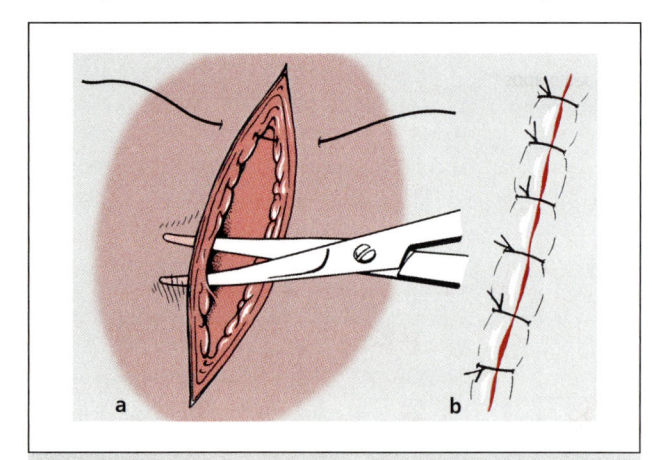

Fig. 5.17a, b Fechamento direto de um defeito elíptico por avanço da pele.

- **a** Descolamento da pele ao redor do defeito elíptico. Uma sutura profunda já foi posicionada.
- **b** Aspecto após fechamento da ferida.

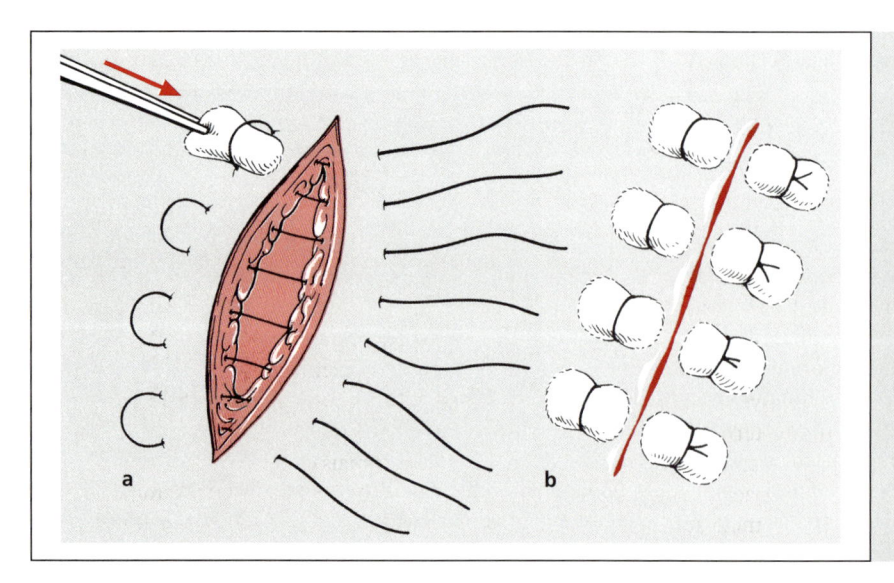

Fig. 5.18a, b Fechamento de ferida com a pele sob considerável tensão.

- **a** Suturas fortes em U são realizadas, com a sua área de contato com a pele escorada por trouxas de gaze.
- **b** Aspecto após fechamento da ferida.

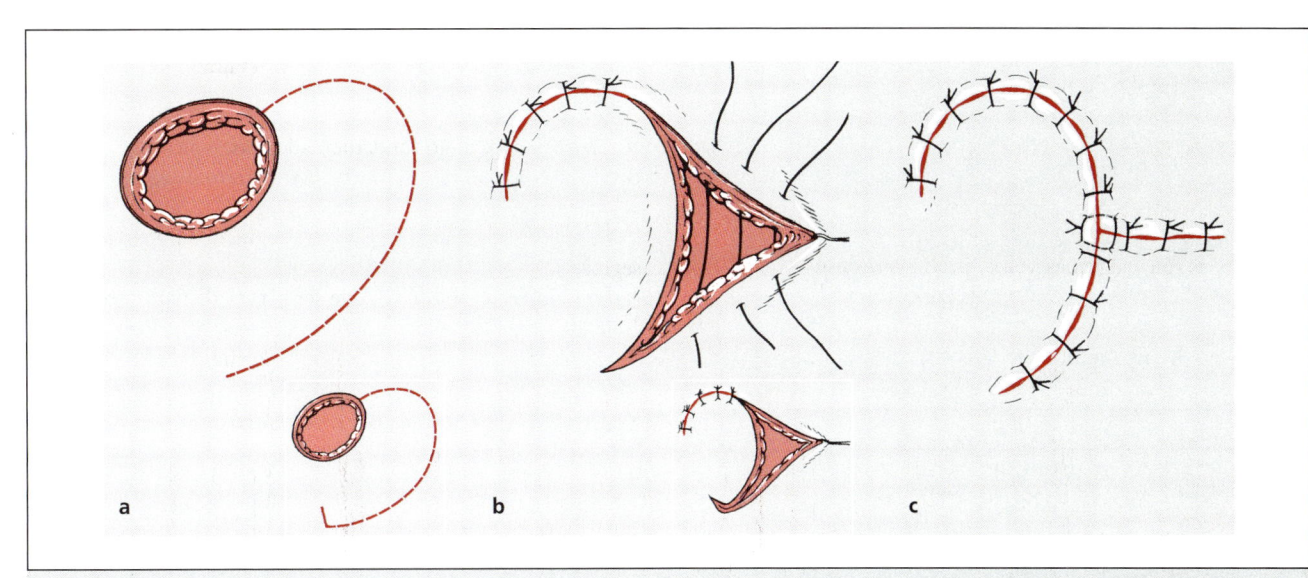

Fig. 5.19a-c Retalho rotacional.
a O retalho cutâneo imediatamente adjacente ao defeito é marcado. Abaixo: incisão realizada para alongamento localizado do pedículo vascular.
b O retalho é rodado em direção ao defeito. As suturas para fechamento do sítio doador já foram posicionadas. O fechamento do sítio doador é facilitado pela elevação do canto da ferida com um gancho de pele.
c Aspecto após fechamento da ferida.

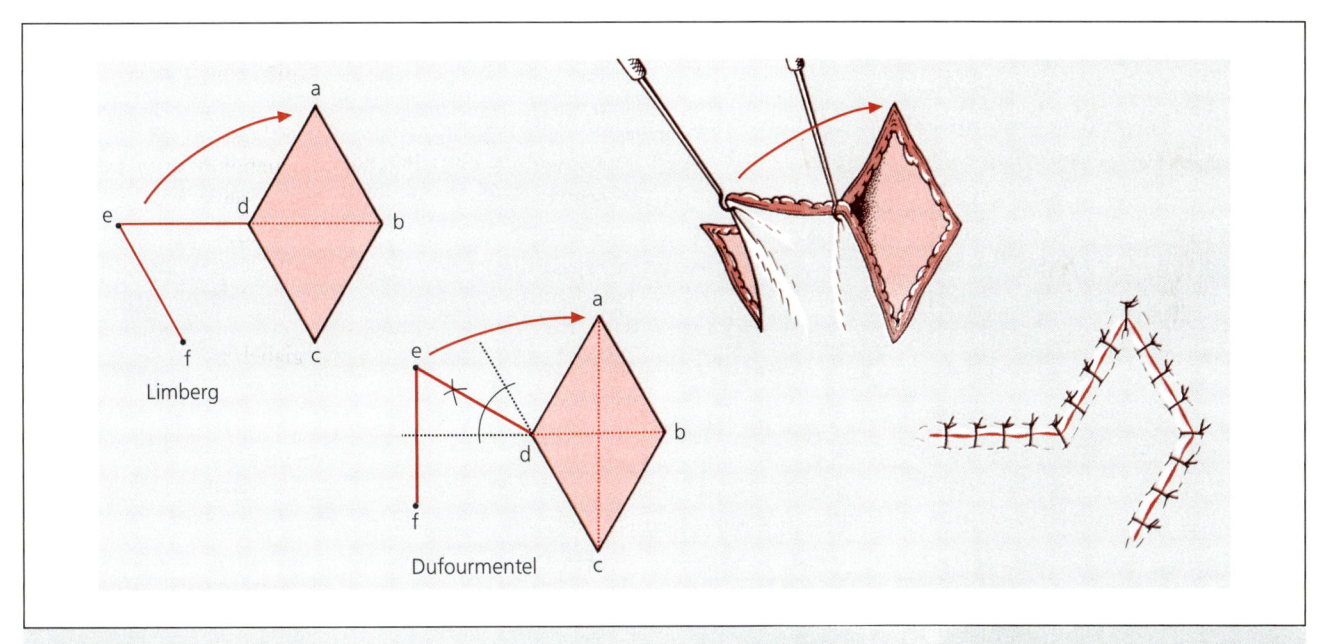

Fig. 5.20 Retalho romboide para fechamento de um defeito de formato rombo (abcd).
Limberg: A diagonal curta b-d é estendida; distância e-d = a-b; e-f paralela e igual a d-c.
Dufourmentel: d-e = bissecção do ângulo entre a extensão b-d e c-d; distância c-d = d-e; e-f paralela a a-c; distância e-f = c-d. A transposição do retalho e o fechamento da ferida são idênticos em ambas as técnicas.

interior do defeito através de uma superfície intacta de pele, logo uma rotação do pedículo em um ângulo de 90° ou mais é geralmente necessária. Deve-se ter em mente, entretanto, que quanto maior a rotação do retalho, menor ele se torna. Uma vez que "orelhas de cachorro" podem ocorrer na base do retalho, uma segunda cirurgia é frequentemente necessária para o tratamento definitivo do defeito. A base do retalho pode ser contornada em aproximadamente 3 semanas após a transposição por meio de excisão e desbastamento. Retalhos de transposição são particularmente úteis na cobertura de defeitos na região do nariz (retalho nasolabial, retalho frontal paramediano, ver **Fig. 5.36**).

A Z-Plastia, um outro exemplo de retalho de transposição, foi anteriormente mencionada (ver **Fig. 5.13**).

Além desses retalhos de transposição locais, existem também retalhos regionais. Os mais conhecidos são o retalho torácico de Conley e o retalho deltopeitoral de Bakamijan. Embora suas bases se localizem no tórax, eles podem ser utilizados como longos retalhos axiais para cobrir defeitos na região da ca-

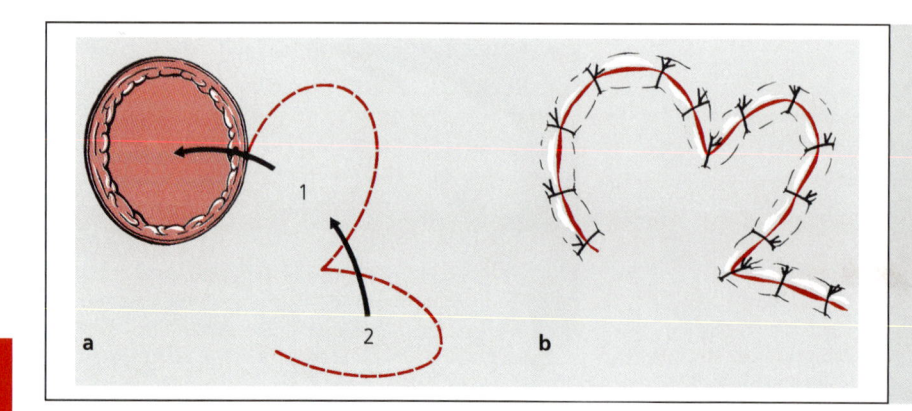

Fig. 5.21a, b Retalho bilobulado.
a Os retalhos 1 e 2 são definidos com diferentes dimensões.
b Aspecto após fechamento da ferida.

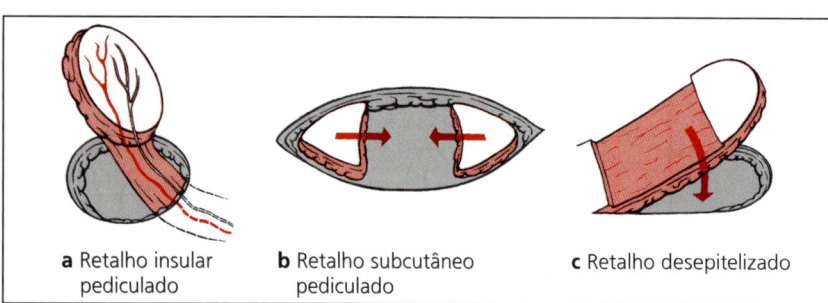

Fig. 5.22a-c Retalhos sem superfície epitelial contínua (ver texto).
a Retalho insular pediculado.
b Retalho subcutâneo pediculado.
c Retalho desepitelizado.

beça e do pescoço. O desenvolvimento de novas técnicas – especialmente a redescoberta do retalho insular miocutâneo do peitoral maior (ver **Fig. 5.23**) e retalhos microvasculares livres – significa que os retalhos regionais vêm se tornando menos importantes.

Retalho Rodado em Dobradiça – Hinged Turnover Flap (Fig. 5.16d)

Os retalhos rodados em dobradiça são utilizados na cobertura de defeitos de lado a lado, nos quais a transposição do retalho não mais ocorre no nível da superfície da pele. Ao invés disso, o retalho é rodado em 180° em torno de um eixo que se encontra no mesmo nível da pele. Isto permite a reconstrução do revestimento interno ao se fechar uma traqueotomia, por exemplo (ver **Fig. 5.50**).

Retalho Bipediculado (Fig. 5.16e)

Os retalhos bipediculados são raramente utilizados hoje em dia e são aqui mencionados somente para tornar o texto completo. O suprimento sanguíneo bilateral permite a elevação de retalhos relativamente longos, que podem, consequentemente, superar longas distâncias. As desvantagens, entretanto, são a necessidade de várias intervenções cirúrgicas e as cicatrizes desfavoráveis, particularmente na área do sítio doador. A formação temporária de um retalho bipediculado é utilizada em conjunto com uma técnica de deslocamento para exposição da cartilagem alar e no reparo através de retalho mucoso para fechamento de perfurações septais (ver Capítulo 6).

Retalho Tubular Pediculado (Fig. 5.16f)

Os retalhos tubulares pediculados são inicialmente elevados como retalhos bipediculados, mas são epitelizados em sua porção inferior por meio da inversão e sutura das bordas da ferida. Eles são principalmente utilizados como retalhos a distância, p. ex., eles transportam epitélio de regiões distantes através de várias estações intermediárias até o sítio recipiente, quando não houver epitélio adequado na vizinhança. O grande número de estágios operatórios necessários faz com que os retalhos tubulares pediculados consumam muito tempo e sejam substituídos, em maior ou menor grau, pelos retalhos insulares miocutâneos (ver adiante). Eles não caíram em total esquecimento, entretanto, devido a casos especiais em que a sua confiabilidade oferece uma saída para uma situação desesperançosa.

Retalhos sem Superfície Epitelial Contínua

Vários tipos desses retalhos estão ilustrados na **Figura 5.22**.

Retalhos Insulares (Fig. 5.22a)

Consistem em uma área de pele (ilha) de tamanho correspondente ao do defeito a ser coberto, com um pedículo vascular definido. É comum deixar uma camada de tecido conectivo ao redor das artérias e veias ao dissecar o pedículo, para prevenir lesões vasculares. Esses retalhos geralmente apresentam uma artéria nutridora longa (p. ex., artéria supratroclear, artéria temporal, artéria facial, ver **Figs. 5.37** e **5.38**), o que permite a formação de um longo pedículo segmentar e, por consequência, um maior alcance.

Características Especiais dos Retalhos Insulares

- Entre as *vantagens* está a possibilidade de uma abordagem em estágio único e o impedimento da formação de grandes cicatrizes.
- Uma *desvantagem* é a proeminência na pele causada pelo pedículo do retalho.
- Excessiva restrição do fluxo sanguíneo para o retalho por rotação ou torção do seu pedículo é um risco.
- A dissecção do pedículo do retalho é *exigente e trabalhosa*.

Princípios Básicos

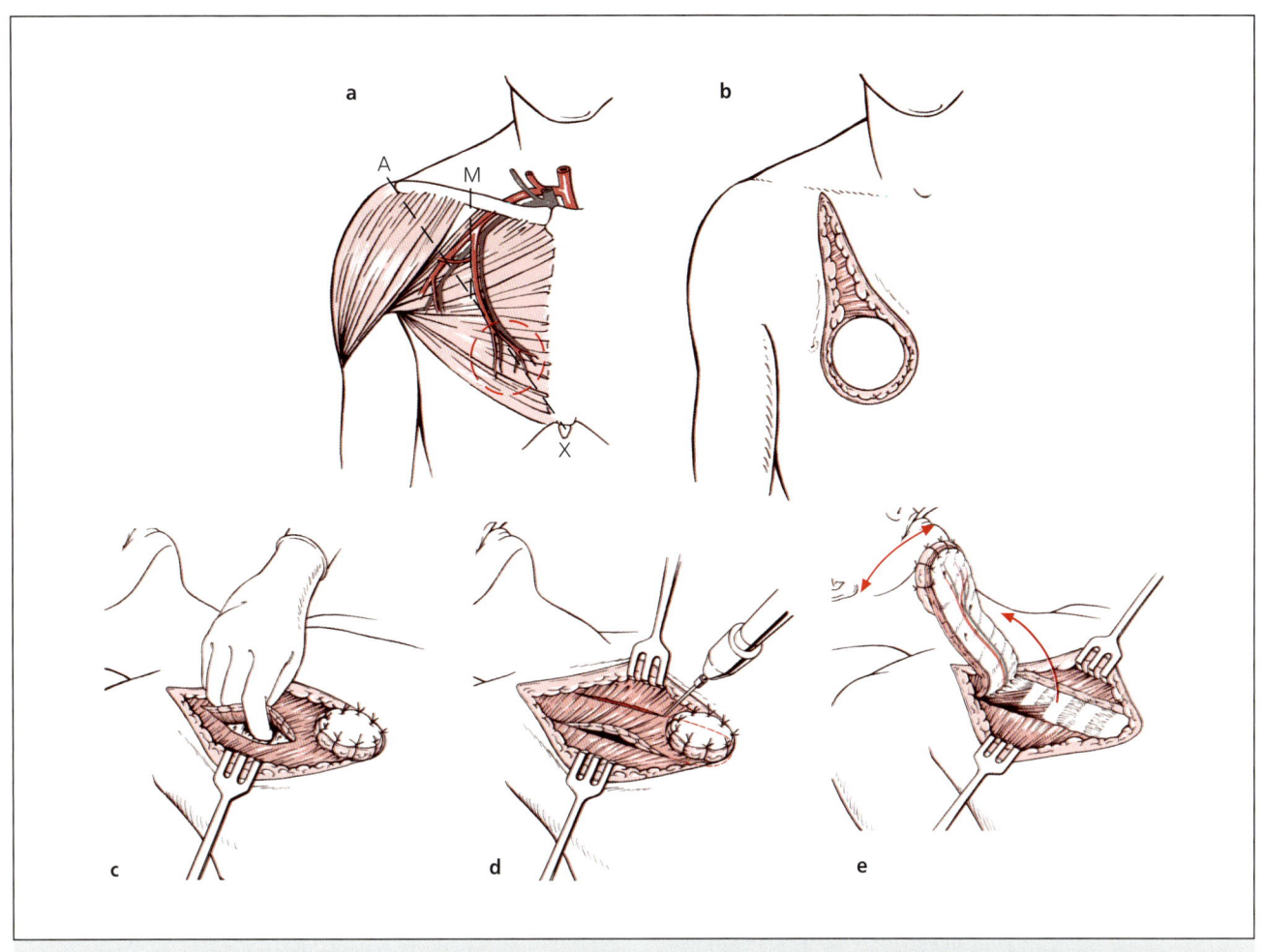

Fig. 5.23a-e Retalho insular miocutâneo do peitoral maior.

a Conceito do retalho e pontos de referência: acrômio (A), apêndice xifoide (X) e linha média clavicular (M) são marcadas. A ilha de pele se encontra medial à papila. A artéria toracoacromial corre abaixo da clavícula, ao longo da linha média clavicular e, então, de forma oblíqua medialmente em direção ao apêndice xifoide.

b Incisão cutânea iniciando na linha média clavicular e se estendendo ao redor da ilha de pele. A pele e a fáscia da ilha são suturadas em conjunto para evitar movimentos de cisalhamento. O peitoral maior não foi ainda seccionado.

c Aproximadamente 3 cm lateralmente ao assumido pedículo vascular, o músculo peitoral maior, juntamente à sua fáscia subjacente, é seccionado cranialmente à ilha de pele. O pedículo vascular pode ser dissecado e palpado no tecido conectivo frouxo.

d Após a identificação dos vasos, o músculo é incisado, em conjunto com a ilha de pele através de extensão da incisão muscular medial.

e O pedículo do retalho é mobilizado até a clavícula. O peitoral menor e as costelas expostas estão visíveis. A *seta* indica o local de inserção da ilha de pele.

Forma Especial: Retalho Insular Miocutâneo do Peitoral Maior

Princípio Cirúrgico

Este retalho consiste em uma ilha de pele, cuja artéria nutridora (artéria toracoacromial) segue para o interior ou sob um pedículo muscular (músculo peitoral maior). O pedículo do retalho incorpora, portanto, esse músculo, e o tamanho da ilha de pele pode ser comparado ao tamanho da palma de uma mão. O sítio doador pode ser fechado primariamente.

Indicações

O pedículo do retalho se estende da papila à clavícula e permite um largo arco de ações, chegando até mesmo à região das bochechas (**Fig. 5.23e**). Assim, por exemplo, defeitos cutâneos na região da parótida, que se seguem a uma parotidectomia radical, podem ser tratados, da mesma forma que defeitos do assoalho da boca após excisão de tumores. O suprimento vascular deste retalho é muito bom, permitindo que ele também seja utilizado para defeitos em áreas irradiadas. Devido ao seu tamanho, o retalho é bastante adequado para a cobertura de defeitos maiores, incluindo defeitos por perfurações de toda a espessura da pele e mucosa, da mesma forma que para reposição de volume de tecidos moles (assoalho da boca, língua). O pedículo muscular bastante espesso é uma desvantagem, e deve ser rodado na clavícula em um nível (ao se utilizar a pele para um revestimento interno) ou mesmo em dois níveis (ao ser utilizado para cobertura externa de um defeito).

Técnica Cirúrgica (Fig. 5.23)

- O trajeto da artéria toracoacromial é delimitado (linha de conexão entre um ponto imediatamente medial ao acrômio e o processo xifoide) (Fig. 5.23a).
- A ilha de pele medial ao mamilo é demarcada (Fig. 5.23a).
- Uma incisão é realizada em torno da ilha de pele e a pele é seccionada sobre o pedículo vascular (alternativamente, o músculo é exposto após mobilização de um retalho deltopeitoral) (Fig. 5.23b).
- Após incisão do músculo peitoral maior por dissecção romba, o pedículo vascular é identificado sob a fáscia (através de palpação) (Fig. 5.23c).
- Uma incisão é realizada em torno do músculo na circunferência distal da ilha de pele (a artéria toracoacromial corre entre o músculo peitoral e a fáscia; a inclusão da fáscia no pedículo prove proteção adicional para os vasos).
- A fáscia muscular é suturada à margem cutânea (isso evita dano vascular por movimentos de cisalhamento) (Fig. 5.23c).
- O pedículo muscular é dissecado e separado do músculo principal (utilizando, preferencialmente, um bisturi elétrico) a aproximadamente 3 cm lateral e medialmente ao feixe vascular palpável e visível (Fig. 5.23d).
- O retalho é mobilizado para cima até a clavícula (Fig. 5.23e).
- O arco de rotação inclui o lado ipsolateral do pescoço e da face (Fig. 5.23e).

Retalhos Pediculados Subcutâneos (Fig. 5.22b)

De forma contrária aos retalhos insulares, estes retalhos não possuem um pedículo vascular definido e são supridos somente pelo tecido subcutâneo, que é dissecado em dois planos. Eles deslizam sobre o tecido subjacente (retalho deslizante) e podem fechar pequenos defeitos desta forma. Um exemplo de seu uso é a cobertura de um defeito na região da *cavum conchae* após a colheita de um enxerto composto (Capítulo 15).

Retalhos Desepitelizados (Fig. 5.22c)

São essencialmente retalhos de transposição, desenhados através e sob uma ponte de pele. A área sob a ponte é desepitelizada para evitar um segundo tempo cirúrgico adicional (ver Capítulo 15). Uma vez que partes da derme permanecem na base do retalho, é possível que cistos de inclusão epitelial se desenvolvam a partir de quaisquer anexos cutâneos remanescentes.

▪ Enxertos Cutâneos Livres

Considerações Preliminares

Enxertos cutâneos são tecidos livremente transplantados, sem pedículo vascular nutridor, consistindo somente de pele, mucosa, tecido adiposo, cartilagem, osso ou tecidos similares. Um "enxerto composto" pode ser feito de diversos tipos de tecido, como cartilagem e pele. Enquanto o termo "enxerto" se refere a tecidos vivos, "implantes" são tecidos não viáveis, material sintético ou substâncias similares. Na linguagem do dia a dia, o termo "transplante" é utilizado sem uma distinção clara.

Com materiais firmes, em particular (cartilagem, osso, material sintético e substâncias similares), uma distinção adicional é feita de acordo com a *origem*.

- Autoenxerto = do mesmo indivíduo.
- Aloenxerto = de outro indivíduo da mesma espécie.
- Xenoenxerto = de outras espécies.
- Aloplástico = inorgânico.

Uma vez que enxertos não possuem seu próprio suprimento vascular, eles dependem das condições prevalentes no sítio recipiente para a sua nutrição. Nos primeiros 2 dias recebem nutrientes por difusão; somente após essa fase, a revascularização tem início. Após aproximadamente 10 dias, o enxerto se encontra firmemente aderido ao leito recipiente.

Atenção especial deve ser dada ao sítio recipiente ao se planejar enxertos livres. O requerimento básico para uma enxertia bem-sucedida é um leito bem perfundido da ferida, completamente livre de qualquer infecção. Feridas frescas são geralmente inadequadas para enxertos primários, uma vez que a superfície da ferida se encontra desnivelada. A cobertura secundária, após a formação de um leito plano ou de tecido de granulação, é mais favorável. Considerando que enxertos parciais de pele são incapazes de nivelar depressões e enxertos de espessura total e enxertos condrocutâneos (enxertos compostos), o fazem somente em uma extensão limitada, com defeitos profundos deve-se aguardar pelo desenvolvimento de uma camada suficientemente espessa de tecido de granulação.

Os vários enxertos de pele possuem suas propriedades específicas particulares, que devem ser levadas em consideração no planejamento cirúrgico (**Tabela 5.3**).

Enxertos de Pele de Espessura Parcial (Fig. 5.24)

Os enxertos de pele de espessura parcial são divididos de acordo com a sua espessura em enxertos parciais *delgados* (0,2-0,3 mm) e *espessos* (0,4-0,5 mm). Quanto mais delgado for um enxerto, menos ele requer em termos de suprimento sanguíneo do sítio recipiente. Estes enxertos são colhidos com a ajuda de um dermátomo. Uma pré-condição para a sobrevivência do enxerto é um bom contato com a superfície subjacente. Por esta razão, os enxertos de espessura parcial devem ser escorados em vários pontos (para permitir a drenagem dos exsudatos da ferida) e devem ser estabilizados na superfície da ferida com um curativo apropriado por 10 dias (**Fig. 5.25**). O uso da cola de fibrina é útil na obtenção de uma boa adaptação. A desvantagem do enxerto parcial é a sua tendência a contrair, especialmente nas regiões de pele com grande mobilidade. Entretanto, quando um enxerto parcial é utilizado na cobertura de periósteo, esse efeito é pouco relevante. A área enxertada pode ser aumentada em 3 vezes se o enxerto parcial for convertido em um "enxerto enredado". Para isso, a pele sobre uma lâmina de papel alumínio é passada por uma máquina de corte e transformada em uma "rede cutânea", que pode ser difundida muito mais amplamente do que a pele original.

Sítios doadores adequados ao fornecimento de enxertos parciais colhidos com um dermátomo elétrico são as porções interna e externa da coxa, a porção interna superior do braço e as nádegas.

Enxertos parciais são colhidos da face somente rara e excepcionalmente devido aos resultados estéticos desfavoráveis e disponibilidade de outras técnicas. Enxertos de pele de espessura parcial são mais frequentemente utilizados na epitelização do conduto auditivo externo após o reparo de estenoses.

Tabela 5.3 Aspectos a serem considerados ao planejar enxertos de pele

	Enxertos de espessura parcial	Enxertos de espessura total	Enxertos condrocutâneos (compostos)
Sítio recipiente	• Cicatriza mesmo com suprimento vascular pobre • Defeitos de qualquer tamanho	• Bom suprimento vascular requerido • Defeitos de qualquer tamanho	• Bom suprimento vascular requerido • Diâmetro máximo do defeito em torno de 1,5 cm
Sítio doador	• Cicatriza espontaneamente • Possivelmente resulta em uma área de cicatrizes e descoloração	• Fechamento da ferida requerido • Cicatriz geralmente não destacada • Tamanho do enxerto limitado pelo sítio doador	• Fechamento da ferida requerido (retalho) • Cicatriz geralmente não destacada
Propriedades do enxerto	• "Pega" facilmente • Contrai • Cosmética geralmente insatisfatória	• "Pega" bem • Contrai significativamente • Boa cosmética	• "Pega" somente em torno de 80% dos casos • Contrai significativamente • Boa cosmética

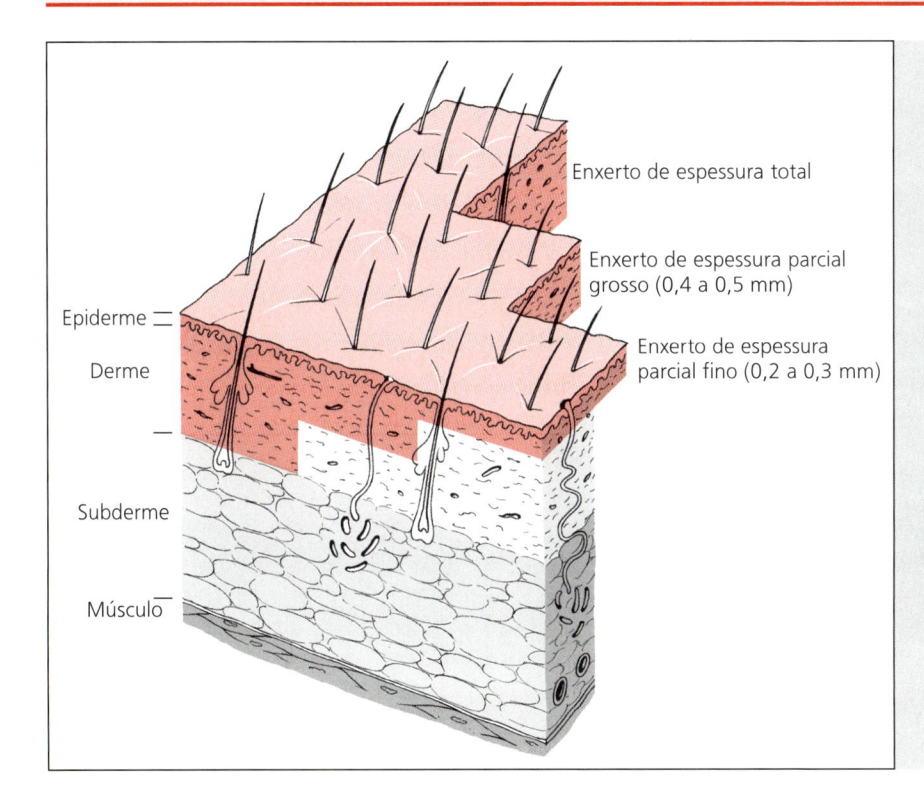

Fig. 5.24 Enxertos cutâneos livres.

Enxertos de Pele de Espessura Total (Fig. 5.24)

Enquanto os enxertos de pele de espessura parcial incluem somente secções da epiderme e da derme, *toda a derme* é utilizada nos enxertos de pele de espessura total. Esses enxertos, portanto, possuem uma espessura em torno de 1 mm. Para a sua nutrição, a derme deve estar em contato com o sítio recipiente, logo a gordura subcutânea não deve ser deixada sob o enxerto, sendo cuidadosamente removida. Isso é mais bem realizado ao se espalhar o enxerto por um dedo, com a epiderme por dentro, e cortando o tecido adiposo tangencialmente com tesouras curvas. Devido às similaridades em cor e textura, as áreas retroauricular, mastóidea e supraclavicular são particularmente adequadas como *sítios doadores* de pele para a região facial. Pequenos defeitos são frequentemente mais bem tratados com uma tira de pele retirada da pálpebra superior, especialmente em pacientes idosos. Regiões mais escondidas (p. ex., a área retroauricular) podem ser recobertas com pele colhida da virilha. Enxertos de pele de espessura total possuem somente uma leve tendência à contração, e sua espessura os torna adequados para defeitos moderadamente profundos. Como o sítio doador deve ser fechado, o tamanho destes enxertos é limitado acima de tudo pela possibilidade de mobilização da pele para recobrir o defeito do sítio doador. A área recipiente é tratada da mesma maneira como nos enxertos de espessura parcial (**Fig. 5.25**).

Enxertos Compostos

Um enxerto composto consiste em diferentes tipos de tecido. Tratam-se, mais frequentemente, de um *enxerto condrocutâneo* (com duas ou três camadas) e, menos frequentemente, de um *enxerto condromucoso* retirado do septo nasal. O componente cartilaginoso dá a esses enxertos a força e o formato característicos, tornando-os particularmente adequados para a reconstru-

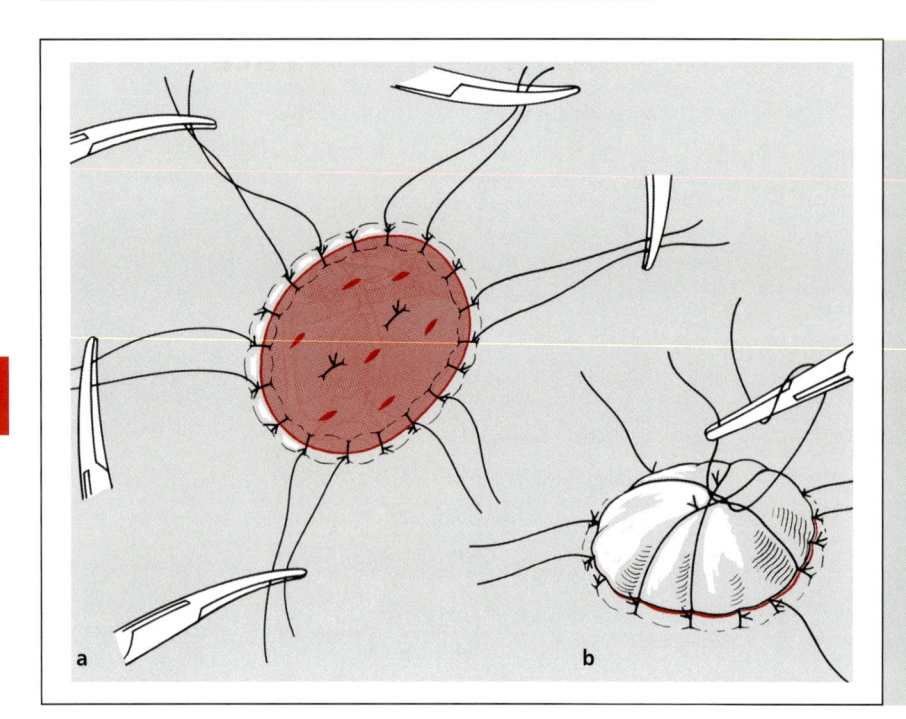

Fig. 5.25a, b Fixação de enxertos de espessura parcial.

a O enxerto de espessura parcial é desbastado até o tamanho adequado e suturado à borda da ferida (agulha é passada primeiramente através do enxerto e depois através da borda da ferida). Os cotos são cortados longos nas posições correspondentes. O enxerto é escorado e acolchoado no leito subjacente da ferida através de duas suturas profundas.

b Após a aplicação de uma mecha impregnada de pomada, os fios que foram deixados longos são suturados sobre uma almofada de gaze.

ção de estruturas complexas. Um enxerto composto, por outro lado, requer maiores exigências no sítio recipiente, uma vez que a cartilagem aderida impede o contato da cobertura da pele ou mucosa com a superfície subjacente. O tecido cartilaginoso braditrófico tolera bem esse "suprimento deficiente", enquanto o epitélio é dependente de seu suprimento de nutrientes a partir das bordas da ferida. Uma vez que a superfície de contato é pequena, o tamanho de um enxerto composto é limitado a um diâmetro máximo em torno de 1,5 cm. Mesmo com todas as precauções tomadas, a necrose parcial ou total do enxerto não é sempre evitável (ver **Tabela 5.3**).

Os seguintes pontos devem ser levados em consideração:
- Diâmetro máximo do enxerto de aproximadamente 1,5 cm.
- A pele ou mucosa do enxerto não deve ser esmagada com pinças (o que afeta a nutrição por difusão).
- O componente cutâneo ou mucoso do enxerto composto pode se contrair (devido à sobreposição de componentes da pele e mucosa).
- Mesmo quando ocorre uma coloração pálida do enxerto durante a fase de cicatrização, não significa necessariamente a perda do enxerto.

A **Figura 5.26** mostra os sítios doadores mais comuns no pavilhão auricular para enxertos condrocutâneos, que possuem as seguintes propriedades:
- Um enxerto com uma *dobra de pele* (**Fig. 5.26a**) pode ser colhido da margem anterior da hélix, p. ex., para reconstituição da narina. O sítio doador no pavilhão auricular é reparado com um retalho de transposição pediculado retroauricular. O sítio doador geralmente permanece pouco evidente.
- Um enxerto *convexo*, p. ex., para a margem alar livre, pode ser colhido da dobra da anti-hélix (**Fig. 5.26b**). O defeito resultante pode ser fechado por descolamento da pele, o que deixa uma discreta deformidade residual.

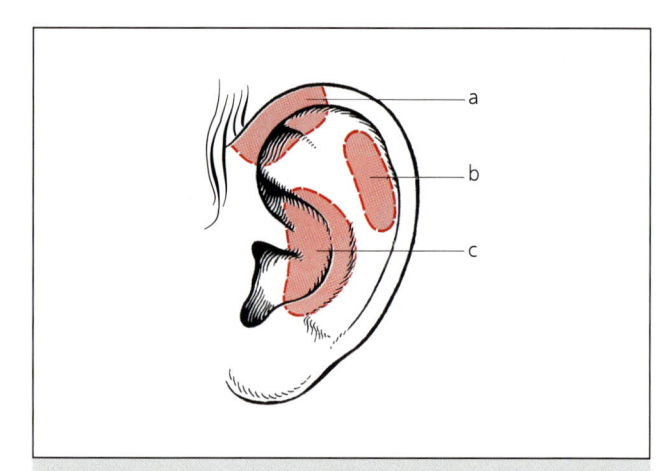

Fig. 5.26 Sítios doadores auriculares para enxertos condrocutâneos compostos (ver texto).

- Mais comumente, um enxerto condrocutâneo largo é colhido da concha (**Fig. 5.26c**). Dependendo da *concavidade* necessária da sua superfície, o enxerto é retirado da superfície retroauricular ou anterior. O tratamento do sítio doador após a colheita posterior é por sutura direta, enquanto o fechamento após coleta anterior é obtido através de um retalho insular pediculado subcutâneo. A técnica é descrita no Capítulo 15.

Cirurgia Plástica Reparadora em várias Regiões da Face

Considerações Preliminares

As cirurgias aqui descritas somente podem ser consideradas como exemplos de certas situações clínicas e representam apenas uma das várias opções disponíveis para a resolução de problemas cirúrgicos. Uma vez que cada caso apresenta suas peculiaridades, um resultado terapêutico ótimo só pode ser obtido com o conhecimento do largo espectro de várias técnicas, permitindo ao cirurgião selecionar o procedimento mais favorável para cada caso individual.

Fronte e Têmpora

A pele da fronte apresenta somente um grau limitado de mobilidade. Assim, somente defeitos de até 3 cm poderão ser fechados primariamente após descolamento generoso e a sutura da pele só é possível sob tensão. Defeitos arredondados devem ser primeiramente convertidos em feridas elípticas, através de excisões apropriadas (**Fig. 5.27**). Uma excisão em forma de W nas extremidades da ferida reduzirá a superfície da excisão cutânea requerida.

Defeitos da região frontotemporal são tratados com *retalhos rotacionais*, sendo os retalhos romboides, descritos por Limberg e Dufourmentel, particularmente adequados (**Fig. 5.28**).

> **Regras, Dicas e Truques**
> Atenção deve ser dada a possíveis distorções das sobrancelhas e das pálpebras ao se desenhar retalhos na região frontotemporal.

Retalhos de pele de espessura total sobrevivem na fronte somente quando utilizados para a cobertura de pequenos defeitos, devido ao suprimento vascular reduzido da gálea aponeurótica, e *retalhos de espessura parcial* são utilizados somente em casos excepcionais devido à sua aparência cosmética desfavorável.

Pálpebras

Pálpebra Superior

Distorções menores das pálpebras superiores causadas por cicatrizes podem ser revisadas com V-Y ou Z-Plastias. A reconstrução parcial da pálpebra superior pode ser obtida com um *retalho de transposição* da região supraciliar (**Fig. 5.29**). A pálpebra superior é imobilizada temporariamente fechando-se a fissura palpebral com uma sutura. Caso a superfície interna da pálpebra também necessite de reconstrução, então um *enxerto composto* retirado do septo poderá ser utilizado para o reparo tarsoconjuntival de toda a espessura.

Pálpebra Inferior

Defeitos estreitos na região das pálpebras inferiores são reconstruídos com um *retalho de transposição* a partir da crista cutânea da pálpebra superior. Esse procedimento está indicado quando a pálpebra superior apresenta redundâncias relacionadas à idade e para defeitos de localização mais lateral. Deixa cicatrizes pouco visíveis (**Fig. 5.30**). Defeitos maiores e mais medialmente situados, que se estendem para a bochecha, requerem um *retalho rotacional* a partir da bochecha (de acordo com Imre, **Fig. 5.31**). A base do retalho é localizada lateralmente, e a incisão é realizada no sulco nasolabial para evitar cicatrizes evidentes.

> Os seguintes pontos devem ser observados ao se planejar esse retalho:
> - O retalho lateralmente fundamentado deve ser levantado estritamente no plano do tecido adiposo subcutâneo, pois, de outra forma, há o perigo de lesão de ramos do *nervo facial*.
> - Após a rotação, o retalho deve ser bem estabilizado no osso subjacente (rebordo infraorbitário) com suturas para evitar tração na pálpebra inferior (risco de um *ectrópio cicatricial*).
> - *Excesso de pele* resultante de incongruências das bordas da ferida é compensado tanto por uma Z-Plastia quanto pela excisão de triângulos de Burrow.

Da mesma forma que nas pálpebras superiores, defeitos de espessura total das pálpebras inferiores também podem ser reconstruídos com enxertos condromucosos na forma de um reparo tarsoconjuntival de espessura total. Deve-se ter em mente os ductos lacrimais ao lidar com estes defeitos da área cantal medial.

Cirurgia Palpebral na Paralisia Facial

A paralisia do músculo orbicular do olho resulta em fechamento incompleto das pálpebras (lagoftalmo) e em perda do tônus da pálpebra inferior, com ectrópio inferior e risco de queratite exposta por insuficiente umidificação do epitélio da córnea. O tratamento cirúrgico dessa desordem palpebral é sintomático: estreitamento da distância entre as pálpebras superior e inferior, p. ex., *estreitamento da fissura palpebral*, estreitando-se a pálpebra inferior e, assim, elevando o *punctum* após encurtamento da pálpebra.

Tarsorrafia (Fig. 5.32)

As pálpebras superior e inferior são incisadas verticalmente nas suas margens laterais e divididas em camadas tarsoconjuntival e musculocutânea. Após mobilização da camada tarsoconjuntival da pálpebra superior, utilizando uma incisão vertical, e excisão de uma porção correspondente da pálpebra inferior, o tarso da pálpebra superior poderá ser ligado à pálpebra inferior através de uma sutura de colchoeiro. Um estreitamento adicional da pálpebra inferior poderá ser obtido por meio da excisão de um triângulo lateral. As margens da pele são, então, reaproximadas com suturas, após adaptação das superfícies da ferida.

Outros procedimentos de cirurgia plástica, como o procedimento do *sling* temporal, também estão disponíveis para correção de sequelas de paralisias faciais não meramente transientes. Um método simples é a implantação de pesos de metal no interior da pálpebra superior, o que fecha passivamente a fissura palpebral; a abertura ativa é possível pelo elevador da pálpebra (terceiro nervo craniano, nervo oculomotor). Implantes adequados de ouro ou platina são estabilizados no tarso através de uma pequena incisão cutânea. A desvantagem é que o efeito dos pesos é reduzido quando o paciente se deita, o que significa que ainda poderá ser necessário lubrificar os olhos à noite.

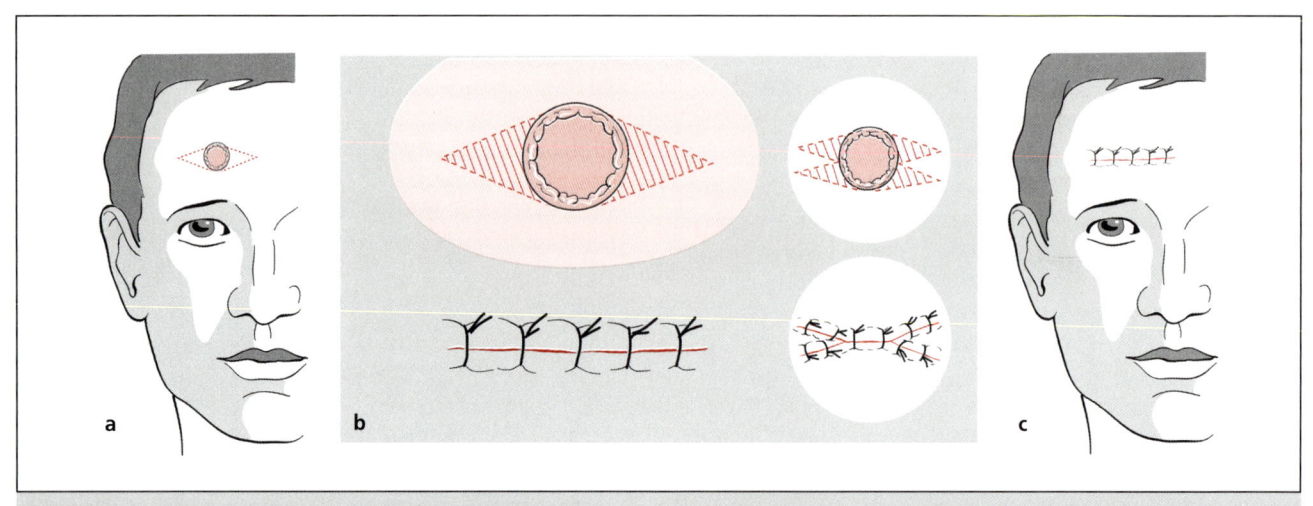

Fig. 5.27a-c Fechamento de um defeito arredondado após conversão para um defeito elíptico (p. ex., defeito frontal).

a Excisão elíptica do defeito e descolamento subcutâneo.

b Modificação das extremidades do defeito por intermédio de uma incisão em forma de W. Isso resulta em uma cicatriz menor do que após a excisão elíptica.

c Aspecto após fechamento da ferida.

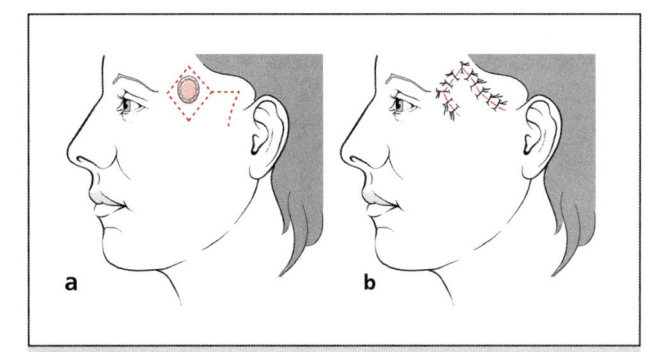

Fig. 5.28a, b Fechamento de um defeito temporal com um retalho romboide.

a Conversão de um defeito arredondado em um defeito romboide por excisão apropriada. O retalho romboide está marcado (ver **Fig. 5.20** para planejamento).

b Aspecto após fechamento da ferida. O defeito do sítio doador se fecha quase automaticamente, uma vez que o retalho é transposto.

Bochecha

Uma vez que a pele da bochecha é altamente móvel, pequenos defeitos podem ser fechados primariamente após descolamento das margens da ferida. A LTPR deve ser levada em consideração no planejamento das incisões. *Retalhos romboides* são também adequados para essa região. Para defeitos maiores, particularmente aqueles situados medialmente, na junção com a pirâmide nasal, um *retalho rotacional da bochecha* de Esser é uma opção (**Fig. 5.33**). Este retalho é suprido por uma base caudal larga. A linha de incisão permite o posicionamento da cicatriz de uma forma esteticamente favorável nas regiões infraorbital e pré-auricular. Também aqui, a dissecção deve prosseguir estritamente no plano subcutâneo, de forma a não ameaçar os ramos do nervo facial.

Defeitos laterais da bochecha de tamanho médio podem ser recobertos com um *retalho bilobulado* medialmente fundamentado (**Fig. 5.34**). O revestimento interno para pequenos defeitos perfurantes da bochecha é inicialmente reconstruído através de um *retalho em dobradiça* com o objetivo de recrutar pele externa, após o qual o defeito externo é tratado. Cuidados devem ser tomados neste ponto para não lesar o ducto excretor da glândula parótida (ducto de Stensen). Um ducto lesado deve ser reconstruído ou reimplantado. Medidas reparadoras mais trabalhosas, p. ex., utilizando um retalho insular miocutâneo do peitoral maior, são necessárias para defeitos maiores, de espessura total.

Nariz

A unidade estética do nariz externo é dividida em várias subunidades, cada uma delas requerendo reconstrução individualizada (**Fig. 5.35**). Isso significa que para defeitos envolvendo várias subunidades, diferentes técnicas de tratamento deverão ser planejadas para cada subunidade individual. Em todos os casos, entretanto, o tratamento dependerá das condições locais e, acima de tudo, das necessidades estéticas do resultado final. Pacientes idosos, em particular, tendem a desejar uma reconstrução rápida e menos elaborada tecnicamente, para que, no caso, um enxerto cutâneo livre de espessura total pode ser perfeitamente adequado para defeitos não muito extensos. Mesmo a cicatrização por segunda intenção é uma opção alternativa nos casos em que não são esperadas distorções pela formação de cicatrizes. Esse risco surge principalmente nas alas e, menos frequentemente, sobre o dorso do nariz.

Os retalhos de transposição de padrão axial mais importantes para a reconstrução parcial do nariz são os retalhos frontais (para)mediano ou oblíquo e o retalho nasolabial de base cranial ou caudal (artéria facial) (**Fig. 5.36**). A pele transposta desses retalhos corresponde melhor à pele externa do nariz, em termos de coloração e textura. Para defeitos de espessura total, a melhor opção é o planejamento inicial da reconstrução do revestimento interno, utilizando tecidos das regiões adjacentes e, então, reconsiderar as opções para tratamento dos defeitos extensos resultantes. A utilização de um molde para a mensuração do defeito é consideravelmente mais precisa do que o mero julgamento visual (lembra-se de calcular contando com a con-

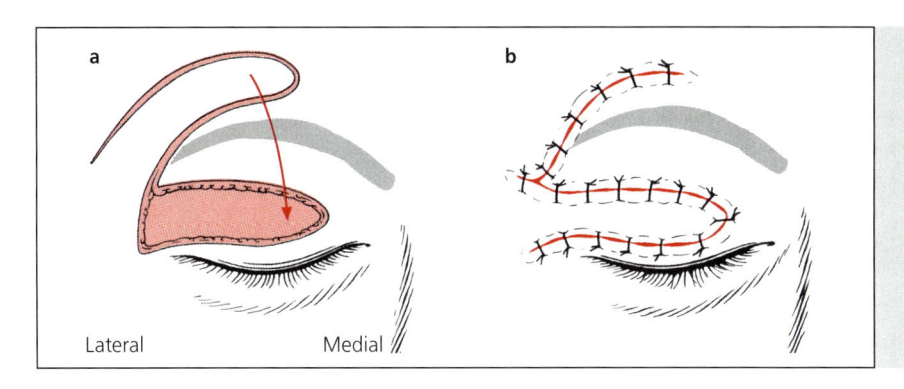

Fig. 5.29a, b Recobrindo um defeito na pálpebra superior com um retalho de transposição supraciliar.

a Elevando o retalho após excisar a área de pele a ser reposta.

b Aparência após transpor e inserir o retalho.

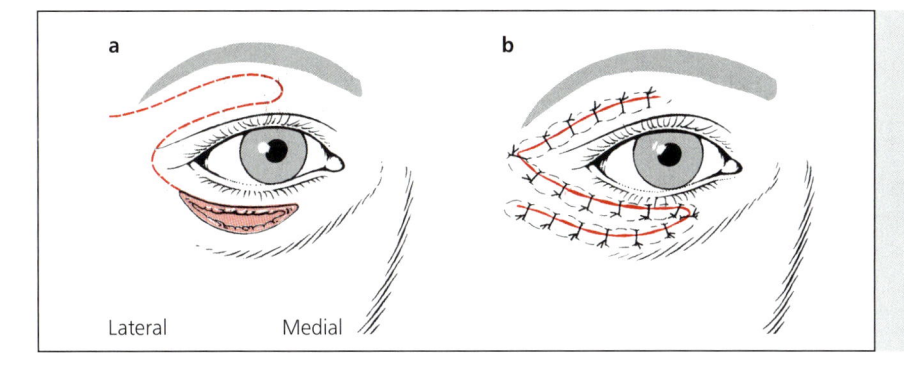

Fig. 5.30a, b Recobrindo um defeito da pálpebra inferior lateral com um retalho de transposição da pálpebra superior.

a Marcando o retalho de pedículo lateral na área da crista cutânea da pálpebra superior.

b Aparência após transpor e inserir o retalho.

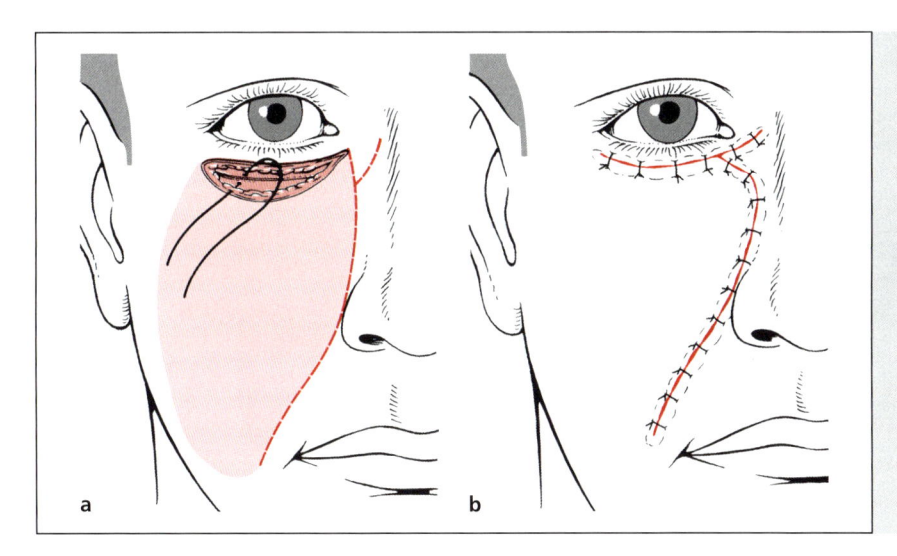

Fig. 5.31a, b Recobrindo um defeito extenso da pálpebra inferior com um retalho rotacional a partir da bochecha.

a Elevando o retalho ao longo da prega nasolabial com uma incisão de relaxamento no nível do canto medial. Largo descolamento. Fixação subcutânea do retalho ao osso subjacente (borda infraorbitária) através de um orifício brocado.

b Aparência após transpor e inserir o retalho.

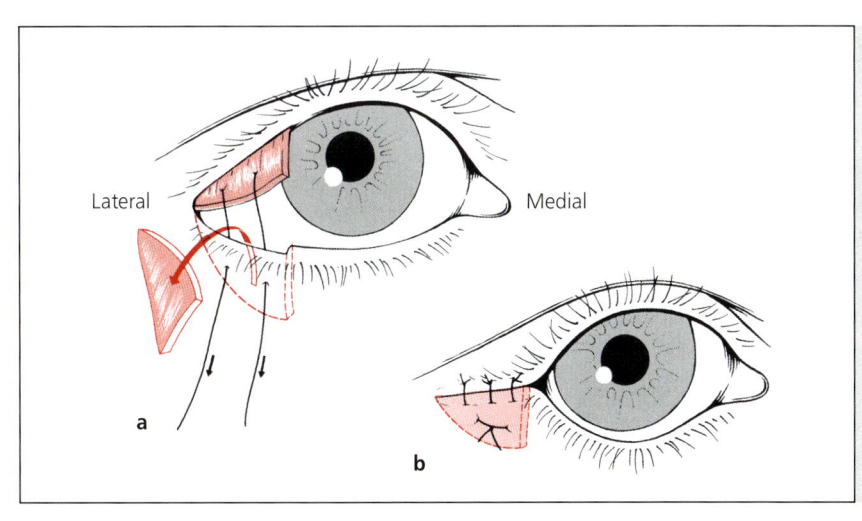

Fig. 5.32a, b Tarsorrafia lateral para lagoftalmo.

a Separação lateral das pálpebras superior e inferior em suas camadas musculocutânea e tarsoconjuntival. Uma incisão de relaxamento vertical é realizada para transpor a camada tarsoconjuntival da pálpebra superior para o, apropriadamente, preparado defeito da pálpebra inferior.

b Fixação do componente tarsoconjuntival da pálpebra superior com suturas de colchoeiro. Suturas cutâneas.

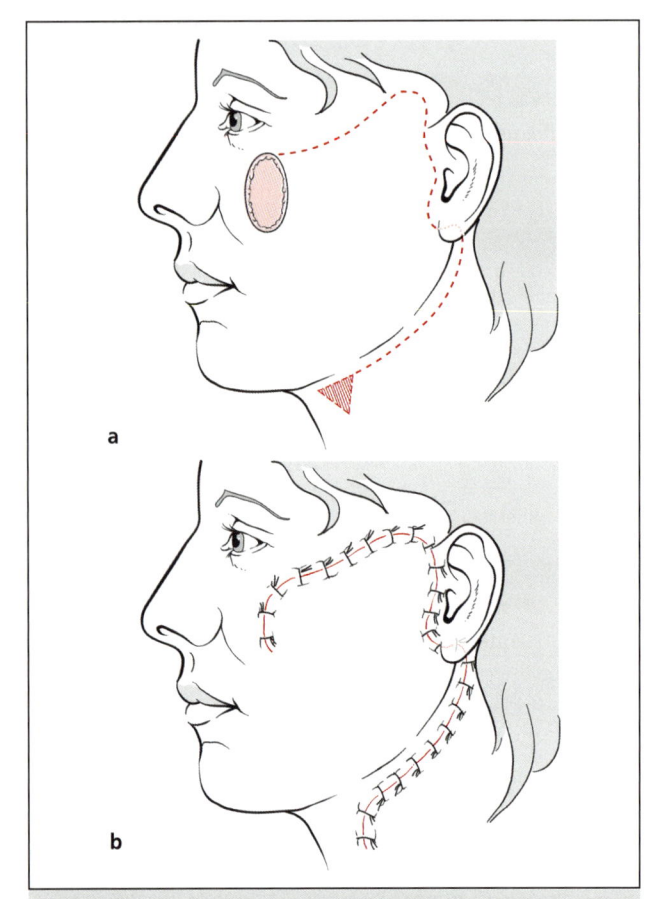

Fig. 5.33a, b Retalho rotacional da bochecha de Esser para fechamento de um defeito da pele da bochecha.

a O retalho é elevado com remoção de uma área triangular de pele na base do pescoço (triângulo de Burrow) para facilitar a rotação. Cuidados devem ser tomados para estender a incisão superior e posteriormente à implantação da orelha. Isso desvia a tração em uma direção cranial, evitando, assim, um ectrópio da pálpebra inferior.

b Aparência após a rotação.

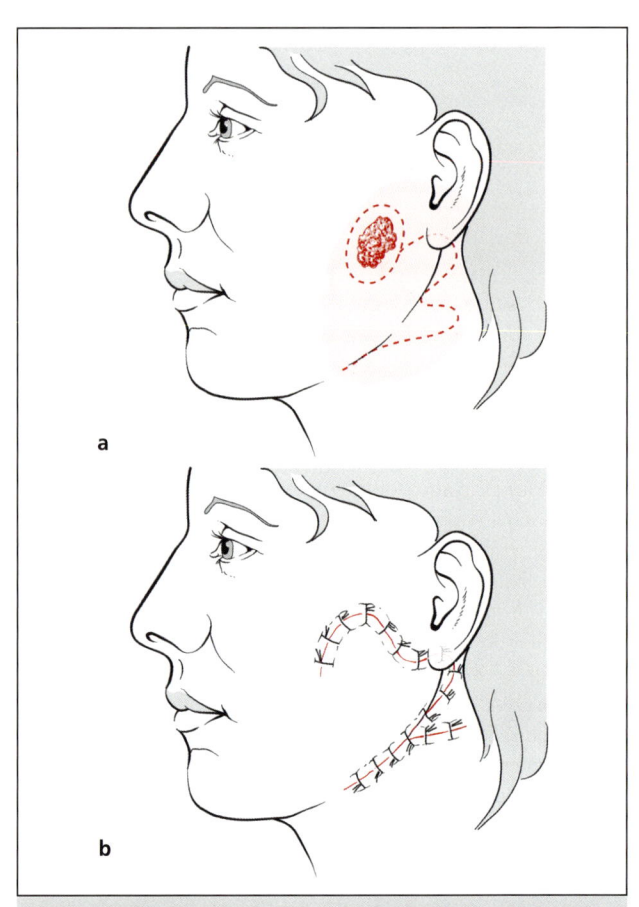

Fig. 5.34a, b Fechamento de um defeito na bochecha pré-auricular com um retalho bilobulado.

a Incisão circunferencial do tumor, elevação dos dois retalhos: um retalho retroauricular e outro na região cervical. Descolamento extensivo (área marcada).

b Aparência após a inserção do retalho.

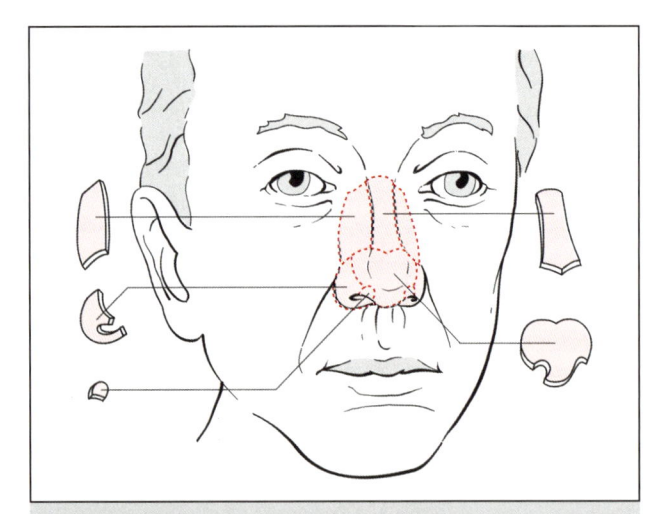

Fig. 5.35 Unidades estéticas do nariz.
Essas subunidades devem ser respeitadas tanto durante excisões quanto durante reconstruções. A unidade formada pela ponta do nariz e columela é de particular importância cosmética.

tratura da pele após a excisão no sítio doador). O comprimento adequado do retalho deve ser considerado: quanto maior a rotação do pedículo do retalho de transposição, menor será o retalho. Transposição sob tensão não apenas distorce o leito do sítio doador, mas também compromete o suprimento vascular do retalho e as suas margens periféricas.

■ Conduta nos Defeitos do Dorso e Paredes Nasais Laterais

Enxertos cutâneos de espessura total são efetíveis na cobertura de pequenos defeitos, especialmente quando o sítio recipiente possui um bom suprimento sanguíneo. Retalhos insulares a partir da fronte ou da bochecha são também bastante adequados, embora seus pedículos tendam a elevar o túnel de pele (**Figs. 5.37** e **5.38**).

Cirurgia Plástica Reparadora em várias Regiões da Face

Defeitos cutâneos na região da pirâmide nasal óssea e sobre as paredes nasais laterais em direção ao canto medial podem ser tratados com um retalho de transposição-rotação a partir da região glabelar (**Fig. 5.39**).

Defeitos mais extensos situados mais caudalmente requerem o uso de um *retalho frontal (para)mediano* (**Fig. 5.40**). Caso a parede lateral do nariz também esteja envolvida, ela poderá ser reconstruída independentemente como uma subunidade estética, utilizando um retalho nasolabial de base cranial.

Retalho Frontal da Linha Média

Princípio Cirúrgico

Este retalho é suprido pela artéria supratroclear e pode, portanto, ser levantado da glabela para a linha de implantação dos pelos com uma largura de 3 cm. Essas dimensões não geralmente largas são possíveis por conta do seu suprimento vascular axial.

Indicações

Defeitos no dorso do nariz e nas paredes laterais do nariz e, como um retalho frontal oblíquo, para reconstrução da ponta do nariz e da columela, em particular.

Planejamento Cirúrgico

Aplica-se a todos os tipos de retalho e é mais bem abordado de forma sistemática. O tamanho e o formato do sítio doador devem ser definidos, da mesma forma que o comprimento e o posicionamento requeridos do "pedículo de transporte", com o objetivo de permitir uma transposição livre de tensões:

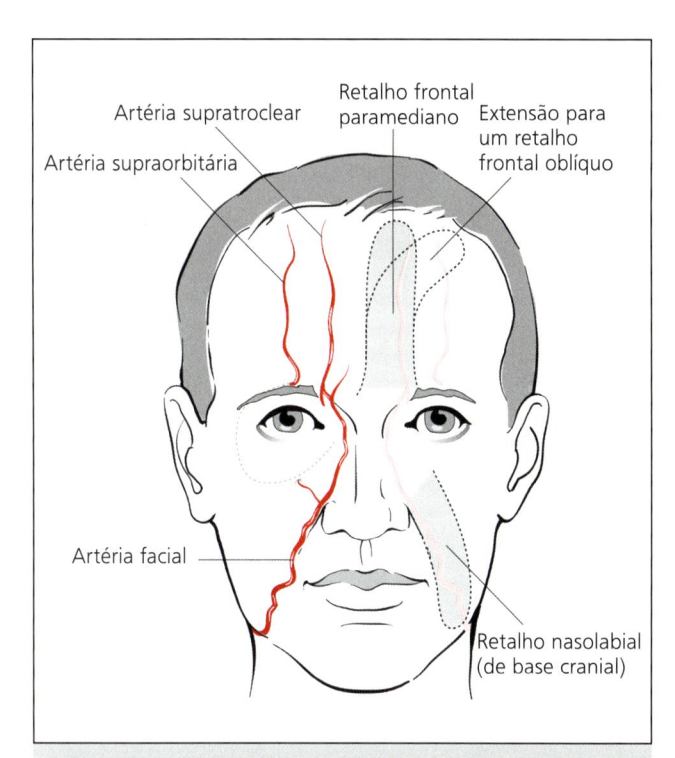

Fig. 5.36 Retalhos de transposição para reconstrução do nariz. O retalho paramediano (oblíquo) é fundamentado na artéria supratroclear e é particularmente adequado para o dorso do nariz, a ponta e a columela. O retalho nasolabial é fundamentado na artéria facial e é adequado para a narina e o revestimento interno do vestíbulo nasal.

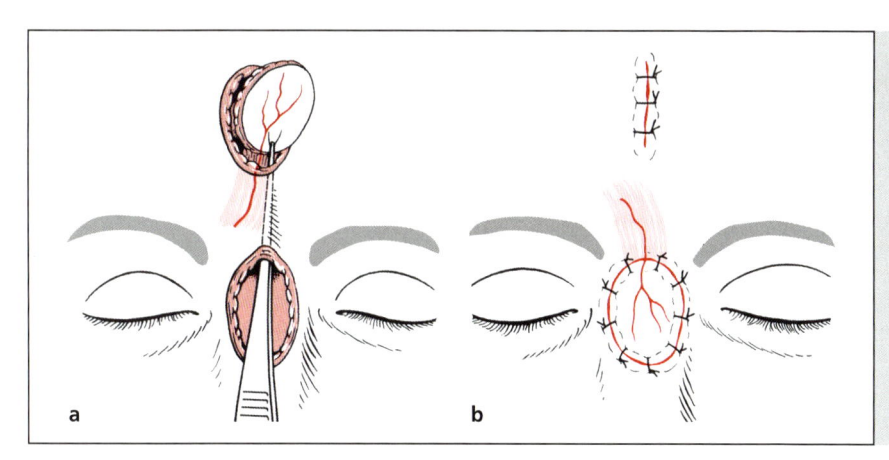

Fig. 5.37a, b Fechamento de um defeito cutâneo na raiz do nariz com um retalho insular pediculado a partir da fronte.

a A ilha de pele é elevada, o pedículo subcutâneo do retalho é dissecado juntamente com a artéria supratroclear. Um túnel é formado para permitir a transposição da ilha de pele.

b Aparência após transposição do retalho e fechamento da ferida.

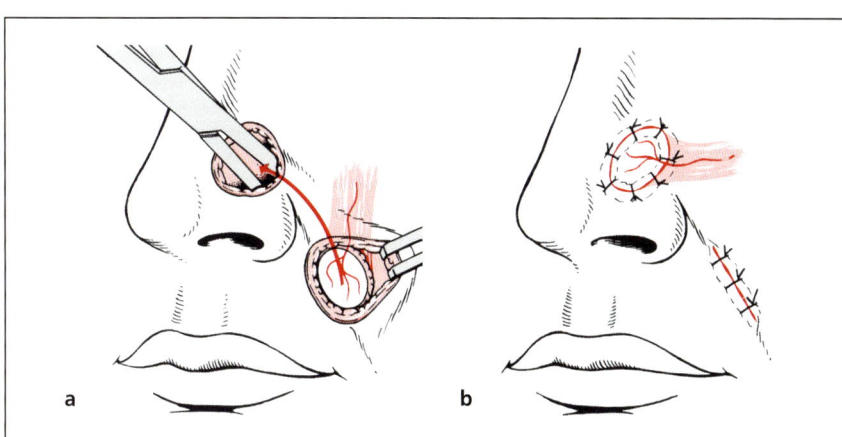

Fig. 5.38a, b Cobertura de um defeito na narina com um retalho insular pediculado.

a A ilha de pele é incisada na região da prega nasolabial, e o pedículo do retalho e o túnel subcutâneo entre o defeito e a ilha de pele são dissecados.

b Aparência após transposição do retalho e fechamento da ferida.

- O tamanho e o formato do defeito são definidos com o auxílio de um molde (p. ex., confeccionado a partir do alumínio da embalagem do fio de sutura). A linha de incisão cutânea deve ser realizada a aproximadamente 2 mm do molde, permitindo a contração da pele mobilizada. O sítio doador não deve ultrapassar a linha de implantação dos cabelos. Para se ter certeza do reconhecimento da linha de implantação dos cabelos, não realizar uma tricotomia total, mas sim cortar os cabelos rentes, caso necessário.
- Uma vez que a posição paramediana do pedículo do retalho sobre a artéria supratroclear esteja decidida, o ponto pivotal no nível das sobrancelhas é, então, marcado. A seguir, a rotação do retalho é simulada utilizando uma tira de material não elástico (p. ex., um rolo de gaze para curativo). É importante se certificar de que a borda da ferida mais distante do sítio doador possa alcançar a margem correspondente do defeito sem tensões. Quanto maior a distância, mais obliquamente deve ser orientado o retalho frontal em direção à linha de implantação capilar lateral da fronte, devendo também ser ligeiramente curvo (**Fig. 5.41**).

Técnica Cirúrgica (Fig. 5.40)

- Preparo do leito recipiente (desbastamento e descolamento das bordas da ferida, limpando o leito da ferida).
- Planejamento e marcação do retalho.
- Incisão em torno do retalho (as incisões terminam em níveis diferentes na glabela, para facilitar a rotação do retalho) (**Fig. 5.40a**).
- Elevação do retalho através do desenvolvimento de um plano entre a gálea aponeurótica e o periósteo (pericrânio):

> - Cuidados são necessários ao dissecar o pedículo do retalho: dissecção romba deve ser utilizada para proteger o pedículo vascular (os vasos correm imediatamente acima do músculo frontal).

- O músculo deve ser mais ou menos completamente preservado (importância para a expressão facial).
- O retalho é rodado para o interior do defeito e fixado utilizando suturas em duas camadas (**Fig. 5.40b**).
- O sítio doador é fechado diretamente, após descolamento das margens da ferida (**Fig. 5.40b**).

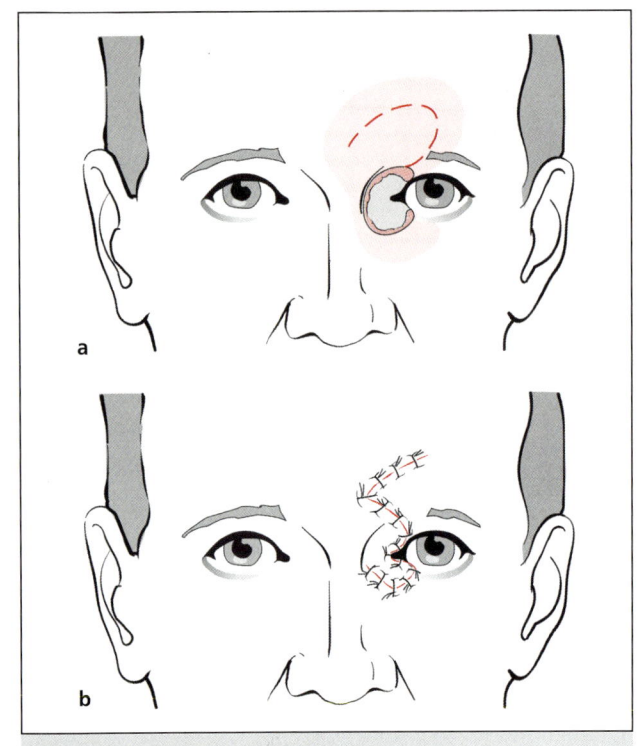

Fig. 5.39a, b Fechamento de um defeito na região do canto medial com um retalho de transposição-rotação a partir da fronte.
a Conceito do retalho, que recebe seu suprimento vascular da artéria supratroclear do lado ipsolateral.
b Aparência após fechamento da ferida.

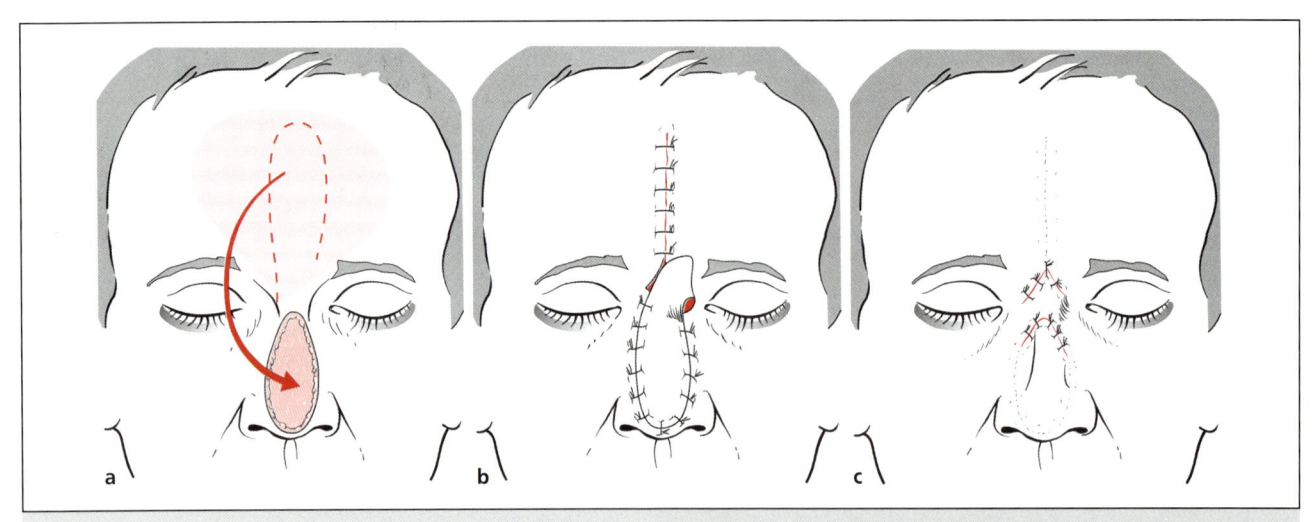

Fig. 5.40a-c Cobertura de um defeito no dorso e na ponta do nariz com um retalho frontal de linha média.
a As margens da ferida do defeito são desbastadas, e a linha de incisão planejada marcada (incisões de comprimentos diferentes facilitam a rotação). A pele é descolada para permitir o fechamento do defeito do sítio doador.
b Transposição do retalho e fechamento primário da ferida. Enrugamento temporário do pedículo do retalho.
c Após a cicatrização do retalho, o pedículo é revisado e inserido.

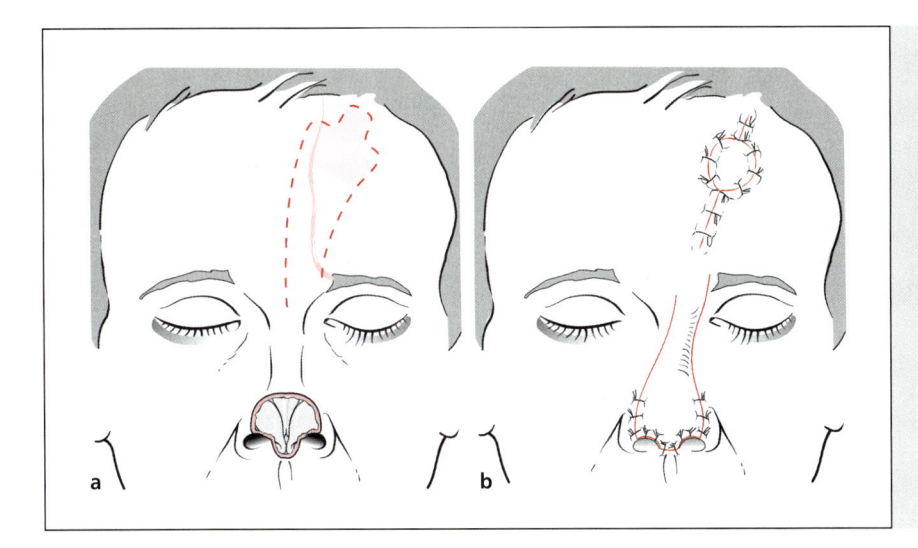

Fig. 5.41a, b Reconstrução de um defeito na ponta do nariz e columela com um retalho frontal oblíquo.

a As bordas da ferida do leito recipiente são desbastadas, o arcabouço cartilaginoso pode ser preservado ou reconstruído. O retalho frontal oblíquo é marcado, com base na artéria supratroclear. A cobertura real do defeito é realizada pela extremidade distal sombreada.

b Aparência após transposição do retalho. O defeito do sítio doador é parcialmente fechado primariamente e parcialmente coberto por um enxerto retroauricular de espessura total.

- Após a obrigatória torção do pedículo vascular, a viabilidade do retalho deve ser checada.
- A superfície exposta por baixo do retalho é coberta com um curativo estéril (malha impregnada de pomada).

Regras, Dicas e Truques

O fechamento do sítio doador não é possível sem tensão, mas a cicatrização da ferida, em geral, segue normalmente, caso uma técnica cirúrgica cuidadosa seja utilizada. Cosmeticamente, uma cicatriz na linha média é bastante evidente. O fechamento do sítio doador aproxima as bordas mediais das sobrancelhas. Tal fato é indesejável e pode ser revertido retornando-se o pedículo do retalho para a sua posição original após aproximadamente 3 semanas (**Fig. 5.40c**). Nesse momento, é aconselhável utilizar a oportunidade de adelgaçar o retalho, que já terá cicatrizado neste momento, para lhe conferir um melhor formato.

Conduta nos Defeitos da Ponta Nasal e da Columela

A ponta do nariz e a columela são uma subunidade estética comum, que inclui também os chamados "triângulos delicados" da borda superior da narina (**Fig. 5.35**). A reconstrução da columela é particularmente difícil. Ela é mais bem reparada como uma unidade, juntamente à ponta nasal, utilizando um retalho oblíquo frontal (**Fig. 5.41**).

Antes da transposição do retalho, o arcabouço deve ser primariamente reconstruído. Aqui, atenção deve ser dada ao posicionamento do revestimento interno das bordas da narina o mais caudalmente possível, para evitar uma retração cranial após a cicatrização do retalho. A sutura entre o retalho frontal e a pele vestibular deve ser posicionada exatamente na borda da narina e não deve ser evertida pela contração da cicatriz.

É essencial realizar a incisão exatamente ao redor do sítio doador na região lateral da fronte. O uso de um molde é fortemente recomendado e é bastante conveniente, caso o paciente possua uma linha de implantação capilar recuada. A columela deve ser larga o suficiente para que seja dobrada, formando o septo membranoso. A porção distal do retalho, entretanto, não deve ser muito adelgaçada para facilitar a sua moldagem, uma vez que se trata, em efeito, de um retalho de padrão randômico, e seu suprimento sanguíneo se faz pelo sistema vascular geral da pele. É melhor transpor inicialmente "muito" material, que poderá ser adelgaçado e ajustado posteriormente (após 3 a 6 semanas), do que obter um resultado imediato aceitável sob o risco de desenvolvimento de necrose da ponta do retalho.

Uma vez que o sítio doador é frequentemente muito extenso para fechamento primário, um enxerto cutâneo de espessura total pode ser antecipado (**Fig. 5.41b**). O estiramento prévio da pele com auxílio de um expansor tecidual é também uma opção (ver **Fig. 5.44**).

Conduta nos Defeitos da Asa do Nariz

Reconstrução das Margens da Asa do Nariz com um Enxerto Composto

Princípio Cirúrgico

Reconstrução do defeito cutâneo com contorno simultâneo da borda da narina utilizando um enxerto condrocutâneo de três camadas, colhido do pavilhão auricular.

Indicações

Defeitos em forma de cunha da margem alar com uma largura máxima de 1,5 cm.

Técnica Cirúrgica (Fig. 5.42)

- Excisar a pele na região do defeito com o objetivo de formar uma superfície de ferida limpa, bem vascularizada (**Fig. 5.42a, b**).
- Colher um enxerto composto em forma de cunha da hélix (fazê-lo o mais largo possível, para permitir posteriormente a formação da borda) (**Fig. 5.42c**).
- Fechar o sítio doador com uma sutura direta (**Fig. 5.42e**) ou utilizar um retalho de transposição retroauricular.
- Inserir o enxerto composto sem nenhuma sobra (**Fig. 5.42d**).

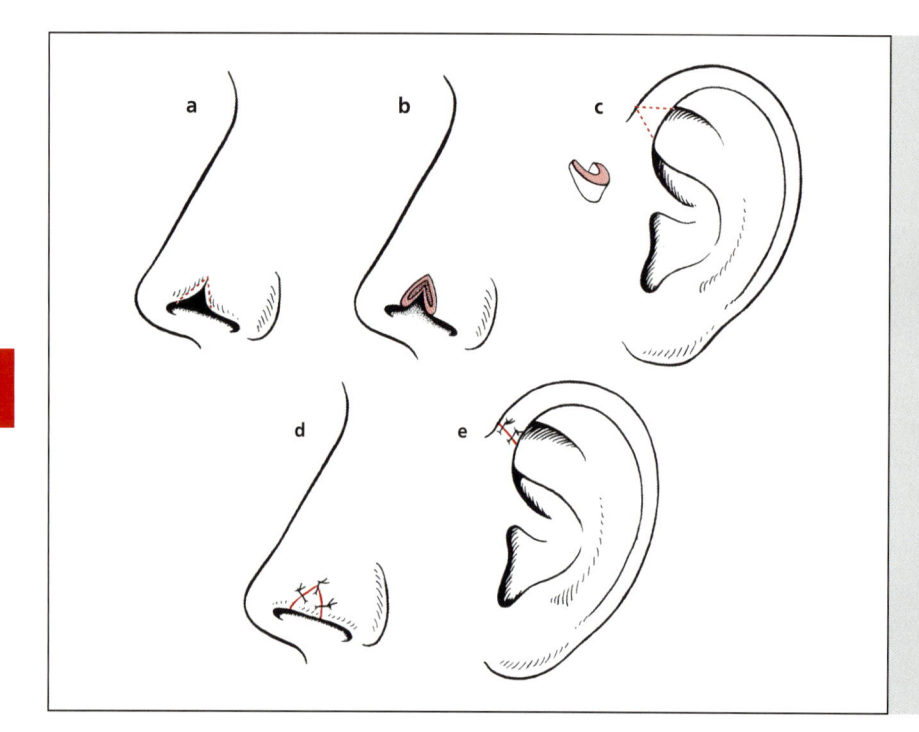

Fig. 5.42a-e Reconstrução de um defeito triangular da borda superior da narina com um enxerto condrocutâneo composto do pavilhão auricular.

a Defeito triangular com bordas cicatrizadas.
b Bordas da ferida são excisadas.
c O enxerto é colhido da hélix.
d O enxerto é ligeiramente maior do que o defeito e é inserido.
e Fechamento primário do sítio doador na crura da hélix.

Regras, Dicas e Truques

A cartilagem deve ser sobreposta lateralmente à ilha de pele e deve ser inserida em "bolsas" das bordas da ferida previamente preparadas. As suturas de fixação da pele não devem ser posicionadas muito próximas entre si, já que a nutrição da pele se faz via bordos da ferida e não através da base da ferida. Como em todos os enxertos livres, o sítio cirúrgico deve ser imobilizado por 10 dias, o que pode ser conseguido ao se oferecer suporte medial com um pacote de gaze em fita impregnado com pomada (pomada com antibiótico, dado o tempo de permanência) e um curativo externo. Alternativamente, a narina poderá ser mantida sem curativo, caso o sítio operatório seja coberto com uma lâmina sintética (p. ex., silicone) em forma de U, que é estabilizada à narina por duas suturas de colchoeiro posicionadas através de toda a espessura da parede. Uma vez que o enxerto condrocutâneo se contrairá, ele deverá ser excisado em tamanho ligeiramente maior do que o requerido. Apesar disso, as cicatrizes ainda poderão formar excedentes nas bordas da ferida, logo, os resultados estéticos nem sempre atendem às expectativas. De forma contrária aos tecnicamente laboriosos retalhos pediculados, o enxerto condrocutâneo é um procedimento direto e relativamente simples.

Defeitos Completos das Asas do Nariz

Princípio Cirúrgico

Defeitos de espessura total requerem reconstrução tanto do revestimento interno do vestíbulo nasal quanto da asa do nariz, além do contorno das bordas das narinas. O revestimento interno é formado por um enxerto composto em duas camadas, retirado da concha auricular, que é capaz de formar e estabilizar a asa do nariz com a sua concavidade. Ao mesmo tempo, sua margem livre dá às narinas o seu contorno necessário. O defeito cutâneo externo é coberto com um retalho de transposição adequado (p. ex., um retalho nasolabial de base cranial).

Indicações

Defeitos de espessura total das asas do nariz com perda da margem alar e do revestimento interno, como frequentemente ocorre após excisão de tumores cutâneos ou secundariamente a trauma.

Técnica Cirúrgica (Fig. 5.43)

- Primeiramente, as bordas da ferida são desbastadas: elas devem estar livres de tecido cicatricial. Elas são também descoladas para permitir a inserção do componente cartilaginoso do enxerto composto nesta "bolsa".
- O enxerto composto é colhido da porção anterior da concha auricular (garantindo a concavidade da ilha cutânea) e o sítio doador é fechado com um retalho insular retroauricular (ver Capítulo 15).
- O enxerto condrocutâneo é desbastado em dimensões ligeiramente superiores, e as bordas sobrepostas de cartilagem são inseridas no leito preparado da ferida. O enxerto é estabilizado com poucas suturas de retenção, com cuidados para obter uma simetria exata com relação ao lado contralateral (Fig. 5.43a, b).
- O defeito cutâneo externo residual pode ser reconstruído tanto com um retalho nasolabial de base cranial (procedimento em estágio único, Fig. 5.43b, c) quanto com um retalho frontal paramediano ipsolateral (procedimento em dois estágios), dependendo do seu tamanho.
- Como em todos os enxertos livres, o sítio cirúrgico deve permanecer intocado por 10 dias.

Regras, Dicas e Truques

- A posição da margem livre do enxerto composto deve corresponder exatamente à borda da narina do lado contralateral. Isso é mais bem conseguido com uma visão superior.

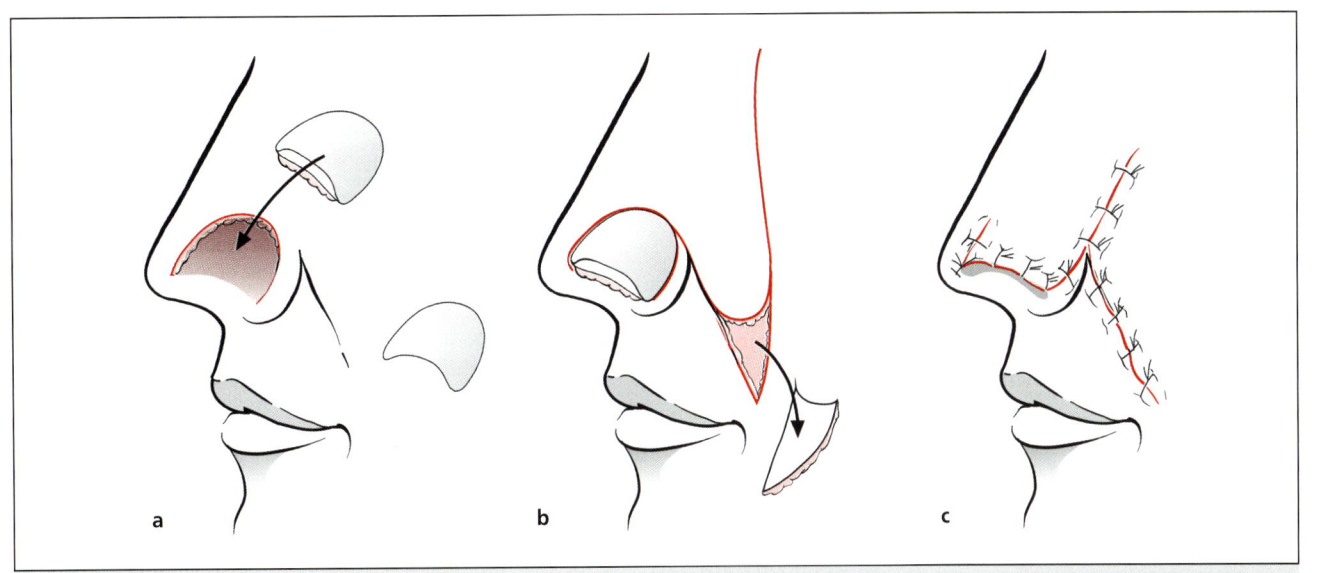

Fig. 5.43a-c Reconstrução de um defeito subtotal da narina com um retalho nasolabial cranialmente fundamentado.

a As bordas da ferida do defeito de espessura total são desbastadas. Um enxerto composto da superfície da concha é inserido no defeito com a superfície cutânea no interior.

b Após reconstruir o revestimento interno da narina, o defeito cutâneo é recoberto com um retalho nasolabial cranialmente fundamentado. O sítio doador é facilmente fechado após a excisão de uma área triangular de pele, deixando uma cicatriz não destacada na prega nasolabial.

c Aparência após transposição do retalho e fechamento do defeito do sítio doador.

- Ao elevar o retalho de transposição nasolabial, uma incisão deve ser realizada exatamente na prega nasolabial, enquanto a incisão paralela corre inferiormente na distância requerida em direção à bochecha. Caso necessário, o retalho pode ser estendido para baixo do canto da boca. A pele da bochecha deve ser extensivamente descolada para garantir o fechamento do sítio doador. Isso é feito no plano subcutâneo, para proteção dos ramos do nervo facial. A excisão de um triângulo cutâneo distal ajudará no fechamento (**Fig. 5.43b**). A cicatriz final acaba por se localizar exatamente na prega nasolabial (**Fig. 5.43c**).
- Irregularidades menores do pedículo do retalho podem ser corrigidas após 3 semanas, juntamente com qualquer adelgaçamento necessário do retalho.
- Para garantir a simetria das narinas apesar da contração do enxerto composto, é boa prática adaptar obturadores bilaterais nos vestíbulos, que devem ser usados à noite por 6 a 9 meses.

Reconstrução Total do Nariz

Princípio Cirúrgico

A cirurgia reparadora para perda total ou subtotal do nariz baseia-se em um grande número de procedimentos. Retalhos reparadores retirados da pele da fronte têm geralmente se mostrado confiáveis e efetivos. O procedimento aqui descrito é com base na transposição de pele excedente da fronte, obtida pela implantação de um expansor tecidual. Um retalho suficientemente longo para a reconstrução simultânea da columela, ponta nasal e asas do nariz somente pode ser obtido através do emprego do princípio do retalho frontal oblíquo. Pacientes do sexo masculino com uma linha de implantação capilar recuada são, portanto, candidatos particularmente adequados.

Técnica Cirúrgica (Fig. 5.44)

- Incisão acima da linha de implantação capilar, dissecção e elevação da pele (deixando intacto o periósteo) e implantação de um expansor de 50 mL, p. ex., uma válvula remota (**Fig. 5.44a**).
- Expansão adequada da pele (em torno de 4-6 semanas); o sítio recipiente é primeiramente preparado pela reconstrução do revestimento interno e do arcabouço cartilaginoso do nariz (**Fig. 5.44b, c**).
- Como coluna de suporte central, o septo nasal pode ser reconstruído a partir de cartilagem septal residual ou de cartilagem costal (ver Capítulo 6). Ele é coberto com o auxílio de retalhos nasolabiais, que também formam o revestimento interno do vestíbulo nasal. O revestimento interno é suplementado no teto do nariz por um retalho em dobradiça, recrutado da pele do dorso do nariz. O arcabouço de suporte é suplementado pela reconstrução das cartilagens alares utilizando cartilagem auricular côncava.
- Incisão e elevação do retalho frontal oblíquo trilobulado (uma base larga é importante) e remoção do expansor.
- Inserção do retalho e fechamento primário do sítio doador (**Fig. 5.44d**).
- Após 3 semanas, divisão e realocação do pedículo do retalho e, caso necessário, ajustes finos à cobertura dos tecidos moles.

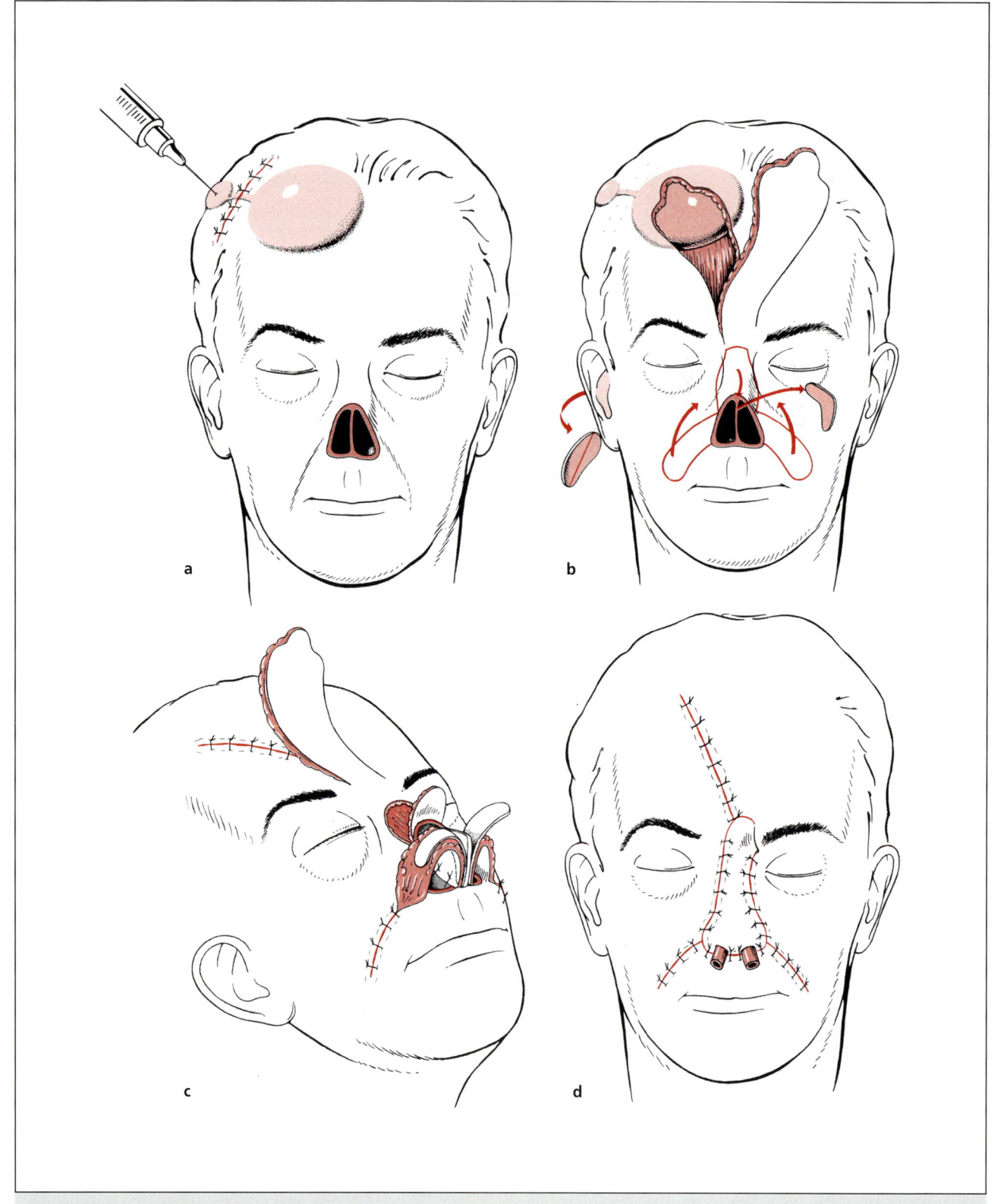

Fig. 5.44a-d Reconstrução total do nariz com um retalho frontal oblíquo após expansão prévia do sítio doador com um expansor (ver texto).

a Após inserção do expansor.

b Elevação do retalho frontal. A cartilagem septal é colhida para reconstrução do septo caudal. A cartilagem auricular é colhida da concha para ser utilizada para a reconstrução da cartilagem alar. O revestimento do vestíbulo nasal é formado por retalhos nasolabiais em dobradiça.

c Aparência após reconstrução do arcabouço nasal. O revestimento interno é suplementado pelo retalho em dobradiça do teto do nariz.

d Aparência após transposição do retalho, fechamento da ferida e tamponamento do vestíbulo com "tubos respiratórios".

Regras, Dicas e Truques

Para evitar cicatrizes em vincos, o retalho é mais bem inserido com suturas evertidas (ver **Fig. 5.8**). Da mesma forma que na reconstrução alar, é aconselhável adaptar obturadores bilaterais nos vestíbulos a serem usados à noite por 6 meses.

Os contornos do retalho podem ser finamente ajustados após 6 semanas pela reabertura da cicatriz de um lado em um tempo e desbastamento do retalho. A sobrecorreção deve ser evitada, entretanto, considerando que a contração da cobertura de tecidos moles é esperada dentro do curso de 1 ano ou mais.

Essa contração poderá também produzir uma redução significativa no comprimento do nariz. Ao reconstruir o arcabouço cartilaginoso, cuidados devem ser tomados para salvaguardar o comprimento nasal por intermédio da inserção de enxertos cartilaginosos estáveis, evitando também deixar pequenos defeitos não tratados do revestimento interno antes da rotação do retalho frontal para a sua posição.

Alternativas

A qualidade e o suprimento vascular do retalho frontal, da mesma forma que a estabilidade dos enxertos cartilaginosos, são fatores decisivos no resultado de uma reconstrução total do nariz externo. Caso isso não possa ser assegurado, ou um procedimento em múltiplos estágios não seja aceitável para o paciente, uma prótese nasal de silicone poderá ser considerada. Esta pode ser ajustada com um adesivo cutâneo ou ancorada a óculos ou a parafusos/ímãs ósseos.

Lábios

Deformidades do Vermelhão Causadas por Contração da Pele

A natureza destacada da junção entre o vermelhão e o lábio cutâneo (arco de Cupido) faz com que mesmo irregularidades menores sejam claramente notadas. É, portanto, recomendável a utilização de compassos e possivelmente também lupas ao se realizar cirurgias corretivas nessa região. O julgamento visual não necessariamente garante um bom resultado estético.

Deformidades por contração da pele são comumente encontradas em pacientes com denteamento do vermelhão após reparo de fendas labiais. Nesse caso, o vermelhão é aproximado da pele do lábio superior (**Fig. 5.45**). A reconstrução envolve a sua separação da pele com uma lâmina pontiaguda. O excesso tecidual é excisado de acordo com a altura do arco de Cupido e a ferida é reparada com suturas cutâneas finas (6.0). Uma reaproximação livre de tensões das bordas da ferida somente será obtida, caso o tecido cicatricial subcutâneo seja cuidadosamente excisado antes do fechamento da ferida.

Defeitos Menores do Lábio

Lesões menores dos lábios superior e inferior com largura de até 1 cm podem ser tratadas por excisão em cunhas, seguida por um fechamento em três camadas. O ligeiro encurtamento dos lábios, geralmente, não resulta em qualquer dificuldade funcional. Sobras podem ser evitadas com uma técnica de eversão cuidadosa, possivelmente utilizando um ponto de colchoeiro. Defeitos maiores dos lábios, por outro lado, irão requerer reparo através de retalhos.

Defeito Central do Lábio Superior

Princípio Cirúrgico

Avanço medial dos cotos labiais resultando em um relativo estreitamento da abertura oral.

Técnica Cirúrgica (Fig. 5.46)

- Ressecção de uma lesão central do lábio superior, criando um defeito de espessura total (**Fig. 5.46a**).
- Incisão cutânea bilateral nas pregas nasolabiais até o nível da abertura piriforme.

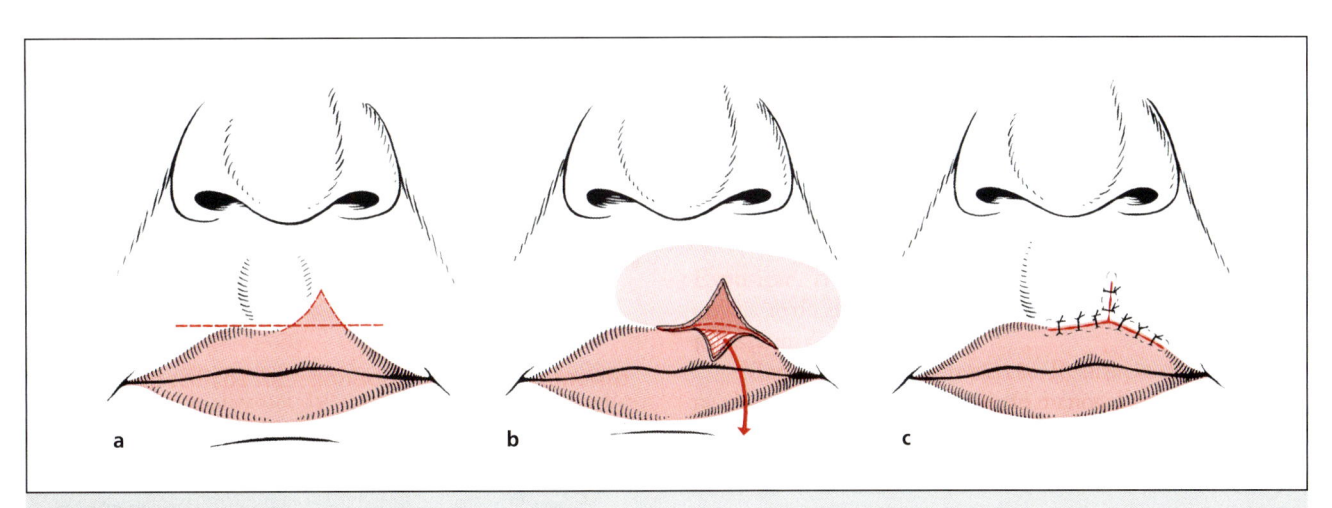

Fig. 5.45a-c Correção de uma distorção da borda do vermelhão secundária a cicatrizes.

a A borda do vermelhão se encontra contraída por uma cicatriz (denteamento após correção de fenda labial) superior ao nível correspondente do lado não afetado dentro da pele do lábio superior.

b O vermelhão excedente é incisado e girado caudalmente. A pele é descolada em preparação para o fechamento primário.

c Fechamento da pele após excisão do vermelhão excedente.

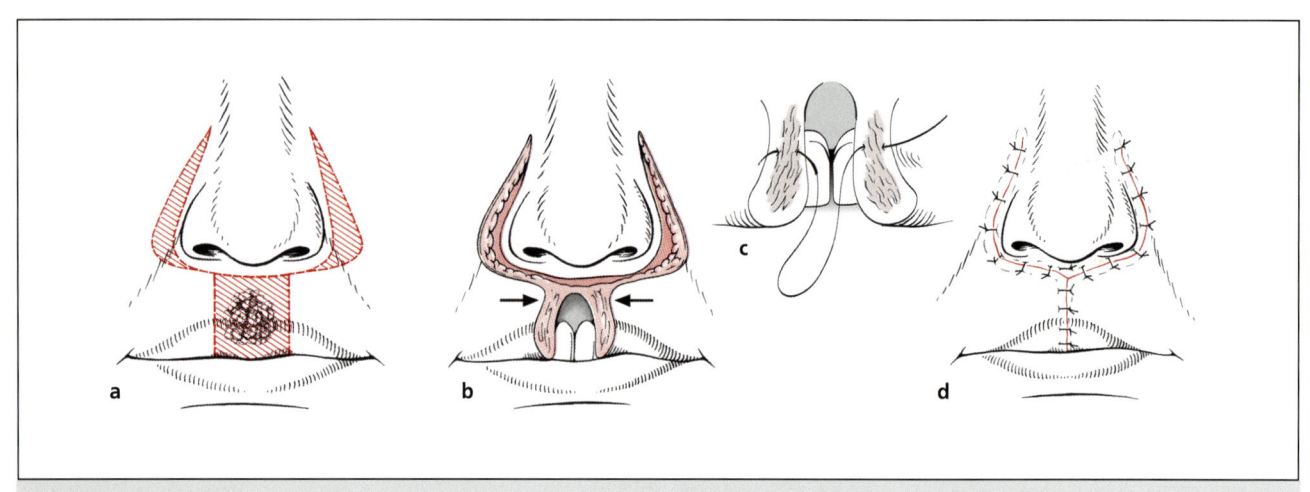

Fig. 5.46a-d Fechamento de um defeito na linha média do lábio superior após excisão de uma lesão.

a Excisão da lesão, juntamente com a mucosa. Incisões para-alares auxiliares (somente pele) são marcadas.

b Avanço medial dos cotos do lábio superior, com fechamento simultâneo dos defeitos laterais.

c Fechamento da ferida, em três camadas na região do lábio, de dentro para fora.

d Aparência após reconstrução.

- Divisão da mucosa no sulco labial.
- Descolamento da pele da bochecha e excisão de uma tira de pele e subderme de cada lado da base lateral do nariz (**Fig. 5.46b**).
- Reparo dos cotos labiais com suturas em três camadas na linha média (mucosa-músculo-pele) (**Fig. 5.46b, c**).

Regras, Dicas e Truques

Uma abertura oral que tenha sido excessivamente estreitada poderá ser alargada em uma cirurgia posterior (ver **Fig. 5.48d-f**).

Alternativas

Outra opção para o fechamento de defeitos centrais do lábio superior é o retalho de Abbé (retalho de permuta labial, ver também **Fig. 5.48**), com o qual um defeito em forma de cunha do lábio superior é preenchido com um segmento de tamanho correspondente ao lábio inferior, com pedículo da artéria labial. Ao contrário da técnica descrita acima, entretanto, este procedimento requer duas sessões, uma vez que o vermelhão rodado conecta tanto o lábio superior quanto o inferior na linha média. Por outro lado, ele evita um estreitamento excessivo da abertura oral e também oferece a possibilidade de reconstrução simultânea do filtro (p. ex., em lábios fendidos).

Defeito Lateral do Lábio Superior

Princípio Cirúrgico

Retalho rotacional em três camadas recrutado da região adjacente da bochecha com reconstrução secundária do vermelhão.

Técnica Cirúrgica (Fig. 5.47)

- O retalho é elevado na região da bochecha, juntamente à mucosa da bochecha (tendo em mente o ducto da glândula parótida), paralelamente à prega nasolabial (**Fig. 5.47a, b**).
- A largura do retalho corresponde à altura do defeito (**Fig. 5.47c**).
- A reconstrução do vermelhão é realizada após 6 semanas por meio de uma desepitelização circunscrita do retalho da bochecha, com mobilização e avanço da mucosa (**Fig. 5.47d**).

Regras, Dicas e Truques

O retalho deve ser o mais espesso possível ao longo de sua margem livre, para ter o máximo de volume possível visando a posterior reconstrução do vermelhão. A desvantagem desta técnica é que não há nenhuma reconstrução do esfíncter oral, produzindo, assim, um defeito funcional.

Defeito Lateral do Lábio Inferior

Princípio Cirúrgico

Retalho rotacional em três camadas, recrutado do lábio superior, através do qual o vermelhão provê um pedículo adequado (artéria labial). O vermelhão é, assim, imediatamente reconstruído, enquanto a abertura e a comissura oral irão requerer reconstrução secundária.

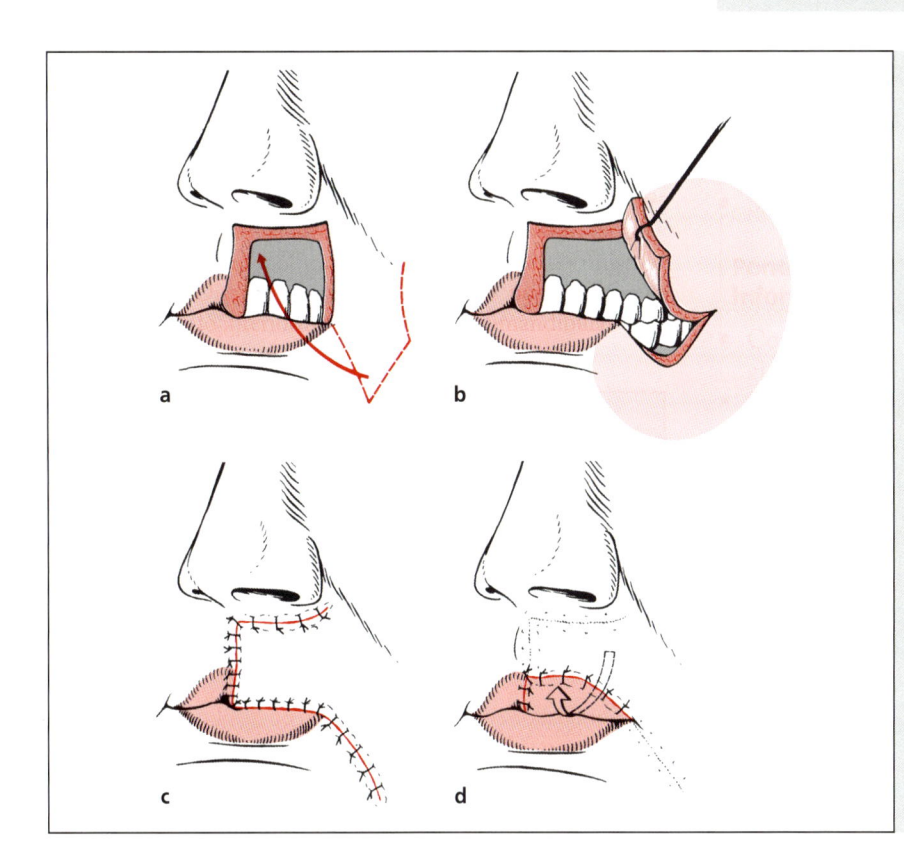

Cirurgia Plástica Reparadora em várias Regiões da Face

Fig. 5.47a-d Fechamento de um defeito lateral completo do lábio superior com um retalho da bochecha cranialmente fundamentado em três camadas.

a Incisão romba de um retalho em três camadas da bochecha (ter em mente o ducto da glândula parótida). O pedículo do retalho se localiza na região da prega nasolabial.
b Mobilização do retalho.
c Inserção do retalho.
d Reconstrução secundária do vermelhão por avanço da mucosa após desepitelização.

Técnica Cirúrgica (Fig. 5.48)

- O retalho triangular é centralmente fundamentado no vermelhão (**Fig. 5.48a, b**). A elevação é iniciada na borda do vermelhão do lábio superior, com a distância ao canto da boca sendo ligeiramente menor do que a largura do defeito do lábio inferior. A incisão é estendida até a prega nasolabial, seguindo o sulco inferiormente até os limites do defeito.
- Profundamente abaixo, o músculo e finalmente a mucosa são gradualmente seccionados. Isso resulta em um retalho que é grosseiramente triangular no formato e com base no vermelhão. Esta ponte estreita permite que o retalho seja rodado em 180°, de tal forma que o vermelhão do lábio superior torna-se o vermelhão do lábio inferior (permuta de lábios) (**Fig. 5.48c**).
- O retalho deve ser suturado de dentro para fora em três camadas (mucosa, músculo, pele). Geralmente, é possível fechar o defeito do sítio doador diretamente sem descolamento (mucosa, camada subcutânea, pele).
- Após 6 semanas, a comissura oral, que inicialmente parecia arredondada, é alargada. Para este propósito, a largura desejada da comissura oral é definida (**Fig. 5.48d**) e a comissura oral é lateralmente dividida. Após desepitelização circunscrita, a mucosa aderida da face interna é mobilizada (**Fig. 5.48e**) e girada para fora (**Fig. 5.48f**).

Regras, Dicas e Truques

- O vermelhão é o delgado pedículo e deve ser cuidadosamente bem protegido. É melhor ter um pedículo ligeiramente mais espesso mantendo uma margem cutânea, do que adelgaçá-lo demasiadamente. Caso a artéria labial seja seccionada, o retalho é perdido.

- Reconstruções utilizando este retalho (também conhecido como retalho de Estlander, distinto do retalho de Abbé, com o qual defeitos centrais podem ser reconstruídos empregando o mesmo princípio, mas utilizando um retalho do lábio inferior) apresentam a vantagem de não apenas preservar o vermelhão, mas também corrigir o esfíncter.
- O mesmo princípio pode também ser empregado para defeitos centrais do lábio inferior. Nesse caso, o defeito central é inicialmente convertido em um defeito lateral através de uma incisão auxiliar, correndo do canto da boca paralelamente à margem do defeito. Isso resulta em um retalho cutâneo rombo em três camadas, com pedículo direcionado em direção à ponta do mento, que é rodado para reparar o defeito central, deixando um defeito triangular lateral.

Defeito Unilateral do Lábio Inferior

Princípio Cirúrgico

O defeito é reparado com um retalho rotacional largo, pediculado na região submandibular. O vermelhão é reconstruído em um segundo estágio.

Técnica Cirúrgica (Fig. 5.49)

- Perda de metade do lábio inferior após excisão de tumor (**Fig. 5.49a**).
- O retalho é elevado através da linha média do mento em direção submandibular.
- A mucosa no sulco labial é seccionada (**Fig. 5.49b**).
- A pele é descolada, e uma área triangular de pele é excisada no canto lateral da boca (**Fig. 5.49b**).
- O retalho é rodado medialmente e suturado em três camadas.

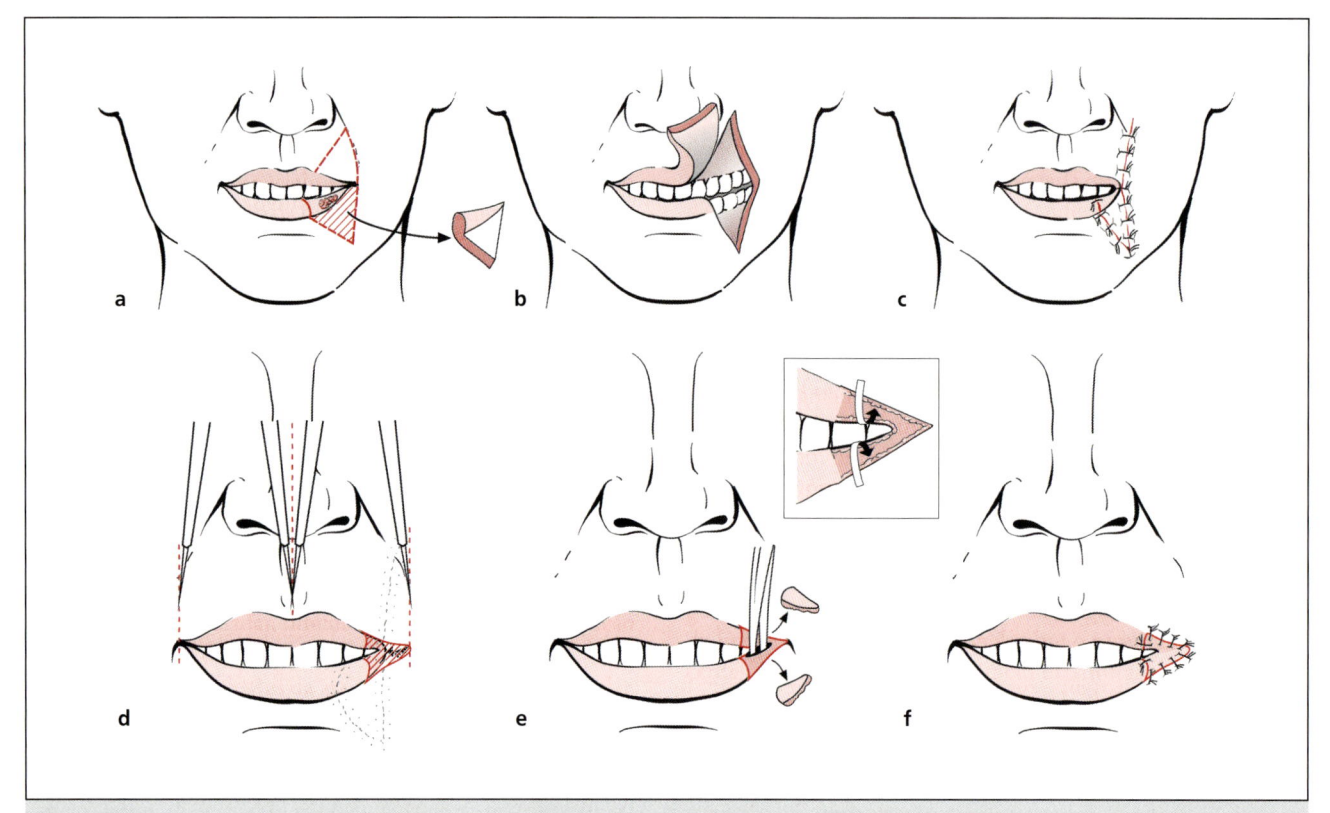

Fig. 5.48a–f Fechamento de um defeito de espessura total do lábio inferior com um retalho de permuta labial pediculado (retalho de Estlander).

a Lesão do lábio inferior esquerdo, removida por incisão em cunha da pele e da mucosa. O retalho triangular no lábio superior é marcado. A linha de incisão do retalho corre, de um lado, na prega nasolabial inferiormente em direção ao canto da boca, e por outro lado, da inserção da narina à borda do vermelhão. Este retalho é com base no lábio superior; é essencial proteger tanto o vermelhão quanto a artéria labial.

b Rotação do retalho em torno do seu pedículo do vermelhão (permuta de lábios).

c Mobilização da pele e da mucosa adjacentes e fechamento direto. Isso resulta em uma fissura oral estreitada e uma comissura oral arredondada.

d Reconstrução secundária da comissura oral. A distância requerida até o ponto médio do lábio é marcada e o canto da boca é incisado.

e Reconstrução do vermelhão na comissura oral através de desepitelização circunscrita e mobilização da mucosa adjacente.

f Aparência após sutura.

- O vermelhão é reconstruído após aproximadamente 6 semanas por avanço da mucosa adjacente sobre a área desepitelizada correspondente do retalho rotacional.

Regras, Dicas e Truques

Porções largas do lábio inferior podem ser reconstruídas utilizando esta técnica. A incisão requerida também permite a dissecção de linfonodos regionais, caso indicada. Quaisquer defeitos secundários da mucosa, que persistam como resultado da reconstrução, são deixados sem tratamento para cicatrização por segunda intenção.

Pescoço

A técnica para o fechamento de um traqueostoma desepitelizado é aqui descrita como um exemplo de procedimentos plásticos reparadores no pescoço.

Fechamento do Traqueostoma

Princípio Cirúrgico

Reconstrução da parede anterior da traqueia utilizando um retalho em dobradiça. O reparo por suturas do músculo esternocleidomastóideo evita a retração do manúbrio esternal. A linha da sutura primária é paralela à LTPR.

Indicações

Traqueostoma epitelizado. A capacidade respiratória com o óstio ocluído deve ser suficiente (mesmo sob esforço).

Contraindicações

Infecções cutâneas nas vizinhanças do traqueostoma. Altura das paredes laterais da traqueia muito baixa, resultando em respiração insuficiente após o fechamento (estenose traqueal, traqueomalacia).

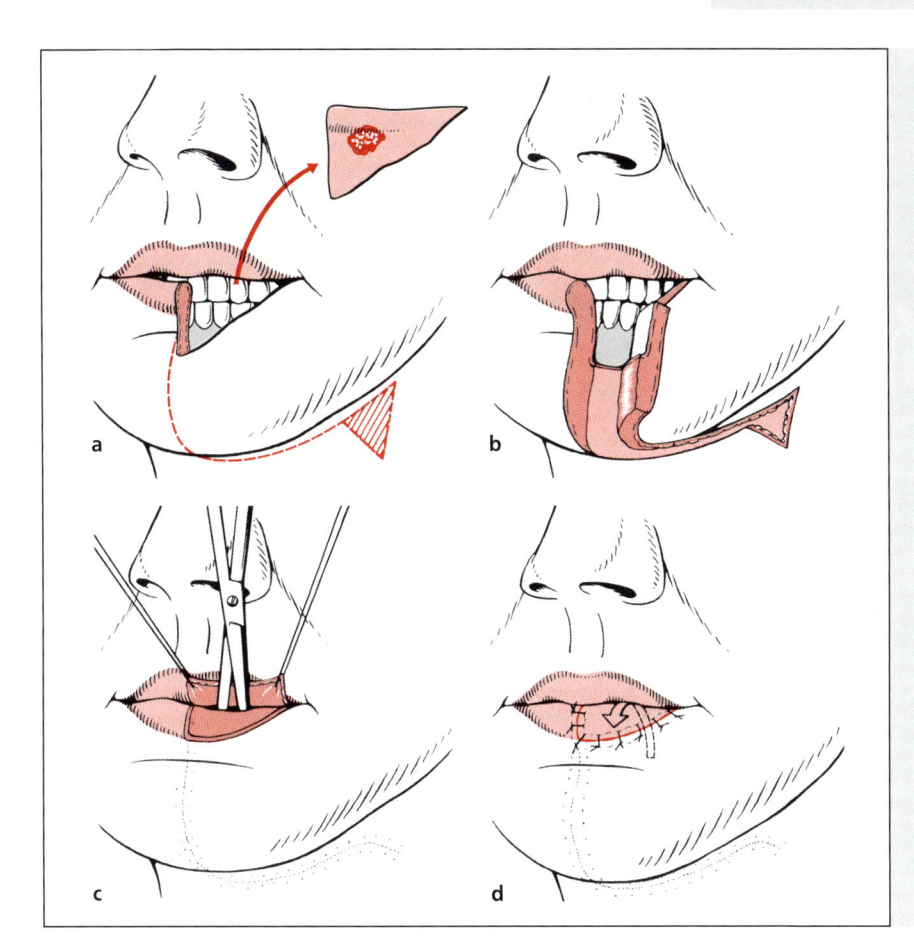

Cirurgia Plástica Reparadora em várias Regiões da Face

Fig. 5.49a–d Reconstrução de um defeito unilateral do lábio inferior com um retalho rotacional submandibular pediculado.

a Defeito unilateral de espessura total em três camadas após excisão de uma lesão. Incisão da pele e excisão triangular estão marcadas.

b Avanço do retalho após mobilização.

c Reconstrução secundária do vermelhão por desepitelização.

d Avanço da mucosa oral para cobertura da área desepitelizada.

Técnica Cirúrgica (Fig. 5.50)

- A pele em torno do traqueostoma é incisada de forma assimétrica em uma curva elíptica (**Fig. 5.50a**).
- Isso deixa uma borda de epitélio em torno do traqueostoma, que é elevada do tecido subjacente para cima até a abertura circular (**Fig. 5.50b**).
- O longo fragmento de pele é agora girado em 180°, posicionado na borda do estoma como um retalho em dobradiça e suturado à margem adjacente da pele. Estas suturas não são absorvíveis e não incluem o epitélio (**Fig. 5.50c**). Isso resulta na reconstrução do revestimento interno, impermeável ao ar e à água.
- Para evitar uma retração excessiva da pele após um "traqueostoma profundo", as margens adjacentes dos músculos esternocleidomastóideos devem ser suturadas conjuntamente (**Fig. 5.50d**).
- O defeito cutâneo residual é fechado primariamente em duas camadas após descolamento extenso. A cicatriz resultante se localiza na LTPR (**Fig. 5.50e**).

Regras, Dicas e Truques

- O retalho em dobradiça necessário para a reconstrução do revestimento interno deve possuir um pedículo adequado. Neste estágio, portanto, o retalho deve ser separado do tecido subjacente somente o suficiente para permitir facilmente a confecção de uma dobradiça. O retalho deve ser capaz de atingir a margem cutânea oposta sem nenhuma tensão indevida (ele não deve ser cortado muito curto). As suturas devem ser realizadas o mais próximas possível entre si ou imediatamente adjacentes à borda lateral do traqueostoma.
- O retalho em dobradiça deve se adequar o mais exato possível ao defeito da parede anterior. Se ele for muito longo, ele pode ser atraído para dentro durante a inspiração. Estabilização adicional pode ser obtida pela sutura de um enxerto *onlay* de cartilagem retirado do pavilhão auricular, mas isto geralmente não é necessário.
- Aderências da pele à parede anterior da traqueia secundárias à cicatrização devem ser evitadas, uma vez que resultarão em perturbação durante a deglutição. Além da interposição muscular, cuidados particulares devem ser tomados para obter uma camada subcutânea deslizante adequada. A pele deve, portanto, ser mobilizada imediatamente acima do nível da fáscia muscular para deixar uma camada adiposa o mais espessa possível na pele.

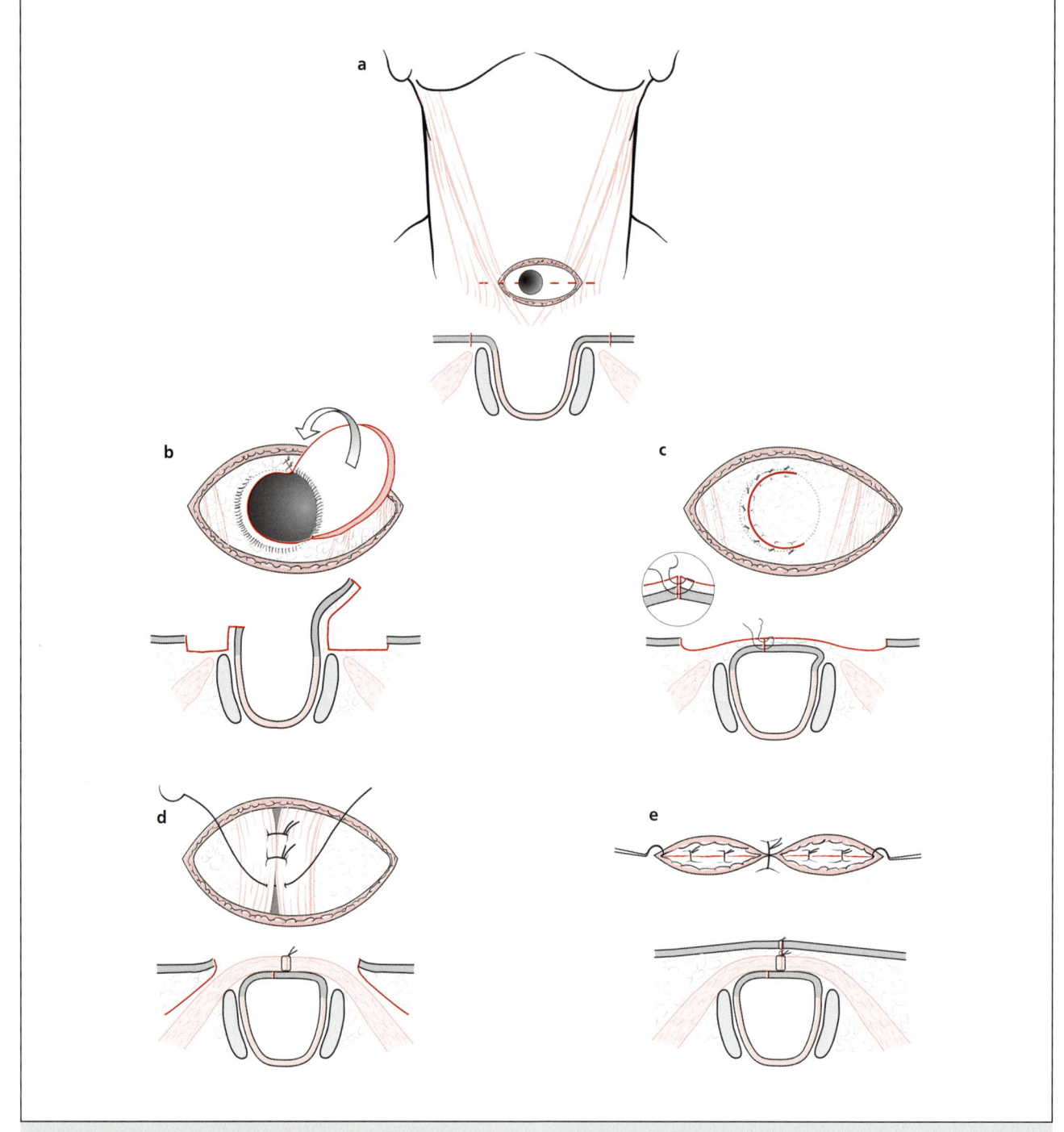

Fig. 5.50a-e Fechamento plástico-reconstrutivo de um traqueostoma desepitelizado (visão frontal, com corte transversal correspondente).

a Incisão elíptica assimétrica da pele ao redor do traqueostoma.

b Formação de um retalho em dobradiça, que se dobra na margem cutânea do lado contralateral. Isso faz com que a sutura se situe lateralmente no lúmen da traqueia.

c Inserção do retalho em dobradiça. Sutura em colchoeiro do tecido subcutâneo para sepultar o epitélio na traqueia.

d Mobilização das margens mediais dos músculos esternocleidomastóideos de cada lado e aproximação sobre o traqueostoma prévio (para um traqueostoma profundo).

e Aparência após fechamento da pele. A linha de sutura se situa ao longo da LTPR. Cuidados devem ser tomados para obter uma subderme da pele mobilizada o mais espesso possível, para permitir desvios entre a pele e a traqueia durante a deglutição.

6 Cirurgia Nasal

Considerações Preliminares

Anatomia Cirúrgica

Existe uma distinção básica entre o nariz interno e o externo. A estrutura de suporte óssea e cartilaginosa é comum a ambos, que é revestida por pele (externamente) e mucosa (internamente). Refere-se aos tecidos de suporte como os arcabouços ósseo e cartilaginoso. A terminologia para a posição de porções individuais é orientada com o paciente em posição ereta (**Fig. 6.1**), o que requer certo grau de raciocínio durante a cirurgia. Uma camada muscular plana se encontra encaixada na camada subcutânea (sistema **m**usculo**a**poneurótico **s**ubcutâneo = SMAS) o que, juntamente aos músculos nasais, permite limitados movimentos dos segmentos cartilaginosos nasais, da mesma forma que a regulagem da largura do vestíbulo (ver **Fig. 6.31b**). Esses músculos são largamente poupados durante a cirurgia, se os tecidos moles forem elevados diretamente para fora do pericôndrio das cartilagens laterais superiores (*degloving* do dorso do nariz). No interior do nariz, o lúmen é ajustado pelo tecido erétil da mucosa. Esse tecido é encontrado não somente nas conchas nasais (particularmente nas conchas inferiores), mas também na porção média do septo nasal (a chamada concha septal ou intumescentia septi).

Os arcabouços nasais são mostrados nas **Figs. 6.1** e **6.2**, e alguns aspectos especiais são aqui mencionados para uma melhor compreensão das técnicas operatórias. A estrutura básica do arcabouço consiste da pirâmide nasal óssea (ossos nasais e processos frontais da maxila), na qual se insere a pirâmide cartilaginosa composta pelo septo nasal (septo cartilaginoso, cartilagem quadrangular) e cartilagens laterais superiores (cartilagens triangulares). As cartilagens laterais superiores e a cartilagem septal formam uma unidade cartilaginosa única (a cartilagem septodorsal) e, portanto, não apresentam suturas cartilaginosas (**Figs. 6.1c** e **6.2b**). Sua relação posicional entre si é determinada por forças cartilaginosas internas, que podem ser rompidas por incisões que rompam a cartilagem, p. ex., entre as cartilagens laterais superiores e a cartilagem septal ("secção das cartilagens laterais superiores").

Os arcabouços ósseo e cartilaginoso são mantidos juntos em três pontos de relevância cirúrgica. Primeiro, os ossos nasais se sobrepõem às cartilagens laterais superiores em poucos milímetros. A integridade dessa unidade, consistindo dos ossos nasais e das cartilagens laterais superiores ("pedra angular" de Cottle ou área K, **Fig. 6.1d** [3]), é particularmente importante para a correção de um nariz desviado e é seccionada na redução de uma giba nasal proeminente, por exemplo. Uma outra junção é a linha de sutura entre a lâmina perpendicular do etmoide e o septo cartilaginoso (sutura condroetmoidal), em que se encaixa um processo esfenoide entre esta linha de sutura e o

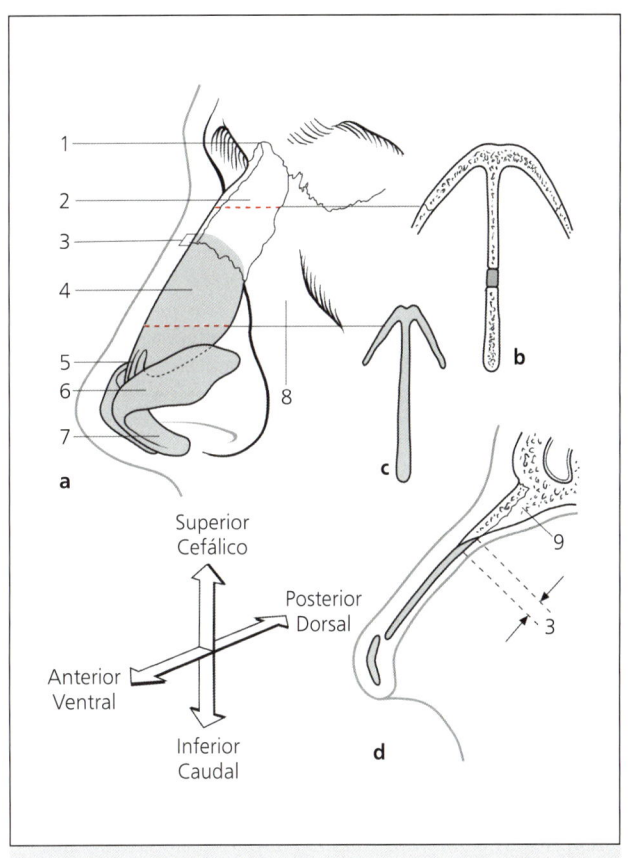

Fig. 6.1a-d Infraestrutura do nariz.
a Arquitetura das pirâmides cartilaginosa e óssea.
b Secção frontal através do dorso nasal ósseo ("abóbada óssea").
c Secção frontal através do dorso nasal cartilaginoso ("arco pontiagudo").
d Secção sagital através da área Keystone ("área K").

1. raiz do nariz (nasion, interseção entre a linha de sutura internasal e a linha de sutura nasofrontal)
2. osso nasal
3. área Keystone ("área K")
4. cartilagem lateral superior (cartilagem triangular)
5. septo (canto anteroinferior), não recoberto pelas cartilagens laterais superiores (triângulo vazio de Converse)
6. cartilagem lateral inferior: crura lateral
7. cartilagem lateral inferior: crura medial
8. maxila: processo frontal
9. osso frontal: espinha nasal (em conjunto com os ossos nasais, forma um bloco ósseo sólido na raiz do nariz)

vômer (**Fig. 6.2b** [4]). Uma assim chamada "crista septal ascendente" pode se formar nesta interface. Durante a septoplastia, p. ex., para a ressecção deste tipo de crista, esta conexão é separada através de uma condrotomia vertical completa. O terceiro ponto de ancoragem envolve a cartilagem septal e a pré-maxila. A pré-maxila é um osso separado e distinto *(os incisivum)* que se insere anteriormente e entre os ossos maxilares (**Fig. 6.2a** [9]). No interior do sulco do assoalho nasal, limitados de cada lado por extensões ósseas (asas pré-maxilares) e anteriormente pela espinha nasal anterior, a cartilagem septal repousa em um anteparo fibroso que permite discretos movimentos articulados. As asas pré-maxilares podem se apresentar simétricas e lateralmente protuberantes, causando, assim, desvios septais na área do vestíbulo, que podem apresentar efeitos na respiração (a assim chamada crista basal). Uma condrotomia horizontal durante a septoplastia liberará esta conexão. *Ao menos duas* das conexões acima mencionadas são essenciais para garantir estabilidade suficiente da pirâmide cartilaginosa e devem ser preservadas intraoperatoriamente e reconstruídas.

A base nasal é composta pela ponta do nariz, a columela e as asas do nariz. Sua fundação são as cartilagens nasais inferiores (ou cartilagens alares) pares (**Fig. 6.2c**), que consistem em uma crura medial e uma crura lateral. A porção média diverge e é conhecida como crura intermediária. O grau de divergência determina, entre outras coisas, a largura da ponta do nariz. A base nasal é altamente móvel com respeito às estruturas adjacentes. A crura medial forma a base cartilaginosa do septo membranoso, que pode ser movimentado em todas as direções em contraste à relativamente estática margem caudal do septo. As cruras das cartilagens laterais inferiores são vitais para cartilagens laterais superiores adjacentes (**Fig. 6.3**), cujas margens caudais são frequentemente frisadas para fora para melhor estabilidade ("retornando" ou "rolando" das cartilagens laterais superiores).

Os detalhes a seguir da pirâmide óssea são de particular interesse, do ponto de vista cirúrgico. Uma crista forte é importante durante osteotomias no nível do radix nasal (crista lacrimal) atrás da qual o saco lacrimal é encontrado e no interior da qual o tendão cantal medial se insere. É nesse nível que as osteotomias laterais geralmente terminam, com a espessura do osso protegendo o tendão cantal e o saco lacrimal contra lesões. O radix nasal, ou raiz do nariz, também se encontra no mesmo nível do canto medial e define o nível das osteotomias transversas. Em mobilizações completas do radix nasal, necessárias para um nariz marcadamente torto, um sólido bloco ósseo, composto pela espinha nasal do osso frontal e os ossos nasais sobrejacentes, deve ser seccionado (**Fig. 6.1d**). Esta linha de osteotomia, em geral, se localiza caudalmente à linha de sutura nasofrontal.

O nariz interno se inicia pelo vestíbulo (**Fig. 6.3**). Este é definido anteriormente pela margem da narina e posteriormente pela região da válvula nasal. O vestíbulo consiste, medialmente, no septo membranoso e, lateralmente, nas asas do nariz, que são estabilizadas somente em uma extensão limitada pelas cruras das cartilagens inferolaterais. Largas áreas, chegando posteriormente até a abertura piriforme óssea, são livres de cartilagem e, assim, relativamente instáveis (ver Correção de Colapsos Alares, **Fig. 6.62**). O ponto mais estreito das passagens nasais é a região da válvula (válvulas internas) na junção entre o vestíbulo e a cavidade nasal. Ela inclui a própria válvula nasal, que é o espaço entre a margem mais caudal da cartilagem

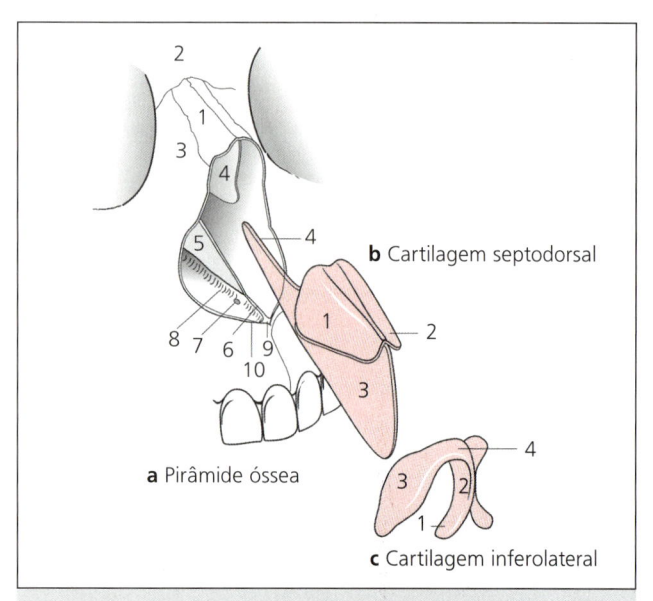

Fig. 6.2a-c As três unidades básicas da infraestrutura.
a Pirâmide óssea
  1. osso nasal
  2. osso frontal
  3. maxila: processo frontal
  4. lâmina perpendicular
  5. vômer
  6. pré-maxila: corpo e asa
  7. canal incisivo: forame nasal
  8. maxila: processo palatino
  9. pré-maxila: espinha nasal anterior
  10. crista piriforme
b Cartilagem septodorsal. A cartilagem septodorsal se "insere" na pirâmide óssea.
  1. cartilagem lateral superior
  2. "retorno": a borda caudal da cartilagem lateral superior rola para cima
  3. cartilagem septal: lâmina quadrangular
  4. cartilagem septal: processo esfenoide
c Cartilagem inferolateral
  1. crura medial
  2. crura intermediária
  3. crura lateral
  4. *domus*

superolateral lateralmente, e o septo nasal medialmente. A largura deste espaço, caracterizada pelo ângulo da válvula nasal, que, em circunstâncias normais é em torno de 15°, é variável, e depende da atividade dos músculos nasais – daí o uso do termo dinâmico "válvula". A cabeça da concha inferior também se situa no nível da válvula nasal e contribui para a regulagem de sua largura. Considerando a estreiteza desta secção transversal (**Fig. 6.3a**), mesmo pequenas irregularidades do septo nasal podem resultar em considerável obstrução nasal (estenose da válvula nasal – não confundir com estenose vestibular). Certas malformações do nariz externo estão tipicamente associadas a estreitamentos (nariz de tensão, **Fig. 6.3d**) ou dilatação patológica (deformidade nariz em sela, **Fig. 6.3e**). Cefalicamente à

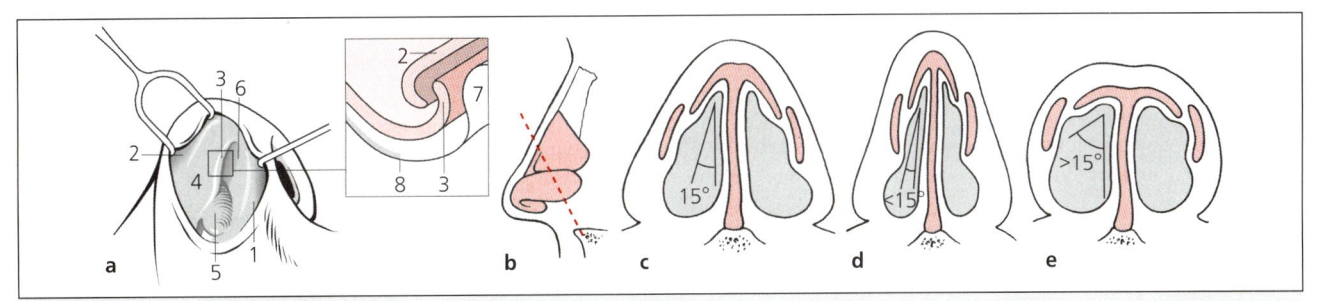

Fig. 6.3a–e Vestíbulo e válvula nasais

a Estrutura do vestíbulo nasal.
1. cartilagem septal: margem caudal
2. cartilagem inferolateral: crura lateral
3. cartilagem superolateral: margem caudal (retorno)
4. cartilagem inferolateral: protrusão da crura lateral
5. concha inferior: cabeça
6. válvula nasal: ângulo entre as cartilagens superolateral e septal

Quadro em detalhe (área de rolamento – "scroll area"):
7. Fundo de saco (cul-de-sac) entre a margem caudal da cartilagem superolateral e a superfície interna da cartilagem inferolateral
8. transição entre a pele e a mucosa (área hachurada)

b Plano de secção c-e.
c Ângulo normal da válvula nasal (cerca de 15°).
d Nariz de tensão: crescimento excessivo do septo produz um dorso nasal alto com redução do ângulo da válvula nasal e estenose funcional valvular.
e Nariz em sela: depressão do dorso nasal com um ângulo nasal largo ("fenômeno do balão").

---

válvula nasal, a cavidade nasal se alarga, com o teto cartilaginoso apresentando aspecto pontiagudo e o teto ósseo com um formato abobadado (**Fig. 6.1b, c**).

O septo nasal divide a cavidade nasal em duas partes. Ele é constituído pela cartilagem septal (cartilagem quadrangular), que é de fato uma "cartilagem septodorsal", e duas partes ósseas (ver também a **Fig. 6.15**). A lâmina perpendicular do etmoide é uma fina lamela óssea; somente na sua junção com a cartilagem septal é espessa o suficiente para conter medula. Qualquer secção realizada nesta região deve ser feita com um instrumento e não por fratura, o que poderia resultar em um deslocamento da placa cribriforme adjacente da base do crânio. O vômer, em contraste, é um osso bastante espesso, que se ergue profundamente até a parede anterior do seio esfenoidal. Para que seja mobilizado, o vômer deve ser sempre osteotomizado ou seccionado com tesouras ósseas nasais. Pequenas partes dos ossos maxilar e palatino formam a base na qual repousa o vômer (**Fig. 6.2a**). A mucosa septal é firmemente aderida às linhas de sutura entre as porções cartilaginosa e óssea do septo nasal, onde devem ser destacadas por dissecção cortante. As conexões entre a pré-maxila e a cartilagem septal na região da espinha nasal anterior e as asas da pré-maxila são particularmente fortes.

Os suprimentos vasculares das porções anteriores do nariz se originam da artéria carótida interna (artéria oftálmica → artéria etmoidal anterior), enquanto os das porções posteriores se originam da artéria carótida externa (artéria maxilar → artéria esfenopalatina (**Fig. 6.4**). Tributárias de ambos os sistemas se unem na mucosa septal caudal (plexo de Kiesselbach), que é um local propenso a epistaxis anteriores. Epistaxis mais severas das porções posteriores do nariz geralmente se originam da artéria esfenopalatina, próximo à sua emergência pelo forame esfenopalatino (pterigopalatino). O trajeto do nervo sensorial palatino (nervo incisivo) é importante durante a septoplastia. Após sair pelo forame esfenopalatino, o nervo assume um trajeto anterior na mucosa septal e sai de cada lado por forames no assoalho do nariz, cerca de 1,5 cm dorsalmente à crista piriforme (margem óssea inferior da abertura piriforme), em dois canais ósseos em direção ao lado palatino, que se unem para formar o canal incisivo. Nesse ponto, os nervos inervam a mucosa por trás dos dentes incisivos. Quando a mucosa septal é dissecada no plano vertical, o nervo normalmente pode ser protegido. Entretanto, caso também seja realizado um túnel no assoalho do nariz, e o túnel septal e o túnel do assoalho nasal forem conectados na porção anterior (a assim chamada abordagem maxila-pré-maxila; ver Septoplastia, p. 57), o nervo deverá ser seccionado na sua entrada no canal ósseo. Sem esta secção, a conexão do túnel septal vertical e o túnel do assoalho nasal horizontal não será obtida. Isso poderá resultar em distúrbios sensoriais da mucosa por trás dos dentes incisivos, que os pacientes frequentemente percebem como "bolhas". Geralmente, porém este tipo de distúrbio sensorial não é mais notado após algumas semanas.

Função Respiratória

As funções mais importantes das vias nasais são o *condicionamento* do ar inspirado (umidificação, aquecimento, filtração) e a *olfação*. O órgão mais importante para este processamento do ar inspirado é a *mucosa respiratória*. As conchas nasais provêm uma larga área de contato entre o ar inspirado e a mucosa e controlam a largura das vias aéreas através do seu tecido erétil. Partículas grandes (> 10 μm de diâmetro) são retidas na mucosa nasal: em alguns minutos elas são conduzidas pelo transporte mucociliar até a nasofaringe, de onde são deglutidas. A umidificação é realizada pelas glândulas mucosas, que se concentram primariamente na região entre as válvulas internas e as cabeças das conchas. É principalmente neste ponto que o ar inspirado é umidificado, embora a umidade também seja readquirida durante a expiração.

O condicionamento do ar inspirado e a olfação são intimamente relacionados com a estrutura das vias nasais. Essencialmente, podem se distinguir três segmentos (**Fig. 6.5**). O ar flui de baixo para dentro do vestíbulo nasal e é intensamente acelerado através do gargalo da área da válvula nasal. Isso cria uma pressão negativa durante a inspiração, que pode subsequentemente levar ao "colapso alar" na presença de uma estabilidade

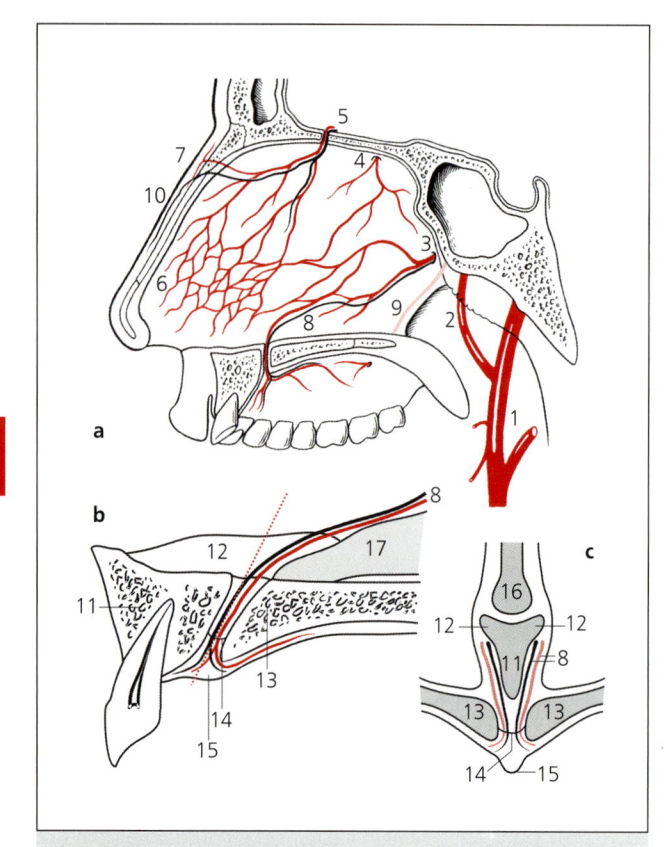

Fig. 6.4a-c Nervos e vasos do septo nasal e pré-maxila. Vasos em vermelho, nervos em negro.

a Secção sagital através do septo.
b Secção sagital através da pré-maxila (área pontilhada: plano de secção **c**).
c Secção frontal através da pré-maxila.

1. artéria carótida externa
2. artéria maxilar
3. forame esfenopalatino, artéria esfenopalatina e nervo nasopalatino
4. artéria etmoidal posterior
5. artéria e nervo etmoidais anteriores
6. Área de Little (Plexo de Kiesselbach)
7. artéria do dorso do nariz
8. artéria e nervo nasopalatinos
9. artéria palatina descendente (vermelho claro)
10. artéria nasal externa
11. pré-maxila com espinha nasal anterior
12. asa da pré-maxila
13. osso maxilar: processo palatino
14. canal incisivo
15. papila incisiva
16. cartilagem septal
17. vômer

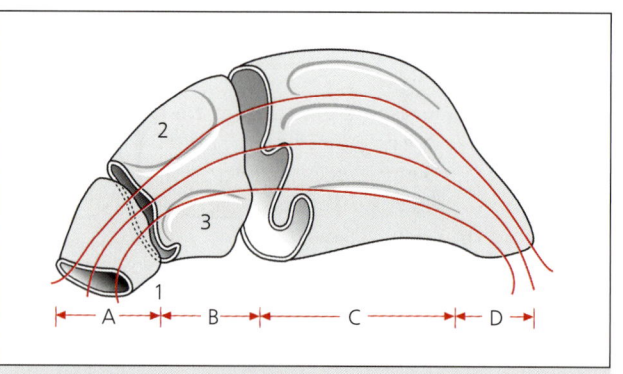

Fig. 6.5 Seções funcionais da cavidade nasal.
A Vestíbulo nasal: seção de influxo com "difusor" (válvula nasal)
B Área turbinada: área de condicionamento do ar
C Cavidade nasal principal: área de condicionamento do ar
D Coana: seção de efluxo com "escapamento" (nasofaringe)
 1. área da válvula nasal interna
 2. cartilagem lateral superior
 3. cabeça da concha inferior

insuficiente ou malformação das asas do nariz. As vias nasais se alargam considerável posteriormente às válvulas nasais, e o fluxo de ar passa a adotar um curso mais horizontal. Durante a inspiração, a válvula nasal atua como um bocal (difusor), garantindo que o ar seja distribuído por todas as partes da cavidade nasal e, assim, entre em contato íntimo com a mucosa. A resistência inspiratória criada pela válvula nasal é, portanto, um pré-requisito fisiológico importante para o condicionamento do ar inspirado. O alargamento cirúrgico da válvula nasal, tornando-a mais larga do que o normal realmente leva a uma menor resistência, mas às expensas do aquecimento e da umidificação, o que pode levar ao ressecamento das mucosas, não somente do nariz e da faringe, mas também da laringe e da traqueia. Efeitos de longo prazo no Sistema Brônquico podem ser esperados. Na região dos cornetos e da nasofaringe, o fluxo de ar é acelerado e, uma vez mais, desviado em 90°. No seu trajeto, desde o vestíbulo nasal até a faringe, o ar segue um caminho semicircular, girando em torno de 180° (**Fig. 6.5**).

Durante a expiração, o ar faz contato particularmente com as porções craniais da cavidade nasal, onde se encontra a mucosa olfatória, tanto no septo quanto nas superfícies mediais das conchas médias e superiores. Dessa forma, o odor passa da cavidade oral para o órgão olfatório ("olfação gustativa"). Pequenas gotas de água são depositadas na região da cabeça das conchas e se encontram, disponíveis para umidificar novamente o ar inspirado. O ar pobre em oxigênio é acelerado na área da válvula nasal e transportado para fora pelo vestíbulo nasal. Isso previne que o ar "usado" seja novamente inspirado com a próxima tomada de ar.

Por estas razões fisiológicas, dois princípios básicos podem ser deduzidos, que são importantes para a cirurgia *funcional* do nariz:

- Certa quantidade de resistência é essencial; as vias nasais não devem ser muito largas.
- O órgão mucoso deve ser preservado. Destruição excessiva da superfície mucosa compromete o aquecimento e a umidificação, da mesma forma que o transporte mucociliar.

Mensuração da Função Respiratória

Não existem procedimentos de rotina para a mensuração do condicionamento do ar inspirado – aquecimento, umidificação e filtração de partículas. A *rinomanometria* (ativa, anterior) é um procedimento estabelecido para mensuração da função respiratória do nariz, que é meramente um pré-requisito daquelas funções básicas. Ela quantifica a patência da via aérea nasal. De um lado, o volume respiratório nasal é medido durante a inspiração e a expiração, e do outro, a diferença de pressão necessária para mover o ar da atmosfera até a cavidade faríngea é medida. Os valores são válidos somente com um septo nasal intacto; na presença de uma perfuração septal, eles são distorcidos. De maneira geral, adicionalmente à gravação dos volumes em um quadro, o volume de fluxo, como uma medida da respiração nasal, é dado em uma diferença de pressão fixa de 150 Pa. Ele está sujeito a consideráveis variações, mas valores entre 300 e 500 mL/s são, em geral, considerados normais. Na presença de uma obstrução nasal, uma comparação entre os valores medidos antes e depois da vasoconstrição da mucosa pode fornecer informações quanto à natureza estrutural (p. ex., desvio septal), mucosa (hipertrofia de conchas) ou mista do problema.

Como regra, a rinomanometria somente pode fornecer uma afirmação geral sobre a função de um lado do nariz, e não uma indicação espacial exata da localização de um distúrbio funcional. Uma avaliação mais detalhada do formato do gráfico torna isso possível em algum grau, mas é realizada somente em raras situações na prática. Os resultados obtidos pelas medidas do gradiente de pressão e volume são muito variáveis, logo eles são, geralmente, considerados suplementares às informações já obtidas na inspeção. De qualquer modo, a rinomanometria é recomendada antes de cirurgias do nariz interno e do externo, para que se possa fazer comparações pré e pós-operatórias.

Utilizando técnicas ecossonográficas, a *rinometria* acústica mede a secção transversal da cavidade nasal com relação à distância a partir do vestíbulo nasal. Trata-se de um procedimento estático, que permite que se tomem somente conclusões condicionais sobre a inspiração e a expiração dinâmicas. A precisão das medidas de secção transversal se reduz com a distância a partir do vestíbulo nasal, e a avaliação do vestíbulo nasal e da área da válvula nasal é significativamente limitada pela necessidade de um adaptador nasal de encaixe preciso.

O olfato deve ser avaliado no pré-operatório com ajuda de testes de *screening* (subjetivo, várias modalidades de odor), principalmente por razões médico-legais. Distúrbios do olfato podem perfeitamente surgir após a cirurgia, p. ex., como resultado da formação de sinequias ou por infecção e toxicidade, mas eles poderiam já estar presentes antes da cirurgia, embora sejam notados pelo paciente somente mais tarde.

Instrumentos Necessários para Septoplastia/Rinoplastia

Uma grande variedade de instrumentos está disponível para septoplastia e rinoplastia e são, frequentemente, oferecidos em variações diferentes, dependendo da experiência individual. A seleção mostrada na **Fig. 6.6** foi escolhida largamente com base no princípio de que não é necessário haver um instrumento especial para toda e cada etapa cirúrgica. Ao contrário, a menor quantidade possível de instrumentos deve ser utilizada para a maior quantidade de funções possíveis. Novatos em cirurgia funcional e estética do nariz podem se familiarizar com os instrumentos aqui apresentados e, à medida que adquiram expe-

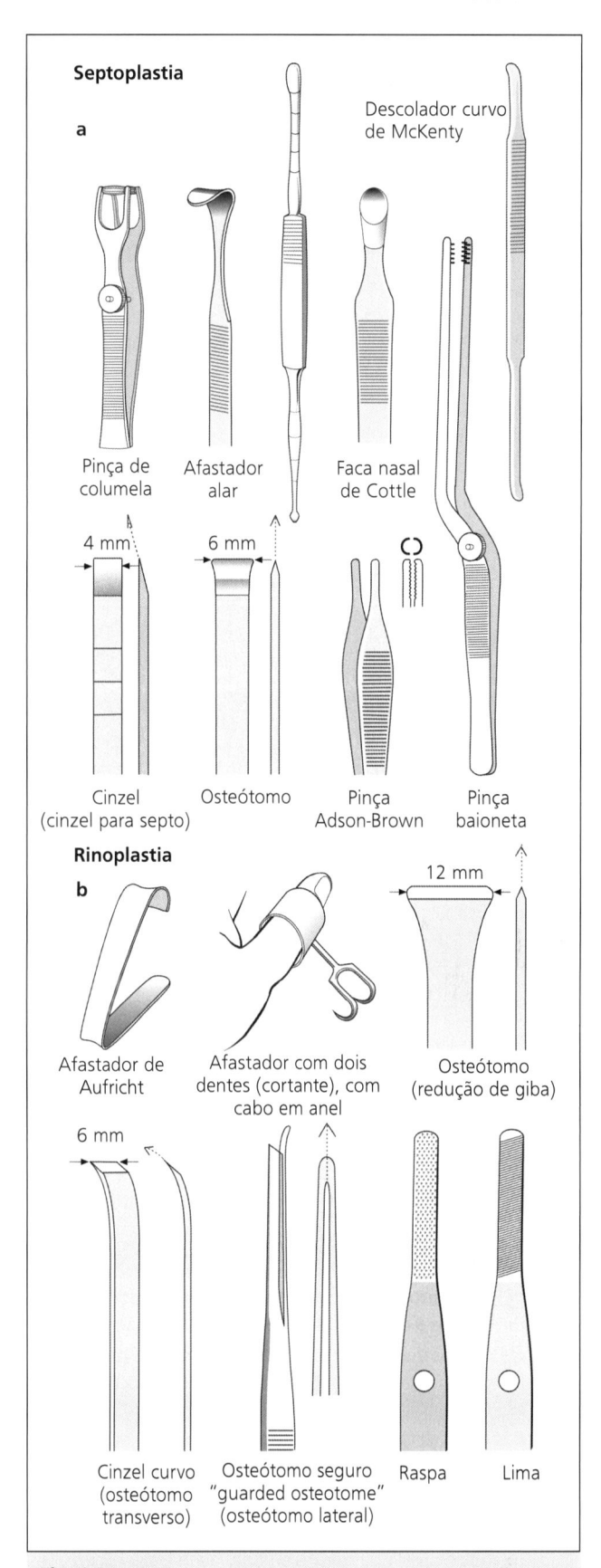

Fig. 6.6a, b Instrumentos (seleção).
a Septoplastia.
b Rinoplastia.

riência, podem decidir por dispensar alguns instrumentos ou substituí-los por variações mais adequadas às suas necessidades.

Um ponto geral é que ao comprar "instrumentos de nariz" é importante verificar se eles possuem cabos grandes o suficiente, mesmo que pontas muito pequenas sejam necessárias para o trabalho fino e intrincado envolvido. Isso se aplica, especialmente, aos porta-agulhas e às tesouras.

Instrumentos para Septoplastia

O descolador duplo possui uma extremidade romba e outra cortante. A romba é utilizada na dissecção subpericondral da mucosa septal ("sobre a cartilagem"), a cortante para dissecção subperiosteal ("sobre o osso"). Com hemorragias mais significativas e condições subsequentemente menos claras, o aspirador-descolador pode também ser utilizado, com a abertura para sucção apontando para a cartilagem ou o osso.

A faca nasal de Cottle é utilizada para seccionar a cartilagem (condrotomia) e, também, para o descolamento de fibras, particularmente na área em torno da pré-maxila. Esse contato com o osso torna a faca cega precocemente, logo, ela deve ser afiada antes de qualquer trabalho subsequente na cartilagem.

O descolador curvo de McKenty é utilizado na criação do túnel septal inferior e deve ser apenas levemente curvado para evitar excesso de tensão da mucosa.

É importante fazer a distinção entre um cinzel e um osteótomo. O cinzel possui uma face cortante oblíqua, o que permite que o instrumento seja direcionado para o osso fora da superfície cortante (ver setas na **Fig. 6.6**). Isso é particularmente necessário quando há uma necessidade de progressão de osso delgado para osso mais sólido. Um osteótomo, com duas superfícies cortantes, geralmente, desliza diretamente para a frente e tenderia, neste ponto, a deslizar para fora do osso sólido. Na cirurgia septal, portanto, um cinzel é mais útil para uma osteotomia do vômer próximo ao osso mais sólido do assoalho nasal.

Uma pinça arredondada para cirurgia septal é a pinça Adson-Brown (ou "pinça de cirurgia plástica"), que possui uma fileira de dentes em cada garra (atuando, desta forma, como uma pinça cirúrgica múltipla), permitindo uma preensão suave, porém estável, de tecidos moles ou cartilagem.

Instrumentos para Rinoplastia

Uma boa visualização é essencial para o trabalho no dorso nasal. Os assim chamados "afastadores de Aufricht" (nomeados em homenagem a um cirurgião nasal americano) devem, portanto, ser suficientemente largos. Afastadores de dois dentes para incisões e dissecções no vestíbulo nasal podem ser, confortavelmente, amparados com o auxílio de um anel no polegar, liberando os outros dedos do cirurgião para o uso como contrassuporte.

Osteótomos para redução de giba nasal devem ser os mais largos possíveis, de forma que a parte óssea da giba possa ser mobilizada em peça única, evitando, assim, múltiplas tentativas, com o risco subsequente de produzir níveis cortantes desnivelados. Os cantos da lâmina devem ser arredondados, para evitar perfurações inadvertidas da pele ao ser elevada pelo osteótomo. Deve ser possível segurar o osteótomo horizontalmente de forma estável, de forma que ele não oscile lateralmente durante a osteotomia. Isso requer um cabo estável.

Osteotomias laterais e transversas podem ser realizadas tanto com cinzéis quanto com osteótomos estreitos (p. ex., 3 mm) diretamente através da pele por incisões perfurantes; a prática usual, entretanto, é via vestíbulo nasal. O assim chamado "osteótomo protegido" é efetivo para osteotomias laterais, especialmente para ossos espessos, uma vez que pode ser facilmente enganchado na abertura piriforme, permitindo um direcionamento estável e controle com a ajuda da proteção, que desliza ao longo da parte externa da pirâmide óssea. Vários osteótomos curvos protegidos estão disponíveis para osteotomias laterais direitas e esquerdas, embora um osteótomo reto seja geralmente bastante adequado. Uma osteotomia transversa também pode ser realizada via vestíbulo nasal com um cinzel curvo na extremidade ("cinzel transverso").

Caso o septo nasal cartilaginoso esteja "muito alto" no dorso nasal após a redução da giba, ele pode ser reduzido ao nível correto de forma bem-sucedida sob visão direta, utilizando tesouras com lâminas anguladas. Pequenos dentes nas superfícies cortantes serrilhadas previnem que a cartilagem móvel se evada da tesoura. Caso pequenas irregularidades ainda persistam sobre o dorso nasal após a redução da giba, elas podem ser aplainadas com uma raspa ou uma lima. A diferença entre esses dois instrumentos é que a lima remove o osso tanto durante os movimentos para frente quanto para trás, enquanto a raspa, normalmente, apenas remove o osso nos movimentos para trás. Dado que a lima remove somente uma pequena quantidade de osso em cada movimento, é geralmente recomendável utilizar uma raspa como instrumento principal para aplainamento de irregularidades. Ao utilizar esses instrumentos, deve-se ter em mente que ambos os tipos podem ser utilizados somente no osso e não na cartilagem. Cristas pontiagudas são, geralmente, encontradas na transição entre o dorso cartilaginoso e o ósseo, devido a protuberâncias das cartilagens laterais superiores, e elas somente podem ser removidas com o auxílio de um bisturi.

Dependendo da frequência do seu uso, instrumentos cortantes tornam-se rombos. Eles devem, portanto, ser afiados regularmente (tesouras, cinzéis, osteótomos) ou trocados (raspas). A acuidade dos osteótomos, em particular, determina a qualidade das osteotomias. Com uma pedra de amolar disponível na mesa de instrumentos, os osteótomos podem ser afiados pelo cirurgião imediatamente após o seu uso.

Conduta nas Lesões Nasais Agudas

Lesões de Tecidos Moles

Princípio Cirúrgico

As lesões de tecidos moles devem ser abordadas com técnicas atraumáticas. Nas lesões de múltiplas camadas, o tratamento é realizado de dentro para fora, especialmente nas lesões perfurantes. Nas avulsões (p. ex., secundárias a mordidas de cachorro), o reimplante tem possibilidades de sucesso somente nas lesões superficiais.

Indicações

Feridas cutâneas extensas, perfurações, defeitos.

Tópicos Específicos com relação ao Consentimento Informado

O paciente deve ser informado sobre transplante de tecidos, possibilidade de procedimentos estagiados, ajustes finos posteriores e alterações funcionais e cosméticas potenciais, especialmente com relação a procedimentos de maior complexidade no tratamento de defeitos.

Planejamento Operatório

O tratamento deve ser iniciado o mais precocemente possível. A reconstrução imediata é preferível para defeitos, pois a cicatrização por segunda intenção torna a reconstrução posterior mais difícil devido a áreas com cicatrizes extensas e distorções. Com tecidos rompidos, mesmo pequenas pontes de pele viáveis são, geralmente, suficientes para garantir uma perfusão adequada das áreas lesadas. Elas devem ser cuidadosamente preservadas.

Instrumentos Especiais

Combinações agulha-fio atraumáticas são necessárias para a obtenção de bons resultados estéticos na face. Fios monofilamentares devem ser utilizados para reparos na pele. Lacerações podem ser adequadamente tratadas com cola tecidual ao invés de suturas, especialmente em crianças. Curativos oclusivos promovem a cicatrização das feridas, especialmente em abrasões.

Anestesia

Anestesia geral poderá ser necessária, dependendo da escala das lesões e do tempo necessário para o reparo. Em princípio, entretanto, o uso de um anestésico local é possível por infiltração em leque da área lesada.

Técnica Cirúrgica

Lesões perfurantes são fechadas em camadas do interior para o exterior (**Fig. 6.7**). As bordas da ferida devem ser ligeiramente evertidas para evitar a formação subsequente de cicatrizes retraídas. Cicatrizes lineares mais longas perpendiculares à LTPR são convertidas em linhas em ziguezague através de pequenas Z-Plastias (W-Plastias), que passam, então, a se localizar na LTPR e são, assim, cosmeticamente menos evidentes (ver Capítulo 5). No vestíbulo nasal, lesões semicirculares por cisalhamento podem ocorrer na abertura piriforme, com envolvimento da cabeça da concha. Nestes casos, as margens da ferida devem ser exatamente reaproximadas para evitar o desenvolvimento de uma contração cicatricial com uma estenose em "pinhole" do vestíbulo.

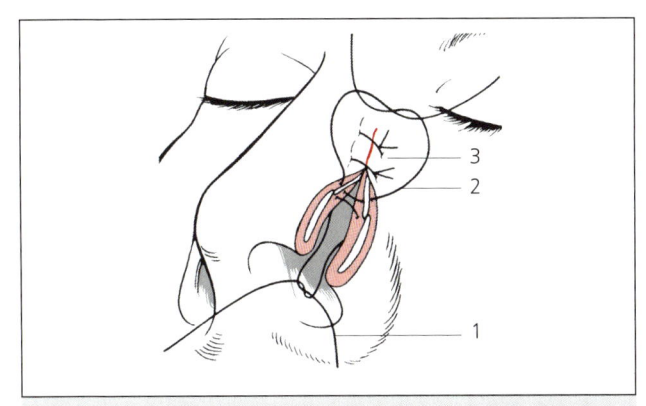

Fig. 6.7 Laceração de toda a espessura de toda a asa. Fechamento em camadas, do interior para o exterior: reparação de sutura.
1. pele do vestíbulo e da mucosa
2. cartilagem
3. pele externa

Avulsões podem ocorrer por mordidas de cachorro, por exemplo; geralmente as vítimas são crianças. A porção tecidual ausente é frequentemente perdida ou tornada inutilizável para reimplante por severo esmagamento. Um enxerto cutâneo de espessura total é uma opção para defeitos envolvendo somente a pele. A pele retroauricular é um sítio doador adequado. Em defeitos condrocutâneos de até 1 cm de tamanho, um enxerto livre condrocutâneo do pavilhão auricular é uma opção (ver Capítulo 5). Enxertos livres devem ser imobilizados por 10 dias por meio de um curativo externo, possivelmente suportado internamente por um tamponamento nasal adequado. Cobertura antibiótica é recomendável, particularmente, quando tampões nasais são utilizados.

Caso a pele tenha sido contaminada por sujeira arraigada (a assim chamada "tatuagem suja") durante uma lesão por acidente (p. ex., acidente de bicicleta), as partículas devem ser cuidadosamente limpas no intraoperatório com uma escova estéril para escovação das mãos. Isso é mais bem realizado durante o tratamento inicial; tentativas posteriores de limpeza da pele são, em geral, bem menos efetivas.

> **! Riscos e Complicações**
> Caso, apesar de todos os cuidados e atenções, haja formação de cicatrizes desfavoráveis ou mesmo distorções das estruturas adjacentes devido a cicatrizes, então, ao menos 6 meses devem-se passar antes de uma tentativa de cirurgia revisional. Somente condições suficientemente estáveis das cicatrizes ter-se-ão desenvolvido.

Corpos Estranhos

Corpos estranhos de todos os tipos são inseridos no nariz, especialmente por crianças pequenas, mas também por pacientes psicóticos. Rinorreia unilateral purulenta intratável deve sempre evocar a pesquisa por um corpo estranho.

Um corpo estranho arredondado é removido com um gancho em ângulo reto por trás do objeto, puxando-se, então, para fora (**Fig. 6.8**). Caso o corpo estranho esteja localizado no vestíbulo de uma criança, uma tentativa imediata de remoção deve ser feita. Caso esta não seja bem-sucedida, entretanto, novas tentativas não devem ser feitas e a remoção deve ser realizada sob anestesia geral. Isso também é aconselhável para todos os corpos estranhos nas cavidades nasais, uma vez que eles podem deslizar inferiormente para a faringe e bloquear as vias aéreas brônquicas.

Corpos estranhos de longa permanência tornam-se incrustados, formando o assim chamado *rinolito* (preferencialmente no meato inferior). Geralmente este somente poderá ser removido após mobilização com um cinzel.

Fraturas da Pirâmide Nasal Óssea

Padrões típicos de fratura podem ocorrer, dependendo da direção e da potência da força aplicada (**Fig. 6.9**):
- Lesão por impacto lateral (**Fig. 6.9a, b**):
  - força moderada: depressão lateral sem envolvimento do septo;
  - força intensa: nariz desviado com fratura septal associada.
- Lesão por impacto frontal (**Fig. 6.9c, d**):
  - força moderada: depressão no dorso do nariz (deformidade nariz em sela);
  - força intensa: deformidade nariz em sela com fratura impactante do septo nasal.

O exame diagnóstico inclui inspeção e palpação, garantindo que o septo nasal seja examinado quanto a hematomas septais ou fratura septal. Com traumas maiores, lesões associadas de órgãos adjacentes devem também ser avaliadas (base anterior do crânio, seio frontal, paredes orbitárias, zigoma, maxila). Exames de imagem são particularmente apropriados nestes casos (TC para lesões maiores). A avaliação de discretos deslocamentos da pirâmide nasal pode ser dificultada pelo edema de tecidos moles. Nestes casos, é aconselhável repetir o exame alguns dias depois, após a resolução do edema.

Fraturas recentes devem ser tratadas dentro de 8 dias seguintes à lesão.

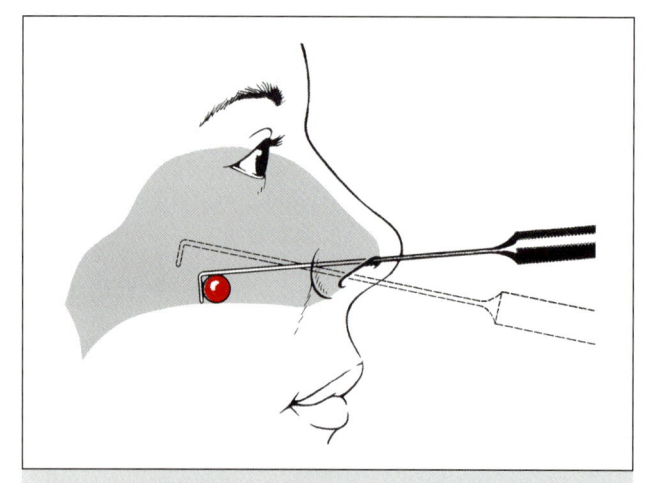

Fig. 6.8 Remoção de um corpo estranho arredondado da cavidade nasal. O gancho rombo de 90° é posicionado por trás do corpo estranho.

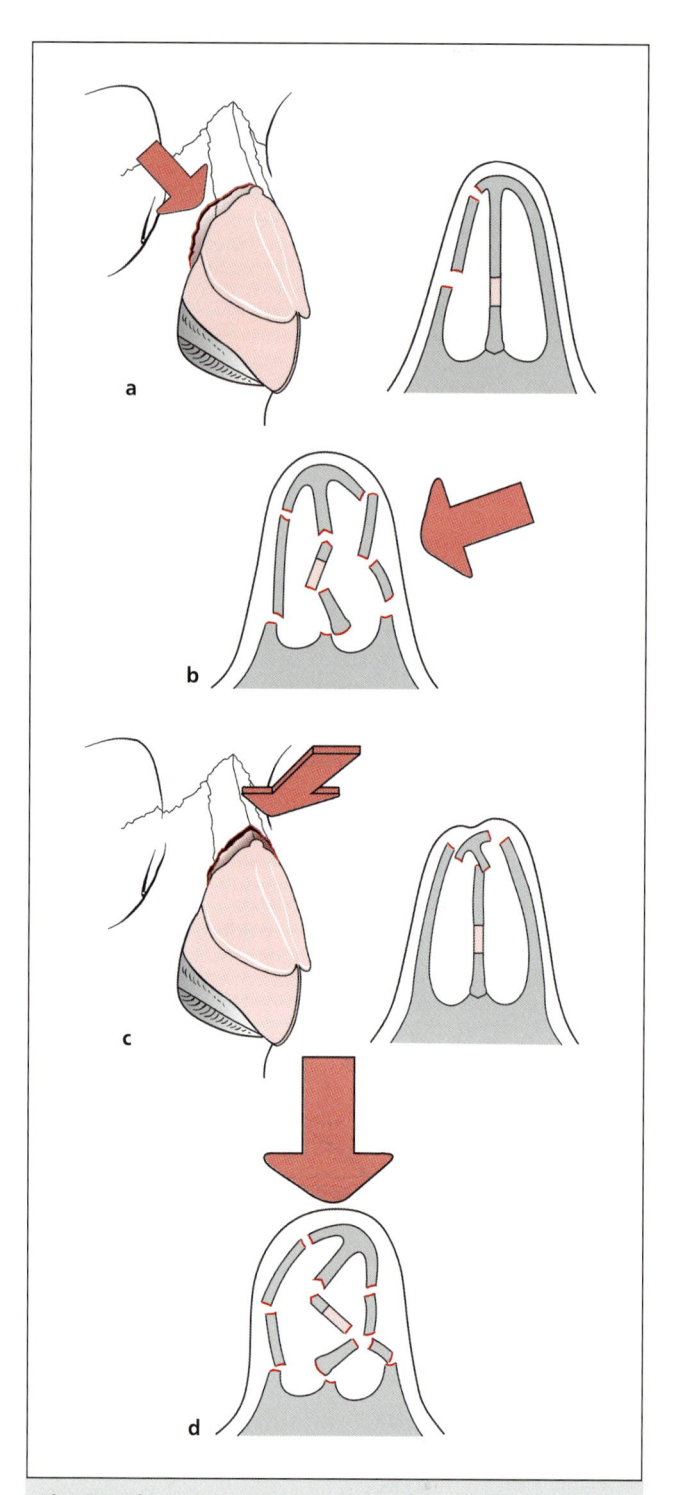

Fig. 6.9a-d Fraturas da pirâmide nasal: mecanismos de lesão.

a Lesão por impacto lateral (força moderada): impressão lateral sem deslocamento lateral da pirâmide; septo intacto → redução endonasal.

b Lesão por impacto lateral (força intensa): nariz torto com fratura do septo → redução endonasal e externa do septo e pirâmide; septoplastia pode ser necessária.

c Lesão por impacto frontal (força moderada): depressão no dorso do nariz (deformidade nariz em sela localizada) → redução endonasal.

d Lesão por impacto frontal (força intensa): deformidade nariz em sela com fratura impactante do septo → redução endonasal e septoplastia.

Redução de Fraturas

Princípio Cirúrgico

A conduta nas fraturas do septo nasal deve aderir aos princípios da septoplastia (ver adiante, p. 57). As paredes ósseas deslocadas da pirâmide são reduzidas (**Fig. 6.10**). Aqui se aplicam os princípios a seguir:

> 💡 Depressões somente podem ser reduzidas por intermédio de uma abordagem endonasal. Somente desvios laterais do nariz podem ser corrigidos por compressão externa.
> Depressões isoladas das paredes laterais do nariz podem dar a impressão equivocada de um desvio do dorso nasal.

Indicações

Fraturas recentes (até 8 dias) associadas a sequelas cosméticas ou funcionais relevantes. Fraturas septais com lesão mucosa ou hematomas septais necessitam de tratamento imediato, nas outras situações uma espera de até 8 dias é possível (redução do edema).

Contraindicações

Fraturas com mais de 2-3 semanas. Nestes casos, é melhor esperar 6-12 meses e, então, corrigir a pirâmide através de uma rinoplastia após realização de osteotomias. Lesões recentes podem ser superpostas a fraturas antigas, tornando a redução impossível. Deve-se, portanto, sempre indagar o paciente se o nariz já se encontrava "torto" antes da lesão atual.

Anestesia

Em uma lesão recente por impacto lateral, o desvio do dorso nasal sem depressão significativa pode ser manualmente reduzido para a linha média sem anestesia. Depressões secundárias a lesões por impacto frontal ou lateral são mais bem reduzidas com uma abordagem endonasal sob anestesia geral.

Técnica Cirúrgica

Para redução endonasal, um instrumento rombo é introduzido (p. ex., a extremidade romba de um descolador de Cottle), tanto para elevar o dorso nasal, quanto para deslocar a parede nasal lateral para fora (**Fig. 6.10**). Caso os fragmentos de cartilagem não se entrelacem, eles necessitarão de suporte endonasal na forma de tampão por 8-10 dias. Nestes casos, profilaxia antibiótica é recomendada. Caso os fragmentos cartilaginosos tenham se entrelaçado na posição errada e a desimpactação seja difícil, uma mobilização por instrumentos deverá ser primeiramente necessária, o que é mais bem realizado com uma pinça de desimpactação, introduzida com uma das garras dentro do nariz, para mobilizar a parede nasal lateral com discretos movimentos rotatórios.

Cuidados Pós-Operatórios

Após a redução, uma imobilização externa é necessária, nem tanto para estabilização, mas para proteção e para evitar qualquer edema pós-operatório significativo. É posicionado da mesma forma que na rinosseptoplastia eletiva (**Fig. 6.11**). O dorso nasal é coberto com um curativo consistindo em tiras sobrejacentes de fita adesiva. O tecido na região supraponta apresenta a tendência de edemaciar consideravelmente, e uma tumefação com subsequente desenvolvimento de uma deformidade em "bico de papagaio" (ver **Fig. 6.42**) pode se desenvolver caso surja um hematoma. Para contrabalançar o aparecimento de edema nessa região, uma tira de fita deve primeiramente ser aplicada na supraponta. A imobilização real pode ser realizada com um *splint* termoplástico ou com gesso de Paris ou outros materiais. Cuidados devem ser tomados para garantir que nenhuma borda cortante penetre a pele da região cantal medial e que as pálpebras possam abrir e fechar sem embaraços. Um *splint* em forma de grade possui a vantagem de que seus componentes verticais são úteis para orientação e auxílio na movimentação do dorso nasal de volta à sua posição na linha média. O *splint* é estabilizado com mais tiras de fita, similares àquelas inicialmente posicionadas.

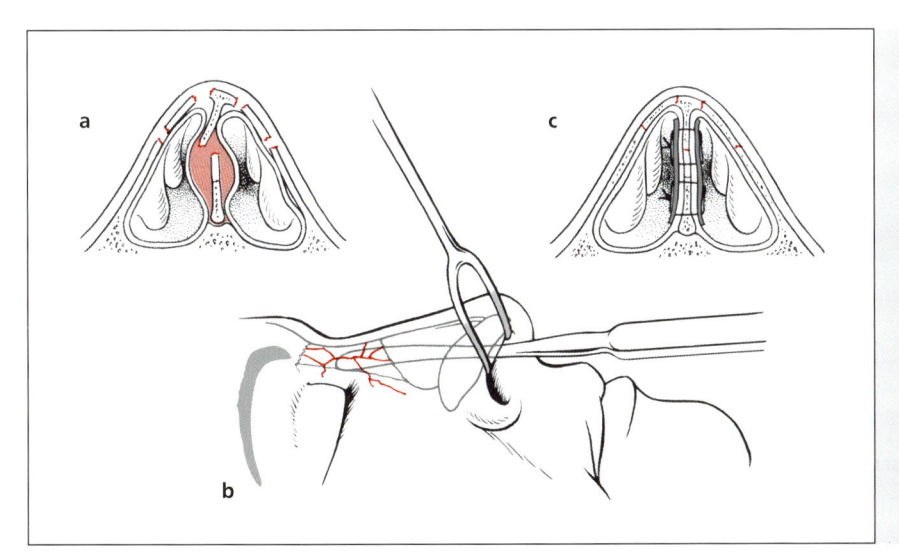

Fig. 6.10a-c Redução da pirâmide nasal e revisão septal.

a Lesão por impacto frontal com fraturas da pirâmide e do septo.

b Redução do dorso nasal utilizando um descolador após tratamento da fratura septal.

c Aspecto após redução e fixação do septo com *splints* septais.

Fratura Septal/Hematoma Septal/Abscesso Septal

Fraturas septais que afetam a respiração necessitam de mobilização e correção do septo nasal, adicionalmente à redução da pirâmide óssea externa (**Fig. 6.10**). A técnica, em princípio, não difere daquela utilizada na septoplastia (ver adiante, p. 57). Sangramentos ocorrem, caso o pericôndrio seja descolado da cartilagem subjacente, resultando na formação de um hematoma septal (**Fig. 6.10a**). Sem tratamento, em alguns dias o hematoma levará à absorção da cartilagem, que depende do pericôndrio para o seu próprio suprimento sanguíneo por difusão. O resultado é uma perda completa da função de suporte da cartilagem septal, com o desenvolvimento de uma deformidade cartilaginosa nariz em sela. Um hematoma septal também pode evoluir rapidamente para um abscesso septal, que levará à destruição da cartilagem em algumas horas. Além da febre causada pela infecção, os sinais presentes são obstrução completa do nariz, com eritema e edema da pele na região do dorso, columela e ponta do nariz. Mesmo uma pequena compressão da ponta nasal é dolorosa. Tais hematomas e abscessos septais também podem se desenvolver em lesões menores (particularmente em crianças) ou até mesmo sem uma causa externa aparente. Os resultados da cultura de *swabs* colhidos do fluido do abscesso geralmente são estéreis; ocasionalmente, estafilococos ou estreptococos são isolados. O tratamento antibiótico é indicado adicionalmente à cirurgia.

Cirurgia dos Hematomas/Abscesso Septal

Princípio Cirúrgico

Após incisão e drenagem do hematoma ou abscesso, qualquer necrose da cartilagem deverá ser debridada e imediatamente reconstruída. A prevenção de recorrências é essencial, p. ex., por meio do uso de *splints* nasais.

Tópicos Específicos com relação ao Consentimento Informado

Crianças poderão apresentar distúrbios do crescimento com o tempo, mesmo com tratamento adequado (ver **Fig. 6.28**). Os pais devem ser informados de que o tratamento definitivo de deformidades residuais poderá, possivelmente, ainda ser necessário após o crescimento completo. Nos casos que requerem reconstrução imediata, uma menção deve ser feita quanto à possível necessidade de colheita de cartilagem do pavilhão auricular ou uso de cartilagem homóloga.

Instrumentos Especiais e Implantes

Após incisão e drenagem do hematoma e abscesso, granulações intrassepatais deverão ser curetadas e o sítio operatório irrigado com uma solução antibiótica.

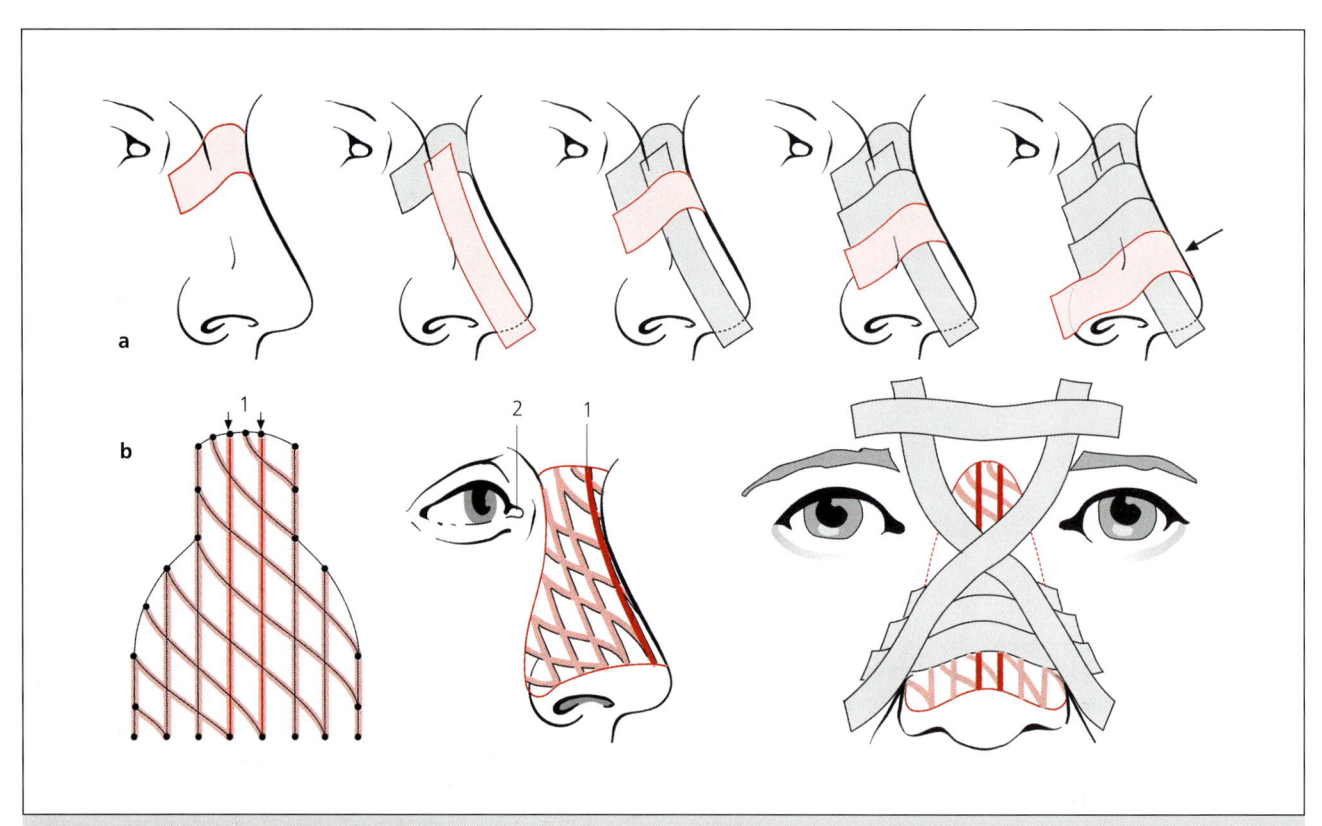

Fig. 6.11a, b Curativos e imobilizações nasais
a Curativo nasal consistindo em tiras superpostas de fita adesiva. Uma "alça" em torno da ponta do nariz tira a tensão das suturas endonasais. O edema da região da suraponta deve ser evitado pela aplicação firme de uma tira *(seta)*.
b Imobilização e fixação: um *splint* construído a partir de material termoplástico com padrão reticulado é moldado de forma que a rede se oriente de forma exatamente vertical sobre o dorso do nariz (1). Isso ajuda a posicionar o dorso nasal móvel exatamente na linha média. A imobilização deve poupar as regiões dos cantos mediais (2).

Anestesia

Anestesia geral é recomendável.

Técnica Cirúrgica

A região do hematoma/abscesso é exposta com uma incisão hemitransfixante (ver Septoplastia, p. 57), e um túnel é realizado na submucosa até que a cartilagem ou o osso saudável seja atingido. As porções de cartilagem septal amolecidas e instáveis são removidas, e um *swab* para cultura do fluido do abscesso é realizado. Após irrigações múltiplas da cavidade, o pericôndrio e o periósteo são liberados de granulações com uma cureta. Estas medidas podem ser estendidas a regiões sob as cartilagens laterais superiores e em torno do septo membranoso. Após várias lavagens com uma solução antibiótica, as superfícies pericondrais deverão ser lisas de ambos os lados.

Caso a cartilagem septal caudal tenha sido destruída, a reconstrução imediata é aconselhável, mesmo na presença de um abscesso septal, para prevenir a contração dos tecidos moles. Opções para material de suporte autólogo incluem tanto porções ósseas do vômer e lâmina perpendicular quanto a cartilagem conchal autóloga do pavilhão auricular. Caso disponível, a cartilagem costal humana desidratada por solventes e irradiada é muito adequada e pode ser reidratada com uma solução antibiótica.

Mesmo que estes enxertos e implantes somente atuem como espaçadores temporários, eles não apenas previnem a contração dos tecidos moles, como também facilitam consideravelmente qualquer tratamento definitivo posterior.

A profilaxia contra recoleções do fluido intrasseptal pode ser obtida por meio de suturas de colchoeiro absorvíveis transseptais ou através de *splints* septais suturados ao septo (**Fig. 6.10c**, ver também **Fig. 6.18**). De forma contrária às suturas, os *splints* septais intranasais têm a vantagem de realizar compressão sobre uma área de grande superfície. Eles devem ser mantidos por aproximadamente 1 semana.

Cuidados Pós-Operatórios

Os tampões devem permanecer por 3 dias e os *splints* septais por até 1 semana sob cobertura antibiótica. Os cuidados pós-operatórios restantes não diferem daqueles da septoplastia.

Alternativas

Hematomas septais localizados unilaterais (mas não abscessos) podem também ser aspirados através de uma agulha e, então, tamponados. Se não forem muito extensos, eles podem ser deixados para absorção espontânea, considerando que qualquer aspiração é associada com a possibilidade de disseminação bacteriana e infecção secundária. Um hematoma unilateral não está associado a um risco de necrose da cartilagem, uma vez que a nutrição desta é garantida pelo pericôndrio do lado contralateral. Hematomas situados sobre regiões ósseas do septo apresentam menos riscos, uma vez que o osso não recebe sua nutrição por difusão, mas sim por vasos sanguíneos.

Cirurgia do Septo Nasal

Funções do Septo Nasal

O septo nasal cartilaginoso é a estrutura central de suporte do nariz cartilaginoso e dos tecidos moles envolvidos. Desvios septais apresentam consequências funcionais especialmente nas áreas de estreitamento natural, p. ex., o vestíbulo nasal e ao nível da área da válvula nasal. Deformidades mais posteriores (p. ex., um esporão vomeriano) podem também causar obstrução nasal, embora esta tenda a ser menos séria do que no caso das deformidades anteriores. Desvios do septo cartilaginoso são, portanto, de particular importância funcional, devendo ser corrigidas por mobilização, redução, ressecção e, caso necessário, reconstrução. Considerações devem ser feitas com relação à função de suporte do septo nasal caudal, que deve ser reconstruído pela septoplastia ou preservado durante procedimentos de retificação. Como mostra claramente a **Fig. 6.12**, não se trata meramente de um problema envolvendo o nariz interno; a perda da função de sustentação do septo nasal tem também consequências múltiplas que também afetam a forma externa do nariz. A coluna da esquerda na **Fig. 6.12** mostra a situação normal, com secções transversais paralelas à columela no nível das cartilagens laterais inferiores (1) e a válvula nasal (2), da mesma forma que uma secção transversal através da base da columela e das asas do nariz (3). Para comparação, a coluna da direita mostra os efeitos resultantes da destruição da cartilagem septal, com subsequente redução da altura da margem septal caudal. Os domos das cartilagens laterais inferiores geralmente apresentam um formato em ângulo agudo, quando vistos do ponto de vista da base, com os tecidos fibrosos entre os domos repousando sobre a margem septal anterior, determinando, assim, a altura da ponta do nariz (a projeção da ponta do nariz é a distância entre as pontas nasais como vistas do plano facial vertical – ver **Figs. 6.39 e 6.40**). As cartilagens e os tecidos moles estão, assim, sob tensão. As narinas são ovaladas, e a base da columela é apenas ligeiramente mais larga, devido às cruras mediais divergentes das cartilagens laterais inferiores. A cartilagem septodorsal intacta possui um ângulo da válvula nasal de aproximadamente 15°. Em uma secção transversa através da base da columela, esta se encontra caudal às bordas alares, o septo membranoso é alongado e a secção transversal das cruras mediais das cartilagens laterais inferiores se encontram muito próximas. Isso cria um espaço entre o septo membranoso e as bordas alares, que é largo o suficiente para impedir que as narinas sejam sugadas em direção ao septo membranoso durante a inspiração.

As alterações encontradas quando a altura do septo se encontra reduzida são correspondentemente complexas em sua natureza. A visão basal do nariz demonstra agora uma redução na projeção da ponta nasal. O tecido fibroso entre as cartilagens laterais inferiores não mais é mantido sob tensão pelo septo nasal; os domos se achatam e divergem. O resultado é uma ponta nasal alargada, o que é amorfo e indefinido devido à perda dos domos. A perda de altura resulta em excesso de tecidos moles que se alargam, então a distância entre as duas narinas se

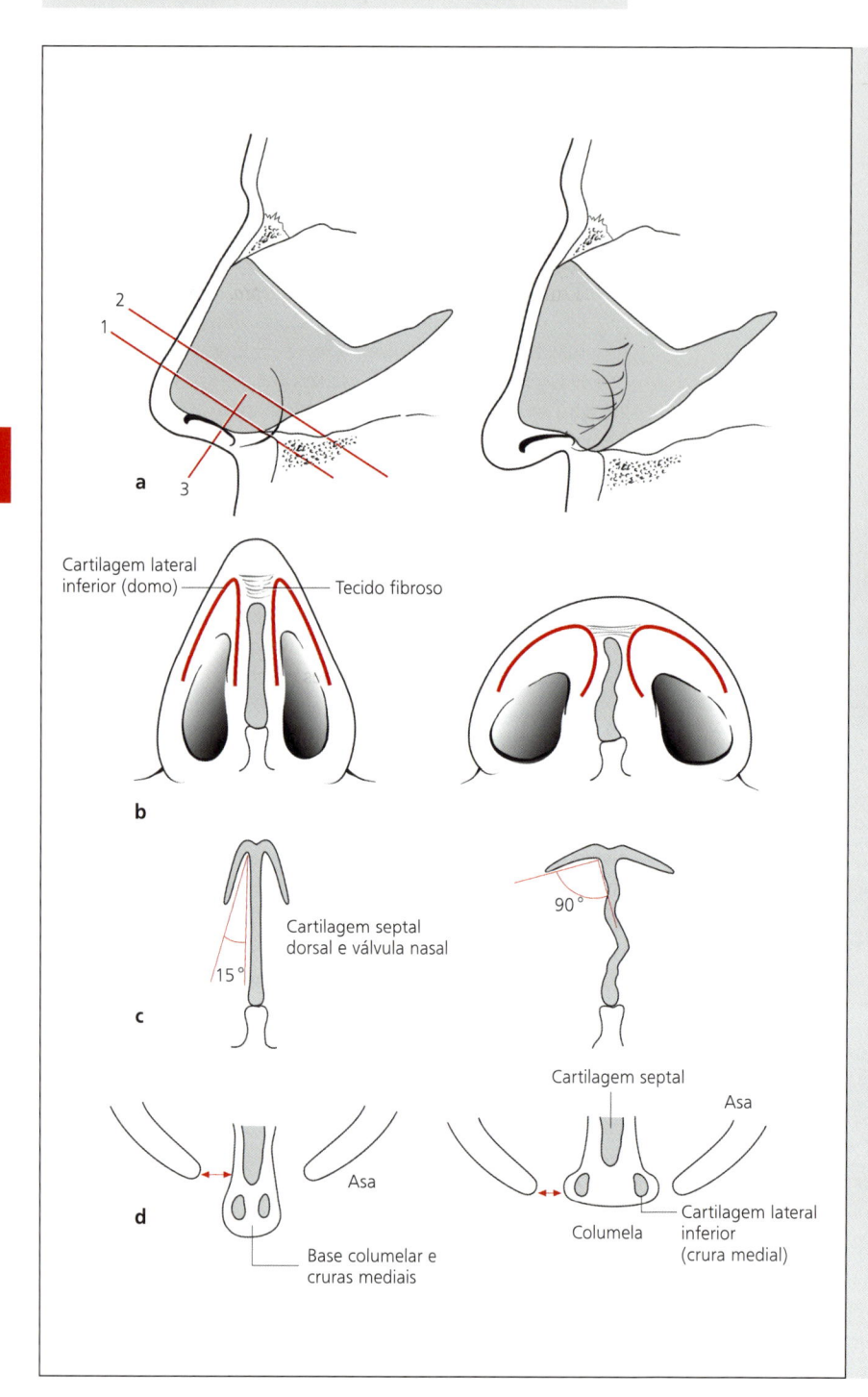

Fig. 6.12a-d O papel do septo nasal como estrutura central de suporte da ponta, dorso e base do nariz. Coluna da esquerda: situação normal. Coluna da direita: sequelas após perda de função de suporte da cartilagem septal.

a Visão lateral indicando os planos de secção 1-3.

b Secção através da ponta do nariz (1): os domos são suportados sobre a margem septal superior e mantidos sob tensão por tecido fibroso. Isso dá aos domos um ângulo agudo, tornando a ponta do nariz esbelta (esquerda). A perda de altura da margem caudal do septo "relaxa" a cartilagem, tornando os domos e as pontas, bem como as narinas, "arredondados". A projeção da ponta do nariz é reduzida e a columela se torna larga e curta. A distância entre as asas é aumentada (direita).

c O ângulo da válvula nasal é aumentado (fenômeno do balão).

d A base da columela é mantida em uma direção caudal pelo septo e posicionada sob tensão. Isso a torna estreita. As cruras mediais das cartilagens laterais inferiores estão próximas entre si e sua distância às narinas é grande *(dupla seta à esquerda)*. Caso a margem caudal do septo seja deslocada posteriormente, a base da columela se retrai e se torna mais larga. O vestíbulo, então, se estreita *(seta dupla à direita)*.

torna maior e as narinas normalmente ovaladas assumem um formato mais arredondado. A redução do dorso do nariz cartilaginoso leva ao aumento do ângulo da válvula nasal até 90° (uma situação conhecida como "fenômeno do balão"). Isso resulta em uma deflexão da corrente aérea principal em direção ao assoalho do nariz, o que se associa à sobrecarga e ao ressecamento das mucosas. A secção transversa através da columela mostra agora a columela no mesmo nível das bordas das asas do nariz (columela retraída ou "escondida") e ao mesmo tempo alargada como resultado de uma perda de tensão (as secções transversais das cruras mediais das cartilagens laterais inferiores estão além, separadas). A agora reduzida distância entre as narinas e a columela resulta em uma estenose vestibular, com risco de colapso total por pressões negativas durante a inspiração.

Esta lista de processos dinâmicos que resultam da perda de função de suporte do septo cartilaginoso mostra que três aspectos em particular devem ser mantidos em mente durante a cirurgia do septo nasal:

Septoplastia

Princípio Cirúrgico

A literatura frequentemente descreve a ressecção submucosa do septo (Killian) e a septoplastia (Cottle) como se elas fossem basicamente equivalentes. Estas duas técnicas cirúrgicas são, entretanto, diferentes em seus princípios.

Durante a *ressecção submucosa do septo*, a cartilagem central e os componentes ósseos do septo nasal são removidos, preservando uma moldura cartilaginosa suficientemente larga no dorso nasal e na columela. Caso a estabilidade desta moldura se torne inadequada após uma ressecção extensa, uma deformidade típica resultará, como mostrado na **Fig. 6.12**. Uma vez que é importante não romper a unidade mucosa–estrutura cartilaginosa, a incisão através da mucosa para ganhar acesso à área de ressecção situa-se imediatamente na borda anterior da janela cartilaginosa pretendida. Essa abordagem não permite, portanto, a exposição de desvios da moldura cartilaginosa. Assim, a ressecção submucosa do septo corrige principalmente cristas septais na junção entre a cartilagem septal, o vômer e a lâmina perpendicular, ou corrige esporões vomerianos. Já foi esclarecido anteriormente que obstruções nasais devidas a este tipo de deformidade são geralmente apenas moderadas.

Em contraste, o princípio da *septoplastia* permite não apenas a correção das porções centrais do septo, mas também permite a cirurgia do *arcabouço cartilaginoso*. A abordagem padronizada de Cottle (abordagem maxila–pré-maxila) permite a exposição completa da infraestrutura do septo nasal. Uma vez que desvios do arcabouço cartilaginoso se situam nas porções mais estreitas das vias aéreas, eles têm importância funcional consideravelmente maior do que os desvios do septo central. Embora esse procedimento tenha sofrido mudanças ao longo dos anos, algumas etapas operatórias básicas ainda se aplicam:

1. Incisão (hemitransfixação direita).
2. Abordagem: túneis septais subpericondrais e subperiósteos.
3. Mobilização (condrotomias, osteotomias).
4. Ressecção (cartilagem e/ou osso).
5. Reconstrução/reposicionamento.
6. Fixação (suturas, *splints* septais).

Somente o conhecimento e a utilização de uma abordagem que permita o acesso a *todas* as partes do septo permitirão a sua correção, e essa é, portanto, recomendada como técnica básica. Dependendo da patologia em questão, uma modificação adaptada será possível. A técnica de Cottle consiste em prosseguir ao longo do assoalho nasal através de túneis bilaterais, desenvolvidos com início na abertura piriforme em direção dorsal (abordagem da maxila). Estes túneis do assoalho nasal são conectados ao túnel septal superior, realizado a partir do septo caudal e da pré-maxila (abordagem da pré-maxila). A conexão dos túneis septais aos túneis do assoalho nasal, entretanto, requer a secção do nervo nasopalatino no canal incisivo (**Fig. 6.4**), sendo por esta razão que a abordagem maxila–pré-maxila é principalmente recomendada apenas para indicações especiais (crista basal protuberante do septo nasal, cirurgia revisional difícil, fechamento de perfurações septais). Nas ou-

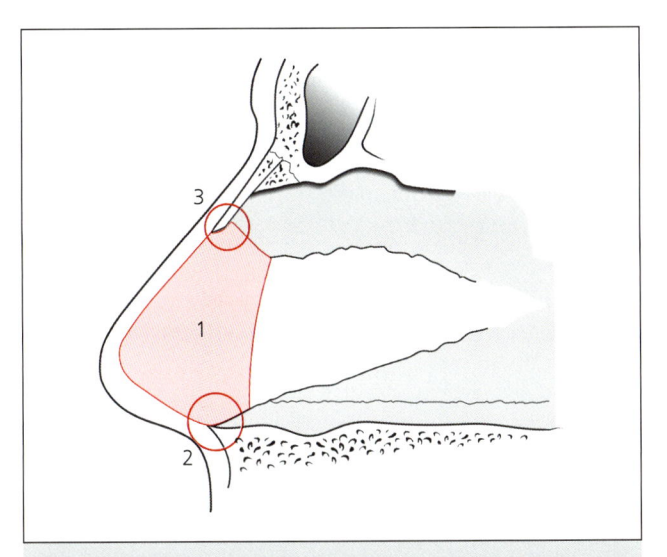

Fig. 6.13 Os objetivos da septoplastia/reconstrução septal. Preservação ou reconstrução do suporte cartilaginoso por meio de:
1. tamanho, forma e estabilidade adequados
2. preservação ou reconstrução das conexões com a pré-maxila
3. fixação adequada através da preservação (parcial) da linha de sutura à lâmina perpendicular ou através da sutura das cartilagens laterais superiores e septo no nível da área keystone

- O terço caudal do nariz, incluindo a sua base, representa um sistema complexo sob tensão. Esta última é produzida pelo tamanho, pelo formato e pelo posicionamento da cartilagem septal.
- A retificação de um desvio septal caudal não deve ser obtida às custas da função de suporte, caso contrário as alterações acima mencionadas podem se desenvolver de forma mais ou menos pronunciada.
- Caso deformidades tenham se desenvolvido como resultado da perda de função de suporte, elas não devem, se possível, ser corrigidas através de cirurgias de questões individuais (p. ex., correção da ponta nasal ou enxerto de cartilagem para um dorso nasal deprimido), mas, ao invés disso, uma tentativa de correção da patologia subjacente deve ser realizada: restauração da estabilidade, tamanho e posicionamento do septo nasal caudal (**Fig. 6.13**).

A cirurgia do septo nasal geralmente envolve a mobilização da cartilagem septal. É, portanto, essencial ter conhecimento dos pontos de fixação natural, que devem ser preservados ou reconstruídos após a separação (**Fig. 6.13** [2,3]).

- *preservação* da conexão entre a lâmina perpendicular e/ou a pré-maxila, ou
- *fixação* às cartilagens laterais superiores na junção com o osso nasal e na espinha nasal anterior.

tras situações, a formação de túneis septais deve ser realizada somente em um plano vertical, poupando o assoalho nasal horizontal.

Indicações

- Obstrução nasal secundária a deslocamentos da margem caudal do septo, desvios do dorso nasal cartilaginoso ou da margem septal caudal, crista basal septal (septo caudal e pré-maxila), crista septal ascendente e esporão vomeriano (cartilagem septal, vômer, lâmina perpendicular), desvio da lâmina perpendicular.
- Fraturas septais ou suas sequelas (particularmente fraturas verticais no nível da válvula nasal, fratura transversa), estenoses vestibulares associadas a um nariz desviado ou de tensão.
- Reconstrução septal para deformidade nariz em sela.
- Aumento do acesso durante a cirurgia dos seios paranasais, para epistaxis posterior, como abordagem para atresia coanal e acesso para a hipófise.

Contraindicações

- Rinite aguda.
- Desordens sistêmicas graves, especialmente coagulopatias.
- Alto grau de atrofia da mucosa septal (p. ex., após múltiplas cirurgias prévias).

Tópicos Específicos com Relação ao Consentimento Informado

- Alterações no formato do nariz externo.
- Disfunção olfatória.
- Perfuração septal.
- Possibilidade de colheita de um enxerto (pavilhão auricular, costela).

Planejamento Operatório

É esperado que qualquer material cartilaginoso ainda disponível de outras lesões ou cirurgias será insuficiente para restaurar uma adequada função de suporte do nariz cartilaginoso. O assim chamado "teste do cotonete" pode ajudar a fornecer uma estimativa: o septo nasal é palpado com um cotonete para identificar quaisquer áreas ainda estáveis ou livres de cartilagem. A possível colheita de um enxerto deve ser providencialmente incluída no consentimento informado, para se evitar ter de recorrer a compromissos ao se deparar com falta de cartilagem durante a cirurgia. Em casos difíceis, especialmente durante reexplorações, pode ser útil incluir no planejamento operatório cirurgia revisional subsequente para remoção de deformidades residuais.

Instrumentos Especiais e Implantes

Uma seleção de instrumentos para septoplastia é mostrada na Fig. 6.6a.

Anestesia

A septoplastia é geralmente realizada sob anestesia geral. Somente em casos selecionados de cirurgias isoladas na área vestibular (p. ex., desvio isolado da margem caudal do septo – muito raro) a anestesia local pode ser suficiente.

Técnica Cirúrgica

A cirurgia é dividida nas seguintes etapas:

(a) Preparação, Incisão, Abordagem
- Estas são idênticas para a maioria das deformidades septais, com apenas algumas poucas exceções.

(b) Correção de Várias Deformidades Septais
- Crista septal ascendente, crista basal (ver **Figs. 6.19 e 6.20**).
- Deslocamento da margem caudal do septo (ver **Fig. 6.21**).
- Desvio da cartilagem septal:
  - margem septal caudal (ver **Fig. 6.22**)
  - margem septal superior (ver **Fig. 6.23**)

(c) Defeitos ou Insuficiência do Septo Caudal
- Reconstrução parcial do septo.
- Reconstrução total do septo (reposicionamento do septo) (ver **Figs. 6.25, 6.26 e 6.27**).

(d) Substituição, Fixação, Tamponamento
Estas medidas, por outro lado, são geralmente realizadas de uma maneira uniforme.

Devido à uniformidade da abordagem, independentemente da patologia em questão, os pontos (a) e (d) serão discutidos conjuntamente (**Figs. 6.14, 6.15, 6.16, 6.17 e 6.18**).

Preparação. A cabeça é posicionada em ligeira elevação (mento na direção do tórax) para permitir a visualização tanto do assoalho do nariz quanto das porções superiores do septo, sem que o cirurgião precise adotar posições extremas da cabeça. O sítio operatório é preparado antes da colocação dos campos estéreis: descongestão da mucosa (p. ex., pela inserção de fitas de esponja embebidas em xilometazolina), possivelmente limpeza do vestíbulo nasal (onde estafilococos são encontrados em cerca de metade de todos os pacientes) com álcool, infiltração do septo membranoso (por razões práticas, uma combinação previamente preparada de anestésico local e epinefrina 1:200.000 provou ser útil). Infiltração extensa da mucosa septal para facilitar a formação posterior dos túneis (assim chamada "hidrodissecção") não é geralmente recomendada, uma vez que infla geralmente apenas a mucosa e não separa o pericôndrio da cartilagem, além das complicações já descritas (amaurose). Desinfecção da face é uma opção, mas não absolutamente necessária. Profilaxia antibiótica (p. ex., para re-explorações utilizando enxertos, regiões adjacentes potencialmente infectadas) deve ser administrada na forma de profilaxia peroperatória. Um cirurgião destro se posiciona à direita do paciente.

Incisão: hemitransfixação direita (**Fig. 6.14**). Para o cirurgião destro, o vestíbulo nasal direito é mais facilmente visualizado do que o esquerdo, e é por essa razão que a incisão é sempre realizada no lado direito, mesmo que a margem caudal do septo esteja desviada para a esquerda. A margem caudal do septo é exposta utilizando uma pinça de columela e um afastador alar: somente o septo membranoso móvel é pinçado. A pele que recobre a margem cartilaginosa é colocada em tensão ao se movimentar a pinça para a esquerda e posteriormente. O afastador alar (assistente) expõe as conexões da cartilagem lateral superior e ao mesmo tempo protege a asa de lacerações

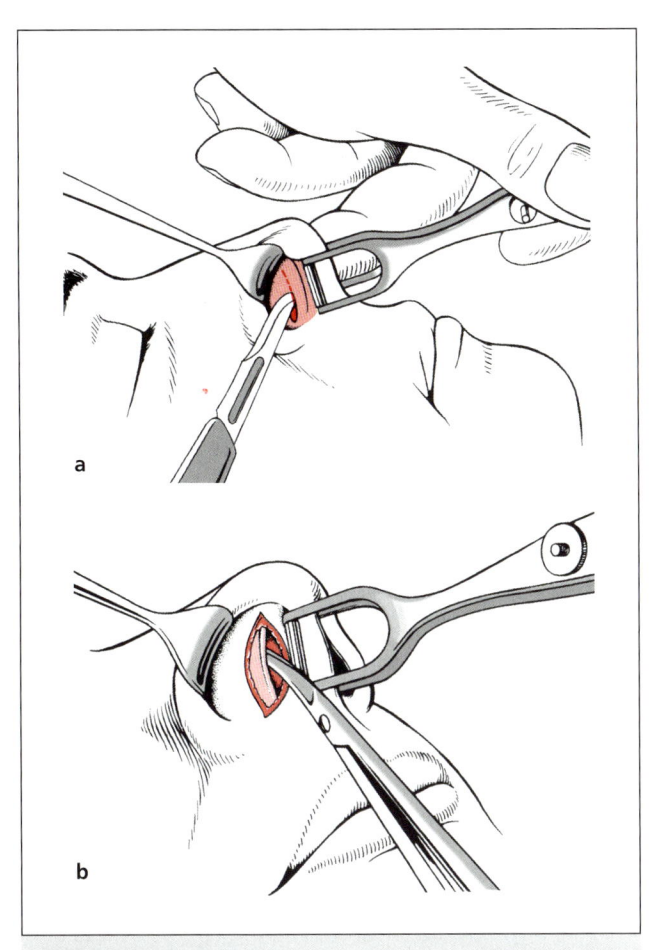

Fig. 6.14a, b Incisão.
a Hemitransfixação direita.
b Identificação da margem septal caudal e do plano subpericondral de dissecção (abordagem para o túnel anterior esquerdo).

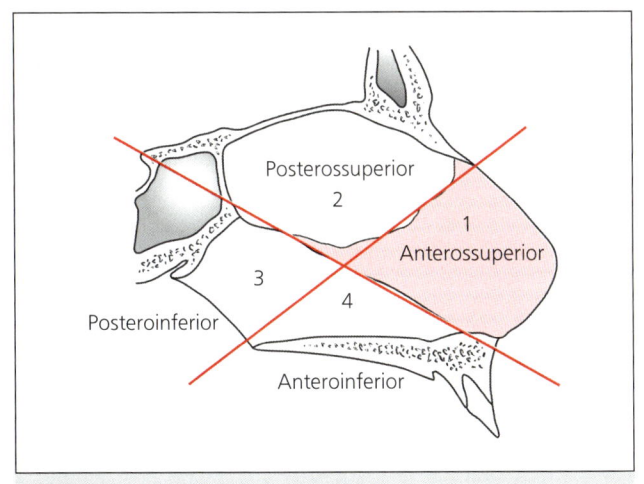

Fig. 6.15 Posição dos quatro túneis septais (unilateral) na (o):
1. lâmina quadrangular
2. lâmina perpendicular
3. vômer
4. vômer e pré-maxila

inadvertidas. O dedo médio da mão direita do cirurgião pode deslocar para a direita um septo que se encontra deslocado para a esquerda e estabilizar a cartilagem septal para a incisão.

A incisão hemitransfixante (latim: hemi = meio, transfigere = transfixar) é realizada utilizando uma lâmina de bisturi nº 15 na pele (não na mucosa) aproximadamente 2 mm *posteriormente* à borda da cartilagem, da espinha nasal anterior até imediatamente antes da conexão com a cartilagem lateral superior (o canto septal anteroinferior). A incisão é continuada em direção posteroanterior para se evitar gotejamento inferior de sangue que poderia obstruir o campo visual. A incisão da cartilagem deve ser evitada.

Nota: uma transfixação (ver **Fig. 6.32a**) difere de uma hemitransfixação no sentido de que ela não apenas transsecciona todo o septo membranoso até o lado oposto, mas também é realizada caudalmente à extremidade do septo. Ela permite que o septo membranoso seja completamente separado do septo nasal, juntamente com a columela e as cruras mediais das cartilagens laterais inferiores.

Abordagem: túneis septais (**Figs. 6.15** e **6.16**). O arcabouço cartilaginoso é exposto por meio dos túneis septais subpericondrais e o arcabouço ósseo por meio dos túneis septais subperiosteais.

Geralmente é recomendado, sempre que possível, deixar a cartilagem aderida a um dos lados da mucosa septal, já que essa medida reduz o risco de mobilizações e deslocamentos muito acentuados. Com um desvio unilateral anterior, pode-se criar um túnel anterior somente no lado desviado. O túnel esquerdo é rotineiramente criado primeiramente ao se tratar de uma crista septal ascendente no lado esquerdo.

Encontrar o *plano correto* de dissecção é essencial. Os cordões fibrosos são separados da margem caudal do septo com um instrumento pontiagudo (p. ex., tesouras pontiagudas fechadas, **Fig. 6.14b**). Em algumas vezes, será necessária uma transecção. O plano correto geralmente pode ser identificado 2-3 mm posterior à margem da cartilagem. Após a elevação do pericôndrio, a cartilagem brilha com uma coloração azulada. O "plano incorreto" é identificado pela sua coloração avermelhada e sangramentos puntiformes. Neste caso, a camada pericondral remanescente deve ser novamente descolada da cartilagem com um instrumento pontiagudo. Uma vez que a camada subpericondral tenha sido definitivamente atingida, a formação dos túneis inferiormente à lâmina quadrangular até as suas junções com a lâmina perpendicular (sutura condroetmoidal) e o vômer (sutura condrovomeriana) é geralmente realizada sem dificuldades, utilizando a extremidade romba de um descolador de Cottle, desde que não haja desvios significativos que coloquem a mucosa sob tensão ou antigas fraturas cartilaginosas que a mucosa esteja aderida por tecido cicatricial. Nestes pontos, uma dissecção cortante posterior deverá ser realizada. Deste modo, um túnel anterossuperior esquerdo é criado.

A mucosa é descolada de sua junção com a lâmina perpendicular utilizando a extremidade romba de um descolador de Cottle e um túnel posterossuperior é dissecado, garantindo-se constante contato do instrumento com o osso até a junção entre a lâmina perpendicular e o vômer (ou o processo esfenoide da cartilagem septal). Na finalização destas etapas, um túnel anterossuperior esquerdo e um túnel posterossuperior esquerdo terão sido criados.

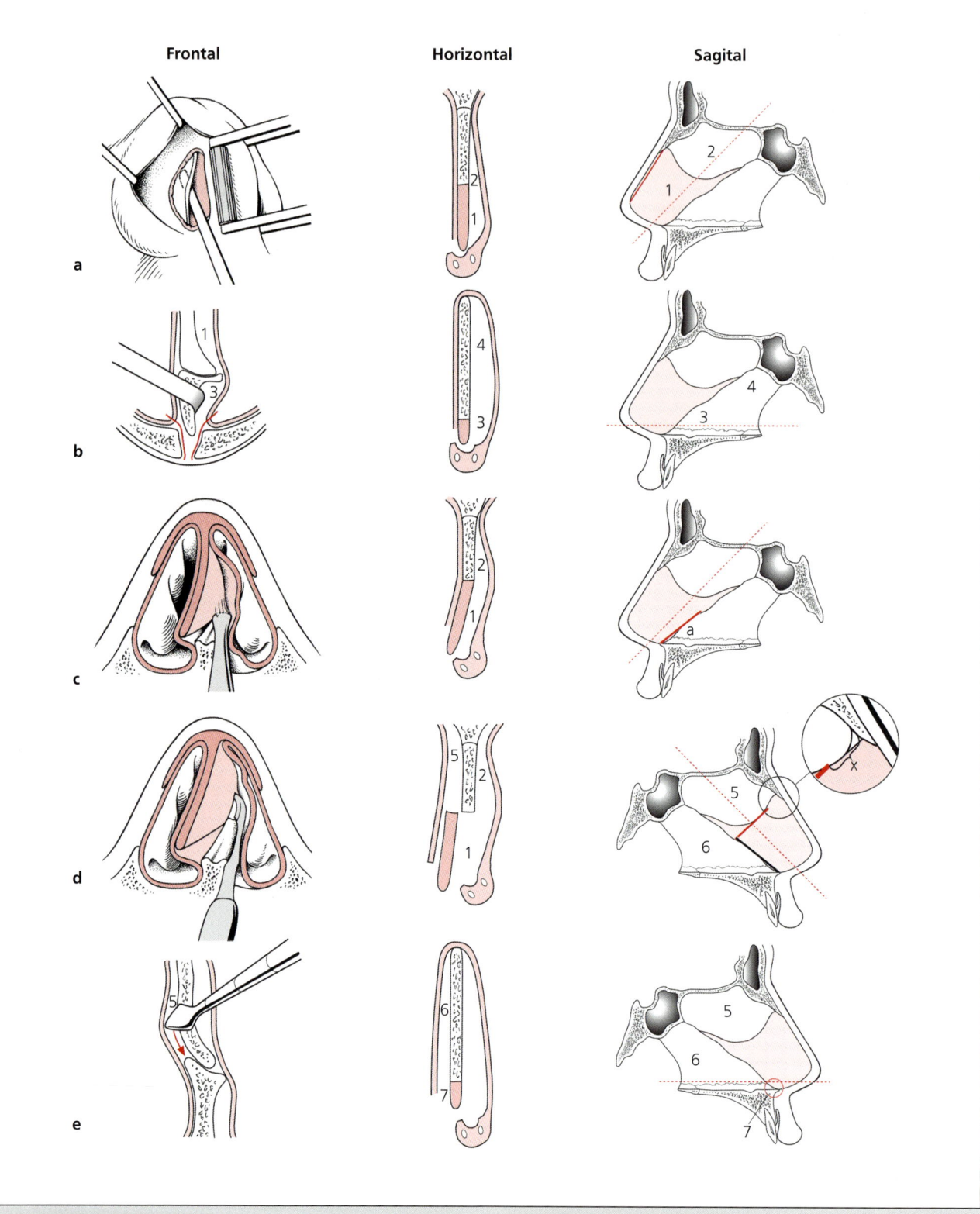

Fig. 6.16a–e Septoplastia: abordagem padrão à infraestrutura. Apresentação das etapas individuais nos planos coronal, axial e sagital; o plano de secção axial é marcado em cada caso na coluna à direita.

a Túnel superior esquerdo anterior (1) e posterior (2).
b Túnel inferior esquerdo anterior (3) e posterior (4).
c Condrotomia horizontal na base cartilaginosa do septo.
d Condrotomia vertical na junção osteocartilaginosa, poupando a região imediatamente inferior aos ossos nasais (x) e túneis direitos posterossuperior (5) e inferior (6).
e Túnel anteroinferior à direita. O túnel posteroinferior pode ser aberto de cima por meio de secção cortante das fibras na sutura óssea (a assim chamada "abordagem posterior") para permitir que a seção anterior seja exposta a partir deste ponto (7).

> A confecção dos túneis na cartilagem é feita com instrumentos rombos para evitar lesões da cartilagem, ao passo que instrumentos cortantes são utilizados no osso.

Os túneis inferiores esquerdos podem ser criados de forma relativamente simples em uma direção posterior para anterior via túnel superior, conquanto não haja desvio septal significativo. Para isso, a mucosa é descolada no segmento septal posterior na junção entre a lâmina perpendicular e o vômer, utilizando a extremidade cortante do descolador, sendo o túnel então exposto de cima para baixo em direção ao assoalho nasal (a assim chamada abordagem posterior para o túnel inferior). Quando houver contato entre o instrumento e o osso do assoalho nasal, este túnel posteroinferior pode então ser facilmente alargado em uma direção posterior para anterior até o nível da asa da pré-maxila e da espinha nasal anterior. A dissecção no plano vertical nessa região evita lesões do nervo nasopalatino. No final desta etapa, um túnel esquerdo completo do septo nasal terá sido realizado (**Fig. 6.16b**).

Em casos com uma crista septal ascendente protuberante ou uma crista basal, essa abordagem posterior para o túnel inferior não é possível. Ao contrário, a mucosa deve ser descolada a partir da região inferior à crista em uma direção anterior. Para isso, os fortes cordões fibrosos são primeiramente descolados do osso na abertura piriforme, expondo a transição da pré-maxila (septo) para o assoalho nasal na crista piriforme. Esta ação permite que um descolador angulado (p. ex., descolador de McKenty) seja introduzido, em contato com o osso, para descolar a mucosa das asas pré-maxilares e da crista ascendente no subperiósteo (**Fig. 6.16b**). Nesse caso, a mucosa não é descolada das porções protuberante da crista até que tenha sido mobilizada por osteotomia, retirando, assim, a tensão da mucosa, que é frequentemente muito delgada nesse ponto. No caso de cristas, portanto, os túneis superiores e inferiores não são inicialmente unidos.

Para desenvolver o túnel posterior direito, a cartilagem septal deve ser mobilizada e deslocada para a esquerda. Para isso, uma *condrotomia horizontal* é primeiramente realizada (**Fig. 6.16c**). Um instrumento cortante (p. ex., faca de Cottle, lâmina de bisturi nº 15) é utilizado para transeccionar a cartilagem nas suas conexões com a pré-maxila e o vômer até aproximadamente a metade do septo (início do processo esfenoide da cartilagem). Então, as conexões com a lâmina perpendicular são *parcialmente* liberadas por uma *condrotomia vertical* (**Fig. 6.16d**). Imediatamente antes da junção osteocartilaginosa, a cartilagem é incisada (p. ex., com um descolador de Cottle) e a incisão é estendida em uma direção caudal para cranial. Sempre que possível, ao menos 5 mm da linha de sutura devem ser preservados, para evitar a rotação do septo após o descolamento bilateral da mucosa e as condrotomias (ver **Fig. 6.29**). Caso, entretanto, houver desvios septais significativos abaixo do dorso nasal, a condrotomia horizontal deve ser estendida até que um contato ósseo com os ossos nasais seja obtido, para ser reparada de forma direta posteriormente (ver adiante).

O acesso ao lado direito é obtido via condrotomias, no plano correto diretamente abaixo do periósteo, após deslocamento da cartilagem mobilizada, para criar os túneis posteriores direitos (superior e inferior) (**Fig. 6.16c**). O túnel posteroinferior pode ser estendido até um túnel anteroinferior via abordagem posterior. Ao final dessa etapa, a cartilagem septal ainda encontra-se parcialmente aderida à lâmina perpendicular, aos ossos nasais via cartilagens laterais superiores e à mucosa septal do lado direito. Ela pode, então, ser deslizada para os lados, como uma porta deslizante, permitindo a completa visualização das porções septais restantes, do assoalho nasal até o dorso e da pré-maxila até as coanas.

Reposicionamento. Após a correção da patologia septal ser completada (ver adiante), é necessário que se inicie o reposicionamento e a fixação do septo nasal mobilizado, seguidos pelo tamponamento da cavidade nasal, para profilaxia de hematomas e estabilização (**Fig. 6.17**). Ao final da cirurgia, a menor quantidade possível de áreas do septo deve permanecer livre de cartilagem e osso. Qualquer tecido de suporte que não seja necessário para reconstruções deve ser reposicionado após retificação com um esmagador de cartilagem e osso. A cavidade nasal deve primeiramente ser tamponada, ao menos temporariamente (p. ex., com tampões de espuma), para evitar deslocamento dos fragmentos. O tampão comprime ambas as camadas mucosas conjuntamente de forma leve, enquanto o reposicionamento é realizado em uma direção posterior para anterior.

Fixação. Antes da sutura da hemitransfixação, a fixação do septo cartilaginoso deve ser checada. Para isso, a margem caudal septal é pinçada com uma pinça Adson-Brown e mobilizada. Caso ela possa ser empurrada no interior do nariz, então ela necessitará definitivamente de fixação à espinha nasal anterior, por meio de suturas (**Fig. 6.17**). A mobilidade da cartilagem septal pode ser prevista, particularmente quando túneis septais tiverem sido realizados em ambos os lados e a condrotomia posterior tenha sido estendida até abaixo dos ossos nasais. Nesse caso, o septo nasal cartilaginoso "se segura" somente nas cartilagens laterais superiores e compressões nos tecidos moles levarão à rotação para dentro do septo nasal cartilaginoso (ver **Fig. 6.29**).

Tamponamentos e outras medidas de estabilização. A estabilização e a profilaxia de hematomas septais podem ser

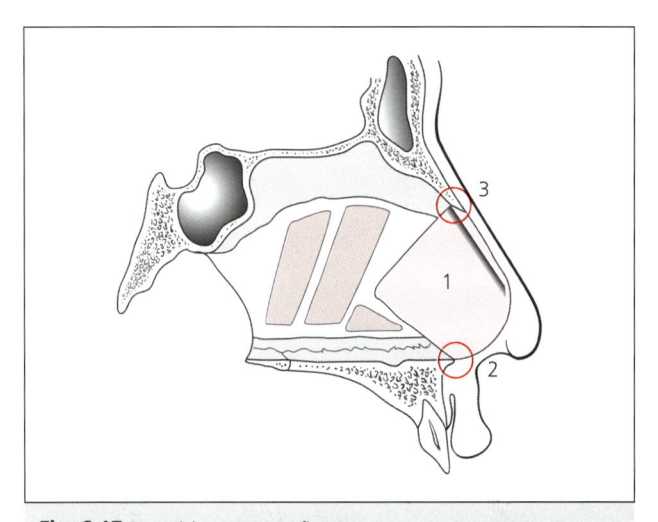

Fig. 6.17 Reposicionamento e fixação.
Fragmentos retificados de cartilagem e osso são utilizados para o preenchimento das "bolsas mucosas vazias" e para suporte inferior da cartilagem septal mobilizada. O septo caudal deve ser de tamanho adequado (1) e estabilizado (2 e 3) antes do fechamento da hemitransfixação.

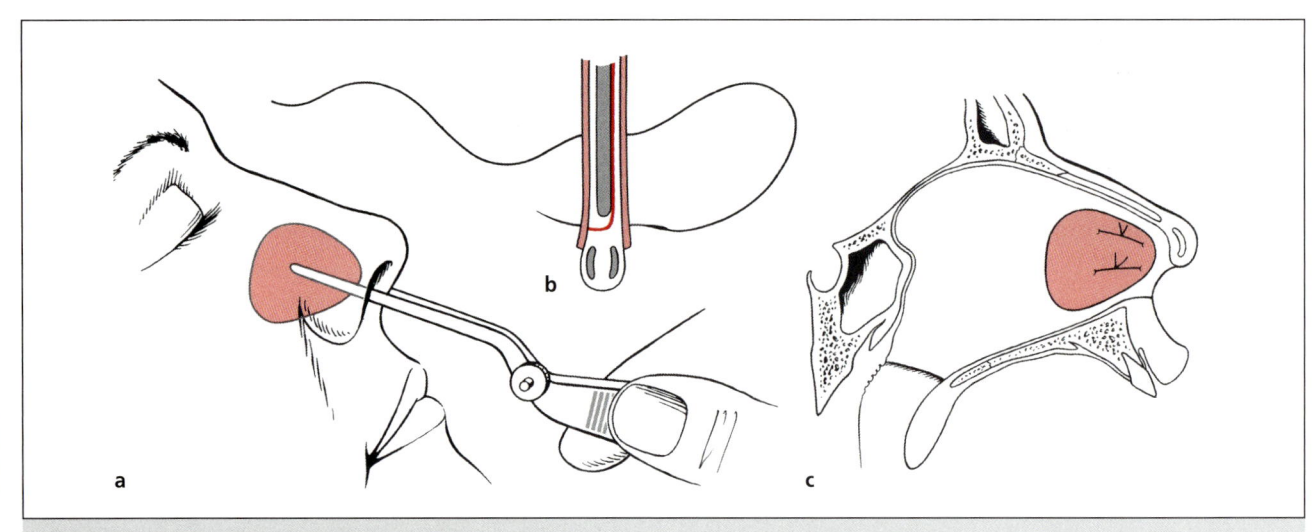

Fig. 6.18a-c Fixação do septo com *splints* septais.
a Os *splints* septais moldados são posicionados e estabilizados com uma pinça baioneta.
b Secção horizontal mostrando as suturas de colchoeiro absorvíveis.
c Os *splints* septais estabilizados com duas suturas de colchoeiro.

obtidas com tampões nasais, *splints* nasais ou suturas transseptais de colchoeiro. Dependendo da complexidade da cirurgia e da extensão da mobilização, uma combinação destes métodos é recomendada, com tampões nasais sendo benéficos em quase todas as situações. A profilaxia contra a formação de hematomas na cartilagem é imperativa (ver p. 54). Suturas de colchoeiro contínuas transeptais utilizando fios absorvíveis são adequadas para estabilização e profilaxia de hematomas na região cartilaginosa e nas regiões próximas a regiões septais livres de osso. Elas não devem ser realizadas muito próximas umas das outras, nem atadas com muita tensão, visando evitar necrose da mucosa. Uma combinação com tamponamento nasal é recomendada, ao menos por uma noite. O mesmo se aplica aos *splints* septais (**Fig. 6.18**), que são colocados com a ajuda de um grampo de *splint* septal e estabilizados com duas ou mais suturas de colchoeiro transeptais. Os fios devem ser absorvíveis, uma vez que pequenos fragmentos residuais tendem a permanecer no interior do septo na remoção. Os *splints* septais comprimem a mucosa em uma área mais larga do que as suturas isoladamente e apresentam, assim, menor tendência a produzir necrose da mucosa, considerando que as suturas não sejam atadas com muita tensão. Cuidados devem ser tomados para garantir que os *splints* alcancem a margem columelar, sem cortar a borda superior da narina. Lesões do triângulo mole nesse ponto (ver **Fig. 6.33a**) podem resultar em uma deformidade irreparável, por contração cicatricial. Os *splints* septais devem ser removidos após 3-6 dias, dependendo da complexidade da reconstrução.

Tampões nasais, inseridos conjuntamente às suturas de colchoeiro ou *splints* septais, podem ser removidos no primeiro dia do pós-operatório. Uma grande variedade de materiais é utilizada para tamponamento. Basicamente, eles devem exercer uma pressão suficiente sobre a mucosa septal na maior área possível, salvaguardar a mucosa septal, ser facilmente removidos e não descer em direção à nasofaringe. O uso de vários tampões instáveis deve ser evitado, considerando que as partes podem não ser vistas na retirada, permanecendo na fossa nasal.

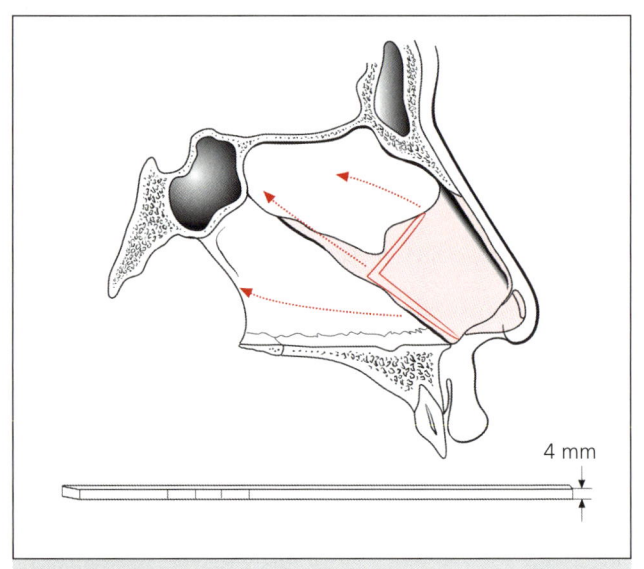

Fig. 6.19 Osteotomia de uma crista septal ascendente e mobilização da lâmina perpendicular.
Três osteotomias são realizadas utilizando um cinzel de 4 mm e pontes ósseas residuais são fraturadas e, caso o osso seja espesso, seletivamente osteotomizadas.

Correção de Deformidades ou Defeitos Individuais do Septo

Ressecção de uma crista septal ascendente/crista basal (Figs. 6.19 e 6.20). Cristas são formadas por cartilagem septal em sua porção cranial e osso abaixo de sua superfície. As cristas basais podem estreitar significativamente a abertura piriforme. Elas são compostas pela asa óssea da pré-maxila coberta por cartilagem septal, que geralmente se desviam para o lado ipsolateral. São expostas através de túneis superiores e inferiores, deixando inicialmente a mucosa aderida e intocada na sua porção lateral proeminente. Cartilagem e osso são removidos tangencialmente, utilizando um cinzel ou osteótomo suficientemente largo, e assim mobilizados. Esta ação relaxa a mucosa, permitindo a

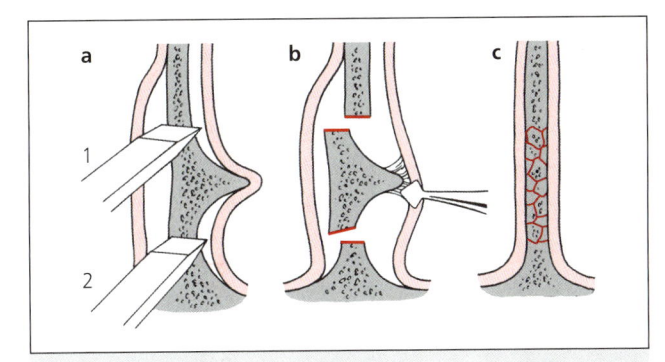

Fig. 6.20a–c Ressecção de um esporão vomeriano.
a Osteotomias, primeiro acima (1), depois abaixo (2) do esporão.
b Descolamento do mucoperiósteo da ponta do esporão, seguida pela extração.
c Reposicionamento após retificação com uma prensa.

dissecção e a remoção da crista basal. Hemorragias provenientes da superfície da ferida do osso são controladas por compressão. Uma vez que este sangramento pode impedir a visualização ao se trabalhar nas porções posteriores do septo, a remoção da crista basal deve ser adiada até que todas as partes do septo tenham sido claramente expostas.

Cristas septais ascendentes seguem a margem cranial do vômer. A região abaixo de sua superfície consiste no sulco ósseo vomeriano e sua porção cartilaginosa principalmente no processo esfenoide da cartilagem septal (**Fig. 6.19**). Aqui também são necessários túneis septais anteriores e posteriores, tendo em mente que, no lado da crista, os túneis superior e inferior não devem inicialmente ser conectados à margem da crista. A superfície cortante posterior condrotomia vertical serve de fato como um ponto inicial para as osteotomias, utilizando preferencialmente um cinzel de 4 mm ou tesouras para osso. Inicialmente, o osso mais delgado da lâmina perpendicular é osteotomizado acima da crista, seguido pelo espesso vômer, abaixo. Na região dorsal, a delgada lamela óssea em direção à parede anterior da cavidade esfenoidal é facilmente fraturada com o descolador, permitindo a mobilização da crista. Se a fratura não for bem-sucedida devido à espessura do osso, um cinzel transverso curvo (ver **Fig. 6.6b**) é posicionado à frente da parede anterior da cavidade esfenoidal contra o osso septal, que é perfurado com discreto sangramento e, então, mobilizado. A crista pode ser deslocada para o lado oposto, relaxando, assim, a ainda aderida mucosa. Os túneis superior e inferior são então conectados à margem da crista utilizando um descolador e o fragmento osteocartilaginoso mobilizado é, então, removido (**Fig. 6.20b**). Com cristas septais ascendentes, a lâmina perpendicular do lado ipsolateral se encontra geralmente inclinada, sendo então mobilizada por osteotomia abaixo do dorso nasal. O osso da lâmina perpendicular é bastante espesso somente na região da pirâmide nasal óssea e se torna delgado como uma folha de papel abaixo da base do crânio. Uma vez que o osso mais espesso tenha sido seccionado, a lâmina pode geralmente ser fraturada para fora da base do crânio com uma discreta pressão do descolador e extraída.

Deslocamento da margem caudal septal (Fig. 6.21). Um deslocamento isolado da margem septal caudal dentro da narina é extremamente raro. Geralmente, a causa subjacente é um

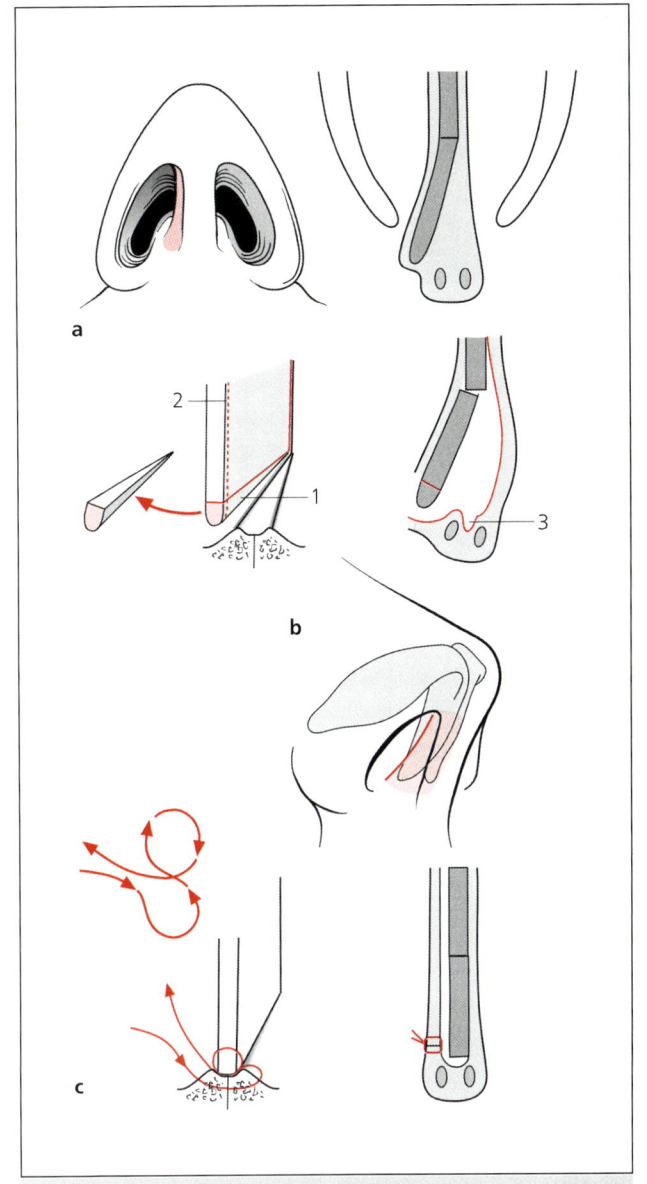

Fig. 6.21a–c Deslocamento da margem caudal septal e nariz torto cartilaginoso com dorso nasal reto (visão basal e secção horizontal).
a Deslocamento lateral da margem caudal septal na presença de uma fratura cartilaginosa vertical, estenose do vestíbulo direito.
b Encurtamento do septo na base (mesa septal) (1) e, caso necessário, na margem caudal (2). Condrotomia vertical da fratura da cartilagem resultando em uma *swinging door*. Bolsa columelar (3) da espinha nasal até a margem superior da narina (área sombreada na visão lateral).
c Reposicionamento do septo e fixação ao periósteo da espinha nasal com uma sutura em oito.

nariz torto osteocartilaginoso, que deve ser corrigido de acordo (ver Nariz Torto, p. 87). Com uma fratura vertical cartilaginosa incompleta, entretanto, pode ocorrer que apenas o septo nasal cartilaginoso caudal tenha saído do sulco pré-maxilar de um lado. Com frequência, a cartilagem do septo nasal é encontrada até mesmo no assoalho do nariz.

O septo caudal é exposto via incisão hemitransfixante direita. Geralmente, ambos os túneis anterossuperiores devem ser criados, uma vez que o septo se encontra desviado para um lado, fixo nessa posição pela mucosa septal. Esta ação é seguida pelas condrotomias horizontal e vertical. A condrotomia horizontal deve simultaneamente encurtar o septo, que é relativamente alto, o suficiente para permitir sua colocação em uma posição mediana sem deixar um intervalo muito grande para a pré-maxila. A condrotomia vertical é realizada na região (geralmente presente) da linha de fratura da cartilagem. O septo mobilizado desta forma ainda se encontra conectado às cartilagens laterais superiores. O posicionamento da margem caudal septal é facilitado pela criação de uma bolsa columelar, que deve se estender da espinha nasal anterior até a margem superior da narina (não na ponta do nariz). Esta bolsa não deve ser dissecada muito profundamente, especialmente na área inferior, pois, do contrário, poderá resultar uma columela retraída e alargada. O encurtamento da margem caudal septal, caso ela pareça "muito larga" deve sempre ser considerado. O septo caudal normalmente se projeta além da espinha nasal por 1-2 mm (com uma espinha nasal normalizada). Mesmo o seu encurtamento para o nível da espinha nasal resultará em uma retração da columela, especialmente se uma bolsa columelar tiver sido criada. A margem caudal septal deve, portanto, somente ser ressecada, com cuidado, caso se projete além da espinha por mais de 1-2 mm.

A fixação do septo caudal mobilizado à espinha nasal é obtida com suturas em forma de oito, absorvíveis ou não absorvíveis, para garantir uma ancoragem segura no meio da espinha nasal. Na região da espinha nasal, a sutura é realizada através do tecido fibroso abundante lá encontrado. De forma a posicionar tal ponto de ancoragem, é, portanto, necessário evitar deixar o osso completamente despido ao expor a espinha nasal com um descolador (p. ex., faca de Cottle).

Desvios da cartilagem septal: margem caudal (Fig. 6.22). Caso o septo seja submetido a uma tensão excessiva por pressões de cima para baixo, ele se desloca para fora do sulco pré-maxilar (crista basal) e se deforma. O relaxamento da tensão septal pode ser obtido através da ressecção do "excesso" de cartilagem na pré-maxila, caso necessário junto com a parte da asa pré-maxilar (**Fig. 6.22b**). De forma contrária à ressecção tangencial das cristas basais, neste caso uma fita completa de cartilagem septal deve ser ressecada. A tensão sobre a cartilagem só é liberada, entretanto, caso túneis septais sejam realizados de ambos os lados; de outra forma, a mucosa do lado côncavo, que é relativamente curta, mantém o septo curvo como um arco. Se a cartilagem puder ser retificada somente com essas medidas, nenhuma cirurgia adicional na cartilagem será necessária.

Entretanto, apesar do relaxamento máximo da tensão, a cartilagem geralmente se mantém desviada, uma vez que o seu crescimento foi interrompido. Nesse caso, pode-se remover o septo cartilaginoso em sua totalidade e realizar uma substituição completa do septo (ver adiante) ou utilizar outras medidas disponíveis.

Com frequência, incisões superficiais cruzadas da cartilagem em um lado são recomendadas. Essa medida se aproveita das forças de tensão no interior da cartilagem: se elas forem neutralizadas no lado marcado, as forças de contração no lado oposto prevalecem e arqueiam a cartilagem em direção oposta a do lado marcado (a superfície marcada se torna convexa). Esse efeito foi examinado em detalhes por Gibson e Davies e pode ser útil, p. ex., para correções no pavilhão auricular (ver Ca-

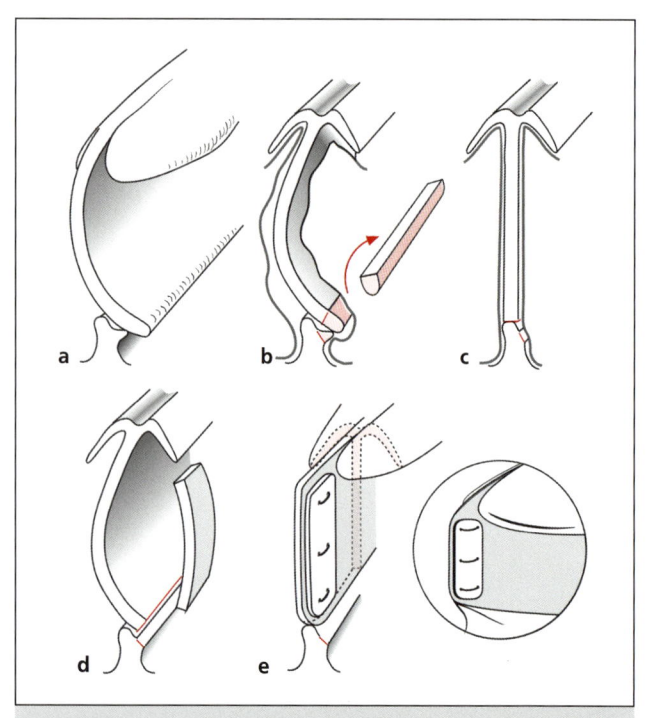

Fig. 6.22a-e Encurvamento do septo caudal.
a Cartilagem extensamente curvada com crista basal.
b Relaxamento da cartilagem pela formação bilateral de túneis e encurtamento na base.
c Retificação e refixação.
d Arqueamento residual apesar do relaxamento da cartilagem: *strut* cartilaginoso preparado, curvado na direção contralateral.
e Retificação obtida com o *strut,* poupando a válvula nasal.

pítulo 15), mas apresenta desvantagens significativas para o septo nasal:

- Não se sabe exatamente qual a quantidade e a profundidade das incisões a serem realizadas no lado côncavo da cartilagem septal para a retificação de um desvio existente.
- As marcações na cartilagem enfraquecem a sua estabilidade, de forma que a sua função de suporte pode ser comprometida em longo prazo.
- Trata-se de um processo dinâmico cujo estado final não pode ser previsto com exatidão.

Mesmo assim, as incisões superficiais podem ser úteis quando combinadas com o reforço da cartilagem. Para este objetivo, uma fita de cartilagem delgada, reta ou ligeiramente curva, é colhida do septo posterior e suturada no septo nasal caudal. Se a fita for curva, sua superfície côncava deverá se situar no lado côncavo do septo (**Fig. 6.22d**). As duas cartilagens são unidas através de várias suturas de colchoeiro com fios absorvíveis. A moldura cartilaginosa é retificada e reforça a margem caudal do septo. Ela deve ser caudal à inserção da cartilagem lateral superior, para evitar estreitamentos da válvula nasal. Uma "sutura na espinha nasal" é recomendada.

Desvios da cartilagem septal: dorso nasal cartilaginoso (Fig. 6.23). Um desvio septal no dorso nasal em forma de C ou C-reverso raramente se apresenta como achado isolado. Ele é, em geral, um componente de um nariz torto osteocartilaginoso. Nesse caso, a pirâmide óssea, adicionalmente à parte carti-

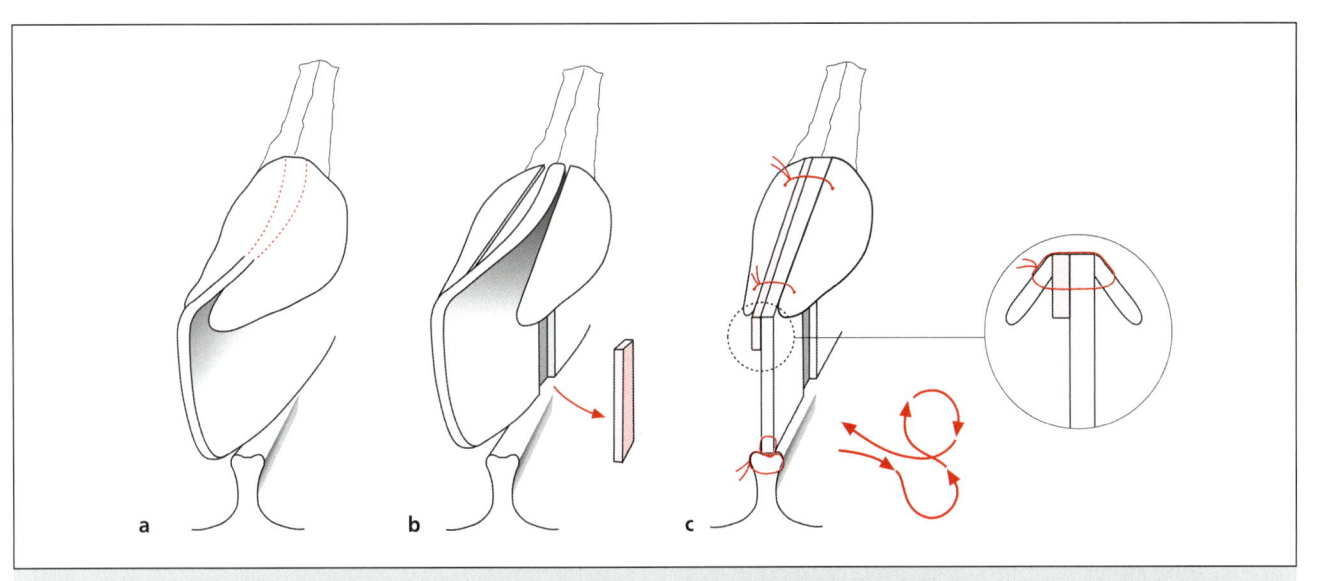

Fig. 6.23a-c Encurvamento da margem superior do septo (nariz torto cartilaginoso em forma de C).

a Curva em forma de C-reverso do dorso nasal (na presença de uma fratura cartilaginosa vertical na junção com a lâmina perpendicular).

b Ressecção parcial da área da fratura e desinserção do septo da base e das cartilagens laterais superiores.

c Um *spreader graft* foi inserido à direita, e as cartilagens laterais superiores e o septo foram reinseridos na espinha nasal.

laginosa, deve ser retificada através de osteotomias (ver Nariz Torto, p. 87).

O deslocamento do septo caudal na mesma direção de um desvio do dorso nasal é quase uma apresentação regular. O septo cartilaginoso deve ser adequadamente mobilizado, via túneis bilaterais e condrotomias, mantendo-o aderido às cartilagens laterais superiores e à área K apenas. Uma vez que neste caso o dorso também se encontra envolvido, ele deverá ser exposto através de um *degloving*. As técnicas apropriadas são mostradas e descritas nas **Figs. 6.32** e **6.33**. Neste ponto, somente as cirurgias envolvendo o arcabouço propriamente dito serão discutidas, pois pertencem à seção relacionada aos desvios do septo nasal.

Embora também nessa situação, a "relativamente curta" cartilagem lateral superior no lado côncavo contribua para o desvio do septo nasal, sua separação do septo normalmente não corrige totalmente o arqueamento. A liberação máxima da margem septal superior é obtida pela separação de ambas as cartilagens laterais superiores. Para isso, um afastador de Aufricht é inserido sob o dorso do nariz e, então, as cartilagens laterais superiores são separadas do septo nasal com uma lâmina nº 15 via túnel superior, começando sob os ossos nasais e se estendendo até a válvula nasal. Após a secção bilateral, a cartilagem septal permanece conectada somente à lâmina perpendicular superiormente, onde deve, portanto, ser reforçada. Como em um procedimento para um desvio do septo nasal, o desvio cartilaginoso é corrigido através de suturas em uma (ou bilateral) fita(s) de cartilagem (o assim chamado "spreader graft"). Essa ação se estende dos ossos nasais até o canto anteroinferior do septo, com uma altura de 3-4 mm. A fixação é realizada com suturas absorvíveis da seguinte sequência: cartilagem lateral superior direita – *spreader graft* – cartilagem septal – *spreader graft* (quando bilateral) – cartilagem lateral superior esquerda. Esta sutura inclui a cartilagem em cada ponto no mesmo nível, sem margens visíveis ao final. A fixação do *spreader graft* é difí-

cil, sendo por esta razão que a sutura caudal, mais facilmente realizável, é mais bem inserida primeiramente. Uma vez que a cartilagem tenha sido estabilizada em um ponto, as uma ou duas suturas restantes são mais facilmente realizadas. Também aqui, uma sutura na espinha nasal é recomendada, devido à mobilização do septo sobre a pré-maxila.

Defeitos do septo caudal: reconstrução parcial do septo (**Fig. 6.24**). Mesmo com deformidades ou defeitos extensos do septo caudal, geralmente existe uma fita de cartilagem ainda presente sob o dorso nasal. Ela pode formar a base para uma reconstrução. A vantagem reside no fato de que essa tira de cartilagem forma um pivô conectado à área K, já provendo assim dois pontos essenciais de fixação para o septo nasal. O objetivo da reconstrução parcial do septo é assim "meramente" preencher de forma estável o espaço entre essa cartilagem residual e a pré-maxila. Cartilagem autóloga serve como enxerto, geralmente retirada do septo residual, do pavilhão auricular (**Figs. 6.26** e **6.27**) ou mesmo de uma costela (ver **Fig. 6.52**). O enxerto cartilaginoso, suficientemente longo, ou até mesmo muito longo, é estabilizado primeiramente no septo residual com duas suturas de colchoeiro absorvíveis. Uma dessas é colocada para fora como uma sutura-guia através da linha média da columela no nível da borda superior da narina (**Fig. 6.24b**). A tração desta sutura permite a colocação da ponta e do dorso do nariz no nível correto. Outra sutura absorvível de tração é inserida na extremidade inferior do enxerto cartilaginoso e também trazida para fora através da pele da columela na região de maior retração na base columelar. A tração desta sutura permite a determinação do correto posicionamento do enxerto com relação à pré-maxila. A posição correta é obtida quando a columela se projeta em torno de 2 mm além das asas, com visão lateral, e quando o ângulo entre o lábio superior e a columela é de 95° ou mais. A tração na sutura 1 (dorso nasal – projeção da ponta nasal) e na sutura 2 (posição da columela caudal) definem a posição correta em que o enxerto cartilaginoso deve ser

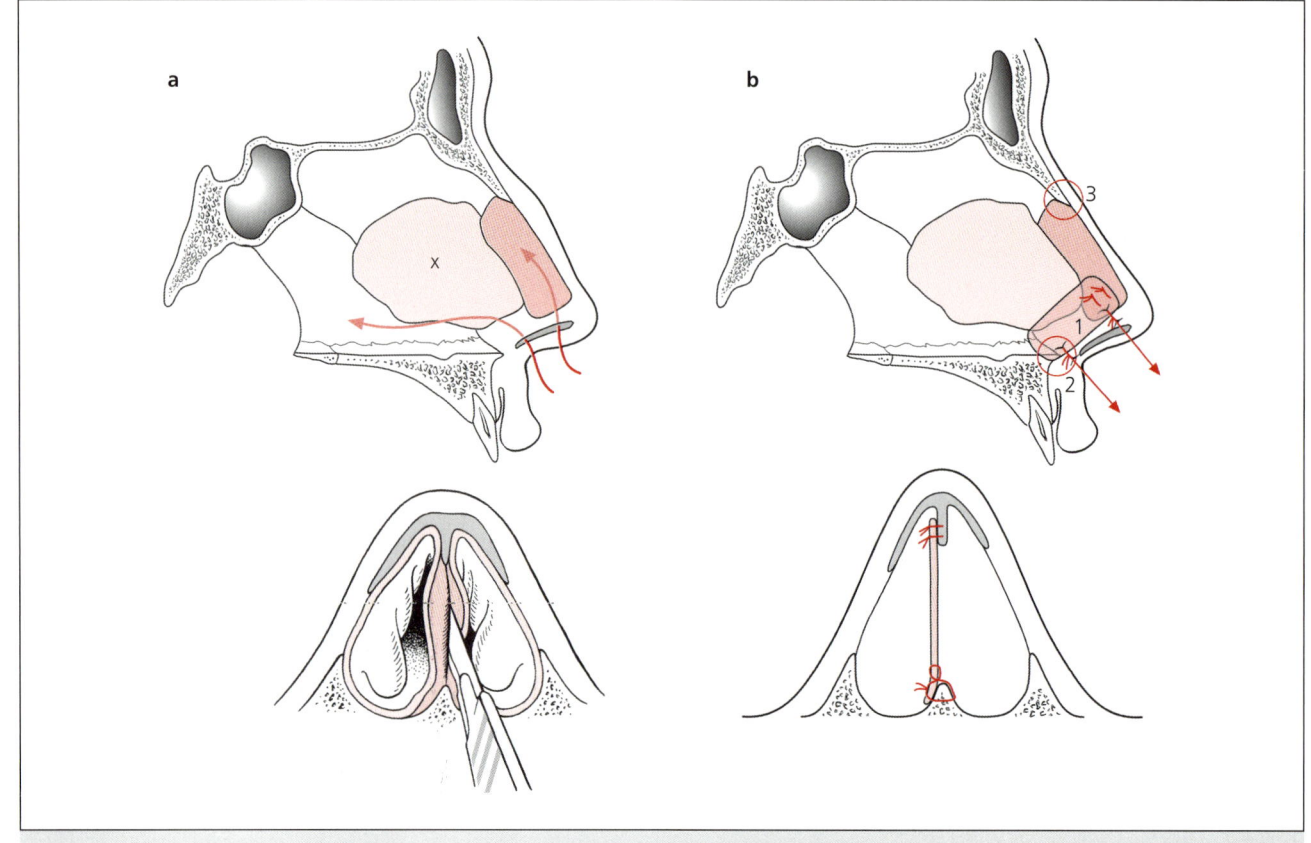

Fig. 6.24a, b Reconstrução parcial do septo caudal.

a Cartilagem residual é posicionada inferiormente ao dorso nasal. Descolamento de início superior e inferior à área livre de cartilagem da mucosa septal (x). As camadas mucosas desta área devem ser separadas entre si por dissecção cortante. A abordagem é via uma incisão hemitransfixante acima e abaixo do defeito cartilaginoso *(setas)*.

b Interposição de um enxerto cartilaginoso (1), que é estabilizado pela sua superposição ao septo residual, permitindo a elevação do dorso com a ajuda de suturas-guia *(setas)*, com a área Keystone (3) como ponto pivotal. O enxerto é estabilizado à espinha nasal (2).

estabilizado à pré-maxila. Essa posição deve ser mantida por um assistente que mantém as suturas em posição até que uma estabilização segura e fixação tenham sido obtidas.

Mesmo que o enxerto cartilaginoso deva idealmente ser posicionado sobre a espinha nasal e o sulco pré-maxilar, uma ancoragem mais estável é obtida na prática, caso o enxerto seja posicionado em uma posição paramediana próximo à espinha nasal, que ele se sobrepõe. Devido à carga aumentada, material de sutura não absorvível é recomendado aqui para a sutura na espinha nasal. Estabilização adicional é obtida com a sutura de *splints* septais; as suturas de tração devem então ser cortadas curtas, descarregadas para a pele columelar, somente após a fixação dos *splints* septais com suturas de colchoeiro. O *splints* devem ser mantidos por 5 a 6 dias ou mais.

Defeitos do septo caudal: substituição total do septo (**Fig. 6.25**). Para a substituição total do septo, uma lâmina grosseiramente triangular de cartilagem é necessária. Dependendo da situação inicial, o comprimento mínimo é de cerca de 2 cm para o dorso do nariz e 2,5 cm para a margem caudal do septo. Em princípio, os enxertos devem ser colhidos os mais largos possíveis, para serem subsequentemente reduzidos ao tamanho correto *in situ*.

Embora uma peça única de cartilagem seja a melhor opção, podem-se utilizar enxertos cartilaginosos combinados (**Fig. 6.27**). Porções cartilaginosas suficientemente largas do pavilhão auricular somente podem ser colhidas das conchas. Para isso, tanto uma abordagem retroauricular quanto uma pré-auricular são adequadas (**Fig. 6.26**). A incisão para a abordagem pré-auricular deve ser realizada na porção vertical da concha e seccionar preferencialmente a pele e a cartilagem conjuntamente. Após o descolamento da pele na superfície anterior, uma peça o mais larga possível é removida, englobando tanto a *cavum conchae* quanto a *cymba conchae* e dividida pela crura da hélix. Sem outras medidas, entretanto, a concha auricular não é totalmente adequada para a reconstrução do septo, por ser muito macia e côncava. O corte da crura helical também torna a sua superfície desnivelada. Além disso, não é possível desbastar esta borda de cartilagem, pois tal medida geraria um defeito na cartilagem, que é muito delgada nesse ponto. Estas desvantagens podem ser parcialmente contrabalançadas pela utilização de enxertos em duas camadas (**Fig. 6.27d**).

De forma distinta da reconstrução parcial do septo, a reconstrução total deve recriar dois pontos de fixação: a área K e a pré-maxila. Exposição do dorso nasal é necessária para a realização da sutura necessária na área K, como mostrado nas **Figs.**

Cirurgia do Septo Nasal

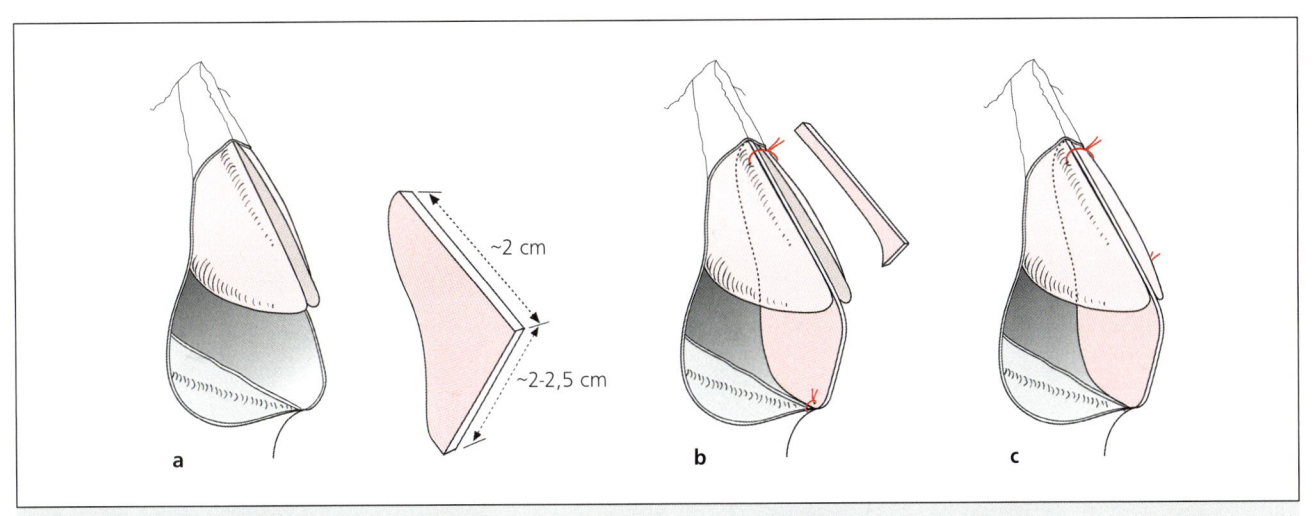

Fig. 6.25a-c Substituição completa do septo caudal.
a Situação inicial e enxerto cartilaginoso pré-preparado.
b Posicionamento do enxerto e ressecção de cartilagem supérflua. Fixação à área Keystone e espinha nasal.
c Aspecto final após a refixação das cartilagens laterais superiores, para reconstrução da válvula nasal.

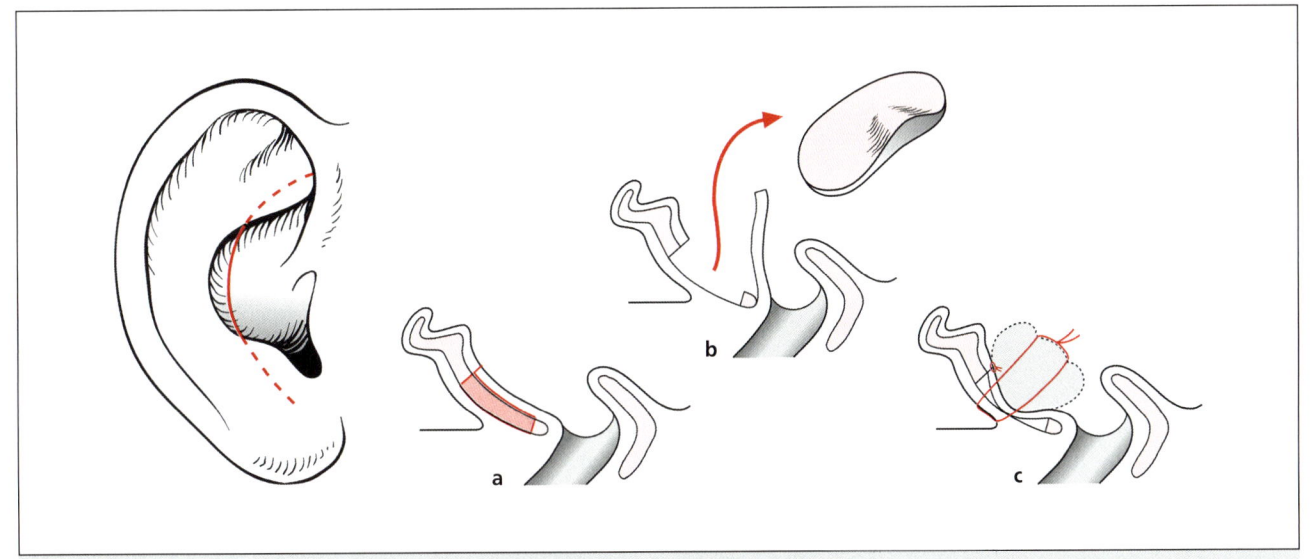

Fig. 6.26a-c Colheita do enxerto cartilaginoso da concha auricular (abordagem anterior).
a Incisão através da pele e cartilagem da superfície anterior, estendendo-se da crura anti-helical até o antitrago. Descolamento da pele das superfícies anterior e posterior.
b A cartilagem é removida, deixando uma fita residual na entrada do conduto auditivo.
c Fechamento da ferida com uma gaze compressiva para prevenir a formação de hematoma.

6.32 e 6.33. Inicialmente, o enxerto cartilaginoso é inserido entre as camadas de mucosa septal e as cartilagens laterais superiores de forma que haja contato com os ossos nasais, nos quais ele é estabilizado com suturas absorvíveis passando por todas as camadas: cartilagem lateral superior esquerda – enxerto septal – cartilagem lateral superior direita (**Fig. 6.25b**). Esta ação cria o pivô necessário para o posicionamento exato do enxerto cartilaginoso. De forma similar à substituição do septo, o posicionamento do enxerto na espinha nasal através de abordagem endonasal é agora realizado utilizando duas trações de sutura. A utilização de uma abordagem externa é tecnicamente mais fácil, particularmente para a sutura da área K. Uma vez que o enxerto cartilaginoso tenha sido firmemente ancorado a ambos os pontos de fixação, qualquer excesso de cartilagem no dorso nasal é excisado. Caso haja uma deformidade nariz em sela pré-operatória significativa, as porções caudais das cartilagens laterais superiores estarão ainda muito baixas neste momento (válvula nasal em balão). Nestes casos, as cartilagens laterais superiores são elevadas até o nível da margem septal superior (ver **Fig. 6.25c**), onde são estabilizadas com suturas (redução do ângulo da válvula nasal).

Mesmo nas reconstruções totais, a estabilização temporária com *splints* nasais pode ser útil após a uma abordagem endonasal.

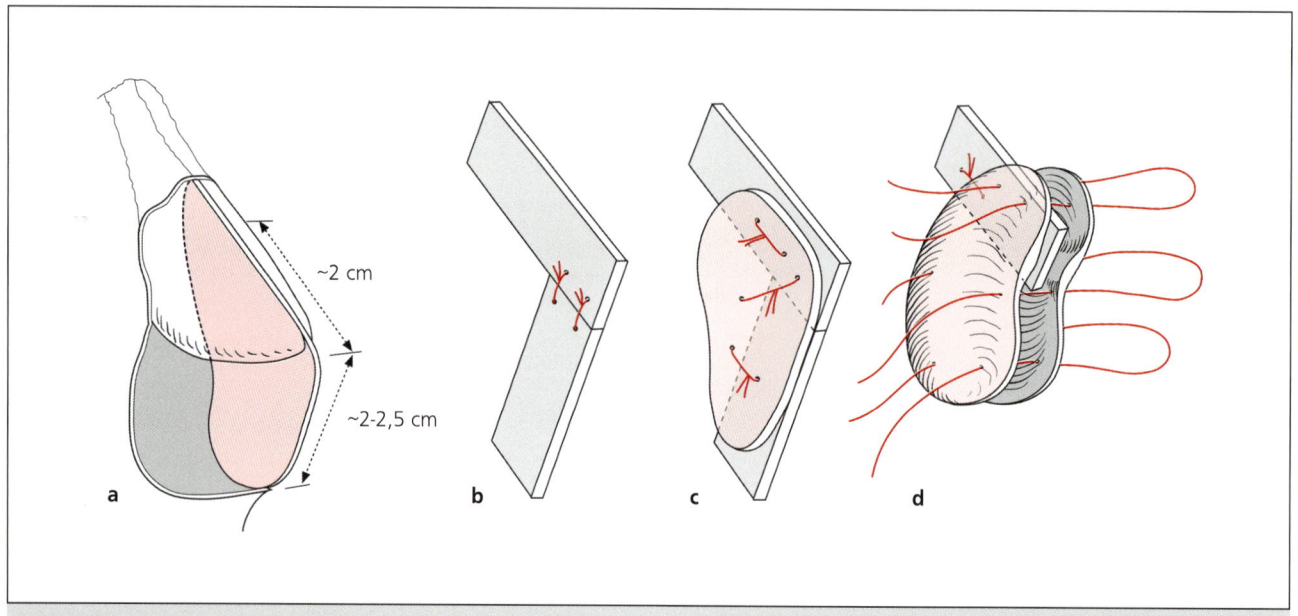

Fig. 6.27a-d Opções alternativas para a reconstrução do septo caudal.
a Tamanho requerido do enxerto (valores médios).
b Enxerto montado, feito de duas peças de cartilagem septal.
c Cartilagem auricular é suturada para prover suporte adicional.
d Enxerto montado, feito de septo residual e cartilagens conchais (superfícies côncavas são correspondentemente suturadas em conjunto).

Regras, Dicas e Truques

Pode ser difícil encontrar o plano subpericondral correto durante uma septoplastia. Residentes, em particular, devem ter em mente que se você pensa estar no plano correto, então você encontrará o plano *realmente* correto em um nível um pouco mais profundo. Caso esteja em dúvida, cheque novamente com um instrumento cortante 5 ou 10 mm distante da margem caudal septal, para verificar se outra camada pode ser descolada. Em contraste, ao realizar um túnel para o lado oposto via condrotomia, o plano correto quase sempre é encontrado automaticamente.

O ponto decisivo durante uma septoplastia é a boa visualização nos túneis septais. Os espaços entre os planos podem se encher de sangue rapidamente, tornando qualquer dissecção posterior possível somente com a ajuda de um descolador-aspirador. Causas de uma hemorragia mais significativa, prejudicando a visualização podem ser devidas a, entre outros fatores, dissecção no plano incorreto (sempre checar o plano) ou utilização do cinzel na pré-maxila antes da criação dos túneis posteriores. É, portanto, recomendável criar primeiramente os túneis unilateralmente logo atrás, de forma que mais sangue pode se acumular nos planos profundos, permitindo a dissecção sob visão direta nas áreas anteriores do septo, ao menos por certo período de tempo. Uma "dissecção às cegas" só é adequada caso o instrumento tenha um bom contato com o osso.

Em áreas cicatriciais secundárias a trauma ou cirurgia prévia, a dissecção nas áreas cartilaginosas deve ser sempre cortante, caso contrário, defeitos mucosos poderão facilmente se desenvolver *(tecido cicatricial = dissecção cortante)*.

Lacerações da mucosa sobre uma crista septal de bordas cortantes são frequentemente inevitáveis, mesmo assim não problemáticas desde que:
- Elas sejam exclusivamente *unilaterais*.
- Somente uma laceração e não um defeito da mucosa esteja presente.

A remoção de uma crista septal resultará em um excesso de mucosa, que sempre permite uma reaproximação das bordas da ferida livre de tensão (mesmo sem suturas).

Existe um risco significativo de desenvolvimento de uma perfuração septal a partir de lacerações em lados correspondentes. Nesse caso, as medidas seguintes devem ser tomadas:
- Realizar um ponto de adaptação da mucosa em cada lado, preferencialmente uma sutura de colchoeiro para everter as bordas da ferida (ver **Fig. 6.30**).
- Utilizar cartilagem ou osso autólogos, ou até mesmo fáscia como interposição. Ambas as camadas mucosas devem ser estabilizadas separadamente. Nessa situação, a aplicação de cola de fibrina intrasseptal pode ser útil.

Em todos esses casos, tamponamentos nasais devem ser mantidos por vários dias, sob cobertura antibiótica, para permitir a aderência das superfícies das feridas.

Um esporão vomeriano somente deve ser removido após o descolamento completo da mucosa; caso contrário, uma grande laceração mucosa se desenvolverá. O esporão também não deve ser fraturado com movimentos de alavanca, pois esta ação poderá levar a fraturas anormais (linhas de fratura se estendendo até o canal carótico, com hemorragias fatais, foram descritas). Caso necessário, um cinzel transverso curvo pode ser utilizado na parede anterior do seio esfenoidal.

Suturas de colchoeiro transeptais devem ser realizadas consecutivamente e em intervalos suficientes para fixação e prevenção de hematomas; caso contrário, haverá um risco iminente de necrose da mucosa. Caso defeitos da mucosa unilaterais de tamanho até o de uma unha se desenvolvam (algumas vezes, como resultado de uma incisão hemitransfixante aberta), ainda existe a possibilidade de se obter cicatrização por segunda intenção sem a necessidade de uma cirurgia revisional. Nesses casos, qualquer material estranho na profundidade da ferida (fios não absorvíveis) deve ser removido e a superfície da ferida "selada" várias vezes por semana com uma pomada antibiótica. A cicatrização pode requerer 2-3 semanas e somente uma decisão deve ser tomada quanto a outras possíveis medidas cirúrgicas.

Para cirurgias *nasais em crianças*, distúrbios do crescimento devem ser antecipados. A indicação de uma septoplastia em crianças e adolescentes com idade inferior a 16 anos deve, portanto, ser considerada cuidadosamente. Crianças, geralmente, toleram bem a obstrução completa de *uma* das fossas nasais. A septoplastia pode, entretanto, ser indicada para desvios bilaterais associados a obstrução severa da respiração nasal e para complicações secundárias (p. ex., sinusites, otites médias). A cirurgia deve ser realizada com máxima proteção da cartilagem, com atenção particular às linhas de sutura (**Fig. 6.28**). Considerando que nas crianças, dependendo da idade, o septo nasal e o nariz externo são predominantemente constituídos por cartilagem, a sutura condroetmoidal (entre a cartilagem e a lâmina perpendicular) se situa próxima à base do crânio e a sutura condrovomeriana próxima ao assoalho do nariz. Lesões da sutura cranial tipicamente resultam em deformidades nariz em sela e lesões da sutura inferior levam à hipoplasia do nariz cartilaginoso, com distúrbios do crescimento da pré-maxila (displasia maxilonasal, síndrome de Binder). As características típicas após a finalização do crescimento são uma pseudogiba óssea com hipoplasia do nariz cartilaginoso, resultando em uma ponta nasal arredondada e amorfa e narinas arredondadas, da mesma forma que uma retração profunda da base columelar, com ângulo nasolabial inferior a 90°. A pré-maxila e a maxila são hipoplásicas, e microgenia com má-oclusão pode estar presente. Caso a septoplastia tenha sido realizada previamente, ela, geralmente, o foi devido a trauma. É, portanto, impossível afirmar se o distúrbio do crescimento foi causado pela cirurgia ou pelas lesões anteriores. É essencial durante a septoplastia preservar as estruturas acima mencionadas sempre que possível. Linhas de fratura incompletas são seccionadas e quaisquer porções cartilaginosas em desarranjo ressecadas economicamente. Áreas livres de cartilagem devem ser preenchidas com os fragmentos de cartilagem removidos, deixando a menor quantidade de espaço possível.

> **! Riscos e Complicações**
>
> Um risco significativo associado a septoplastias é o deslocamento do septo cartilaginoso como resultado da mobilização necessária. Isto pode ser esperado especialmente quando túneis septais completos bilaterais foram criados e, após a finalização da condrotomia horizontal, a condrotomia vertical foi estendida até a região abaixo dos ossos nasais. A cartilagem septal permanece presa aos ossos nasais somente pelas cartilagens laterais superiores, resultando em um pivô na área K (**Fig. 6.29**). Pressões dos tecidos moles levam a uma rotação interna da cartilagem do septo nasal em torno desse ponto-pivô. As complexas sequelas são mostradas em detalhes na **Fig. 6.12**. É interessante se observar novamente que tais sequelas não se originam das ressecções de cartilagem, mas somente da mobilização. A rotação da cartilagem pode ser reconhecida no interior dos túneis septais por uma sobreposição das margens da incisão da condrotomia vertical (**Fig. 6.29a**).
>
> Uma deformidade nariz em sela, tanto discreta quanto mais pronunciada, é frequentemente observada como o típico resultado de uma ressecção submucosa muito extensa do septo. Ela também pode, entretanto, se desenvolver após uma septoplastia sem ressecções. Este estigma é evitável. Após a septoplastia, o cirurgião deve ter como regra avaliar a mobilidade do septo caudal com uma pinça, antes do reparo com suturas da hemitransfixação. Caso seja possível rodar a cartilagem dentro do nariz, isto significa que ela está excessivamente móvel e deve ser estabilizada. Uma sutura de tração na porção inferior da margem septal caudal é utilizada para trazê-la para a posição correta e fixá-la com uma sutura na espinha nasal (**Fig. 6.29**).

Cuidados Pós-Operatórios

Após cirurgias endonasais, deve ser esperado algum grau de formação de crostas após a remoção dos tampões nasais. Depósitos aderidos de fibrina podem se desenvolver em indivíduos predispostos. Caso os tampões sejam mantidos por um tempo maior, esses efeitos geralmente são menores, embora os pacientes frequentemente achem a obstrução completa das fossas nasais por tampões significativamente mais desagradáveis do que a respiração nasal restrita, mas em princípio ainda possível, após a remoção das crostas. A remoção das crostas e tecidos necróticos não deve ser forçada, pois isso renova o seu desenvolvimento. Além disso, é essencial amolecer as crostas através da aplicação de pomadas até que elas se desprendam sozinhas durante a irrigação nasal com soluções salinas ou que sejam facilmente removidas através de sucção. Os próprios pacientes podem realizar a maior parte dos cuidados nasais: lavagens nasais com solução salina várias vezes por dia e assoar o nariz com força moderada, após aguardar por um momento o seu efeito endonasal. Isso é seguido pela aplicação de um óleo nasal. Inalações diárias também são recomendadas. Gotas nasais descongestionantes devem ser utilizadas no pós-operatório somente em casos excepcionais.

Notem que não é recomendada a utilização de óleos ou pomadas nasais por mais do que 1-2 semanas, uma vez que eles se aderem aos cílios da mucosa respiratória, e uma subsequente interrupção do sistema de transporte mucociliar poderá resultar em uma ainda maior formação de crostas.

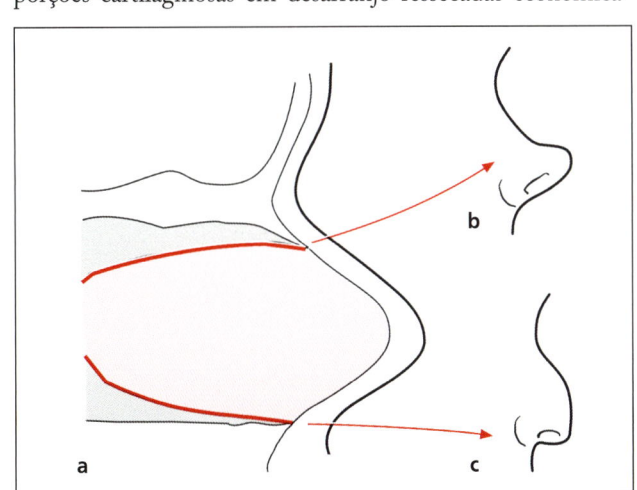

Fig. 6.28a-c Zonas de crescimento e distúrbios do crescimento.
- **a** Zonas de crescimento nas junções da cartilagem com o vômer e com a lâmina perpendicular.
- **b** Deformidade nariz em sela resultante de distúrbio na zona de crescimento superior.
- **c** Hipoplasia do nariz cartilaginoso, resultante de distúrbio da zona inferior de crescimento.

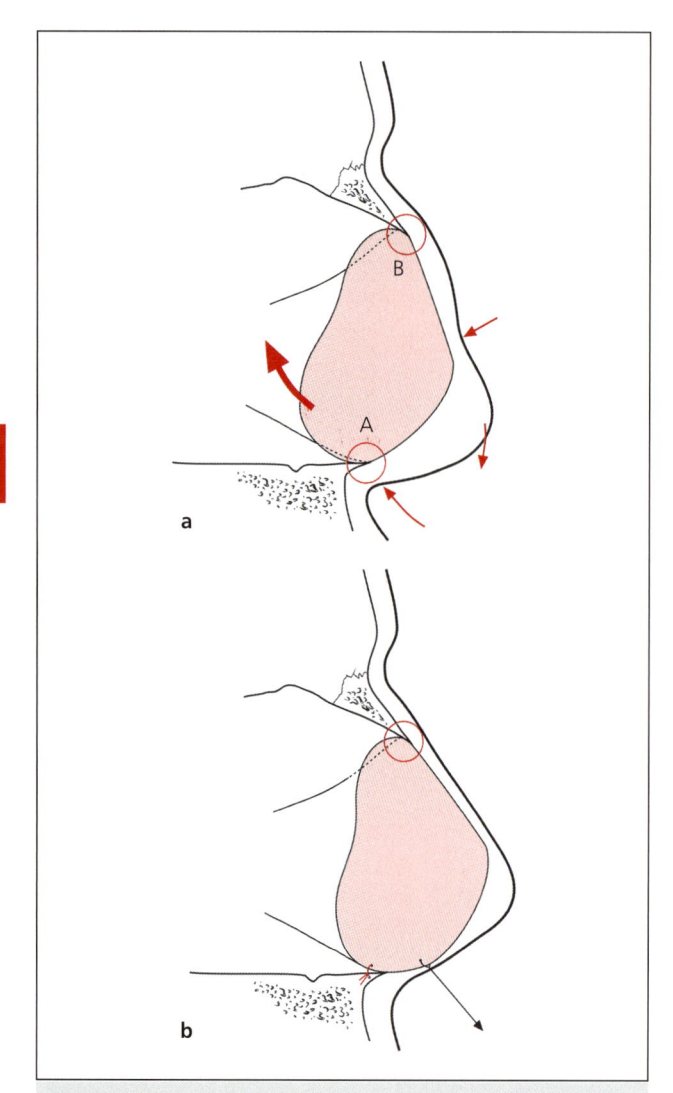

Fig. 6.29a, b Deformidade nariz em sela cartilaginosa como resultado da rotação do septo.

a Após mobilização (túnel septal, condrotomias e desinserção da pré-maxila [A]), o septo é rodado em torno do ponto-pivô na área keystone (b) "para dentro do nariz" *(seta maior)* como resultado da pressão dos tecidos moles. Os tecidos moles seguem na direção das setas menores.

B Correção é realizada por redução utilizando uma sutura-guia realizada através da margem septal caudal, que é estabilizada à espinha nasal.

Perfurações Septais

Princípio Cirúrgico

Fechamento bilateral da perfuração utilizando retalhos mucosos de transposição locais e interposição de cartilagem.

Indicações

Somente perfurações que causem sintomas relevantes devem ser submetidas ao fechamento cirúrgico. Estas são predominantemente perfurações do septo anterior. Os sintomas típicos são:

- Obstrução da respiração nasal (resistência aumentada devido à turbulência).
- Sangramentos nasais e formação de crostas (particularmente na margem posterior da perfuração).
- Cefaleia frontal (dor resultante da inflamação da margem posterior da perfuração).
- Sons de assovio à respiração (perfurações pequenas).

Quando a causa da perfuração é conhecida, os prognósticos de um fechamento bem-sucedido são mais favoráveis em longo prazo uma vez que, com uma causa desconhecida, o agente causal pode ainda persistir após a cirurgia. As causas mais comuns incluem:

- Cirurgia prévia do septo nasal ou tratamentos repetidos de epistaxis.
- Desvio do septo nasal anterior associado à rinite sicca anterior, formação de crostas e subsequentes manipulações digitais.
- Uso a longo prazo de corticoides nasais.
- Doenças sistêmicas (Wegener) ou abuso de cocaína.

Contraindicações

- *Localização:* Perfurações das porções média e anterior do septo são geralmente protegidas pelas conchas nasais e se localizam em pontos circundados por estruturas suficientemente úmidas. Mesmo que sejam grandes, elas, e, geral, não necessariamente causam algum problema significativo. Caso não haja sintomas relevantes, o fechamento cirúrgico da perfuração não é necessário pela sua mera presença.
- *Dimensão:* Uma quantidade suficiente de mucosa deve estar disponível nas vizinhanças para um bom prognóstico de fechamento. Tamanho e localização desfavoráveis da perfuração podem representar uma contraindicação para o fechamento.
- *Estado da mucosa:* Uma mucosa seca e com crostas deve ser primeiramente tratada (pomadas, soluções salinas, inalações). Caso problemas de cicatrização da ferida sejam previsíveis, a indicação cirúrgica deve ser considerada com cuidado (diabetes, tabagismo, atrofia mucosa secundária ao uso de corticoides). Caso haja uma história de uso prévio de cocaína, deve haver garantias de abstinência. Se as mucosas forem atróficas e delgadas à inspeção e, em particular, não mais se encontrarem separadas por cartilagem e osso, a cirurgia poderá ser impossível, uma vez que ela presume a separação de ambas as camadas da mucosa septal.

Tópicos Específicos com Relação ao Consentimento Informado

O fechamento permanente e completo de uma perfuração septal não pode ser garantido. Entretanto, com frequência, os pacientes são beneficiados mesmo com um fechamento parcial, resultando na epitelização e proteção da margem posterior da perfuração. Geralmente, a cartilagem auricular é utilizada como enxerto de interposição cartilaginoso. Quaisquer alterações patológicas externas (p. ex., retração columelar cartilaginosa em sela) devem ser corrigidas em uma cirurgia seguinte. O mesmo se aplica a desvios septais residuais, especialmente na área da válvula nasal e na região abaixo do dorso nasal, onde a remoção de cartilagem não é possível. Isso levaria a um defeito septal após a transposição da mucosa. Uma vez que túneis completos no assoalho nasal deverão ser criados, a secção inevitável do nervo nasopalatino poderá levar a distúrbios sensoriais posteriores aos incisivos. Lesões do óstio do ducto nasolacrimal são teoricamente possíveis ao se elevar um retalho de transposição inferior.

Planejamento Operatório

A quantidade disponível de mucosa entre a margem superior da perfuração e o dorso nasal é imperativa para o sucesso da cirurgia. Sua largura deve ser, ao menos, igual à altura da perfuração. A perfuração é, em geral, longitudinalmente oval, p. ex., sua altura é menor que a sua largura. O diâmetro horizontal não é geralmente um fator limitante para o sucesso do fechamento. Deve-se checar áreas livres de cartilagem ("teste do cotonete", ver p. 58) com respeito à capacidade de se separar as camadas mucosas nesta região.

Técnica Cirúrgica (Schultz-Coulon) (Fig. 6.30)

Geralmente, uma abordagem endonasal é adequada. Em casos difíceis, entretanto, uma abordagem externa via uma incisão transcolumelar pode ser útil, pois permite um trabalho mais exato entre as camadas da mucosa na linha média. Além disso, a visualização superior da perfuração é claramente melhor após a separação das cartilagens laterais superiores.

O fechamento da perfuração é obtido com até quatro retalhos de transposição (Schultz-Coulon). Como estes permanecem pediculados posterior e anteriormente, eles são considerados retalhos bipediculados ou pontes. Os retalhos decisivos são os dois retalhos bipediculados superiores que cobrem a maior parte da perfuração. Eles podem até mesmo ser suficientes para perfurações menores (até 10 mm de diâmetro). Retalhos inferiores bipediculados também deverão ser desenvolvidos para perfurações maiores, embora eles tenham uma mobilidade menor e cubram somente a porção inferior da perfuração. Sua função é essencialmente permitir uma sutura livre de tensão.

Inicialmente, as camadas da mucosa septal devem ser descoladas da cartilagem e osso residuais de acordo com as regras da septoplastia. Mesmo em regiões livres de cartilagem e osso, o descolamento das camadas mucosas é, em geral, facilmente obtido utilizando instrumentos rombos, desde que o pericôndrio e o periósteo estejam bem preservados após a cirurgia prévia. Caso eles estejam ausentes em alguns locais, entretanto, a dissecção cortante com bisturi é necessária, descolando as camadas milímetro por milímetro (ver Fig. 6.24a). A dissecção do túnel superior continua inicialmente até a margem superior da perfuração, com cuidados para não seccionar a margem da perfuração. Isso evita qualquer laceração incontrolada da margem da perfuração ao inserir o espéculo nasal. A abertura piriforme é completamente exposta para o túnel inferior e o túnel do assoalho nasal, com a formação dos túneis prosseguindo com contato ósseo em um plano subperiosteal até a inserção da concha inferior. Somente agora a margem da perfuração é gradualmente aberta a partir de cima com o bisturi, e a mucosa é completamente descolada nas regiões remanescentes da perfuração. Os túneis superior e inferior se estendem posteriormente até pouco antes da margem posterior do vômer.

Utilizando uma lâmina de bisturi nº 15, a incisão na mucosa septal para o retalho superior bipediculado se inicia posteromedialmente e acima da margem inferior da concha média. Ela assume um trajeto curvo em uma dissecção anterior, inicialmente com contato ósseo (lâmina perpendicular) e se situa o mais próximo possível da ponte do nariz. Ela termina no septo, pouco atrás da inserção da cartilagem lateral superior. Sangramentos a partir de ramos da artéria etmoidal anterior são controlados com coagulação bipolar para evitar obstrução do campo visual. Caso necessário, a incisão é estendida posterior e caudalmente com tesouras anguladas. Neste momento, deve ser possível transpor o retalho bipediculado em uma direção inferior. Caso seja possível aproximar o retalho da margem inferior da perfuração sem tensão, a criação de um retalho inferior bipediculado pode ser dispensada. Caso contrário, a mucosa do meato nasal inferior é incisada com o bisturi em uma direção posterior para anterior após fratura medial da concha inferior. Isso pode ser difícil, especialmente nas porções anteriores, devido à formação de nichos na área do ducto nasolacrimal. Utilizando um descolador cortante, as aderências finais ao osso são, então, liberadas e o retalho inferior bipediculado é transposto medialmente.

Retalhos bilaterais são sempre necessários para epitelizar completamente a perfuração. A transposição do retalho bipediculado superior expõe a infraestrutura do septo nasal por baixo do dorso nasal. Ela deve ser preservada como um todo, caso contrário, uma perfuração se desenvolverá neste ponto. Por esta razão, nenhuma correção maior com ressecções pode ser realizada neste estágio, mesmo com desvios septais relevantes, mas somente reposicionamentos seguintes às osteotomias.

As antigas margens da perfuração são agora suturadas em uma direção posterior para anterior. Suturas de colchoeiro são as mais adequadas, mesmo sendo tecnicamente difíceis, pois evertem as bordas da ferida (Fig. 6.30c). Antes do fechamento da hemitransfixação ou da incisão transcolumelar, a cartilagem é interposta na antiga área da perfuração. A cartilagem conchal do pavilhão auricular é a mais adequada, podendo ser esmagada ou marcada para retificação.

Regras, Dicas e Truques
Lidando com Problemas Intraoperatórios

As seguintes regras se aplicam ao fechamento bem-sucedido de uma perfuração septal:

- As suturas devem ser realizadas sem tensão. A técnica da sutura também é importante (sutura de colchoeiro).
- Elevar retalhos *grandes*, mesmo para perfurações *pequenas*. Adaptações para medidas pequenas inevitavelmente resultarão em recorrência.
- As suturas não se ancoram na mucosa, mas sim no pericôndrio ou periósteo, que irão, portanto, requerer máxima proteção. As suturas inseridas através da mucosa não devem sair através da superfície grosseira da margem da ferida, mas devem incluir também o pericôndrio/periósteo.
- Caso a mucosa seja relativamente delgada em áreas sem infraestrutura, seu descolamento pode ser bastante difícil, podendo ser facilitado pela hidrodissecção utilizando anestésicos locais e uma agulha fina e longa.

! Riscos e Complicações

Hemorragias pós-operatórias geralmente se originam na margem superior da incisão dos retalhos pediculados, onde ramos da artéria etmoidal anterior e o altamente vascularizado tecido erétil da concha septal estão localizados. Uma vez que tamponamentos "às cegas" põem a estabilidade das suturas em risco, a hemostasia é melhor realizada com coagulação bipolar.

Cuidados Pós-Operatórios

O tanto quanto possível, deve-se dispensar a sucção dentro de 2-3 semanas, para evitar lacerações da mucosa. Irrigações salinas, óleos nasais e inalações devem ser suficientes.

Alternativas

Não existe realmente nenhuma alternativa efetiva para o fechamento de perfurações septais utilizando retalhos mucosos de transposição (retalho rotacional, retalho bipediculado), como aqui indicado. Isso se aplica particularmente à mera interposição, utilizando fáscia, por exemplo, da mesma forma que à transposição de pele (p. ex., retalho concha-vestíbulo). O uso de obturadores de silicone não é provado (corpo estranho, formação de crostas, grande volume).

Com um pedículo posterior suficientemente largo, o retalho bipediculado utilizando mucosa septal pode ser convertido em um retalho rotacional pela secção do pedículo anterior. Isso facilita a sua transposição e previne quanto ao desenvolvimento problemático de rugas.

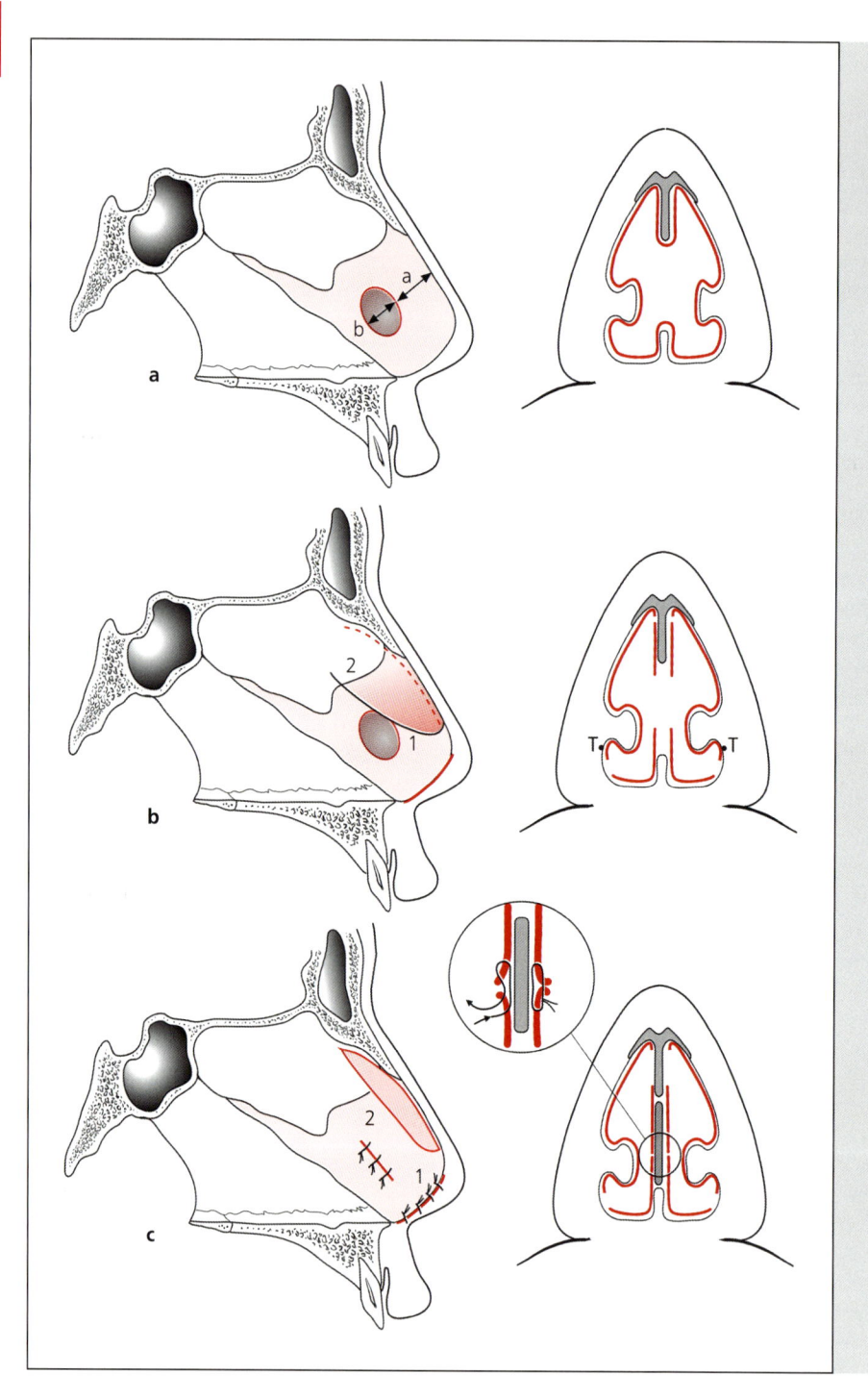

Fig. 6.30a-c Fechamento de uma perfuração septal utilizando retalhos bipediculados de mucosa nasal (Scgultz-Coulon) (visões sagital e basal).

a Avaliação pré-operatória da mucosa disponível: a distância a deve ser maior do que o diâmetro vertical da perfuração (b).

b Formação dos túneis e dissecção da perfuração via incisão hemitransfixante. O retalho superior bipediculado, com seus pedículos anterior (1) e posterior (2), é formado através da incisão da mucosa ao longo do dorso nasal. Essa incisão termina posteriormente à válvula nasal.
A visão basal mostra como os retalhos bipediculados inferiores foram descolados por uma incisão no meato nasal inferior, poupando o óstio de abertura do ducto nasolacrimal (T), já tendo também sido transposto.

c Os retalhos superiores e inferiores são inseridos com suturas de colchoeiro, com interposição de cartilagem. Uma área osteocartilaginosa inferior ao dorso nasal é deixada para cicatrização por epitelialização secundária.

Cirurgia do Nariz Externo (Rinoplastia)

Considerações Preliminares

A cirurgia da pirâmide externa do nariz é realizada por razões estéticas (p. ex., uma giba proeminente) ou por razões combinadas, estéticas e funcionais (p. ex., nariz de tensão, nariz torto, deformidade nariz em sela). O termo "cirurgia estética" se relaciona à normalização de uma deformidade externa, enquanto "cirurgia cosmética" objetiva a melhora de uma forma considerada normal. Em geral, entretanto, não existe uma linha divisória clara entre estes dois termos.

A forma e a função do nariz devem ser consideradas como uma entidade única. Uma deformidade é geralmente associada a um distúrbio da função. A "cirurgia funcional e estética do nariz", portanto, tem como objetivo a reconstrução dessa entidade. Anteriormente neste capítulo, referências foram feitas ao significado do septo nasal (ver **Fig. 6.12**). A cirurgia funcional e estética do nariz geralmente envolve uma cirurgia combinada do septo nasal e do nariz externo (rinosseptoplastia). Embora elas sejam discutidas separadamente neste livro-texto, elas, em geral, são realizadas em uma sessão, com a cirurgia progredindo tipicamente nas seguintes etapas:

- Septoplastia parte 1: incisão, abordagem, mobilização e ressecção, tamponamento nasal temporário.
- Rinoplastia com incisão, abordagem e correção.
- Septoplastia parte 2: reposicionamento, reconstrução, fixação, reparo das incisões com suturas.
- Tampão nasal definitivo, curativo externo, *splint*.

Embora os dois componentes cirúrgicos sejam geralmente, e sabiamente, realizados em conjunto, existe também um problema maior em rinosseptoplastia: de forma contrária à cirurgia isolada do nariz externo (rinoplastia), que é realizada em torno de um septo não alterado como suporte central, a correção simultânea do septo nasal, em conjunto com a mobilização e reconstrução envolvidas, resulta em processos de cicatrização dinâmicos que, ao longo de semanas ou meses, podem se associar a alterações na posição do septo, reconhecíveis por alterações em seu formato externo. Os resultados tardios no formato externo podem, portanto, diferir consideravelmente dos resultados cirúrgicos imediatos, tornando difícil qualquer prognóstico confiável. Cirurgias revisionais poderão, portanto, ser necessárias, sendo, por vezes, inevitáveis, mesmo com as técnicas cirúrgicas mais cuidadosas. Os pacientes devem estar particularmente cientes destas circunstâncias especiais ao se discutir o consentimento informado, bem como as necessidades potenciais de refinamentos posteriores, que não devem ser realizados antes de 1 ano após a cirurgia inicial, que devem ser especificamente mencionados.

Considerando que a rinosseptoplastia se presta à reconstrução de ambas, forma e função, cirurgias puramente estéticas e cosméticas não devem ser realizadas em detrimento da função. Estas cirurgias envolvem ressecções na infraestrutura cartilaginosa do nariz externo para obtenção da redução de estreitamentos, o que pode facilmente resultar em perda da função de suporte, mesmo após vários anos. A cirurgia nestes casos torna-se uma balança entre a melhora da forma externa e o distúrbio da função.

Técnicas Básicas

Incisões e Abordagens ao Dorso Nasal

Abordagens Endonasais

Princípio Cirúrgico

A *incisão* endonasal é sempre realizada na pele do vestíbulo e não na mucosa. O *acesso* ao dorso nasal é obtido pelo descolamento do envelope de tecidos moles (**Fig. 6.31b**) *sobre* o pericôndrio e *por baixo* do periósteo (assim chamado *degloving* ou *décollement*).

Indicações

Cirurgias do dorso do nariz, como osteotomias ou redução de giba nasal.

Contraindicações

Necrose pode se desenvolver em pacientes com pele muito atrófica, devido à cicatrização escarificante severa secundária à trauma ou múltiplas cirurgias prévias.

Tópicos Específicos com Relação ao Consentimento Informado

Irregularidades após cirurgias do dorso do nariz não são sempre evitáveis, especialmente quando a pele nasal é muito fina. Refinamentos podem ser necessários, mas não devem ser realizados antes de 6 meses após a cirurgia inicial. Atrofia da pele (particularmente após cirurgias revisionais) pode resultar em eritema ou teleangiectasias na pele do dorso do nariz (rubeose). Distúrbios sensoriais da pele, em raros casos até mesmo dor crônica, podem resultar da (inevitável) secção de nervos (**Fig. 6.31a**).

Planejamento Cirúrgico

A escolha por incisões endonasais depende, entre outras coisas, de haver ou não intenções de cirurgia simultânea nas cartilagens laterais inferiores. A redução de volume na região das cruras laterais irá requerer uma incisão transcartilaginosa ao invés de uma abordagem intercartilaginosa (ver **Fig. 6.59**). Uma abordagem externa (ver adiante) é recomendada para cirurgias mais complexas na ponta do nariz.

Instrumentos Especiais (ver também Fig. 6.6)

Um bisturi com lâmina nº 15 é adequado para as incisões. Um afastador cortante, de dois dentes (p. ex., um afastador em anel) é utilizado para expor o vestíbulo nasal. O *degloving* é realizado com bisturi ou com tesouras pontiagudas ligeiramente anguladas para exposição do pericôndrio no plano correto. Um descolador ligeiramente curvo (McKenty) é utilizado para a formação de túneis subperiosteais na área K. Um afastador de Aufricht, suficientemente largo, permitirá a visão direta da cartilagem e do osso do dorso nasal.

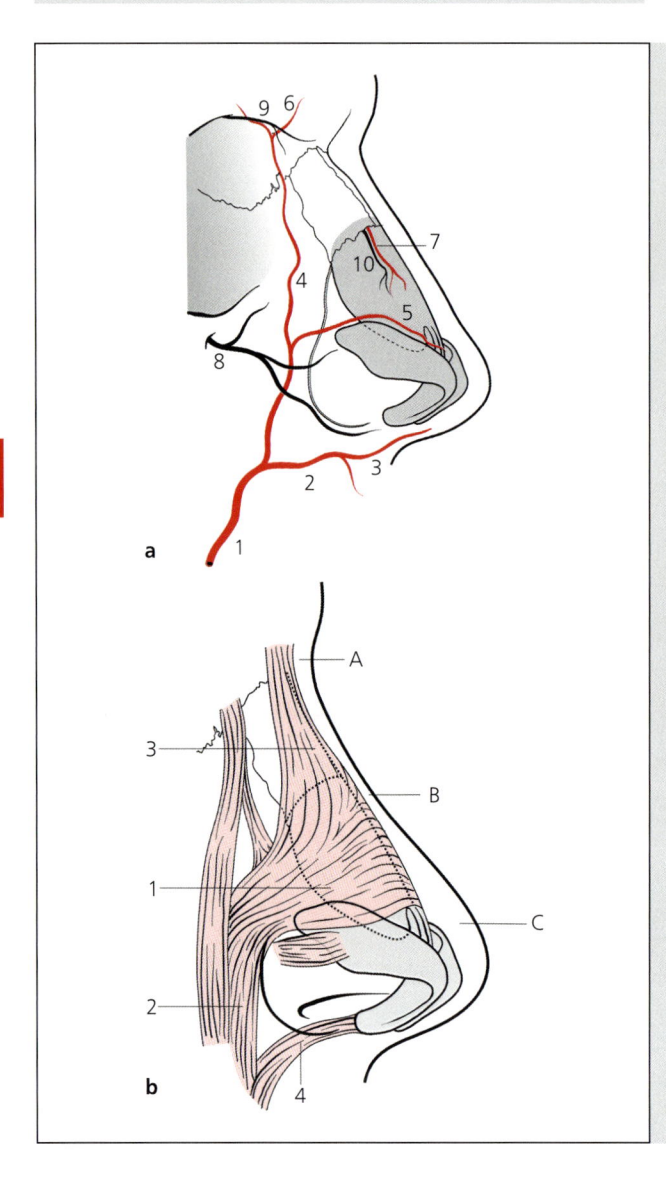

Fig. 6.31a, b Tecidos moles, vasos e nervos do nariz externo.

a Suprimento neural e vascular.

Artérias (em vermelho):

1. artéria facial (ramo da artéria carótida externa)
2. artéria labial superior
3. ramo terminal entre as cruras mediais das cartilagens laterais inferiores
4. artéria angular
5. artéria alar superior (entre as cartilagens laterais superiores e inferiores)
6. artéria supratroclear (ramo da artéria carótida interna)
7. artéria etmoidal anterior (ramo da artéria carótida interna); ponto de saída entre o osso nasal e a cartilagem lateral superior

Nervos (em preto):

8. artéria infraorbital
9. nervos supra e infratroclear
10. ramo externo do nervo etmoidal anterior

b Espessura da pele e sistema musculoaponeurótico superficial (SMAS). Várias espessuras da pele: espessa na raiz do nariz (A) e região da supraponta (C), delgada sobre a área keystone (B).

Músculos nasais externos:

1. *Nome:* pars transversa; *origem:* maxila; *inserção:* dorso nasal
2. *Nome:* pars alaris; *origem:* fossa incisiva; *inserção:* pele, asas do nariz
3. *Nome:* músculo prócero; *origem:* divisão do músculo frontal; *inserção:* periósteo, dorso nasal
4. *Nome:* músculo depressor do septo; *origem:* fossa incisiva; *inserção:* crura medial

Técnica Cirúrgica (Fig. 6.32)

As incisões realizadas exclusivamente de um lado (incisão hemitransfixante e intercartilaginosa) são suficientes para cirurgias menores do dorso nasal (p. ex., para planificação de irregularidades). Melhor visualização é obtida, entretanto, pela separação extensa das cartilagens laterais inferiores do restante da pirâmide. Para isso, uma incisão transfixante é realizada para seccionar a pele do septo membranoso *anterior* à margem septal caudal, atingindo desde o nível das cartilagens laterais superiores até o nível da espinha nasal anterior. Incisões bilaterais intercartilaginosas são realizadas entre a margem cefálica das cartilagens laterais inferiores e a margem caudal das cartilagens laterais superiores, no ponto mais inferior da indentação cutânea entre ambas as cartilagens (o assim chamado fundo de saco: ver **Fig. 6.3a**), devendo preferencialmente se encontrar com a incisão transfixante em ângulos retos, já que, ao final da cirurgia, o ponto de conexão entre estas duas incisões deverá ser identificado com precisão e reaproximado com exatidão. Ao contrário, estas incisões, com um formato quase semicircular, tendem a cicatrizar com uma contração circular e subsequente deformação da válvula nasal após reparo por suturas impróprio, ou mesmo omitido.

As cartilagens laterais superiores são identificadas com movimentos espalhados das pontas da tesoura pontiaguda sobre o canto anteroinferior para exposição do pericôndrio na região do dorso nasal. O envelope de tecidos moles pode agora ser descolado neste plano sob visão direta, com o SMAS situado imediatamente sobre o afastador de Aufricht. Uma vez que a área K tenha sido atingida (o que é mais bem confirmado por palpação), o periósteo é incisado transversalmente neste ponto e descolado com o descolador curvo até a raiz do nariz. Dissecção subperiosteal na raiz do nariz é utilizada para descolamento do músculo prócero do osso. Esta ação facilita consideravelmente a extração de uma giba nasal osteocartilaginosa mobilizada, pois as fibras musculares já foram destacadas.

O descolamento lateral do dorso nasal somente deve ser realizado quando requerer, por exemplo, uma redução de giba nasal.

Regras, Dicas e Truques

Se existe intenção de reduzir o volume das cartilagens laterais inferiores pela remoção de uma tira cefálica de cartilagem, então,

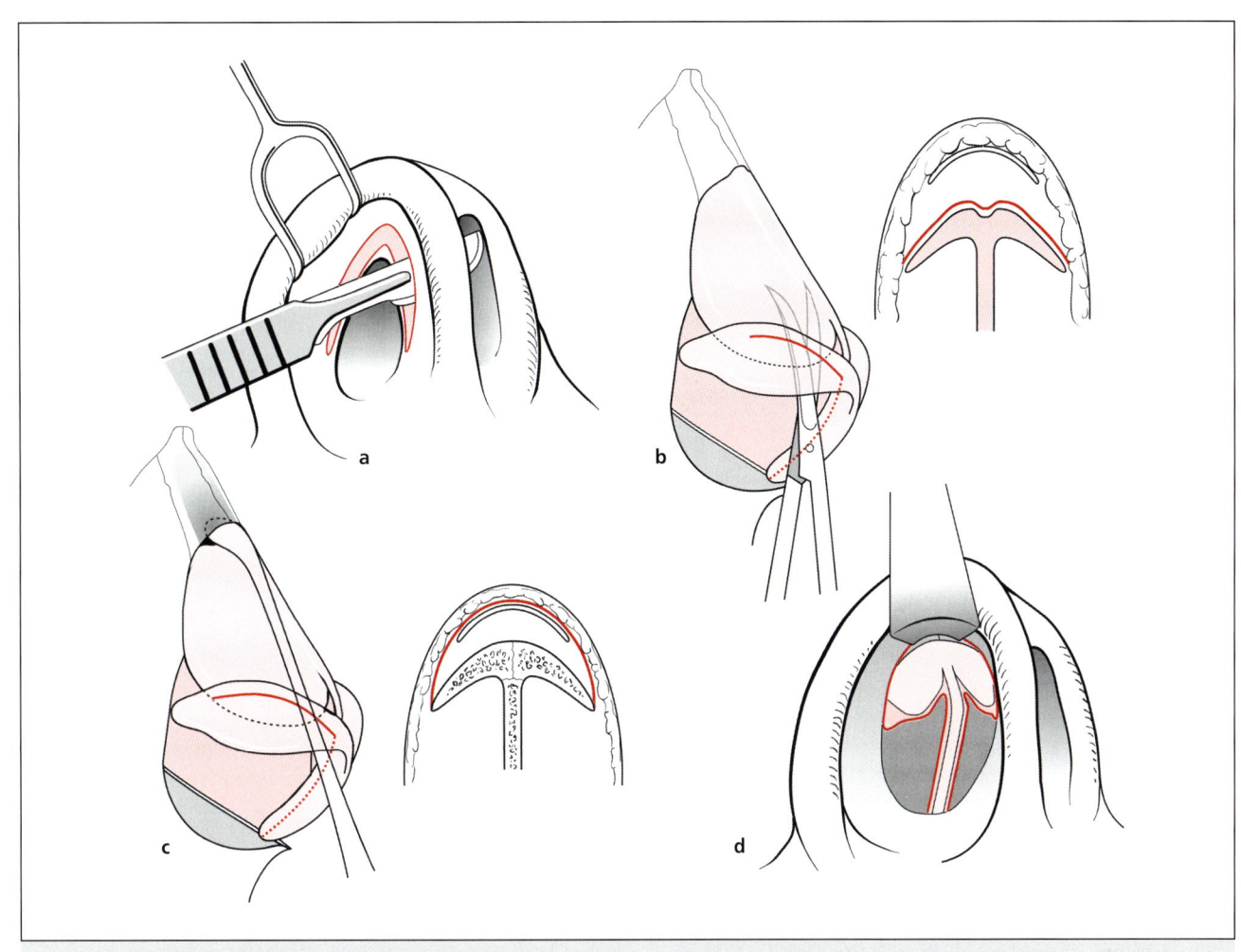

Fig. 6.32a-d Abordagem endonasal ao dorso nasal.

a Incisões intercartilaginosas (entre as cartilagens laterais superiores e inferiores) de cada lado e transfixação (no septo membranoso, entre as cartilagens laterais inferiores e a borda caudal do septo).

b Descolamento da pele que recobre o dorso nasal *(degloving)* próximo ao pericôndrio *(em vermelho)* utilizando tesouras pontiagudas anguladas; a secção transversa mostra a pele afastada por um afastador de Aufricht.

c Ao chegar à área keystone, o plano de dissecção muda de epipericondral para subperiosteal: o periósteo *(em vermelho)* foi liberado em conjunto com a pele utilizando um descolador de McKenty e elevado.

d Exposição do dorso nasal com o afastador de Aufricht; o músculo prócero também foi elevado em conjunto com o periósteo e a raiz óssea do nariz foi exposta.

uma incisão transcartilaginosa deverá ser selecionada ao invés de uma incisão intercartilaginosa (ver **Fig. 6.59**). O descolamento direto sob a pele do nariz com um bisturi (lâmina nº 15) sem visão direta também é possível, embora, neste caso, o plano de dissecção não se localize geralmente sob o pericôndrio, porém mais superficial. Com cartilagens laterais superiores significativamente "retroussés", a identificação da área caudal lateral das cartilagens laterais superiores no plano correto pode ser difícil. Neste caso, é melhor identificar a junção entre a margem cefálica da cartilagem lateral inferior e a margem caudal da cartilagem lateral superior, seguida pela excisão conservadora da margem livre elevada da cartilagem lateral superior. A margem cortante da cartilagem pode, então, ser defletida em direção à cavidade nasal e o plano pericondral ser subsequentemente identificado.

Abordagem Externa

Princípio Cirúrgico

A pele é descolada da columela, ponta e dorso do nariz após a realização de uma incisão na columela que se estende em uma direção endonasal ao longo da margem caudal da cartilagem lateral inferior. Esta ação permite correções sob visão direta, o que é uma vantagem particular na preservação ou restauração da simetria.

Indicações

Cirurgias simultâneas da ponta e a pirâmide nasal, especialmente para deformidades mais complexas e cirurgias revisionais. Há também uma boa visualização do septo nasal, o que é vantajoso ao se realizar reconstruções tecnicamente mais elaboradas, com enxertos e fechamento de uma perfuração nasal.

Contraindicações

Columela com cicatrizes severas com risco de necrose da pele. Aumento da projeção da ponta nasal em casos com columela curta, devido ao risco associado de abertura da ferida por tensão das suturas.

Tópicos Específicos com Relação ao Consentimento Informado

Informações relacionadas à possibilidade de abertura da ferida e formação de cicatrizes visíveis. Distúrbios sensoriais de longa duração (≥ 1 ano) na área da columela e edema mais significativo, especialmente na área supraponta.

Técnica Cirúrgica (Figs. 6.33 e 6.34)

A incisão na columela deve ser pouco visível posteriormente, caso a incisão original e a técnica de sutura tenham sido suficientemente precisas.

Uma incisão em forma de um V invertido provou ser útil para a incisão columelar (**Fig. 6.33**). A ponta do V invertido se localiza no nível da parte mais estreita da columela (geralmente a junção entre o terço inferior e os dois terços superiores). Os pontos laterais se localizam em uma parte basal mais larga da columela, ligeiramente medial à junção com o septo membranoso. O V invertido formado desta maneira possui a vantagem de ser relativamente largo na sua base, com os pontos cantais laterais ainda situados na superfície anterior da columela. Isso torna mais fácil evitar a criação de um degrau na junção com as incisões horizontais no septo membranoso. Qualquer irregularidade nessa área dá a impressão óptica de uma "gota de orvalho" permanente. A incisão em forma de V é mais bem realizada com uma lâmina de bisturi nº 11, já que esta permite a criação com exatidão de um ângulo agudo. Lesões da crura medial da cartilagem lateral inferior não devem ser temidas com esta incisão, uma vez que somente tecido fibroso e, possivelmente, algum vaso menor são encontrados sob a pele neste ponto (**Fig. 6.31a**). O vaso pode sangrar de forma mais incômoda, entretanto, e interferir com a sequência da cirurgia, devendo, neste caso, ser cauterizado com uma pinça bipolar fina diatérmica.

As incisões a seguir são realizadas com uma lâmina de bisturi nº 15. A incisão transversa da pele sobre as cruras mediais das cartilagens laterais inferiores, com a sua conexão à incisão já realizada, deve ser feita com muito cuidado, já que a cartilagem se situa imediatamente abaixo da pele e é geralmente muito delgada. Não há nenhuma camada subcutânea protetora de tecido adiposo neste ponto. A próxima incisão é endonasal, com trajeto inicial em ângulos retos em direção à ponta nasal, sendo também superficial, devido à delgada cobertura da pele. Na região dos domos das cartilagens laterais inferiores, o assim chamado triângulo mole ("área da faceta") deve ser protegido. O triângulo mole é uma área da pele livre de cartilagem na margem anterior da narina. Neste ponto, a incisão endonasal deve seguir diretamente a margem caudal da cartilagem lateral inferior. Caso a incisão se situe muito próxima à margem da narina no interior, esta última pode se tornar distorcida por cicatrizes – um resultado estético e extremamente indesejável, praticamente impossível de ser reparado. A incisão termina aproximadamente 5-10 mm lateral ao domo. Em casos especiais, quando uma exposição mais extensa é necessária, ela também pode ser estendida mais tarde.

O descolamento da pele delgada das cruras mediais das cartilagens laterais inferiores é problemático. O descolamento sob a pele que recobre a cartilagem com tesouras pontiagudas finas é o melhor método de proteção da cartilagem. A pequena

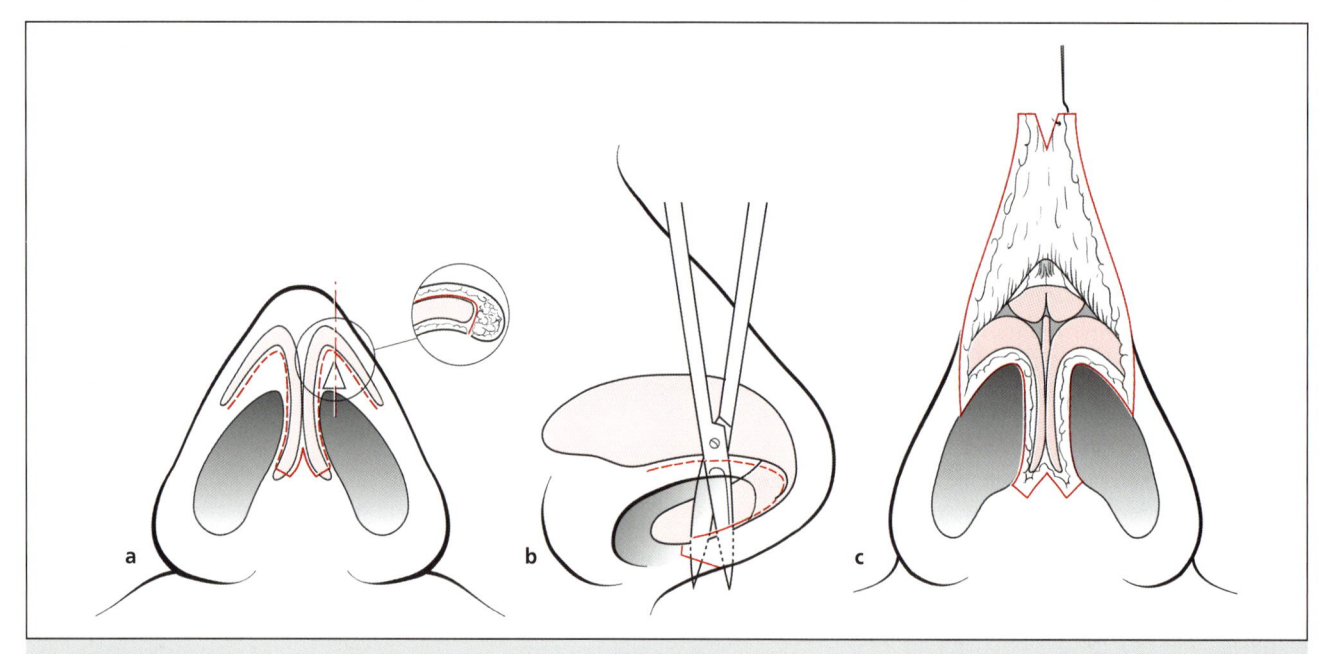

Fig. 6.33a-c Abordagem externa ao dorso e base do nariz.
a Incisão columelar angulada (linha contínua) e incisão marginal (linha pontilhada, pois se encontra oculta). Proteção do "triângulo mole" (detalhe em secção transversa); a dobra cutânea ao longo da margem superior da narina deve ser especialmente protegida durante a incisão.
b Descolamento da pele columelar das cartilagens laterais inferiores com tesouras pontiagudas.
c Exposição das cartilagens laterais inferiores e do dorso nasal após *degloving*.

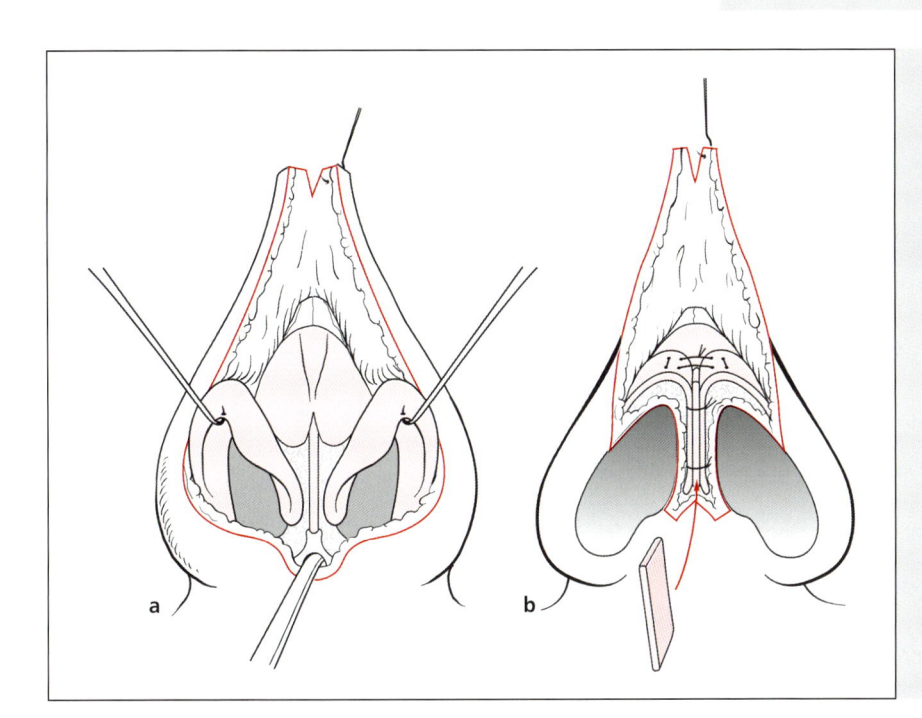

Fig. 6.34a, b Abordagem externa para o septo, com reconstrução subsequente.

a Separação das cruras mediais e domos das cartilagens laterais inferiores.

b Estabilização da ponta do nariz com um *strut* columelar após abordagem externa. Sutura interdômica.

ponte de tecido que persiste subsequentemente na margem caudal da incisão pode ser, então, facilmente seccionada com um corte de tesoura. Uma vez que a cartilagem foi exposta, o destacamento subsequente da pele columelar não é geralmente problemático e mais bem realizado com uma pequena tesoura angulada. A dissecção na região do domo ainda pode ser crítica, mas não deve impor maiores dificuldades se a margem caudal da cartilagem lateral inferior for seguida consistentemente e tesouras forem utilizadas para seccionar a pele do vestíbulo. Enquanto estas etapas são realizadas, a columela deve ser tracionada com um gancho de pele cortante e não com pinças. Após a exposição dos domos das cartilagens laterais inferiores (enquanto se preserva o pericôndrio), o dorso nasal cartilaginoso é identificado com movimentos espalhados da tesoura. Posteriormente, o dorso nasal é exposto da mesma forma que em uma abordagem endonasal. Ao fazê-lo, qualquer dissecção que se estenda muito lateralmente entre as cartilagens laterais superiores e inferiores deve ser evitada, uma vez que a visibilidade pode ser perdida devido a sangramentos a partir de uma artéria que tem seu trajeto nessa área (**Fig. 6.31a**).

A abordagem externa também permite a oportunidade de expor o septo nasal à visão (**Fig. 6.34**). Para isso, o tecido fibroso entre as cruras mediais é seccionado primeiramente com tesouras até se ganhar acesso, em frente à espinha nasal via plano deslizante avascular, aos músculos do lábio superior (os assim chamados "planos mágicos"). Após a secção da ancoragem fibrosa dos domos de ambas as cartilagens laterais inferiores, estas últimas podem ser deslocadas lateralmente com ganchos únicos para permitir a dissecção livre da margem caudal septal e das cartilagens laterais superiores. Caso as cartilagens laterais superiores também sejam separadas, isso permitirá a visualização livre de todo o septo nasal, não apenas de uma direção caudal, mas também de cima.

Uma vez que a separação das cruras mediais do septo e a secção do tecido fibroso entre os domos significam que os pontos essenciais de suspensão das cartilagens laterais inferiores foram perdidos (ver **Fig. 6.54**), é recomendado estabilizar a ponta nasal antes do reparo por suturas da columela com um suporte cartilaginoso, que é inserido entre as cruras mediais das cartilagens laterais inferiores (**Fig. 6.34b**). As cartilagens laterais inferiores também são adicionalmente estabilizadas com uma "sutura interdômica", para evitar uma separação posterior. A exposição das cruras mediais das cartilagens laterais inferiores permite a realização das suturas necessárias (geralmente fios absorvíveis 4.0) diretamente por meio da cartilagem, de forma que elas não precisem ser inseridas através da pele do septo membranoso.

O fechamento da pele é iniciado na ponta do V invertido com uma sutura monofilamentar 5.0. Todos os cinco pontos dos cantos devem ser aproximados sem nenhum degrau, após o qual suturas intermediárias são realizadas entre cada dois pontos. A área lateral somente necessita de uma sutura, grosseiramente no meio da columela, e uma outra sutura (absorvível) para o reparo da incisão marginal da cartilagem lateral inferior.

Regras, Dicas e Truques

Uma incisão columelar é praticamente invisível posteriormente, desde que as incisões sejam corretamente realizadas e o reparo por suturas seja preciso. Uma linha clara fina somente será visível, se a sutura for realizada sob tensão. O correto posicionamento do ponto de aproximação na área lateral da incisão na superfície interna das asas é também importante: um degrau pode ser evitado, se a pele vestibular sob a cartilagem lateral inferior é apreendida somente superficialmente (sem transfixar a cartilagem), enquanto a agulha é inserida profundamente no interior da margem da ferida da narina. A cartilagem lateral inferior "desaparece" assim por trás da margem caudal da incisão.

Outra consideração é o deslocamento tangencial das bordas da ferida na margem lateral da incisão, onde uma dobra de pele poderá se desenvolver sob a cartilagem lateral inferior. O descolamento tangencial deve ser compensado pela sutura lateral, posicionando o ponto da cartilagem lateral inferior obliquamente na direção da ponta nasal através da margem da incisão adjacente à narina.

! Riscos e Complicações

O risco mais temido é uma cicatriz columelar visível, e a pior complicação é a necrose da columela.

Cicatrizes columelares retraídas são de revisão muito difícil. Elas podem ser evitadas com a utilização de uma técnica de sutura evertida e garantia de um suporte cartilaginoso estável, que é geralmente ausente na região de tecidos moles entre as cruras mediais das cartilagens laterais inferiores. Embora a pele da columela seja relativamente espessa nesse ponto, de qualquer modo, ela ainda pode retrair, especialmente caso o tecido fibroso entre as cruras mediais tenha sido excisado. A inserção de uma armação cartilaginosa entre as cruras mediais, terminando exatamente na mesma linha da cartilagem lateral inferior, é a melhor garantia de uma cicatrização sem retração. Necrose da columela pode ser esperada especialmente na presença de formações cicatriciais severas, da mesma forma que no colapso da ferida (diabéticos, tabagistas) e significativa tensão na ferida. Aqui, a indicação para uma abordagem aberta deve ser cuidadosamente considerada e, em casos de dúvidas, uma abordagem endonasal deve ser escolhida. Uma vez que a necrose da columela tenha ocorrido, ela geralmente requer um procedimento estagiado tecnicamente elaborado, na maioria dos casos com utilização de um retalho frontal (ver Capítulo 5).

Cuidados Pós-Operatórios

Formação de crostas na incisão columelar é dissolvida com pomadas e as suturas são removidas em torno do sétimo dia de pós-operatório. Protetores solares podem ser utilizados na área cicatricial por, aproximadamente, 6 meses, para evitar a pigmentação da cicatriz.

Osteotomias

Princípio Cirúrgico

As osteotomias servem para remover partes da pirâmide óssea (giba) ou para mobilizá-las, de forma a deslocá-las.

Indicações

Redução de gibas com mobilização das paredes laterais para fechamento do "teto aberto" subsequente. Mobilização da pirâmide de um nariz torto ou largo.

Contraindicações

Osteotomia de áreas ósseas móveis.

Tópicos Específicos com Relação ao Consentimento Informado

Degraus (palpáveis ou visíveis), particularmente na região do dorso do nariz. Formação excessiva de calos (extremamente rara).

Planejamento Cirúrgico

Ver Técnica Cirúrgica.

Instrumentos Especiais

Existem numerosos osteótomos (bisel em ambos os lados, para uma linha de osteotomia reta) e cinzéis (bisel somente de um lado, para linhas de osteotomia curvas), que diferem principalmente no tipo de cabo e na largura. Uma configuração de ferramentas bem estabelecida é listada na seção de instrumentos acima (**Fig. 6.6b**).

Técnica Cirúrgica

Osteotomias em um Relance (Fig. 6.35)

Osteotomias padrão incluem:
- Osteotomia paramediana (de cada lado da linha de sutura internasal).
- Osteotomia lateral (no processo frontal da maxila).
- Osteotomia transversa (osteotomia horizontal no nível do canto medial, através do processo frontal da maxila e dos ossos nasais, e *não* através das linhas de sutura do osso frontal, que se situam mais cranialmente).

Esta é também a ordem em que as osteotomias são geralmente realizadas.

Em casos especiais, osteotomias suplementares são úteis:
- *Osteotomia intermediária* (entre as osteotomias paramediana e lateral) para paredes laterais ósseas curvas e severamente desviadas.
- Ressecção em cunha após uma osteotomia adicional acima da osteotomia lateral para ressecção de uma cunha óssea para compensação de paredes assimétricas da pirâmide, p. ex., para um nariz torto relacionado ao crescimento.

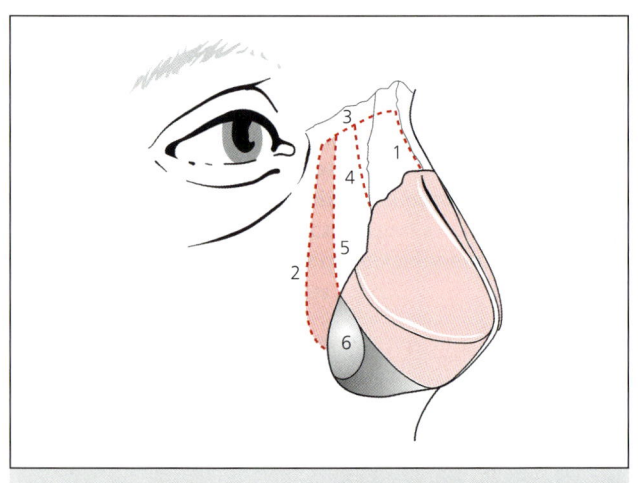

Fig. 6.35 Visão geral das osteotomias.

Osteotomias-padrão:
1. osteotomia paramediana (lateral à linha de sutura internasal)
2. osteotomia lateral (estende-se até o nível do canto medial, protege a concha inferior [6])
3. osteotomia transversa (situada no nível do canto medial)

Osteotomias suplementares:
4. osteotomia intermediária (entre as osteotomias paramediana e lateral)
5. ressecção em cunha

Somente após a finalização de, ao menos, as três osteotomias básicas, pode ser possível remover livremente a pirâmide. Caso se dispense *a* osteotomia transversa, p. ex., para o tratamento de um nariz torto, e a pirâmide seja somente empurrada para a linha média contra resistência, o resultado final é geralmente insatisfatório, pois a posição reta é meramente simulada pelo edema do tecido mole causado pela cirurgia.

Osteotomia Paramediana (Fig. 6.36)
Uma osteotomia paramediana é geralmente realizada por meio de uma abordagem extramucosa, ou seja, sem secção da mucosa endonasal sob os ossos nasais. Para isso, a mucosa neste ponto é facilmente descolada a partir de um acesso transeptal com a ajuda de um descolador. Caso uma septoplastia tenha sido realizada anteriormente, o osteótomo poderá também ser inserido através de um acesso transeptal. Se nenhum túnel septal tiver sido criado, o osteótomo poderá ainda ser posicionado na abertura piriforme em uma posição paramediana direta, via incisões intercartilaginosas. Neste caso, a mucosa nasal não é descolada, e a osteotomia é feita através da abordagem transmucosa, que geralmente não apresenta nenhum problema com relação à cicatrização (raramente: cistos mucosos subcutâneos).

Utilizando de preferência um osteótomo de 6 mm de largura, a osteotomia continua até o nível do canto medial, de onde ela pode ser discretamente desviada na direção lateral, para facilitar a conexão com a osteotomia transversa a seguir, especialmente se ela for realizada para fechamento de um "teto aberto".

Osteotomia Lateral (Fig. 6.37)
O curso planejado de uma osteotomia lateral pode ser inicialmente marcado na pele com uma caneta. Essa linha é fundamentada na "linha basal do nariz" entre o canto medial e o sulco alar-facial. A osteotomia se inicia logo acima dessa linha na abertura piriforme, de onde se direciona em direção à linha e corre 1-2 mm acima e paralela a ela, antes de chegar ao nível do canto medial.

Para a versão endonasal, uma incisão vestibular-vertical-lateral é realizada na pele no nível da cabeça da concha inferior, e a margem óssea da abertura piriforme é identificada. Um túnel subperiosteal é criado na superfície lateral ao longo da linha de osteotomia planejada, utilizando um descolador cortante (p. ex., a extremidade cortante de um descolador de Cottle). No nível do canto, o túnel subperiosteal é estendido com o descolador na direção da raiz do nariz para a osteotomia transversa subsequente.

A osteotomia pode ser bem controlada com a ajuda de um osteótomo-guia. Por um lado, o guia é facilmente palpável do exterior através da pele, enquanto, por outro lado, ele previne que o instrumento deslize para o interior da cavidade nasal. O guia pode ser facilmente encaixado na abertura piriforme, aproximadamente 5 mm acima da linha basal do nariz. No início da osteotomia, o cabo deve ser direcionado medial e superiormente, devido à curvatura da abertura. Como a osteotomia deve seguir esta superfície curva, o cabo seguirá um movimento em quarto de círculo, da direção medial-superior para a lateral-inferior. No início da osteotomia, o osso é muito espesso (tom surdo, mais esforço); aproximadamente na metade, ele se torna mais fino (tom agudo, usar menos força para evitar partir o osso) e, então, algo espesso novamente no nível do canto medial. Como o guia lateral se move à frente da lâmina real, o guia deve ser palpável cranialmente ao canto medial no final da osteotomia. Caso o tom da osteotomia torne-se claramente surdo, o osteótomo já terá atingido o espesso osso frontal na sutura frontomaxilar. A osteotomia lateral, geralmente, termina poucos milímetros caudalmente a esta linha de sutura.

Osteotomia Transversa (Fig. 6.38)
Aqui, um cinzel curvo é utilizado, sendo introduzido pela incisão vestibular lateral. Primeiramente, a parte inferior do cinzel é posicionada no final da linha da osteotomia lateral e avançada para o interior do osso com leves golpes de martelo, para melhor ajuste. Somente, então, o cabo do cinzel é movido o mais lateralmente possível para cortar o osso em toda a largura do cinzel. O cinzel é avançado na direção da raiz do nariz, e a osteotomia transversa é completada em um dos lados. Uma vez que o

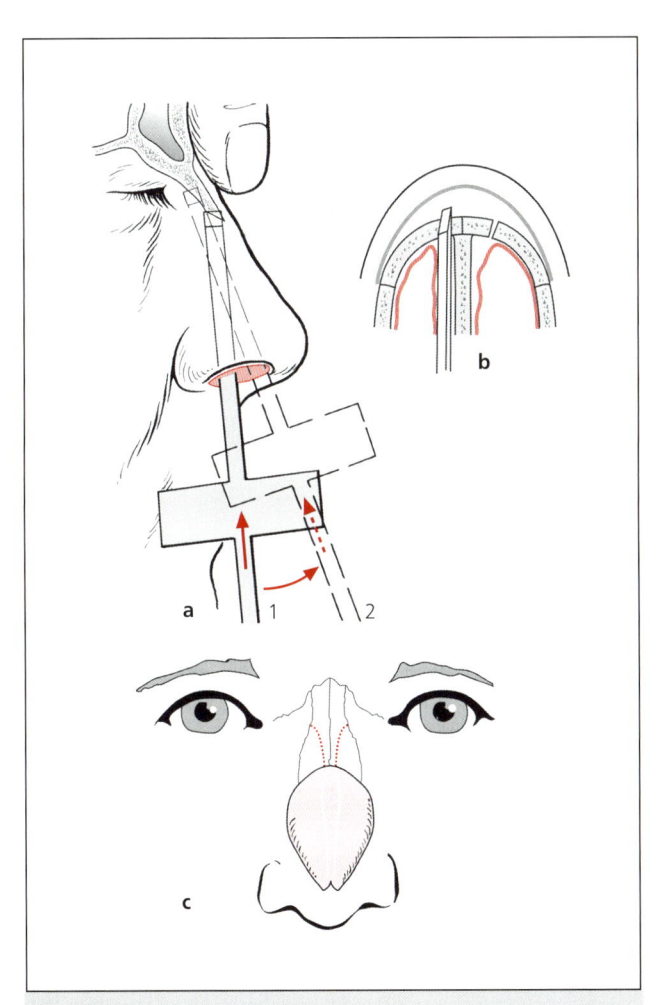

Fig. 6.36a-c Osteotomia paramediana.
- **a** Inserção transeptal do osteótomo sob guia digital: início na posição 1 até que o instrumento seja palpável sob a pele; continuação na posição 2, paralelo ao dorso do nariz.
- **b** Visão frontal: a mucosa é protegida em uma abordagem transeptal extramucosa.
- **c** As osteotomias divergem discretamente em uma direção lateral e terminam no nível do canto medial.

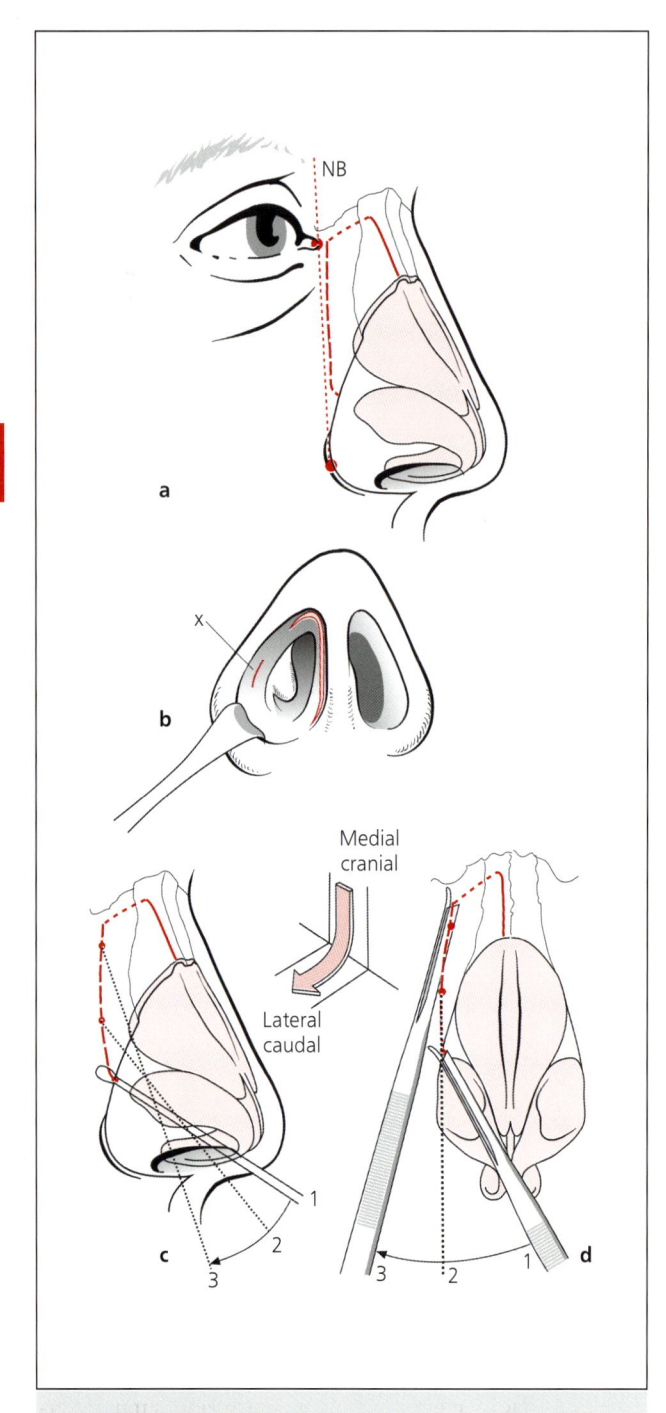

Fig. 6.37a-d Osteotomia lateral.

a Posição da osteotomia na linha basal do nariz (NB) (sulco alar-facial até o canto medial), iniciando ligeiramente acima para proteger a cabeça da concha.

b Incisão vestibular lateral (x) na pele vestibular no nível da cabeça da concha inferior (adicionalmente às incisões hemitransfixantes e intercartilaginosas).

c Osteotomia utilizando o osteótomo protegido *(guarded osteotome)*. O cabo é movido no plano sagital, de cima (posição 1) para baixo (posições 2 e 3). A posição da osteotomia transversal planejada é mostrada como uma linha pontilhada.

d No plano frontal, o cabo é movido de uma posição medial (posição 1) para lateral (posições 2 e 3). Analisando ambos os movimentos em conjunto, o cabo segue aproximadamente um quarto de círculo, da posição medial–cranial para a lateral–caudal.

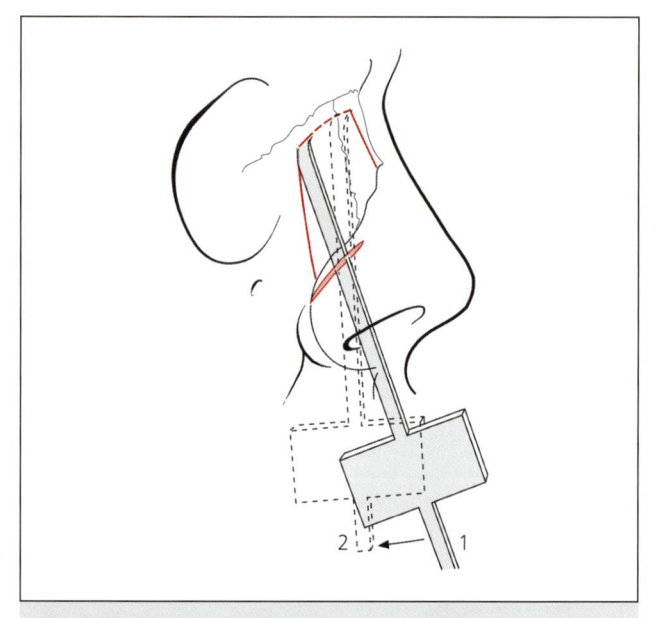

Fig. 6.38 Osteotomia transversa.

O cinzel curvo é inserido através de uma incisão vestibular lateral e posicionado na extremidade cranial (canto medial) da osteotomia lateral (posição 1). A partir daí, uma linha de fratura é gradualmente criada na direção da raiz do nariz (posição 2).

osso é bastante espesso, particularmente na região da raiz do nariz (o bloco ósseo composto pela espinha nasal do osso frontal e os ossos nasais, ver **Fig. 6.1d**), não se deve tentar neste ponto utilizar o cinzel por toda a espessura a partir de um dos lados, mas uma mobilização completa deve somente ser tentada após a realização da osteotomia transversa do lado contralateral. Caso contrário, há perigo de se partir o osso na região da raiz do nariz.

Em princípio, as osteotomias lateral e transversal podem ser realizadas de forma direta percutaneamente ao invés da via endonasal, o que, de fato, se provou efetivo, especialmente para osteotomias transversas. Em ossos espessos, uma osteotomia transversa endonasal possui um vetor de força desfavorável, necessitando, com frequência, de golpes muito fortes no martelo. A bastante espessa espinha nasal do osso frontal situada abaixo dos ossos nasais, pode ser cinzelada com a ajuda de um osteótomo de largura de 3 ou 4 mm através de uma incisão perfurante na raiz do nariz, e a osteotomia estendida de cada lado em direção ao canto medial. O periósteo é seccionado diretamente e não descolado inicialmente. Atenção especial deve ser dada à direção da osteotomia (reconhecível pela posição do cabo do osteótomo). A direção é perpendicular à superfície do osso, e não na direção da base do crânio.

Em princípio, uma osteotomia lateral também pode ser realizada percutaneamente através de uma incisão perfurante, realizada grosseiramente na metade da linha de osteotomia, também seccionando o periósteo com um osteótomo cortante de 3 ou 4 mm de largura. A pele é facilmente retraída em toda a extensão da osteotomia, utilizando o osteótomo inserido através da incisão perfurante.

Regras, Dicas e Truques
Lidando com Problemas Intraoperatórios

Como em todas as incisões endonasais, é recomendado infiltrar a pele vestibular correspondente com anestésico local e epinefrina antes do início da cirurgia. Isso reduz consideravelmente o sangramento pelas margens da ferida. Somente a linha de incisão é infiltrada, e não toda a região em torno da osteotomia subsequente.

Uma osteotomia limpa pressupõe instrumentos cortantes. Isso é mais bem garantido se os osteótomos e cinzéis forem afiados na mesa cirúrgica com uma pedra de amolar. Com osso muito espesso, pode até mesmo ser aconselhável afiar novamente o instrumento de cada lado. Os osteótomos e cinzéis são avançados com golpes duplos no martelo. Um "golpe de teste" leve (para testar o posicionamento firme do instrumento) é seguido por um "golpe de trabalho" mais forte, que realiza o real corte do osso. Desta forma, evita-se qualquer deslizamento inadvertido do instrumento e perfurações da pele.

As osteotomias podem elevar a pressão arterial do cirurgião e também a do paciente. O anestesista deve ser notificado de que as osteotomias serão realizadas em breve, de forma que ele possa reagir de acordo. A redução do sangramento intraoperatório reduz consideravelmente o edema pós-operatório e a formação de hematomas. Isso também pode ser ajudado pela compressão dos tecidos moles por 1-2 minutos após cada osteotomia.

Caso não seja possível mover livremente a pirâmide para a esquerda e para a direita entre dois dedos, a mobilização não deve ser forçada, pois isto resultará em linhas de fratura irregulares. A região de resistência deve ser preferencialmente "reosteotomizada", possivelmente mesmo percutaneamente, caso esteja na área da raiz do nariz.

Caso uma osteotomia intermediária ou suplementar seja necessária para uma ressecção em cunha, isto é realizado *após* a osteotomia paramediana e *antes* da osteotomia lateral. Osteotomias em uma área móvel de osso não são possíveis.

Pequenas cristas protuberantes de osso, particularmente na raiz do nariz após uma osteotomia transversa, devem ser submetidas a uma osteotomia adicional, uma vez que elas são habitualmente visíveis de forma clara após a resolução do edema. Para isso, uma osteotomia percutânea é também muito útil.

! Riscos e Complicações

Osteotomias laterais que são muito estendidas superiormente com frequência resultam em degraus visíveis e palpáveis. Isso pode com frequência ser corrigido intraoperatoriamente pela "reosteotomização" ligeiramente inferior (possivelmente percutaneamente). No curso pós-operatório a seguir, pequenos fragmentos de osso podem resultar na formação de sequestros, que levam a edema e eritema da pele, especialmente na região do canto medial. Nestas situações, o sequestro é mais bem removido através de uma incisão perfurante.

Uma osteotomia transmucosa pode deslocar a mucosa abaixo da pele e pode levar à formação de um cisto subcutâneo. Neste caso, o cisto deve ser completamente removido e a conexão com o interior do nariz fechada. Isso requer visualização ótima, que é mais bem obtida através de uma abordagem externa (ver **Fig. 6.63**). Alternativamente, uma incisão cutânea direta sobre o cisto, levando a LTPR em consideração (ver Capítulo 5), é também uma opção concebível, embora deixe geralmente uma cicatriz visível.

Medindo Pontos, Linhas e Ângulos

Ao descrever e planejar cirurgias nasais há vários pontos de medidas nos tecidos moles da face que permitem a determinação de proporções e ângulos (**Fig. 6.39**). Eles possuem um importante papel acima de tudo na análise dos perfis do nariz e da face.

Esses pontos se baseiam no plano frontal da face por meio do nasion (raiz do nariz), *subnasale* (junção da columela com o lábio superior) e pogonion (o ponto mais anterior do queixo). Normalmente, estes três pontos de medidas se situam em uma linha. Juntamente à linha através da raiz do nariz e ponta nasal, o plano frontal da face forma o ângulo nasofrontal, que é uma medida da projeção da ponta do nariz (distância da ponta do nariz ao plano facial – ver **Fig. 6.53c**). O ângulo nasofrontal também reflete a indentação da raiz do nariz abaixo da glabela. Outro ângulo importante é o nasolabial, entre a columela e o lábio superior, que deve estar entre 95° e 110°.

Somente algumas poucas linhas e pontos são relevantes na avaliação da forma do nariz de um ponto de vista estético (**Fig. 6.39b**). Elas são produzidas principalmente pela reflexão da luz na pele do nariz. A linha estética fronte-ponta (linha do dorso nasal) apresenta um curso curvilíneo a partir das sobrancelhas de cada lado da junção entre o dorso nasal e a parede nasal e termina no nível da região da supraponta. Irregularidades menores desta linha são sugestivas de um nariz "torto". Os domos das cartilagens laterais inferiores produzem duas pequenas reflexões luminosas na ponta do nariz, que se tornam mais destacadas quanto mais marcada for a ponta do nariz. A distância entre as duas reflexões é responsável pela impressão de um nariz largo ou estreito. As linhas que conectam o sulco alar-facial e a columela assumem um curso oblíquo e se encontram na forma de um V na columela. A columela é, portanto, caudal às asas do nariz, sendo normalmente visível na visão em perfil. Entretanto, caso a columela seja retraída ("columela escondida"), p. ex., como resultado de perda de cartilagem septal, o ângulo nasolabial também é reduzido (< 90°).

Planos para a correção do perfil do nariz devem começar pela projeção da ponta do nariz (**Fig. 6.40**). Com um ângulo nasofacial normal em torno de 36°, a base do nariz demonstra narinas ovaladas com um eixo oblíquo (**Fig. 6.40a**). Com uma deformidade em giba proeminente, a base e a ponta nasais são normais. O excesso de osso e cartilagem a ser removido encontra-se, assim, acima da linha que conecta a raiz do nariz e a ponta do nariz (**Fig. 6.40b**). Uma ponta nasal ptótica com um ângulo nasofacial reduzido pode, por outro lado, simular uma deformidade em giba proeminente (assim chamada pseudogiba). A redução da giba sem a elevação da projeção da ponta do nariz resultaria na formação de um nariz em sela. Uma projeção reduzida da ponta do nariz é reconhecida na base do nariz por narinas transversais-ovais ou arredondadas, com uma ponta arredondada e aumento da distância entre as asas. A columela é encurtada (**Fig. 6.40c**).

Uma sobreprojeção da ponta do nariz pode se assemelhar a uma giba proeminente no perfil (**Fig. 6.60d**). A situação anatômica aqui é completamente diferente, entretanto, também resultando geralmente em obstrução nasal. O crescimento excessivo do septo nasal cartilaginoso reduz o ângulo da válvula nasal (entre as cartilagens laterais superiores e o septo), resultando em estenose da válvula nasal (**Fig. 6.3d**). O vestíbulo na-

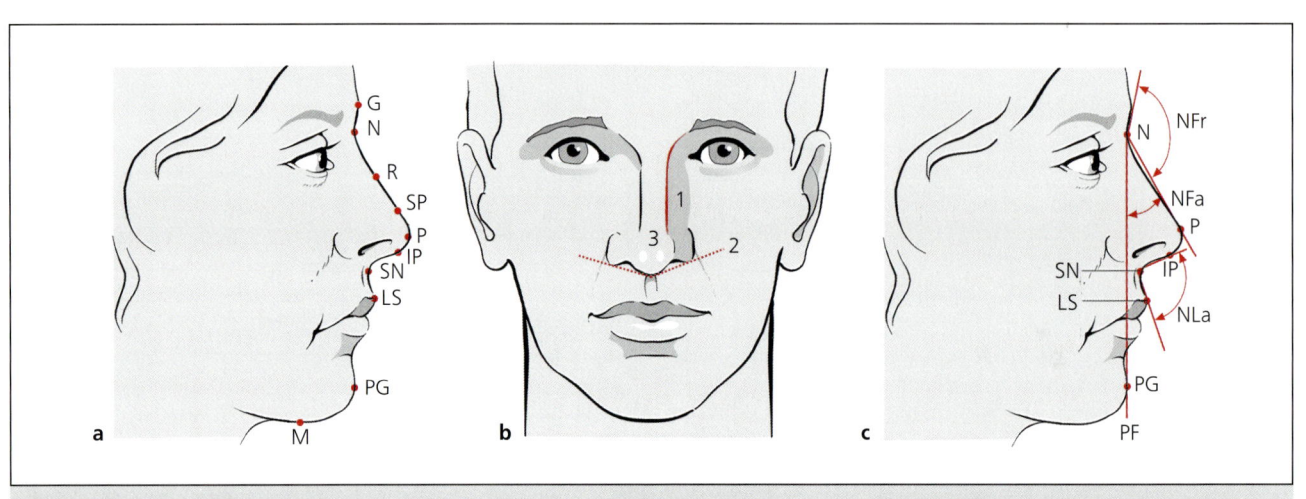

Fig. 6.39a-c Pontos, linhas e ângulos de mensuração.

a Pontos de mensuração dos tecidos moles.
- G glabela
- N nasion (radix nasal)
- R rinion (junção osteocartilaginosa, correspondendo à área K)
- SP região da supraponta
- P ponta do nariz (correspondendo aos domos das cartilagens laterais inferiores)
- IP região da infraponta (entre a ponta e a rima narinária superior)
- SN subnasale (junção da columela com o lábio superior
- LS lábio superior (borda do vermelhão)
- PG pogonion (mento anterior)
- M menton (mento inferior)

b Linhas
1. linha estética fronte-ponta: esta linha deve correr sem interrupções em uma curva desde a sobrancelha até a ponta do nariz e separar as reflexões luminosas do dorso nasal das sombras da parede nasal.
2. as linhas que conectam os sulcos alares-faciais e a columela possuem um trajeto em forma de V; um trajeto horizontal é característico de uma columela retraída
3. reflexões luminosas, produzidas pelos domos das cartilagens laterais inferiores (elas definem a largura e o formato da ponta do nariz)

c Ângulos faciais
- PF plano facial (através da radix nasal N e a ponta do mento PG)
- NFr ângulo nasofrontal
- NFa ângulo nasofacial (entre NP e FP); é de cerca de 36° e é uma medida possível para a projeção da ponta nasal
- NLa ângulo nasolabial (entre SN-IP e SN-LS); entre 95° e 110°

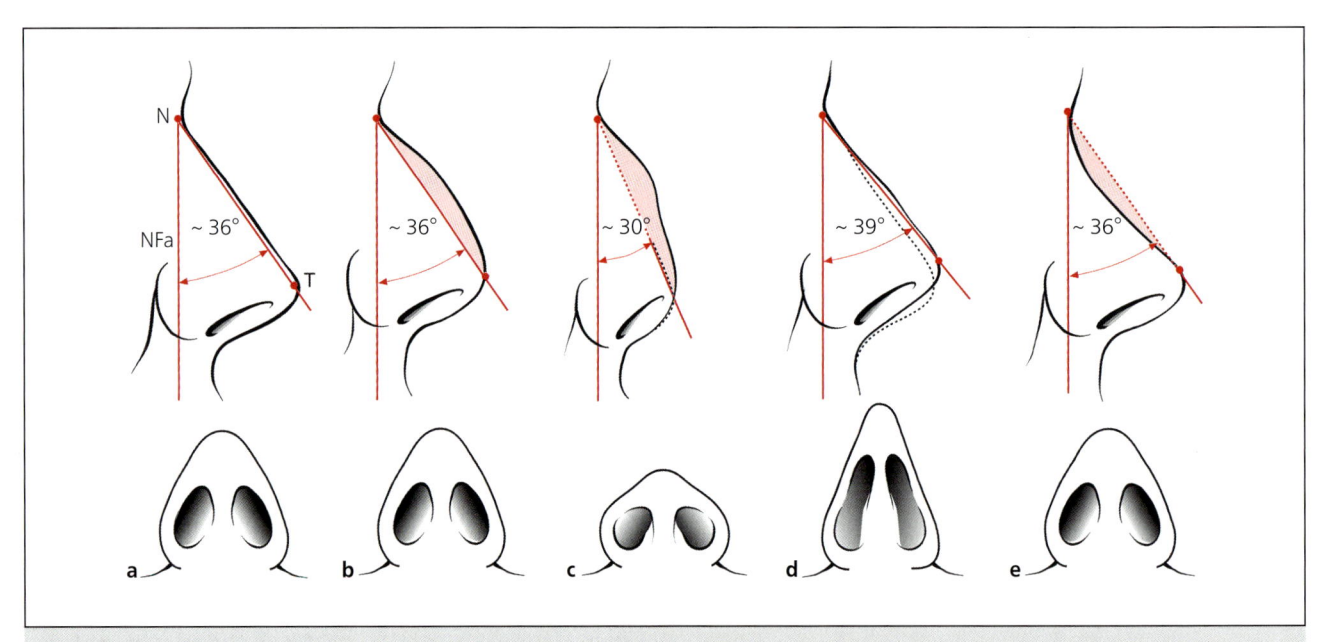

Fig. 6.40a-e Projeção da ponta do nariz e correção do perfil.
- **a** Perfil normal: as projeções da ponta e da base do nariz são normais.
- **b** Giba nasal: a projeção e a base são normais.
- **c** Pseudogiba: projeção reduzida, base larga, columela curta, narinas arredondadas.
- **d** Nariz de tensão: projeção muito alta, base estreita, columela larga, narinas em fenda.
- **e** Sela óssea: projeção normal, base normal.

sal, situado caudalmente à válvula nasal, é estreito. Isso é parcialmente causado pelas narinas em fresta, que são ainda mais contraídas medialmente por uma base columelar larga. O alargamento da columela é produzido pelas extremidades das cruras mediais das cartilagens laterais inferiores (as assim chamadas "platinas"), que são direcionadas para fora e deslocadas na direção da ponta nasal, como resultado do excesso de crescimento. A tensão faz com que a asa do nariz assuma uma aparência alongada, contrária ao curso usual discretamente convexo para fora. A distância entre as asas e o septo nasal é encurtada. A pressão negativa durante a inspiração pode levar ao colapso das asas.

O nariz em sela é o oposto do nariz com giba, embora o envolvimento isolado do dorso do nariz seja raro (nariz em sela osteocartilaginoso, **Fig. 6.40e**).

Deformidade Giba Nasal

Princípio Cirúrgico

Redução da giba nasal osteocartilaginosa e fechamento do "teto aberto" utilizando osteotomias.

Indicações

Projeção excessiva do dorso nasal *após* determinação da projeção desejada da ponta nasal.

Contraindicações

Pseudogiba.

Pontos Específicos Relacionados ao Consentimento Informado

Irregularidades do dorso nasal, particularmente em peles finas associadas à possível necessidade de ajustes finos, devem ser avaliadas após 6 meses, ao menos. Eritema do dorso do nariz (rubeose).

Planejamento Cirúrgico

A extensão da redução do dorso nasal deve depender da projeção da ponta nasal. Uma ponta nasal ptótica deve ser elevada através de medidas apropriadas (ver **Fig. 6.56**). Com frequência, a redução planejada da giba não mais será necessária ou, então, o será em menor extensão. Por outro lado, o rebaixamento da ponta nasal no curso da cicatrização da ferida deve ser levado em conta, tornando uma redução adicional, particularmente do dorso nasal cartilaginoso, necessária para que se evite um "bico de papagaio" (**Fig. 6.42**).

Instrumentos Especiais

Um osteótomo adequadamente largo (≥ 12 mm) é necessário para uma redução simétrica da giba. Os cantos da lâmina devem ser ligeiramente arredondados para evitar lesão da pele do dorso nasal (ver **Fig. 6.6b**).

Técnica Cirúrgica (Fig. 6.41)

O dorso do nariz é exposto por meio de abordagem endonasal ou externa (ver Técnicas Básicas, p. 73). Caso o septo tenha sido previamente corrigido, a redução da giba deve ser feita através de uma abordagem extramucosa, após descolamento da mucosa abaixo do dorso. Nas outras situações, a redução da giba é realizada de maneira transmucosa.

O posicionamento exato do paciente é importante para uma redução simétrica: a cabeça não pode estar rodada para um dos lados. Somente desta forma pode-se garantir a guia horizontal correta dos instrumentos.

Inicialmente, uma incisão é realizada em torno da porção cartilaginosa da giba. Para isso, uma lâmina de bisturi nº 11 pode ser utilizada. Para um cirurgião destro, a lâmina secciona primeiramente as cartilagens laterais superiores do lado direito da abertura, no nível da nova altura pretendida. Neste ponto, o bisturi é direcionado através do septo nasal cartilaginoso e da cartilagem lateral superior direita, mantendo-o exatamente no plano horizontal. Um afastador de Aufricht serve para proteger a pele do nariz e como um contrassuporte. O bisturi é agora direcionado cefalocaudalmente e a porção cartilaginosa da giba nasal, composta por partes das cartilagens laterais superiores e do septo nasal, é destacada. Ela permanece aderida somente aos ossos nasais. As cartilagens laterais superiores e o septo nasal estão, geralmente, ainda ligados à margem caudal de ressecção. Caso em dúvida, é preferível remover bem pouco, já que é mais fácil ressecar mais posteriormente utilizando tesouras anguladas, especialmente da margem cortante do septo nasal. Caso tenha se removido muito no início, entretanto, qualquer substituição por enxertos de cartilagem é difícil, e os resultados não são confiáveis.

A giba nasal cartilaginosa pode agora ser levantada como uma tampa e um osteótomo largo pode ser inserido. Ele é posicionado contra a abertura óssea e deve ser segurado exatamente na posição horizontal. O curso correto da osteotomia (nem muito alto, nem muito baixo) pode ser mais bem avaliado pela direção do cabo, olhando para ele pelos lados. Tanto quanto possível, a remoção da giba é feita de uma só vez, com o osteótomo, em geral, já final e caudalmente posicionado ao nasion. Com um dorso nasal muito largo e um osteótomo insuficientemente largo, pode ser necessário realizar osteotomias separadas, direita e esquerda, no início. Em princípio, um cinzel também pode ser utilizado, especialmente quando se teme uma redução muito superficial da giba em um osso espesso. Neste caso, a superfície biselada do cinzel é inicialmente utilizada virada para cima, até que metade da giba óssea tenha sido osteotomizada. Ela é, então, girada em 180° (superfície biselada para baixo) para completar a osteotomia. Esta técnica evita uma redução muito profunda na área da raiz do nariz.

Considerando que o periósteo, juntamente com o músculo prócero sobrejacente, já tenha sido elevado, a giba osteocartilaginosa é facilmente removida. Caso pontes de tecido fibroso ainda estejam conectadas, a giba não deve ser removida com utilização de força. As pontes fibrosas devem ser seletivamente seccionadas com tesouras ou bisturi.

Caso a raiz nasal óssea possua uma depressão profunda, a redução da giba nasal geralmente termina no nível do canto medial. Neste caso, pequenas osteotomias paramedianas suplementares são geralmente necessárias. Elas são direcionadas ligeiramente laterais como osteotomias suplementares utilizando um osteótomo ou um cinzel (superfície biselada orientada medialmente). O "teto aberto", resultado da redução da giba e em cuja profundidade a margem crua do septo nasal cartilagi-

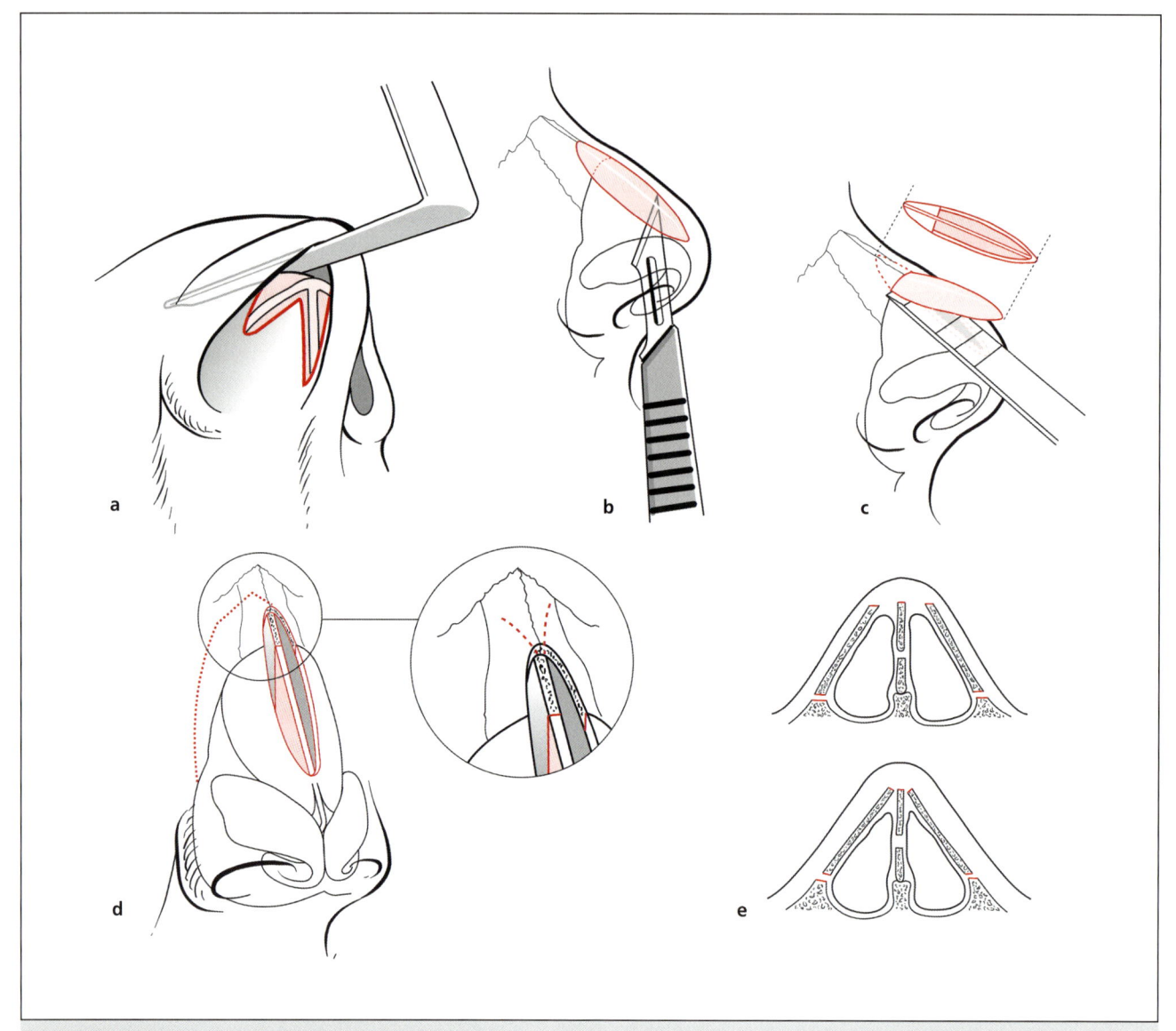

Fig. 6.41a-e Técnica de redução de giba nasal.

a Exposição do dorso nasal com o afastador de Aufricht.

b Incisão circunferencial em torno da porção cartilaginosa da giba.

c Osteotomia da porção óssea da giba utilizando um osteótomo de 12 mm de largura. A porção ressecada geralmente contém somente uma pequena parte óssea e uma tira de septo por baixo.

d Finalização com osteotomias paramedianas dirigidas externamente, caso necessário com ressecção óssea da radix nasal.

e Fechamento do teto aberto após mobilização da pirâmide, através de osteotomias laterais e transversais.

noso e possivelmente a lâmina perpendicular adjacente podem ser vistos, deve agora ser fechado. Isso é fácil, caso o osso adicional seja cinzelado entre as osteotomias suplementares paramedianas ou removido com uma rugina.

O dorso do nariz deve ser avaliado quanto a quaisquer irregularidades antes da mobilização da pirâmide óssea. Elas são mais bem palpadas com o dedo do que reconhecidas visualmente. Um dedo úmido é passado levemente sobre a pele do dorso nasal para identificação do sítio de quaisquer cristas cartilaginosas ou ósseas. Cristas cartilaginosas são alisadas com bisturi ou tesouras anguladas (serrilhadas). Cuidados devem ser tomados para garantir que a margem crua do septo cartilaginoso se situe ligeiramente abaixo do nível das cartilagens laterais superiores. Atenção deve ser dada também à adequada redução da altura do septo, especialmente na região da válvula nasal. Se, após a redução da giba, as cartilagens laterais superiores ainda se encontrarem conectadas ao septo nasal neste ponto, e uma redução posterior seja necessária, elas deverão ser completamente destacadas.

Caso o dorso nasal agora se situe no nível correto e todas as margens tenham sido alisadas, então o teto aberto é fechado por meio de osteotomias laterais e transversas.

> **Regras, Dicas e Truques**
>
> Como regra geral, é melhor remover pouca do que muita cartilagem e osso. A ressecção subsequente de cartilagem e osso é sempre possível e sempre se pode atingir gradualmente o perfil final desejado. Uma redução excessiva só poderá ser nivelada com um enxerto dorsal superposto, que pode deixar irregularidades aparentes. Cristas irregulares na região cartilaginosa só podem ser niveladas com instrumentos cortantes. Isso geralmente envolve a junção entre cartilagens laterais superiores e ossos nasais. Uma raspa somente pode nivelar a porção óssea destas bordas; à cartilagem não se permitem ajustes com um descolador.
>
> O trabalho no dorso nasal deve ser completado antes da mobilização da pirâmide óssea, já que áreas móveis do osso não poderão mais ser abordadas com o cinzel e somente o serão, com dificuldades, usando um descolador. Além disso, deve-se ter em mente que, especialmente com um "teto aberto" muito largo, o dorso poderá ganhar ligeiramente em altura após a mobilização. Este efeito deve ser considerado ao se realizar a redução da giba.

Riscos e Complicações

Três deformidades pós-operatórias devem ser particularmente consideradas:

Deformidade em Bico-de-Papagaio (Fig. 6.42)

Caso a ponta nasal se assente durante a fase de cicatrização pós-operatória, os domos podem vir a se situar abaixo do nível do dorso nasal cartilaginoso. O resultado é uma distorção do perfil do nariz, que lembra um bico de papagaio ("polly beak"). Narizes com uma raiz nasal profunda, dorso alto e ponta nasal baixa (o "nariz de risco") são predispostos a esta deformidade pós-operatória frequente. O perfil do dorso do nariz pode parecer agradável ao final da cirurgia, mas a ponta nasal ocasionalmente desce no curso pós-operatório a seguir devido à perda de suporte nas cartilagens laterais inferiores secundária à abordagens requeridas para acessar o dorso. O dorso nasal cartilaginoso se torna, então, "muito alto". Em alguns casos, a espessura excessiva dos tecidos moles subcutâneos na região supraponta é responsável pela deformidade (assim chamada "bico-de-papagaio de tecidos moles").

Considerando que a descida da ponta nasal em alguns milímetros é quase rotineiramente esperada após a rinoplastia, a projeção final prevista da ponta do nariz deve determinar o grau de redução da giba. Portanto, para prevenir a criação de um bico-de-papagaio, é recomendável reduzir o dorso cartilaginoso 2-3 mm além do que o resultado pós-operatório imediato iria requerer. Caso tal deformidade ocorra, a cirurgia revisional deverá ser realizada após, ao menos, 6 meses, embora 1 ano seja ainda melhor. Reconhecidamente, a elevação da ponta nasal é uma alternativa a ser considerada, mas pode ser mais fácil ressecar o dorso cartilaginoso e, caso necessário, também o ósseo, na quantidade necessária em uma sessão posterior. Um teto aberto, com a subsequente necessidade de renovação das osteotomias, geralmente não ocorre, então a revisão se restringe ao dorso do nariz.

Nariz Longo/Nariz Curto (Fig. 6.43)

Caso o ângulo nasolabial ainda se encontre dentro dos limites normais (90-95°) antes da redução da giba, o nariz pode parecer visualmente "muito longo" após a redução da giba. Neste caso, a rotação da ponta do nariz associada a um aumento modesto do ângulo nasolabial pode ser apropriada (ver **Fig. 6.57**).

Entretanto, não é recomendável combinar regularmente uma redução de giba com uma rotação de ponta nasal (encurtamento do nariz). Caso o ângulo nasolabial esteja marginalmente aumentado no pré-operatório, qualquer rotação adicional levaria a um nariz curto esteticamente desfavorável, no qual

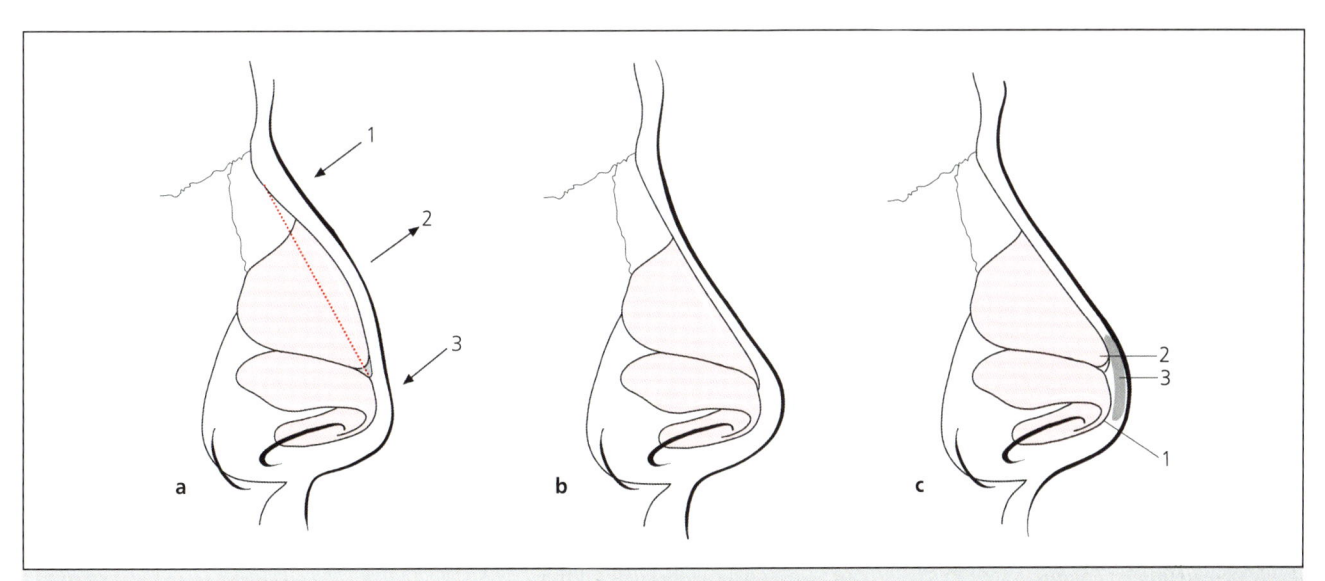

Fig. 6.42a-c Deformidade nariz de papagaio.
a Fatores de risco.
  1. radix nasal profunda
  2. dorso nasal alto
  3. ponta nasal ptótica (linha pontilhada: redução planejada da giba)
b Resultado imediato após redução da giba.
c Resultado tardio.
  1. ponta nasal ptótica
  2. dorso nasal relativamente proeminente
  3. edema de tecidos moles ocasional na região da supraponta ("nariz de papagaio de tecidos moles")

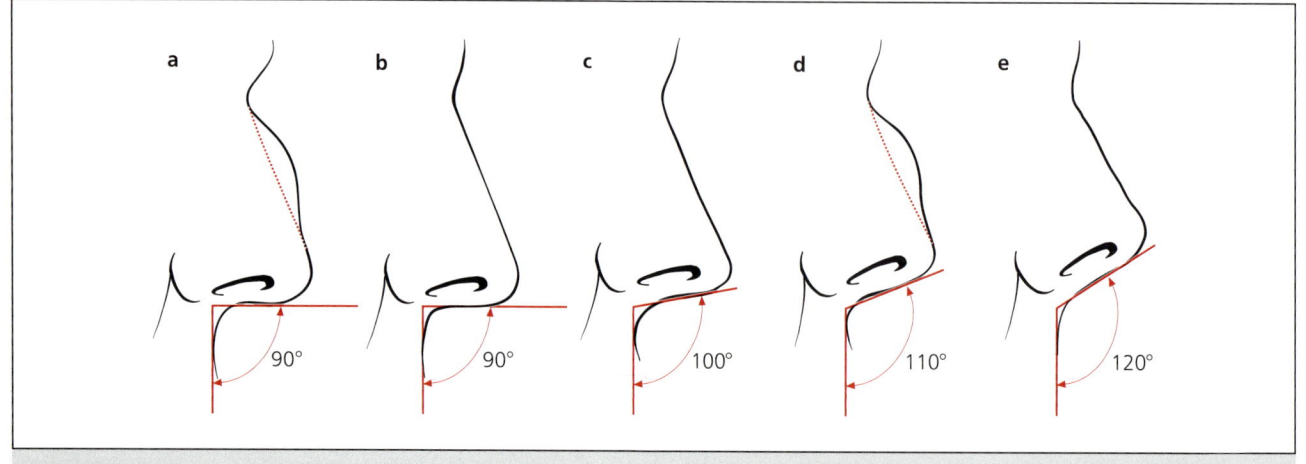

Fig. 6.43a-e Encurtamento do comprimento do nariz através da rotação da ponta.
a Ângulo nasolabial agudo pré-operatório (linha pontilhada: redução planejada da giba).
b Após a redução da giba, o nariz encontra-se relativamente "muito longo" (ângulo inalterado).
c Encurtamento do comprimento do dorso nasal por "rotação da ponta" (ângulo obtuso).
d Ângulo nasolabial aberto pré-operatório.
e "Sobrerrotação" da ponta após redução da giba ("nariz curto").

o plano basal do nariz é vertical e as narinas são claramente visíveis na visão frontal. A redução de giba em um nariz previamente curto é, portanto, arriscada, e todas as etapas cirúrgicas devem ser evitadas, o que poderá levar a uma posterior rotação da ponta e ao encurtamento do dorso do nariz (bolsa columelar, ressecção da margem septal caudal, ressecções nas cartilagens laterais inferiores cefálicas e nas cartilagens laterais superiores caudais).

Deformidade com Teto Aberto (Fig. 6.44)

Caso após a redução da giba, o teto aberto não seja totalmente fechado pelas osteotomias, uma brecha óssea poderá resultar no dorso do nariz. Caso a mucosa intranasal venha a se aderir à pele sobrejacente, uma dor neurálgica poderá se instalar. Neste caso, pele e mucosa deverão ser separadas em uma cirurgia revisional e a brecha óssea preenchida com, p. ex., cartilagem. Alguns casos irão requerer a renovação das osteotomias após a remoção do tecido cicatricial entre as margens ósseas.

Entretanto, os sintomas neurálgicos podem surgir como resultado da secção dos nervos externos do nariz. Ambos os nervos emergem entre os ossos nasais e as cartilagens laterais superiores, com trajeto do interior para a superfície do nariz, provendo capacidades sensoriais para a pele do dorso do nariz (ver **Fig. 6.31a**). Sua secção durante a redução da giba pode ser inevitável, mesmo com técnica cirúrgica correta. Uma neuralgia resultante, por outro lado, é muito rara, não podendo ser abolida ou melhorada com cirurgia revisional. Uma conduta conservadora é indicada.

Riscos e Complicações Adicionais

A formação pós-operatória de bordas irregulares na região do dorso do nariz já foi previamente mencionada. Isso ocorre especialmente com uma pele nasal muito fina. Em casos difíceis, pode ser necessário, após uma remoção adicional no dorso, cobri-lo com um enxerto septal delgado e liso, garantindo particularmente que o enxerto recrie a linha estética fronte-ponta do nariz. Um "espessamento" artificial da pele delgada pela inser-

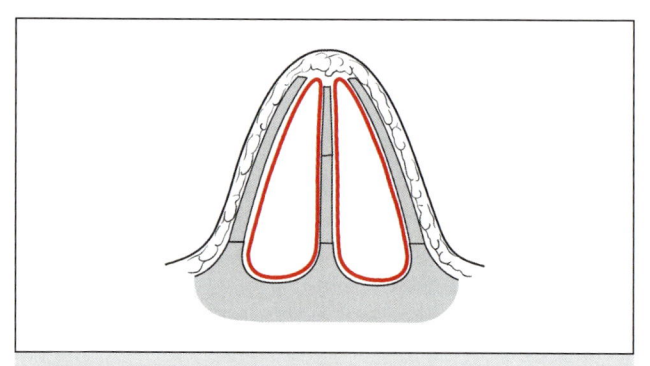

Fig. 6.44 Deformidade com teto aberto.
Defeito ósseo do teto do nariz. A pele e a mucosa estão aderidas entre si.

ção de fáscia autógena ou alógena pode ser tentado, mas, devido à absorção, isso raramente resulta em um envelope de tecidos moles suficientemente espessos.

Ao reduzir uma giba, as conexões entre a cartilagem septal, cartilagens laterais superiores e ossos nasais são desfeitas. Isso pode ser arriscado, especialmente se a linha de sutura entre a cartilagem septal e a lâmina perpendicular também tiver sido completamente seccionada. A cartilagem septal nasal perde, então, um importante ponto de suspensão, podendo "deslizar" para o interior da cavidade nasal. Isso resulta em um degrau visível no rhinion/área K. Caso tal deslocamento da cartilagem do septo nasal já tenha ocorrido imediatamente após a ressecção da giba, ela deverá ser estabilizada com uma sutura absorvível nos remanescentes das cartilagens laterais superiores, que ainda se encontram conectadas aos ossos nasais.

Durante a redução da giba, especialmente em uma abordagem transmucosa, partes da mucosa podem tornar-se deslocadas abaixo da pele sobre o dorso, resultando no desenvolvimento de cistos subcutâneos. Esta complicação já foi previamente discutida na seção de osteotomias (p. 78).

Eritema da pele que recobre o dorso, especialmente após cirurgia revisional de reduções de giba, é inevitável, mesmo com a técnica cirúrgica correta. Tratamento posterior com *laser* dos vasos visíveis em várias sessões pode ser benéfico.

Cuidados Pós-Operatórios

Um "bico-de-papagaio de tecidos moles" pode se desenvolver secundariamente a hematoma pós-operatório na região da ponta nasal. Portanto, é recomendável manter um curativo firme com gesso em posição durante 14 dias após a cirurgia (ver **Fig. 6.11a**). Qualquer espessamento de tecidos moles que possa vir a se desenvolver poderá ser tratado com repetidas injeções subcutâneas de uma suspensão cristalina de esteroides.

Nariz Torto

Os desvios do plano mediano sagital do dorso nasal são conhecidos como nariz torto ou torcido. O dorso pode ser reto ou curvado em forma de C (**Fig. 6.45**). Narizes tortos com desvios do dorso em forma de C ou C-reverso, particularmente na porção cartilaginosa, já foram anteriormente descritos. Aqui, a pirâmide óssea é retificada por meio de osteotomias e o desvio da porção cartilaginosa é corrigido, p. ex., utilizando-se *spreader grafts*.

Os ossos nasais formam uma unidade com a cartilagem septodorsal (**Fig. 6.45a**). Caso o dorso nasal se desvie para um lado, as cartilagens laterais superiores, e com elas o septo nasal, também o farão (**Fig. 6.45b**). O impacto sobre o septo nasal é o seguinte: o septo é conectado ao dorso do nariz. Se o dorso se desvia para um lado, então o septo nasal e a lâmina perpendicular geralmente se deslocam de suas junções à pré-maxila e ao vômer para o lado contralateral (crista ascendente). A cartilagem e a lâmina perpendicular são desviadas em uma posição oblíqua, com a inserção da lâmina à região sob os ossos nasais em ângulo agudo (necessidade de osteotomia da lâmina perpendicular na sua junção aos ossos nasais). Como resultado disso, há quase sempre também um deslocamento da margem caudal do septo para o lado do desvio do dorso nasal ósseo, que determina a direção ("osso domina cartilagem"). Entretanto, o septo caudal não necessita necessariamente de ser luxado da pré-maxila. É somente o desvio do dorso que força o canto anteroinferior da extremidade caudal a se desviar da linha média. Neste caso, a correção isolada do septo nasal retificaria somente a porção cartilaginosa do nariz, o que poderia resultar por um lado em um desvio visível na área K (um dorso nasal aparentemente reto antes da cirurgia subitamente parece torcido), ou, por outro lado, em desvios recorrentes do septo nasal. Com esta deformidade, é a retificação da pirâmide que é decisiva, sendo seguida pela retificação das estruturas cartilaginosas conectadas.

Duas situações devem ser aqui diferenciadas:
- Trauma em *adultos*: As paredes laterais do nariz são de igual comprimento e meramente deslocadas (**Fig. 6.46**).
- Nariz torto congênito ou trauma na *infância*: As paredes laterais do nariz são assimétricas, como resultado de distúrbios do crescimento e são de comprimento desigual (**Fig. 6.47**).

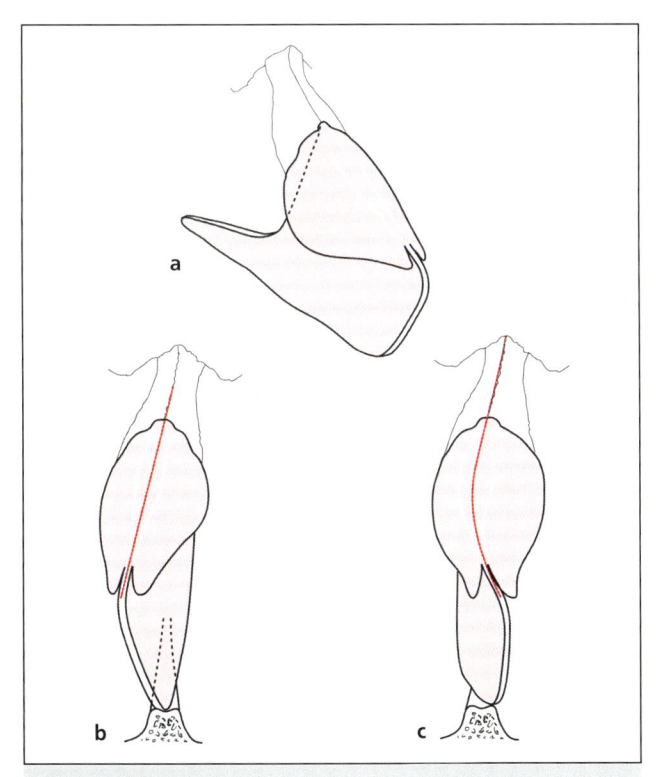

Fig. 6.45a–c Tipos de nariz torto.
a Unidade funcional composta pelos ossos nasais e cartilagem septodorsal.
b Nariz torto com dorso nasal retificado ("deslocamento").
c Nariz torto com um dorso nasal convexo ("Forma de C").

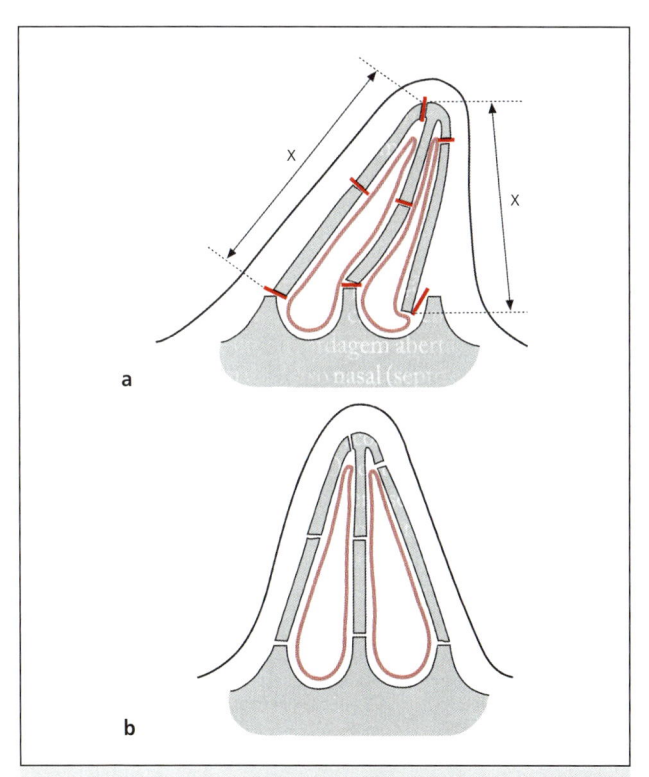

Fig. 6.46a, b Correção de um nariz torto pós-traumático em adultos.
a Deslocamento dos fragmentos, mas com alturas laterais idênticas (x).
b Redução após osteotomias ("fibrotomias") das linhas de fratura prévias.

Princípio Cirúrgico

Mobilização da pirâmide nasal óssea por osteotomias. Mobilização do septo nasal e, caso necessário, correção de assimetrias das paredes laterais do nariz por intermédio de ressecções do comprimento em excesso.

Indicações

Desalinhamento do dorso nasal osteocartilaginoso. Geralmente, a válvula nasal se encontra estreitada no lado contralateral do desvio, como resultado da inclinação do septo nasal.

Contraindicações

Um nariz aparentemente torto secundário a uma face predominantemente assimétrica, na qual um alinhamento visual não é possível e o alinhamento do nariz é o objetivo primário da cirurgia. Nariz torto simulado por uma depressão lateral (ver **Fig. 6.9a**).

Pontos Específicos Relacionados ao Consentimento Informado

Caso haja uma assimetria facial óbvia adicionalmente ao nariz torto, o paciente deverá ser informado de que o nariz poderá ainda parecer torto após uma cirurgia corretamente realizada. Além disso, narizes tortos possuem uma "memória", que pode levar a recorrências apesar das técnicas mais cuidadosas. Subluxações da margem caudal do septo são, com frequência, meramente as marcas registradas do que vem a ser, para todas as intenções e propósitos, um nariz torto. A cirurgia isolada do septo nasal poderá, então, resultar em um desvio do eixo do dorso nasal na área K e dar ao paciente a impressão de desenvolvimento de um neonariz torto. Por outro lado, caso o paciente deseje somente uma septoplastia, a possibilidade desta deformidade deverá ser assinalada.

Planejamento Cirúrgico

Exame físico e planejamento operatório detalhados deverão ser realizados antes da cirurgia, considerando que o edema pós-operatório dos tecidos moles obscurece facilmente qualquer deformidade na mesa cirúrgica. O desalinhamento do dorso nasal é mais bem reconhecido observando o nariz de cima (com o cirurgião situado atrás da cabeça do paciente). Para narizes claramente tortos com assimetrias das paredes nasais laterais, ressecções para correção do desalinhamento devem ser planejadas pré-operatoriamente (ver adiante).

Técnica Cirúrgica

Caso não haja intenção de se realizar medidas operatórias extensas na ponta do nariz, a correção do nariz torto é realizada principalmente por abordagens endonasais. As incisões correspondem àquelas utilizadas para reduções de gibas. Cuidados devem ser tomados no descolamento adequado do dorso nasal (*degloving*), pois a infraestrutura osteocartilaginosa mobilizada deve ser rodada por baixo do envelope de tecidos moles (ver **Fig. 6.31b**) na direção do plano mediano.

Deslocamento Lateral Simples Secundário a Trauma em Adultos (Fig. 6.46)

Aqui, as paredes nasais estão, a princípio, iguais em ambos os lados e meramente deslocadas. A fratura original também envolveu o septo nasal, que necessitará primariamente de uma mobilização por condrotomias, deixando a mucosa intacta de um lado, se possível. Isso cria um ponto pivotal na pré-maxila, em torno do qual o septo nasal poderá ser retificado após a secção de quaisquer linhas de fratura no dorso do nariz. Em termos práticos, portanto, as antigas linhas de fratura deverão ser reabertas para a retificação da pirâmide. Isso é realizado não por osteotomias, mas por "fibrotomias", uma vez que estas fraturas geralmente estarão cicatrizadas como uniões fibrosas. O osteótomo segue as linhas de fratura quase automaticamente, considerando que ele segue o caminho de menor resistência. Caso isso não seja bem-sucedido, osteotomias padrão paramedianas, laterais e transversas deverão ser utilizadas. Cuidados devem ser tomados para se obter uma mobilização completa, particularmente na região da raiz do nariz, pois qualquer resistência elástica tornará um desvio residual ou recorrente mais aparente.

Um desvio em forma de "C" do dorso cartilaginoso do nariz poderá ser corrigido utilizando-se um *spreader graft* (ver Fig. 6.23).

Paredes Nasais Assimétricas Secundárias a Distúrbios do Crescimento (Figs. 6.47 e 6.48)

Neste caso, as paredes nasais são de diferentes comprimentos (p. ex., existe um lado curto e um lado longo). Além da mobilização, o objetivo da cirurgia em casos específicos é obter paredes nasais de igual altura, por meio da ressecção de um sítio adequado.

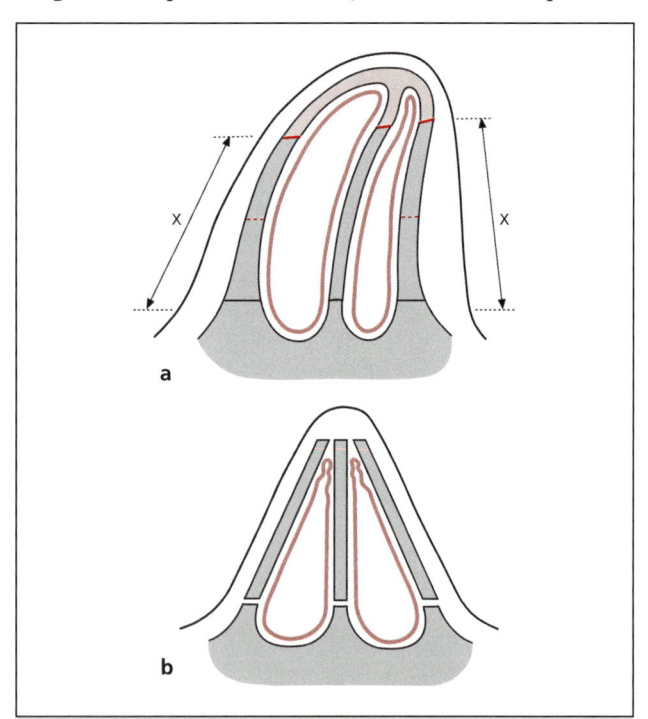

Fig. 6.47a, b Correção de um nariz torto devido a distúrbios do crescimento: redução assimétrica de giba.

a Obtenção de simetria de alturas através do "rebaixamento" do lado "longo" para obter alturas idênticas (x) das paredes nasais laterais (osteotomias intermediárias também podem ser necessárias).

b Aparência após mobilização e redução.

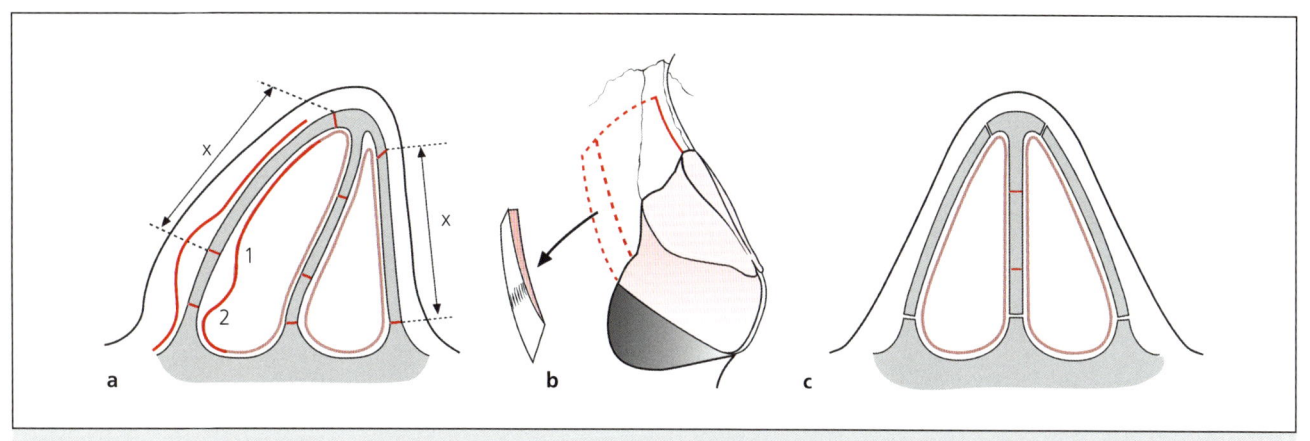

Fig. 6.48a-c Correção de um nariz torto devido a distúrbios do crescimento: obtenção de simetria através de ressecções ósseas em cunha.

a As posições das várias osteotomias são detalhadas. Para obter a mesma altura das paredes nasais laterais, uma cunha de osso é removida no lado "longo". Para este propósito, o periósteo medial também deverá ser descolado e a osteotomia anterior (1) deverá ser realizada antes da osteotomia posterior (2).

b Ressecção de uma tira óssea em forma de cunha ou trapézio.

c Aparência após redução.

Em um nariz torto resultante de distúrbios do crescimento combinado a uma deformidade em giba, a correção poderá ser realizada por uma redução assimétrica da giba (**Fig. 6.47**). Para este propósito, ao cinzelar a giba, o corte da osteotomia é realizado ligeiramente mais abaixo no lado longo, deixando para trás paredes nasais de igual comprimento quando a giba é removida. O teto aberto resultante é fechado por meio de osteotomias laterais e transversas.

Com um perfil nasal correto, a ressecção óssea também pode ser realizada na base através de uma ressecção em cunha (**Fig. 6.48**). Para este propósito, osteotomias paramedianas são realizadas primeiramente, seguidas por uma osteotomia lateral no lado curto. No lado longo, túneis laterais e mediais são realizados na base óssea da pirâmide em um plano subperiosteal até os cantos mediais. O osso da pirâmide é visualizado entre as lâminas de um espéculo estreito. Então, uma tira de osso é mobilizada por osteotomias, com a mais próxima ao dorso nasal sendo realizada primeiramente. Geralmente as osteotomias convergem no nível do canto medial, permitindo a extração de uma cunha de osso. Após a completa mobilização da pirâmide através de osteotomias transversas, a infraestrutura poderá ser rodada na linha média. Também aqui, o septo deve ser mobilizado primeiramente através de condrotomias e ressecção parcial da lâmina perpendicular.

pelo lado "longo" e completar a separação com uma osteotomia transversa do lado "curto". Isto permite que o dorso nasal seja trazido para a linha média com os golpes finais do cinzel. Caso não seja possível movimentar sem resistência a pirâmide para ambos os lados entre dois dedos, existe ainda uma ponte de tecido a restringindo. Se a mobilização completa não for bem-sucedida por via endonasal, o cirurgião não deve recear suplementar a osteotomia transversa com uma abordagem percutânea. Na maioria dos casos, uma osteotomia da lâmina perpendicular próxima aos ossos nasais deve ser realizada transeptalmente a partir do lado contralateral ao desvio do dorso. Para evitar deslocamentos do osso, a mucosa septal deverá permanecer aderida no outro lado.

! Riscos e Complicações

A possibilidade de um nariz torto recorrente é muito evidenciada. A "memória" pode ser tão pronunciada que, mesmo após uma mobilização ótima, um desvio lateral aparece novamente após semanas ou meses. Qualquer cirurgia revisional bem-sucedida é duvidosa nestes casos, e a indicação deve ser feita com as devidas precauções. O tratamento manual do nariz pelo próprio paciente (compressão diária contra a tendência do desvio) por várias semanas ou meses pode ser útil enquanto não houve a consolidação das osteotomias (manipulação nasal). A definição do ponto adequado de pressão e a informação ao paciente são essenciais.

Ressecções em cunha de uma peça única frequentemente não são possíveis. Fragmentos ósseos podem facilmente ser deixados para trás no canto medial e devem ser removidos, caso possível, já que tendem a formar sequestros.

Regras, Dicas e Truques

A liberação adequada da infraestrutura do envelope de tecidos moles que a prende (liberação da tração muscular assimétrica pelo SMAS e músculos nasais), bem como a completa mobilização da pirâmide óssea, são imperativas para se trazer o nariz torto permanentemente para a linha média. A secção da raiz do nariz tem um papel importante aqui. O bloco ósseo composto pelos ossos nasais e pela espinha nasal do osso frontal a tornam particularmente pronunciada. O cinzelamento através deste bloco ósseo deve ser realizado por uma abordagem combinada de ambos os lados. Provou ser útil iniciar a osteotomia transversa

Alternativas

Assimetrias menores do dorso nasal, geralmente resultados da concavidade de uma das paredes laterais, também podem ser "visualmente" corrigidas por meio de um enxerto cartilaginoso adequadamente sob medida ("camuflagem"). Através de uma incisão intercartilaginosa, uma bolsa precisa é criada na região da concavidade, através da qual uma tira de cartilagem septal é inserida. A escultura do enxerto pode ser facilitada pelo uso cuidadoso de um esmagador (ou prensa) de cartilagem. O objetivo é criar linhas fronte-ponta simétricas.

Deformidade Nariz em Sela

O termo "sela" se refere à posição do dorso nasal. O nariz em sela puramente cartilaginoso é um problema do septo nasal e é tratado pela reconstrução do septo (ver **Figs. 6.24 e 6.25**). Apenas raramente ele é uma indentação isolada do dorso nasal na presença de uma projeção normal da ponta do nariz. Nesse caso, um enxerto dorsal poderá ser suficiente (**Fig. 6.40e**). Um nariz em sela marcante, por outro lado, é uma deformidade complexa, que não é meramente confinada ao dorso do nariz, mas envolvendo também a sua ponta, a base e o complexo columela-lábio superior. Nesses casos, uma reconstrução extensa é necessária, requerendo enxertos cartilaginosos suficientemente largos e estáveis.

Princípio Cirúrgico

Reconstrução isolada do dorso nasal utilizando enxertos ou reconstrução complexa do septo, dorso, base e ponta do nariz, possivelmente suplementados pela reconstrução da maxila.

Indicações

Deformidades do dorso nasal ou deformidade da região da válvula nasal associada a deformidades complexas do nariz e possivelmente da região média da face.

Contraindicações

O descolamento do dorso nasal somente é possível com elasticidade suficiente do envelope de tecidos moles. Esta pode não ser mais garantida na presença de cicatrizes e contraturas cutâneas secundárias à cirurgia prévia.

Pontos Específicos Relacionados ao Consentimento Informado

Absorção dos enxertos cartilaginosos é uma possibilidade, bem como o seu deslocamento e deformação. Isso pode se tornar bastante destacado, particularmente na região do dorso. Durante a cirurgia, poderá ser necessário colher cartilagem adicional, p. ex., do pavilhão auricular ou mesmo de uma costela. Com respeito à colheita de cartilagem costal, deve ser informado ao paciente que, além da cicatriz cutânea, há também riscos de ruptura da pleura, bem como de ocorrência de neuralgia intercostal pós-operatória.

Planejamento Cirúrgico

Um enxerto cartilaginoso, inserido através de uma abordagem endonasal, é frequentemente suficiente para uma indentação simples do dorso nasal. Isso pressupõe uma base nasal normal (**Fig. 6.49a**).

Uma deformidade nariz em sela complexa requer correção de todos os detalhes deformados, que são analisados pré-operatoriamente através de um exame endonasal, bem como pela visão anterior, lateral e basal (**Fig. 6.50**):
- Dorso nasal largo, com linha estética fronte-ponta irregular.
- Possíveis cristas da pele cobrindo o canto medial ("pregas epicânticas").
- Larga distância entre os sulcos alares-faciais.
- Depressão nasal dorsal.
- Ponta nasal ptótica, larga ou arredondada.
- Ângulo nasolabial agudo (< 90°).
- Columela curta, retraída e lábio superior longo.
- Narinas transversas-ovaladas ou arredondadas.
- Ângulo da válvula nasal aumentado ("fenômeno do balão").
- Possível hipoplasia da maxila ou pré-maxila, com ou sem má-oclusão.

A presença de deformidades dentárias (p. ex., mordida cruzada) deve ser abordada por tratamento ortodôntico antes da reconstrução do nariz em sela.

Instrumentos Especiais e Implantes

Enxertos cartilaginosos autólogos podem ser colhidos do septo nasal, da concha do pavilhão auricular ou de uma costela. Cartilagem septal nasal ortóptica é bastante adequada como material de enxerto, em termos de elasticidade e forma, mas o seu volume não é suficiente para reconstruções extensas. A elástica cartilagem auricular tem a desvantagem de que enxertos retilíneos (reconstrução septal, enxertos dorsais) somente podem ser construídos a partir dela em uma extensão limitada, uma vez que a cartilagem conchal é convexa e possui também uma crista cartilaginosa originária da extensão da crura da hélix (ver **Fig. 6.26**). A raspagem da cartilagem somente é capaz de transformá-la em um enxerto plano em um grau limitado. A cartilagem costal provê material cartilaginoso suficiente e se serve bem à escultura. Entretanto, sua colheita é mais trabalhosa, e enxertos formados por raspagem podem ainda se desviar durante o curso pós-operatório a seguir.

Implantes aloplásticos (silicone, Gore-Tex e outros) têm uma tendência a se tornar infectados e à extrusão. Seu uso deve, sempre que possível, ser restrito a casos excepcionais.

Técnica Cirúrgica

Correção de uma Deformidade Nariz e Sela Utilizando um Enxerto Dorsal Onlay (Fig. 6.49)

Um enxerto cartilaginoso adequado pode ser colhido do septo cartilaginoso. Sua face inferior deve corresponder exatamente ao contorno da infraestrutura osteocartilaginosa. As cavidades entre o enxerto e o dorso nasal original levarão à contração da cicatriz e à deformidade do enxerto. A superfície do enxerto deve ser plana e as margens laterais em forma de barco. A parte mais larga deve corresponder à área K. A escultura exata do enxerto na junção entre o dorso nasal e a parede lateral do nariz produz a linha estética fronte-ponta desejada e distintiva.

O enxerto deve ser inserido exatamente na linha média. Se somente uma incisão intercartilaginosa for realizada, a bolsa formada pelo *degloving* irá, com frequência, seguir um curso oblíquo e, então, o enxerto não estará completamente retificado tão logo o edema regrida. É, portanto, recomendado realizar incisões intercartilaginosas bilaterais, que serão conectadas por uma transfixação incompleta. Isso proverá subsequentemente um largo acesso para o dorso nasal e o *degloving* simétrico será facilitado pelo deslocamento lateral das cartilagens laterais inferiores. A bolsa subperiosteal sobre o dorso nasal ósseo deve se situar exatamente na linha média, caso contrário o enxerto se desviará lateralmente na raiz do nariz.

Cirurgia do Nariz Externo (Rinoplastia)

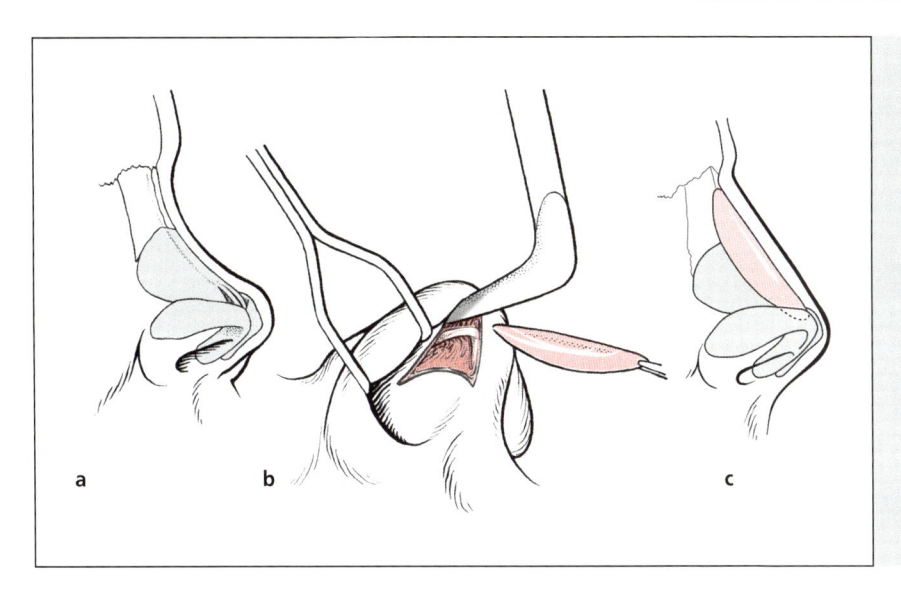

Fig. 6.49a-c Correção de uma deformidade nariz em sela utilizando um enxerto dorsal *onlay*.

a Depressão nasal dorsal com posição e forma normais da ponta nasal.

b Inserção do enxerto cartilaginoso (colhido do septo, aurícula ou outros locais) através de uma incisão intercartilaginosa estendida após *degloving*. A superfície inferior do enxerto deve corresponder exatamente à superfície de suporte. Ela possui forma de barco (estreita nas extremidades, mais larga no meio) e deve recriar a linha estética fronte-ponta.

c Linha de perfil bem balanceada após posicionamento do enxerto, que deve vir a se situar por baixo das cartilagens laterais inferiores, na região da ponta nasal.

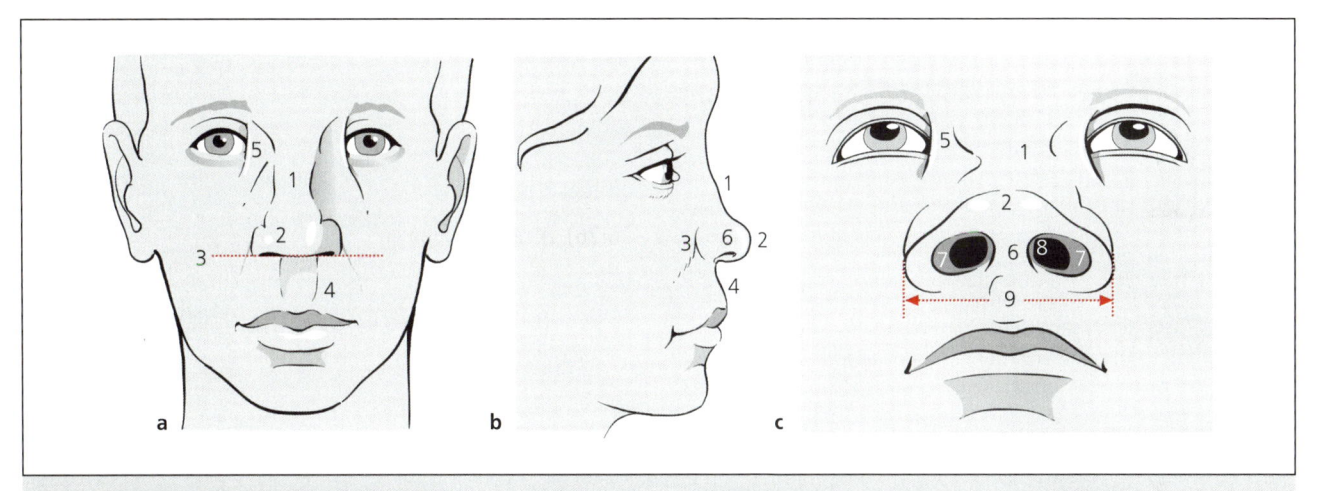

Fig. 6.50a-c Deformidade nariz em sela: análise pré-operatória.
a Visão frontal
b Visão de perfil
c Visão basal

1. dorso irregular, largo, com linha estética fronte-ponta irregular
2. reflexões luminosas irregulares, largamente separadas sobre os domos (ponta nasal larga)
3. columela retraída (a columela e os sulcos alares-faciais se encontram na mesma linha)
4. lábio superior "longo"
5. pregas epicânticas (as pregas cutâneas cobrem os cantos mediais)
6. columela "curta"
7. narinas "arredondadas"
8. válvula nasal de 90° (balão)
9. base nasal larga

Reconstrução de uma Deformidade Nariz em Sela Complexa (Fig. 6.51)

Uma vez que há várias deformidades individuais (**Fig. 6.50**), é sábio dividir a cirurgia nas seguintes etapas:

- Reconstrução do septo nasal e, caso necessário, da base septal (enxertos pré-maxilares).
- Aumento do dorso nasal, utilizando um enxerto.
- Reconstrução da base nasal.

Uma abordagem aberta é mais adequada para a provisão de boa visualização ao inserir e estabilizar simetricamente os enxertos. Um enxerto de cartilagem costal é geralmente necessário.

Técnica de Colheita e Escultura de Enxertos de Cartilagem Costal (Fig. 6.52)

Após anestesia por infiltração da pele (para hemostasia), uma incisão cutânea em torno de 6 cm de comprimento é realizada ao longo da margem inferior do músculo peitoral maior (ou na prega submamária de pacientes do sexo feminino), iniciando paramedianamente ao esterno. Fáscia e músculo são seccionados e a costela palpável (geralmente a sexta costela) é exposta em conjunto com o seu pericôndrio. A junção costocondral é identificada lateralmente (cartilagem amarela clara/osso cinza escuro). A seguir, o pericôndrio é incisado ao longo da superfície da costela, em linha ao curso desta. A incisão deve apenas penetrar a superfície da cartilagem para permitir o descolamento de toda a espessura do pericôndrio. Esta incisão longitudinal é suplementada por várias incisões verticais, criando, assim, uma série de três ou quatro incisões pericondrais em forma de H. O pericôndrio é descolado da cartilagem, juntamente com as fibras musculares inseridas, com a ajuda de um descolador (um descolador de tonsilas de Henke é particularmente adequado) e a dissecção é continuada em um plano estritamente subpericondral na superfície da costela, primeiramente acima e depois abaixo. Costelas são significativamente mais chatas em sua porção lateral do que na medial. As secções mediais e laterais da cartilagem são mais bem realizadas com uma incisão cartilaginosa em forma de V. O entalhe assim formado é aprofundado gradualmente até que somente uma fina conexão de cartilagem persista em um nível profundo. Ocasionalmente, existem sincondroses com a costela caudal adjacente, que é seccionada da mesma maneira. As conexões cartilaginosas remanescentes são facilmente fraturadas com o descolador e a cartilagem é descolada de seu leito pericondral. Ela deve medir ao menos 4-5 cm de comprimento. Uma dissecção cuidadosa deixará o pericôndrio medial intacto e qualquer dor pós-operatória significativa não é usual. Um dreno de sucção é inserido, seguido pelo reparo da fáscia e fechamento em camadas da ferida.

Caso a pleura parietal seja rompida, ela poderá ser fechada com suturas e bandagens musculares intercostais (ou mesmo cola de fibrina) após insuflação adequada dos pulmões. Drenagem do espaço interpleural geralmente não é necessária. Lesões intraoperatórias da pleura podem, entretanto, requerer uma radiografia pós-operatória do tórax.

Todos os enxertos requeridos podem ser esculpidos a partir da totalidade do segmento da cartilagem costal (**Fig. 6.52d**). Os componentes centrais são largamente estáveis em sua forma e servem para o suprimento dos enxertos retilíneos requeridos para a reconstrução septal e *struts* da columela. As porções laterais são adequadas para enxertos dorsais *inlay* e, caso necessário, para enxertos pré-maxilares.

Reconstrução de Nariz em Sela em Três Etapas (Fig. 6.51)

Com hipoplasia da maxila, a reconstrução do nariz é iniciada pela inserção de enxertos pré-maxilares, que formarão a base para a reconstrução do septo. Para este propósito, bolsas subperiosteais são criadas na margem inferior da abertura piriforme, de cada lado da espinha nasal anterior, que está frequentemente apenas rudimentarmente pré-formada, e estendida inferiormente aos sulcos alares-faciais. Dois enxertos apropriadamente esculpidos são inseridos nestas bolsas. Eles deslocam os tecidos moles anteriormente e suportam, assim, a correção da columela retraída.

A reconstrução do septo nasal cartilaginoso corresponde ao procedimento para a total reconstrução do septo (ver **Fig. 6.25**). Dorso, base e ponta do nariz podem agora ser reconstruídos ao redor desta neofundação criada. O enxerto nasal dorsal *onlay*, esculpido em forma de barco, recebe um pequeno entalhe em sua extremidade caudal que, posteriormente, acomodará o suporte da columela. Uma bolsa subperiosteal, dissecada exatamente na linha média da região da raiz do nariz, previne qualquer deslocamento posterior do enxerto. O enxerto ósseo pode ser estabilizado nas cartilagens laterais superiores sobre o dorso nasal através de uma sutura absorvível profunda. Este ponto não apenas previne o deslocamento lateral do enxerto, mas também a sua migração caudal. Adicionalmente à reconstrução do nível correto do dorso nasal com relação às linhas estéticas fronte-ponta, o objetivo principal do enxerto dorsal *onlay* é a reconstrução ou a manutenção do comprimento nasal adequado.

Um enxerto de *strut* columelar é agora posicionado em frente à nova margem caudal septal, entre as cruras mediais das cartilagens laterais inferiores. Ele suporta um entalhe para se adequar ao enxerto dorsal *onlay*. As cruras mediais das cartilagens laterais inferiores são então estabilizadas ao suporte com suturas absorvíveis e os domos das cartilagens laterais inferiores são claramente elevados (3-4 mm) acima do nível do enxerto dorsal *onlay*. Após descolamento circunscrito da pele vestibular sob as cartilagens laterais inferiores na região do domo, as cartilagens laterais inferiores deverão cobrir o enxerto dorsal *onlay*. Os domos são modelados com suturas e estabilizados entre si (ver **Fig. 6.60**).

Um curso peroperatório de antibióticos profiláticos é recomendável, considerando a extensa quantidade de enxertos cartilaginosos.

Com uma marcante hipoplasia do nariz cartilaginoso e maxila (displasia nasomaxilar, síndrome de Binder), a falta de

> **Regras, Dicas e Truques**
>
> Caso o envelope de tecidos moles seja pobremente vascularizado e contraído por cicatrizes, um descolamento muito generoso poderá levar à necrose da pele. Para expandir a pele e avaliar a sua resiliência, é recomendável inserir uma tira grossa de esponja, ou algo similar, abaixo do dorso nasal imediatamente após o *degloving* e checar a perfusão em intervalos regulares durante o

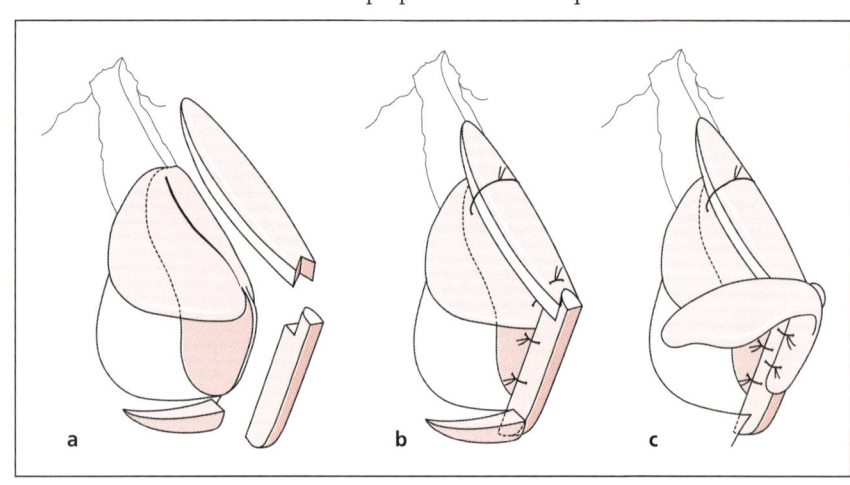

Fig. 6.51a-c Reconstrução de nariz em sela após reconstrução do septo: reconstrução total da infraestrutura.

a Enxertos para a maxila, dorso nasal e columela.

b Enxertos em posição, estabilizados com suturas.

c Cartilagens laterais inferiores estabilizadas ao *strut* columelar, enxerto dorsal *onlay* inserido "por baixo" das cartilagens laterais inferiores.

curso posterior da cirurgia. Enxertos esculpidos de cartilagem costal tendem a se deformar, especialmente quando colhidos das porções cartilaginosas da superfície costal. Por esta razão, segmentos costais inteiros devem ser colhidos para se obter enxertos a partir das porções cartilaginosas mediais com uma forma o mais estável possível. A possibilidade de deformação não deve ser excluída mesmo assim, mas ela geralmente ocorre dentro dos primeiros 30 minutos após a dissecção e não avança mais após isso. A escultura dos enxertos de cartilagem costal deve, portanto, ser realizada imediatamente após a colheita e eles devem ser colocados de lado em solução salina. Caso a deformação tenha ocorrido antes da inserção, o enxerto deverá ser reesculpido. O seguinte deve ser mantido em mente:

Regras, Dicas e Truques
Cartilagens se curvam para fora da sua superfície de corte. Essa regra deve ser mantida em mente caso cartilagem adicional seja removida com bisturi.

tecidos moles pode comprometer consideravelmente a adequada elevação da ponta e do dorso do nariz. É, portanto, preferível objetivar um resultado subótimo para se evitar necrose da pele do dorso nasal e da columela.

Com um radix baixo, pregas epicânticas resultam do excesso de pele na região do canto medial. Elas normalmente desaparecem após a inserção do enxerto dorsal *onlay*. Procedimentos diretos na pele sob a forma de Z-Plastias ou similares devem ser evitados.

Uma deformidade nariz em sela irá com frequência fazer com que a pirâmide óssea pareça larga. Entretanto, o estreitamento por osteotomias deve ser, se possível, evitado, pois os enxertos inseridos exercem considerável pressão a partir de cima e poderão possivelmente tracionar as paredes ósseas mobilizadas para fora novamente. Caso necessárias, as osteotomias devem ser realizadas em uma segunda cirurgia após 6 meses (p. ex., percutaneamente).

Uma preparação ótima do dorso nasal é decisiva para uma cicatrização não complicada do enxerto dorsal *onlay*. A remoção de irregularidades é necessária para garantir uma superfície lisa para o enxerto.

Quaisquer descolamentos residuais do dorso nasal poderão levar à queda do enxerto dorsal *onlay* como uma gangorra, particularmente na área da ponta nasal, e à elevação da sua extremidade cefálica, aparecendo como um degrau palpável na raiz do nariz. Isso pode ser evitado ao se garantir um encaixe exato da superfície superior do dorso do nariz na porção infe-

Fig. 6.52a-d Colheita e escultura do enxerto de cartilagem costal.
- **a** Abordagem medial ao longo da margem inferior do peitoral maior.
- **b** Incisões em forma de H no pericôndrio da 6ª costela e exposição da cartilagem. Condrotomias mediais e laterais e divisão de uma sincondrose com a 7ª costela estão assinaladas.
- **c** Remoção de um segmento completo (secção frontal mostrada). Remoção das superfícies externas (em vermelho) deixam para trás um enxerto central "bem-balanceado" *(em cinza)*.
- **d** O enxerto cartilaginoso requerido é esculpido a partir dos três segmentos. Enxertos septais e columelares são retirados das porções centrais da cartilagem.

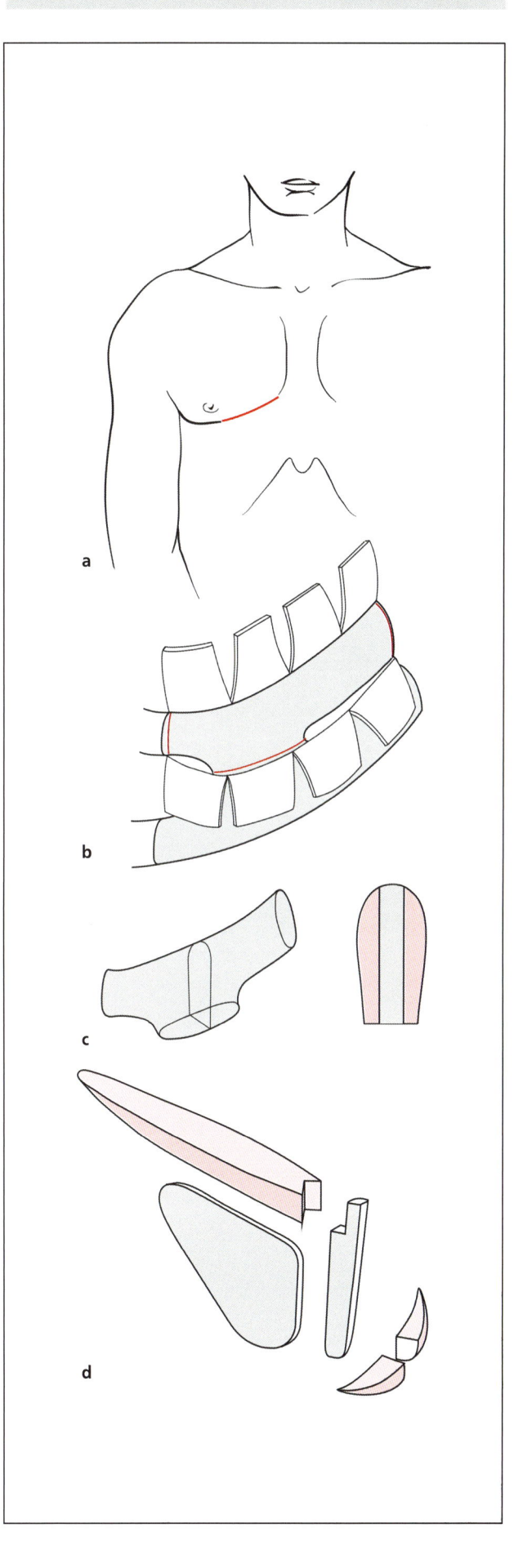

rior do enxerto dorsal *onlay*, juntamente com um suporte caudal estável para o enxerto.

O estreitamento da base do nariz através da ressecção da pele do assoalho do vestíbulo é necessário somente em casos extremamente raros e excepcionais. Ao contrário, esta pele e partes do "lábio superior longo" são necessárias para a compensação da falta de comprimento da columela. A ressecção prematura da pele dos sulcos alares-faciais pode, portanto, colocar todo o resultado cirúrgico em risco.

> **! Riscos e Complicações**
>
> A deformação pós-operatória dos enxertos cartilaginosos pode ser prevenida ao se levar em conta as medidas acima mencionadas. Quaisquer proeminências do enxerto na raiz do nariz podem ser corrigidas pela remoção com bisturi por meio de abordagem endonasal aproximadamente seis meses após a cirurgia, ao menos. Isso também se aplica a irregularidades menores do enxerto dorsal *onlay*. Distorções significativas devem ser completamente substituídas, entretanto, se necessário com cartilagem costal novamente colhida pela incisão torácica original. Caso necrose da pele esteja em vias de desenvolver no dorso nasal e na columela, o enxerto inserido deverá ser removido para retirar a tensão da pele. O reposicionamento imediato do enxerto, em tamanho reduzido, é possível.
>
> Suturas de colchoeiro absorvíveis transeptais são necessárias para a estabilização do enxerto septal e do *strut* columelar. Estes não devem ser posicionados muito próximos entre si, para se evitar necrose da pele e mucosa. Entretanto, caso necrose circunscrita ainda se desenvolva, a cicatrização por segunda intenção deverá ser aguardada, garantindo-se cobertura regular da ferida com pomadas. Considerando que os enxertos são de cartilagem autóloga, eles geralmente se tornam cobertos por tecido no curso da cicatrização secundária e assim sobrevivem. Qualquer material estranho que se torne exposto no curso de problemas na cicatrização da ferida, entretanto, levará inevitavelmente a uma posterior necrose tecidual e será rejeitado.

Cuidados Pós-Operatórios

Uma vez que as osteotomias não são geralmente realizadas, um curativo com gesso aplicado em camadas com pressão adicional sobre a área da supraponta é suficiente. Considerando que o curso siga sem intercorrências, nenhuma forma específica de cuidado pós-operatório é necessária.

Ponta e Base do Nariz

■ Análise Pré-Operatória (Fig. 6.53)

Do ponto de vista estético, a ponta do nariz forma o final das linhas fronte-ponta na visão frontal. Ela parece esteticamente aceitável quando os domos são bem formados e se fecham em conjunto (reconhecíveis pela reflexão da luz). No perfil, a projeção da ponta deve exceder ligeiramente o nível do dorso do nariz ("quebra supraponta"). A columela deve se situar caudalmente à junção alar-facial.

Com pele fina, a forma da ponta nasal é determinada pelo ângulo entre as cruras lateral e medial das cartilagens laterais inferiores na região dômica, da mesma forma que pela distância entre elas. Os domos de um nariz bulbar com sua ponta larga e arredondada não possuem um ângulo agudo e são largamente separados.

Importantes termos e definições para a análise da base nasal são a projeção e a proteção da ponta nasal. A projeção da ponta nasal é determinada pelo ângulo nasofacial (ver **Fig. 6.39**). Grosseiramente falando, ela corresponde à metade do comprimento do nariz (**Fig. 6.53c**). O comprimento real do nariz representa a distância entre a raiz e a ponta do nariz. A rotação para cima da ponta do nariz encurta o comprimento do nariz, aumentando ao mesmo tempo o ângulo nasolabial (ver **Fig. 6.57**). A proteção da ponta do nariz se refere à estabilidade da posição da ponta do nariz sob pressão externa e é ge-

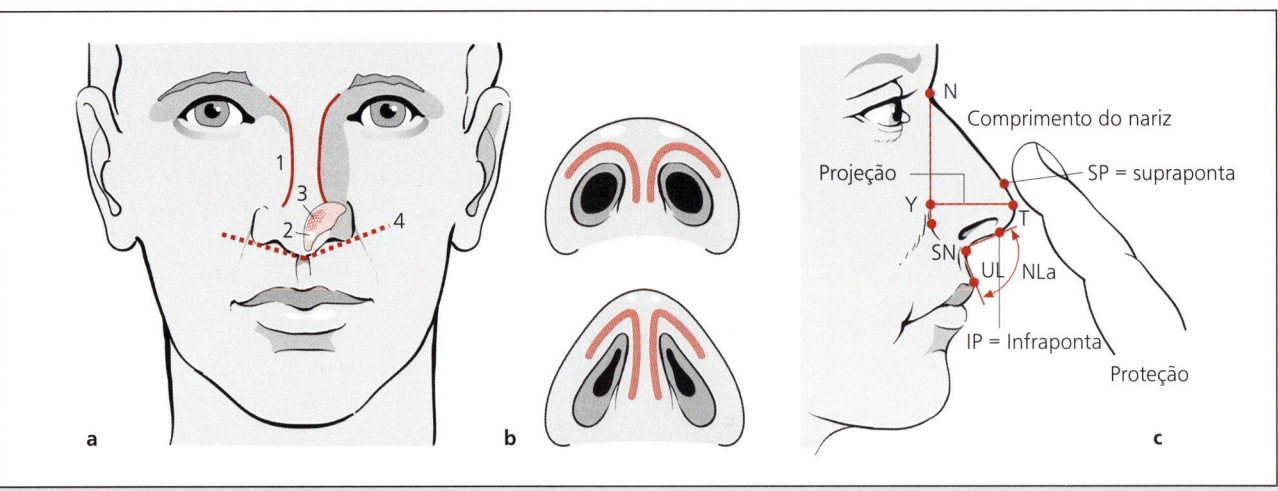

Fig. 6.53a-c Análise pré-operatória para correções na ponta e na base do nariz.

a Visão frontal.
 1. linha estética fronte-ponta: interrupção no contorno?
 2. ponta nasal: domos reconhecíveis por reflexões luminosas? Distância?
 3. região da supraponta: abundância de cartilagem lateral superior?
 4. base nasal: contorno em forma de V?

b Visão basal. Abaixo (situação normal): domo em ângulo agudo com reflexões luminosas na pele definidas; distância curta: Acima (ponta larga): ponta ptótica com ângulo dômico aumentado e reflexões luminosas correspondentemente alargadas em uma distância maior; base larga, columela curta, narinas arredondadas.

c Visão de perfil. Avaliação da projeção (distância Y-P) e proteção da ponta do nariz; projeção Y-P/comprimento do nariz N-P = 1/2. Comprimento do nariz e ângulo nasolabial NLa. Quebra dupla (angulação) na região da infraponta (IP) e quebra na supraponta (depressão) da região da supraponta (SP).

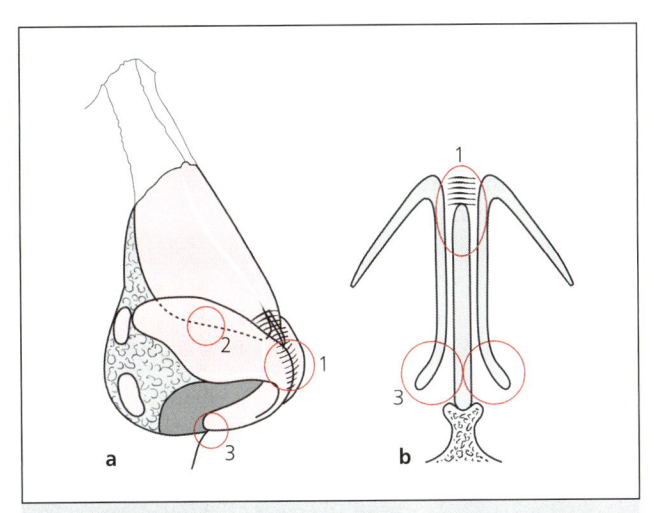

Fig. 6.54a, b Proteção da ponta do nariz.
a Visão oblíqua.
b Visão basal.
1. tecido fibroso entre os domos em torno do canto septal anteroinferior
2. conexão lateral entre as cartilagens laterais superiores e inferiores
3. junção entre as cruas mediais das cartilagens laterais inferiores e margem septal caudal

ralmente provida pelo septo nasal (**Fig. 6.54**). O septo suporta o tecido fibroso entre os domos a partir de baixo e isso representa o mecanismo maior de suspensão das cartilagens laterais inferiores. Outros pontos de fixação das cartilagens laterais inferiores são a conexão das cruras laterais com as cartilagens laterais superiores e a conexão das cruras mediais com o septo caudal. As últimas duas ancoragens são desfeitas pela hemitransfixação ou transfixação e pelas incisões intercartilaginosas, com a possibilidade de deslizamento do tecido fibroso localizado entre os domos sobre o canto anteroinferior do septo, passando a se situar anteriormente à margem caudal do septo. Esse mecanismo possui um papel maior no desenvolvimento de uma deformidade nariz de papagaio (ver **Fig. 6.42**).

Correção da Projeção da Ponta Nasal

Princípios Cirúrgicos

No caso de uma sobreprojeção moderada, destacamento dos pontos de fixação das cartilagens laterais inferiores. Ressecção de cartilagem nos domos e na margem superior do septo para correção de sobreprojeção significativa do domo. Inserção de um suporte cartilaginoso e suturas no domo para subprojeção.

Indicações

Sobreprojeção de um nariz de tensão com estenose vestibular. Subprojeção de uma deformidade nariz em sela ou displasia nasomaxilar com columela curta.

Contraindicações

Nenhuma secção de cartilagem no domo deve ser realizada caso a pele na ponta do nariz seja extremamente fina ou se houver atrofia da pele secundária à cirurgia prévia, pois, caso contrário, há um risco de se criar margens visíveis da cartilagem.

Aumento da projeção através da inserção de um *strut* columelar por abordagem externa na presença de uma columela curta: risco de necrose cutânea caso a sutura columelar seja realizada sob tensão.

Pontos Específicos Relacionados ao Consentimento Informado

Um relativo excesso de tecidos moles após rebaixamento da ponta do nariz pode resultar temporariamente em um leve edema na ponta do nariz, mas este geralmente se resolve após 6 meses. As suturas cartilaginosas no domo podem resultar em assimetrias e degraus visíveis. Deformidades similares podem surgir após elevação da ponta do nariz.

Planejamento Cirúrgico

Caso exista somente uma leve sobreprojeção da ponta, então a própria abordagem para o dorso nasal pode levar ao rebaixamento da ponta em cerca de 2 mm durante a fase de cicatrização da ferida, como resultado das incisões transfixantes e intercartilaginosas. Caso haja cartilagens muito fortes e uma sobreprojeção óbvia, entretanto, este efeito não é geralmente o suficiente e as ressecções cartilaginosas são necessárias. A moldura cartilaginosa implantada deve ser estável para aumentar a projeção e deve, em geral, ser colhida do septo nasal. Caso não haja uma quantidade suficiente de cartilagem no septo, um enxerto auricular em sanduíche é uma opção. Uma abordagem endonasal com *delivery* das cartilagens laterais inferiores é possível em princípio (ver **Fig. 6.61**), mas uma cirurgia simétrica é mais propensa a ser bem-sucedida com uma abordagem aberta.

Técnica Cirúrgica

A ressecção dos domos para *sobre*projeção (**Fig. 6.55**) pode ser realizada através do *delivery* das cartilagens laterais inferiores, bem como através de uma abordagem aberta. Após remoção de uma fita de cartilagem do dorso nasal (septo e partes das cartilagens laterais superiores), um segmento na forma do teto é ressecado das cruras mediais e laterais, com inclusão do domo e preservação da pele do vestíbulo. Os cotos das cruras mediais das cartilagens laterais inferiores podem ser estabilizados com um *strut* columelar. O nível da margem determinará a nova projeção da ponta nasal. As cruras laterais das cartilagens laterais inferiores são agora adaptadas às cruras mediais através de uma sutura absorvível (5.0) para prevenir a formação de quaisquer degraus.

Para *sub*projeção (**Fig. 6.56**), um enxerto de cartilagem, que pode ser inicialmente mais longo, é inserido em uma bolsa criada entre as cruras mediais das cartilagens laterais inferiores. As cruras mediais são, então, estabilizadas de modo gradual, de baixo para cima. Os domos arredondados são formados utilizando uma sutura transdômica não absorvível em forma de U, garantindo que o nó se localize medialmente. As conexões fibrosas entre os domos, que foram previamente liberadas, são reparadas com uma sutura interdômica não absorvível.

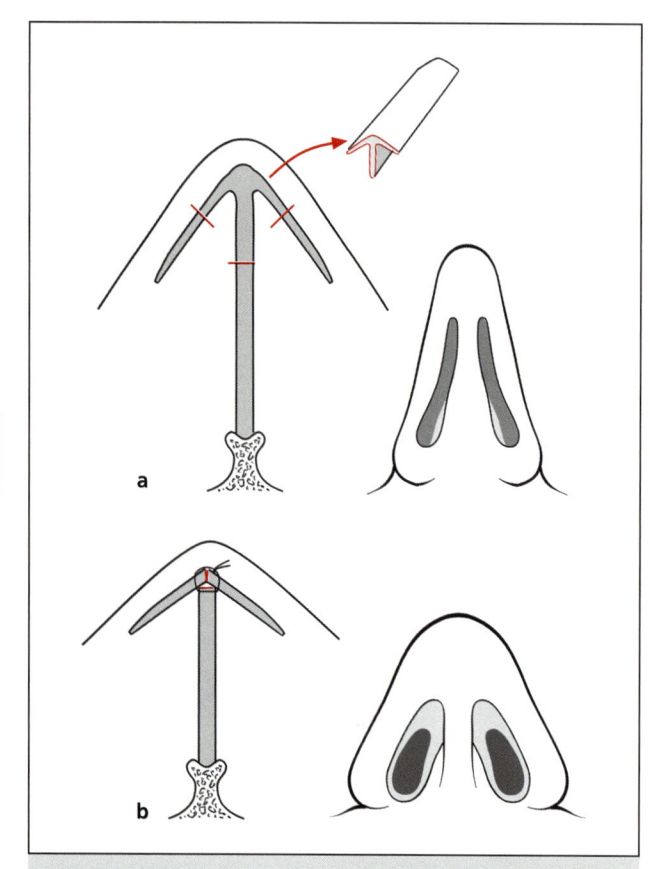

Fig. 6.55a, b Correção de uma sobreprojeção da ponta do nariz.

a Ressecção do domo e do dorso.

b Normalização da base nasal após reconstrução dos domos por suturas; aumento do ângulo da válvula nasal.

Regras, Dicas e Truques

Ao empregar uma abordagem endonasal com exposição das cartilagens laterais inferiores utilizando a técnica de *delivery*, em ambos os domos este é mais bem realizado por uma única narina para a formação exata dos domos, tanto para a sobreprojeção quanto para a subprojeção. Este procedimento requer experiência, caso contrário, assimetrias poderão surgir facilmente pelo deslocamento lateral das cartilagens laterais inferiores. Incisões marginais e intercartilaginosas necessárias para o *delivery* devem portanto ser realizadas com o maior comprimento possível, para se obter liberdade suficiente de movimentos.

! Riscos e Complicações

Fístulas de sutura resultantes de pontos monofilamentares não absorvíveis nas cartilagens laterais inferiores são extremamente raras, especialmente caso os nós sejam sepultados medialmente na profundidade. Caso ocorram, entretanto, as suturas deverão ser removidas. Excisão da pele da columela para projeção excessiva da ponta após utilização de uma abordagem aberta é uma exceção absoluta. Qualquer redundância da pele retrairá durante a fase de cicatrização.

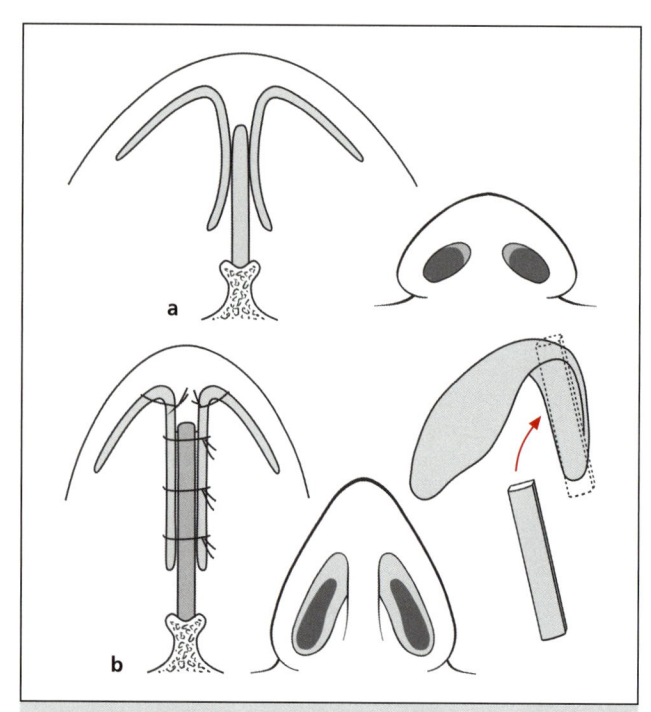

Fig. 6.56a, b Correção de uma subprojeção da ponta do nariz.

a Situação pré-operatória: perda de função de suporte devido a uma margem septal caudal "exageradamente curta".

b Novo suporte para a ponta do nariz com a ajuda de um *strut* columelar, independente do septo nasal. Refinamento dos domos utilizando "suturas transdômicas".

Correção do Comprimento do Nariz

Princípio Cirúrgico

Rotação da Ponta do Nariz. Uma abordagem gradual deve ser adotada, para evitar uma sobrerrotação.

Indicações

Ponta nasal ptótica (p. ex., relacionada ao envelhecimento) ou um nariz que se tornou relativamente muito longo após uma redução de giba na presença de um ângulo nasolabial inferior a 100°.

Contraindicações

Um ângulo nasolabial de 110° ou maior.

Pontos Específicos Relacionados ao Consentimento Informado

Com estabilidade tecidual inadequada, a ponta nasal poderá se inclinar novamente. Uma ptose pode, entretanto, ser simulada, caso a base da columela se retraia após a rinoplastia.

Planejamento Cirúrgico

A rotação da ponta do nariz sempre resulta em uma alteração na posição do eixo longo da rima das narinas. Portanto, uma rotação deverá, ser realizada, somente se o ângulo nasolabial for inferior a 110°. Caso contrário, uma sobrerrotação da ponta

Cirurgia do Nariz Externo (Rinoplastia) 97

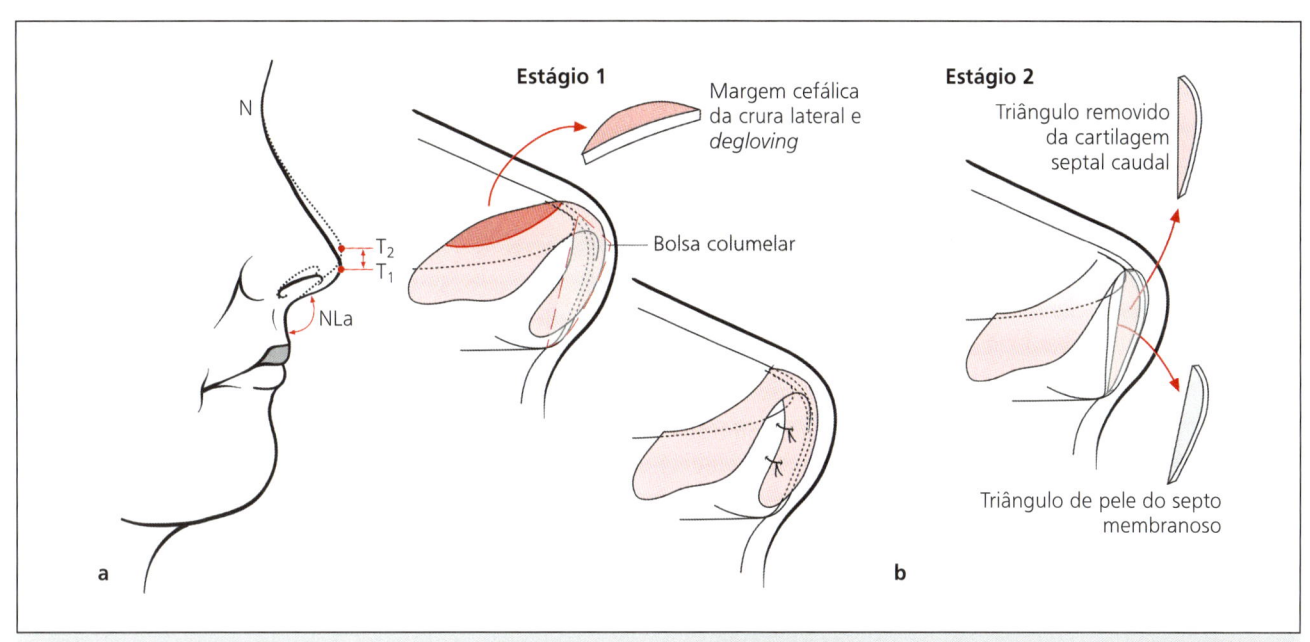

Fig. 6.57a, b Rotação da ponta do nariz (conceito de estágios múltiplos).

a Objetivo cirúrgico: encurtar o comprimento do nariz e aumentar o ângulo nasolabial NLa através da rotação da ponta de T_1 para T_2. *Estágio 1:* bolsa columelar desenvolvida na região anterior para acomodar o canto anteroinferior do septo; *degloving* e ressecção da margem cefálica da crura lateral da cartilagem lateral inferior; rotação realizada através de suturas septocolumelares.

b *Estágio 2:* ressecção triangular de cartilagem do septo caudal com/sem ressecção da pele vestibular em excesso.

ocorrerá, com a formação subsequente de um nariz curto. Ao se avaliar o ângulo nasolabial, deve-se ter em mente que ele depende não apenas da posição da ponta do nariz, mas também da posição da base da columela. Uma columela retraída é associada a uma redução do ângulo nasolabial mesmo que o nariz não seja muito longo. Aumentar o ângulo através da rotação da ponta estaria contraindicado neste caso; ao contrário, é a retração da columela que deverá ser abordada (ver **Fig. 6.58**).

Técnica Cirúrgica (Fig. 6.57)

Uma vez que ressecções da cartilagem e da pele não podem ser revertidas, uma abordagem gradual para a rotação é recomendável.

- Transfixação, incisões intercartilaginosas bilaterais e criação de uma bolsa columelar: A transfixação e as incisões intercartilaginosas separam as cartilagens laterais inferiores do restante da pirâmide e permitem que aquelas sejam movidas com relação a esta. Uma bolsa columelar criada entre as cruras mediais das cartilagens laterais inferiores até o nível superior dos rebordos das narinas permite a rotação da ponta após a inserção do septo caudal na bolsa columelar. Esta técnica permite o encurtamento do comprimento do nariz em 2-3 mm, o que é suficientemente adequado em muitos casos. Após ressecção do triângulo de pele em excesso do septo membranoso, produzida pela rotação, as cruras mediais das cartilagens laterais inferiores e a margem septal caudal poderão ser ancoradas em conjunto, com suturas de colchoeiro profundas. As conexões entre as cartilagens laterais inferiores e as superiores podem bloquear o movimento de rotação, então, uma ressecção circunscrita de cartilagem da extremidade cefálica da cartilagem lateral inferior, com *degloving* da pele sobre o dorso, é bastante útil.
- Somente caso a rotação utilizando esta técnica não seja ainda suficiente, a ressecção adicional de um fragmento triangular de cartilagem da margem caudal do septo, com a base do triângulo na direção da ponta do nariz, deve ser considerada. Entretanto, a ressecção neste ponto deverá ser abordada de forma muito conservadora, para evitar uma rotação excessiva e um embotamento excessivo da região da infraponta (entre a ponta do nariz e as rimas narinárias superiores).
- A rotação é facilitada e maximamente aumentada caso um segmento triangular adicional de cartilagem seja ressecado das cruras laterais e a brecha cefálica criada na cartilagem seja reaproximada com uma sutura. Com esta abordagem relativamente agressiva, uma ressecção circunscrita de pele em excesso do septo membranoso também é necessária.

📖 Regras, Dicas e Truques

Uma abordagem gradual é imperativa para a rotação bem-sucedida da ponta e redução do comprimento nasal. Somente excessos reais de pele do septo membranoso devem ser ressecados; caso em dúvida, então "menos é mais". Ressecções triangulares nas cartilagens laterais inferiores são reservadas para casos excepcionais e somente devem ser consideradas como medidas adicionais após a finalização das outras etapas cirúrgicas. O *degloving* é parte da rotação, mesmo que nenhuma cirurgia adicional no dorso nasal seja necessária. Sem o *degloving*, a pele da região supraponta se expandirá, tendendo a empurrar a ponta do nariz para baixo novamente.

6 Cirurgia Nasal

> **! Riscos e Complicações**
> O risco principal é o encurtamento excessivo pelas ressecções devido a um planejamento pré-operatório inadequado.
> O encurtamento excessivo do nariz é uma das razões mais comuns de processos judiciais e é de difícil correção cirúrgica.

■ Columela Retraída

Princípio Cirúrgico

Deslocamento caudal da columela através da inserção de um enxerto cartilaginoso à frente da margem septal caudal (enxerto de extensão septal caudal).

Indicações

A columela retraída reduz o ângulo nasolabial (< 90°) e cria a impressão de uma ponta nasal ptótica falsa. Os tecidos moles nas extremidades finais das cruras mediais das cartilagens laterais inferiores não se encontram mais sob tensão; as platinas das cruras mediais divergem. O resultado é uma base columelar larga com distância para as asas reduzida (**Fig. 6.58a**). O fluxo aéreo aumentado durante a inspiração poderá resultar em um aumento da pressão negativa neste ponto estreito, colabando as asas na columela (colapso alar). Neste caso, a columela não deverá ser estreitada pela ressecção do tecido fibroso entre as cruras mediais e reaproximação com sutura, já que isso não eliminaria a retração. Ao contrário, a base columelar é deslocada caudalmente por um enxerto cartilaginoso e o tecido é assim mais uma vez colocado sob tensão.

Técnica Cirúrgica (Fig. 6.58b)

Após a hemitransfixação, um *strut* de cartilagem é colhido do septo nasal e uma bolsa columelar não muito profunda é criada. O *strut* de cartilagem é inserido nesta bolsa columelar com duas suturas-guia. A mais inferior destas duas suturas é a mais importante, saindo através da pele da columela exatamente no ponto mais profundo da retração da columela (ver **Fig. 6.24b**). As duas suturas-guia são agora posicionadas com exatidão, de tal forma que a columela é colocada na posição desejada. Caso o enxerto cartilaginoso na columela seja largo o suficiente, ele irá, então, sobrepassar ligeiramente a margem caudal septal. O excesso é removido precisamente com bisturi para posicionar o enxerto de extensão e o septo lado a lado. As extremidades da cartilagem são então estabilizadas entre si com uma sutura absorvível em forma de oito. Para evitar a sutura sob tensão, túneis septais incompletos devem ser criados para permitir que o septo membranoso seja mais facilmente deslocado na direção caudal.

Regras, Dicas e Truques

O enxerto de extensão é geralmente posicionado de forma a se situar caudalmente à espinha nasal, para obter-se um efeito satisfatório. Para evitar que ele se retráia de volta aos túneis septais criados, eles devem ser bem fechados através de suturas de colchoeiro absorvíveis em feixe. Pode ser muito útil suturar *splints* septais por 4-5 dias para estabilizar as construções cartilaginosas.

■ Correção da Forma da Ponta Nasal

A correção bem-sucedida da ponta nasal pressupõe que uma exata distinção seja feita quanto ao tipo de deformidade presente (**Figs. 6.59** e **6.60**):

- Cruras laterais largas (alargamento da região supraponta, **Fig. 6.59a**) → desbastamento cefálico da crura lateral.
- Ponta nasal bulbosa (domos das cartilagens alares rombos, **Fig. 6.60a**) → suturas transdômicas.
- Ponta nasal larga (aumento da distância interdômica, **Fig. 6.60b**) → suturas interdômicas.

Uma combinação destas três alterações nas cartilagens laterais inferiores poderá ser necessária, dependendo da deformidade presente, podendo ser realizada através de uma abordagem endonasal (técnica do *delivery*) ou através de uma abordagem externa.

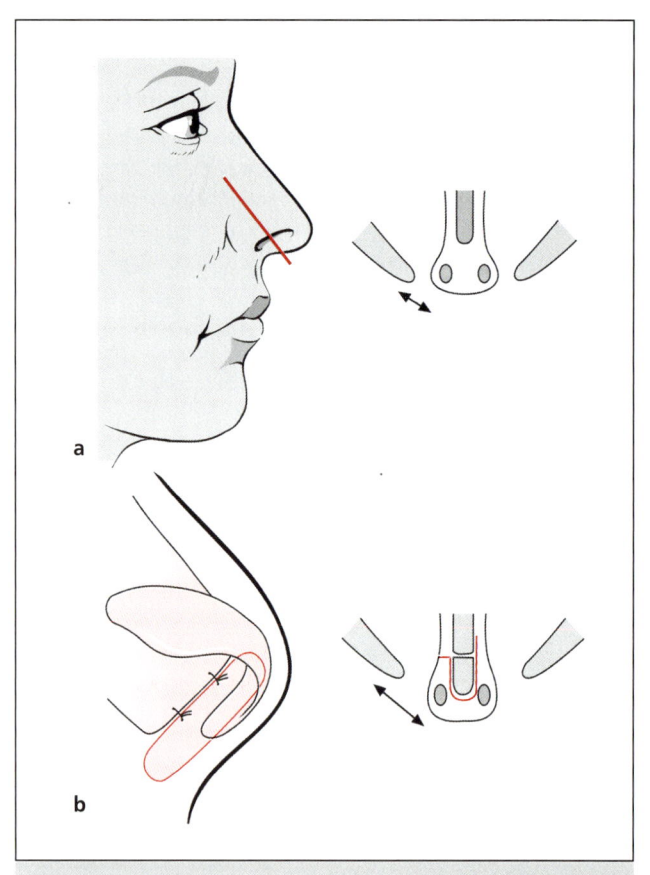

Fig. 6.58a, b Correção de uma columela retraída.

a Base columelar retraída e larga com ângulo nasolabial estreito e estenose vestibular (*seta dupla*: distância curta entre o sulco alar-facial e a columela, risco de colapso alar; *linha vermelha*: secção transversal).

b Deslocamento caudal da columela com a ajuda de um enxerto: alargamento do vestíbulo (*seta dupla*) e estreitamento da base da columela.

Cirurgia do Nariz Externo (Rinoplastia)

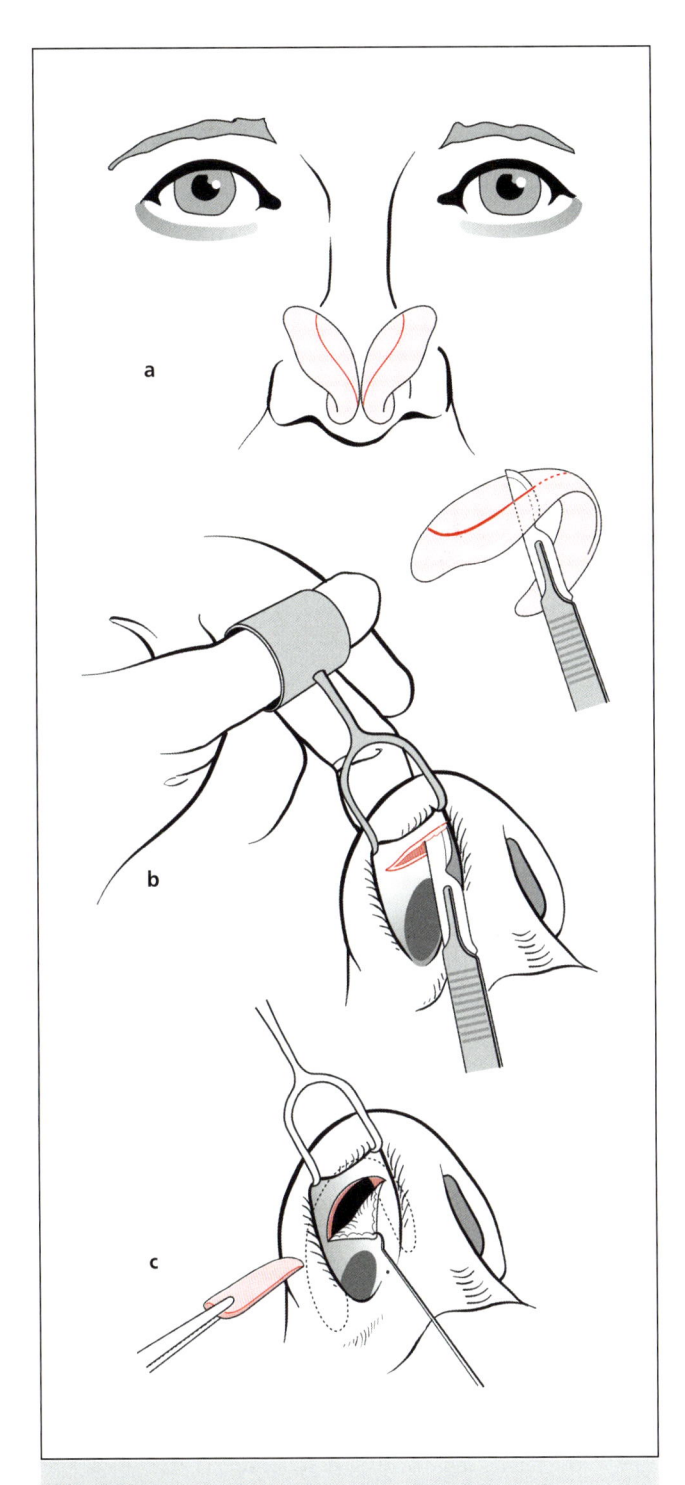

Fig. 6.59a-c Correção da ponta nasal: região supraponta larga.

a A distância entre os domos é normal, somente a região da supraponta é proeminente como resultado de cruras laterais largas das platinas das cruras mediais. A incisão cartilaginosa foi marcada, e é realizada através de uma abordagem endonasal.

b Abordagem endonasal transcartilaginosa: a pele vestibular é evertida com a ajuda de um afastador de anel, a pele externa é protegida com o dedo médio; a incisão secciona primeiramente a pele, depois a cartilagem.

c A porção cefálica da cartilagem é removida, em conjunto com o tecido fibroso subcutâneo da pele externa aderido, deixando para trás uma tira estável de cartilagem. A pele vestibular é preservada; ela é aproximada com uma sutura.

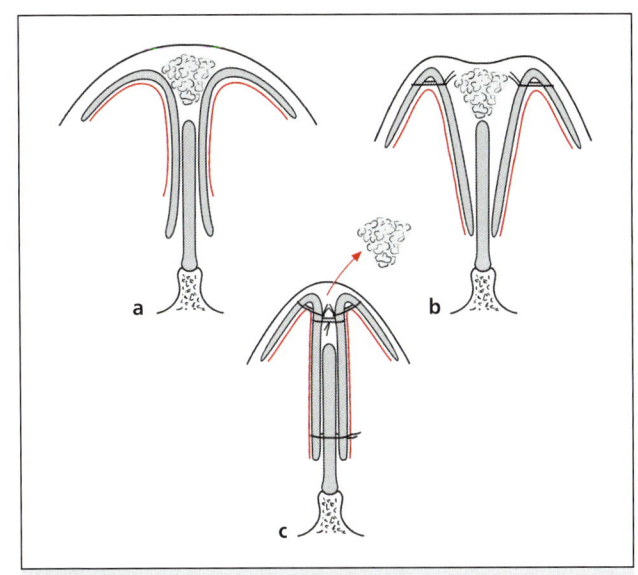

Fig. 6.60a-c Correção da ponta do nariz: forma dos domos e distância entre eles.

a Ponta arredondada, larga como consequência de domos indefinidos com uma distância larga; o espaço é preenchido por tecido fibroso e adiposo.

b Suturas transdômicas para dar forma e definição aos domos (reflexões luminosas); os nós dos pontos em U vêm a se situar medialmente.

c Após a ressecção do tecido fibroso, uma sutura interdômica é realizada para estreitar as pontas; a base da columela é estreitada através de uma sutura.

Princípio Cirúrgico

Estreitamento das cartilagens laterais inferiores pela ressecção de uma tira cefálica de cartilagem, definição e aproximação dos domos através de suturas.

Pontos Específicos Relacionados ao Consentimento Informado

Assimetrias, irregularidades. Somente um efeito limitado de estreitamento é obtido com pele espessa rica em glândulas sebáceas.

Planejamento Cirúrgico

Avaliação do alargamento na região supraponta, principalmente por palpação. Avaliação da forma dos domos e da distância entre eles com ajuda de reflexões luminosas.

Técnica Cirúrgica

Caso os domos estejam bem definidos e situados próximos entre si, o desbastamento cefálico isolado das cruras laterais pode ser o suficiente para alargamento da ponta na *região da supraponta*. Isso é realizado por abordagem endonasal utilizando uma incisão *transcartilaginosa* (**Fig. 6.59b, c**): A pele vestibular é infiltrada com anestésico local sob as cartilagens laterais inferiores para destacá-las mais suavemente. A pele muito fina é incisada no nível do sítio desejado de ressecção da cartilagem, começando lateralmente e se estendendo até a região do domo; entretanto, a cartilagem subjacente não é seccionada ainda. A pele é descolada da cartilagem com tesouras pontiagudas finas, e a junção com a cartilagem lateral superior é identificada. A estabilidade da cartilagem remanescente é importante para a quantidade de cartilagem a ser ressecada. A incisão cartilaginosa pretendida e a quantidade de ressecção podem ser estimadas por palpação ou marcadas com agulhas inseridas externamente. A seguir, a cartilagem é incisada e ressecada, em conjunto com o tecido fibroso subcutâneo sobrejacente. A incisão da pele vestibular é reaproximada com uma sutura absorvível.

A cirurgia nos domos é realizada através de abordagem externa ou endonasal (**Figs. 6.60 e 6.61**). A abordagem externa permite boa exposição das cartilagens laterais inferiores. Excisões cefálicas são realizadas sob visão direta. Aqui, a estabilidade dos *struts* cartilaginosos remanescentes é mais prontamente avaliada do que com a abordagem transcartilaginosa. É geralmente necessário excisar o tecido fibroso entre os domos para aproximar domos largos. Ângulos dômicos são criados utilizando suturas não absorvíveis monofilamentares 5.0 (suturas *trans*dômicas) em forma de U. Elas são estabilizadas conjuntamente por meio de suturas *inter*dômicas. Estas suturas devem se situar estritamente sob a pele vestibular, do contrário, fístulas se desenvolverão.

> **Regras, Dicas e Truques**
>
> Uma questão surge repetidamente: qual a quantidade de cartilagem a ser removida das cruras laterais sem que se coloque em risco a estabilidade? Entretanto, o quanto foi removido não é importante; ao contrário, deve-se perguntar: *O que foi deixado para trás das cartilagens laterais inferiores?* Uma moldura cartilaginosa com 2-3 mm de largura com cartilagem muito forte pode ser suficiente para garantir estabilidade suficiente para o vestíbulo. Cartilagens muito delgadas irão requerer ressecções correspondentemente mais conservadoras.
>
> As suturas transdômicas não devem ser passadas muito lateralmente através da cartilagem, pois, caso contrário, elas poderão deformar a cartilagem lateral inferior e, assim, dar ao nariz um aspecto "beliscado". As suturas interdômicas também não devem atingir a aproximação máxima dos novos domos recém-criados, mas sim deixar um espaço de cerca de 2 mm, o que resultará em reflexões luminosas discretas, separadas sobre a pele da ponta do nariz.

> **! Riscos e Complicações**
>
> A cirurgia corretiva das cartilagens laterais inferiores só será notada externamente caso o envelope de pele seja suficientemente fino. Pele espessa, com glândulas sebáceas abundantes, é pobremente adaptada à redução de cartilagem. A pele só pode ser adelgaçada na região do tecido fibroso subcutâneo, que é encontrado principalmente na região da supraponta. Qualquer adelgaçamento adicional da pele no nível da derme levará somente a atrofia da pele e descoloração pálida, que devem ser evitados.

Alternativas

O estreitamento e remodelamento das cartilagens laterais inferiores podem também ser realizados através de uma abordagem endonasal. Para este propósito, as cartilagens laterais inferiores são trazidas para fora das narinas (a chamada "técnica do delivery"; **Fig. 6.61**). Incisões marginais e intercartilaginosas, unidas por uma transfixação, são necessárias para isso. Após o descolamento do envelope cutâneo e o destacamento do tecido fibroso entre as cruras mediais e os domos, as cartilagens laterais inferiores e a pele vestibular são trazidas para fora da respectiva narina ao mesmo tempo em que retalhos bipediculados mediais e laterais e os domos são amparados por um instrumento. Esta técnica permite a ressecção do segmento cefálico e o remodelamento dos domos através de suturas transdômicas, ambos através de visão direta. A realização das suturas interdômicas é um pouco mais difícil e pode ser feita tanto após trazer ambos os

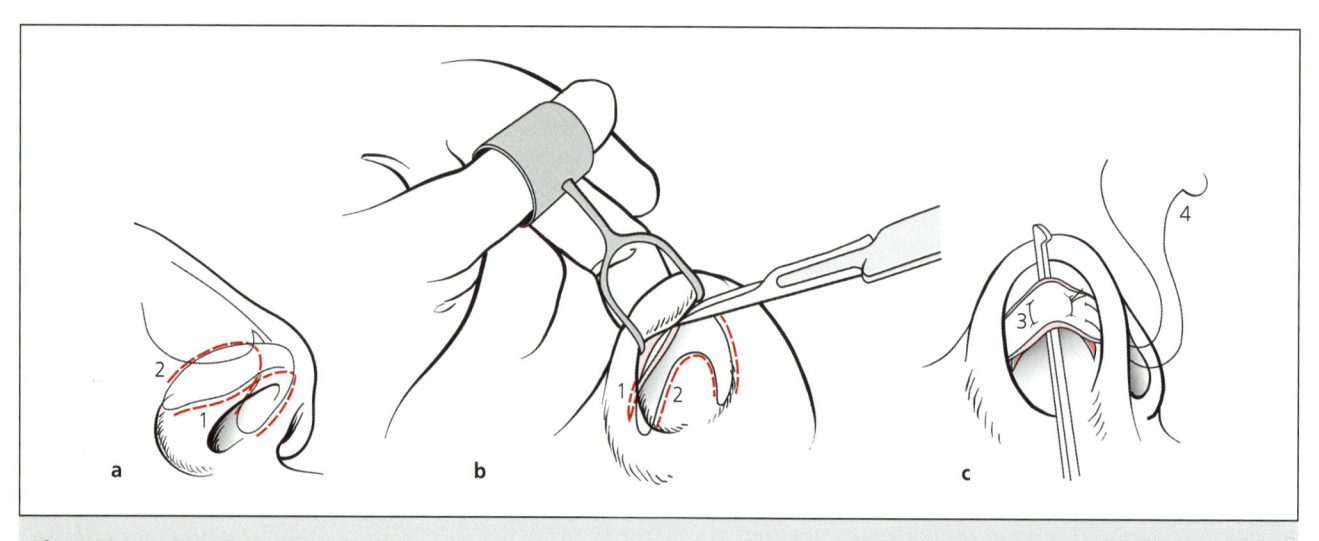

Fig. 6.61a-c Suturas dômicas após o delivery das cartilagens laterais inferiores.

a Incisões endonasais.
   1. incisão marginal caudal
   2. incisão intercartilaginosa

b Incisão endonasal da pele vestibular após eversão da pele vestibular com o afastador de anel; o "triângulo macio" (correspondendo à posição da lâmina de bisturi nº 15) deve ser preservado.

c O retalho condrocutâneo bipediculado é trazido para fora da narina e suportado por um descolador. O domo é formado com uma sutura transdômica (3) e uma sutura interdômica é realizada (4).

domos para fora de uma narina, quanto através de uma sutura, realizada separadamente para cada narina, através das cruras mediais das cartilagens laterais inferiores, medialmente aos domos e, então, atadas "às cegas". Uma vez que todos os pontos de ancoragem das cartilagens laterais inferiores são destacados com a técnica do *delivery*, a inserção adicional de um *strut* columelar pode ser muito útil para prevenção de uma posterior queda da ponta do nariz.

O trabalho simétrico nas cartilagens laterais inferiores é difícil utilizando a técnica do *delivery*, pois requer experiência.

Correção do Colapso Alar

O vestíbulo nasal é o espaço entre a margem da narina e a área da válvula nasal. Apresenta formato em tenda, consistindo em uma parede medial (columela e septos membranoso e caudal), uma parede lateral (cruras laterais das cartilagens laterais inferiores e tecido conectivo, preenchendo o "triângulo vazio" na abertura piriforme) e assoalho (tecidos moles entre a margem da narina e a crista piriforme). As cartilagens laterais inferiores, com sua tensão na área do domo, são as principais estabilizadoras destas paredes, em conjunto com os músculos nasais conectados e suas correspondentes bandas fibrosas. O colapso do vestíbulo nasal pela pressão negativa durante a inspiração ocorre particularmente quando a distância entre a parede medial e a lateral é muito curta (nariz de tensão, columela retraída e larga, deslocamento da margem septal caudal), a asa é muito mole ou medialmente protusa ou o assoalho do vestíbulo se encontra elevado por membranas cicatriciais. Nariz de tensão, desvios septais e columela larga requerem correção por técnicas anteriormente descritas. Neste ponto, será descrita a estabilização da parede lateral do vestíbulo.

Princípio Cirúrgico

As cruras laterais das cartilagens laterais inferiores fracas e medialmente convexas ou protusas são suportadas inferiormente por uma moldura cartilaginosa estável. Esta moldura cartilaginosa é suportada em ambas as extremidades como uma ponte nas margens firmes de um rio: lateralmente na abertura óssea e medialmente na margem septal superior.

Indicações

Convexidade medial das cruras laterais das cartilagens laterais inferiores, especialmente na sua porção distal, com aproximação ao septo nasal. Colapso significativo da narina durante inspiração *normal* (não forçada).

Contraindicações

Colapso somente durante inspiração forte (que acontece com quase todas as pessoas e é fisiológica no sentido mais amplo).

Pontos Específicos Relacionados ao Consentimento Informado

Geralmente já existe uma depressão perceptível da porção lateral da asa, que é corrigida por estabilização da cartilagem e "normalizada". Ocasionalmente, entretanto, a colocação de um enxerto cartilaginoso na abertura piriforme pode produzir um discreto edema neste ponto.

Técnica Cirúrgica (Fig. 6.62)

O enxerto de cartilagem pode ser realizado por meio de uma abordagem endonasal. A pele vestibular é infiltrada com anestésico local para facilitar a dissecção. Uma incisão marginal é realizada e estendida além do domo para se conectar medialmente, como uma incisão transfixante incompleta. Então, a pele vestibular é descolada das cartilagens laterais inferiores. O canto anteroinferior do septo, a extremidade caudal da cartilagem lateral superior e, lateralmente, a abertura piriforme são identificados. A curva da crura lateral da cartilagem lateral inferior deve agora ser facilmente reconhecida e corrigível através de pressão com um instrumento na direção lateral. Uma moldura cartilaginosa do septo nasal, com largura em torno de 4 mm, deve ser suficientemente longa para se realizar uma ponte sobre o espaço entre a abertura piriforme e a margem septal caudal superior. Estes dois pontos de fixação representam os suportes estáveis para a "construção da ponte".

Inicialmente, uma das extremidades do enxerto cartilaginoso é inserida em uma pequena bolsa subperiosteal lateral à abertura piriforme, que é estabilizada com uma sutura absorvível através de acesso endonasal. A fixação medial do enxerto é, então, realizada sob leve tensão, sendo curvada para fora no ponto em que a cartilagem lateral superior se conecta ao septo. O enxerto traciona lateralmente por baixo a crura lateral, fazendo com que esta se curve ligeiramente para fora de forma convexa. A incisão vestibular é suturada e o vestíbulo frouxamente tamponado por 1-2 dias.

> **Regras, Dicas e Truques**
> Ao invés de um enxerto de cartilagem septal, uma cartilagem convexa da concha do pavilhão auricular pode, em princípio, ser utilizada. Entretanto, ela é menos estável, sendo por esta razão que a preferência é dada à cartilagem septal.

> **! Riscos e Complicações**
> A cartilagem não deve ser colocada sob muita tensão, pois pode se fraturar. Também não deve ser espessa, já que o seu volume pode, por outro lado, comprometer qualquer ganho de espaço no vestíbulo.

Alternativas

Caso a crura lateral deformada da cartilagem lateral inferior esteja suficientemente estável, ela pode, então, ser seccionada 1-2 mm lateralmente ao domo, girada 180° em torno do seu eixo longitudinal e suturada novamente ao domo de forma sobreposta. Isso manterá a tensão no domo, bem como transformará a convexidade medial em uma lateral. Para que isso se suceda, entretanto, é necessário separar completamente a pele vestibular da crura lateral da cartilagem lateral inferior, bem como estabilizá-la com esta técnica de "cabeça para baixo", utilizando suturas de colchoeiro profundas. Essa abordagem produzirá um discreto alargamento na região do domo.

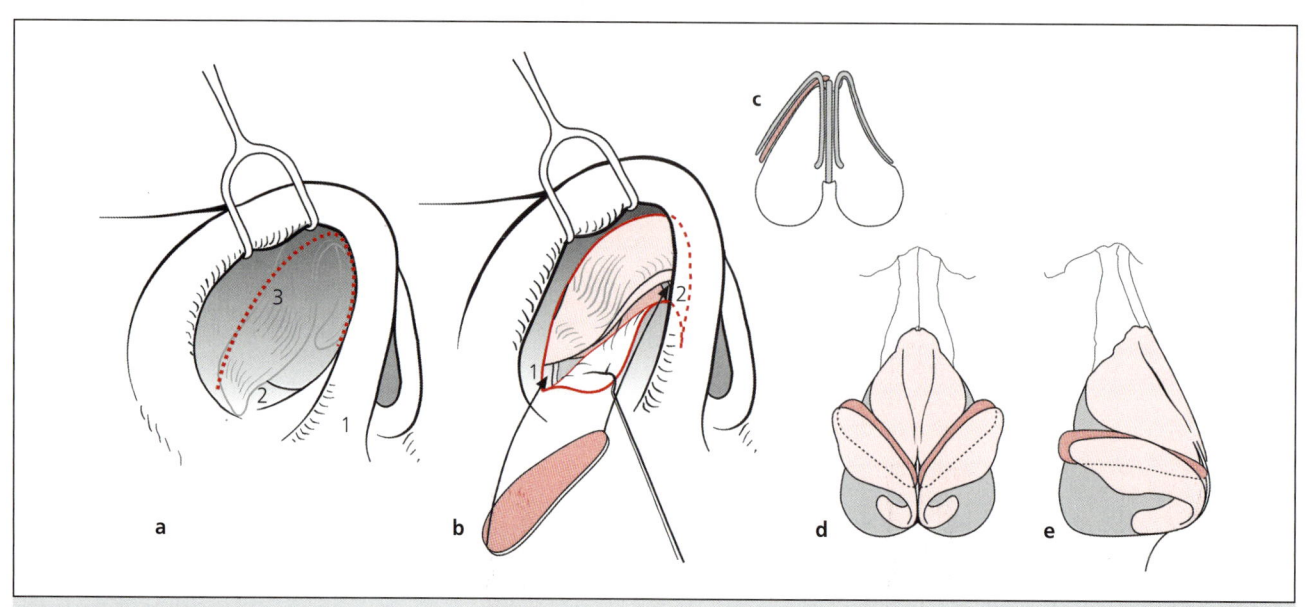

Fig. 6.62a-e Correção de colapso das asas do nariz através da inserção de um suporte cartilaginoso.

a Análise das três paredes do vestíbulo.

1. columela e septo caudal
2. assoalho do vestíbulo
3. asa

Este caso apresenta uma estenose devida à convexidade medial da crura lateral da cartilagem lateral inferior.

b Incisão na pele vestibular caudal à maior convexidade e descolamento sob a cartilagem lateral inferior. As superfícies de suporte para os enxertos cartilaginosos são assinaladas:

1. superfície lateral da abertura piriforme
2. canto anteroinferior do septo

c O princípio de conversão da convexidade em concavidade através da inserção do enxerto cartilaginoso subjacente.

d, e Posição do enxerto cartilaginoso com suporte medial e lateral.

Malformações

Fístulas e Cistos Nasais

Nestas malformações congênitas, a abertura da fístula se situa na linha média, geralmente na região do dorso do nariz, mas também ocasionalmente na ponta nasal ou até mesmo na columela. O trajeto da fístula corre ao longo das cartilagens laterais superiores, sob os ossos nasais, levando a uma expansão em forma de cisto, que pode se estender até a dura da base do crânio anterior *(forame cecum)*. É recomendável solicitar uma RM sagital pré-operatória para avaliação da situação.

Princípio Cirúrgico

Excisão completa sob boa visualização. Reconstrução das deformidades resultantes das fístulas, evitando-se cicatrizes esteticamente desfavoráveis.

Indicações

Fístulas estabelecidas, especialmente quando vários episódios inflamatórios com edema na região do dorso do nariz ou mesmo meningite já tenham ocorrido.

Contraindicações

Inflamação aguda com formação de tecido de granulação, uma vez que isso compromete a identificação do epitélio, que deve ser completamente removido.

Pontos Específicos Relacionados ao Consentimento Informado

A possibilidade de recorrência, caso o epitélio não seja inteiramente removido. Formação de cicatrizes na pele, deformidade e distúrbios de crescimento do nariz. Fístula liquórica e meningite, em caso de extensão à dura-máter.

Técnica Cirúrgica (Fig. 6.63)

A visualização clara é imperativa para uma remoção bem-sucedida e confiável. A fístula, que corre ao longo do dorso nasal, deve ser bem identificada e deve, se possível, segui-la até a base anterior do crânio. Uma abordagem aberta via incisão columelar é mais bem adequada para isso. Uma incisão adicional é realizada na LTPR em torno da abertura da fístula. O início da fístula na pequena ilha de pele é deixado para trás no dorso nasal cartilaginoso, e depois toda a pele sobre o dorso é descolada *(degloving)*. Uma exposição clara até a raiz do nariz é essencial. A fístula se situa em um sulco sobre a margem septal superior e achata o dorso nasal com frequência, na forma de uma calha. Na área K, ela corre inferiormente aos ossos nasais. O dorso nasal ósseo deve, portanto, ser cortado com um osteótomo ou uma broca de fina espessura e alavancado, ou ser temporariamente removido. O final da fístula se torna visível, brilhando à medida em que assume uma forma de bulbo. Deve ser removido sem lesões à parede do cisto. Caso a dura da base anterior do crânio seja exposta, ou caso haja até mesmo evidência de liquorreia, a área deverá ser coberta, p. ex., com fáscia autógena (cola de fibrina) e tampões endonasais inseridos por 10 dias.

Após a reposição do retalho de osso, que geralmente não necessita de qualquer fixação em especial, o dorso nasal cartilaginoso achatado deve ser estreitado na maioria dos casos. Caso ele esteja apenas ligeiramente alargado, um ponto para reaproximação de ambas as cartilagens laterais superiores é tudo o que é necessário. Isso irá ao mesmo tempo também aumentar em algum grau o nível do dorso nasal cartilaginoso. Caso haja um alargamento considerável, poderá ser necessário ressecar a cartilagem na linha média e reunir as bordas.

> **Regras, Dicas e Truques**
>
> As incisões marginais devem ser estendidas lateralmente o suficiente para prover uma visualização adequada. O retalho ósseo deve também ser realizado o mais largo possível para que alcance também as extensões laterais dos cistos. Pode ser útil preencher o cisto com azul de metileno, mas isso pode se tornar problemático. Caso uma laceração seja inadvertidamente feita durante a cirurgia, o corante vaza para o tecido circunjacente, tornando a identificação do epitélio praticamente impossível.

> **! Riscos e Complicações**
>
> Ver "Pontos Específicos Relacionados ao Consentimento Informado" para riscos envolvendo a base anterior do crânio. Caso a dissecção não seja bem-sucedida em se manter na camada correta e o epitélio seja somente parcialmente removido, então uma fístula recorrente é praticamente inevitável. É, então, recomendável realizar ultrassonografias pós-operatórias regulares e possivelmente RM antes de se proceder à cirurgia revisional pela mesma via de abordagem, caso uma recorrência se torne evidente.

Ocasionalmente, um cisto pode também se desenvolver profundamente no septo nasal, onde ele se limita diretamente pela mucosa endonasal. A separação das duas camadas epiteliais pode ser difícil e requerer ressecção gradual com hemostasia meticulosa através de cauterização bipolar.

O crescimento do nariz poderá ser retardado tanto pelo cisto quanto pela cirurgia (hipoplasia). Em ambos os casos, a reconstrução definitiva deve ser realizada por volta dos 16 anos de idade.

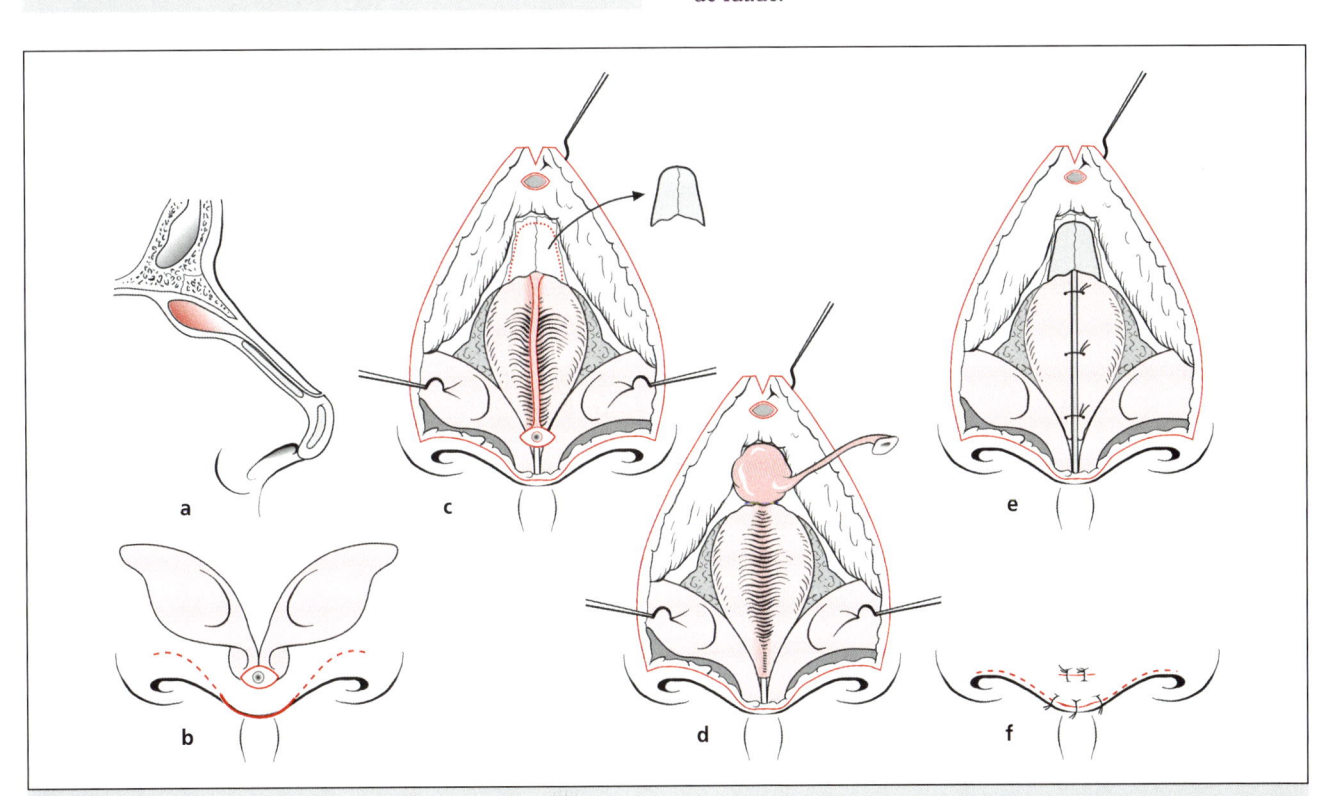

Fig. 6.63a-f Excisão de uma fístula nasal da linha média.
a Trajeto da fístula da ponta do nariz até à área subjacente aos ossos nasais. Neste caso, não há conexão com o forame cego.
b Incisão elíptica em torno da fístula e abordagem externa ao dorso nasal, utilizando uma incisão columelar e incisões marginais.
c A ilha de pele é isolada após o descolamento da pele do dorso nasal. O trato fistuloso é exposto até a abertura piriforme, e as osteotomias estão assinaladas. Geralmente, a fístula forma uma calha larga entre as cartilagens laterais superiores.
d O retalho ósseo é temporariamente removido, e o saco fistular exposto.
e Reconstrução do dorso nasal após excisão da fístula: o retalho ósseo é reposicionado, e as cartilagens laterais superiores são suturadas juntas para que se obtenha um estreitamento.
f Aparência após fechamento da ferida.

Atresia Coanal

A atresia coanal congênita é rara, predominantemente unilateral (aparecimento tardio dos sintomas, com rinorreia unilateral), e em 80% dos casos é causada pela persistência de uma lâmina óssea. Ela pode também estar associada a outras malformações (p. ex., síndrome CHARGE [coloboma of the eye, heart defects, atresia of the choanae, retardation of growth and/or development, genital and/or urinary abnormalities and ear abnormalities and deafness – coloboma do olho, anomalias cardíacas, atresia coanal e/ou anomalias do crescimento, genitais e/ou urinárias e anomalias auriculares e surdez]).

A atresia coanal *bilateral* é uma condição ameaçadora à vida do recém-nascido; a criança apresenta dificuldades na alimentação e se asfixia. Neste caso, após estabelecimento do diagnóstico pela delicada insuflação de ar nas cavidades nasais com uma pêra de Politzer, avaliação com um cateter de sucção macio ou endoscopia nasal, a abertura cirúrgica deverá ser realizada.

Princípio Cirúrgico

Remoção cirúrgica da lâmina atrésica com máxima proteção da mucosa, para se obter uma epitelização rápida. Ressecção parcial do vômer para alargamento das coanas. Uma abordagem endonasal é geralmente suficiente.

Indicações

Atresia coanal bilateral óssea ou membranosa (recém-nascido). Atresia unilateral em crianças maiores.

Contraindicações

Situações ameaçadoras à vida devidas a outras malformações que devem ser primariamente tratadas.

Planejamento Cirúrgico

TC com cortes axiais, se possível, para avaliar a topografia da nasofaringe, processos pterigoides e posição da fossa pterigopalatina, que pode estar deslocada medialmente (riscos de lesões vasculares). Distinção entre atresia óssea e membranosa.

Instrumentos Especiais e Implantes

Uso de um microscópio (espéculo autoestático) ou endoscópio. Broca manual com manga protetora para se evitar lesões da pele da narina.

Técnica Cirúrgica (Fig. 6.64)

Após a descongestão máxima da mucosa nasal e fratura lateral da concha inferior, a junção entre o assoalho e o septo nasais é identificada, onde a coana será aberta. Sua parede posterior é protegida pela inserção de um chumaço de gaze na nasofaringe. A mucosa é incisada e descolada em todas as direções e o tanto quanto possível *não* deve ser ressecada. Caso uma atresia óssea esteja presente, ela é agora aberta com uma fina broca diamantada. A abertura assim criada pode ser alargada com a broca, ou o osso é removido com uma punção adequada. A ressecção deve incluir a margem posterior do vômer para alargar suficientemente a coana. É importante garantir que a superfície óssea seja recoberta pelo reposicionamento do retalho mucoso. Caso contrário, a área circular da ferida poderá resultar na formação de uma cicatriz concêntrica e retração.

Um tubo respiratório em forma de U pode contrabalançar este desenvolvimento (**Fig. 6.65**). Para isso, um tubo de silicone com calibre o mais grosso possível é selecionado, moldado curvo em forma de U e aberto na dobra. Ele é inserido pela boca até a luz do nariz via rinofaringe com a ajuda de dois drenos de sucção inseridos por via transnasal e estabilizados à frente da columela. Deve ser removido após aproximadamente 6 semanas, quando qualquer tecido de granulação nas margens da coana também deverá ser ressecado. No caso de uma coana larga como resultado da cirurgia, entretanto, o tubo em forma de U deverá ser abandonado.

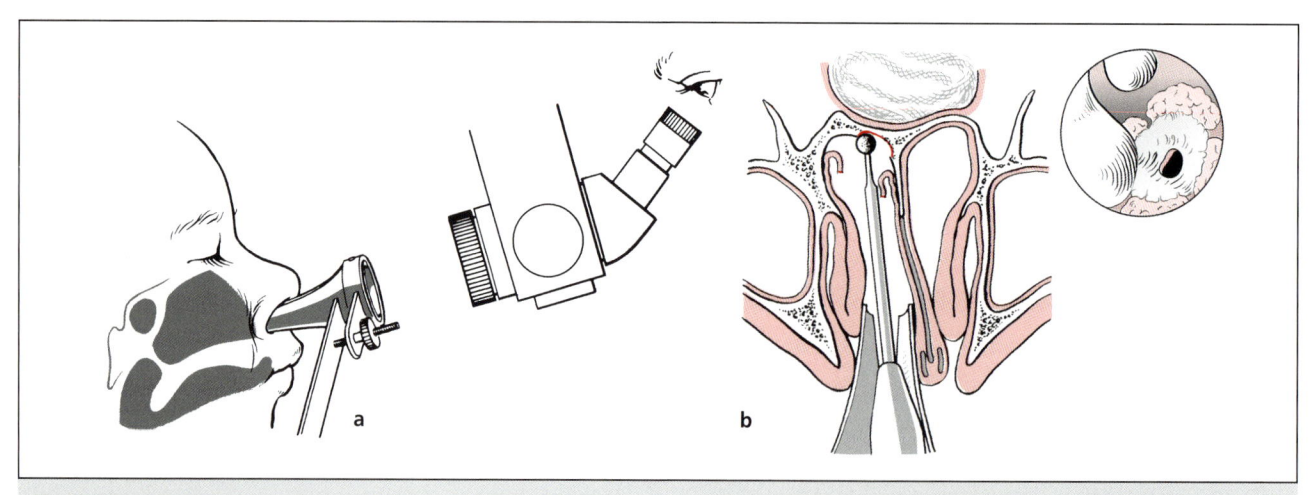

Fig. 6.64a, b Ressecção endonasal de uma atresia coanal óssea.
a Espéculo nasal autoestático e microscópio.
b Após descolamento de um retalho mucoso, a perfuração é realizada com broca diamantada no canto entre o septo e o assoalho nasal. A nasofaringe é protegida com um tampão.

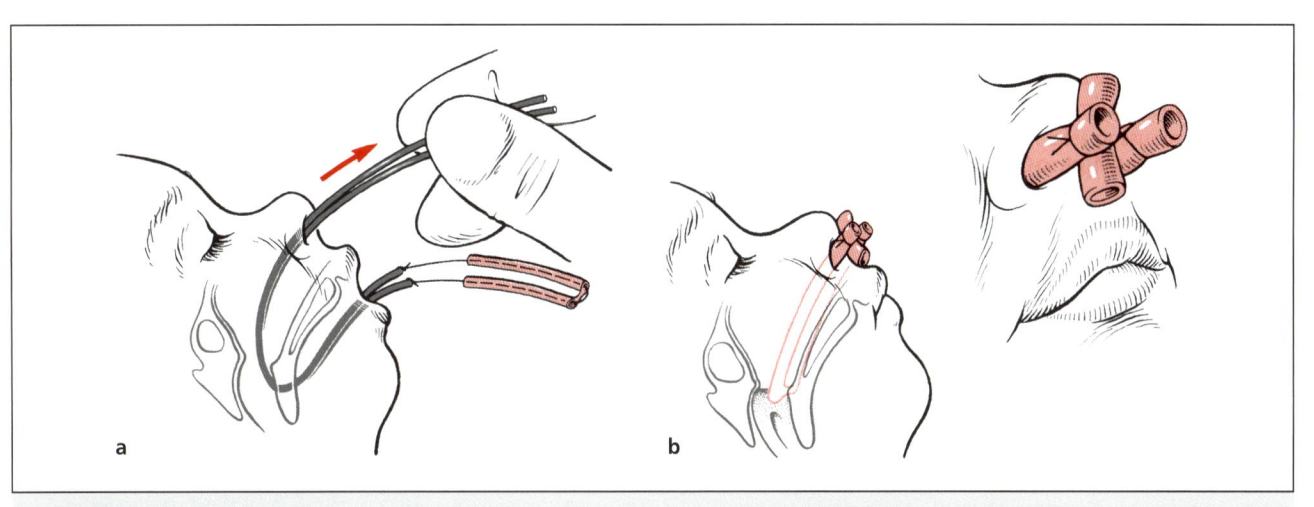

Fig. 6.65a, b Inserção de um espaçador.
a Um tubo em forma de U é levado até a nasofaringe por um cateter inserido na boca e trazido para fora através do nariz.

b O espaçador é estabilizado em posição sobre a columela. Atentar para feridas por compressão na columela.

Regras, Dicas e Truques

O alargamento da coana por meio de uma abordagem lateral e cranial é frequentemente limitado pelo deslocamento medial do processo pterigóideo e pela posição baixa do osso esfenoide. O alargamento deverá, portanto, ser realizado principalmente medialmente, pela ressecção do vômer.

Uma atresia coanal puramente membranosa também pode ser facilmente perfurada sem sangramentos com a ajuda de um *laser* de CO_2. Entretanto, isso também tende a formar uma estenose devido à superfície circular da ferida, requerendo a posterior remoção da margem posterior do vômer com outros instrumentos cirúrgicos. O alargamento na direção do assoalho nasal, com perfuração subsequente do palato, deve ser evitado.

! Riscos e Complicações

Riscos de lesões vasculares, particularmente na região da fossa pterigopalatina, perfuração do palato, necrose columelar devida a úlceras de compressão pelo tubo em forma de U.

Alternativas

Ao invés de inserir um espaçador, cirurgias revisionais planejadas para clareamento da coana podem ser realizadas em torno de 2-3 semanas após a cirurgia inicial. Isso envolve a remoção de tecido de granulação para encorajar a epitelização. Esta ação poderá ter de ser repetida em intervalos, dependendo da tendência à formação de estenoses, até que a superfície da ferida tenha sido completamente epitelizada.

Ao invés de uma abordagem transnasal, a cirurgia também pode ser realizada por um acesso transoral-transpalatino. Após separação entre os palatos mole e duro e remoção de parte do palato duro e do vômer, a placa de atresia óssea pode ser ressecada sob visão direta. Esta cirurgia se associa a um alto grau de morbidade. Distúrbios do crescimento secundários à ressecção parcial do palato são discutidos com controvérsias.

Uma atresia coanal *unilateral* é geralmente operada com a criança em idade escolar. Nestes casos, uma abordagem transeptal é apropriada, considerando que ela facilita a remoção da margem posterior do vômer (**Fig. 6.66**). A mucosa sobrejacente à placa atrésica é inicialmente protegida e somente após a remoção suficiente do osso ela é ressecada, de forma que a coana se encontrará largamente aberta e sem persistência de superfícies de ferida.

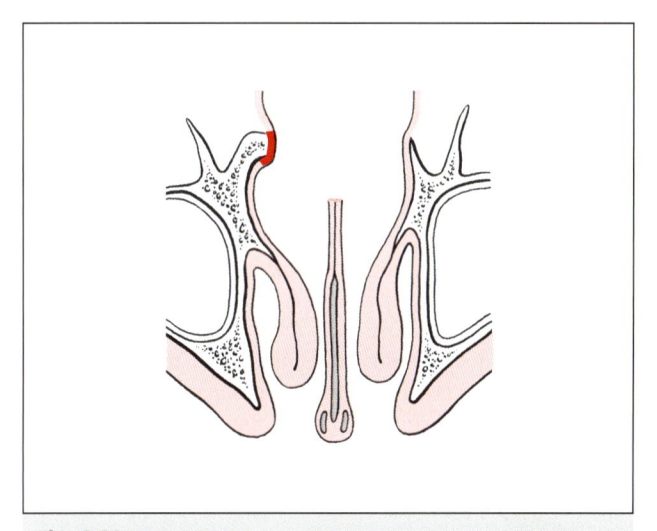

Fig. 6.66 Perfuração de uma atresia coanal unilateral.

Os componentes septais ósseos dorsais são ressecados através de uma abordagem endonasal transeptal, criando, assim, uma coana larga comum. A mucosa deverá ser mobilizada para cobrir superfícies ósseas cruentas (área em vermelho).

Conchas

Hipertrofia e deformidades são as indicações para a cirurgia das conchas nasais. A septoplastia não combinada à cirurgia das conchas é geralmente impossível, pois o espaço necessário para a retificação do septo não se encontra disponível. Além disso, a redução das conchas é, em geral, a única opção para pacientes que abusam de gotas nasais. O espaço adjacente ao lado côncavo de um desvio septal é frequentemente preenchido por uma concha nasal média pneumatizada (assim chamada concha bolhosa). Deve ser compreendido que a septoplastia somente equaliza a passagem em ambas as cavidades nasais. Ela não cria necessariamente um volume respiratório adicional. A cirurgia conchal, em contraste, reduz o volume das conchas, aumentando, assim, o volume de passagem nasal.

Princípio Cirúrgico

Redução volumétrica dos cornetos nasais aumentados de tamanho, caso necessário com deslocamento lateral através de ressecção parcial ou fratura do osso conchal. Lateralização de uma concha bolhosa após ressecção da porção lateral da concha. Proteção máxima da mucosa deve ser garantida e cicatrização extensa evitada (ressecamento e formação de crostas, distúrbios do transporte mucociliar).

Indicações

Hipertrofia obstrutiva das conchas inferiores, possivelmente com evidências adicionais de um "fator mucoso" relevante na rinomanometria. Prevenção da retificação do septo nasal por uma concha inferior ou média muito grande.

Contraindicações

Cavidade nasal larga preexistente com atrofia da mucosa e formações cicatriciais secundárias à cirurgia prévia ou tratamento de longo termo com corticoides nasais.

Pontos Específicos Relacionados ao Consentimento Informado

Sangramentos pós-operatórios, nariz seco, ressecamento e formação de crostas na parede posterior da faringe, disfunções olfativas.

Planejamento Cirúrgico

Caso haja um osso conchal grande e espesso adicionalmente à hipertrofia da mucosa conchal, uma ressecção parcial ou fratura do osso será necessária. Uma concha bolhosa pode ser presumida puramente pelo aspecto de um alargamento da concha média, o que é possivelmente reconhecível em cortes de TC (o exame por TC não é obrigatório para concha bolhosa).

Instrumentos Especiais

Instrumentos cortantes (tesoura angulada) e perfurantes (pinça push de Blakesley) são apropriados para a redução conchal. Pontes estreitas de tecido após a ressecção parcial de segmentos das conchas inferiores e médias são mais bem seccionadas utilizando uma alça serra-nó nasal.

Técnica Cirúrgica

Concha Inferior

O tecido conchal em excesso pode ser reconhecido após a descongestão máxima. Uma turbinectomia simples ao longo da margem inferior, possivelmente com a remoção adicional de uma tira de osso, deixa para trás uma grande superfície cruenta, que se granula por um longo período de tempo e possui tendência a hemorragias secundárias. O osso exposto pode se tornar necrótico. Este método é, portanto, adequado somente em um grau limitado (**Fig. 6.67**).

A *turbinoplastia inferior* é, portanto, melhor, uma vez que ela protege em grau máximo a mucosa e deixa somente uma cicatriz estreita longitudinal ao longo da superfície lateral da concha (**Fig. 6.68**). Após uma incisão vertical na mucosa da cabeça da concha inferior até que o bisturi toque o osso, a mucosa é descolada subperiostealmente, medialmente ao osso conchal, até a extremidade posterior da concha utilizando um descolador (p. ex., a extremidade cortante de um descolador de Cottle). Uma das lâminas de uma tesoura angulada é inserida neste túnel, e a mucosa é seccionada ao longo da margem inferior livre da concha. Isso permite que a mucosa seja refletida para cima em seu pedículo cranial para exposição da superfície medial do osso conchal. A mucosa lateral e, possivelmente, parte do osso conchal, são agora ressecadas com tesouras. As superfícies cruentas resultantes podem ser cauterizadas com coagulação bipolar. Sua reaproximação é realizada com um tamponamento frouxo por 1-2 dias.

Caso o osso conchal se situe muito medialmente, ele poderá tanto ser removido subtotalmente quanto osteotomizado na sua conexão lateral (**Fig. 6.69**). Isso permite com que toda a concha seja facilmente deslocada lateralmente, gerando uma distância suficiente para o septo nasal.

Em algumas situações, a área coanal se encontra parcialmente bloqueada por uma cauda hipertrófica da concha inferior. Com frequência, ela não causa qualquer alteração signifi-

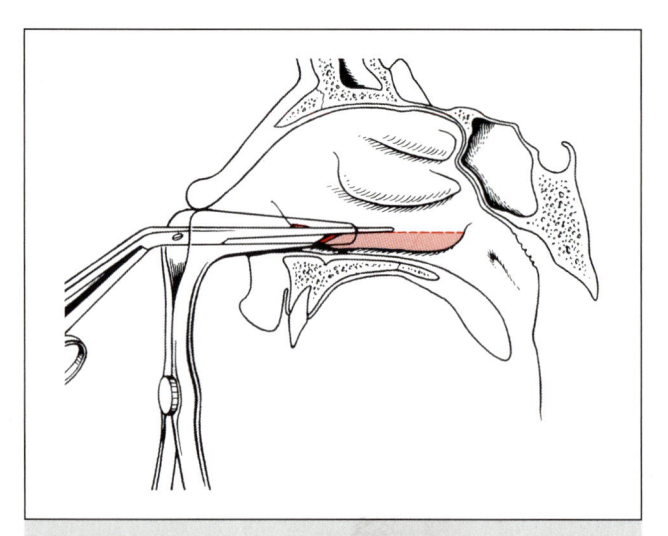

Fig. 6.67 Turbinectomia ao longo da margem inferior da concha nasal. Remoção simples de mucosa redundante.

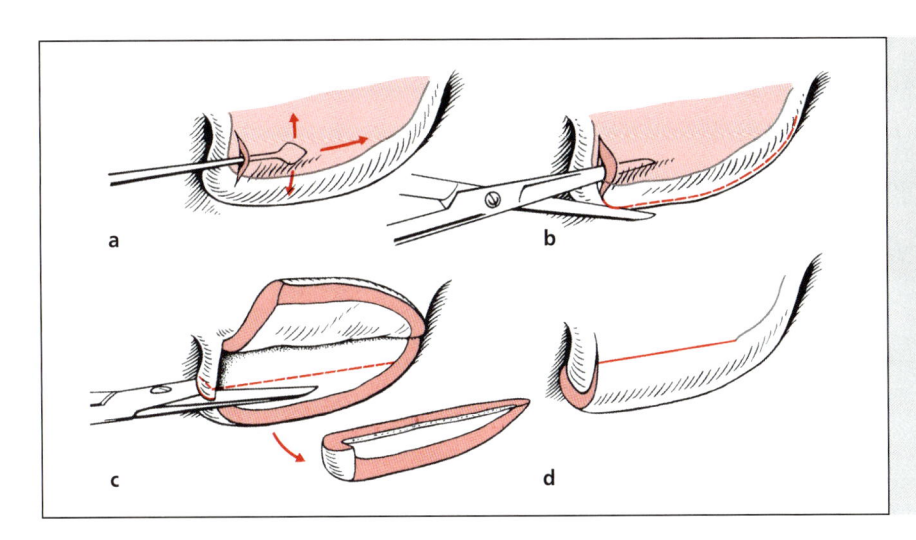

Fig. 6.68a-d Redução da concha inferior (turbinoplastia).

a Incisão na cabeça da concha; criação de um túnel subperiosteal medialmente ao osso.
b Um retalho mucoso é descolado através da incisão na margem livre utilizando tesouras nasais.
c O retalho mucoso de base superior é descolado, e a mucosa e o osso da parte lateral da concha são excisados.
d O retalho mucoso é reposicionado.

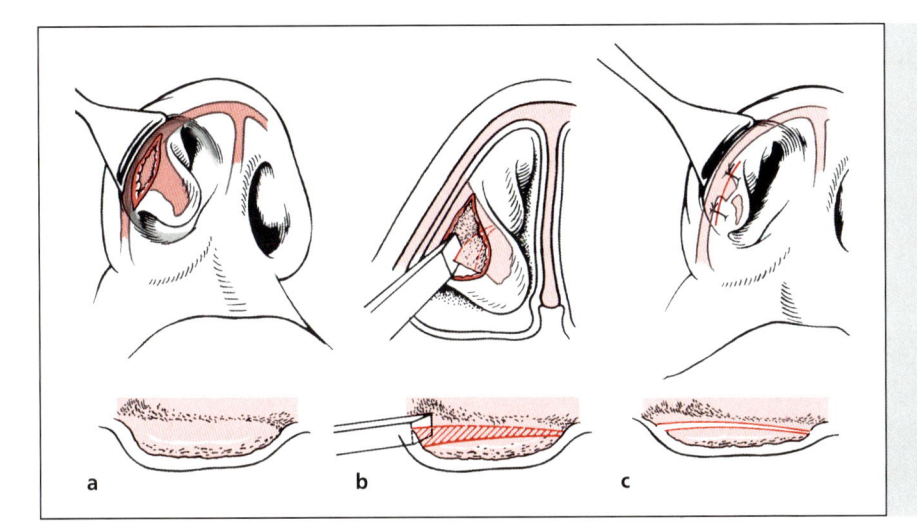

Fig. 6.69a-c Deslocamento lateral da concha inferior com excisão parcial do osso conchal.

a Incisão vertical na mucosa na cabeça da concha inferior e exposição subperiosteal do osso conchal.
b Osteotomia com excisão em cunha do osso conchal.
c Deslocamento lateral da concha, estabilizada com uma sutura de aproximação.

cativa na respiração nasal, mas a hipertrofia da cauda da concha inferior é supostamente a causa parcial de um gotejamento pós-nasal incômodo. Ela pode ser removida com auxílio de uma alça serra-nó nasal (**Fig. 6.70**).

Concha Média Pneumatizada (Fig. 6.71)

Na turbinoplastia média, a cabeça da concha média é incisada verticalmente, seccionando ao mesmo tempo o osso muito fino. Isso permite o acesso a uma cavidade preenchida por ar, que é normalmente revestida por mucosa sadia. Também aqui, a margem livre é incisada com tesoura angulada até a sua inserção no seio esfenoidal (lamela basal). A parede lateral é destacada via uma incisão cranial até que ela permaneça aderida apenas dorsalmente. Deve-se resistir à tentação de extraí-la com pinças, entretanto, pois a concha média é muito frágil e pode ser facilmente avulsionada da base do crânio. É melhor removê-la com o auxílio de uma alça serra-nó ou pinça punch. O restante da concha, em conjunto com o osso medial delgado, pode agora ser facilmente fraturado, lateralmente após a cauterização do sítio de ressecção, anteriormente ao seio esfenoidal.

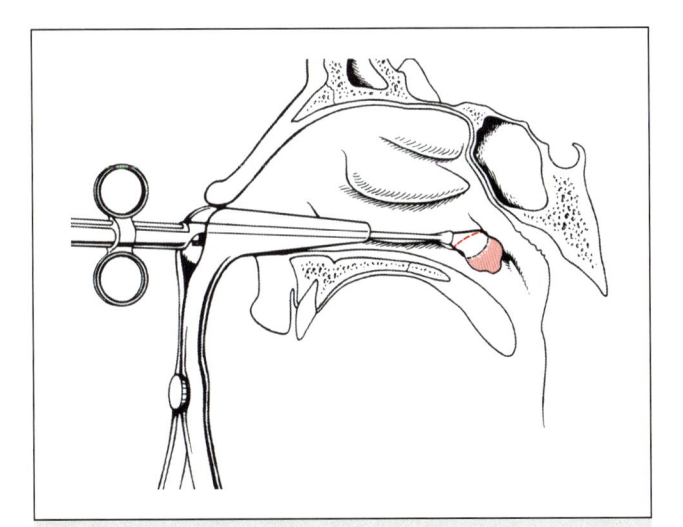

Fig. 6.70 Remoção de uma cauda conchal hiperplástica. Uma alça é posicionada ao redor da cauda conchal (desprovida de osso), que é, então, ressecada. É essencial identificar e proteger o óstio faríngeo da tuba auditiva.

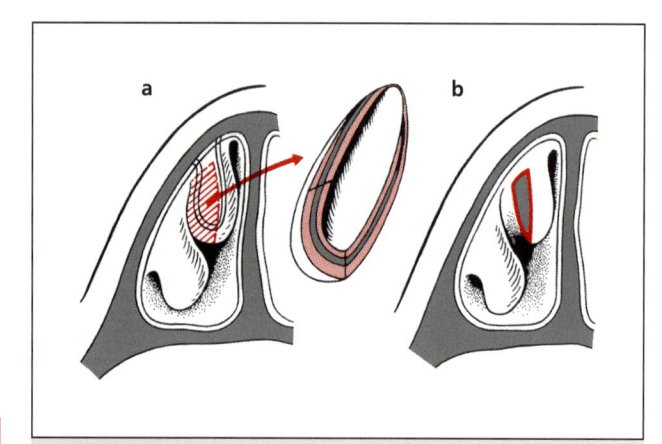

Fig. 6.71a, b Ressecção parcial de uma concha média pneumatizada (concha bolhosa).

a Ressecção da porção lateral da concha.

b Aparência após a ressecção: a superfície mucosa lateral (a parede medial original da célula aérea) remanescente da concha é preservada para prevenir aderências à parede nasal lateral.

! Riscos e Complicações

A remoção muito extensa da concha inferior pode resultar na "síndrome do nariz vazio". A perda de uma mucosa funcional significa que a concha não mais pode realizar suas funções de aquecimento, umidificação e filtragem do ar inspirado.
O resultado são infecções recorrentes, formação de crostas e faringite sicca. Um distúrbio semelhante à ozena pode se desenvolver. A ozena é uma entidade separada, entretanto, e nada tem a ver com sequelas de cirurgia das conchas nasais. Não é raro que após a redução das conchas e a formação subsequente das objetivamente largas cavidades nasais, os pacientes ainda apresentem a sensação de obstrução nasal e peçam por mais cirurgias. Eles devem ser fortemente aconselhados a não realizá-las. A sensação de obstrução nasal pode ser o resultado de um distúrbio na sensação quente-frio devido à cicatrização, especialmente se a mucosa estiver extensamente lacerada. Em circunstâncias normais, o resfriamento da mucosa durante a inspiração é associado a uma boa patência nasal – um efeito que pode surgir a partir da hortelã e outros óleos essenciais, sem que nenhuma melhora objetiva da respiração nasal se verifique objetivamente. Esta diferenciação fisiológica da temperatura não está mais presente após a extensa formação de cicatrizes escarificantes.

Regras, Dicas e Truques

A remoção da margem livre da concha inferior deve ser realizada paralelamente ao assoalho nasal, pois de outra forma há tendência de desvios para cima, deixando somente a cabeça da concha inferior ao final da manobra.

O descolamento da mucosa do osso pode ser difícil, especialmente nas porções médias da concha inferior, onde ela é muito fina e pode se lacerar facilmente. O osso também se projeta medialmente neste ponto, e o descolador pode perfurar a mucosa por trás desta proeminência. É, portanto, essencial garantir o contato do instrumento com o osso neste ponto.

Alternativas

O volume da mucosa pode ser reduzido termicamente (**Fig. 6.72**). Isso pode ser realizado com cautério monopolar após inserção de uma agulha (p. ex., ablação por radiofrequência). Esta técnica é particularmente útil quando se pretende reduzir o tecido erétil do septo nasal imediatamente anterior à cabeça da concha média (a chamada concha septal, *intumescentia septi*).

Várias modalidades de *laser* possuem efeitos similares e oferecem a vantagem de uma cirurgia simples sob anestesia tópica. Deve-se ter em mente, entretanto, que o tratamento com *laser* deixa uma cicatriz no ponto de penetração, que não consiste mais em mucosa sadia. Problemas podem surgir quando áreas mais extensas são afetadas pela cicatrização secundária ao tratamento com *laser* (ver anteriormente).

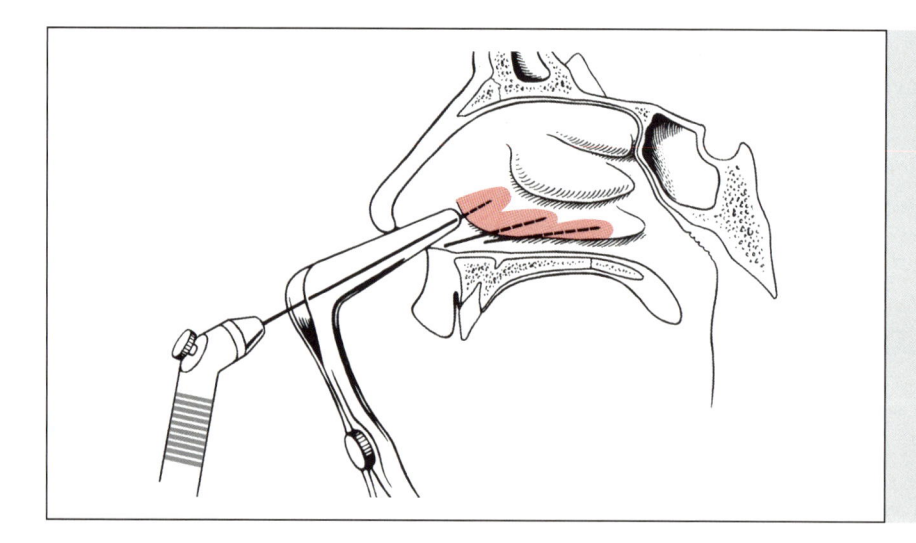

Fig. 6.72 Eletrocauterização da concha inferior.
A ponta monopolar do cautério é inserida na mucosa conchal hiperplástica, e o tecido submucoso erétil é cauterizado.

Tratamento Cirúrgico da Epistaxis

A epistaxis espontânea, ou sangramento nasal, frequentemente afeta pacientes idosos com hipertensão e em curso de tratamento com anticoagulantes. Sangramentos menores se originam de uma rede vascular localizada na mucosa septal caudal (Área de Little, Plexo de Kiesselbach) e são geralmente amenizados por cauterização bipolar após um curto período de tamponamento. Hemorragias mais significativas da cavidade nasal posterior frequentemente se originam de ramos da artéria esfenopalatina, raramente das artérias etmoidais anteriores e posteriores. O objetivo primário é controlar inicialmente o sangramento através de tamponamentos. Nos casos de sangramento mais significativo, o fluxo de sangue para a nasofaringe deve ser inicialmente impedido com um cateter balão ou um tampão nasal pneumático adequado. Isso é seguido pelo tamponamento anterior, p. ex., utilizando camadas de gaze em fita. O objetivo tanto é comprimir diretamente o ponto hemorrágico quanto a redução e o tamponamento da área imediatamente adjacente ao ponto sangrante. Uma vez que essa área seja preenchida com sangue, o ponto sangrante será automaticamente comprimido. As causas do sangramento são então avaliadas (hipertensão, warfarina). Caso o sangramento recorra após 2-3 dias de tamponamento e sua subsequente remoção, a homeostasia por meios cirúrgicos é indicada.

A telangiectasia hereditária (Doença de Osler-Rendu-Weber) é caracterizada por sangramentos nasais severos, de difícil controle, apesar do fato do ponto hemorrágico ser geralmente localizado na cavidade nasal anterior. O tamponamento endonasal é a medida inicial. Um tampão em dedo de luva ou um tampão pneumático é preferível, pois de outro modo a remoção do tampão sempre resultará em uma nova hemorragia, caso o coágulo formado seja subsequentemente removido pela superfície irregular de um tampão de gaze.

Princípio Cirúrgico

Cauterização ou oclusão do vaso hemorrágico, o mais próximo possível do ponto de sangramento.

Contraindicações

Outras condições ameaçadoras à vida.

Planejamento Cirúrgico

Abordagem endonasal. Uma hemorragia severa poderá requerer a abordagem transmaxilar à artéria maxilar no espaço retromaxilar.

Técnica Cirúrgica (Fig. 6.73)

O ponto hemorrágico deve ser identificado, o que em algumas vezes só é possível após a elevação da pressão arterial e o posicionamento do paciente com a cabeça para baixo. Cotos vasculares, em especial a artéria etmoidal anterior, podem ser cauterizados diretamente sob visão endoscópica. Pode ser necessária a abordagem desta artéria através de uma etmoidectomia anterior, com identificação da base do crânio.

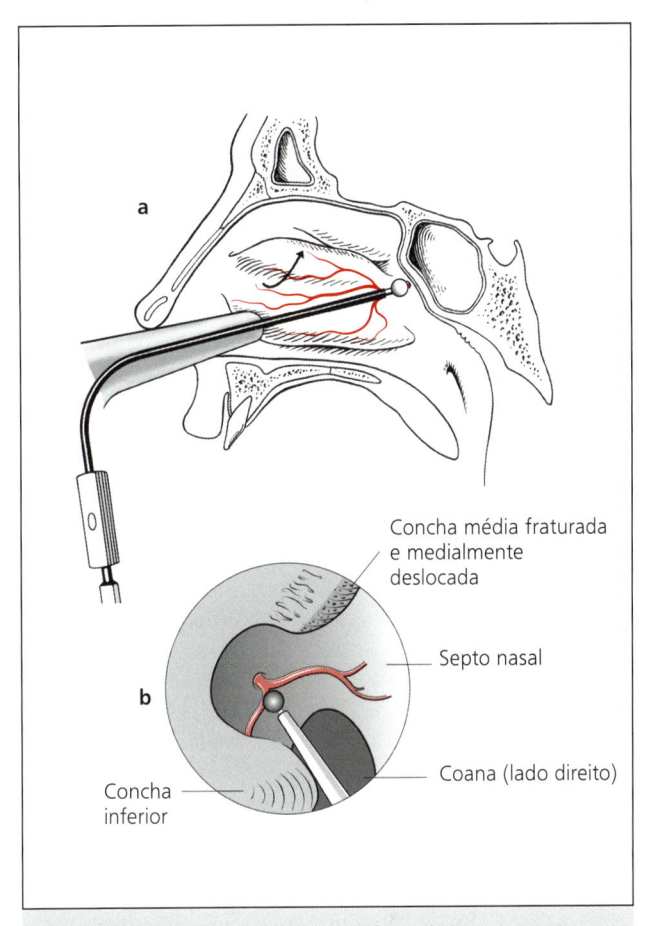

Fig. 6.73a, b Cauterização da artéria esfenopalatina.
a Identificação do forame esfenopalatino após deslocamento da concha média. O aspirador-cautério monopolar é utilizado.
b Visão endoscópica do forame, mostrando os ramos medial e lateral da artéria.

Sangramentos da artéria esfenopalatina requerem a exposição do forame esfenopalatino, lateralmente à inserção da concha média, e identificação da artéria na sua emergência do forame, com seus ramos septais e conchais. A artéria é cauterizada utilizando diatermia bipolar entre o ponto hemorrágico e o forame. Hemorragia ativa pode obstruir a visão; nestes casos, um aspirador-cautério monopolar pode ser bastante útil.

Regras, Dicas e Truques

Caso a visão seja dificultada por um desvio de septo obstrutivo, a septoplastia pode ser realizada primeiramente, desde que o local do sangramento tenha sido previamente tamponado. O forame esfenopalatino ocasionalmente é de identificação difícil. Após a abertura da cavidade maxilar no meato nasal médio, o forame se situa medialmente, ao longo da extensão do teto do seio maxilar. Caso um ponto hemorrágico definitivo não possa ser identificado, é recomendável, após sangramento prévio severo, cauterizar profilaticamente a artéria esfenopalatina no lado afetado.

Alternativas

Caso a artéria esfenopalatina seja larga em diâmetro, a cauterização isolada geralmente não é suficiente e a ligadura ou clipagem, em geral, é impossível, por razões técnicas. Nestes casos, a artéria maxilar, localizada posteriormente ao seio maxilar, é abordada (**Fig. 6.74**). Através de um acesso transmaxilar, a mucosa é descolada superior e posteromedialmente, e a parede antral posterior é parcialmente removida. O tecido adiposo posterior é deslocado para a exposição da artéria maxilar. A artéria é clipada próximo à sua divisão em artérias esfenopalatina e palatina. Uma vez que o sangramento tenha cessado ou sido claramente reduzido, o ponto hemorrágico endonasal pode também ser adicionalmente cauterizado.

Em raros casos, hemorragias da artéria etmoidal anterior são inacessíveis por uma abordagem endonasal, pois o vaso se encontra retraído para o interior da cavidade orbitária. Aqui, existe um risco de desenvolvimento de um hematoma retrobulbar, resultando em amaurose pela elevação da pressão intraorbitária. Nesse caso, o coto vascular deverá ser localizado na cavidade orbitária via uma incisão medial na sobrancelha e cauterizado com pinças bipolares.

Em caso de emergência, a coagulação endonasal da artéria esfenopalatina no forame é o padrão para sangramentos nasais posteriores. A abordagem transmaxilar raramente é necessária, mas não deve ser esquecida, já que pode ser essencial em situações ameaçadoras à vida. A ligadura da artéria etmoidal anterior é geralmente uma coagulação bipolar ou monopolar e quase nunca necessária em epistaxis. Ela é primariamente indicada na cirurgia dos seios paranasais, quando a artéria é rompida e se retrai para o interior da órbita.

Não ocorre sangramento para o interior da cavidade nasal, e sim para o interior da órbita. Logo, o sintoma não é epistaxis, mas sim exoftalmia.

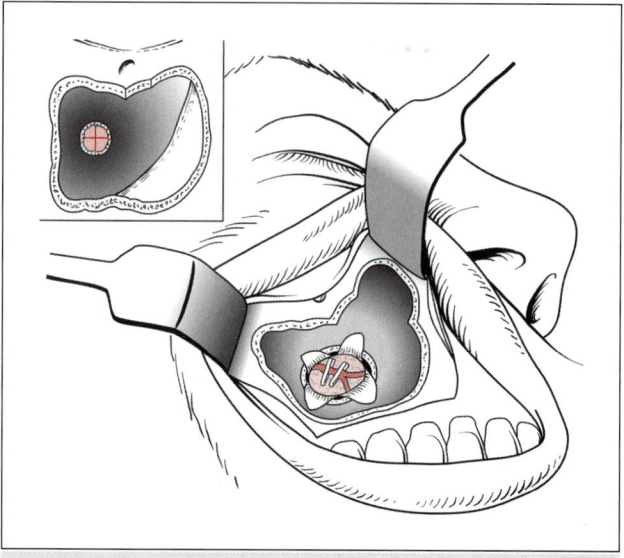

Fig. 6.74 Ligadura transmaxilar da artéria maxilar.
Exposição transoral da maxila após remoção da parede anterior, protegendo-se o forame infraorbitário. Remoção circunscrita da superfície mediocranial da parede maxilar posterior. Incisão em cruz do periósteo e abertura da fossa retromaxilar. A artéria maxilar é clipada proximalmente à sua divisão em artérias palatina e esfenopalatina.

7 Cirurgia dos Seios Paranasais e Estruturas Adjacentes

C. Rudack

Cirurgia Endonasal dos Seios Paranasais

Hoje em dia, a cirurgia dos seios paranasais envolve a utilização de sistemas ópticos – endoscópios e/ou microscópios – permitindo, portanto, o uso de técnicas cirúrgicas que incorporam aspectos funcionais da fisiologia da mucosa e estruturas anatômicas relacionadas. Esses procedimentos podem, portanto, ser classificados como cirurgias funcionais. Uma distinção é feita entre a *cirurgia endoscópica dos seios paranasais*, também conhecida como cirurgia endoscópica funcional dos seios (functional endoscopic sinus surgery, FESS), e uma *técnica combinada microscópica e endoscópica*. A FESS compreende a abertura circunscrita do sistema sinusal paranasal e a remoção de seu conteúdo, como determinado pela patologia apresentada. De forma distinta dos primeiros procedimentos cirúrgicos, esta técnica é minimamente invasiva: por exemplo, a remoção radical da mucosa dos seios paranasais é evitada.

Indicações

- Sinusites agudas e crônicas etmoidais, maxilares, frontais e/ou esfenoidais, polipose do nariz e seios paranasais.
- Complicações orbitárias das etmoidites.
- Abordagem cirúrgica das órbitas.
- Drenagem de mucoceles, pioceles e pneumatoceles.
- Tumores da parede lateral do nariz e do sistema sinusal paranasal.
- Fraturas envolvendo o sistema sinusal paranasal, porção média da face, órbitas e nervos ópticos.
- Tratamento da dura-máter secundário a lesões do teto do etmoide.

Aspectos Anatômicos do Sistema Sinusal Paranasal

Os quatro seios paranasais – o *seio maxilar*, *seio etmoidal* (labirinto etmoidal), *seio frontal* e *seio esfenoidal* – representam evaginações laterais pares das cavidades nasais principais. A borda medial da cavidade nasal principal é o septo, enquanto a parede lateral do nariz inclui as conchas nasais (**Fig. 7.1a**). As três conchas dividem a parede lateral do nariz em três espaços aéreos distintos: os meatos superior, médio e inferior. Os *seios etmoidais* pares contêm 10-15 células aéreas, que são revestidas pelo epitélio respiratório. Medialmente, o etmoide é limitado pela concha média. Superiormente, ele termina no osso frontal, ponto também conhecido como teto anterior do etmoide (**Fig. 7.1b**). A totalidade do teto etmoidal se estende do plano esfenoidal ao osso frontal, podendo apresentar várias configurações anatômicas, cujo conhecimento é de grande importância na cirurgia do esfenoide. Inserida na lâmina cribriforme do etmoide, se encontra a *crista galli*, uma elevação em forma de crista que se estende para o interior da fossa craniana anterior (**Fig. 7.1c**). O limite lateral do seio etmoidal é formado pela *lâmina papirácea* (**Fig. 7.1c**), uma estrutura óssea delgada que separa a órbita dos seios paranasais. A lâmina cribriforme se encaixa na fenda etmoidal. As terminações nervosas olfativas passam através da lâmina cribriforme da região olfatória para o bulbo olfatório. Basicamente, vários tipos de configurações do teto etmoidal são descritos, que se desenvolvem de acordo com o comprimento da lamela lateral da lâmina cribriforme. Quanto mais longa for a lamela lateral, mais profundo será o sulco olfatório (= "etmoide de risco"). Isto significa que existe um maior risco de lesões do osso da base do crânio em comparação a um teto etmoidal plano (**Fig. 7.1d**).

A lamela basal da concha média divide anatomicamente o *complexo etmoidal* em uma célula etmoidal anterior e uma posterior (**Fig. 7.2a**). O trajeto da lamela basal pode ser descrito em três porções à medida em que ele se estende entre as suas extremidades (a crista etmoidal da maxila e a crista etmoidal do processo perpendicular do osso palatino):

- Uma porção vertical anterior, na margem lateral da lâmina cribriforme.
- Uma porção mediana frontal, lateral à base do crânio e se estendendo à lâmina papirácea.
- Uma porção horizontal lateral, formando o teto do terço posterior do meato médio.

Complexo etmoidal anterior. O óstio do *seio maxilar* drena para um espaço estreito em forma de funil, o *infundíbulo maxilar* (**Fig. 7.1c**), que corre em uma direção sagital na parede nasal lateral. Cranialmente, o infundíbulo maxilar drena para o *infundíbulo etmoidal* (etmoide anterior), que continua medial e dorsalmente no *hiato semilunar*. O hiato semilunar inferior é um espaço bidimensional, que, quando aberto por um acesso medial-dorsal, leva ao infundíbulo etmoidal (**Fig. 7.2a, b**). Mais anteriormente, a parede medial do infundíbulo é formada pelo *processo uncinado* (um processo em forma de foice, que corresponde ao rudimento da primeira lamela no meato médio). Sua margem anterior se insere no osso lacrimal e na superfície orbitária *(facies orbitalis)* da maxila. Processos pequenos se estendem até o teto da maxila, suas conexões posteriores fundindo-se a processos do osso palatino e do osso conchal. Este labirinto ósseo é coberto medialmente pela mucosa nasal, e lateralmente pela mucosa do seio maxilar. O infundíbulo etmoidal pode se fundir sem interrupções com o recesso frontal em uma direção ventral e cranial, dependendo de como o processo uncinado se curva e se insere na lâmina papirácea. Isso torna difícil a distinção entre o infundíbulo etmoidal e o recesso frontal. O óstio maxilar natural se localiza na junção entre os terços médio

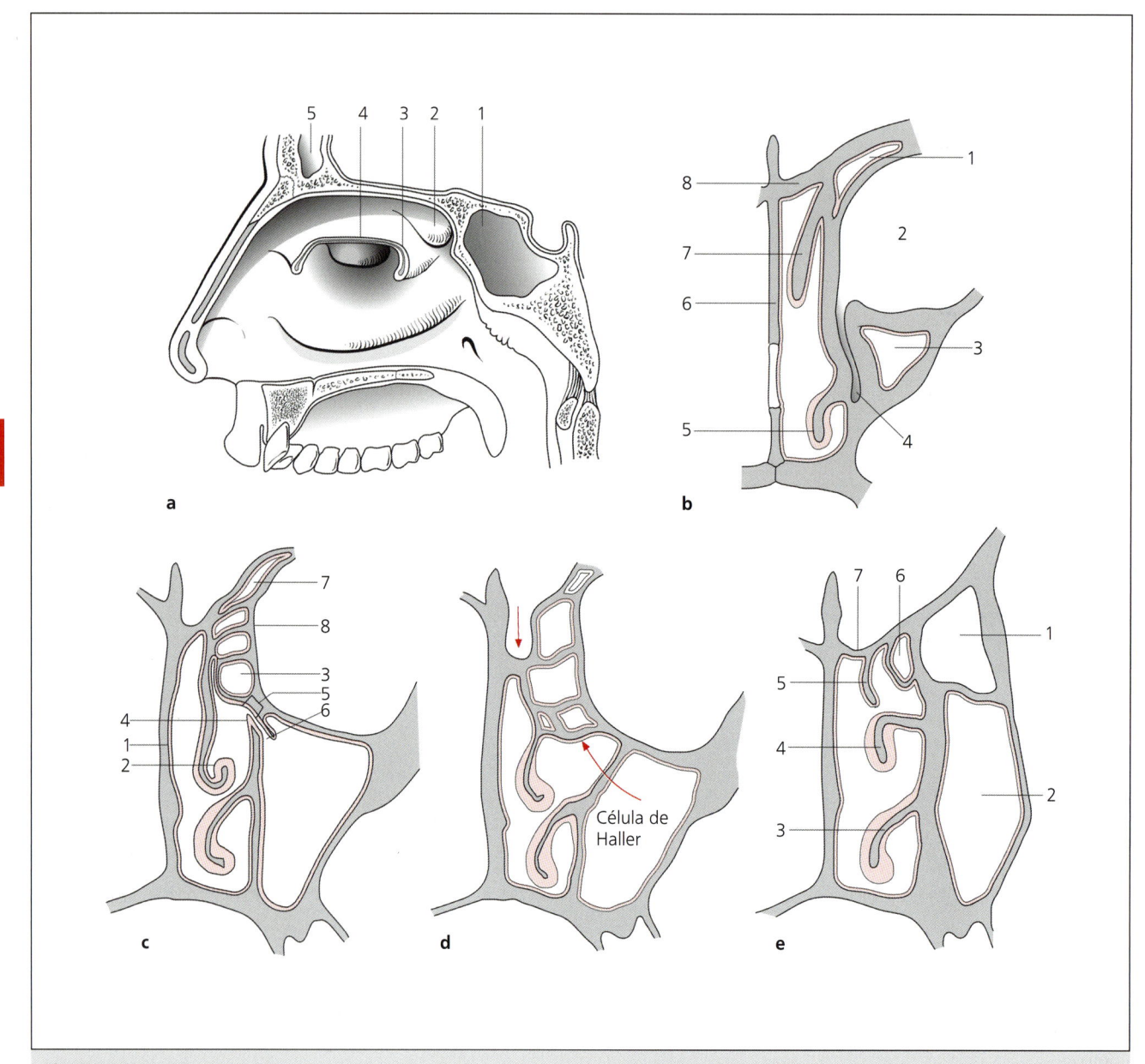

Fig. 7.1a-g Relações anatômicas dos seios paranasais.
a Parede lateral do nariz.
  1. seio esfenoidal direito
  2. concha superior
  3. concha média
  4. concha inferior
  5. seio frontal direito
b Secção coronal através do ducto nasolacrimal.
  1. seio frontal
  2. órbita
  3. seio maxilar
  4. ducto nasolacrimal
  5. concha inferior
  6. septo
  7. concha média
  8. teto do etmoide
c Secção coronal através do óstio do seio maxilar.
  1. concha média
  2. seio conchal
  3. bula etmoidal
  4. processo uncinado e parede medial do infundíbulo
  5. infundíbulo etmoidal
  6. óstio do seio maxilar
  7. recesso frontal
  8. lâmina papirácea *(lamina orbitalis)*
d Lâmina cribriforme de localização baixa e célula de Haller.
e Secção coronal através dos seios etmoidais posteriores.
  1. órbita
  2. seio maxilar
  3. concha inferior
  4. concha média
  5. concha superior
  6. célula etmoidal posterior
  7. lâmina cribriforme
f, g Ver próxima página.

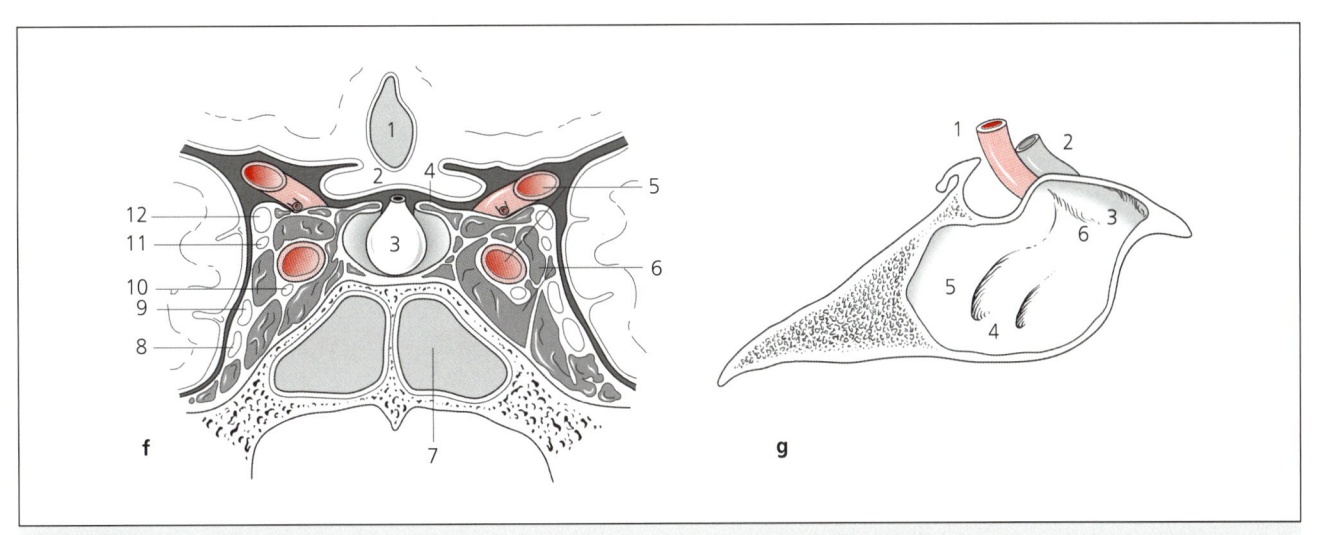

Fig. 7.1f, g

f Secção coronal através do seio esfenoidal.
1. terceiro ventrículo
2. quiasma óptico
3. hipófise
4. diafragma selar
5. artéria carótida interna
6. seio cavernoso
7. seio esfenoidal
8. nervo maxilar
9. nervo oftálmico (primeiro ramo do nervo trigêmeo, NC V)
10. nervo abducente (NC VI)
11. nervo troclear (NC IV)
12. nervo motor ocular comum (NC III)

g Visão lateral do seio esfenoidal.
1. artéria carótida interna
2. nervo óptico
3. proeminência do nervo óptico
4. proeminência do nervo maxilar
5. proeminência da artéria carótida interna
6. recesso infraóptico

e dorsal do infundíbulo etmoidal, sendo por esta razão que ele se encontra frequentemente oculto no meato médio.

A segunda lamela do complexo etmoidal anterior é formada pela *bula etmoidal* (**Fig. 7.1a**), que se estende até à lâmina papirácea e finalmente continua no teto medial do seio maxilar como crista frontal. Uma célula etmoidal anterior, conhecida como *célula de agger nasi* ou *célula lacrimal*, frequentemente tem a sua origem na porção superior do infundíbulo etmoidal ou no recesso frontal, descendo para o *agger nasi* e se tornando limítrofe à fossa lacrimal.

Algumas vezes, uma ou duas células drenam para a parede infundibular lateral, logo abaixo da bula etmoidal, e se estendem até o assoalho orbital medial; elas são conhecidas como *células de Haller* (**Fig. 7.1d**). Fendas no complexo etmoidal anterior, que se situam acima e atrás da bula etmoidal, são conhecidas como recessos *suprabular e retrobular* e são sinônimos de seio lateral (**Fig. 7.2a, b**).

O *infundíbulo frontal* é protrusão em forma de funil do assoalho do seio frontal, caudalmente na direção do óstio natural do seio frontal. Do ponto de vista anatômico, o infundíbulo frontal se situa no interior do próprio seio frontal. O recesso frontal é localizado caudalmente ao infundíbulo frontal e ao óstio natural do seio frontal (**Fig. 7.2a, b**). Ele possui a forma de um funil invertido e forma a porção mais anterior do seio etmoidal anterior. Ele pode ser consideravelmente estreitado por variações anatômicas do processo uncinado, da bula etmoidal e das células agger nasi. O conhecimento da anatomia e dos trajetos destas variações facilita a procura pelo óstio natural do seio frontal durante a cirurgia.

A porção caudal da concha média pode ser significativamente encaracolada para baixo lateralmente, especialmente na porção mediana, ou pode até mesmo se apresentar como uma crista quase horizontal e lateralmente curvada. Sua superfície lateral côncava forma o seio turbinal. Cavidades são frequentemente encontradas na concha média; a mais conhecida delas é uma célula na porção anterior conhecida como *concha bolhosa*.

Complexo etmoidal posterior. O *meato médio posterior* é formado medialmente pela primeira célula etmoidal posterior e pelo meato superior, que frequentemente se invagina para o interior da concha média. O complexo etmoidal posterior, portanto, projeta-se medial e ligeiramente além do etmoide anterior (**Fig. 7.1e**). Cranialmente, o nervo óptico se situa contra a parede lateral do seio esfenoidal, (**Fig. 7.1 g, h**) e abaixo dele se encontra o joelho anterior da artéria carótida interna. As células de Onodi são células etmoidais posteriores supraesfenoidais, que podem deslocar lateralmente o seio esfenoidal (**Fig. 7.3**). O nervo óptico e a artéria carótida interna também correm, então, na parede lateral destas células. Deve-se ter em mente que em torno de 4% dos casos, a cobertura óssea do nervo óptico e, em cerca de 8% dos casos a cobertura da artéria carótida interna, são deiscentes.

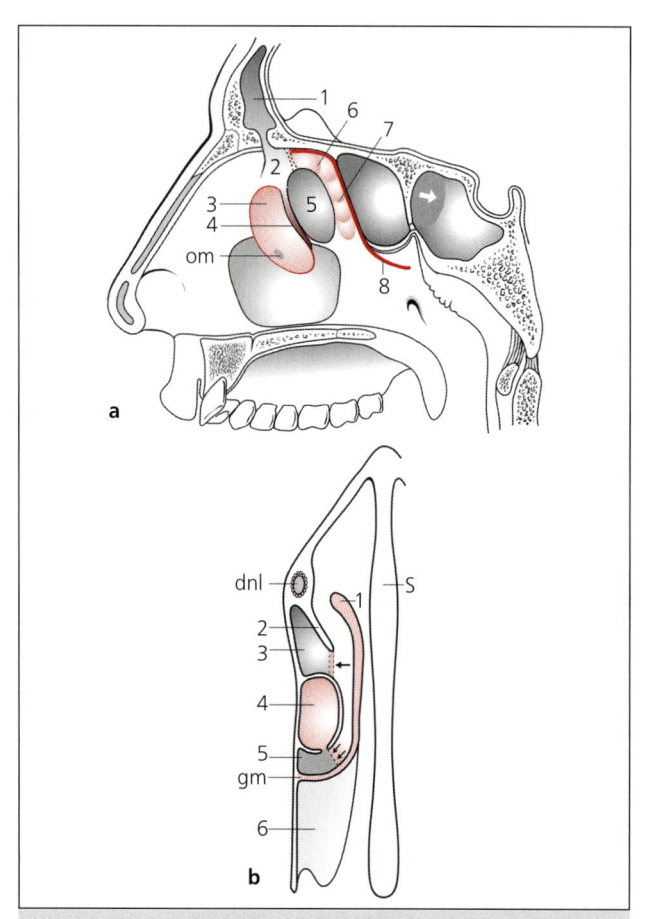

Fig. 7.2a, b Secções longitudinal e horizontal através da parede lateral do nariz e do sistema sinusal paranasal (modificada a partir de A. Hambrosch, Universidade de Graz, Áustria).

a Apresentação altamente esquematizada de uma secção longitudinal paramediana através da parede lateral do nariz e do sistema sinusal paranasal. A área em vermelho mostra a linha de inserção da concha média à parede lateral do nariz e à base do crânio. Por razões de perspectiva, o quinto anterior desta inserção não é mostrado.

1. seio frontal
2. recesso frontal
3. processo uncinado
4. hiato semilunar (inferior)
5. bula etmoidal
6. recesso suprabulbar
7. recesso retrobulbar
8. linha de inserção da concha média (lamela basal), que separa as células etmoidais anteriores das posteriores

om óstio do seio maxilar

b Apresentação esquemática de uma secção horizontal através da parede nasal lateral logo acima do curso horizontal do terço dorsal da concha média.

s septo

dnl ducto nasolacrimal

gm porção frontal da lamela basal da concha média, que separa as células etmoidais anteriores das posteriores

1. margem do corte: porção vertical da concha média
2. processo uncinado
3. infundíbulo etmoidal
4. bula etmoidal
5. recesso retrobulbar
6. célula etmoidal posterior
→ hiato semilunar (inferior)
↗ hiato semilunar (superior)

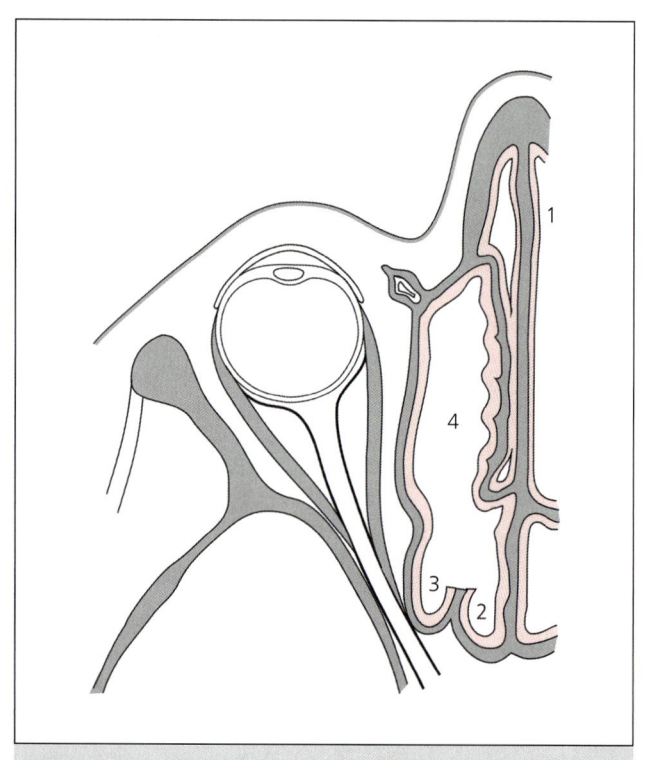

Fig. 7.3 Célula esfenoetmoidal: célula de Onodi.
1. septo
2. seio esfenoidal
3. célula de Onodi
4. células etmoidais abertas

Preparação para a Cirurgia Endonasal dos Seios Paranasais

Medidas Pré-Operatórias para Descongestão

Esponja ou gaze em tiras embebidas em lidocaína e epinefrina (1:1.000) por aproximadamente 10 minutos (proporção 5:1 lidocaína para epinefrina 1:1.000).

Anestesia Local

Injetar lidocaína a 1% e epinefrina 1:200.000 na submucosa do processo uncinado e agger nasi. Infiltração adicional na inserção da concha média. Bloqueio periférico dos nervos etmoidais caso necessário: injeção de depósito de 2 mL, em uma profundidade de 1-2 cm.

Cirurgia do Seio Maxilar

Endoscopia do Seio Maxilar (Sinusoscopia, Antroscopia)

Princípio Cirúrgico

Punção *transnasal* do seio maxilar com um trocarte via meato inferior ou punção *transoral* através da fossa canina. Isso permite a exploração de todo o seio maxilar utilizando endoscópios rígidos de fino calibre com vários ângulos de visão. Biópsias teciduais podem ser realizadas utilizando instrumentos introduzidos tanto pela cânula quanto utilizando uma abordagem combinada transnasal e transoral.

Indicações

- *Swab* para cultura em casos suspeitos de micose ou imunossupressão.
- Biópsia de suspeita malignidade.
- Excisão de cistos.

Contraindicações

Como regra, a rota transnasal deve ser adotada em crianças, para evitar lesões de dentes não erupcionados.

Anestesia

Anestesia local. Descongestão *transnasal* do nariz. *Spray* de lidocaína nos meatos médio e inferior. Uma gaze em fita embebida em anestésico local é colocada no meato inferior. *Tempo suficiente (cerca de 5 minutos) deve ser aguardado para início das ações.* Um depósito adicional de 1 mL de lidocaína a 1% deve ser administrado no assoalho do nariz para efeito vasoconstritor.

Injeção de depósito de 1% de lidocaína com adição de vasoconstritor por via *transoral*, na fossa canina.

Posicionamento em semissupina ou supina.

Instrumentos

Trocarte de ponta quadrada para crianças e adultos. Sinoscópios com ângulos de visão de 0°, 25°, 30°. 70° e 120°, pinças saca-bocado para biópsia caso necessário, pinças flexíveis, tesouras pequenas e endoscópios pediátricos.

Técnica Cirúrgica

Abordagem transnasal (Fig. 7.4a-d). A cabeça da concha inferior é visualizada e deslocada com o espéculo. O trocarte é inserido *até o ponto mais alto no meato inferior, aproximadamente no ponto médio deste*. Uma pressão cuidadosa é realizada na direção do canto medial, até que a lamela óssea seja perfurada. A região hipotenar da palma da mão que opera é amparada pela bochecha do paciente, enquanto a outra mão realiza o contrassuporte na cabeça do paciente.

Abordagem transoral (Fig. 7.4e). O lábio é elevado lateralmente sobre os dentes caninos. A borda superior da fossa canina é identificada por palpação com o dedo indicador esquerdo (cerca de 1 cm inferior ao nervo infraorbitário). Aqui, o trocarte trespassa a membrana e é empurrado para o interior da parede facial maxilar através de *movimentos rotatórios em uma direção estritamente sagital*. A região hipotênar da palma da mão é simultaneamente amparada pela bochecha. A manga do trocarte é avançada mais um pouco com movimentos giratórios. A partir daí, segue-se como na abordagem transnasal.

Cuidados Pós-Operatórios

O paciente deve evitar assoar o nariz com oclusão de ambas as narinas por 2-3 dias e pressionar a mão contra a bochecha durante qualquer espirro inadvertido.

> **! Riscos e Complicações**
> - Lesões da parede do seio maxilar, órbita e espaço retromaxilar com sangramentos, formação de abscessos, fleimões, tromboflebites e sintomas oculares.
> - Embolia aérea nunca foi relatada, embora não possa ser completamente afastada.
> - Enfisemas cirúrgicos, parestesias, hipestesias e neuralgias no terreno de distribuição do segundo ramo trigeminal, fleimões bucais e formação de abscessos após utilização da abordagem transoral.

Alargamento Endonasal do Óstio Maxilar

Princípio Cirúrgico

Alargamento endonasal do óstio maxilar no meato médio, para aeração e melhora da drenagem.

Indicações

- Complicações incipientes de uma sinusite maxilar aguda.
- Sinusites maxilares agudas recorrentes.
- Sinusite maxilar crônica.
- Cistos e mucoceles.

Pontos Específicos Relacionados ao Consentimento Informado

- Sangramentos pós-operatórios.
- Lesões do ducto nasolacrimal.
- Parestesias na região dos caninos e incisivos devidas à criação de uma abertura muito anterior, lesões de dentes não erupcionados em crianças.

Planejamento Cirúrgico

Endoscopia nasal, radiografia convencional dos seios paranasais, TC, caso necessária.

Anestesia

Anestesia local ou geral endotraqueal.

Instrumentos Especiais e Implantes

Endoscópios (0°, 30°, 45°, 70°) (Fig. 7.5), microscópio (lentes de 250 ou 300 mm), pinça de etmoide ou Blakesley, punches ósseos oblíquos para a frente e para trás, descolador de Freer e faca microdisk.

Técnica Endoscópica para Alargamento Endonasal do Óstio Maxilar

Posicionamento. A cabeça não é reclinada e a porção superior do corpo do paciente é ligeiramente elevada. O cirurgião se coloca sentado ou em pé à direita do paciente.

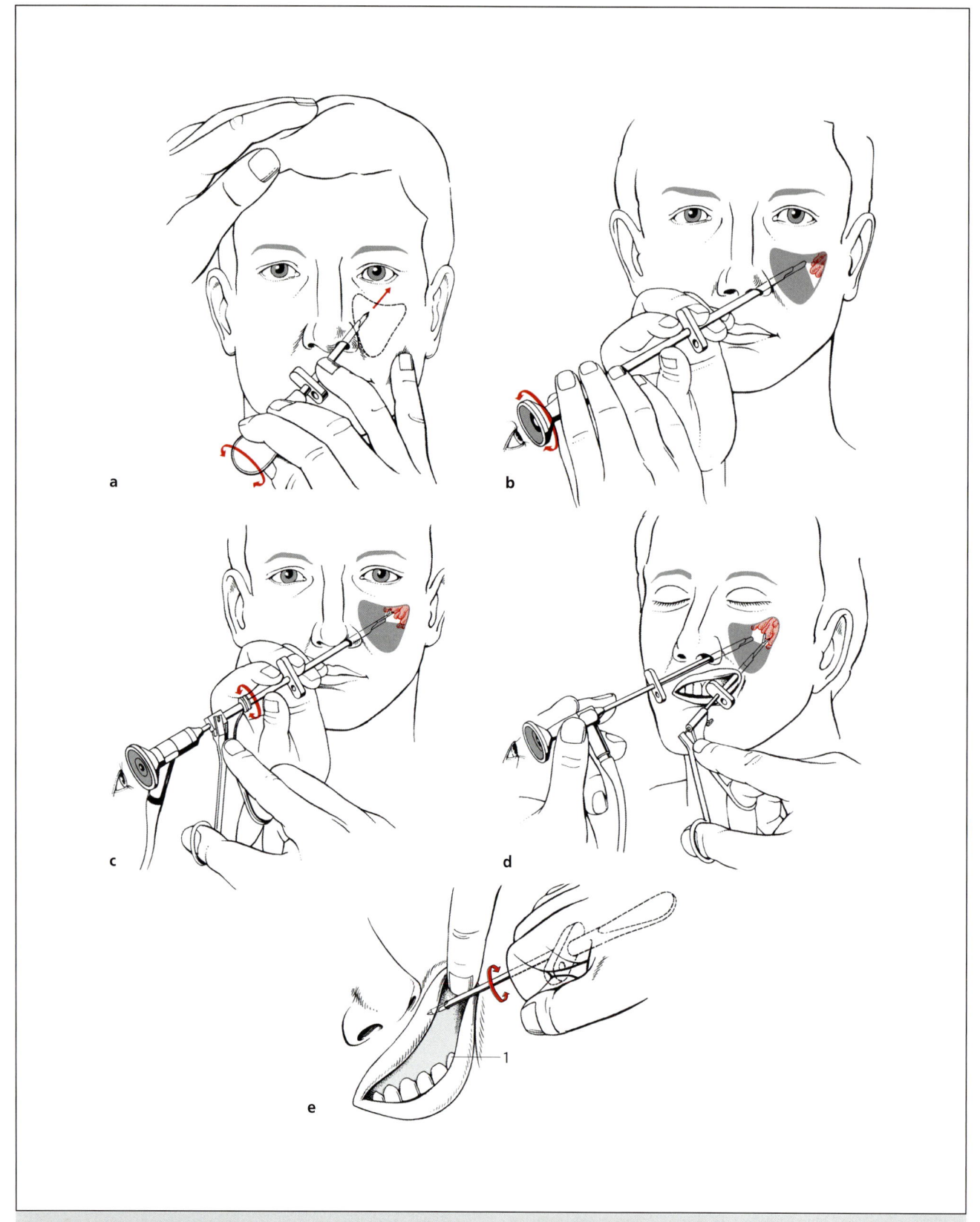

Fig. 7.4a-e Sinusoscopia transnasal e transoral.
a Perfuração da parede nasal lateral com movimentos curtos contrarrotatórios. A mão se apoia na bochecha.
b Inspeção do seio maxilar após trocar o trocarte óptico
c Polipectomia no seio maxilar utilizando pinça rígida óptica.
d Biópsia do seio maxilar por abordagem combinada. Trocarte nasal óptico; pinça transoral.
e Sinusoscopia transoral: Abordagem sagital na fossa canina, lateralmente e acima dos dentes caninos (1).

Cirurgia Endonasal dos Seios Paranasais

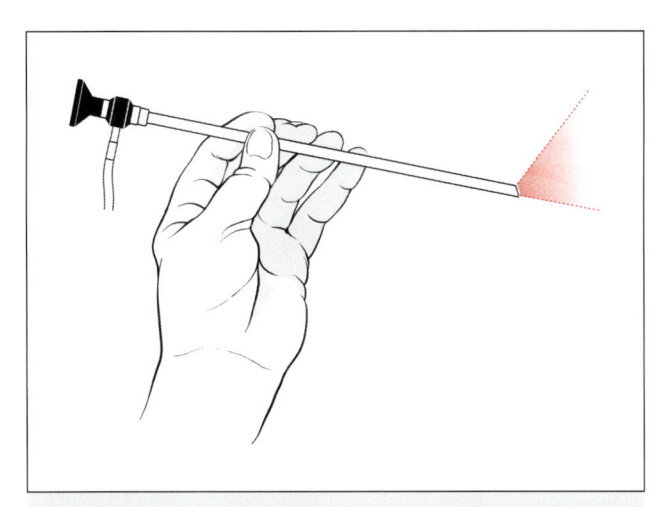

Fig. 7.5 Segurando o endoscópio.

A concha média é deslocada medialmente sob visão endoscópica, sem que a mesma seja fraturada. A região da fontanela posterior do seio maxilar é identificada dorsalmente, logo acima da extremidade dorsal do processo uncinado (**Figs. 7.6** e **7.7b**). A fontanela é coberta medialmente por mucosa nasal e lateralmente por mucosa do seio maxilar, sendo assim uma região livre de osso da parede nasal lateral. As duas mucosas são conectadas por tecido fibroso. Óstios acessórios também drenam os seios maxilares através das fontanelas e também podem ser utilizados para o alargamento dos seios maxilares (**Fig. 7.7a, b**).

Após penetrar delicadamente a fontanela com uma ponta de aspiração angulada ou uma pinça de Blakeley angulada, a luz do seio maxilar se torna visível, permitindo seu alargamento através de um *punch* apropriado (*punch* ósseo oblíquo para trás, **Fig. 7.8**) superiormente, anteriormente e inferiormente. Utilizando-se vários endoscópios (30°, 70°), todas as áreas do lúmen do seio maxilar podem agora ser acessadas, e as lesões patológicas removidas com pinças apropriadas.

O hiato semilunar é mantido intocado durante o alargamento do óstio maxilar. Caso um óstio maxilar acessório esteja presente, o alargamento deve ser realizado pelo óstio acessório.

A criação de um segundo óstio alargado deve ser evitada, pois, do contrário, ocorrerá recirculação de muco por ambos os óstios.

Um tampão nasal frouxo é inserido ao final da cirurgia.

Técnica Microscópica para Alargamento do Óstio Maxilar

O paciente é posicionado em supino na mesa cirúrgica. Após deslocamento da concha média (sem fraturá-la), a parede medial do seio maxilar é delicadamente penetrada entre a extremidade posterior da concha inferior sobre a região da fontanela com uma ponta de aspiração curva ou uma pinça de Blakesley angulada. O procedimento a seguir é idêntico àquele da cirurgia endoscópica.

> **! Riscos e Complicações**
> - Sangramento pós-operatório a partir da artéria esfenopalatina após alargamento muito dorsal do óstio.
> - Lesão do ducto nasolacrimal.
> - Parestesias na região dos dentes caninos e incisivos, após alargamento muito anterior do óstio.
> - Lesões de dentes não erupcionados em crianças, que devem ser evitadas.

Cirurgia do Etmoide

Princípio Cirúrgico

O conteúdo do seio etmoidal é removido através de uma abordagem endonasal após deslocamento da concha média em uma direção medial. Uma *infundibulectomia (etmoidectomia parcial)* envolve somente as porções anteriores do etmoide.

Uma esfenoetmoidectomia completa (cirurgia pansinusal) envolve a remoção de toda a mucosa patológica de todo o sistema de células etmoidais, incluindo o seio esfenoidal, seio maxilar e o acesso ao seio frontal (**Fig. 7.9**). A preservação ótima de mucosa saudável é essencial, sendo por esta razão que é importante se utilizar instrumentos *punch*.

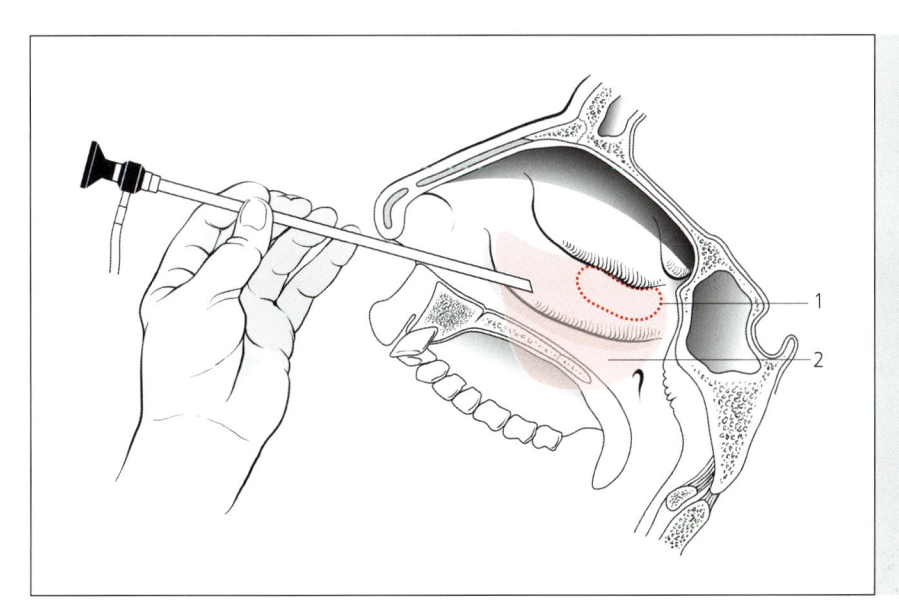

Fig. 7.6 Alargamento endoscópico do óstio do seio maxilar.
1. localização do óstio do seio maxilar alargado (vermelho sombreado)
2. extensão do seio maxilar

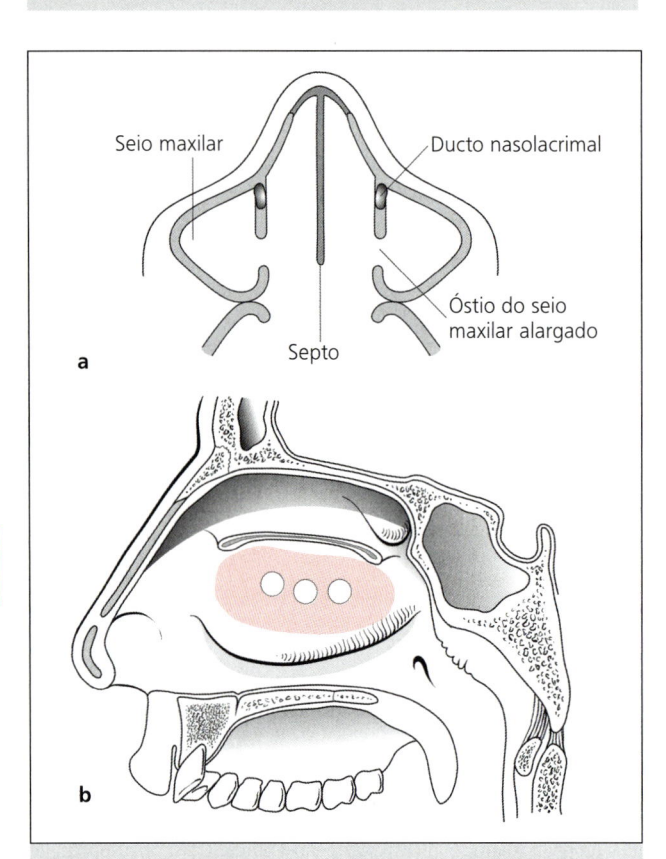

Fig. 7.7a, b Posição do óstio alargado do seio maxilar.
a Posição axial ao ducto nasolacrimal.
b Posição da fontanela e do óstio acessório após ressecção da porção vertical da concha média.

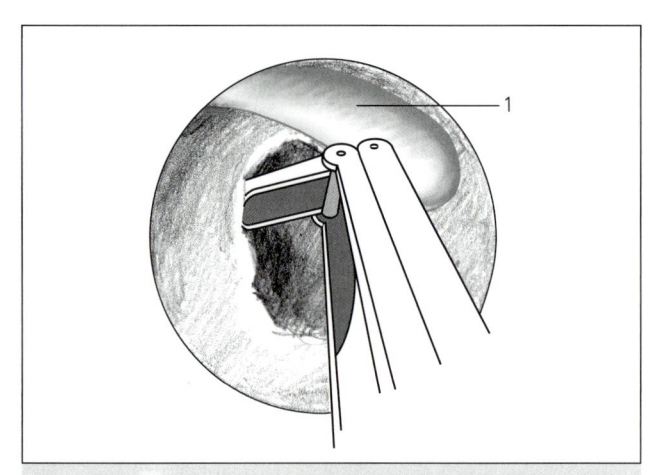

Fig. 7.8 Alargamento do óstio do seio maxilar à direita com um *punch* de mordida retrógrada. Visão através do endoscópio.
1. cauda da concha média

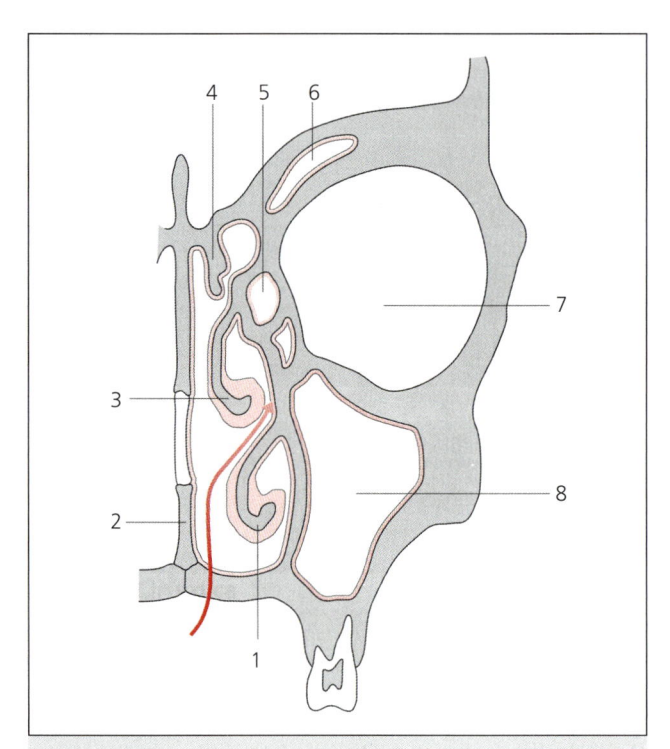

Fig. 7.9 Abordagem endonasal às células etmoidais.
1. concha nasal inferior
2. septo nasal
3. concha nasal média
4. concha nasal superior
5. células etmoidais
6. seio frontal
7. órbita
8. seio maxilar

Infundibulotomia

Princípio Cirúrgico

Alargamento endonasal do infundíbulo do etmoide através da remoção do processo uncinado e, caso necessário, abertura da bula etmoidal para aeração e drenagem superoinferior dos seios paranasais. A máxima proteção da mucosa não afetada é essencial, especialmente em áreas de gargalos anatômicos.

Indicações

- Sinusites agudas, agudas recorrentes e crônicas, especialmente na região das células etmoidais anteriores e dos seios frontais e maxilares, sem quaisquer alterações significativas das mucosas.
- Mucoceles.

Contraindicações

- Polipose nasal pronunciada envolvendo toda a região dos seios paranasais.
- Tendência a sangramentos e coagulopatias irreversíveis ou resistentes ao tratamento.

Pontos Específicos Relacionados ao Consentimento Informado

Ver Riscos e Complicações (p. 117).

Anestesia

Anestesia local com anestésico tópico ou anestesia geral endotraqueal.

Instrumentos

Microscópio, endoscópios rígidos, pinças de etmoide, punches ósseos, curetas, descolador de Freer.

Técnica Cirúrgica Endoscópica

Após descongestão do nariz, a borda livre do processo uncinado é exposta, e uma incisão é realizada em torno da mesma. Iniciando cranialmente, logo abaixo da inserção da concha média, a incisão é estendida dorsalmente até o nível do óstio do seio maxilar (**Fig. 7.10a**). A parede medial do infundíbulo é, então, removida. A partir deste ponto, quaisquer processos obstrutivos, como um processo uncinado ou parede infundibular de apoio medial, são corrigidos.

Caso a bula etmoidal seja protuberante, causando assim uma obstrução (**Fig. 7.10b**), ela é delicadamente penetrada com uma pinça etmoidal romba, e sua parede é removida. Qualquer polipose adicional é perseguida até o seio etmoidal. A aparência predominante da mucosa e a situação anatômica determinarão se uma fenestração supraturbinal do seio maxilar será necessária.

Um tampão com fio-guia é inserido no meato médio, permanecendo por 1 dia.

Infundibulotomia Endoscópica-Microscópica

Após descongestão do nariz, a concha média é retraída medialmente com o espéculo. Um espéculo autoestático é inserido (**Fig. 7.11**). A borda livre do processo uncinado é facilmente identificada com o microscópio. Como na cirurgia endoscópica, uma incisão é realizada em torno do processo uncinado com um descolador de Freer (**Fig. 7.12**), sendo ele removido com

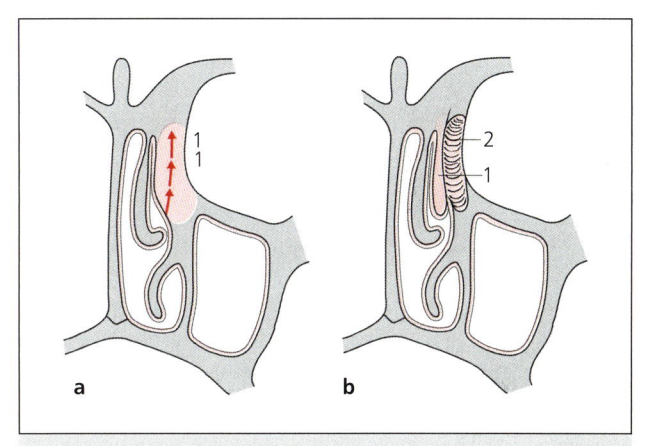

Fig. 7.10a, b Apresentação esquemática de uma incisão em torno do processo uncinado (**a**). Direção da incisão (1). A bula etmoidal torna-se visível dorsalmente (**b**).

1. processo uncinado deslocado para um lado
2. bula etmoidal

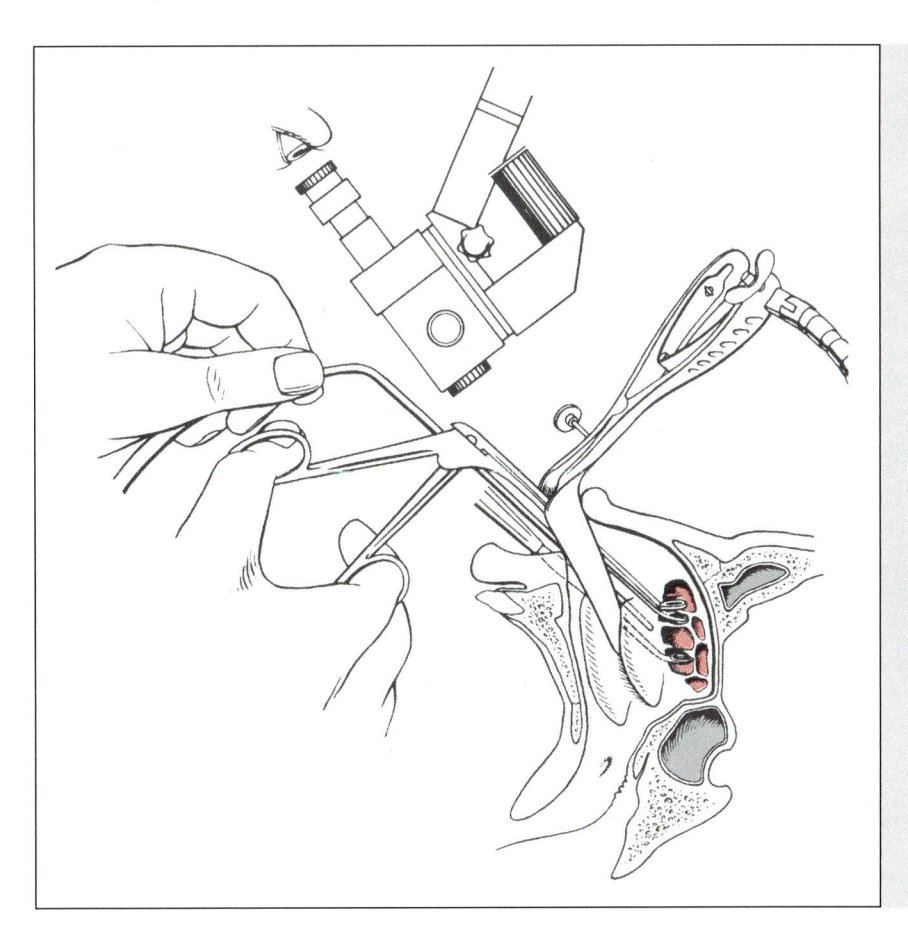

Fig. 7.11 Cirurgia endoscópica dos seios paranasais utilizando o microscópio. Cirurgia endonasal do etmoide. Remoção do conteúdo do sistema celular sob visão microscópica utilizando pinça *double-spoon* e cureta de Volkmann.

uma pinça de Blakesley. Após a remoção do processo uncinado, porções residuais do infundíbulo etmoidal se encontram agora expostas cranialmente.

Um tampão com fio-guia é inserido no meato médio, permanecendo por 1 dia.

Cirurgia Endonasal do Etmoide

Princípio Cirúrgico

Remoção do conteúdo das células etmoidais através de abordagem endonasal dentro dos seus limites anatômicos: teto do etmoide, concha média, teto orbitário e lâmina papirácea (**Figs. 7.13 e 7.14**).

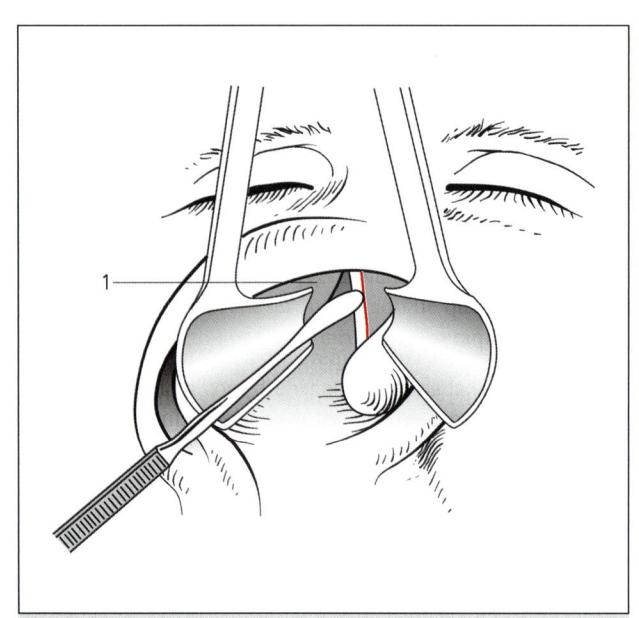

Fig. 7.12 Incisão microscópica em torno do processo uncinado utilizando um descolador de *Freer*.
1. concha média retraída medialmente

O etmoide anterior é exposto até a lamela basal da concha média, enquanto o etmoide posterior é acessível somente após a penetração da lamela basal.

Indicações

- Sinusites agudas e crônicas.
- Complicações orbitárias das sinusites.
- Complicações intracranianas das sinusites.
- Drenagem de muco, pio e pneumatoceles.
- Trauma: fratura extensa do etmoide, fratura da base anterior do crânio e/ou descompressão do nervo óptico.
- Tumores.
- Acesso à órbita.

Técnica Cirúrgica Endoscópica

Posicionamento e preparação. Como em uma cirurgia endoscópica. O paciente é colocado na posição supina com a porção superior do corpo ligeiramente elevada (20°). O cirurgião se posiciona em pé ou sentado à direita do paciente, enquanto a instrumentadora se posiciona à esquerda do paciente.

A concha média é identificada com um endoscópio de 0° ou 25°, uma incisão convexa em forma de crescente é realizada em torno do processo uncinado, que é removido com movimentos rotatórios, para evitar lacerações da mucosa, em uma direção caudal ou cranial. A bula etmoidal, que se projeta anteroinferiormente, é aberta com uma pinça Blakesley, sendo a sua luz exposta (ver Infundibulotomia, p. 118). Os recessos retrobulbar e suprabulbar poderão ser encontrados dorsal e superiormente à bula, respectivamente.

Para a abertura do seio etmoidal posterior, a lamela basal da concha média é perfurada anteriormente, cerca de 3-4 mm acima do terço dorsal da lamela basal. As células etmoidais individuais, que são limitadas por alguns poucos septos ósseos, são removidas com uma pinça Blakesley curva ou punches etmoidais. O teto do etmoide é identificado, com atenção aos pontos de referência ósseos – a concha média medialmente e a lâmina papirácea lateralmente (**Fig. 7.15a, b**).

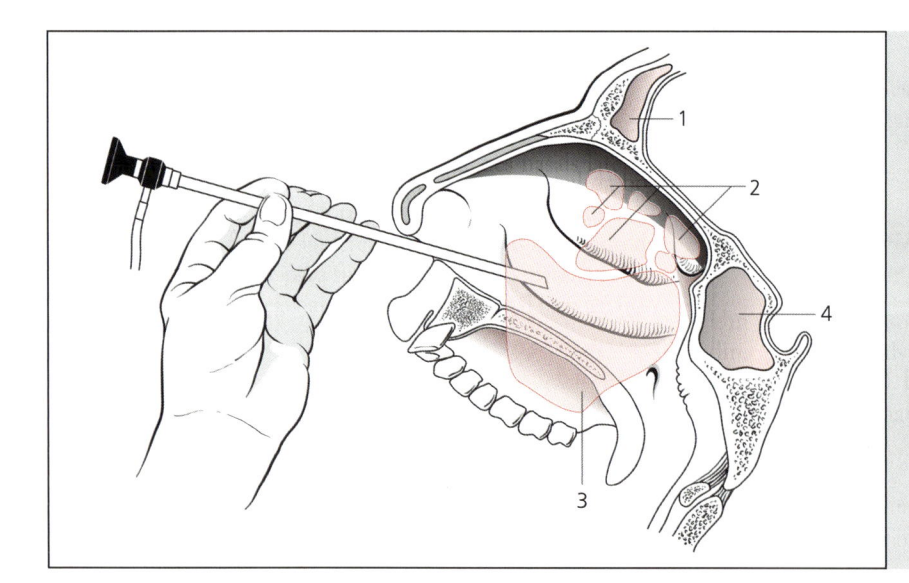

Fig. 7.13 Projeção dos seios paranasais na parede nasal lateral.
1. seio frontal
2. seio etmoidal
3. seio maxilar
4. seio esfenoidal

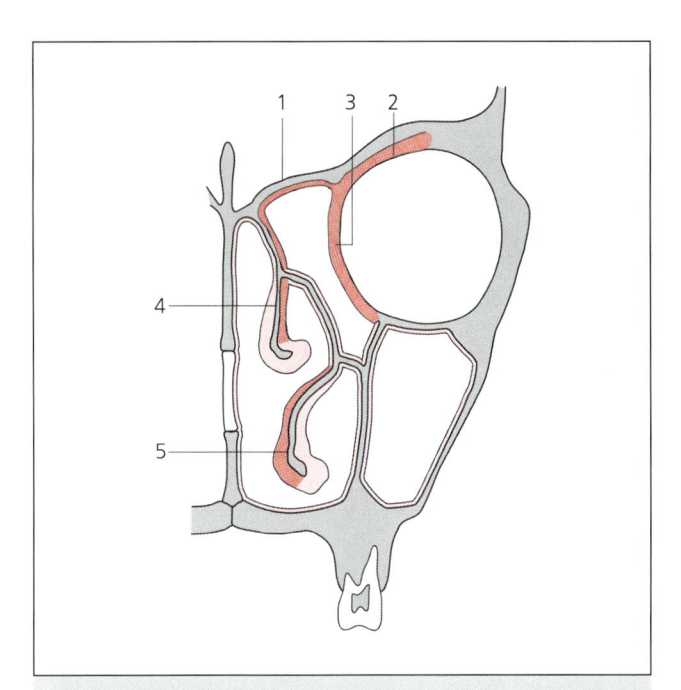

Fig. 7.14 Limites na cirurgia do etmoide.
1. teto do etmoide
2. teto da órbita
3. lâmina papirácea
4. concha nasal média
5. concha nasal inferior

Atenção deve ser dirigida a uma possível atenuação da lâmina papirácea ou a células etmoidais que se estendem muito dorsalmente, assim chamadas células supraesfenoidais de Onodi. Na presença de células de Onodi, o seio etmoide deverá ser identificado mais medialmente para proteção do canal óptico.

Ao remover o conteúdo das células etmoidais anteriores, cuidados devem ser tomados para identificação correta das artérias etmoidais, que correm transversalmente pelo teto do etmoide.

Após a remoção do conteúdo do seio etmoidal, o óstio do seio frontal poderá ser identificado ventralmente à artéria etmoidal anterior, que corre horizontalmente (ver Cirurgia do Seio Frontal, p. 123). Um tampão é inserido por 1 dia.

Técnica Cirúrgica Microscópica

Posicionamento e preparação. O paciente é colocado em posição supina, com a cabeça ligeiramente abaixada. O cirurgião senta-se abaixo da cabeça no lado contralateral; dependendo da direção do acesso, a cabeça do paciente deverá ser movimentada na direção do cirurgião ou na direção contrária ao cirurgião (ver Infundibulotomia, p. 118). Para intervenções na região etmoidal anterior, é importante que a cabeça esteja o mais reclinada possível.

Como regra, é recomendável que os pontos de referência cirúrgicos e limites anatômicos sejam identificados durante a cirurgia microscópica do etmoide, da mesma forma que na cirurgia endoscópica.

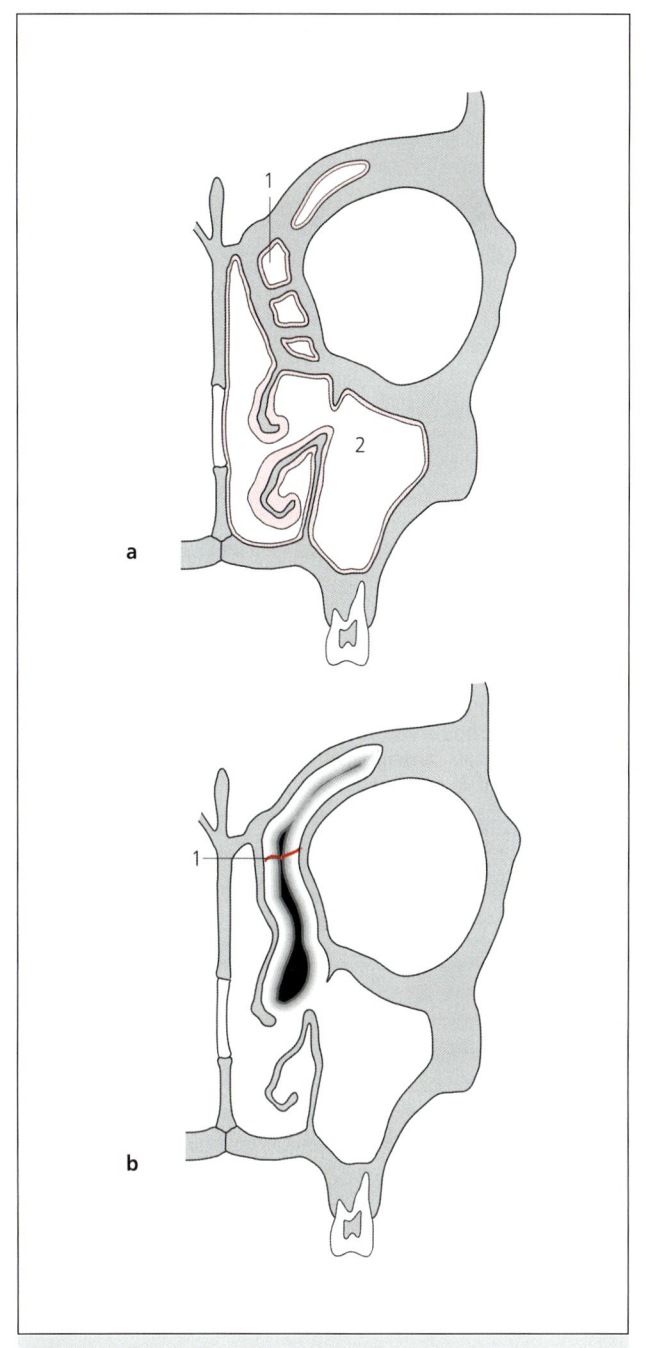

Fig. 7.15a, b Princípios da etmoidectomia endonasal.
a Extenso alargamento do óstio do seio maxilar e bula etmoidal aberta.
1. células etmoidais
2. alargamento do óstio do seio maxilar
b Células etmoidais após remoção do seu conteúdo.
1. projeção da artéria etmoidal anterior

Cirurgia do Esfenoide

Abertura Endonasal do Seio Esfenoidal

Princípio Cirúrgico

A remoção da parede anterior do seio esfenoidal o converte em um seio nasal secundário largamente aberto. A remoção da mucosa é realizada somente na extensão absolutamente necessária, e também deve ser realizada de forma extremamente conservadora na região do nervo óptico. O acesso ao seio esfenoidal pode ser endonasal, transeptal ou transetmoidal.

Indicações

- Sinusites esfenoidais isoladas agudas e crônicas.
- Parassinusites agudas e crônicas.
- Erradicação de um foco subjacente de complicações oculares (neurite retrobulbar, neurite óptica, trombose do seio cavernoso).
- Exploração e biópsias de tumores suspeitados.
- Formação de mucocele na região do seio esfenoidal.
- Fístula liquórica na região esfenoide.

Planejamento Cirúrgico

TC ou RM com cortes finos.

Instrumentos Especiais

Mushroom punch (ver adiante) e outros punches.

Anestesia

Anestesia geral endotraqueal.

Técnica Cirúrgica

Abordagem transetmoidal. Inicialmente, todo o conteúdo do seio etmoidal é removido. A seguir, a parede anterior do seio esfenoidal é identificada, imediatamente medial às células etmoidais que já foram abertas e esvaziadas de seus conteúdos. As células etmoidais são delicadamente perfuradas com um descolador ou pinça. O uso de um punch angulado ou um mushroom punch é recomendável para a remoção de outras partes da parede anterior (**Fig. 7.16**).

Abordagem transnasal. Descongestão do nariz. A porção posterior da concha média é retraída lateralmente sob visão endoscópica direta (**Fig. 7.17**). A mucosa é removida da parede anterior do seio esfenoidal. O óstio do seio esfenoidal é identificado. A parede anterior do seio esfenoidal é delicadamente penetrada com discreta pressão, cerca de 1 cm acima da concha, lateralmente ao septo. A parede anterior do seio esfenoidal é aos poucos removida com um punch.

Abordagem transeptal. A abordagem transeptal do seio esfenoidal requer inicialmente a remoção temporária do septo nasal ósseo e ressecção da porção superior do vômer. Após cuidadoso descolamento da mucosa do vômer, a placa vomeriana é mobilizada com movimentos cuidadosos em vaivém com pinças ou pinças Blakesley e removida. A parede anterior do seio esfenoidal é mobilizada com um cuidadoso golpe do cinzel cerca de 5 mm abaixo do teto nasal e um golpe seguinte, cerca de 1 cm abaixo e paralelo. As duas linhas de fratura são unidas com dois cortes em ângulos retos a elas, para remoção da placa óssea, que se encontra neste momento móvel (**Fig. 7.18**). A lesão patológica é agora removida por esta abertura na parede anterior.

> Ao remover a parede anterior do seio esfenoidal, cuidados devem ser tomados para não removê-la muito lateral e muito posteriormente, uma vez que é possível lesar a artéria carótida interna e o nervo óptico, que correm ambos nesta posição. A parede anterior também não deve ser removida muito caudal e lateralmente, devido ao trajeto da artéria esfenopalatina.

Um tampão é inserido.

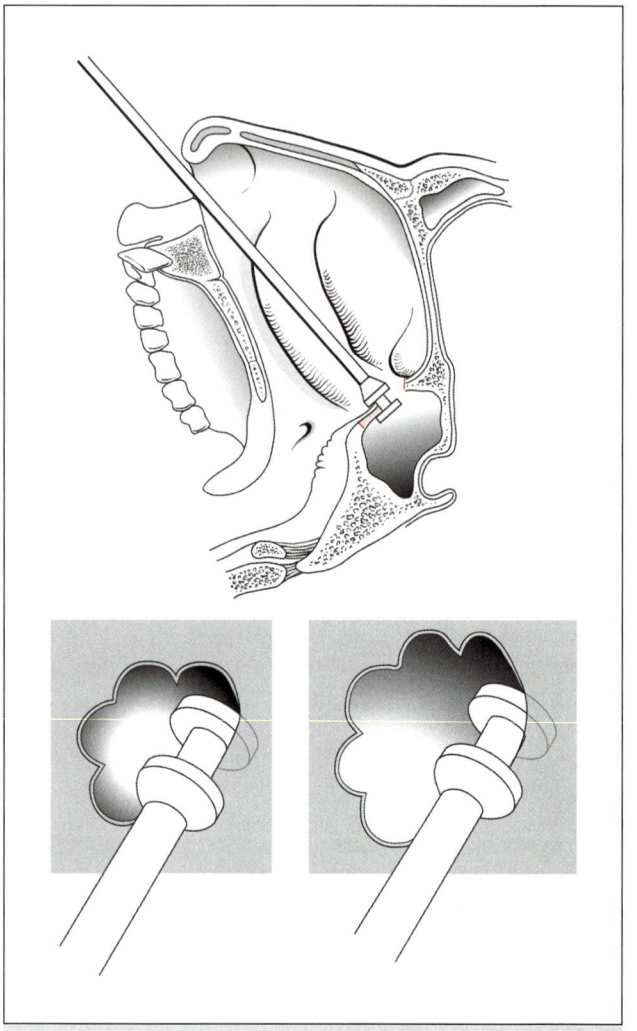

Fig. 7.16 Ilustração esquemática do alargamento transetmoidal do óstio do seio esfenoidal (modificada de Stammberger). Remoção da parede anterior do seio esfenoidal com um *punch mushroom*.

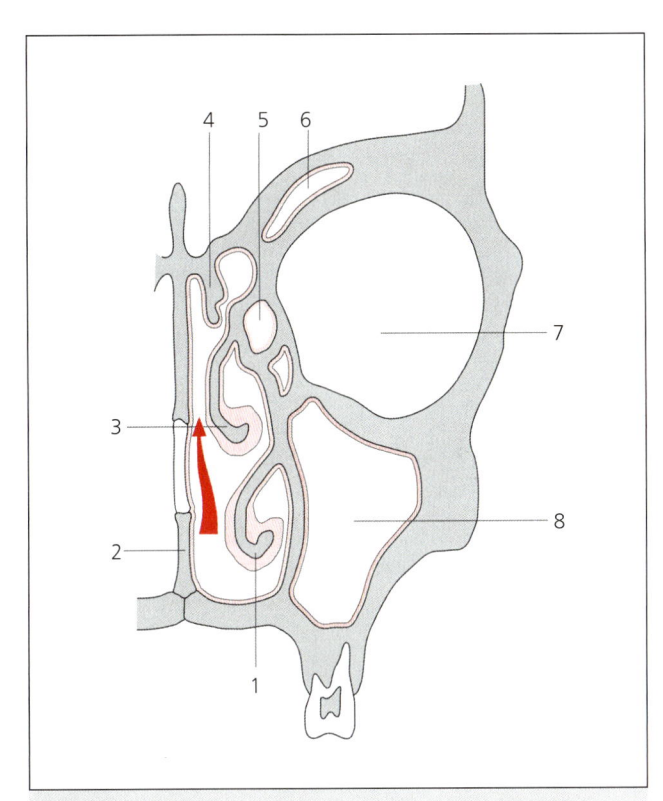

Fig. 7.17 Alargamento do óstio do seio esfenoidal; abordagem transnasal.
1. concha nasal inferior
2. septo nasal
3. concha média
4. concha superior
5. células etmoidais
6. seio frontal esquerdo
7. órbita
8. seio maxilar

Cirurgia do Seio Frontal

Cirurgia Endonasal do Seio Frontal

Princípio Cirúrgico

Transetmoidal. A cirurgia na região do recesso frontal para identificação do óstio do seio frontal é geralmente realizada durante uma *cirurgia pansinusal sob visão endoscópica* utilizando punches curvos, pinças pequenas e endoscópios angulados, com o menor traumatismo possível.

Além das cirurgias endoscópicas, drenagens endonasais dos seios frontais (três tipos) utilizando a *técnica cirúrgica microendoscópica de Draf* também são descritas. O princípio da *drenagem simples do seio frontal (Draf Tipo 1)* envolve a identificação do recesso frontal, remoção de seu conteúdo e identificação do óstio do seio frontal.

O *procedimento de drenagem estendida Draf Tipo 2* envolve a remoção das partes do seio frontal que estejam obstruindo o óstio (tipo 2A) e a remoção do assoalho do seio frontal, da borda medial da órbita ao septo nasal, anteriormente ao nível da parede posterior do seio frontal (tipo 2B).

A *drenagem endonasal mediana Draf Tipo 3* consiste na remoção adicional de partes do septo adjacentes ao assoalho do seio frontal, bem como do assoalho do seio frontal contralateral.

Indicações

- Draf Tipo 1: Drenagem simples do seio frontal para distúrbios não complicados da aeração de seios frontais com um óstio natural largo.

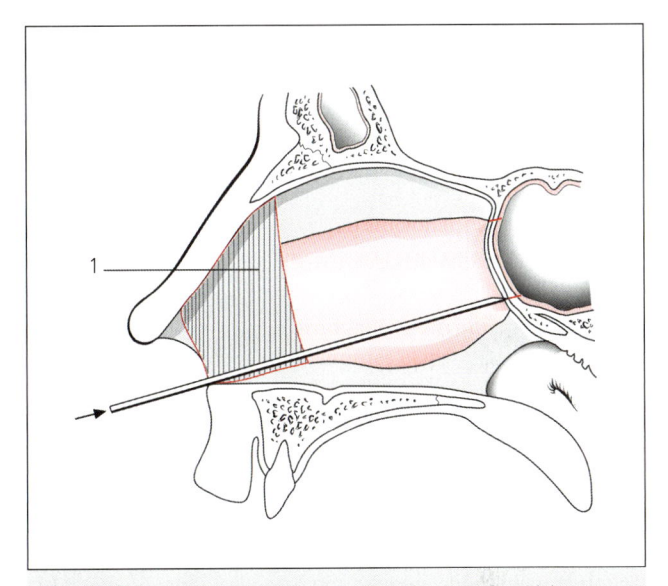

Fig. 7.18 Alargamento transeptal do óstio do seio esfenoidal. O septo cartilaginoso (1) permanece intacto.

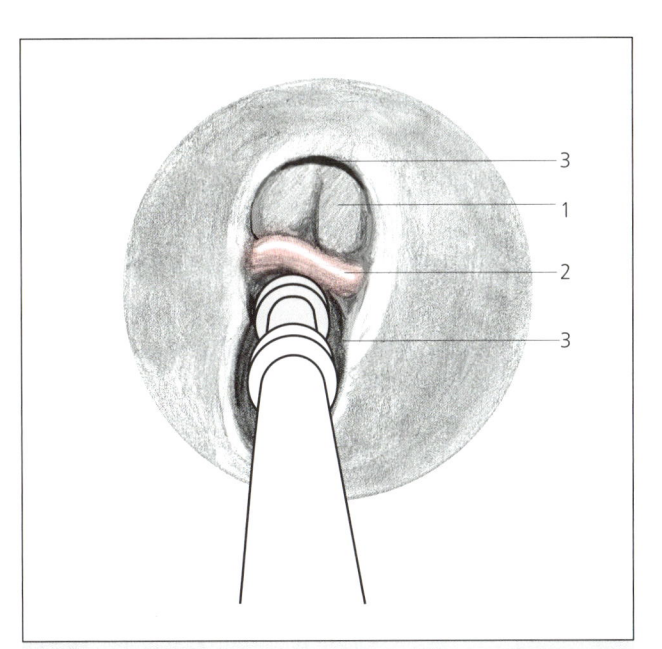

Fig. 7.19 Alargamento endonasal do óstio do seio frontal. Visão através do endoscópio.
1. óstio do seio frontal
2. artéria etmoidal anterior
3. osso a ser removido, cranial e posterior

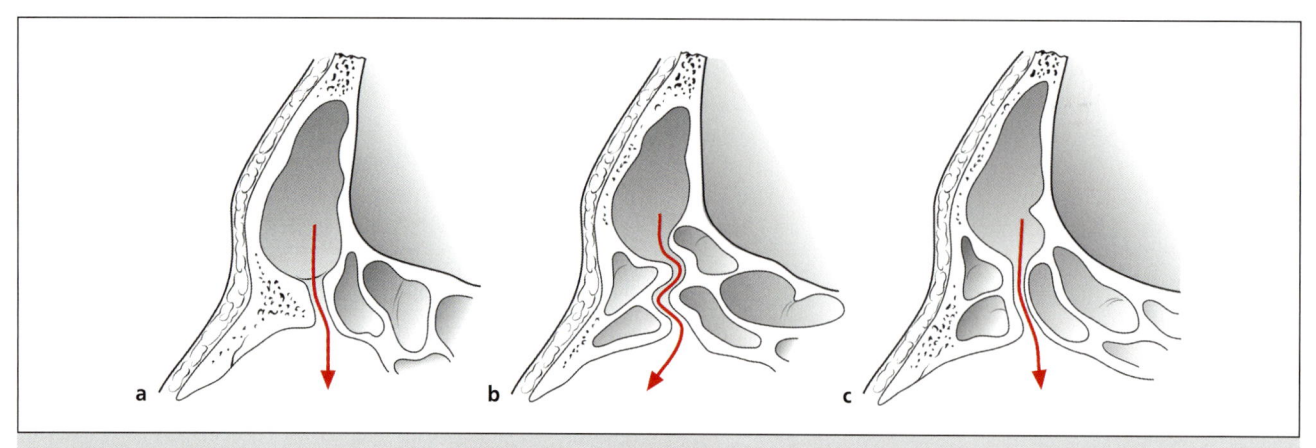

Fig. 7.20a-c Variações do desenvolvimento e da posição do recesso frontal (ducto nasofrontal).

- Draf Tipo 2A: Remoção de células etmoidais obstruindo o recesso frontal, para produção de um funil natural largo.
- Draf Tipo 2B: Para recorrências e etmoides estreitos, óstios frontais naturais pequenos.
- Draf Tipo 3: Reservada para cirurgia revisional após sinusites agudas e crônicas, mucoceles de localização muito medial e complicações endocranianas de sinusites (indicação cautelosa).

Anestesia

Anestesia geral endotraqueal.

Instrumentos

Brocas diamantadas, endoscópio, microscópio cirúrgico.

Técnica Cirúrgica

Endonasal. Após remoção do processo uncinado e, caso apropriado, da bula etmoidal, o recesso frontal, que representa a porção frontal mais superior do seio etmoidal anterior, é visualizado. Após a identificação do óstio do seio frontal, que se funde cranialmente no interior do infundíbulo do seio frontal, a artéria etmoidal anterior poderá ser visualizada, marcando os limites da dissecção. A artéria etmoidal anterior geralmente corre em um canal ósseo, cruzando o teto do etmoide e passando através da fóvea etmoidal em direção à lâmina cribriforme, dorsalmente ao óstio do seio frontal. Não se deve procurar pelo óstio muito medialmente, para evitar lesões da lâmina cribriforme (defeito na base do crânio) (**Fig. 7.19**).

Qualquer tecido mole obstruindo o óstio do seio frontal deve ser removido com pinças anguladas. Punches circulares angulados são também adequados para a abertura e o alargamento de óstios do seio frontal obstruídos por tecido cicatricial. A remoção do revestimento mucoso do seio frontal deve ser evitada o tanto quanto possível, para prevenir a formação de cicatrizes escarificadas circulares.

Drenagem Draf Tipo 2. De acordo com Stammberger, existem três causas em potencial que levam à obstrução do recesso frontal: a bula etmoidal, as células do *agger nasi* e o processo uncinado. Um processo uncinado que se estende muito cranialmente (recesso terminal) pode obstruir o recesso frontal,

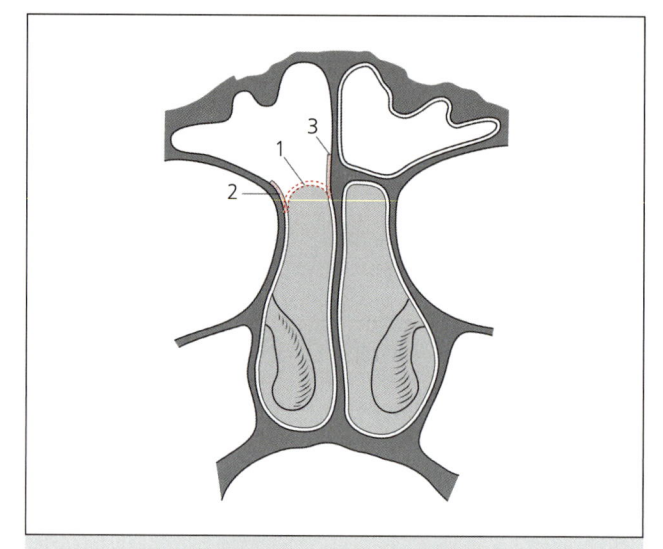

Fig. 7.21 Limites da drenagem do seio frontal tipo 2B.
1. teto do nariz
2. borda lateral da mucosa
3. borda medial da mucosa

da mesma forma que uma célula do *agger nasi* aerada via recesso frontal. Eles podem formar um ducto tubular localizado no interior do recesso frontal, conhecido como ducto nasofrontal. Nestes casos, curetas curvas ou mesmo punches circulares são adequados para a remoção do gorro ósseo em conjunto com a mucosa doente (**Fig. 7.20**) (*uncapping the egg*; Tipo 2 A).

O procedimento Draf Tipo 2B envolve a remoção do osso com broca diamantada desde a região do infundíbulo etmoidal em direção anterior até que o assoalho do seio frontal tenha sido aberto. A artéria etmoidal anterior corre transversalmente e não deve ser lesada. Caso necessário, ela deve ser microcauterizada (**Fig. 7.21**).

Drenagem Draf Tipo 3. Em cirurgias bilaterais dos seios frontais, o acesso pelo nariz pode ser estendido pela remoção do septo interfrontal, das porções mediais do assoalho do seio frontal e da porção superior do septo nasal (**Fig. 7.22**). Após completa remoção da parede anterior do seio frontal situada em frente ao ducto, o septo interfrontal é desbastado e a parede

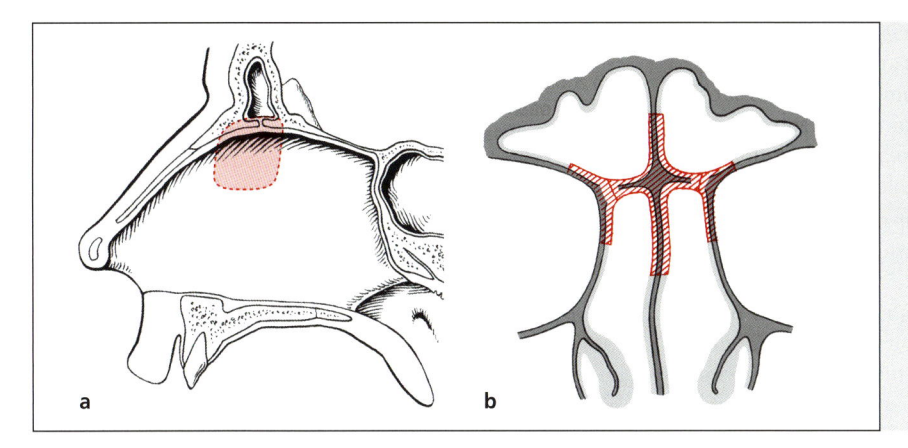

Fig. 7.22a, b Limites da drenagem endonasal de linha média tipo 3.
a área de ressecção lateral
b área de ressecção frontal

anterior do seio frontal é aplainada com uma broca. Então, a porção mais superior do septo nasal é deslocada ao longo de um plano submucoso, excisada e a mucosa septal descolada é incisada e inserida como um retalho rotacional sobre as porções ósseas anterior e posterior do assim criado funil.

> **! Riscos e Complicações**
> "Esfenoide de risco", com deslocamento do septo intersinusal.

Regras, Dicas e Truques
Lidando com Problemas Cirúrgicos na Cirurgia Endonasal dos Seios Paranasais
- Uma TC dos seios paranasais deve ser realizada antes da cirurgia do seio etmoidal e/ou esfenoidal para avaliação das estruturas anatômicas e determinação da extensão do processo inflamatório. Atenção particular deve ser dada à:
  - localização da lâmina cribriforme com relação ao etmoide
  - pneumatização da bula etmoidal, para evitar perfurações da lâmina papirácea na ausência de pneumatização
  - localização do canal óptico ósseo (deiscência no envoltório ósseo)
  - localização da artéria carótida interna (deiscência no envoltório ósseo)
  - variações da pneumatização
- O olho não deve ser vedado durante qualquer cirurgia dos seios paranasais, e a pupila deve ser repetidamente checada durante a cirurgia. Uma avaliação palpatória e visual é também recomendável, para verificar se o globo apresenta movimentação apropriada com tração ou pressão com a pinça.
- Qualquer sangramento severo deverá interromper a cirurgia para a inserção de um tamponamento hemostático.
- Protrusão do globo secundária a hematoma retrobulbar (avulsão da artéria etmoidal anterior ou posterior). A artéria etmoidal anterior cruza o teto do etmoide, em um pequeno canal ósseo dorsal ao recesso frontal. A avulsão da artéria etmoidal anterior pode resultar na retração para dentro da gordura periorbitária da extremidade orbital da artéria, causando, assim, sangramento para o interior da órbita. A artéria etmoidal posterior cruza o teto do etmoide, em frente à parede do seio esfenoidal. Lesões nessa artéria também podem levar à retração do coto vascular, levando ao desenvolvimento de um hematoma intraorbitário. O desenvolvimento de projeção do globo deve ser seguido pela imediata descompressão da órbita, com liberação da periórbita, considerando que a hemorragia intraorbitária pode levar a limitações da mobilidade ocular e redução ou perda da acuidade visual. Uma avaliação com oftalmologista é obrigatória nestes casos.
- Lesões da lâmina papirácea. Assoar o nariz com oclusão de ambas as narinas deve ser estritamente evitado.
- Defeitos durais. Defeitos durais identificados por uma fístula liquórica pós-operatória devem ser tratados imediatamente por reparo da dura (ver Lesões da Base Anterior do Crânio, p. 145). Entretanto, nem todos os defeitos são imediatamente reconhecíveis por uma fístula liquórica. Caso o paciente refira cefaleia intensa após a cirurgia, uma TC é indicada para exclusão de um pneumoencéfalo.
- Deterioração da acuidade visual. Lesões do canal óptico na presença das chamadas células de Onodi é uma possibilidade. Uma célula de Onodi é uma célula etmoidal posterior que se estende muito dorsal e cranialmente, na porção lateral em que passa o nervo óptico. O seio esfenoidal é deslocado medialmente pela célula de Onodi. Uma deterioração pós-operatória progressiva da acuidade visual ou dilatação pupilar intraoperatória devem ser seguidas pela imediata avaliação do canal óptico e descompressão do nervo óptico.
- Pólipos no sulco olfatório medialmente à concha média. Os pólipos não devem ser removidos do sulco olfatório em sua totalidade, sendo preferencialmente removidos com excisão cortante, de forma cuidadosa e gradual, até que o meato superior seja visualizado (não puxar).
- Lesões da artéria carótida interna no interior do teto do seio esfenoidal. Tamponamento extenso imediato do sítio operatório, compressão cervical da artéria carótida ipsolateral, e realização de angiografia do trajeto do vaso. Dependendo do resultado da angiografia, ligadura da artéria carótida interna poderá ser necessária.
- Lesões da artéria esfenopalatina. A artéria esfenopalatina se encontra em risco, caso a remoção da parede anterior do seio esfenoidal seja estendida muito lateralmente, caudal ao esfenoide. Uma tentativa de coagulação deve ser feita para tentar controlar o sangramento.
- Excisão da concha média. Somente indicada para:
  - concha bolhosa: alargamento vazio lateral da concha média
  - formato em caracol da borda livre da concha média em direção lateral
  - alterações polipoides na cabeça da concha; a porção vertical da concha é preservada

> **! Riscos e Complicações**
>
> **Pontos Específicos Relacionados ao Consentimento Informado para Cirurgia Endonasal dos Seios Paranasais**
> - Sangramento para a órbita e o cérebro; sangramento da artéria carótida interna ou da artéria etmoidal, anterior ou posterior.
> - Hemorragia orbitária, sangramento pós-operatório.
> - Deterioração da acuidade visual podendo chegar à amaurose, diplopia.
> - Laceração da dura-máter com liquorreia, meningite, abscesso cerebral, disfunção ou perda olfatória, nariz seco.
> - Lesões do ducto nasolacrimal.
> - Recorrências; formação de muco, pio ou pneumatoceles; cirurgia revisional.

■ **Cuidados Pós-Operatórios na Cirurgia Endonasal dos Seios Paranasais**

- Antibióticos EV peroperatórios; a continuação com antibióticos orais ou EV no pós-operatório dependerá dos achados iniciais.
- Aspiração regular da cavidade cirúrgica.
- Inalações e aplicações de pomadas nasais por aproximadamente 8 dias no pós-operatório para amolecer as crostas formadas.
- Irrigações nasais com soluções salinas.
- Prevenção da formação de sinequias.
- Corticoides tópicos devem ser aplicados por até 8 semanas no pós-operatório para tratamento de desordens inflamatórias crônicas subjacentes.

Cirurgia dos Seios Paranasais Combinada a Abordagens Externas

Abordagem Transfacial ao Seio Maxilar

Princípio Cirúrgico

O procedimento de Caldwell-Luc tornou-se obsoleto pelo desenvolvimento posterior da cirurgia endoscópica funcional dos seios paranasais. Hoje em dia, somente uma forma modificada de cirurgia transfacial osteoplástica do seio maxilar é utilizada. O tecido patológico é removido do seio maxilar após trepanação da sua parede facial, com preservação parcial da mucosa do seio maxilar.

Indicações

- Recorrência após um procedimento de Caldwell-Luc.
- Múltiplas recorrências após cirurgias endonasais.
- Fratura deprimida do seio maxilar.
- Ligadura da artéria maxilar.
- Encapsulamento do seio maxilar por formação de mucocele.
- Cistos do seio maxilar: cistos dentígeros radiculares e foliculares.
- Cirurgia transmaxilar da glândula hipofisária.
- Acesso à fossa pterigopalatina durante cirurgia transmaxilar dos seios etmoide/esfenoide.
- Tumores do seio maxilar.

Contraindicações

Crianças até a erupção da segunda dentição, pelo risco de lesões dos dentes não erupcionados.

Planejamento Cirúrgico

- TC.
- Sinuscopia.
- Endoscopia Nasal.

Anestesia

- Anestesia geral endotraqueal.
- Anestesia por infiltração, utilizando lidocaína 1% com adição de um vasoconstritor, aplicada no sulco gengivolabial e, a partir deste ponto, em um padrão em leque via fossa canina até o forame intraorbitário. Injeção adicional na região do *agger nasi* em torno do óstio do seio maxilar, após abertura medial do seio maxilar.

Instrumentos

Um afastador de seio maxilar Langenbeck-Brünning ou Hayek, afastador de comissura Sternberg, raspa, brocas com canetas, martelo e cinzel, serra recíproca de Feldmann ou broca de Lindemann.

Técnica Cirúrgica

Posicionamento. Porção superior do corpo plana ou discretamente elevada. O cirurgião se posiciona de pé do lado a ser operado.

O assistente retrai o lábio superior. Uma incisão sublabial é realizada no sulco gengivolabial – sobre a crista alveolar da maxila edêntula – estendendo-se do segundo molar ao incisivo. O bisturi é direcionado obliquamente de forma a sobrepassar as margens da ferida posteriormente, no fechamento. O periósteo é seccionado e elevado com um descolador largo até a área medial e lateral ao forame infraorbitário ou, caso necessário, ligeiramente mais alto (até a base do processo frontal da maxila).

> **Regras, Dicas e Truques**
>
> **Lidando com problemas intraoperatórios**
>
> Os tecidos moles descolados da bochecha devem ser amparados por afastadores estreitos para não esmagar ou estirar o nervo infraorbitário.

Uma janela óssea é excisada com a serra (alternativamente, uma lâmina óssea arredondada é cinzelada e removida da região da fossa canina, cerca de 1,5 cm abaixo do forame infraorbitário). Um retalho ósseo é realizado com uma serra recíproca na parede facial do seio maxilar. Primeiramente, dois orifícios são brocados em cantos diagonalmente opostos do retalho ósseo pretendido. Dois cortes são realizados a partir de cada orifício e o retalho ósseo é removido em sua totalidade, para ser posteriormente reposicionado e estabilizado com suturas inseridas através dos orifícios auxiliares. O objetivo é prevenir retrações cicatriciais do tecido da bochecha *(cirurgia osteoplástica do seio maxilar de Feldmann)* (**Fig, 7.23a-c**).

Através do acesso facial transantral, somente áreas de mucosa com aspecto de lesões irreversíveis são seletivamente pinçadas e removidas. Quaisquer áreas largas de mucosa que requeiram remoção são excisadas inicialmente. O revestimento mucoso remanescente previne qualquer tendência subsequente de desenvolvimento de contraturas cicatriciais e neoformação óssea. Lesões do plexo nervoso alveolar, com disfunção sensorial dos dentes, também são evitadas. Além disso, a janela facial é mantida pequena, não devendo ser criada muito medial e superiormente, para evitar colocar em risco o ramo alveolar anterior, que se situa no osso da parede anterior. Caso necessário, uma janela é criada para ganhar acesso aos meatos nasais inferior e médio.

Regras, Dicas e Truques
Lidando com Problemas Intraoperatórios
- A incisão primária no vestíbulo oral não deve ser realizada muito caudalmente, pois, caso contrário, não haverá mucosa disponível suficiente para o fechamento.
- O nervo infraorbitário é protegido através de delicada tração no afastador, e evitando-se hematomas.
- A janela para o meato inferior, caso necessária, deve ser suficientemente larga, considerando que existe uma tendência para uma considerável contração no pós-operatório.
- O fechamento é realizado passando-se a sutura através da mucosa e do periósteo.

! Riscos e Complicações
- Parestesias dos dentes maxilares, que são frequentes (mas perda sensorial não deve ser sinônimo de perda de vitalidade).
- Hematoma bucal, hemorragia massiva do sítio operatório (ligadura transmaxilar das artérias maxilar e esfenopalatina é necessária).
- Abscesso bucal de tecidos moles ou tromboflebite da veia angular, processos inflamatórios da fossa pterigopalatina (será necessária a abertura da parede posterior do seio maxilar).
- Obstrução da drenagem lacrimal no óstio do ducto nasolacrimal.
- Osteomielite da maxila.
- Neuralgia trigeminal transiente, bem como persistente.
- Anestesia e parestesia na distribuição do ramo maxilar do nervo trigêmeo.
- Formação de fístulas na região do vestíbulo oral.
- Mucoceles do seio maxilar.

- Enoftalmia secundária à contração cicatricial (rara).
- Lesões da órbita por penetração da parede orbitária.
- Contração cicatricial no vestíbulo oral, com problemas dentários secundários à contratura do sulco gengivolabial.

Cuidados Pós-Operatórios
- Ver Cuidados Pós-Operatórios na Cirurgia dos Seios Paranasais.
- Não permitir o uso de próteses dentárias maxilares até que as linhas de sutura estejam cicatrizadas.
- O paciente deve manter dieta pastosa por 8 dias e evitar assoar o nariz durante o mesmo período de tempo.

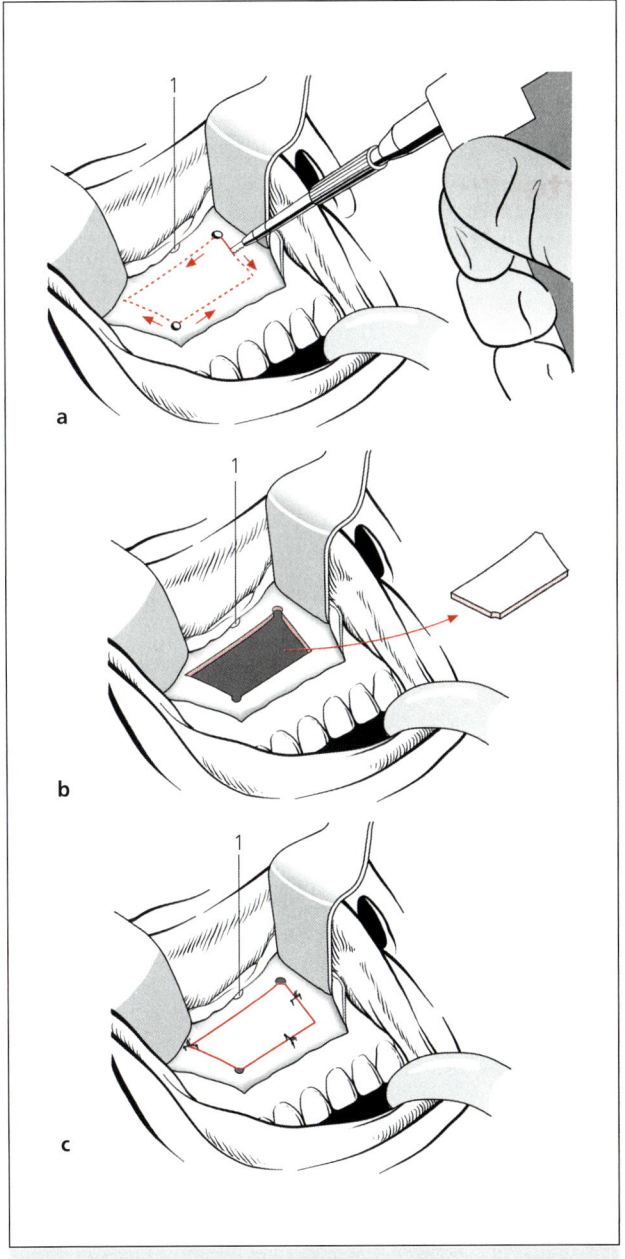

Fig. 7.23a-c Cirurgia osteoplástica transfacial do seio maxilar de Feldmann.
1. forame infraorbitário com o nervo infraorbitário

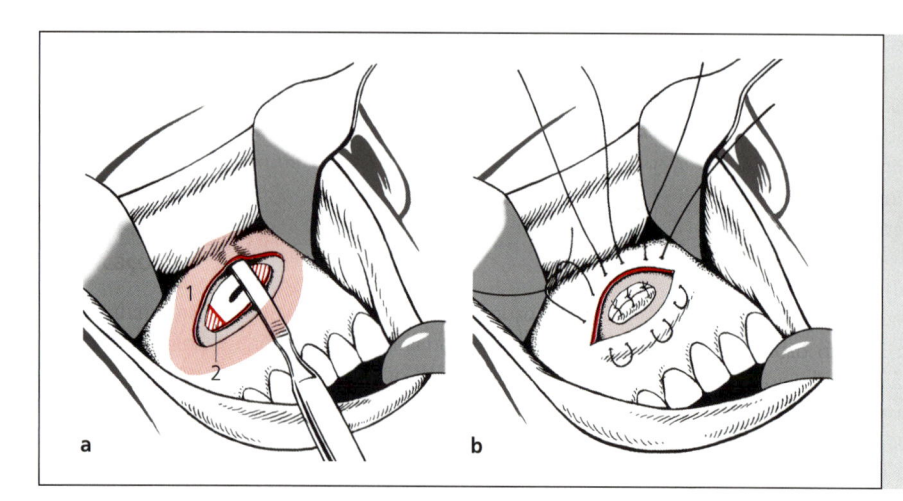

Fig. 7.24a, b Fechamento de uma fístula oral-seio maxilar.

a Incisão elíptica.
   1. extensão do descolamento
   2. excisões

b Cobertura da fístula sepultada após descolamento da mucosa circundante.

Cirurgia das Fístulas Oroantrais

De acordo com a localização anatômica, devem ser feitas distinções entre os seguintes tipos de fístulas do seio maxilar:

- *Fístula oral-seio maxilar* entre o seio maxilar e o vestíbulo (geralmente após cirurgia do seio maxilar).
- *Fístula palato-seio maxilar*, geralmente após extrações dentárias.

O fechamento da fístula requer uma abordagem cirúrgica plástica cuidadosa com drenagem apropriada, caso necessária. A causa da fístula inicial no interior do seio maxilar deve sempre ser removida.

Fechamento de uma Fístula Oral-Seio Maxilar

Uma incisão fusiforme assimétrica é realizada em torno da fístula, estendendo-se em uma direção mais posterior. A mucosa incisada é descolada até a margem da fístula (**Fig. 7.24**). As extremidades laterais do fuso são dobradas e suturadas em conjunto com a fístula com material absorvível. As margens externas da incisão são mobilizadas generosamente. A mucosa é avançada para cobrir a primeira linha de sutura e fechada com suturas de colchoeiro.

Fechamento de uma Fístula Palato-Seio Maxilar através de um Retalho Rotacional da Bochecha

Princípio Cirúrgico

Cobertura da fístula utilizando um retalho rotacional da bochecha. A camada interna é formada a partir da mucosa oral incisada próxima à fístula. Um retalho rotacional é elevado da mucosa bucal adjacente para finalmente fechar a fístula. É importante criar uma janela nasoantral supraturbinal para aeração do seio maxilar.

Indicações

Fístula palato-seio maxilar persistente.

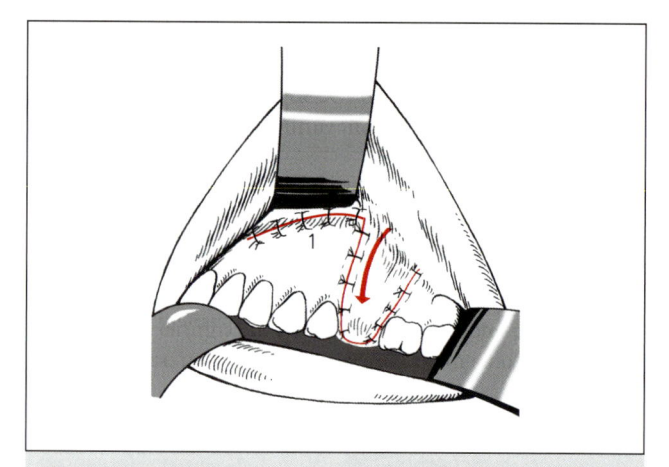

Fig. 7.25 Fechamento de uma fístula palato-seio maxilar com um retalho rotacional da bochecha (90°).
1. fechamento com suturas do sítio doador.

Anestesia

Anestesia local; anestesia geral endotraqueal para remoções extensas da causa inicial da fístula no interior do seio maxilar.

Técnica Cirúrgica

Um retalho mucoso rotacional é incisado na mucosa bucal, na direção da crista alveolar e descolado em conjunto com o periósteo (**Fig. 7.25**). Um triângulo de Burrow é excisado na extremidade lateral para permitir a inserção do retalho sobre a fístula sem tensão.

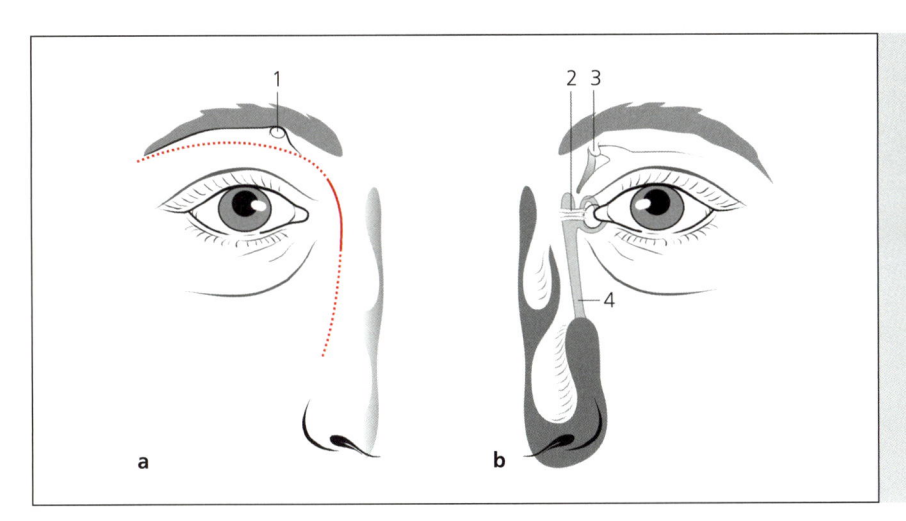

Fig. 7.26a, b Abordagem externa ao etmoide.
a Incisão e opções para extensão da incisão.
b Estruturas anatômicas de importância a serem protegidas.

1. nervo supraorbitário
2. ligamento palpebral medial (tendão cantal medial)
3. tróclea e tendão do músculo oblíquo superior
4. vias de drenagem lacrimal, com ducto e saco lacrimais

Cuidados Pós-Operatórios

- Nutrição enteral por alguns dias para proteção da sutura, seguida por dieta líquido-pastosa.
- Antibióticos.

Cirurgia do Seio Etmoidal através de uma Abordagem Externa (Transfacial)

Princípio Cirúrgico

Acesso ao seio etmoidal através da pirâmide nasal lateral.

Indicações

Acesso via pirâmide nasal lateral:
- Complicações orbitárias e intracranianas secundárias a etmoidites.
- Cirurgia revisional após cirurgias endonasais prévias.
- Cirurgia simultânea à do seio maxilar por abordagem externa.
- Osteomas.
- Cirurgia com difíceis condições anatômicas envolvendo o seio etmoidal.
- Trauma extenso do seio etmoidal (fratura em blow-out medial, fratura da base anterior do crânio).

Planejamento Cirúrgico

TC de alta resolução com cortes coronais e axiais.

Anestesia

Anestesia geral endotraqueal.

Princípio Cirúrgico

Remoção do conteúdo do seio etmoidal e criação de um seio único, com acesso através da pirâmide nasal óssea. Isso prové a melhor visualização possível do etmoide e permite a remoção extensa do seu conteúdo. Há menor risco de lesões colaterais. A cicatriz visível é uma desvantagem.

Planejamento Cirúrgico

TC, cirurgia guiada por imagem, caso apropriada.

Instrumentos Especiais e Implantes

Microsserra recíproca, martelo, cinzel, microscópio cirúrgico. Uma broca diamantada é recomendável adicionalmente às pinças, punches e cinzéis de etmoide. Microscópio óptico e instrumentos otológicos.

Anestesia

Geralmente anestesia geral endotraqueal, associada à infiltração adicional de vasoconstritor na área cirúrgica. O nariz interno deve ser descongestionado com gaze em fita embebida em xilometazolina. A posição é supina e plana. O cirurgião se posiciona de pé, próximo ao paciente no lado a ser operado ou, alternativamente, na extremidade da cabeça, com esta em hiperextensão.

Técnica Cirúrgica

A incisão cutânea é uma incisão de rinotomia lateral, estendida imediatamente abaixo do ângulo inferior medial da sobrancelha e discretamente curvada até o nível da margem orbitária inferior, com uma possível extensão lateral a seguir (**Fig. 7.26**). Os vasos são cauterizados, especialmente a artéria angular. Os tecidos moles, em conjunto com o periósteo, são elevados com um descolador até o dorso do nariz e o ducto nasolacrimal, que pode ser mobilizado para fora da fossa lacrimal pelo afrouxamento do ligamento palpebral medial. Um protetor de globo é inserido. A porção anterior da periórbita é deslocada para fora da lâmina papirácea. A dissecção é estendida superiormente somente até a tróclea, que não é destacada. Uma janela oval, de tamanho correspondente à incisão nos tecidos moles, é criada no osso utilizando uma broca ou um punch (o osso na fossa lacrimal é delicadamente penetrado) (**Fig. 7.27**). Uma opção alternativa é serrar um retalho ósseo. Uma pinça arredondada, reta ou curva é inserida no etmoide aberto e avançada inferiormente de forma gradual até a base. A remoção posterior do conteúdo etmoidal é sempre realizada paralela à base do crânio. Também aqui, o uso do microscópio nos planos cirúrgicos profundos oferece um grau de visualização significativamente melhor e maior segurança durante estes tipos de cirurgia. A remoção dos septos ósseos criará uma cavidade limitada medialmente pela concha média e lateralmente pelo globo e lâmina orbitária do osso etmoide.

Cuidados especiais são necessários na remoção subsequente dos conteúdos das células etmoidais periorbitárias, entre o teto orbitário e a asa menor do esfenoide, devido à proximidade com o nervo óptico. Quando um microscópio é utilizado, uma visualização significativamente melhor pode ser obtida pela movimentação do microscópio para o lado contralateral. Antes da remoção dos septos ósseos entre as células aéreas do etmoide, é recomendável explorar primeiramente as paredes e recessos através da palpação com uma sonda. A remoção minuciosa do conteúdo das células etmoidais anteriores permitirá a exposição do acesso ao seio frontal. O retalho ósseo é reposicionado da maneira acima descrita para o procedimento osteoplástico do seio maxilar. Caso nenhum retalho ósseo seja elevado, uma sutura periosteal deve ser realizada para conferir maior estabilidade. Suturas subcutâneas profundas são realizadas com material absorvível. A pele é fechada utilizando uma sutura intracutânea ou material de sutura monofilamentar 5.0. Um tamponamento frouxo é aplicado pelo nariz.

Cirurgia Extranasal do Seio Frontal

Dentre todas as cirurgias do seio frontal que utilizam uma abordagem externa e todos os vários métodos convencionais utilizados na cirurgia do seio frontal, a técnica de Jansen-Ritter e o procedimento osteoplástico do seio frontal são considerados hoje em dia os procedimentos-padrão. A criação de uma drenagem mediana requer uma indicação especial. A cirurgia radical do seio frontal de Riedel praticamente nunca é utilizada atualmente.

Cirurgia do Seio Frontal Modificada por Jansen-Ritter

Princípio Cirúrgico

Uma incisão subfrontal é realizada. O assoalho ósseo do seio frontal é removido, e a parede anterior na região da margem supraorbitária é biselada. O conteúdo do sistema celular etmoidal é removido. Caso a mucosa não se apresente irreversivelmente lesada (ou seja, somente certas áreas estejam afetadas), é indicada somente uma remoção parcial e a mucosa remanescente permanece intocada. Lesões irreversíveis da mucosa deverão ser inteiramente removidas. Um dreno largo é posicionado, exteriorizado pelo nariz.

Indicações

- Sinusites frontais crônicas refratárias.
- Mucoceles, pioceles, complicações orbitárias secundárias a sinusites frontais.
- Fraturas deprimidas e fraturas da base anterior do crânio, pequenos osteomas do assoalho do seio frontal e na região de seu ducto excretor.

Planejamento Cirúrgico

TC com cortes finos.

Anestesia

Anestesia geral endotraqueal.

Instrumentos Especiais e Implantes

Cinzéis, punches, pinças, sondas, descoladores, curetas, brocas diamantadas, lupas, microscópio.

Técnica Cirúrgica

Posicionamento. Posição supina e plana. Não realizar tricotomia das sobrancelhas e deixar o olho descoberto.

Uma incisão curvilínea é realizada inferiormente às sobrancelhas, iniciando medialmente ao forame supraorbitário, continuando na metade da parede nasal lateral e terminando no nível da margem infraorbitária (**Fig. 7.26**). A incisão também secciona o periósteo. A linha de incisão deve ser previamente marcada; vasos são coagulados ou ligados. Utilizando uma raspa, o periósteo é removido do processo frontal da maxila e do osso nasal, bem como da porção anterior da parede anterior no assoalho do seio até a linha média. O ligamento palpebral medial é liberado com a raspa. O saco lacrimal é dissecado até a entrada do ducto nasolacrimal. Um protetor de globo é posicionado na margem lateral da ferida. A lâmina pa-

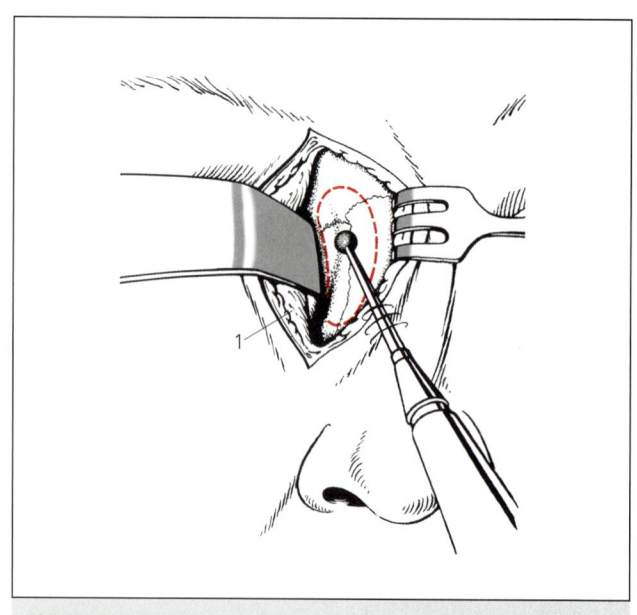

Fig. 7.27 Cirurgia do etmoide por abordagem externa. Mobilização do ducto nasolacrimal (1) e da periórbita. Trepanação no osso etmoide.

pirácea anterior é exposta com a raspa. Uma trepanação é realizada no assoalho do seio frontal, no ângulo interno da órbita, com um cinzel ou broca e, então, o assoalho é extensamente removido com um punch de Brunning (**Fig. 7.28**). O processo frontal da maxila e o osso nasal são removidos quase até a linha média. Somente uma estreita margem de osso permanece preservada inferiormente ao longo da abertura piriforme. O osso lacrimal e, caso apropriado, a porção anterior da lâmina orbitária são removidos com um punch, enquanto a borda anterior da margem óssea do osso frontal é biselada. Com um descolador, a mucosa do seio frontal é cuidadosamente destacada, o tanto quanto possível em uma única peça, iniciando na margem do osso. Deve-se ter atenção a quaisquer recessos que possam estar presentes, e uma avaliação endoscópica deve ser considerada. Quaisquer septos ósseos entre as células aéreas, que se encontram por outro lado inacessíveis, devem ser removidos com broca. Caso a mucosa pareça somente reversivelmente alterada, a cirurgia pode se restringir à remoção de quaisquer pólipos ou áreas mais severamente degeneradas, deixando a mucosa remanescente intacta.

Caso o seio etmoide demonstre alterações similares, a remoção do seu conteúdo segue aquela do esfenoide. As células na região da junção entre os seios frontal e etmoidal devem também ser removidas ao longo da base. Uma broca diamantada grande é utilizada para aplainar quaisquer protrusões ósseas nas proximidades da dura.

! Riscos e Complicações

- Lesões da dura da parede posterior, especialmente se houver um "seio frontal de risco". O septo interfrontal é deslocado lateralmente, próximo ao qual a protrusão da crista olfatória é visualizada. Qualquer laceração dural é imediatamente reparada. Diplopia surge como resultado de destacamento da tróclea, podendo requerer reconstruções posteriores.
- Lesões orbitárias, como na cirurgia do etmoide.
- Lesões do ducto lacrimal.
- Anestesia na região supraorbitária, secundária à secção do nervo.
- Neuralgias na distribuição do nervo supraorbitário.
- Formação de queloides na região da cicatriz; desenvolvimento de cicatrizes não desejáveis.
- Supuração recorrente, estenose ductal com desenvolvimento de mucoceles e pioceles.
- Contração da cicatriz da parede anterior do seio frontal secundária a ressecções muito extensas da parede anterior.
- Rejeição dos espaçadores inseridos largamente, devido ao risco aumentado associado de formação de cicatrizes escarificadas.

Cuidados Pós-Operatórios

Como na cirurgia endonasal dos seios paranasais.

■ Cirurgia Radical do Seio Frontal de Riedel

Princípio Cirúrgico

Obliteração completa do seio frontal pela remoção de toda a parede anterior e remoção simultânea do conteúdo do etmoide.

Indicação Rara

Osteomielite do osso frontal.

! Riscos e Complicações

Alterações cosméticas consideráveis devidas ao defeito frontal.

Regras, Dicas e Truques

Lidando com Problemas Intraoperatórios

- Avaliação radiológica pré-operatória minuciosa, considerando que as intervenções cirúrgicas são decididas pelo tamanho dos seios frontais.
- Cuidados especiais com os acessos cirúrgicos visando proteger os ductos lacrimais e o nervo supraorbitário.
- O seio frontal deve ser explorado com uma sonda antes da cirurgia.
- Brocas devem ser utilizadas para a remoção meticulosa dos conteúdos dos recessos profundos e laterais dos seios frontais.

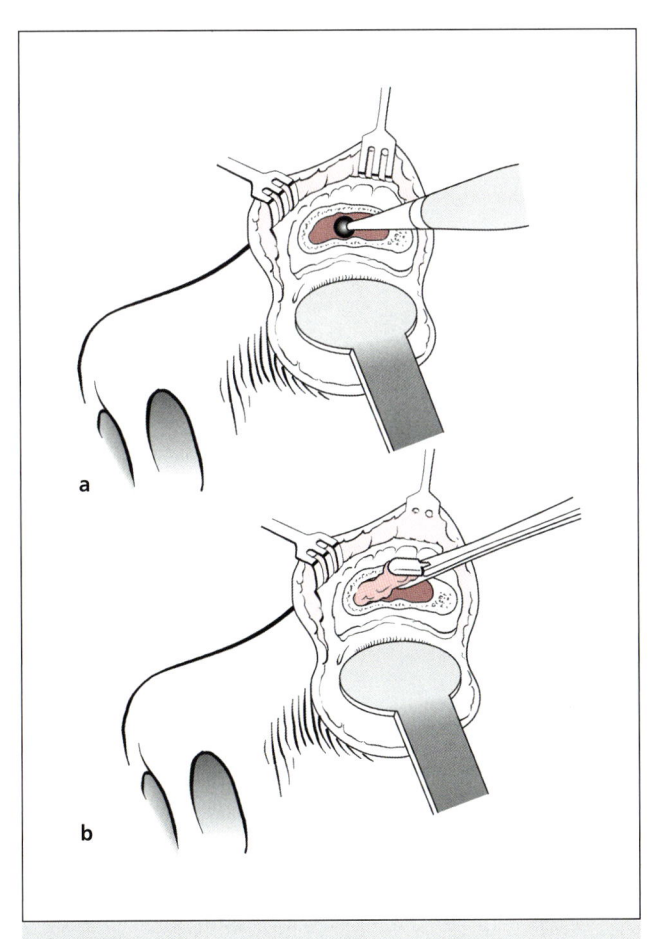

Fig. 7.28a, b Cirurgia do seio frontal de Jansen-Ritter.

> ■ Ao destacar temporariamente a tróclea e o tendão superior
> oblíquo, é recomendável destacar a tróclea em conjunto com
> um fragmento de osso, refletindo-a imediatamente.
> A vantagem aqui é que ao final da cirurgia o fragmento de
> osso deslocado pode ser refixado em conjunto com a tróclea.
> Esta medida evita o desenvolvimento de diplopia no
> pós-operatório.

Cirurgia Osteoplástica do Seio Frontal

Princípio Cirúrgico

Abertura larga do seio frontal (bom resultado cosmético com a remoção temporária de toda a parede anterior do seio frontal, que tanto pode ser completamente removida, quanto mantida pediculada no periósteo). A mucosa do óstio de drenagem deve permanecer intocada. Estas são as principais opções para a incisão inicial.

Indicações

- Indicação cirúrgica para o tratamento de rinossinusite crônica intratável em grandes seios frontais.
- Mucopioceles *em seios frontais grandes*.
- Osteomas na região do seio frontal.
- Fraturas extensas em um seio frontal grande com deslocamento dos fragmentos ósseos.
- Complicações rinogênicas e endocranianas.

Contraindicações

Seios frontais pequenos, fraturas cominutivas da parede anterior dos seios frontais.

Planejamento Cirúrgico

- TC de alta resolução.
- Avaliação radiológica das bordas do seio frontal, utilizando uma radiografia simples para preparar um molde no formato do seio.

Anestesia

Anestesia geral endotraqueal.

Instrumentos Especiais e Implantes

Brocas finas e padrão (com manga protetora, caso necessário), serra recíproca, pinças hemostáticas de Raney.

Técnica Cirúrgica

Posicionamento. Com o paciente em posição plana e supina, a cabeça é escorada por um apoio de cabeça. O cirurgião se posiciona em pé ou sentado no final da cabeça. Com uma incisão bicoronal, considerar tricotomia de uma zona com largura de 0,5 a 1 cm ao longo da incisão.

Incisão. *Incisão subfrontal*: Uma incisão curvilínea é realizada abaixo da sobrancelha, iniciando medialmente ao forame supraorbitário (ou possivelmente mais lateralmente), continuando na metade da parede lateral do nariz e terminando no nível da margem infraorbitária. A incisão secciona também o periósteo. A linha de incisão deve ser previamente marcada; vasos são coagulados e ligados (**Fig. 7.26**).

Incisão bicoronal: Posteriormente à linha de implantação capilar, estendendo-se da região pré-auricular de uma orelha à outra no nível do vértice. Hemostasia é realizada com pinças de Raney, que também pinçam uma margem de 2 cm do campo cirúrgico. Vasos sanguíneos esguichando são imediatamente ligados. *Não seccionar o periósteo*. A gálea é descolada além das margens supraorbitárias, parcialmente por dissecção romba, com proteção da inserção do músculo temporal. Os nervos supraorbitário e frontal são protegidos, enquanto os seus forames ósseos podem ser abertos, deixando um *"cuff"* de osso em torno dos nervos. Isto permite, então, a mobilização do escalpo em uma direção ainda mais caudal (**Fig. 7.29a**).

Dissecção do retalho ósseo. As bordas do seio frontal são marcadas utilizando um padrão em fio ou um molde previamente realizado de acordo com a radiografia occipitofrontal. O periósteo é incisado com uma margem de 1 a 1,5 cm em torno das bordas sinusais assim determinadas e descolado somente além das marcas. Ele é deixado intocado ao longo da margem inferior do seio frontal (**Fig. 7.29**).

Orifícios são brocados de maneira idêntica à descrita para elevação do retalho ósseo na cirurgia osteoplástica do seio maxilar, sendo conectados com a serra recíproca. Alternativamente, o seio frontal pode ser aberto inferomedialmente com broca diamantada e o retalho ósseo elevado através desta abertura em uma direção superior e novamente para baixo até a extremidade inferolateral. Dependendo dos instrumentos disponíveis, uma broca ou a serra recíproca é utilizada para realizar um corte oblíquo (**Fig. 7.29d**), que, mais tarde, proverá uma plataforma subjacente para o retalho ósseo. Uma sonda é utilizada para avaliar pelas características acústicas a direção tomada pela parede sinusal. Na margem supraorbitária, o corte da broca é direcionado mais 0,5 cm para o interior da base do retalho ósseo de cada lado, este podendo agora ser elevado e forçado para fora com um descolador resistente. O retalho ósseo permanece em dobradiça pelo periósteo ao longo da margem orbitária.

O procedimento seguinte dependerá dos achados. Osteomas e mucoceles são removidos, com proteção da mucosa. O ducto nasofrontal permanece intocado. Durante o procedimento osteoplástico do seio frontal por meio de uma abordagem superior, a remoção do conteúdo do seio etmoidal geralmente só pode ser realizada na região das células supraorbitárias. Caso necessário, qualquer remoção adicional deverá ser feita pela abordagem endonasal.

A *obliteração osteoplástica do seio frontal*, com completa remoção da mucosa, é raramente indicada. Após a remoção radical da mucosa, o seio frontal é desnudado com uma broca diamantada e, assim, desepitelializado. A mucosa também é removida do retalho ósseo. O ducto nasofrontal é dissecado, deslocado em direção ao nariz e mantido em posição com cola de fibrina. A cavidade pode agora ser obliterada com gordura colhida da parede abdominal, via incisão periumbilical.

O retalho ósseo é retornado à sua posição original. Segue-se, então, uma sutura periosteal ou o retalho é estabilizado com vários pontos Vycril após brocagem de vários orifícios apropriados.

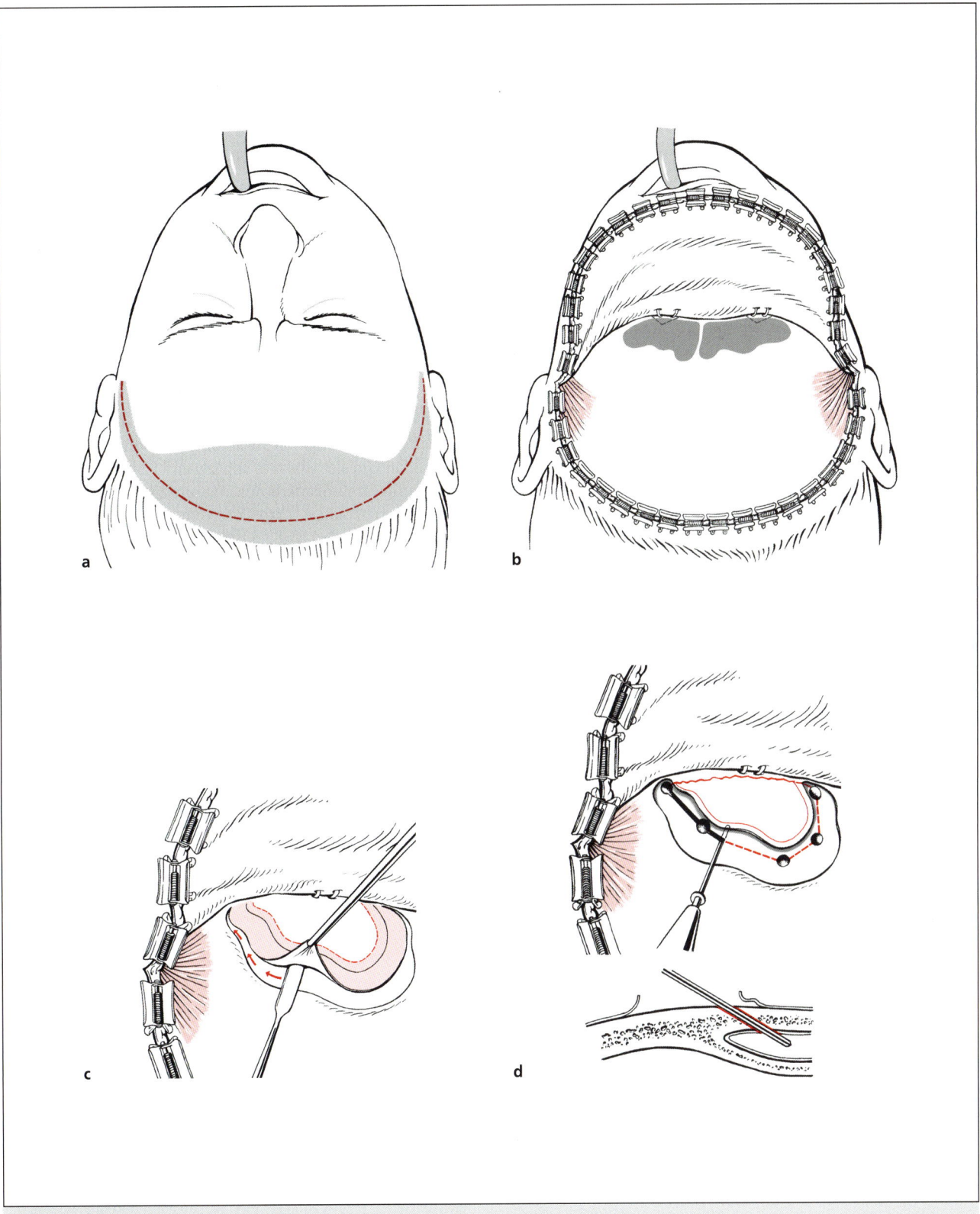

Fig. 7.29a-d Cirurgia osteoplástica do seio frontal via incisão bicoronal.

a Posicionamento com cabeça reclinada e ligeiramente rebaixada. Cirurgião na extremidade da cabeça. Incisão iniciada em um ponto pré-auricular posterior à linha de implantação capilar.

b Mobilização dos nervos supraorbitário e frontal através da brocagem, com liberação dos canais ósseos.

c O periósteo é incisado lateralmente às bordas do seio frontal e descolado apenas até uma posição medial às margens do seio frontal (área sombreada).

d Após realização dos orifícios no seio frontal por meio de brocagem, o retalho ósseo é elevado direcionando-se tangencialmente a serra.

Drenagem Mediana

Técnica Cirúrgica
Semelhante à da abordagem endonasal, mas com acesso através do procedimento osteoplástico do seio frontal.

Cuidados Pós-Operatórios
Semelhantes aos da cirurgia endonasal dos seios frontais, curativo em faixas da cabeça.

> **Regras, Dicas e Truques**
>
> **Lidando com Problemas Intraoperatórios**
>
> - As bordas dos seios frontais devem ser identificadas pré-operatoriamente.
> - A incisão bicoronal não é recomendável em pacientes com tendência à calvície; o nervo supraorbitário deve ser protegido ao se elevar o retalho.
> - A broca ou microsserra recíproca deve ser direcionada em um ângulo em torno de 30° ao elevar o retalho ósseo, para evitar lesões da parede posterior do seio frontal. Além disso, uma broca com a cabeça romba arredondada deve ser preferencialmente utilizada.

Cirurgia de Tumores Malignos na Região dos Seios Paranasais

O procedimento cirúrgico adequado e o prognóstico dos tumores dos seios paranasais são determinados pelo sítio de origem e pela localização do tumor, sua extensão e invasão de estruturas contíguas. Sebileau diferencia três níveis de localização do tumor:

- Nível superior: teto do seio maxilar, etmoide (ângulo maxiloetmoidal), seio frontal.
- Nível médio: seio maxilar e parede lateral do nariz.
- Nível inferior: processo alveolar, palato e assoalho do seio maxilar.

O prognóstico é mais favorável para o nível inferior e pior para o nível superior. Também é verdade que os tumores localizados anteriormente à linha de Öhngreen (a linha que conecta o canto interno ao ângulo da mandíbula), têm um prognóstico mais favorável do que os tumores situados posteriormente a este plano.

Além disso, ao planejar a cirurgia, é importante avaliar a extensão do envolvimento das estruturas contíguas – a cavidade nasal principal, a nasofaringe, a cavidade oral, a órbita, os tecidos moles da face, a fossa pterigopalatina ou o endocrânio.

Planejamento Cirúrgico

- Biópsia.
- Endoscopia.
- Radiografia, TC com janelas para osso e tecidos moles.
- RM (invasão do cérebro, olho, músculos).
- Avaliação oftalmológica, avaliação neurológica e, caso apropriado, pré-avaliação odontológica, com preparo de um molde para o obturador.

Instrumentos Especiais

Brocas e serras ósseas oscilantes são necessárias adicionalmente aos instrumentos-padrão usuais exigidos para a cirurgia dos seios paranasais.

Indicações

A indicação é determinada pelo conhecimento do resultado histológico e pela extensão do tumor, demonstrada pela TC e pela RM.

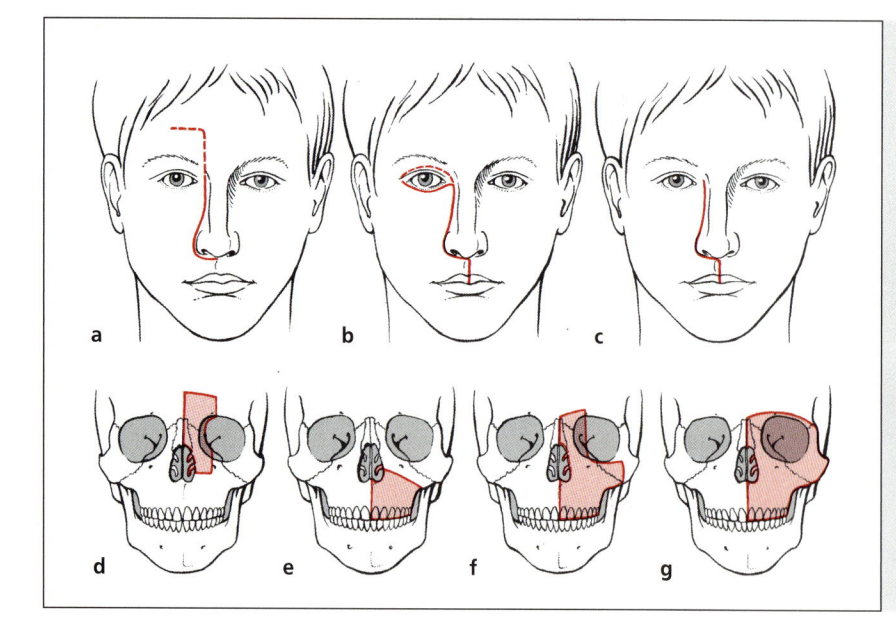

Fig. 7.30a-g Incisões para elevação do retalho da bochecha para tumores maxilares.

a Incisão de rinotomia lateral, com opção de extensão para a fronte.

b Incisão de rinotomia lateral com extensão para a bochecha através de uma incisão subciliar de Zange e extensão para o lábio superior.

c Incisão de rinotomia lateral com secção do lábio superior.

d Área de ressecção óssea para tumores dos seios paranasais no nível superior.

e Tumores do nível inferior.

f Maxilectomia.

g Maxilectomia com exenteração orbitária.

Contraindicações

Evidências de metástases à distância, condição geral deteriorada.

Pequenos tumores anteriores localizados nos níveis inferior e médio podem ser removidos com margens seguras através de métodos apropriados de ressecção e bom diagnóstico pré-operatório. Com tumores de extensão posterior no nível superior, a remoção com margens seguras não é possível por razões anatômicas. Em alguns casos, o tumor deve ser primeiramente removido, e as suas extensões deverão ser isoladas posteriormente.

Técnicas Cirúrgicas

Tumores confinados ao nível superior são abordados através de uma incisão de Moore, que pode ser estendida para a frente, na linha média (**Fig. 7.30a**). Tumores confinados ao etmoide e ângulo maxiloetmoidal podem ser expostos através da incisão de Moore (rinotomia lateral). Tumores localizados no nível médio são removidos através da ressecção da maxila e reflexão posterior da bochecha superior. A invasão da órbita irá requerer a subsequente extensão da incisão e exenteração da órbita. Tumores do nível inferior podem ser demarcados após elevação da bochecha (**Fig. 7.30**).

■ Abordagem por Rinotomia Lateral

A incisão de rinotomia lateral de Moore (**Fig. 7.30a**): Os tecidos moles são dissecados e elevados de cada lado da incisão em frente à abertura piriforme; os tecidos moles são descolados da mucosa. O osso é cuidadosamente penetrado na região do seio etmoidal. A trepanação é estendida ao seio maxilar e/ou seio frontal. Dependendo dos achados, o tumor é circundado sob visão direta (**Fig. 7.31**). Alternativamente, um retalho ósseo pode ser temporariamente destacado, para posterior refixação (dependendo dos achados).

■ Técnica para Tumores do Nível Inferior com Elevação de um Retalho da Bochecha

Uma incisão de rinotomia lateral é realizada em torno da asa e sob a base da columela, depois estendida na linha média através do filtro e do lábio superior (incisão de divisão do lábio superior na linha média) (**Fig. 7.30b, c**). A mucosa do vestíbulo oral é seccionada. O retalho da bochecha é elevado do osso. Cortes ósseos são realizados em torno do tumor com a serra oscilante na região da parede facial do seio maxilar, da crista alveolar e do palato duro. O tumor é, então, extirpado (**Figs. 7.32** e **7.33**).

■ Técnica de Maxilectomia Total

A incisão é similar à acima descrita, mas é estendida como uma *incisão subciliar de Zange*: 1 a 2 mm abaixo da margem da pálpebra inferior (**Fig. 7.30b**), medial ao tendão cantal, pele e fibras musculares são seccionadas inferiormente até o septo orbitário e o músculo orbicular do olho é descolado de forma romba em conjunto com o retalho cutâneo. O periósteo da margem inferior da órbita deve ser incisado de forma cortante. Após a secção do nervo infraorbitário, a porção superior da bochecha é refletida posteriormente. A maxila é cortada com uma serra osci-

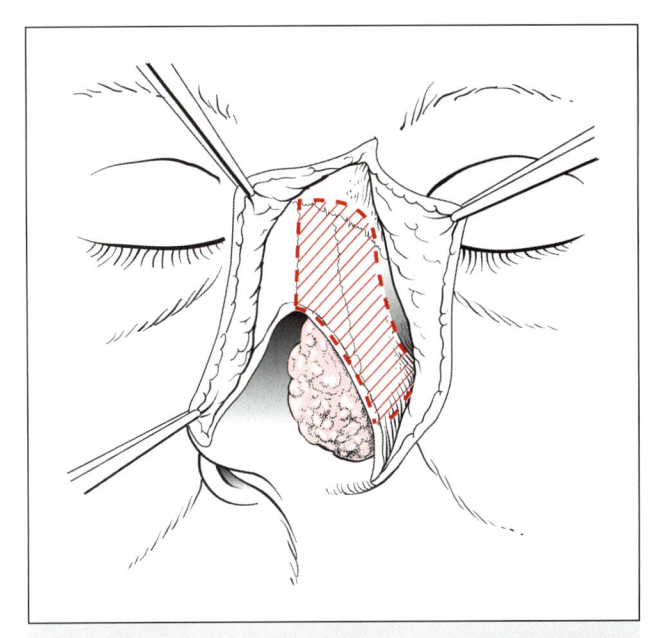

Fig. 7.31 Rinotomia lateral.
Ressecção do osso na parede lateral do nariz. Está incluído o osso nasal, bem como o processo frontal da maxila, o processo frontal do osso frontal e o osso lacrimal.

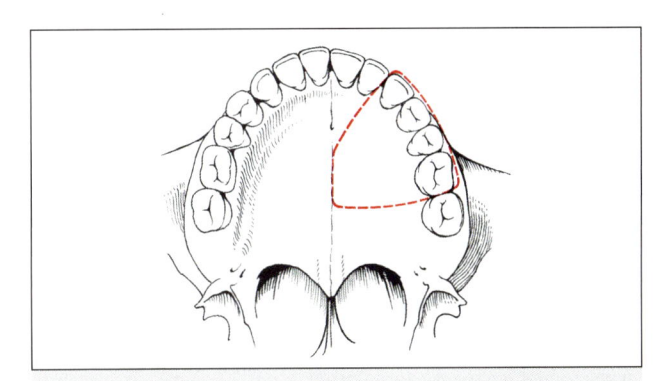

Fig. 7.32 Ressecção parcial do palato duro para tumores do nível inferior.

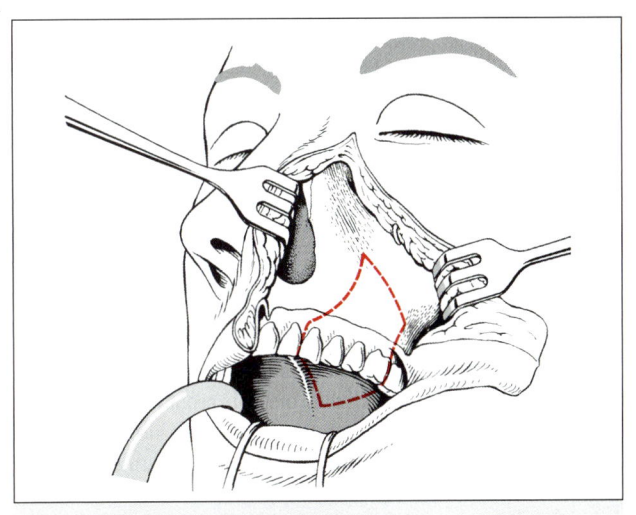

Fig. 7.33 Ressecção parcial da maxila para tumores do nível inferior.

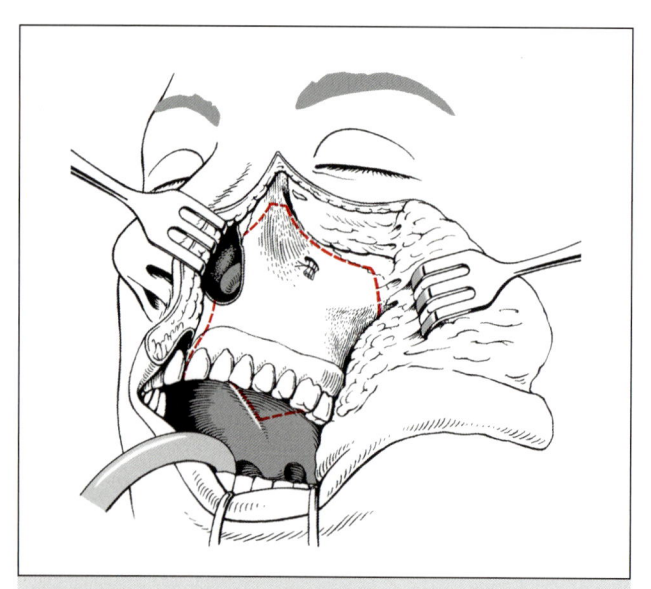

Fig. 7.34 Área de ressecção para maxilectomia (a partir de Naumann).

- Dependendo da localização do tumor, todos os outros riscos associados à cirurgia dos seios paranasais são também válidos para as meninges. Além disso, as repercussões cosméticas das incisões, cavidades e formação de cicatrizes devem ser mantidas em mente. Um ectrópio ou problemas na drenagem lacrimal podem também ocorrer.
- Além disso, a perda parcial da maxila produz alterações dramáticas no sistema mastigatório, que necessitarão posteriormente de tratamento protético. Dificuldades para mastigar, deglutir e falar são possíveis. Uma quantidade significativa de crostas nasais também pode se desenvolver.
- Disfunções do nervo infraorbitário e perda do olfato podem surgir, dependendo da extensão da ressecção. Esvaziamentos na direção posterior também podem levar a distúrbios da aeração da tuba auditiva. Uma quantidade significativa de perda sanguínea durante a cirurgia e sangramentos pós-operatórios também são possíveis.

lante, primeiramente ao longo do nariz, e paralela à margem orbitária inferior e através do corpo do zigomático (**Fig. 7.34**). Isso é seguido por um corte paramediano com a serra através do palato duro. A maxila é divulsionada com um cinzel, posicionado no processo pterigoide lateralmente por trás da maxila, após dissecção cuidadosa dos tecidos moles. A tração para frente do bloco ósseo permite que as conexões mediais e retromaxilares remanescentes dos tecidos moles sejam seccionadas de forma cortante para completar o descolamento. A artéria maxilar é ligada. O fechamento em camadas da ferida completa a cirurgia. Antes disso, uma prótese interina é inserida ou a cavidade da ferida é preenchida com um tampão, que é exteriorizado pelo nariz.

Caso se descubra uma invasão tumoral da órbita, a cirurgia deverá ser estendida para uma *exenteração orbitária (com preservação da pele da pálpebra)* (**Figs. 7.35** e **7.36**). Uma incisão é realizada ao longo da pálpebra superior, correspondente à incisão subciliar ao longo da pálpebra inferior. A fissura palpebral pode ser fechada com duas suturas para colocar a pele da pálpebra sob tensão e facilitar a incisão. A pele da pálpebra é descolada até a margem superior da órbita. Esta pele preservada das pálpebras superior e inferior podem ser utilizadas posteriormente para cobertura do osso na cavidade orbitária. Após a incisão do periósteo ao longo da rima supraorbitária, o teto e o assoalho orbitários são expostos em um plano subperiosteal com um descolador largo. Os ligamentos palpebrais medial e lateral e o aparato de suspensão da glândula lacrimal são seccionados de forma cortante. Utilizando o nervo óptico como um pedículo, ele é pinçado com um grampo, descarregado com o canal óptico, seccionado com tesouras e ligado.

> **! Riscos e Complicações**
> - As sequelas e os riscos dependem da extensão da cirurgia. Deve ser confirmado antes da cirurgia que o olho remanescente possui visão adequada, especialmente quando uma exenteração é planejada.

Técnica do *Degloving* Médio-Facial

Princípio Cirúrgico

O *degloving* médio-facial envolve a elevação de toda a cobertura de tecidos moles da face média e exposição da mesma até o rebordo infraorbitário e/ou raiz do nariz.

Indicações

Ressecção de tumores na região da face média, do septo nasal, do seio maxilar, da cavidade nasal principal e do sistema paranasal; tumores do seio esfenoidal e clivo; fraturas extensas e cominutivas da face média.

Tumores com expansão para a fossa retromaxilar (p. ex., angiofibroma).

Contraindicações

A base do crânio anterior não é acessível por esta abordagem.

Técnica Cirúrgica

Esta abordagem é selecionada quando há necessidade da criação de um acesso largo e claro à face média, à pirâmide nasal e ao seio maxilar, bem como às órbitas adjacentes. Uma incisão bilateral é realizada no vestíbulo oral, abaixo da junção mucogengival, ambas as incisões se unindo no freio do lábio superior (**Fig. 7.37a, b**). Então, uma incisão transfixante é realizada e estendida de forma curvilínea de cada lado, lateralmente ao longo do assoalho do vestíbulo nasal, terminando em uma incisão intercartilaginosa realizada no interior da asa. A narina é incisada circunferencialmente. Então, a cobertura de tecidos moles da bochecha e de todo o nariz, em conjunto com as cartilagens laterais inferiores, podem ser refletidos em uma direção caudal-cefálica. Na região da parede anterior do seio maxilar, a dissecção prossegue sobre o osso (**Fig. 7.37c, d**). Toda a cobertura de tecidos moles da face média pode ser elevada até a margem orbitária inferior e/ou a raiz do nariz. Quais porções ósseas ou cartilaginosas serão removidas ou temporariamente deslocadas

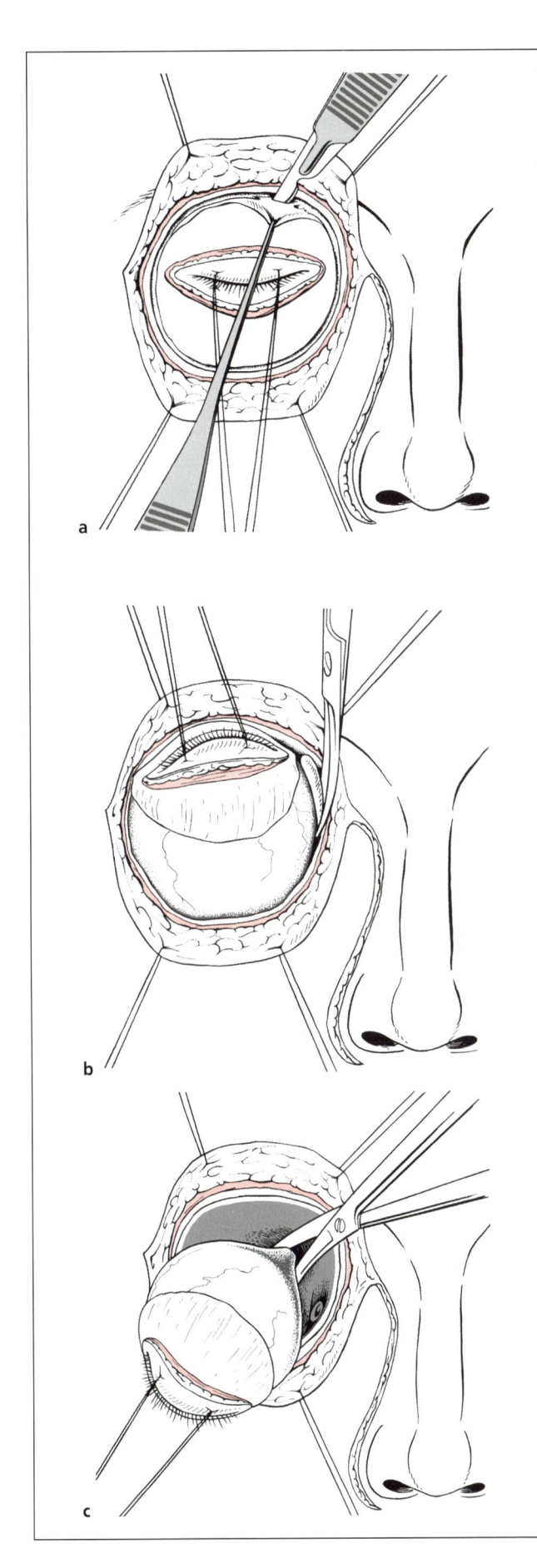

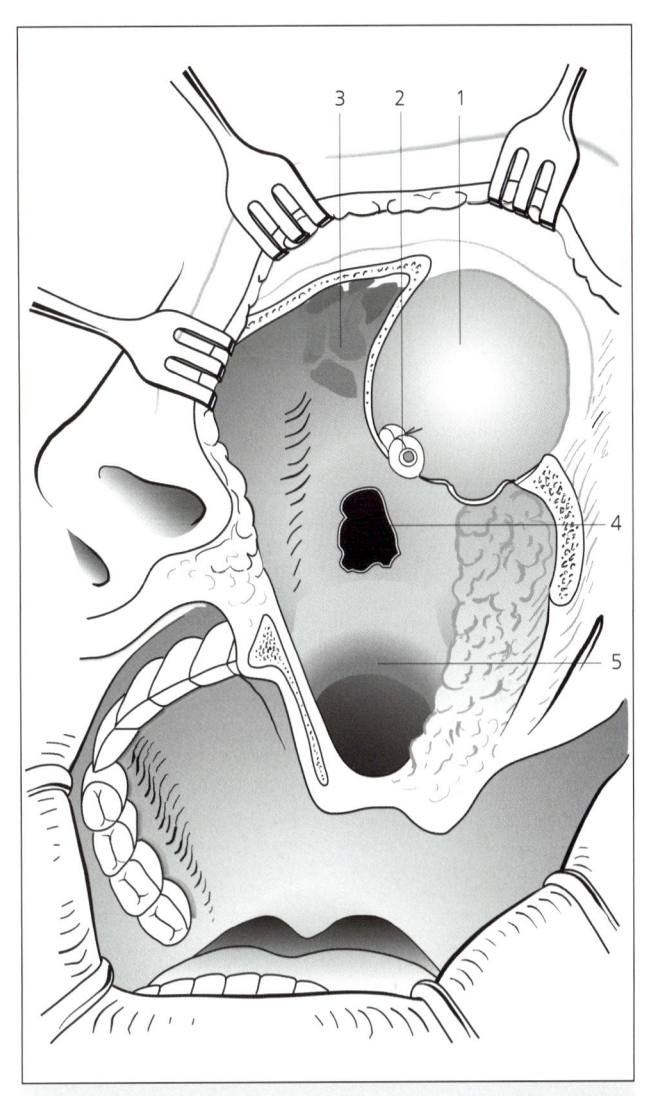

Cirurgia de Tumores Malignos na Região dos Seios Paranasais

Fig. 7.36 Sítio operatório após exenteração orbitária e maxilectomia.
1. teto da órbita
2. nervo óptico e artéria oftálmica
3. células etmoidais
4. seio esfenoide
5. coana

Fig. 7.35a-c Exenteração da órbita.
a Incisão periosteal no rebordo orbitário ósseo.
b Secção dos ligamentos palpebrais lateral e medial.
c Transecção do nervo óptico no forame óptico.

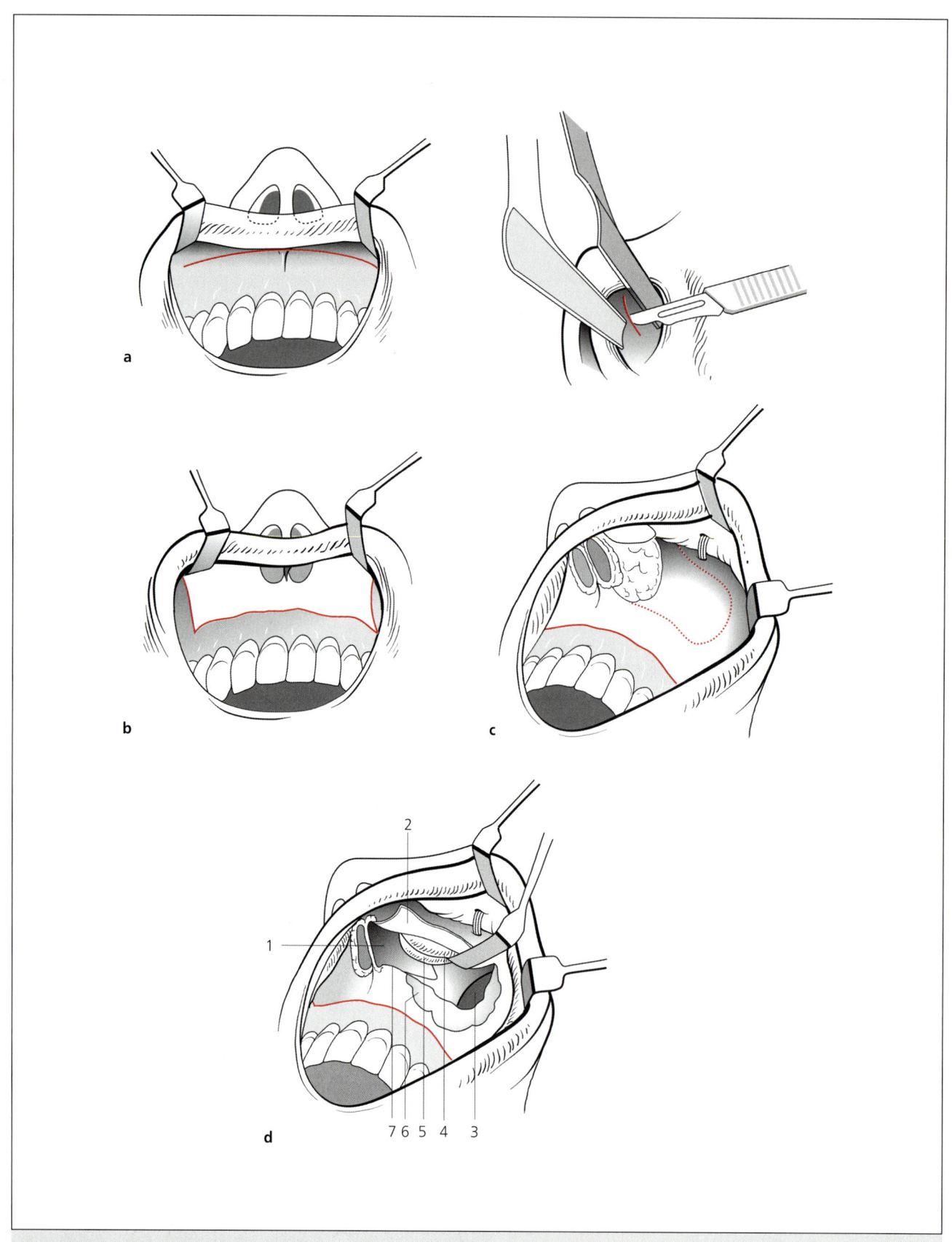

Fig. 7.37a-d Técnica do *degloving* médio-facial.
1. septo nasal
2. mucosa da parede nasal lateral, descolada
3. coana
4. concha inferior
5. concha média
6. seio maxilar
7. parede lateral da cavidade nasal, linha de incisão

dependerá do caso individual e da extensão do processo patológico (**Fig. 7.37**). Primeiramente, uma grande janela pode ser criada no seio maxilar, e, dependendo da doença apresentada, a margem óssea da abertura piriforme e a parede nasal do seio maxilar são ressecadas, com secção do ducto lacrimal. Este acesso permite a exploração do assoalho da órbita e da parede medial da maxila, enquanto protege os nervos infraorbitários. Após a dissecção do saco lacrimal, o canto medial pode ser exposto. O septo nasal é desarticulado da maxila, descolado e, caso afetado pelo tumor, excisado. A remoção do septo nasal ósseo, e de partes do vômer em particular, permite o acesso à nasofaringe.

Regras, Dicas e Truques
Lidando com Problemas Intraoperatórios

- Avaliação pré-operatória precisa para determinação do tipo de cirurgia.
- Colocação de *stents* no ducto lacrimal, caso necessário.
- Ao coagular tecidos tumorais, deve-se ter em mente que tecidos com 1 cm de raio de coagulação se tornam necróticos. O trajeto da artéria carótida interna, do nervo óptico e a localização da dura devem ser considerados com estes fatos em mente.
- Após a exenteração da órbita, a cavidade é recoberta com um enxerto cutâneo de espessura parcial. Uma epítese ancorada em osso deve ser planejada e, com ressecção parcial da maxila, um obturador deve ser ajustado pré-operatoriamente. Uma impressão é tomada no pré-operatório para um obturador cirúrgico, que é inserido no final do procedimento.

- Ao remover a porção dentária da maxila, os dentes adjacentes ao osso também podem ser removidos.
- Trismo secundário a lesões dos músculos mastigatórios requer alongamento pós-operatório com a ajuda de uma espátula. Caso não se obtenha nenhuma melhora, a remoção do ramo ascendente da mandíbula deve ser considerada.

Cuidados Pós-Operatórios

- Deixar tampões por aproximadamente 1 semana sob cobertura antibiótica.
- Defeitos no palato duro irão requerer a adaptação de um obturador.
- Caso parafusos sejam inseridos intraoperatoriamente para ancoragem de uma epítese, esta última deve ser realizada em uma segunda etapa, após a cicatrização das superfícies das feridas.
- Com envolvimento da base do crânio, atentar para o desenvolvimento de liquorreias.
- Higiene regular da cavidade oral é importante.
- Reabilitação e, caso apropriado, medidas reconstrutivas plásticas pós-operatórias devem ser consideradas.

Cirurgia dos Ductos Lacrimais

Procedimentos Endonasais Microscópicos e Endoscópicos para Dacriocistorrinostomia

Princípio Cirúrgico

Exposição endonasal do saco lacrimal. Criação de uma anastomose com a cavidade nasal acima da estenose.

Indicações

Obstrução intrassacal e pós-sacal do ducto nasolacrimal.

Anestesia

Anestesia geral endotraqueal ou anestesia local. Anestesia tópica do nariz. Infiltração com lidocaína e um vasoconstritor na região do *agger nasi* e nas porções externas da parede nasal na região da abertura piriforme.

Técnica Cirúrgica

Uma septoplastia planejada deve ser realizada primeiramente para correção de qualquer desvio septal ou condições de estreitamento anatômico. Retração da concha média. Utilizando uma faca circular angulada, dois retalhos mucosos são desenhados no *agger nasi*, em frente à inserção da concha média. Eles são elevados com um descolador e refletidos inferior e superiormente. Os tecidos moles são descolados do osso até a região do saco lacrimal através da abertura piriforme. O osso que recobre o saco lacrimal é removido com uma broca ou um punch (**Fig. 7.38**).

Alternativamente, a linha de sutura entre o osso lacrimal e o processo frontal é aberta com bisturi angulado e o osso removido sobre o saco lacrimal (**Fig. 7.39**). Isso também abrirá ao mesmo tempo algumas células etmoidais. Uma sonda é inserida no ducto lacrimal via *punctum lacrimal*, sobre a qual o saco lacrimal é incisado e, com uma faca em foice, largamente aberto. Um retalho caudalmente pediculado pode ser elevado, podendo ser tracionado para baixo ou, alternativamente, o tecido pode ser descartado. A inserção de uma sonda de Oggel, montada com um fio de silicone, é também útil, mas não essencial. O nariz é tamponado por 1 dia.

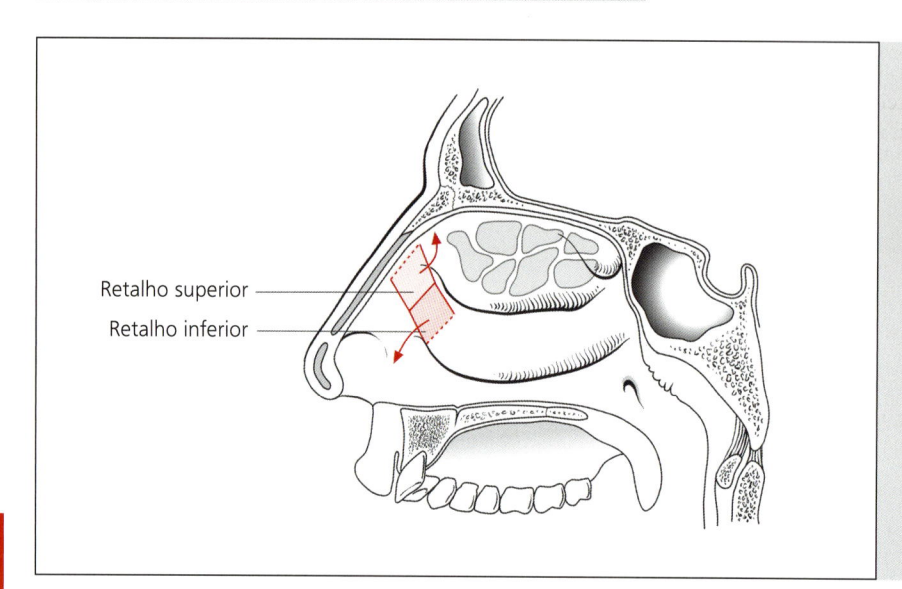

Fig. 7.38 Abordagem endonasal ao saco lacrimal.

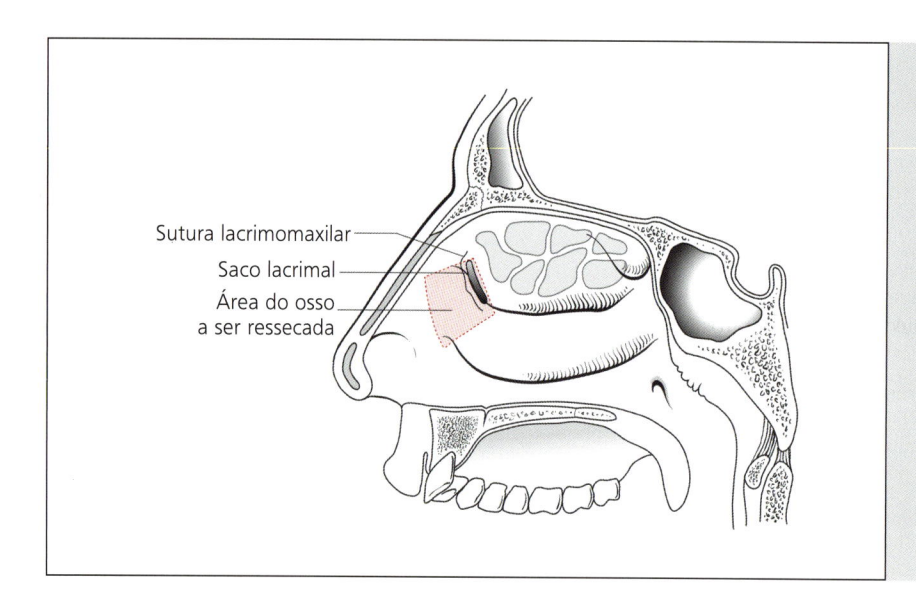

Fig. 7.39 Visão lateral da área óssea a ser ressecada.

Cirurgia do Trauma dos Seios Paranasais, Órbita e Base Anterior do Crânio; e Cirurgia das Complicações Endocranianas

Abordagem para Fraturas Zigomáticas

Princípio Cirúrgico

Redução da depressão do zigoma e fixação interna utilizando uma miniplaca estabilizada na linha de sutura frontozigomática.

Planejamento Cirúrgico

Radiografias dos seios paranasais e do zigoma (visão em alça de garrafa do arco zigomático), TC de alta resolução (cortes axiais e coronais), avaliação oftalmológica, avaliação da função sensorial do nervo infraorbitário.

Indicações

Fraturas com deslocamento do zigoma com sintomas orbitários associados e deformidade facial.

Uma vez que fraturas maxilares-zigomáticas completas também envolvem o assoalho da órbita, este deve ser avaliado separadamente por uma segunda abordagem.

Anestesia

Anestesia geral endotraqueal, infiltração de um vasoconstritor.

Técnica Cirúrgica

Incisão na extremidade lateral da sobrancelha. O afastamento dos tecidos moles revelará o hiato da fratura na linha de sutura frontozigomática. A redução do zigoma é realizada através de tração em um gancho malar inserido percutaneamente. A acurácia da redução é confirmada pela palpação das rimas orbitárias inferior e lateral antes da fixação interna, que é realizada com uma miniplaca estabilizada sobre a linha de sutura. A placa é curvada ligeiramente para uma boa adaptação (**Figs. 7.40 e 7.41**).

Cuidados Pós-Operatórios

Radiografias para verificação da melhora no alinhamento da fratura.

> **! Riscos e Complicações**
> - Sintomas oculares, diplopia.
> - Hipestesia ou neuralgia na distribuição do nervo infraorbitário.
> - Resultado insatisfatório devido a deformidades cosméticas após redução inadequada ou sobrecorreção.
> - Trismo, problemas mastigatórios.

Fraturas do Arco Zigomático

A redução é realizada por meio de uma forte tração em um gancho malar inserido percutaneamente entre os fragmentos. Geralmente, o arco zigomático se posiciona bem na posição correta, sem novos deslocamentos. Caso a estabilização não seja adequada devido ao fato da fratura ser cominutiva ou de apresentar uma posição desfavorável, o arco zigomático e seus fragmentos são descolados e expostos através de uma incisão cutânea em uma posição pré-auricular relativamente distante, reduzidos e estabilizados por suturas e fixação interna com uma miniplaca. A redução também pode ser realizada via vestíbulo oral, desde que a posição da fratura seja facilmente palpável externamente (**Figs. 7.40 e 7.41**). Alternativamente, a redução também pode ser realizada a partir de uma direção cranial, via incisão bicoronal (que é mais segura para o nervo facial).

> **! Riscos e Complicações**
> - Problemas com mastigação e trismo podem persistir, associados à redução inadequada e ao resultado cosmético pobre.
> - Quaisquer incisões externas adicionais através da pele requerem proteção do ramo frontal do nervo facial. Distúrbios sensoriais podem persistir na distribuição do nervo infraorbitário.

Fraturas do Assoalho da Órbita

Princípio Cirúrgico

Redução do conteúdo orbitário, liberação de aprisionamentos musculares, remoção de espículas ósseas penetrantes e estabilização do assoalho da órbita. A abordagem se faz através de via puramente transmaxilar ou por incisões externas (subtarsal, transconjuntival, subciliar), conectadas, caso apropriado, entre as duas bochechas.

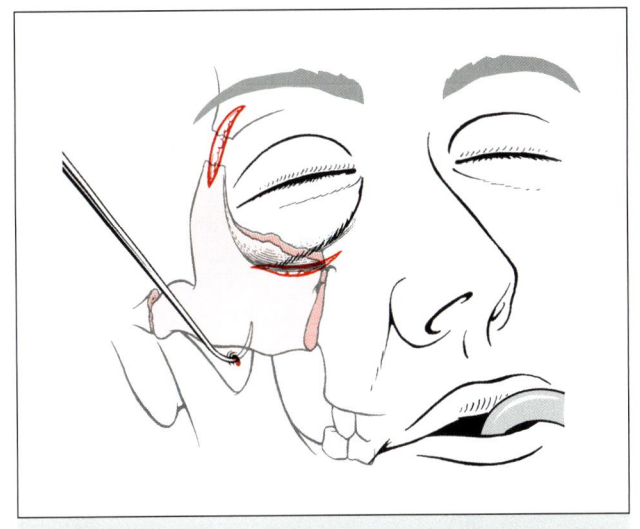

Fig. 7.40 Redução do osso zigomático através da incisão percutânea de um gancho malar, que é passado por baixo do arco zigomático; incisão cutânea para fixação interna através de uma miniplaca.

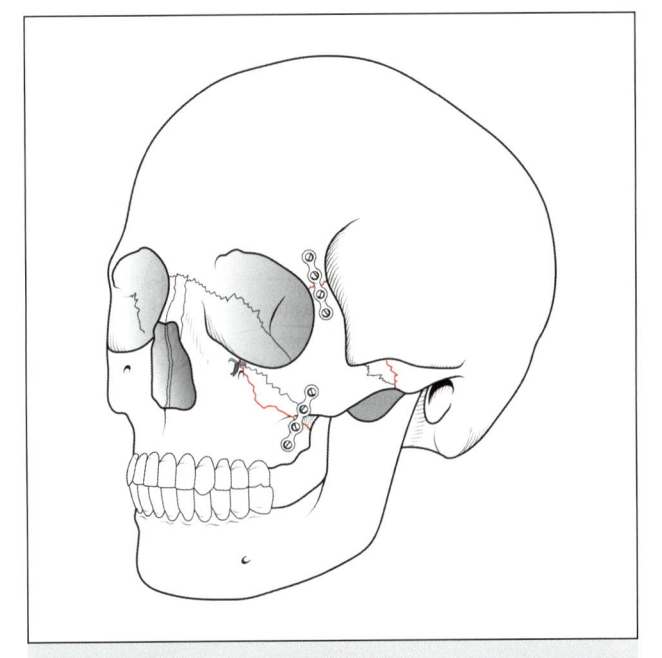

Fig. 7.41 Fratura do osso zigomático. Fixação interna do osso zigomático por meio de uma miniplaca na sutura frontozigomática e, caso apropriado, na crista zigomaticoalveolar. Uma cerclagem adicional com fios metálicos poderá ser necessária na região do canal infraorbitário.

Planejamento Cirúrgico

Radiografias convencionais dos seios paranasais, TC de alta resolução dos seios paranasais (cortes coronais e axiais), avaliação oftalmológica: enoftalmo, mobilidade ocular, diplopia, acuidade visual, distúrbios sensoriais na distribuição do nervo infraorbitário.

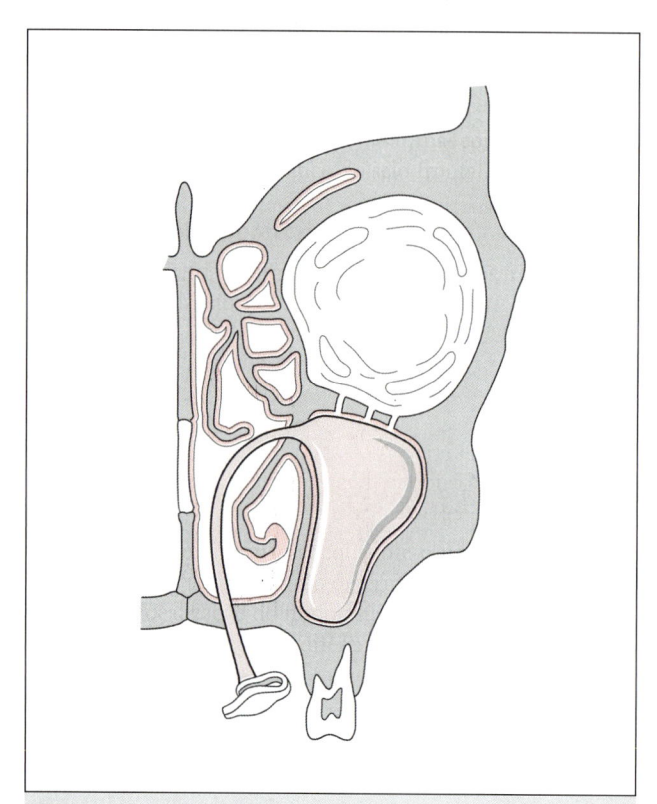

Fig. 7.42 Fratura do assoalho da órbita.
Abordagem transmaxilar. O assoalho orbitário reduzido é suportado por um cateter-balão antral; o orifício é exteriorizado através da janela maxilar.

necta os cantos interno e externo, cerca de 5 a 6 mm abaixo da margem palpebral (**Fig. 7.44**). As fibras do músculo orbicular do olho são separadas e penetradas através de dissecção romba em uma direção inferior, ao longo do septo orbitário. O periósteo é incisado sobre a margem orbitária e a periórbita é descolada. Toda a extensão das margens da fratura é identificada, e quaisquer espículas ósseas são removidas. O conteúdo orbitário é cuidadosamente elevado com um gancho rombo. Qualquer pequeno defeito é coberto com fáscia (fáscia lata ou fáscia temporal) e uma fratura orbitária extensa recebe suporte adicional pelo seio maxilar, através de um cateter-balão. Finalmente, a incisão subtarsal é fechada.

Incisão subciliar. A incisão subciliar corre imediatamente abaixo e paralela à margem da pálpebra. Ela é iniciada 2 a 3 mm abaixo do *punctum* lacrimal inferior. Após a secção, em geral, muito delicadas fibras do músculo orbicular do olho, a dissecção é continuada ao longo do tarso, na direção da margem orbitária inferior e, após secção do periósteo, inferiormente, em direção às estruturas ósseas. A incisão de pálpebra inferior típica utiliza as linhas das rugas naturais da pele (**Fig. 7.45**).

Incisão transconjuntival. Primeiramente, uma cantotomia lateral (blefarotomia) é realizada com tesouras retas ou bisturi, iniciando-se exatamente no canto lateral e seccionando a pele e os tecidos moles subjacentes. A pálpebra inferior é tracionada para baixo com um afastador de pálpebra, e a conjuntiva palpebral é incisada abaixo da borda tarsal. A margem infraorbitária é dissecada no plano entre o septo orbitário e o músculo orbicular, criando um túnel através do qual tesouras podem ser inseridas. A conjuntiva é seccionada em uma direção medial com tesouras, cerca de 0,3 a 0,5 cm acima da reflexão conjuntival e 0,5 cm distante do *punctum* lacrimal. A margem da órbita

Indicações

Fraturas do assoalho orbitário com aprisionamento (diplopia, disfunção muscular, enoftalmo secundário à herniação de gordura orbitária) nos primeiros 2 dias após a lesão.

Instrumentos Especiais e Implantes

Fáscia, lâmina de poli-p-dioxanon (PDS) (0,25 mm), substuto para a dura, cateter-balão antral.

Técnica Cirúrgica

Abordagem Transmaxilar (Fig. 7.42)

Abordagem osteoplástica através do seio maxilar. Uma incisão é realizada na mucosa com um bisturi em disco através do teto da maxila, sobre o osso estável e em torno do prolapso. Espículas ósseas são removidas com instrumentos otológicos delicados. O suporte para a cavidade é provido por um cateter-balão antral de Milewski, preenchido com solução salina e cujo orifício é exteriorizado através do nariz. A incisão no vestíbulo oral é fechada com suturas, e o cateter estabilizado na bochecha ou dorso do nariz.

Abordagem Transfacial (Fig. 7.43)

Incisão subtarsal. Uma incisão é realizada na metade da pálpebra inferior ao longo das linhas relaxadas da pele, da porção medial para a lateral, caindo lateralmente abaixo da linha que co-

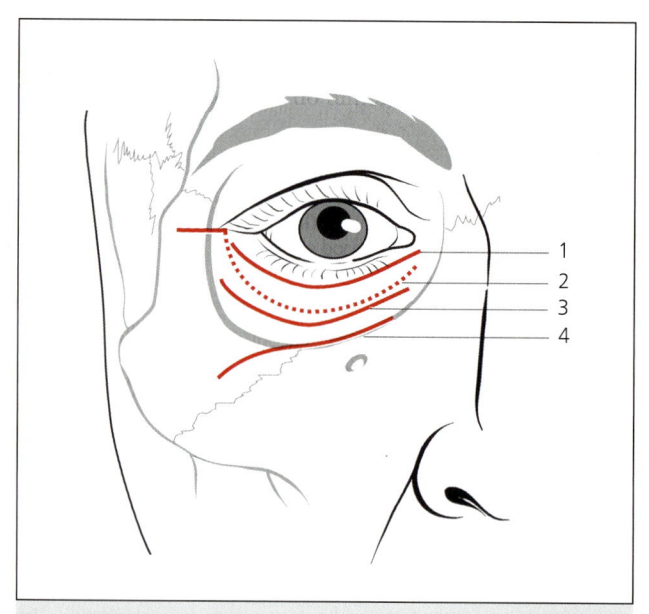

Fig. 7.43 Abordagens ao assoalho da órbita.
1. subciliar
2. incisão transconjuntival
3. incisão subtarsal
4. incisão no rebordo orbitário

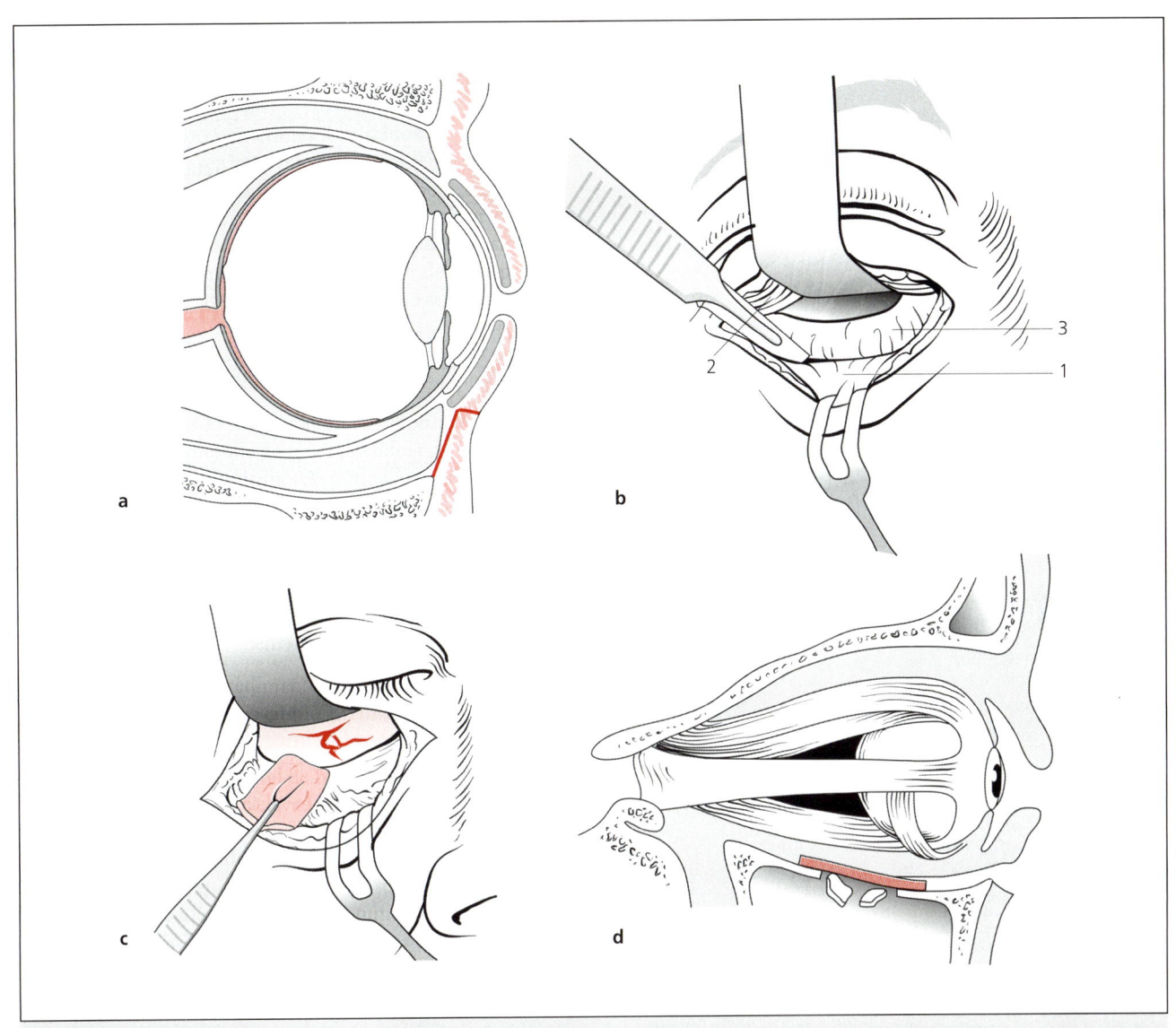

Fig. 7.44a-d Abordagem ao assoalho da órbita. Incisão subtarsal.

a Visão lateral da incisão subtarsal.

b Abordagem ao assoalho da órbita após a incisão cutânea.
  1. margem infraorbitária, periósteo
  2. músculo orbicular do olho
  3. periórbita

c Exposição do assoalho da órbita pela incisão subtarsal; inserção da fáscia.

d Posição da fáscia sobre o defeito no assoalho da órbita após abordagem subtarsal.

é identificada e o periósteo seccionado de forma cortante (**Fig. 7.45**).

Após o reparo do assoalho da órbita, o septo orbitário é reconstruído. A sutura da conjuntiva é realizada de forma contínua, com fio absorvível 6.0. O fechamento da cantotomia lateral é realizado com duas ou três suturas interrompidas.

Incisão no rebordo orbitário. A incisão no rebordo orbitário é realizada paralelamente ao rebordo orbitário, estendendo-se caudalmente para as linhas cutâneas, sendo aprofundada até o osso. Uma desvantagem relatada desta incisão é o edema prolongado da pálpebra inferior (**Fig. 7.46**).

Cuidados Pós-Operatórios

- O balão antral é esvaziado, e o cateter removido após uma a 2 semanas.
- As suturas palpebrais são removidas após 4 dias.
- Acompanhamento oftalmológico é necessário.

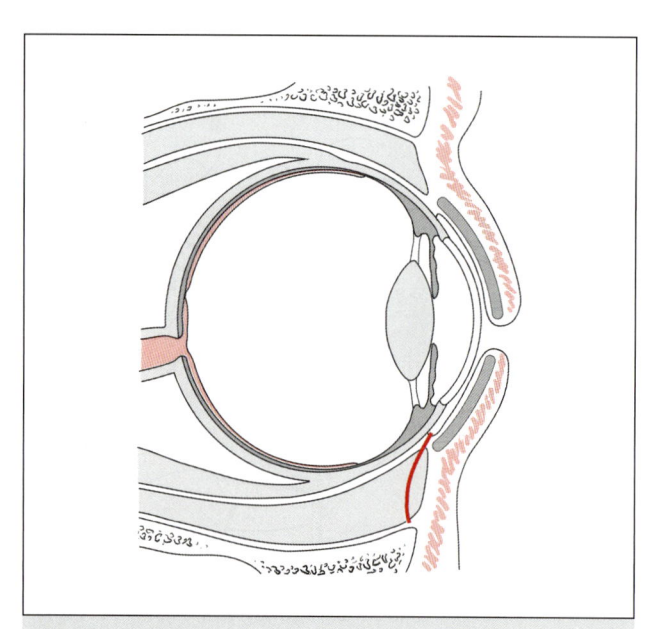

Fig. 7.45 Abordagem transconjuntival.

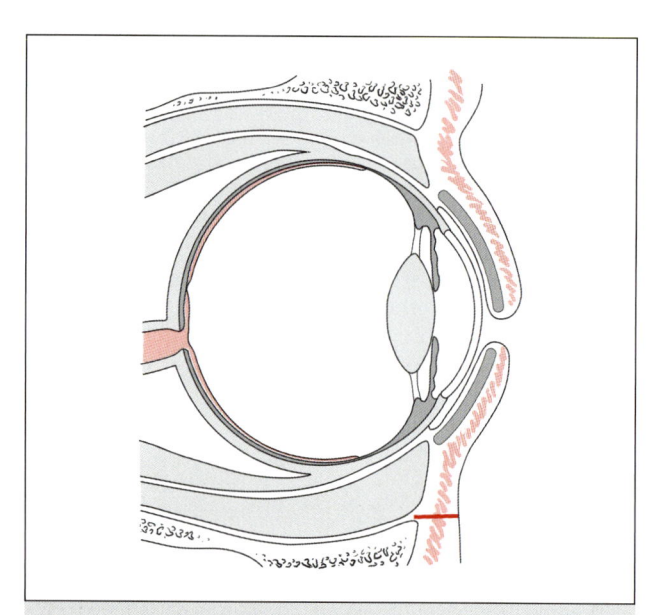

Fig. 7.46 Incisão no rebordo orbitário.

> **! Riscos e Complicações**
> - Nas abordagens transmaxilares, riscos e complicações semelhantes aos do procedimento de Caldwell-Luc.
> - Edema palpebral e risco de ectrópio após incisão subtarsal, incisão transconjuntival e incisão ciliar.
> - Diplopia pode persistir caso a mobilização não seja completa, o desenvolvimento de necrose adiposa pode produzir um enoftalmo, e distúrbios da função sensorial podem surgir na distribuição do nervo infraorbitário.

> **📖 Regras, Dicas e Truques**
> **Lidando com Problemas Intraoperatórios**
> - Um teste de tração intraoperatória fornece as primeiras informações sobre a mobilidade ocular. Para isso, o músculo reto inferior, superior ou lateral é pinçado com uma pinça delicada através da conjuntiva.
> - Evitar tração muito forte no afastador de globo para proteger este último quanto a rupturas.
> - Hemostasia meticulosa para evitar um hematoma orbitário.
> - Reparo obrigatório do periósteo seccionado para evitar ectrópio.
> - Vasoconstritores não devem ser injetados muito profundamente na pele da pálpebra inferior. O efeito vasoconstritor poderia se estender para o interior da órbita, resultando clinicamente em dilatação da pupila.

Abordagem para Fraturas do Rebordo Orbitário

Princípio Cirúrgico

Debridamento e reconstrução da margem supraorbitária.

Técnica Cirúrgica

Exposição da fratura através de incisão adequada. A incisão da sobrancelha é adequada para fraturas do rebordo orbitário superior. Após exposição do osso, o periósteo é descolado com um descolador de Freer, e os fragmentos ósseos são reduzidos. Os fragmentos avulsionados podem ser fixados com um sistema de miniplacas.

Abordagem para Lesões da Região Superior dos Seios Paranasais/Órbita

Fraturas da Região do Seio Frontal sem Lesões da Base do Crânio

Lesões confinadas às estruturas pneumatizadas da região superior dos seios paranasais não associadas à base e ao conteúdo do crânio são abordadas de acordo com as regras clássicas da cirurgia dos seios paranasais, que permite procedimentos mais abrangentes em qualquer situação. A escolha da incisão é determinada pela extensão da lesão óssea. Lesões muito extensas requerem uma incisão bicoronal e uma abordagem osteoplástica. Deve-se ter em mente, entretanto, que a simples elevação de uma fratura em depressão da parede anterior do seio frontal pode ser, com frequência, abordada pela ferida lacerada que ainda pode estar presente. Do contrário, uma incisão abaixo da sobrancelha é utilizada para nivelar o fragmento, em conjunto com o periósteo, com a ajuda de um descolador. Fraturas mais extensas são tratadas com fixação de placas.

Como regra, uma avaliação radiográfica pré-operatória detalhada deve ser considerada como etapa inicial, para afastar outras lesões. Após a exposição dos seios paranasais, a parede posterior do seio frontal e o teto do etmoide são inspecionados para que não se deixe passar qualquer fratura da parede posterior. Uma laceração dural pode perfeitamente se encontrar oculta atrás de linhas de fratura pouco deslocadas.

Lesões da Base Anterior do Crânio

Princípio Cirúrgico

O objetivo é o debridamento das fraturas com exposição generosa e demonstração da região contígua dos seios paranasais juntamente com a inspeção da base do crânio. Se apropriado, seguem-se, então, a limpeza de um defeito da base do crânio e o fechamento impermeável da dura. O acesso é realizado pelas incisões usuais para cirurgia do seio frontal, por feridas abertas disponíveis, por incisão bicoronal ou por abordagem microscópica endonasal.

Indicações

Uma distinção deve ser realizada entre as indicações vitais, absolutas e relativas:

Indicações vitais – tratamento emergencial imediato sem qualquer outra avaliação diagnóstica:
- Aumento com ameaça à vida da pressão intracraniana secundário a uma hemorragia intracraniana.
- Hemorragia com ameaça à vida na região dos seios paranasais.

Indicações Absolutas:
- Lesão cerebral aberta.
- Lesão cerebral fechada com liquorreia, pneumatocele.
- Meningite infecciosa traumática.
- Abscesso cerebral, abscesso epidural.
- Complicações tardias após lesões durais.
- Lesão iatrogênica da dura.
- Complicações orbitárias com deterioração da acuidade visual, amaurose, distúrbios da mobilidade ocular.

Indicações relativas:
- Fraturas na região superior dos seios paranasais e na região da base do crânio, sem suspeita de lacerações durais.

Contraindicações

Choque, considerando que não haja indicação vital.

Instrumentos Especiais e Implantes

Retalho gáleo-periosteal, fáscia lata ou mesmo substitutos da dura, miniplacas (absorvíveis, não absorvíveis), cola de fibrina, esponja de gelatina (p. ex., Gelitta).

Planejamento Cirúrgico
- TC de crânio de alta resolução.
- Avaliação neurológica, neurocirúrgica e oftalmológica.

Anestesia

Anestesia geral endotraqueal.

Técnica Cirúrgica

Defeitos isolados e endoscopicamente acessíveis. O *tratamento endoscópico* de defeitos durais é preferível. Lesões iatrogênicas do teto do etmoide durante cirurgia dos seios paranasais são particularmente adequadas para o tratamento por abordagem endonasal sob visão microscópica e endoscópica.

Lesões craniocerebrais abertas. Uma abordagem externa deve ser escolhida, dependendo da localização e da extensão do defeito. Uma *incisão subfrontal*, que pode ser estendida por uma *incisão de etmoidectomia externa bilateral com conexão através da glabela*, ou por uma *incisão bicoronal*, é adequada para isso. Espículas ósseas devem ser debridadas, sendo os fragmentos maiores preservados para medidas reconstrutivas posteriores. Caso apropriado, a *parede anterior do seio frontal deverá ser removida através de técnicas cirúrgicas plásticas*. A remoção do assoalho do seio frontal e os procedimentos seguintes são inicialmente realizados como na cirurgia de Jansen-Ritter.

Em ambas as abordagens (endonasal e externa), o seio frontal, o etmoide e o teto do etmoide, bem como o seio esfenoidal, devem ser primeiramente examinados *microscópica ou endoscopicamente* quanto a fraturas. *Espículas são removidas de qualquer espaço entre fraturas, que são cuidadosamente abertos*, caso apresentem espaços com tendência a aumentar. A dura é avaliada quanto a lacerações. *Porções móveis maiores, especialmente a crista galli, são deixadas, conquanto não haja lacerações durais*. Todo esforço razoável deve ser feito para preservar a região da lâmina cribriforme.

Um retalho gáleo-periosteal, fáscia lata ou mesmo substitutos da dura (p. ex, Tutopatch, Tachocomb) são adequados para o *fechamento de fístulas durais*. Até mesmo um retalho mucoperiosteal (livre), com ou sem osso, retirado da concha média, encontra-se disponível como material de recobrimento. Quando uma abordagem aberta é utilizada para a região da parede posterior do seio frontal, a fixação do enxerto pode ser realizada com uma sutura. Por razões técnicas cirúrgicas, entretanto, uma sutura não é possível na região do etmoide e esfenoide. Aqui, é recomendável o uso de cola de fibrina para fixação.

Para o fechamento da fístula, a dura deve ser *liberada o suficiente em todo o entorno* do defeito ósseo com uma faca circular, de forma que o enxerto possa ser *inserido entre o osso e a dura* e fixado (técnica *underlay*). Para a técnica *overlay*, a cobertura adequada é realizada com um retalho mucoperiosteal, que pode ser colhido da mucosa septal ou conchal (**Fig. 7.47**).

Após remoção da mucosa, fissuras durais na região do esfenoide são fechadas através do revestimento do seio esfenoidal com um enxerto de fáscia cobertos por cola de fibrina. Este enxerto é primeiramente dobrado, como uma tabaqueira, e preenchido com esponja de gelatina (**Fig. 7.48**). Um prolapso cerebral para a região dos seios paranasais através da fístula é cuidadosamente removido com um aspirador em baixa pressão de sucção. A cirurgia é completada após a aplicação de esponja de gelatina sobre o enxerto. Tampões nasais permanecem por 5 dias geralmente. Fragmentos temporariamente removidos da parede anterior do seio frontal são reposicionados e estabilizados com placas de fixação óssea ou fios de sutura metálicos. Após uma cirurgia de Riedel, uma fratura cominutiva da parede anterior necessitará posteriormente da correção plástica do defeito.

Cuidados Pós-Operatórios

Monitoramento cuidadoso, cobertura antibiótica, remoção dos tampões após 5 dias.

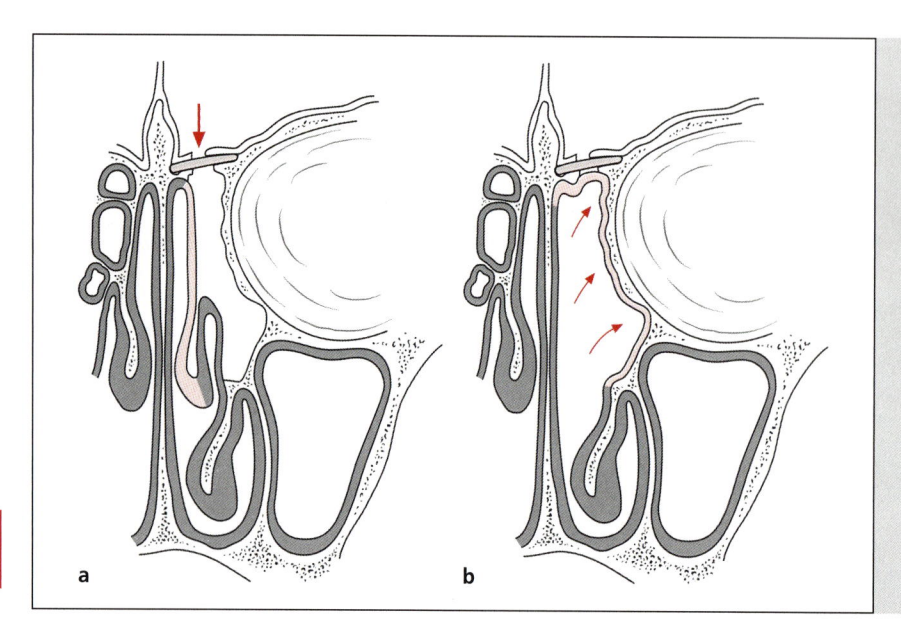

Fig. 7.47a, b Fechamento de defeitos durais.
a Técnica *underlay*.
b Técnica combinada, *underlay* e *overlay*, após ressecção da concha média.

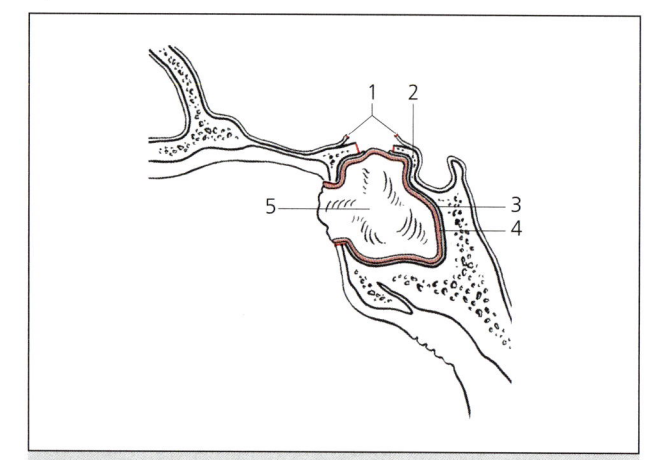

Fig. 7.48 Fechamento de fístula no seio esfenoidal. Revestimento da cavidade com fáscia, que cobre o hiato da fratura. A cavidade é preenchida com espuma de fibrina.
1. dura
2. osso da base anterior do crânio
3. cola de fibrina
4. fáscia
5. esponja de gelatina

Atenção para sinais de hipertensão intracraniana, sinais de meningite e liquorreia.

> **! Riscos Cirúrgicos Típicos e Sequelas das Cirurgias do Seio Frontal**
> - Em particular, existe um risco de complicações endocranianas.
> - Alterações cosméticas na região do seio frontal são possíveis, dependendo da localização do defeito ósseo e da formação de cicatrizes.
> - O olfato geralmente é preservado, a não ser que seja alterado pela lesão primária.

> - Uma fístula liquórica recorrente pode-se desenvolver no pós-operatório, necessitando de cirurgia revisional. Entretanto, as sequelas das lesões endocranianas são, frequentemente, motivo de grande preocupação.

Descompressão do Nervo Óptico

Princípio Cirúrgico

Descompressão do nervo óptico, do ápice orbitário até a cavidade esfenoide (até a artéria carótida interna).

Indicações

- Compressão traumática do nervo óptico com deterioração da acuidade visual ou amaurose.
- Compressão inflamatória do nervo óptico com deterioração da acuidade visual e amaurose.

Planejamento Cirúrgico

- TC de cortes finos, com cortes axiais.
- Avaliação oftalmológica.

Instrumentos

Brocas, microscópio cirúrgico, endoscópio, faca em foice, bisturi circular.

Técnica Cirúrgica

Abordagem transetmoidal-transesfenoidal. O acesso aos seios etmoide e esfenoide pode ser realizado por abordagens endo e extranasais (endoscópica ou microscópica). Após a remoção completa do conteúdo do etmoide, a parede anterior do seio esfenoidal é removida, e o trajeto do nervo óptico e da proeminência da artéria carótida são identificados (**Fig. 7.49**). Em torno de 1 cm em frente ao tubérculo do nervo óptico, a lâmina papirácea é removida e o canal óptico é adelgaçado sobre o tubérculo do nervo óptico com uma broca diamantada. Quaisquer

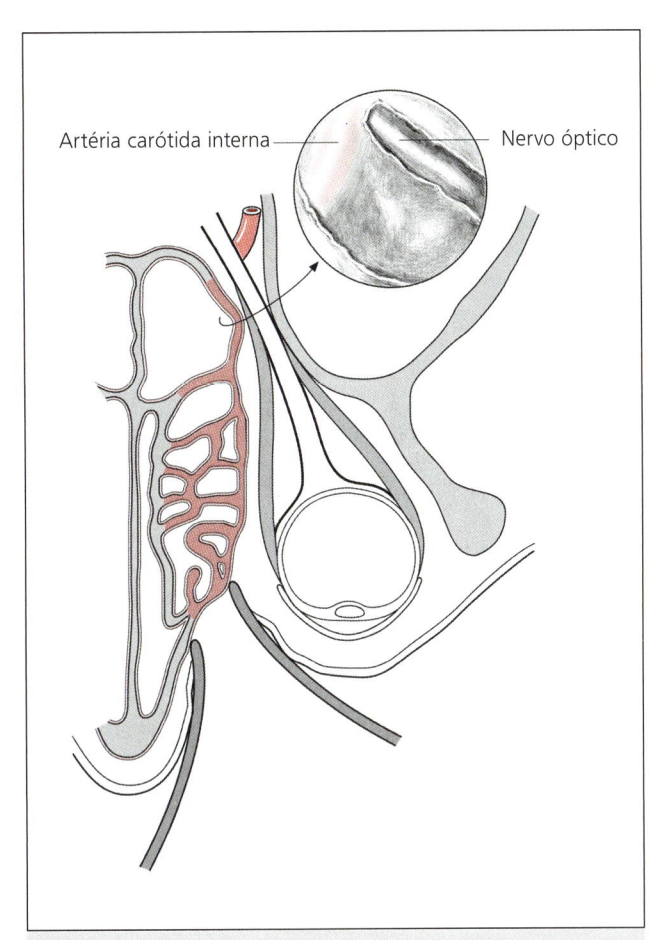

Fig. 7.49 Descompressão do nervo óptico.

lamelas fraturadas presentes são removidas com uma faca circular. O nervo óptico deve ser exposto em toda a região medial. A liberação da bainha do nervo óptico é controversa. Caso seja realizada, o reforço fibroso da bainha nervosa no forame óptico deve ser também seccionado. Tamponamentos pós-operatórios devem ser evitados, caso possível.

Regras, Dicas e Truques
Lidando com Problemas Intraoperatórios
- Em 4% dos casos, a cobertura óssea do nervo óptico no seio esfenoidal é deiscente, e em cerca de 8%, a da artéria carótida também o é.
- Hemorragias menores podem ser controladas com a inserção de esponjas embebidas em nitrato de nafazolina. A coagulação do teto do seio esfenoidal deve, entretanto, certamente ser evitada.
- Caso a TC já tenha demonstrado uma fratura atravessando o trajeto da artéria carótida interna, é recomendável cautela extrema ao remover qualquer lamela óssea, sob risco de lesão da artéria.

Abordagem para Complicações Orbitárias de Sinusite Aguda (Abscesso Orbitário Subperiosteal)

Princípio Cirúrgico
Incisão endonasal e drenagem de abscesso subperiosteal secundário à etmoidectomia.

Indicações
Abscesso subperiosteal e fleimão da órbita associados à sinusite aguda.

Anestesia
Anestesia Geral endotraqueal.

Planejamento Cirúrgico
- TC de cortes finos, cortes axiais.
- Avaliação oftalmológica.

Instrumentos
Brocas, microscópio cirúrgico, endoscópio, faca em foice, bisturi circular.

Técnica Cirúrgica
O conteúdo do seio etmoidal e dos outros seios paranasais afetados é removido, com preservação da concha média, como já descrito nas seções de cirurgia endonasal dos seios paranasais. Após identificação dos pontos anatômicos, a lâmina papirácea é identificada e removida. Isto também resultará na descarga do fluido do abscesso, na presença de um abscesso subperiosteal (**Fig. 7.50**). Uma pressão delicada externa com um dedo sobre o globo fará com que mais fluido saia da cavidade do abscesso.

Caso a remoção da lâmina papirácea não abra ainda a cavidade do abscesso, a periórbita poderá ser exposta e incisada com a faca em foice.

! Complicações
- Hemorragia intraorbitária.
- Lesões dos músculos oculares com diplopia persistente.

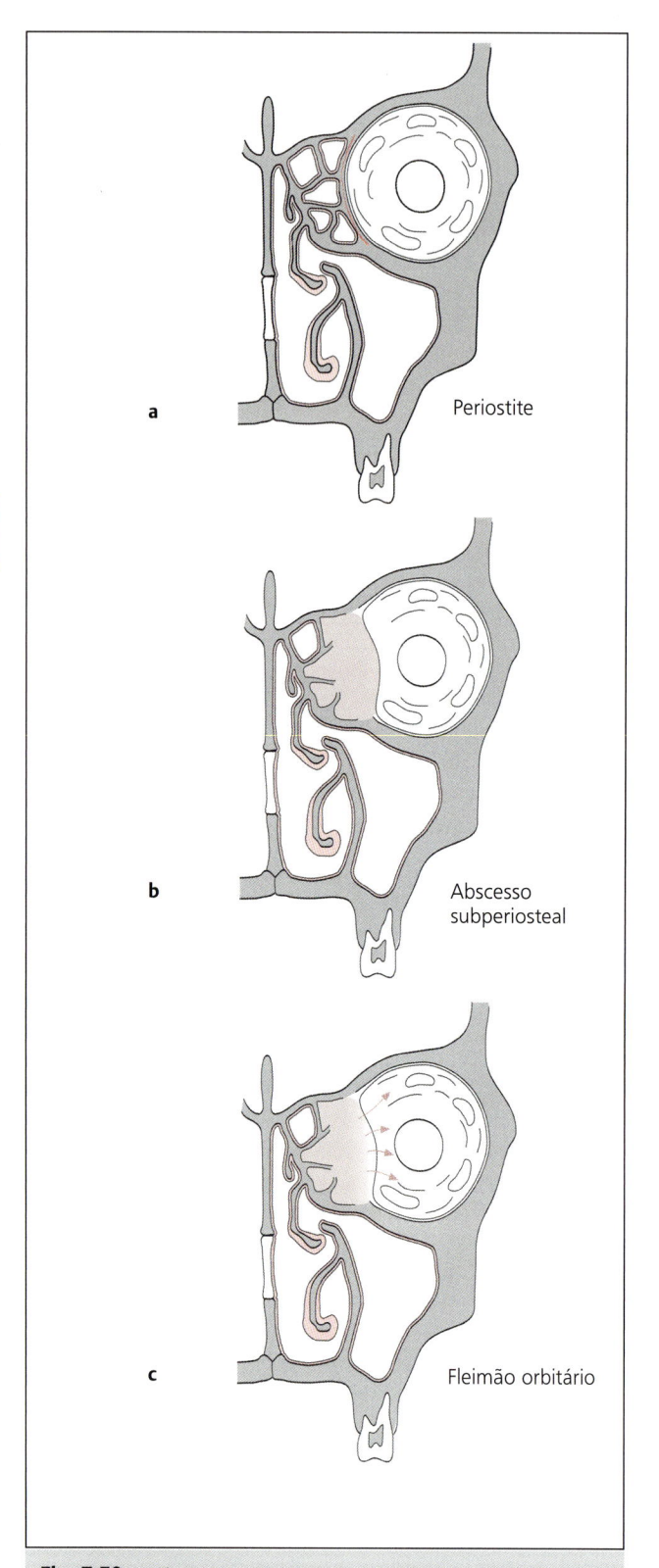

Fig. 7.50a-c Sistema em estágios para complicações orbitárias.
a Periostite.
b Abscesso subperiosteal.
c Fleimão orbitário.

8 Cirurgia da Epifaringe

Adenoidectomia

Princípio Cirúrgico
Curetagem do tecido linfoadenóideo da nasofaringe.

Indicações
Hiperplasia significativa da tonsila faríngea associada a:
- Obstrução da via aérea nasal, respiração bucal, roncos, síndrome da apneia obstrutiva do sono.
- Sinusite recorrente, rinite crônica purulenta, nasofaringite.
- Efusão recorrente na orelha média (otite média, *glue ear*), otite média serosa ou mucoide.
- Laringite ou traqueobronquite recorrente.

Contraindicações
- Fenda palatina aberta, operada ou submucosa.
- Voz hipernasal (rinolalia aberta) (avaliação foniátrica).
- Desordem com sangramento ou coagulopatia.
- Somente indicações de urgência em crianças com menos de 2 anos de idade.
- Suspeita de fibroma nasofaríngeo juvenil.

Pontos Específicos Relacionados ao Consentimento Informado
- Riscos de sangramento pós-operatório, riscos de aspiração com o risco subsequente extremamente raro de hipóxia.
- Lesões dentárias.
- Voz hipernasal temporária, permanente em casos excepcionais.
- Estenose nasofaríngea secundária à formação de cicatrizes escarificadas.
- Formação de cicatrizes no orifício da tuba auditiva com subsequente otite recorrente, perda auditiva condutiva.
- Linfadenopatia cervical ou fascite pré-vertebral com torcicolo subsequente.
- Risco de recorrência.
- Cirurgia revisional.
- Cirurgia ambulatorial: instruções específicas relacionadas ao comportamento e observação pós-operatórios.

Planejamento Cirúrgico
- Nasofaringoscopia/endoscopia. Identificação de sinais indiretos como otite média serosa, linfoadenite nucal marcante.
- Hemograma e coagulograma.

Anestesia
Anestesia geral com entubação orotraqueal ou por máscara laríngea.

Instrumentos Especiais
Cureta de Beckmann ou instrumentos apropriados de vários tamanhos, pinça de Jurasch, tubo de aspiração curvo com ponta esférica, conchótomo (garras triangulares), abridor de boca (p. ex., abridor de McIvor), nasolaringoscópio ou endoscópio angulado, diatermia bipolar, aspirador-cautério.

Técnica Cirúrgica
- Posicionamento: posição com a cabeça rebaixada obtida ao se reclinar o encosto da cabeça ou posicionando-se coxins entre os ombros; reclinação (**Fig. 8.1**).
- Introdução da lâmina de McIvor: com o abridor fechado, uma lâmina correspondente em tamanho à anatomia da boca é introduzida e posicionada sobre o tubo orotraqueal (que é posicionado na linha média), sendo o abridor aberto após ser apoiado nos caninos.
- A faringe é inspecionada com o nasolaringoscópio ou endoscópio angulado.
- Uma cureta, apropriada à idade do paciente em tamanho, é passada por baixo do palato mole e para cima até o teto da nasofaringe, posteriormente à margem do vômer.
- A cureta é tracionada inferiormente com pressão leve, mantendo-se a lâmina *reta e estritamente na linha média*. Uma abordagem controlada e não abrupta evitará lesões do arco do atlas, da fáscia pré-vertebral ou da mucosa da orofaringe (**Fig. 8.2**).
- Os recessos faríngeos são curetados após a remoção das adenoides. A cureta é novamente mantida na linha média, avançada paralelamente com a lâmina retificada para o interior dos recessos faríngeos e, enquanto mantém contato estreito com o tecido, é tracionada novamente para trás em uma direção estritamente craniocaudal (**Fig. 8.3**).
- Remanescentes da mucosa e resíduos de tecido adenoideano na margem curetada inferior são removidos com o conchótomo (**Fig. 8.4**).

- A nasofaringe é checada com o laringoscópio/endoscópio ou através de palpação com um dedo ou com a cureta. Tecido adenoideano residual é recuretado ou removido sob visão direta com a pinça de Jurasch.
- A hemostasia é realizada por intermédio da inserção de um tampão, *com fio anexo* e possivelmente embebido em gotas nasais, na nasofaringe por três minutos; *é imperativo confirmar a sua remoção (risco de obstrução em bolo)*. Qualquer sangramento ainda presente é diretamente coagulado com diatermia bipolar ou aspirador-cautério, sob visão endoscópica após tração anterior do palato mole.
- A faringe é aspirada antes da extubação.

Regras, Dicas e Truques
- Todo o tecido adenoideano deve ser removido, do contrário há riscos de hemorragia pós-operatória e de recorrência.
- Checar a nasofaringe quanto a qualquer tampão retido. Caso mais de um tampão seja utilizado, sempre inserir o tampão com um fio anexo, para remoção subsequente. Fazer contagem dos tampões.
- Tecido residual poderá também ser removido por via transnasal com pinça sob visão endoscópica ou com endoscopia nasal e remoção transoral do tecido.

! Riscos e Complicações
- Sangramento persistente durante a cirurgia:
  - Geralmente devido a tecido adenoideano persistente.
  - Em raros casos, devido a coagulopatias não reconhecidas.
  - Em casos extremamente raros devido a lesões de ramos ectópicos na região da artéria carótida externa. O kinking da artéria carótida interna é reconhecido como uma raridade mais extrema. Hemorragia arterial severa requer inicialmente tamponamento firme, seguido pela revisão da bainha carótica por abordagem externa.
- Sangramento pós-operatório:
  - Tecido adenoideano residual, coagulopatia não reconhecida: recuretagem, coagulograma, considerar reposição de componentes sanguíneos, excluir aspiração.
- Aspiração intra ou pós-operatória de sangue coagulado: caso suspeitada, realizar broncoscopia imediata.

- Infecção de feridas, otite média aguda: antibióticos, gotas nasais.
- Supuração nasal/faríngea pós-operatória com obstrução nasal: sugestivo de tampão retido.
- Lesões dos orifícios das tubas auditivas: descongestão e insuflação das tubas, administrar corticosteroides.
- Estenose ou atresia da nasofaringe secundária a lesões extensas da mucosa ou infecção massiva das feridas: antibióticos, corticosteroides, considerar medidas cirúrgicas plásticas.
- Lesão da fáscia pré-vertebral com torcicolo (subluxação atlantoaxial, síndrome de Grisel) ou lesão do arco do atlas, com oesteíte/osteomielite: antibióticos.
- Voz hipernasal (rinolalia aberta)/secundária à insuficiência velofaríngea. Uma voz hipernasal após remoção de tonsilas faríngeas muito volumosas não é muito rara, mas desaparece espontânea e rapidamente.
- Confusão diagnóstica de um fibroma nasofaríngeo por adenoides: utilizar técnicas diagnósticas de imagem quando houver suspeitas, p. ex., TC e RM.

Cuidados Pós-Operatórios
- Monitoramento cuidadoso da respiração e circulação (unidade de recuperação pós-anestésica).
- Checar o leito cirúrgico quanto a sangramentos pós-operatórios (sinais indiretos: epistaxis, hemoptise, aumento do reflexo da deglutição, tosse urgencial, hematêmese, sinais de choque).
- Manter o paciente em dieta zero por aproximadamente 4 horas, então liberar chás, mais tarde roscas etc.; à noite, uma refeição leve, sorvetes. Dieta normal no primeiro dia do pós-operatório.
- Checar a ferida no primeiro dia do pós-operatório, com *follow-up*s subsequentes de acordo com os achados.
- As cirurgias ambulatoriais necessitarão de arranjos para supervisão após tração anterior do palato mole com um afastador ou domiciliar.

Alternativas
Debridamento das adenoides sob visão direta com um debridador endoscópico angulado, após tração anterior do palato mole com um afastador ou sondas de borracha.

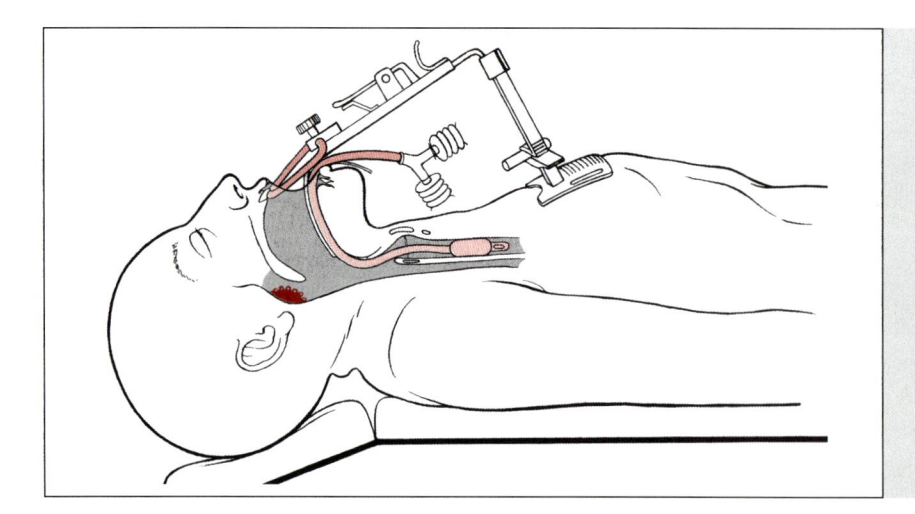

Fig. 8.1 Adenoidectomia. Posicionamento: cabeça ligeiramente rebaixada e reclinada.

Adenoidectomia 151

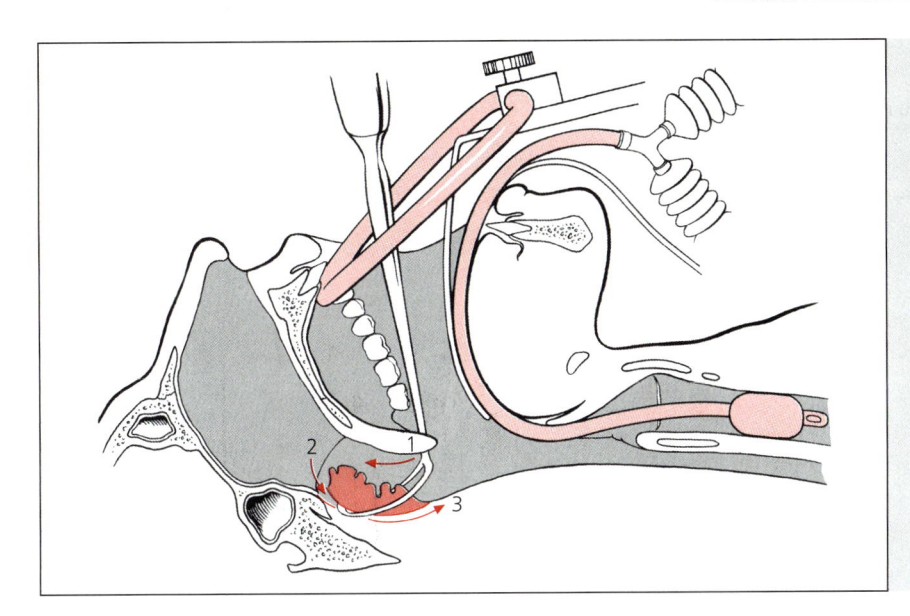

Fig. 8.2 Adenoidectomia.
A cureta é introduzida posteriormente ao palato mole e movido superiormente (1), colocada em posição posteriormente à margem do vômer (2) e tracionada inferiormente (3).

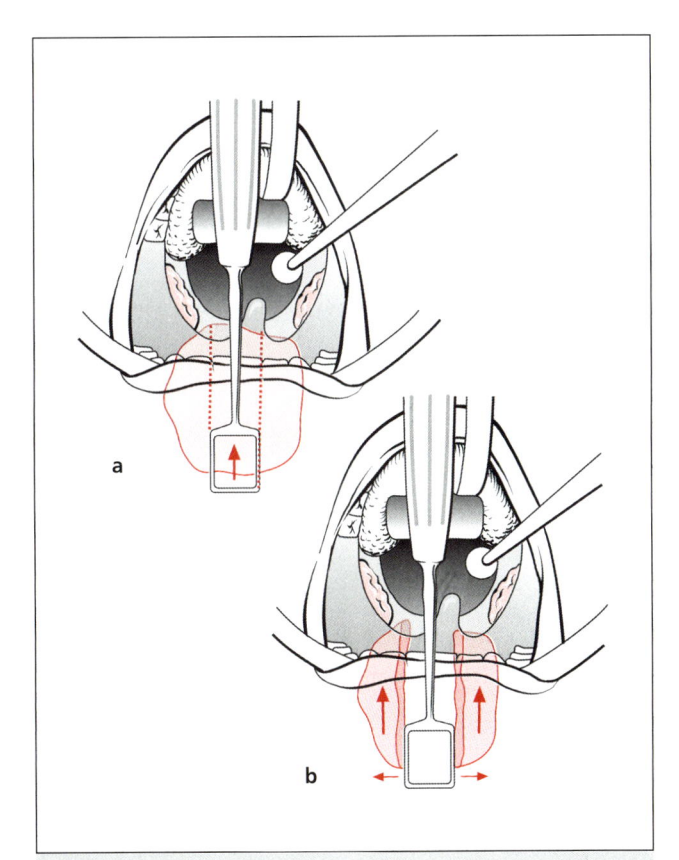

Fig. 8.3a, b Adenoidectomia
a Curetagem da nasofaringe.
b Os recessos faríngeos são curetados pela tração da cureta em linhas paralelas ao longo do teto da faringe.

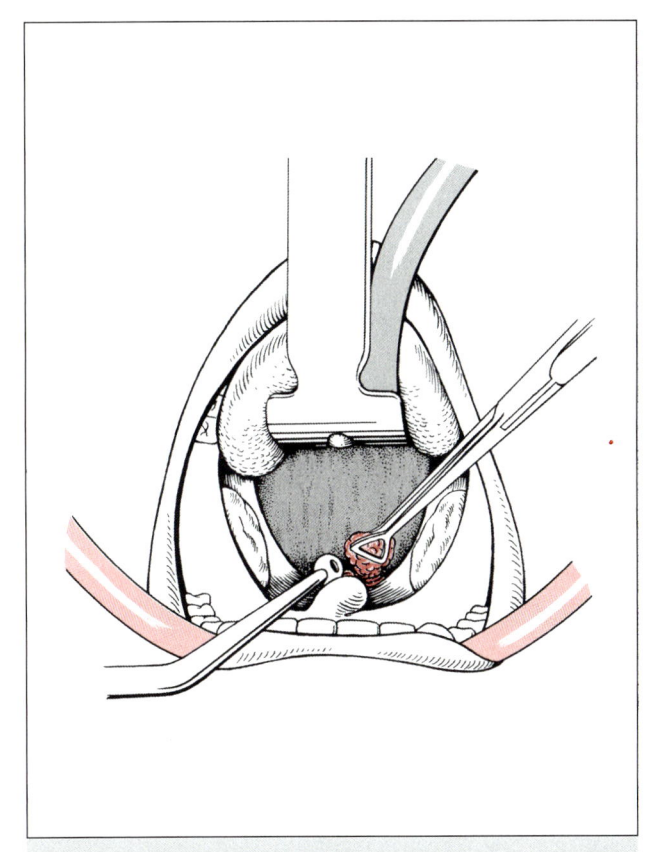

Fig. 8.4 Adenoidectomia.
O tecido residual na margem inferior da ferida é removido com o conchótomo de garras triangulares.

Biópsia da Nasofaringe

Princípio Cirúrgico

Coleta de tecidos transnasal, transoral ou combinada, guiada por endoscópios.

Indicações

Hiperplasia duvidosa de tecidos na nasofaringe.

Contraindicações

- Suspeitas de fibroma nasofaríngeo sem que haja possibilidade de continuar a cirurgia.
- Desordem hemorrágica ou coagulopatias.

Pontos Específicos Relacionados ao Consentimento Informado

- Hemorragias ou sangramentos pós-operatórios.
- Cirurgia revisional.
- Orientações após cirurgia ambulatorial.

Anestesia

- Anestesia tópica aplicada sob a forma de *spray* no nariz e faringe. Antes disso, o nariz deve ser descongestionado. Atropina deve ser administrada para hipersalivação.
- Anestesia geral com entubação ou máscara laríngea.

Instrumentos Especiais

Endoscópios de fino calibre de 0 a 90°; pinças retas ou curvas; aspirador-cautério; pinças ópticas retas ou curvas.

Técnica Cirúrgica

- Posicionamento: o paciente permanece sentado quando uma abordagem transnasal ou transoral é utilizada sob anestesia tópica; plano e supino, quando a cirurgia é realizada sob anestesia geral; cabeça baixa para acesso transoral.
- A pinça óptica é introduzida através da narina mais larga ou pelo lado mais próximo à lesão (**Fig. 8.5** [1]).
- Excisão sob visão direta; caso o endoscópio e a pinça estejam sendo utilizados, eles devem ser introduzidos separadamente, um por cada narina.
- Acesso transoral: após inserção da lâmina, p. ex., de um abridor de McIvor, o palato mole é tracionado anteriormente com uma sonda de borracha ou um afastador de véu, e o tecido é colhido guiado pelo endoscópio (**Fig. 8.5** [2]).
- A hemostasia é realizada com o aspirador-cautério guiada pelo endoscópio; caso apropriado, um tampão embebido em gotas nasais e com fio anexo deve ser inserido na nasofaringe. É essencial confirmar posteriormente a sua remoção.

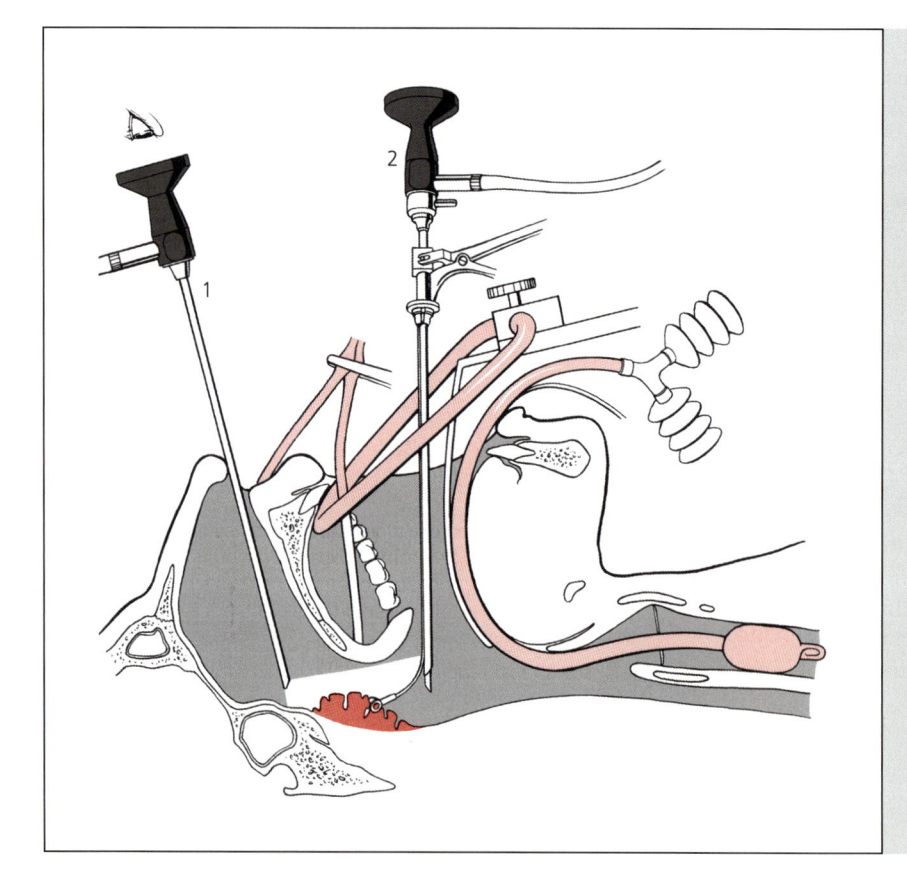

Fig. 8.5 Biópsia da nasofaringe
1. introdução transnasal do endoscópio
2. acesso peroral utilizando a pinça óptica

> **Regras, Dicas e Truques**
>
> - O nariz e a nasofaringe devem ser adequadamente descongestionados, para melhor visualização e menor tendência a sangramentos.
> - A anestesia tópica não deve ser aplicada até que uma descongestão adequada tenha sido obtida.
> - Ao utilizar a abordagem transoral sob anestesia tópica, atropina deverá ser utilizada para reduzir a produção de saliva.

> **! Riscos e Complicações**
> - Hemorragia intraoperatória persistente.
> - Fibroma nasofaríngeo não reconhecido (imagem, considerar angiografia com embolização).
> - Sangramentos pós-operatórios.

Cuidados Pós-Operatórios
- Monitoramento pós-operatório de sangramentos.
- Exame clínico pós-operatório.

Técnica Cirúrgica para Angiofibroma Nasofaríngeo

Princípio Cirúrgico
Identificação e remoção radical do tumor via rinotomia lateral ou *degloving* médio-facial, com ligadura simultânea dos vasos aferentes próximos à lesão.

Indicações
Angiofibroma nasofaríngeo no nariz, nasofaringe, seios paranasais, fossa pterigopalatina e margens da órbita.

Contraindicações
- Invasão da fossa temporal, do endocrânio, do espaço retromaxilar/seio cavernoso (remoção radical é impossível).
- Coagulopatia.
- Desordem geral subjacente severa, com sérias limitações da operabilidade.

Pontos Específicos Relacionados ao Consentimento Informado
- Hemorragia intraoperatória severa com todos os seus riscos secundários, transfusão sanguínea, sangramentos pós-operatórios.
- Cicatriz externa visível (dependendo da abordagem), contração cicatricial da pálpebra (edema), lábio, vestíbulo nasal (estenose).
- Depressão nos contornos da parede nasal ou da bochecha.
- Distúrbios sensoriais ou dor (neuralgia do trigêmeo ou do glossofaríngeo) na fronte, bochecha, lábio, maxila, dentes.
- Obstrução da drenagem lacrimal por lacerações.
- Distúrbios na ventilação da tuba auditiva.
- Nariz seco com formação de crostas.
- Disfunções olfativas.
- Obstrução de um seio paranasal secundária à formação de cicatrizes (formação de celes).
- Distúrbios visuais, com perda de acuidade visual, distúrbios da mobilidade ocular/diplopia.
- Fístula liquórica, meningite, trombose do seio cavernoso.
- Tendência à recorrência.

Planejamento Cirúrgico
- TC, RM, angiografia de subtração digital, possivelmente com embolização.
- Endoscopia.
- Coagulograma.
- Doação de sangue autólogo.

Anestesia
Anestesia geral endotraqueal.

Instrumentos Especiais
Instrumentos de seios paranasais, com endoscópios, microscópio, brocas, clipes de prata com aplicador de clipes.

Técnica Cirúrgica

Rinotomia Lateral
Incisão cutânea. Incisão de rinotomia lateral de Moore, iniciada imediatamente próxima ao canto interno e prosseguindo ao longo da base da pirâmide nasal, em torno da inserção alar e inferiormente até o filtro. O periósteo é removido da parede facial do seio maxilar e da parede lateral do nariz, até a abertura piriforme. O mucoperiósteo interno é destacado da parede lateral do nariz além da crista piriforme.

Extensão. Tumores grandes irão requerer a elevação adicional de um retalho de bochecha superior via uma incisão marginal em torno do olho (ressecção do nervo infraorbitário) e uma secção medial do lábio superior.

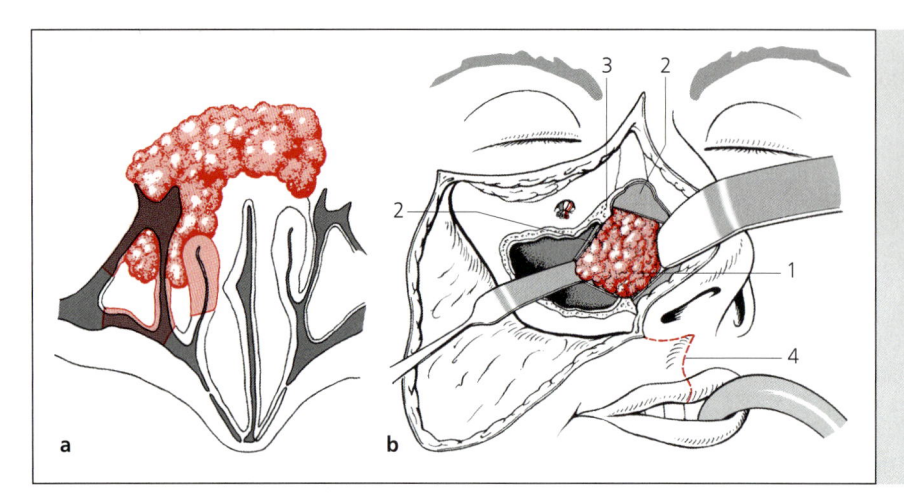

Fig. 8.6a, b Angiofibroma nasofaríngeo.

a Área de ressecção da parede óssea do seio maxilar.

b Remoção do tumor.

1. tumor
2. mucosa da parede nasal lateral
3. margem óssea da parede lateral posterior do nariz
4. extensão opcional da incisão cutânea

Remoção da abertura piriforme inferior e da parede facial do seio maxilar, preservação da mucosa, trepanação da parede posterior do seio maxilar medialmente, utilizando broca diamantada, secção do periósteo, identificação da artéria maxilar e posicionamento de clipes no ramo aferente lateral e nos ramos eferentes mediais (**Fig. 8.6a**).

Remoção de osso da parede medial do seio maxilar. Uma incisão vertical na espessura total é realizada através da camada de tecidos moles da parede lateral do nariz, imediatamente posterior ao canal nasolacrimal, que foi liberado de qualquer osso. A porção anterior é afastada anteriormente de maneira firme, enquanto a parede lateral posterior do nariz é seccionada no assoalho e deslocada lateralmente (**Fig. 8.6b**).

Dependendo dos achados, a parede posterior do seio maxilar, a lamela medial do processo pterigoide, bem como o septo posterior, as células etmoidais e o seio esfenoidal podem também necessitar de remoções.

O tumor é identificado, circundado, destacado com um tampão dissecante, descolador e pressão digital e removido na sua totalidade.

Cateter-balão antral. Fechamento em camadas.

Regras, Dicas e Truques

- O risco de recorrência e sangramento pós-operatório tornam essencial a remoção radical de todo o tecido.
- O tumor excisado deve ser examinado quanto à sua integridade.
- A embolização pré-operatória é necessária.
- Os vasos aferentes devem ser clipados próximos ao tumor.
- Na sutura, garantir aproximação exata dos cotos musculares no canto medial e lábio superior.

! Riscos e Complicações

- Sangramento intraoperatório profuso.
- Riscos relacionados ao olho (amaurose, diplopia, obstrução do ducto lacrimal).
- Meningite, fístula liquórica, anosmia.
- Lesão da artéria carótida interna, hemiplegia, trombose do seio cavernoso.
- Lesões da tuba auditiva.
- Colapso da ferida e problemas na formação de cicatrizes.
- Paralisia dos nervos trigêmeo e glossofaríngeo.
- Recorrência.

Alternativas

- Abordagem endoscópica microinvasiva.
- *Degloving* médio-facial.
- Abordagem transmandibular.
- Radioterapia para recorrências/tumor residual.

9 Cirurgia da Cavidade Oral e Orofaringe

Cirurgia das Tonsilas

Tonsilectomia

Princípio Cirúrgico

Remoção completa do tecido tonsilar com suas criptas ao longo do plano capsular.

Indicações

- Tonsilites recorrentes: a indicação cirúrgica deve ser considerada com mais cuidados em crianças com menos de 4 anos de idade.
- Tonsilite crônica com sintomas locais, halitose ou linfadenopatia cervical.
- Abscesso peritonsilar.
- Sepse tonsilar ou infecção cervical profunda.
- Infecção com foco tonsilar suspeito (febre reumática, endocardite, certas formas de glomerulonefrite, pustulose palmoplantar).
- Hiperplasia tonsilar excessiva com síndrome da apneia obstrutiva do sono, disfagia.
- Angina monocítica com obstrução considerável, causando dificuldades respiratórias e na deglutição.
- Suspeita de tumor tonsilar (biópsia para avaliação histológica).
- Suspeita de lesão tonsilar primária em linfadenopatia cervical tuberculosa.

Contraindicações

- Comprometimento cardiovascular, hipertensão severa.
- Doença sistêmica severa.
- Leucemia, agranulocitose.
- Falência hepática.
- Coagulopatia: em indicações excepcionais de urgência, técnicas especiais (cola de fibrina, reposição de componentes sanguíneos, cirurgia com *laser*) podem permitir a realização da cirurgia após pré-avaliação hematológica.
- Fenda palatina aberta, reparada ou submucosa: deterioração da fala é possível, mesmo com proteção meticulosa dos músculos; um fonoaudiólogo deve ser consultado, caso a indicação seja ainda urgente.
- Cantores: uma mudança na voz é possível devida a alterações pós-operatórias nas cavidades de ressonância secundárias à cicatrização.
- Faringite atrófica severa.
- Vacinação contra pólio: intervalo de 6 semanas.

Pontos Específicos Relacionados ao Consentimento Informado

- Hemorragia severa intra e pós-operatória, com riscos de aspiração e hipóxia, choque hipovolêmico.
- Complicações inflamatórias – infecção do leito cirúrgico, linfadenopatia cervical, abscessos retro e parafaríngeo, infecção cervical profunda, trombose da veia jugular e mediastinite.
- Desordens do paladar, disfagia, redução da mobilidade da língua.
- Lesões dentárias, lesões da articulação temporomandibular, insuficiência velopalatina, distúrbios da deglutição e fala (alterações na voz).

Planejamento Cirúrgico

- Qualquer histórico (familiar) de problemas de sangramento e coagulação.
- TAP, TTPA, INR (índice internacional normalizado), contagem de plaquetas, hemograma, tempo de sangramento.
- Antibióticos peroperatórios, caso apropriados, p. ex., profilaxia de endocardite.

Instrumentos Especiais

- Abridor de boca, p. ex., abridor de McIvor, em vários tamanhos.
- Tesouras curvas tonsilares rombas.
- Bisturi pontiagudo longo ou tesouras anguladas longas.
- Descolador de tonsilas de Henke.
- Alça serra-nó tonsilar, alça de Röder.
- Grampo longo, porta-agulhas longo e pinças longas.
- Pinça para preensão das tonsilas.
- Aspirador de tonsilas.
- Conchótomo (garras arredondadas).
- Pinça de coagulação bipolar.
- Abaixador de língua fenestrado.

Anestesia

- Anestesia geral com entubação ou máscara laríngea, ou alternativamente anestesia local.
- A anestesia geral é apropriada para:
  - crianças até a idade de 14 anos
  - adultos com comprometimento intelectual ou autonômico ou epilepsia
  - tonsilectomia em abscessos
  - pacientes hipertensos ou coagulopatas (hemostasia mais meticulosa)

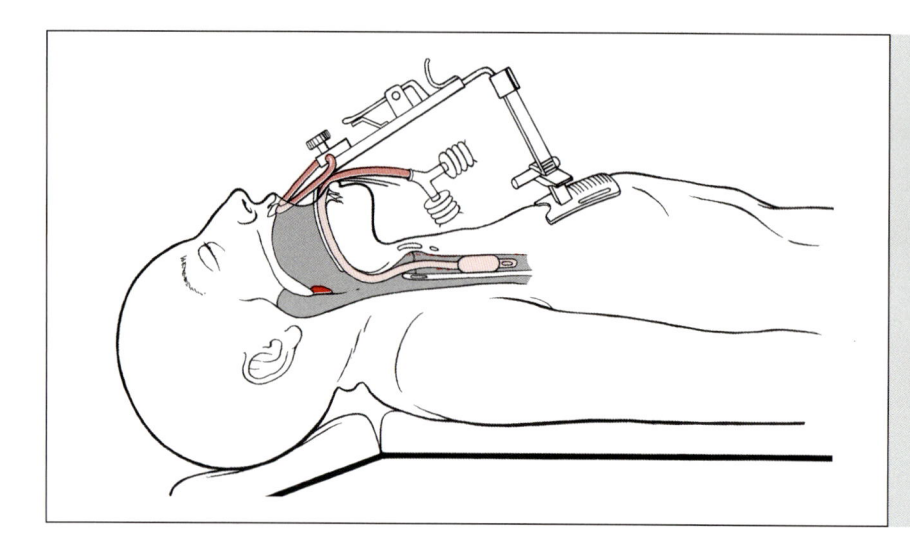

Fig. 9.1 Tonsilectomia sob anestesia geral. O cirurgião senta na cabeceira do paciente, que é ligeiramente rebaixada e reclinada.

Técnica Cirúrgica

Posicionamento. O cirurgião se posiciona sentado atrás da cabeça do paciente, a cabeça do paciente é ligeiramente rebaixada e reclinada (**Fig. 9.1**) ("cabeça pendente" ou posição de Rose).

Exposição. O tubo de entubação oral, fixado exatamente na linha média do lábio inferior, é fixado no sulco da lâmina de McIvor. Ainda fechado, o abridor de McIvor é avançado cuidadosamente na profundidade da boca, com movimentos em discreta alavanca (tamanho correto da lâmina: cobertura larga da língua, sem tocar o arco mandibular, os dentes e a parede posterior da faringe). O arcabouço do abridor de boca é apoiado entre os caninos e os incisivos (**Fig. 9.2**). O abridor é cuidadosamente aberto (*risco de superestiramento da articulação temporomandibular, paralisia compressiva dos nervos hipoglosso e lingual, dobras no tubo*). A tonsila deve, entretanto, ainda estar visível até o sulco glossotonsilar. O suporte torácico é conectado.

Incisão. O tecido tonsilar é apreendido com uma pinça em seu polo superior e tracionado medial e inferiormente. A mucosa é incisada com tesouras ou bisturi ao longo da borda do palato mole anterior (reconhecível ao se movimentar a tonsila em vai-e-vem) (**Fig. 9.3**). Movimentos tangenciais cuidadosos de afastamento e retração dos músculos com a tesoura em direção lateral permitirão a identificação da cápsula, brilhando em coloração branco-acinzentada (**Fig. 9.4**). O tecido é divulsionado ao longo do plano subcapsular, permitindo a incisão no pilar anterior, inferiormente até sua inserção na língua (**Fig. 9.5**).

Polo superior. Enquanto se mantém tração contínua da tonsila em direção medial e inferior, o polo superior é exposto com a tesoura tonsilar curva, mantendo-se estritamente no plano subcapsular (**Fig. 9.6**). O pilar posterior é descolado com movimentos divulsionantes em direção inferior. O pilar posterior é incisado (**Fig. 9.7**).

Dissecção. As pinças de tração são posicionadas no tecido tonsilar e tracionada firmemente em direção medial. O tecido peritonsilar é descolado com um descolador de Henke, pequenos descoladores montados em gaze ou tesouras tonsilares (**Fig. 9.8**); a dissecção é sempre direcionada para fora da tonsila. Reajustes nas pinças de preensão manterão o tecido tonsilar sob tensão.

Ressecção. A tonsila é pediculada sob a prega triangular inferiormente até a base da língua, para ser ressecada sob o polo inferior com a alça tonsilar (**Fig. 9.9**).

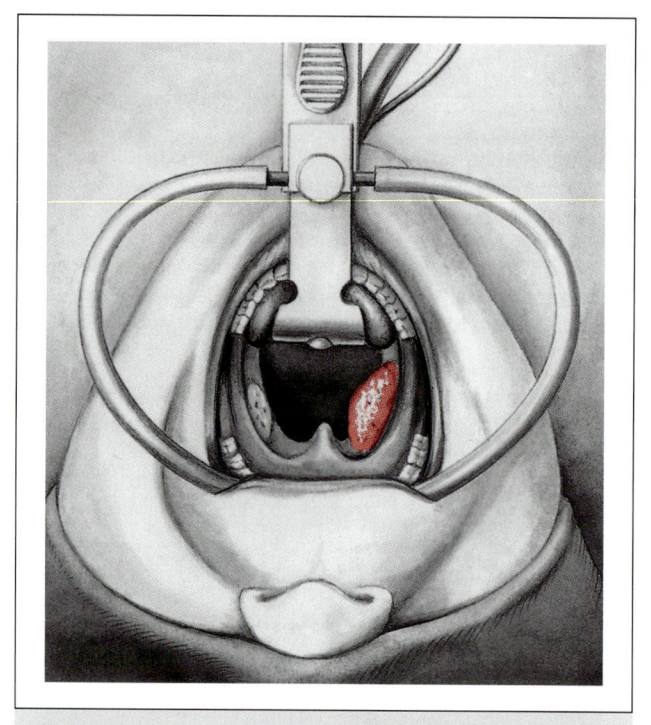

Fig. 9.2 Tonsilectomia sob anestesia geral. Exposição das tonsilas (segundo Theissing in Naumann HH. Kopf-und Hals-Chirurgie [Head and Neck Surgery]).

Hemostasia. Importante: ao operar indivíduos com Síndrome de Down, deve-se ter atenção especial com um procedimento bastante cuidadoso, uma vez que estes pacientes são extremamente propensos a subluxações da coluna cervical ao serem hiperestendidos.

Vasos maiores esguichando são pinçados, o cone tecidual é tracionado lateralmente e um grampo é passado inferiormente (**Fig. 9.10**), seguindo-se a ligadura do tecido (pode-se utilizar uma alça de Röder ou tracionar o nó inferiormente com um grampo ou *slider*) (**Fig. 9.11**) ou estabilizado com uma ligadura por sutura. Ao se passar a agulha de sutura, uma tração adequada deve ser exercida no grampo antes da inserção tangencial da agulha na base do tecido, para se evitar lesões colaterais na profundidade (**Fig. 9.12**). Sangramentos menores podem ser coagulados com a pinça de diatermia bipolar (**Fig. 9.13**).

Cirurgia das Tonsilas

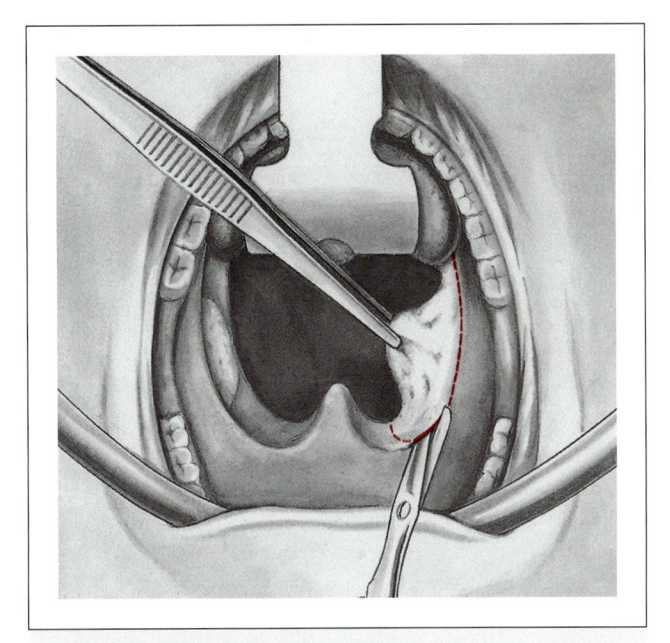

Fig. 9.3 Tonsilectomia sob anestesia geral.
Incisão da margem mucosa do pilar anterior, cuja posição é confirmada por trações mediais repetidas (segundo Theissing in Naumann HH. Kopf-und Hals-Chirurgie [Head and Neck Surgery]).

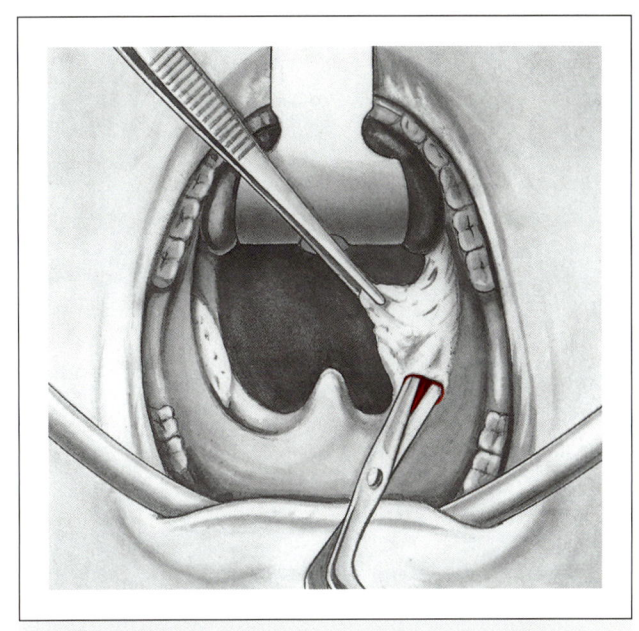

Fig. 9.4 Tonsilectomia sob anestesia geral.
Identificação da cápsula por divulsão e retração dos músculos (segundo Theissing in Naumann HH. Kopf-und Hals-Chirurgie [Head and Neck Surgery]).

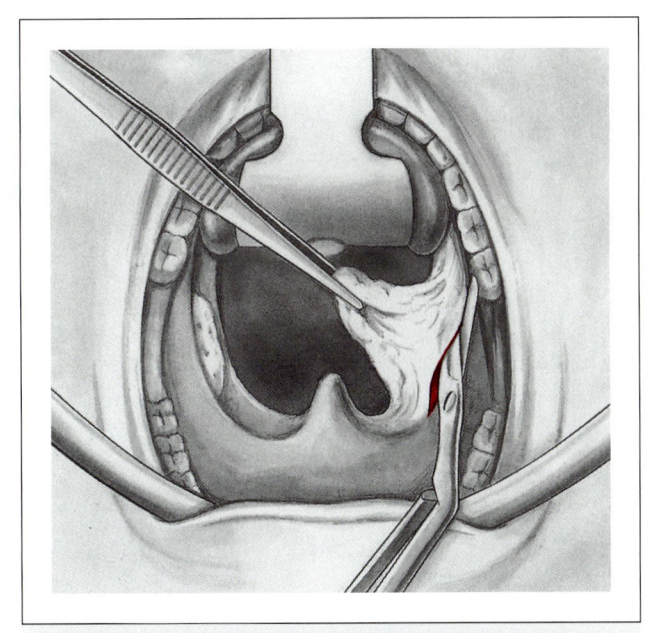

Fig. 9.5 Tonsilectomia sob anestesia geral.
Incisão do pilar anterior até a sua inserção na língua (segundo Theissing in Naumann HH. Kopf-und Hals-Chirurgie [Head and Neck Surgery]).

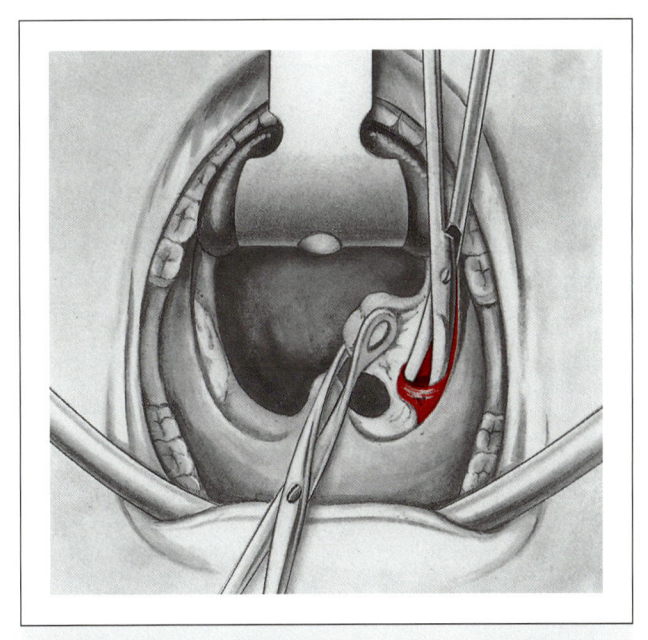

Fig. 9.6 Tonsilectomia sob anestesia geral.
Exposição do polo superior por descolamento ao longo do plano da cápsula (segundo Theissing in Naumann HH. Kopf-und Hals-Chirurgie [Head and Neck Surgery]).

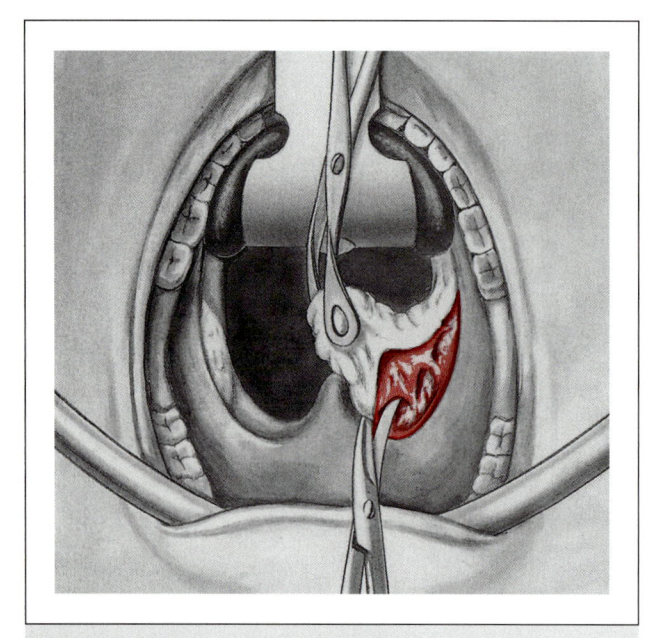

Fig. 9.7 Tonsilectomia sob anestesia geral.
Incisão no pilar posterior (segundo Theissing in Naumann HH. Kopf-und Hals-Chirurgie [Head and Neck Surgery]).

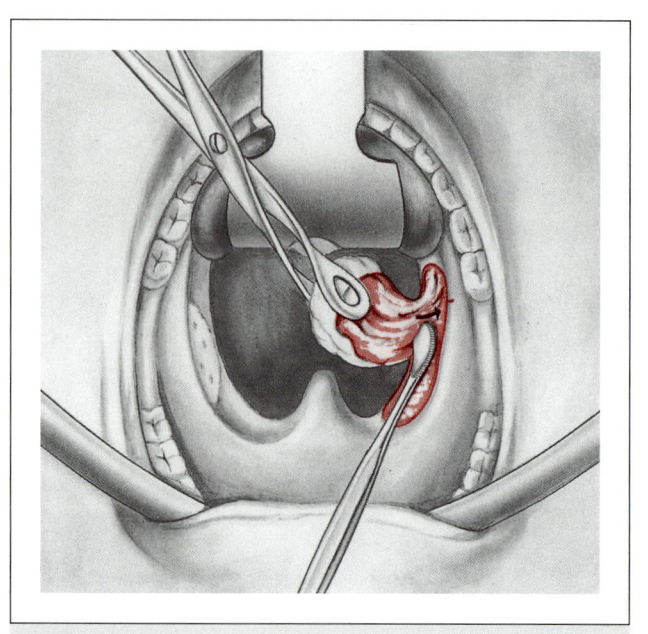

Fig. 9.8 Tonsilectomia sob anestesia geral.
Dissecção das tonsilas através do descolamento dos tecidos peritonsilares com o descolador de Henke (segundo Theissing in Naumann HH. Kopf-und Hals-Chirurgie [Head and Neck Surgery]).

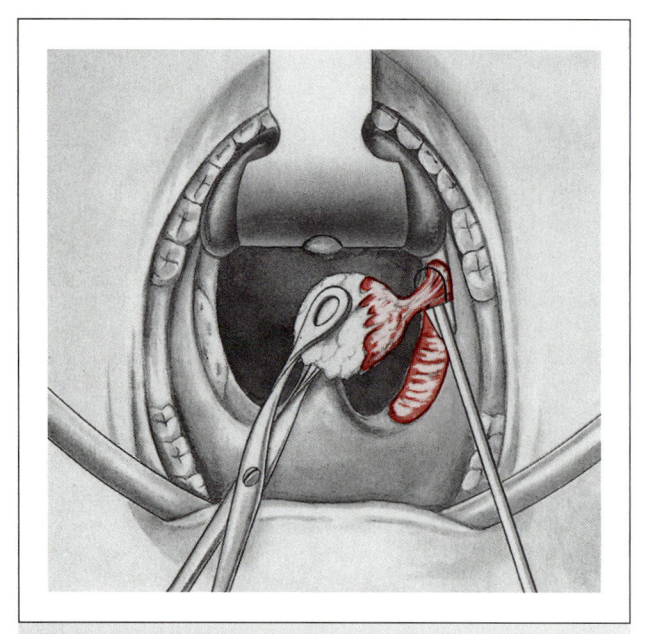

Fig. 9.9 Tonsilectomia sob anestesia geral.
Remoção das tonsilas na base da língua com uma alça serra-nó de tonsilas (segundo Theissing in Naumann HH. Kopf-und Hals-Chirurgie [Head and Neck Surgery]).

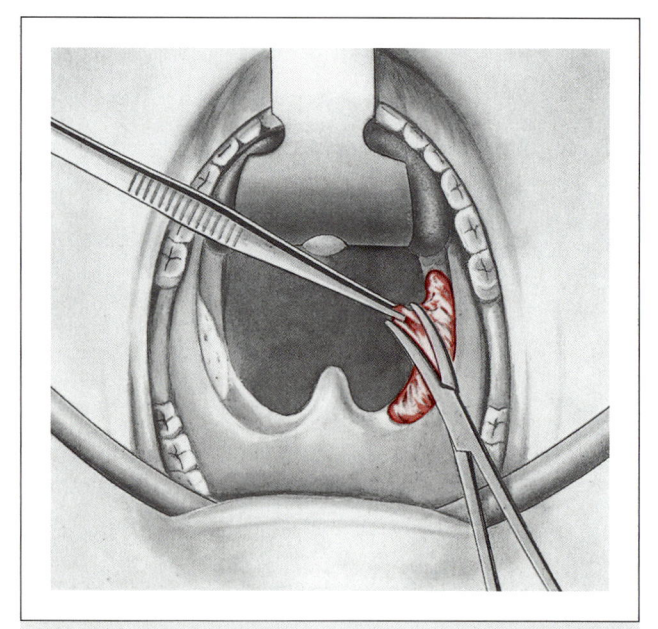

Fig. 9.10 Tonsilectomia sob anestesia geral.
Um clipe arterial é inserido após tração tecidual (segundo Theissing in Naumann HH. Kopf-und Hals-Chirurgie [Head and Neck Surgery]).

Cirurgia das Tonsilas

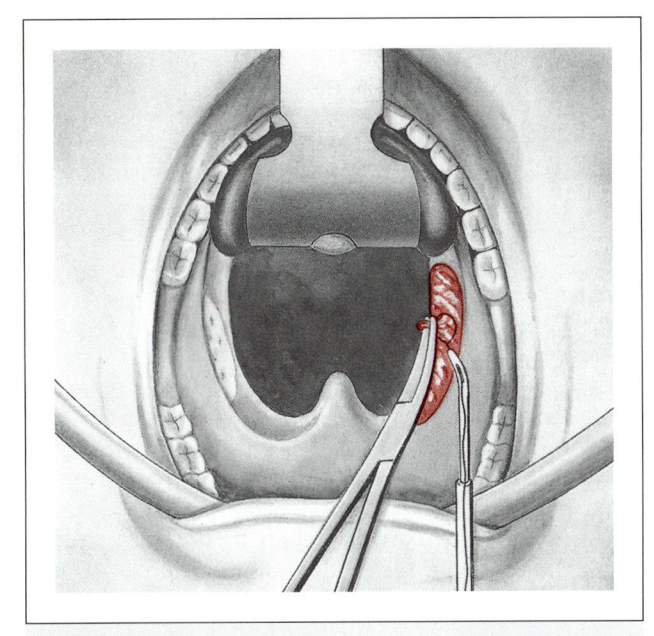

Fig. 9.11 Tonsilectomia sob anestesia geral.
Ligadura de vaso com uma alça de Röder (segundo Theissing in Naumann HH. Kopf-und Hals-Chirurgie [Head and Neck Surgery]).

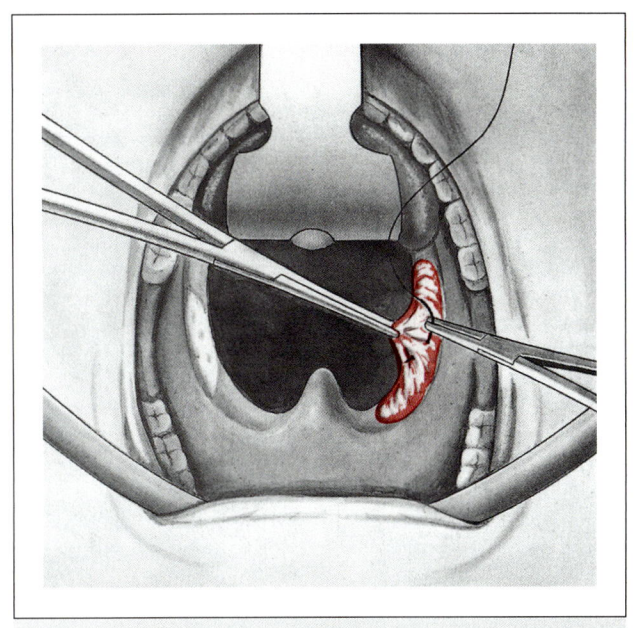

Fig. 9.12 Tonsilectomia sob anestesia geral.
Ligadura com suturas. A agulha é superficialmente inserida através dos tecidos (segundo Theissing in Naumann HH. Kopf-und Hals-Chirurgie [Head and Neck Surgery]).

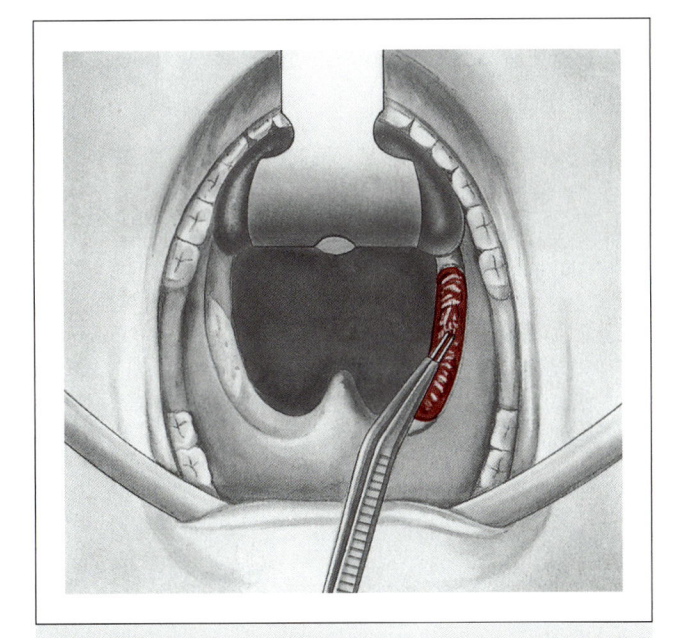

Fig. 9.13 Tonsilectomia sob anestesia geral.
Cauterização com pinça bipolar (segundo Theissing in Naumann HH. Kopf-und Hals-Chirurgie [Head and Neck Surgery]).

Regras, Dicas e Truques

- Dissecar sempre no plano correto ao longo da cápsula tonsilar. Caso a cápsula seja inadvertidamente rompida, ela pode ser identificada novamente, mais lateral e caudalmente, utilizando o mesmo princípio.
- Na região do polo tonsilar inferior/prega triangular, a camada algumas vezes se retrai medialmente, podendo ser perdida. A pinça de tração deve ser posicionada próxima ao plano de dissecção e o tecido mantido sob tensão em direção medial e inferior. Hemostasia bipolar deve ser assegurada durante a dissecção, para melhor visualização. Remanescentes da prega triangular são removidos com o conchótomo.
- Para se evitar deixar para trás resíduos do polo inferior e da prega triangular – que poderão se tornar locais de novas inflamações recorrentes – a incisão dos pilares anterior e posterior é continuada até o sulco glossotonsilar.
- O leito cirúrgico deve ser bem exposto na hemostasia, permitindo adequada visualização dos pontos de sangramento. Evitar trações no grampo e realizar suturas com mordidas largas, pois há riscos de lesões das estruturas adjacentes ou quebra da agulha.
- A faringe deve ser cuidadosamente aspirada antes da extubação.

! Riscos e Complicações

- Hemorragia intraoperatória severa a partir de vasos anormais que se estendem às lojas tonsilares (ramos da artéria carótida externa, artérias faríngeas ascendente e descendente, artéria palatina descendente, artéria lingual e, em casos excepcionais, da artéria carótida interna, devido a um kinking). Pulsações intensas nas paredes faríngeas ou nas tonsilas após exposição da faringe são sinais indicativos de trajetos vasculares anormais. Caso uma hemorragia severa não possa ser controlada com ligaduras por sutura através de acesso interno, a bainha carótica deverá ser exposta através de abordagem externa. Caso haja qualquer suspeita de lesão da artéria carótida interna, um cirurgião vascular deverá ser acionado.

- Lesões do nervo glossofaríngeo, que corre próximo às tonsilas no pilar inferoposterior: isto resulta em distúrbios do paladar e deglutição, podendo ser causado por transecção, ligadura por suturas muito generosas ou formação de cicatrizes hipertróficas. A dissecção deve, portanto, ser realizada próxima à cápsula e as ligaduras por suturas com mordidas largas na região do pilar inferoposterior devem ser evitadas.

- Sangramento pós-operatório: mais comumente no dia da cirurgia, no 1º dia do pós-operatório, bem como entre o 5º e 7º dias do mesmo, na forma de sangramento tardio. Sangramento pós-operatório pode ocorrer até 14 dias após a cirurgia, e, em casos excepcionais, até mesmo depois.

Medidas básicas:
- excluir aspiração, caso necessário, entubar e realizar aspiração por broncoscopia
- checar hemoglobina, pressão arterial e pulso
- acesso venoso, infusão, se necessário, transfusão
- coagulograma

Medidas locais:
- aspirar sangue coagulado, infiltrar o ponto de sangramento com vasoconstritor e anestésico local
- diatermia bipolar ou ligadura por suturas no ponto de sangramento, sob anestesia geral, caso necessário
- cobrir a loja tonsilar com velo de colágeno embebido em cola de fibrina, na presença de coagulopatia

Sangramento arterial localmente persistente:
- após tamponamento do leito cirúrgico e da faringe, ligadura por via externa. Incisão cutânea sobre o esternocleidomastóideo, identificação da bainha carótica, ligadura das veias facial e retromandibular, seguir o curso dos ramos da artéria carótida externa, artéria lingual, artéria facial, artéria faríngea ascendente e realizar a ligadura o mais periférico possível
- alternativamente, considerar a opção ocasional de realizar uma angiografia e embolizar o vaso lesado

- Abscesso para e retrofaríngeo, infecção do leito cirúrgico, trombose da veia jugular, infecção cervical profunda, linfadenopatia cervical supurativa.

- Distúrbios do paladar, que raramente são permanentes (pode-se tentar administrar glicocorticoides), mais comumente no primeiro dia do pós-operatório, quando são de curta duração e desaparecem espontaneamente.

- Cicatrização contraída do palato mole com insuficiência velopalatina e distúrbios da deglutição ou distúrbios da voz (rinolalia aberta).

- Lesões do nervo hipoglosso, secundárias à compressão pela lâmina de McIvor.

- Lesões dentárias ou distúrbios da articulação temporomandibular, pelo abridor de boca.

Cuidados Pós-Operatórios

- Monitoramento pós-operatório intenso, com inspeção do leito cirúrgico e atenção aos sinais de hemorragia interna (hemoptise, reflexo de deglutição exacerbado, tosse urgencial, estridor, aspiração, sinais de choque hemorrágico e hematêmese).
- Analgesia *(não utilizar salicilatos ou derivados)*, especialmente 20 a 30 minutos antes das refeições, compressas geladas aplicadas sobre o pescoço.
- Antibióticos para reações inflamatórias focais ou agudas.
- Nutrição: somente chá no dia da cirurgia, passando então para uma dieta líquido-pastosa. Frutas e sucos podem arder significativamente, devido à sua acidez. Alimentos mais sólidos podem voltar a ser oferecidos na segunda semana de pós-operatório. Caso as crianças não estejam ingerindo líquidos suficientemente, considerar hidratação venosa.
- Inicialmente, os pacientes devem evitar lavar os cabelos e tomar banhos quentes.
- Pacientes devem evitar completamente esforços físicos por 2 semanas e não retornar às práticas esportivas antes de 3 semanas.

Alternativas

Tonsilectomia sob Anestesia Local

Anestesia Local

Pré-medicação no tempo adequado, com administração suficiente de atropina (a salivação interfere com a anestesia tópica, sendo também um entrave durante a cirurgia).

A anestesia tópica é aplicada na língua, pilares tonsilares e parede posterior da faringe, na forma de *spray*.

Anestesia por infiltração com 20 mL de lidocaína a 1% mais epinefrina (1:200.000). A lâmina do abridor de boca é posicionada diretamente nas proximidades da tonsila, para que a prega triangular também seja colocada sob tensão. Infiltração submucosa dos pilares até a língua (**Fig. 9.14**). A tonsila é deslocada medialmente com pinça e o tecido peritonsilar é infiltrado com três depósitos de 2 mL cada no sulco, que se torna visível (**Fig. 9.15**). A tonsila propriamente dita não deve ser infiltrada. Sempre aspirar antes de injetar. Aplicar 2 mL na região do polo e 2 mL na região da prega triangular. Aguardar de 5 a 10 minutos para uma melhor vasoconstrição.

Técnica Cirúrgica

- Posicionamento: semissentado. O cirurgião se posiciona em pé ao lado, próximo à porção superior do corpo do paciente.
- Inserção da espátula: inicia-se pela tonsila que foi primeiramente anestesiada. A língua é deslocada inferiormente e na direção do lado contralateral com espátula autoestática. O sulco glossotonsilar deve ser visualizado.

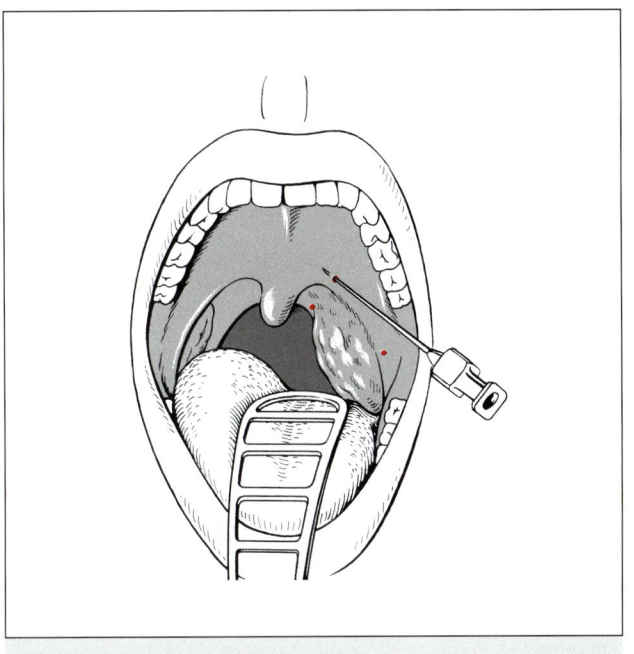

Fig. 9.14 Tonsilectomia sob anestesia local. Infiltração subcutânea da mucosa.

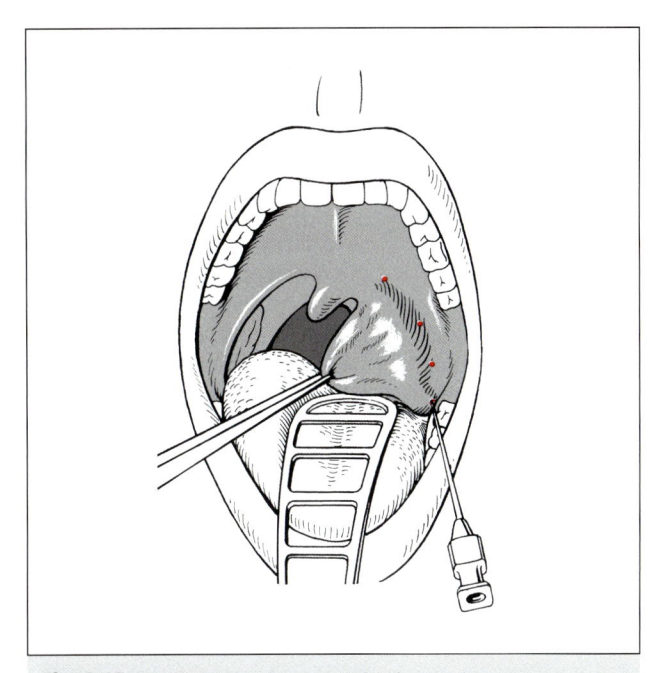

Fig. 9.15 Tonsilectomia sob anestesia local. Infiltração peritonsilar.

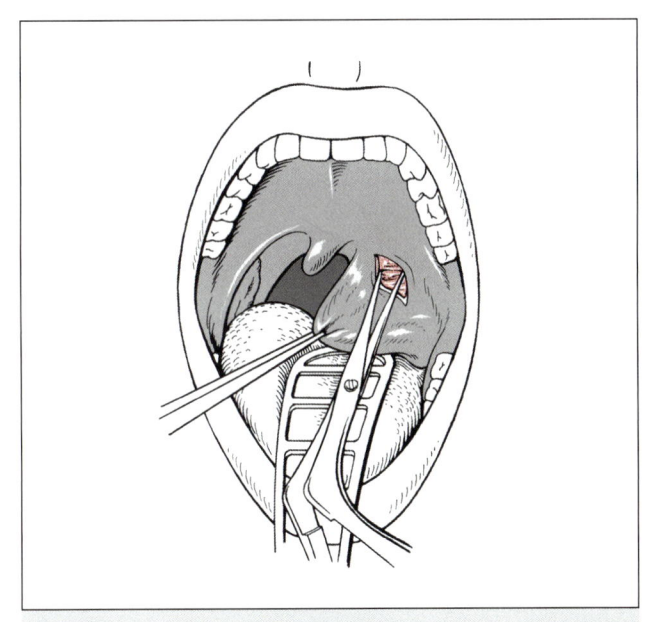

Fig. 9.16 Tonsilectomia sob anestesia local. Incisão da mucosa e identificação da cápsula tonsilar.

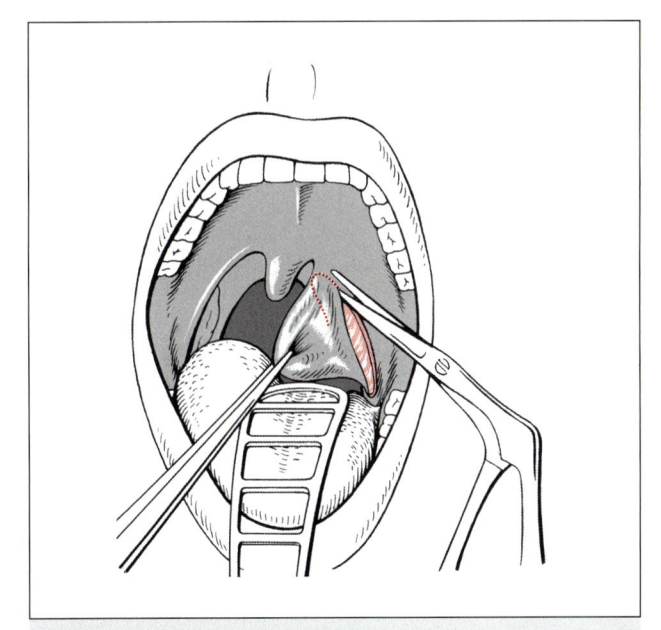

Fig. 9.17 Tonsilectomia sob anestesia local. Incisão ao longo do pilar tonsilar anterior.

- As etapas para dissecção são as mesmas da cirurgia sob anestesia geral, exceto por serem realizadas na direção oposta: incisão na margem do pilar anterior após tração inferior da tonsila. A cápsula é identificada com movimentos divulsionantes (**Fig. 9.16**).
- O pilar anterior é descolado e o polo superior da tonsila é destacado com a tesoura tonsilar curva. O pilar posterior também é descolado e incisado (**Fig. 9.17**).
- O tecido peritonsilar é destacado dissecando a camada muscular da cápsula, pediculada à base da língua (**Fig. 9.18**) e removido com a alça serra-nó (**Fig. 9.19**).
- O assistente pode aspirar durante a dissecção, para se evitar aspiração e engasgos.
- Sangramentos mais profusos devem ser imediatamente controlados através de diatermia bipolar ou ligadura por suturas (**Fig. 9.20**).

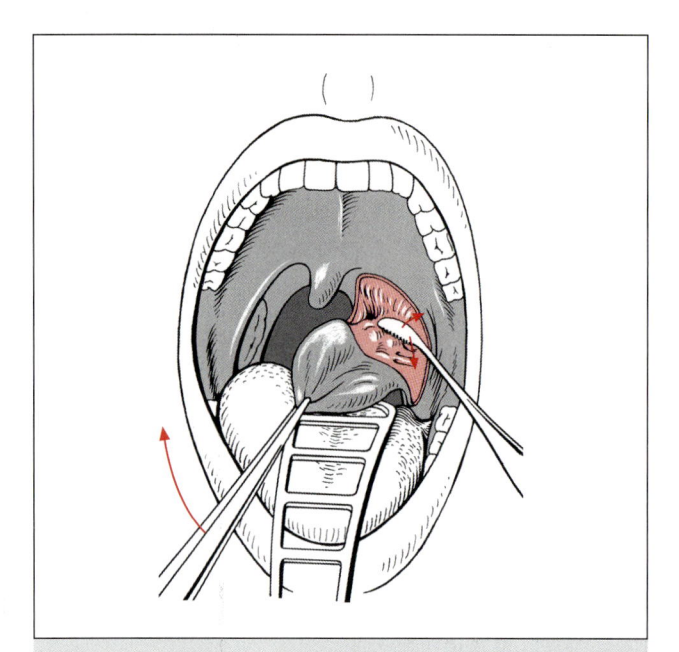

Fig. 9.18 Tonsilectomia sob anestesia local. Destacamento do tecido peritonsilar da cápsula com descolador.

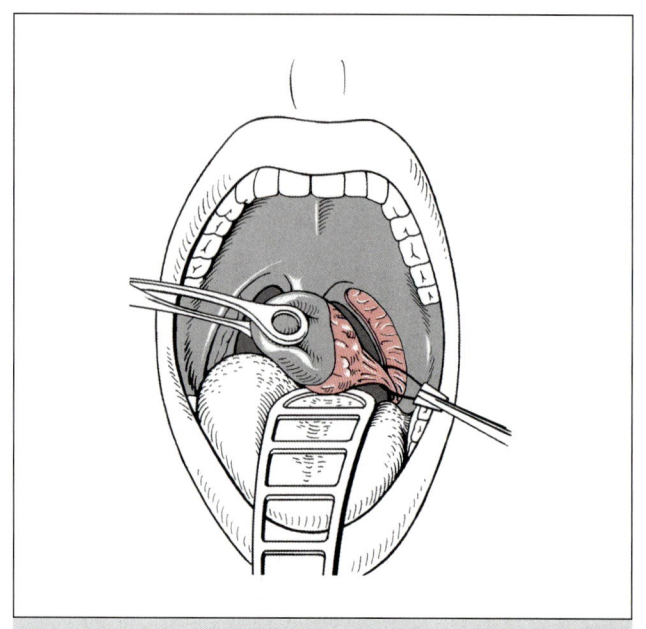

Fig. 9.19 Tonsilectomia sob anestesia local. Ligadura abaixo do polo inferior da tonsila com alça serra-nó.

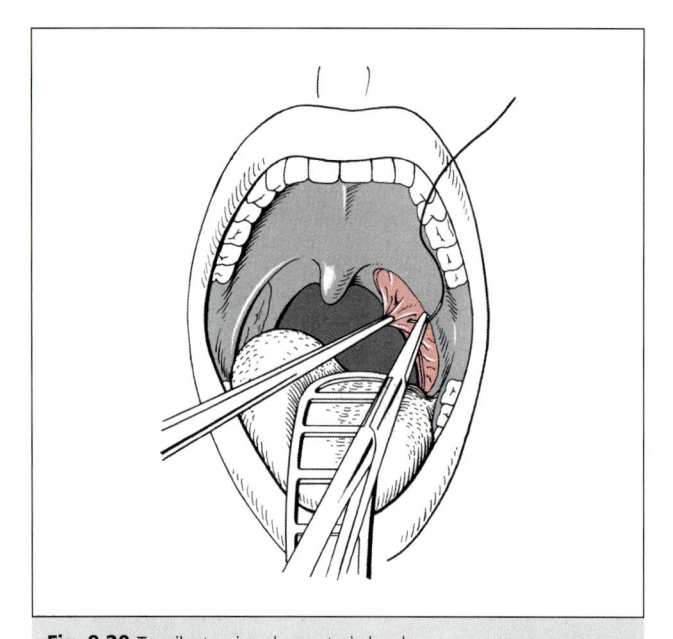

Fig. 9.20 Tonsilectomia sob anestesia local. Ligadura vascular com sutura.

Adenotonsilectomia

O procedimento é o mesmo que a tonsilectomia sob anestesia geral e adenoidectomia. Caso a adenoidectomia seja realizada primeiro, o tampão nasofaríngeo hemostático pode ser deixado no local durante a tonsilectomia. Com isso, evita-se um período adicional de observação durante a realização da hemostasia na nasofaringe. A remoção dos tampões ao final da cirurgia deve ser garantida.

Tonsilectomia com *Laser*

Ao invés da dissecção rombo-cortante tradicional com instrumentos, as tonsilas também podem ser dissecadas com o *laser*. *Lasers* Nd:YAG e potássio titanil-fosfato (KTP) são os preferidos, adicionalmente ao *laser* CO_2.

Basicamente, a tonsilectomia com *laser* apresenta menos sangramentos, embora os vasos mais calibrosos rompidos requeiram, entretanto, coagulação bipolar. A frequência de sangramento no pós-operatório é a mesma que na técnica convencional, enquanto a cicatrização das feridas parece ser ligeiramente retardada; geralmente um edema um tanto quanto mais intenso da úvula se desenvolve. A dor pós-operatória persiste por um tempo ligeiramente maior.

Os protocolos de proteção contra o *laser* devem ser seguidos: proteção do tubo contra ignição, proteção da parede posterior da faringe contra radiação inadvertida cobrindo-a com uma camada de compressas úmidas, uso de óculos de proteção etc.

A técnica segue as mesmas etapas da abordagem convencional. Uma tração maior é necessária no polo tonsilar superior para trazer o tecido mais para o sítio cirúrgico para dissecção, uma vez que o *laser* corta somente em linha reta.

Para hipertrofia tonsilar em lactentes, em que a porção da tonsila que se estende além dos pilares anterior e posterior é ressecada tangencialmente, a *tonsilotomia com laser* vem sendo novamente propagada como uma alternativa à tonsilectomia. *Follow-ups* genuínos de longo prazo, que levaram ao abandono da anteriormente costumeira tonsilotomia com instrumentos cortantes devido a complicações tardias significativas, não estão ainda disponíveis.

Tonsilectomia com Dissector com Coagulador por Plasma de Argônio

A coagulação por plasma de argônio (argon-plasma coagulation, APC) é uma técnica especial para aplicação de radiação de alta frequência para dissecção térmica e coagulação. Com o dissecador APC Bergler, o procedimento é idêntico àquele com instrumentos convencionais. Acredita-se que o tempo operatório seja menor por haver menos sangramento intraoperatório.

Cirurgia das Complicações Inflamatórias Originadas nas Tonsilas

Incisão e Drenagem de um Abscesso Peritonsilar

Princípio Cirúrgico

Incisão e drenagem de acúmulo peritonsilar de pus.

Indicações

Abscessos para (supra, retro, intra) tonsilares.

Contraindicações

- Infecção cervical profunda.
- Localização oculta (infra ou retrotonsilar) do abscesso (indicação para tonsilectomia com abscesso).
- Coagulopatia (contraindicação relativa, considerar aspiração com agulha isoladamente).

Pontos Específicos Relacionados ao Consentimento Informado

- Aspiração.
- Hemorragia.
- Lesão vascular.
- Tonsilectomia com abscesso, caso indicada.
- Cuidados pós-operatórios, incluindo repetição da divulsão da ferida.

Planejamento Cirúrgico

- Laringoscopia para exclusão de edema de glote com risco à vida.
- Possível administração de cortisona, p. ex., 250 mg de prednisolona (descongestão do edema de glote, redução da dor, melhor localização do abscesso).
- Antibióticos.
- Exclusão de uma infecção cervical profunda ou trombose da veia jugular.
- Histórico de sangramento e coagulação.
- TAP, TTPA, INR, hemograma.

Instrumentos Especiais

- Seringa com agulha grossa.
- Bisturi ou pinça cortante para divulsão.
- Pinça de curativo ou grampo tonsilar longo ligeiramente curvo.
- Aspirador com ponta arredondada.

Anestesia

- Em crianças, anestesia geral.
- Em adultos, aplicar anestesia local com anestésico tópico e injetar lidocaína com epinefrina intracutaneamente na mucosa.

Técnica Cirúrgica

Drenagem com agulha. Utilizar seringa com agulha grossa. A agulha é inserida diretamente acima do polo superior da tonsila, na metade de uma linha imaginária entre a base da úvula e o terceiro molar superior, ou no local mais proeminente. Sob aspiração contínua, a agulha é avançada profundamente em uma direção exatamente sagital até que o pus seja encontrado.

Incisão e drenagem. A partir do acima mencionado ponto de punção, uma incisão é realizada em direção oblíqua e inferior, da porção medial-superior para a lateral-inferior por uma distância de 1,5 cm; a incisão também é aprofundada em uma direção sagital até uma profundidade de 1,5 cm com o bisturi ou pinça de curativo ou tesoura tonsilar, e alargada até que a cavidade do abscesso seja completamente drenada. O pus é removido por meio de aspiração (**Fig. 9.21a, b**).

Regras, Dicas e Truques

- A administração prévia de cortisona facilita a identificação do abscesso.
- Pré-medicação com administração de atropina melhora a anestesia no tecido altamente inflamado.
- O trabalho em profundidade em um plano estritamente sagital evita desvios em direção aos vasos que correm lateralmente.
- Abscessos retro e infratonsilares são de difícil identificação e são mais bem tratados com tonsilectomia por abscesso.

! Riscos e Complicações

- Lesões vasculares, com considerável hemorragia.
- Aspiração de pus para os pulmões, resultando em pneumonia secundária.
- Edema de glote.
- Infecção cervical profunda ou trombose da veia jugular.

Cuidados Pós-Operatórios

- Abertura diária da ferida até que somente pequenas quantidades de fluido seroso sejam drenadas.
- Antibióticos.
- Considerar tonsilectomia em 3 a 5 dias ("tonsilectomie à tiède", "tonsilectomia a quente").
- Tonsilectomia com abscesso na presença de sangramento severo ou abscesso de difícil identificação.

Tonsilectomia com Abscesso

Princípio Cirúrgico

Remoção das tonsilas ao longo do plano subcapsular, com drenagem simultânea do abscesso.

Indicações

- Apresentação tardia ou cura demorada de abscessos incisados.
- Abscessos profundos ou parafaríngeos, quando não for possível a drenagem por incisão.
- Condições sépticas oriundas das tonsilas associadas à inflamação peritonsilar.
- Sangramento persistente após incisão do abscesso.
- Abscesso peritonsilar em lactentes.
- Abscessos peritonsilares, como uma alternativa à incisão do abscesso, especialmente se houver histórico de abscessos prévios ou uma história relevante provenha a indicação para tonsilectomia de qualquer modo.

Contraindicações

Como regra, o mesmo para a tonsilectomia (ver p. 155); complicações iminentes, como sepse, trombose da veia jugular, fascite necrosante ou necrose séptica da artéria carótida, entretanto, pesar as contraindicações relativas.

Pontos Específicos Relacionados ao Consentimento Informado

Idênticos aos da tonsilectomia (ver p. 155).

Planejamento Cirúrgico

- Qualquer histórico (familiar) de coagulopatias e distúrbios com sangramento.
- TAP, TTPA, INR, contagem de plaquetas, hemograma, caso apropriado, tempo de sangramento.
- Inspeção da laringe e da faringe, caso apropriado, com métodos de fibra óptica.
- Ultrassonografia do pescoço, incluindo a bainha carótica e região das tonsilas.

Instrumentos Especiais

Idênticos aos da tonsilectomia sob anestesia geral.

Anestesia

Como regra, anestesia geral endotraqueal. Cuidado com problemas na entubação; considerar entubação com fibra óptica.

Técnica Cirúrgica

A abordagem é basicamente a mesma que a abordagem para tonsilectomia sob anestesia geral.

A incisão mucosa é orientada ao longo da base da úvula e da prega triangular. O reparo com suturas de qualquer incisão de uma drenagem anterior do abscesso prevenirá sua laceração posterior.

Devido à fragilidade do tecido, a cápsula e o polo superior devem ser identificados sem qualquer tração significativa do tecido tonsilar e sem compressão do tecido peritonsilar. Este objetivo é alcançado por dissecção romba, sem divulsão abrupta com a tesoura. As curvas das lâminas da tesoura se situam contra a tonsila ao liberar o polo superior e superfícies lateral e anterior da tonsila. Esse tipo de dissecção levará inevitavelmente à cavidade do abscesso. Um *swab* para cultura é colhido da cavidade para posterior exame bacteriológico.

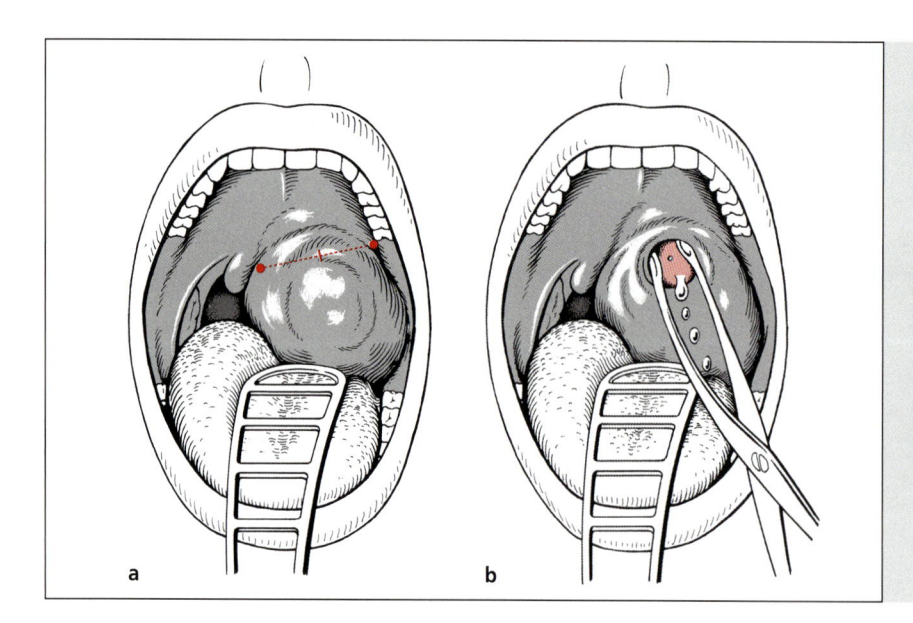

Fig. 9.21a, b Abscesso peritonsilar.
a Ponto de drenagem com agulha/incisão.
b Abertura por divulsão da ferida.

A cápsula lateral do abscesso não deve ser lesada, já que isso resultaria em sangramento significativo.

Quaisquer sangramentos significativos são estabilizados com ligaduras por suturas e qualquer sangramento menor é facilmente controlado com coagulação bipolar. Um tampão posicionado temporariamente no recesso tonsilar também controlará qualquer extravasamento.

A tonsila contralateral também é geralmente removida.

Regras, Dicas e Truques
- Identificação cuidadosa do plano capsular por dissecção com o descolador de Henke invertido (goiva em forma de V).
- A coagulação bipolar cuidadosa provê melhor visualização no campo cirúrgico.

! Riscos e Complicações
- Idênticos aos da tonsilectomia (ver p. 160).

Cuidados Pós-Operatórios

Idênticos aos da tonsilectomia (ver p. 160).

Alternativas

- Incisão e drenagem do abscesso peritonsilar.
- Tonsilectomia com *laser*.
- Abscessos parafaríngeos com extensão à bainha carótica requerem revisão adicional do pescoço por abordagem externa.

Incisão e Drenagem de Abscesso Retrofaríngeo

Princípio Cirúrgico

Larga drenagem do abscesso.

Indicações

Qualquer abscesso retrofaríngeo.

Pontos Específicos Relacionados ao Consentimento Informado

- Hemorragias, aspiração com hipóxia.
- Aspiração de pus para os pulmões, com pneumonia secundária ou enfisema pulmonar.
- Riscos envolvidos no curso espontâneo de um abscesso retrofaríngeo: mediastinite, trombose da veia jugular, obstrução da laringe, rupturas vasculares.

Planejamento Cirúrgico

- Qualquer histórico (familiar) de coagulopatia ou distúrbios com sangramento.
- TAP, TTPA, INR, contagem de plaquetas, hemograma, tempo de sangramento.
- O posicionamento para anestesia geral é supino e plano, cabeça reclinada e pendente (posição de Rose ou "cabeça pendente").
- Antibioticoterapia peroperatória.
- Radiografia lateral dos tecidos moles cervicais.

Anestesia

Geralmente anestesia geral, mas a anestesia local é uma opção para adultos.

Técnica Cirúrgica

- Exposição: abridor de boca de McIvor, como na tonsilectomia com cabeça pendente.
- Aspiração com agulha grossa.
- Incisão estritamente sagital ao longo de uma linha inferossuperior até que a cavidade do abscesso seja alcançada, aspiração simultânea do pus com aspirador de ponta arredondada, *swab* para cultura.
- Para melhorar a drenagem, a ferida da incisão deve ser aberta ou pode-se considerar a sua conversão para uma incisão em cruz; sonda nasogástrica.

Regras, Dicas e Truques
- Em casos de entubação difícil: considerar entubação assistida por endoscópio ou utilizar um endoscópico rígido de emergência de Negus.
- Cuidados também devem ser tomados durante a extubação: garantir as vias aéreas do paciente, adequada aspiração da faringe.

! Riscos e Complicações
- Lesões da artéria palatina ascendente e faríngea ascendente: caso necessário, o coto vascular deve ser ligado com uma sutura. Caso isso seja impossível, a bainha carótica pode ser exposta por abordagem externa.
- Pneumonia por aspiração.
- Mediastinite ou trombose da veia jugular.

Cuidados Pós-Operatórios

Geralmente, idênticos aos da tonsilectomia; considerar nutrição enteral inicialmente. Ajustar antibióticos conforme os resultados do *swab*. Abrir novamente a incisão, caso haja retenção de pus.

Cirurgia para Infecções Cervicais Profundas Originadas das Tonsilas ou Sepse Tonsilar

Princípio Cirúrgico

Eliminação da fonte de infecção (tonsilectomia), do foco de disseminação hematogênica e material do abscesso pela exposição da bainha carótica.

Indicações

- Calafrios, rigidez, temperaturas sépticas durante o curso (e não no início) de uma tonsilite ou abscesso peritonsilar, ou após cura aparente:
  - com intensa sensibilidade e edema ao longo da veia jugular
  - evidência ultrassonográfica de trombose da veia jugular
  - aumento agudo dos parâmetros inflamatórios
- O tratamento prévio com antibióticos pode resultar em curso clínico menos fulminante, obscurecendo, então, o quadro clínico.

Contraindicações

Nenhuma, pois trata-se de indicação vital.

Pontos Específicos Relacionados ao Consentimento Informado

- Para tonsilectomia simultânea, ver p. 155.
- Hemorragias, sangramentos pós-operatórios; considerar também transfusão sanguínea e mencionar riscos relevantes.
- Progressão da trombose, evento embólico, mediastinite, embolia séptica com possível ameaça à vida ou deficiência funcional severa secundária (p. ex., cerebral).
- Sequelas funcionais de lesões dos nervos vago, hipoglosso e acessório e do ramo mandibular do nervo facial e nervo frênico.
- Fístula quilosa.
- Colapso da ferida, formação de cicatrizes, disfunções sensoriais da pele do pescoço.

Planejamento Cirúrgico

- Achados locais relacionados às tonsilas, inspeção com espelho da laringe, p. ex., para avaliação de possíveis problemas na entubação.
- Achados locais da ultrassonografia B e Doppler cervical.
- Mensuração da temperatura, culturas sanguíneas, contagem leucocitária, VHS, coagulograma.
- Antibióticos de largo espectro.

Instrumentos Especiais

Caixa padrão de instrumentos cervicais.

Anestesia

Anestesia geral endotraqueal.

Técnica Cirúrgica

Exposição. Incisão sobre a margem anterior do músculo esternocleidomastóideo, estendendo-se do processo mastóideo até a fúrcula esternal. Secção da gordura subcutânea, platisma e fáscia cervical superficial, ligando quaisquer veias transversais neste processo. A margem anterior do esternocleidomastóideo é identificada e retraída, enquanto a dissecção continua de forma romba inferiormente até a bainha carótica, utilizando pinças de dissecção, tesouras ou dissectores com esponja e pinças sem dentes.

Identificação. Caso o tecido apresente aderências significativas, o mais facilmente identificável músculo omo-hióideo é escolhido como referência anatômica e a veia jugular é seguida a partir do ponto em que cruza a bainha carótica. O vaso é bastante vulnerável na presença de uma infecção profunda e deve ser dissecado com o máximo cuidado. Os nervos acessório, vago e hipoglosso são também identificados, para evitar qualquer lesão inadvertida. A dissecção prossegue paralela à direção das estruturas.

Ligadura. Se houver trombose da veia jugular (descoloração da parede da veia, ausência de pulso venoso, palpação difícil), a própria veia é seguida em direção cranial e caudal, sendo ligada onde ainda parecer normal, a parede da veia é incisada e o trombo é extraído (**Fig. 9.22**). Mesmo que a veia jugular interna ainda esteja conduzindo sangue, sendo, assim, preservável, as veias retromandibular e facial devem ainda ser expostas até a região tonsilar e ligadas. Ao rastrear o processo inflamatório, os espaços cervicais profundos mediais à bainha carótica são abertos sobre a fáscia pré-vertebral até a parede da faringe. Exposição e drenagem do mediastino superior também podem ser necessárias.

A progressão da trombose para a veia cava superior é tratada por trombólise após ligadura da veia jugular superiormente ao ângulo venoso, a junção com a veia subclávia. A extensão da trombose para o seio sigmoide é tratada de forma similar, adicionalmente à ligadura do seio e do bulbo jugular.

Fechamento da ferida. Fechamento primário da ferida, sendo necessário inserir um dreno de sucção apenas após processos puramente flebíticos.

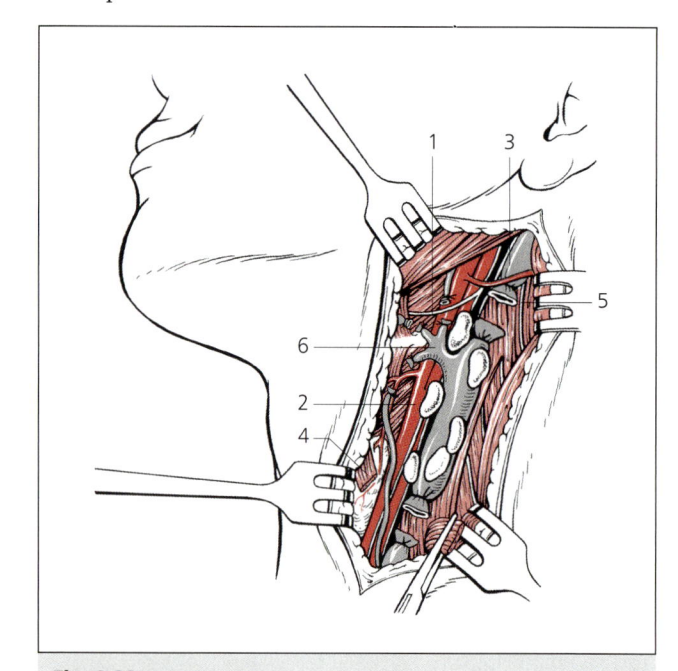

Fig. 9.22 Sepse tonsilar. Ligadura da veia jugular.

1. nervo hipoglosso
2. bifurcação da carótida
3. coto superior da veia jugular
4. coto do músculo omo-hióideo
5. nervo acessório
6. veias facial e retromandibular

Após uma infecção profunda, tratamento pós-operatório aberto da ferida com tamponamento com gaze ou dreno de Penrose. Somente os pólos superior e inferior da ferida são suturados.

Tonsilectomia, caso as tonsilas ainda estejam presentes.

> **Regras, Dicas e Truques**
> - Sempre garantir anestesia geral endotraqueal, para eliminar um êmbolo aéreo.
> - As veias são extremamente vulneráveis quando inflamadas; realizar somente dissecção romba. Caso a veia se lacere, aplicar pressão acima e abaixo com pinças com esponjas. A parede da veia deve ser exposta, distalmente à lesão, e ligada.
> - Caso a cicatrização inflamatória torne a identificação das estruturas anatômicas difícil, tentar realizar a dissecção mais perifericamente e rastrear de volta.

> - Cuidado com o ducto torácico no lado esquerdo do pescoço. Caso uma fístula quilosa se desenvolva, tratá-la, imediatamente, com ligadura por suturas.

> **! Riscos e Complicações**
> - Sangramentos intra e pós-operatórios, com todas as suas complicações secundárias.
> - Fístula quilosa.
> - Embolia séptica.
> - Lesões dos nervos vago, hipoglosso e acessório ou do ramo mandibular do nervo facial, com seus correspondentes déficits funcionais.
> - Formação de cicatrizes destacadas após cicatrização por segunda intenção; disfunções sensoriais.

Cirurgia de Abscessos da Cavidade Oral

Abscessos linguais originados de lesões infectadas, de inflamações da tonsila lingual e, menos frequentemente, de processos inflamatórios das estruturas adjacentes (mandíbula, dentes, tonsilas). Eles podem se localizar superficial ou profundamente na ponta da língua, no corpo da língua e na base da língua (**Fig. 9.23**).

Princípio Cirúrgico

Incisão precoce e drenagem do abscesso.

Indicações

Qualquer abscesso.

Abscessos Linguais Superficiais

Anestesia

Principalmente anestesia tópica e por infiltração para adultos, anestesia geral para crianças.

Técnica Cirúrgica

Incisão perfurante, após aspiração prévia com agulha caso apropriada, divulsão da abertura da ferida com uma pequena pinça de curativo, evacuação do conteúdo por aspiração. Manter a cabeça flexionada, para evitar aspiração.

Abscessos situados lateralmente na margem da língua são incisados imediatamente abaixo e paralelo à margem papilar (**Fig. 9.24**), ao passo que abscessos superficiais na base da língua são incisados com lâmina curva protegida sob laringoscopia com aumento.

Abscessos maiores são temporariamente drenados com dreno macio suturado à margem da incisão.

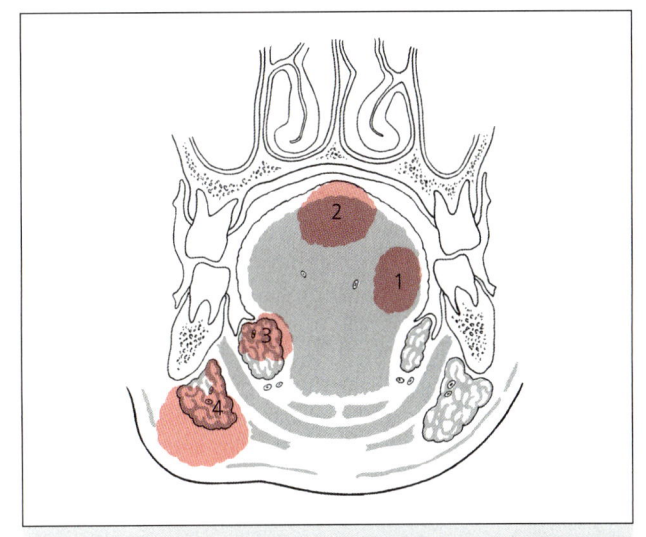

Fig. 9.23 Formação de abscessos na região da língua e assoalho da boca (de acordo com Denecke, 1980).
1. abscesso da margem da língua
2. abscesso superficial da língua
3. abscesso do assoalho da boca
4. abscesso submentoniano/submandibular

> **Regras, Dicas e Truques**
> - Administração prévia de corticosteroides permite melhor identificação do abscesso, pois reduz o edema.
> - Com a língua tracionada anteriormente pelo paciente ou assistente, aparar delicadamente o abscesso com a mão esquerda, palpar e estabilizar, enquanto incisa.
> - O pus não deve ser aspirado para os pulmões.

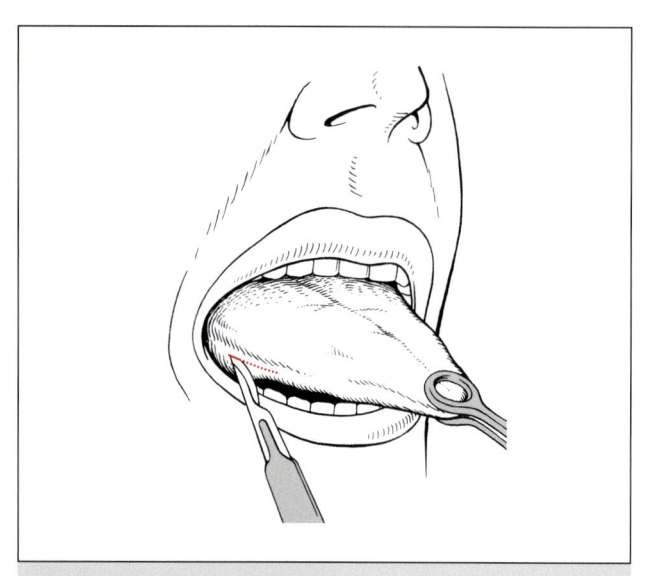

Fig. 9.24 Abscesso superficial da margem da língua. Incisão realizada lateralmente sob a borda papilar.

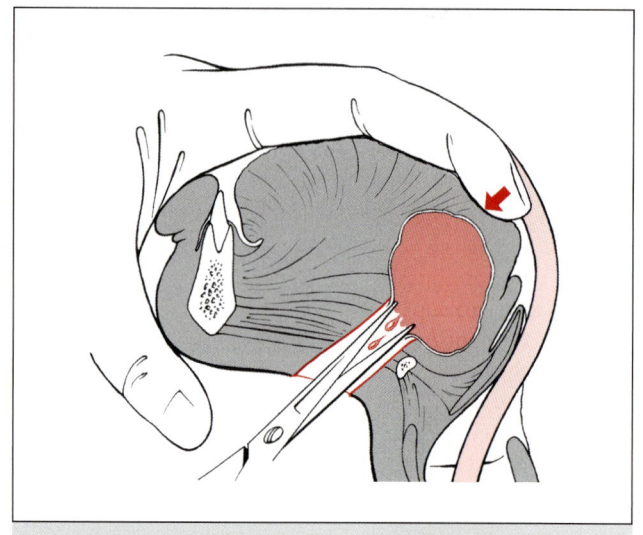

Fig. 9.25 Abscesso profundo da base da língua. Incisão externa simultânea à aplicação de contrapressão digital no interior da boca.

! Riscos e Complicações

- Aspiração de pus para os pulmões, com pneumonia secundária.
- Edema laríngeo colateral, entubação prolongada poderá ser necessária, traqueotomia de urgência.
- Hemorragia severa (considerar ligadura por abordagem externa).

Cuidados Pós-Operatórios

- Abertura repetida da ferida.
- Antibióticos.
- Monitoramento respiratório; monitoramento de sangramentos pós-operatórios.

Abscessos Profundos da Língua

Princípio Cirúrgico

Incisão e drenagem, sempre por abordagem externa.

Anestesia

Geralmente anestesia geral endotraqueal.

Técnica Cirúrgica

Incisão. Na linha média, dois dedos posteriormente ao mento, estendendo-se até um ponto sobre o osso hioide, seccionando-se a camada subcutânea, com a linha média entre o músculo genioglosso.

Incisão e drenagem. O abscesso é abordado sobre o osso hioide através de dissecção romba com movimentos divulsionantes da pinça de curativos ou pinça de dissecção. O abscesso é estabilizado com o indicador da mão contralateral, que é introduzida na boca para realizar uma contrapressão (**Fig. 9.25**). Alternativamente, o abscesso pode ser aspirado com uma agulha que é utilizada como guia, ao longo da qual a incisão e a drenagem são realizadas.

Inserção de um dreno de Penrose ou dreno de sucção. Sutura dos cantos da ferida.

Regras, Dicas e Truques

- Administração prévia de corticosteroides permite melhor identificação do abscesso devido à redução do edema.
- Identificação do corpo do osso hioide; o abscesso se situa anteriormente a ele, na direção do mento.
- A aspiração com agulha facilita a identificação do abscesso, após a qual o tecido mole é largamente aberto ao longo da agulha.

! Riscos e Complicações

- Aspiração de pus para os pulmões, com pneumonia secundária.
- Edema laríngeo colateral, entubação prolongada poderá ser necessária, traqueotomia de urgência.
- Hemorragia severa (caso necessário, ligar a artéria lingual, acessada a partir da bainha bainha carótica).
- Formação de cicatrizes.

Cuidados Pós-Operatórios

- Abertura repetida da ferida.
- Antibióticos.
- Monitoramento respiratório, considerar administração de corticosteroides, monitoramento de sangramentos pós-operatórios.

Abscessos do Assoalho da Boca

Princípio Cirúrgico

Incisão e drenagem de infecções originadas na língua, assoalho da boca, glândulas salivares, gengiva e infecções dos ápices dentários da mandíbula, com abscessos perimandibulares.

Indicações

Qualquer abscesso.

Anestesia

Abscessos superficiais são tratados com anestesia local; os mais profundos requerem anestesia geral.

Técnica Cirúrgica

- Abscessos do assoalho da boca, no espaço sublingual ou no lado interno da região perimandibular são incisados por meio de abordagem oral, largamente abertos e drenados (**Fig. 9.26**).
- Abscessos do espaço submentoniano: incisão na linha média, estendendo-se do mento em direção ao osso hioide, secção da rafe e abertura por divulsão dos tecidos na profundidade e em direção aos espaços laterais inferiormente aos músculos; considerar aspiração inicial com agulha, para orientação.
- Abscessos do espaço submandibular: incisão cutânea inferior à glândula submandibular, dois dedos abaixo do arco mandibular, aprofundada inferiormente através do platisma. Divulsão do tecido na direção do abscesso, com contrapressão digital aplicada no interior da boca, seguida por drenagem (**Fig. 9.27**).

> **! Riscos e Complicações**
> - Aspiração de pus para os pulmões, com pneumonia secundária.
> - Edema laríngeo colateral, entubação prolongada poderá ser necessária, traqueotomia de urgência.
> - Abscesso parafaríngeo, infecção cervical profunda, trombose da veia jugular, mediastinite.
> - Hemorragia severa (considerar ligadura por abordagem externa).
> - Formação de cicatrizes.
> - Secção do ducto de Wharton, lesões do nervo lingual.
> - Lesões do ramo mandibular marginal do nervo facial.

Cuidados Pós-Operatórios

- Abertura repetida da ferida.
- Antibióticos.
- Monitoramento respiratório, considerar administração de corticosteroides, monitoramento de sangramentos pós-operatórios.

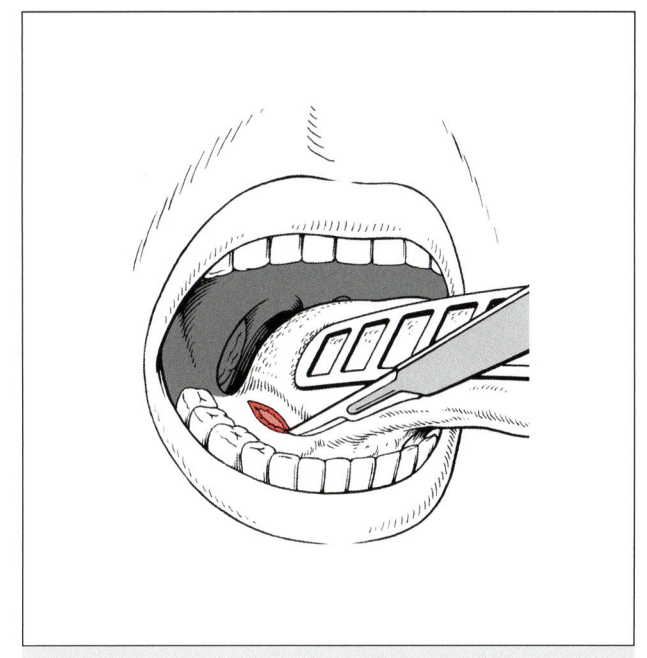

Fig. 9.26 Abscesso do assoalho da boca. Incisão intraoral.

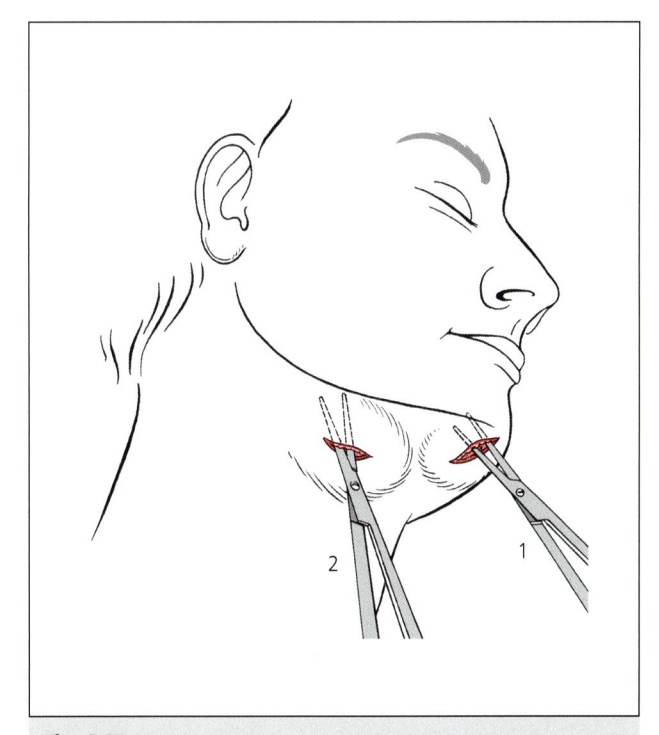

Fig. 9.27 Abscesso do espaço submandibular (2) e da região submentoniana (1). Incisão externa.

Cirurgia de Tumores Benignos e Cistos da Cavidade Oral e Orofaringe

Tumores Linguais Benignos

Pequenos fibromas e papilomas da língua (úvula, pilares tonsilares, tonsilas). Incisão em torno da base da lesão, sob anestesia local, e fechamento primário da ferida.

Pequenos linfangiomas e hemangiomas da língua. O uso da anestesia local raramente é possível devido à considerável profundidade do tumor; a anestesia geral é melhor. A área de excisão é exposta através da realização de suturas de fixação em torno da linha pretendida de incisão. A própria região do tumor é colocada sob tensão por outras suturas de fixação. Uma ligadura por sutura deve ser realizada em torno da base de tumores hipervascularizados antes da remoção. A excisão em cunha pode ser realizada eletrocirurgicamente ou por ablação com *laser* (CO_2, Nd:YAG, KTP). O fechamento do defeito é realizado pela aproximação dos músculos com pontos profundos, seguida por suturas profundas para aproximação da mucosa (Fig. 9.28a, b).

Leucoplasia da língua, assoalho da boca ou interior da bochecha. Estes tumores são removidos sob anestesia tópica e infiltrativa associada à epinefrina. A lesão deve ser completamente excisada no interior do tecido saudável, as margens da incisão devem ser coradas com azul de Bonney antes da administração do anestésico local, já que elas se tornam borradas após a injeção. A lesão deve ser cuidadosamente exposta colocando-se o tecido sob tensão com abaixadores de língua ou suturas de fixação. Toda a espessura da camada mucosa, até as camadas musculares, é excisada. Como precaução, os ductos de Stensen (parótida) e Wharton podem ser marcados com um *stent*. O *laser* é bastante adequado para a excisão. A vaporização também é uma técnica alternativa. A ferida não precisa ser recoberta.

Cistos do Assoalho da Boca

Uma rânula é um cisto de retenção de uma glândula sublingual e localiza-se no assoalho da boca ou, raramente, projeta-se através do músculo milo-hióideo para o lado do mento (rânula mergulhante). Ocasionalmente, cistos dermoides se apresentam no mesmo local.

■ Tratamento da Rânula

Princípio Cirúrgico

Enucleação do cisto, caso necessário em conjunto com toda ou parte da glândula sublingual, através de abordagem oral.

Indicações

Qualquer rânula.

Pontos Específicos Relacionados ao Consentimento Informado

- Risco de recorrência.
- Disfunções sensoriais na ponta da língua ou assoalho da boca, secundárias à lesão do nervo lingual.

Instrumentos Especiais

Sonda de prata, para identificação do ducto salivar.

Anestesia

Anestesia tópica da mucosa e anestesia infiltrativa (com epinefrina).

Técnica Cirúrgica

- Marcar o ducto de Wharton com uma sonda de prata.
- Realizar a incisão na mucosa de forma elíptica sobre o cisto. A mucosa do assoalho da boca é cuidadosamente pinçada e gentilmente liberada do saco cístico.
- Destacar a rânula da glândula sublingual – caso isso seja impossível, incluir a glândula na dissecção; o ducto identificado e o nervo sublingual são separados através de dissecção romba (Fig. 9.29a, b).
- Suturar somente se houver mucosa suficiente disponível.

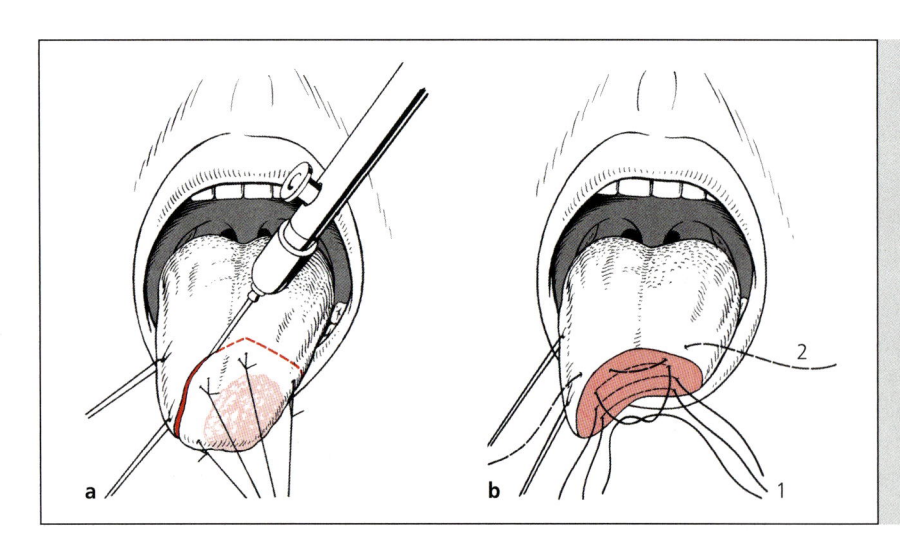

Fig. 9.28a, b Excisão em cunha de tumor da ponta da língua.

a Área de ressecção é reparada com suturas de fixação.

b Fechamento da ferida e redução do defeito com suturas profundas (1), seguidas por suturas superficiais (2).

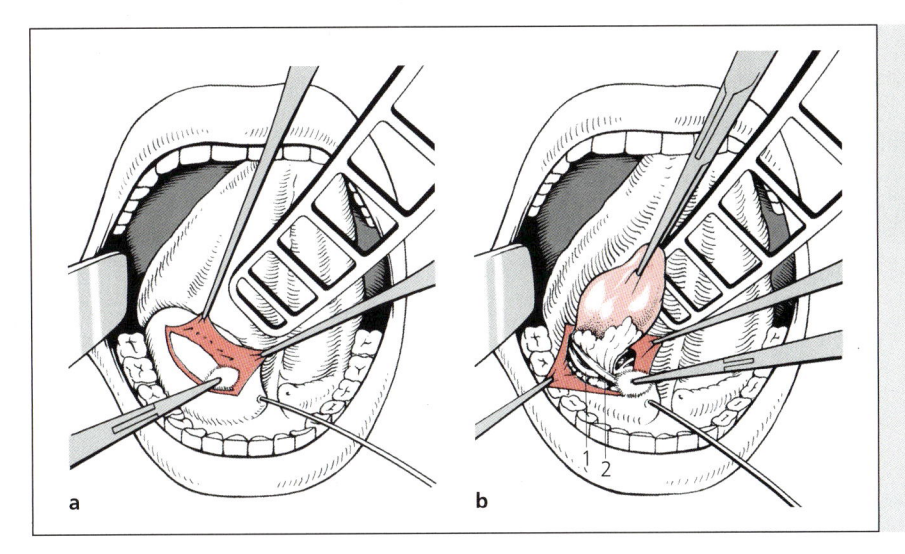

Fig. 9.29a, b Excisão de uma rânula.
a Incisão elíptica da mucosa após identificação do ducto excretor com uma sonda.
b Separação romba do nervo lingual (1) e do ducto de Wharton (2), que atravessam inferiormente (segundo Miehlke).

Regras, Dicas e Truques

- Uma rânula só pode ser removida se estiver cheia. Caso uma laceração ocorra, a cirurgia deverá ser convertida para uma marsupialização (ver adiante); preencher a cavidade, como diferentemente realizado ao dissecar um cisto, é impossível, pois a mucosa é extremamente delicada.

! Riscos e Complicações

- Riscos de recorrência, especialmente após enucleação incompleta.
- Lesões do nervo lingual.
- Retenção de saliva, secundária à ligadura por sutura ou formação de cicatrizes no ducto de Wharton.
- Formação de queloide ou lesões do ramo mandibular do nervo facial, após abordagem externa.

Cuidados Pós-Operatórios

Dieta líquido-pastosa, enxaguamento da boca, administrar antibióticos caso haja sinais de infecção.

Alternativas

Marsupialização

Técnica cirúrgica. Incisão circular no domo do cisto, próximo à transição entre o bojo do cisto e a mucosa do assoalho da boca. A mucosa do assoalho da boca e a margem incisional do cisto são aproximadas com poucos pontos. O assoalho do cisto se torna uma pequena cavidade secundária da cavidade oral.

Tratamento de uma Rânula Mergulhante

Princípio Cirúrgico. Uma rânula mergulhante, ou um cisto dermoide de localização similar, é enucleada por abordagem submentoniana e atravessada para a cavidade oral, onde é excisada.

Anestesia. Anestesia geral.

Técnica cirúrgica. A incisão é ligeiramente curva e corre ao menos 1 cm medial e paralela ao arco mandibular. Pele, tecido subcutâneo e fáscia são seccionados. A parede do cisto é liberada com dissecção romba utilizando pinças de dissecção ou um pequeno dissector com gaze. Pode ser necessário aspirar 3 a 5 mL do conteúdo do cisto ao se aproximar do nível do assoalho da boca, para ganhar mais espaço (**Fig. 9.30**). Após passar a porção inferior do cisto pelo espaço, o destacamento se continua superiormente, como na dissecção de uma rânula simples. A cirurgia é completada pelo fechamento externo da ferida em camadas, sobre um dreno.

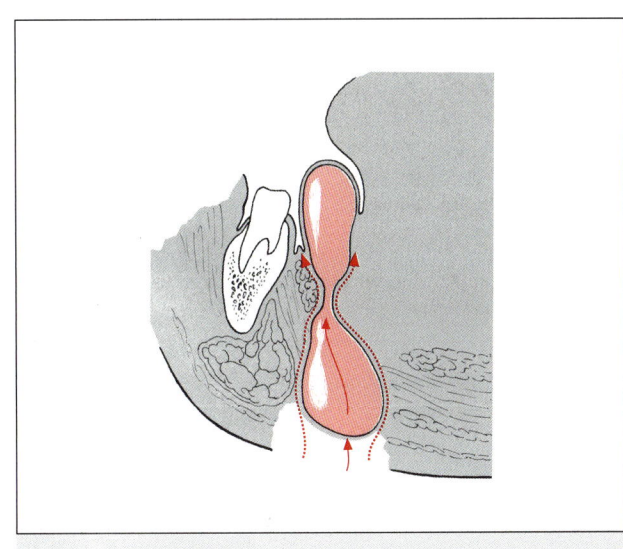

Fig. 9.30 Rânula mergulhante.
O saco cístico é cuidadosamente dissecado por meio de abordagem submentoniana e passado para cima, pelo espaço.

Cirurgia de Tumores Malignos da Língua, Assoalho da Boca, Tonsilas e Parede Posterior da Faringe

Tumores da Ponta da Língua, Margem da Língua e Assoalho da Boca

Abordagem Oral

Princípio Cirúrgico

Excisão de tumores circunscritos da ponta da língua, assoalho da boca e margem da língua, com margens de ressecção adequadas.

Indicações

- Tumores T1, tumores T2 selecionados – estes últimos geralmente em combinação com esvaziamento cervical.

Contraindicações

- Envolvimento do ducto de Wharton.
- Fixação à mandíbula, ou muito próximo a ela.
- Disseminação metastática locorregional.

Pontos Específicos Relacionados ao Consentimento Informado

- Riscos de recorrência.
- Esvaziamento cervical adjuvante ou radioterapia.
- Disfunções sensoriais ou motoras da língua, possivelmente com distúrbios da fala, mastigação ou deglutição.
- Sangramentos pós-operatórios, hematoma ou formação de edema na língua, até a base da mesma, em casos extremos requerendo uma traqueotomia.
- Congestão e inflamação da glândula submandibular.
- Infecção da ferida, cicatrização por segunda intenção, contraturas secundárias à formação de cicatrizes.

Planejamento Cirúrgico

- Confirmação histológica.
- Exclusão de tumores sincrônicos através de endoscopia.
- Ultrassonografia da região em torno do tumor primário e sua área de drenagem linfática.
- Avaliação do tumor e sua drenagem linfática por meio de palpação, também bimanual.

Instrumentos Especiais

- Técnica convencional utilizando o bisturi, eletrocirurgia.
- Alternativamente, *laser* CO_2 ou Nd:YAG.
- Abridor de boca.

Anestesia

A cirurgia pode ser realizada sob anestesia geral ou local; sendo a última obrigatória para o esvaziamento simultâneo da área de drenagem linfática e mais bem realizada com entubação nasotraqueal. Ao prescrever pré-medicação para a anestesia local, fazer adequada prescrição de atropina, para restringir a salivação.

Técnica Cirúrgica

Exposição. Realizada por tração anterior da língua através de suturas de fixação ou de um abaixador de língua para retrair o lábio e, caso necessário, a língua.

Marcando a área de ressecção. Realizado através de diversas suturas de fixação com distância de, ao menos, 1 cm da margem do tumor, com que o sítio operatório pode ser estirado e desdobrado (**Fig. 9.31a**).

Ressecção. A excisão é realizada sob visão e palpação utilizando um bisturi ou o *laser*. Margens adequadas de ressecção devem ser garantidas na margem profunda. Pequenos vasos são estabilizados com diatermia bipolar, os maiores são ligados por suturas.

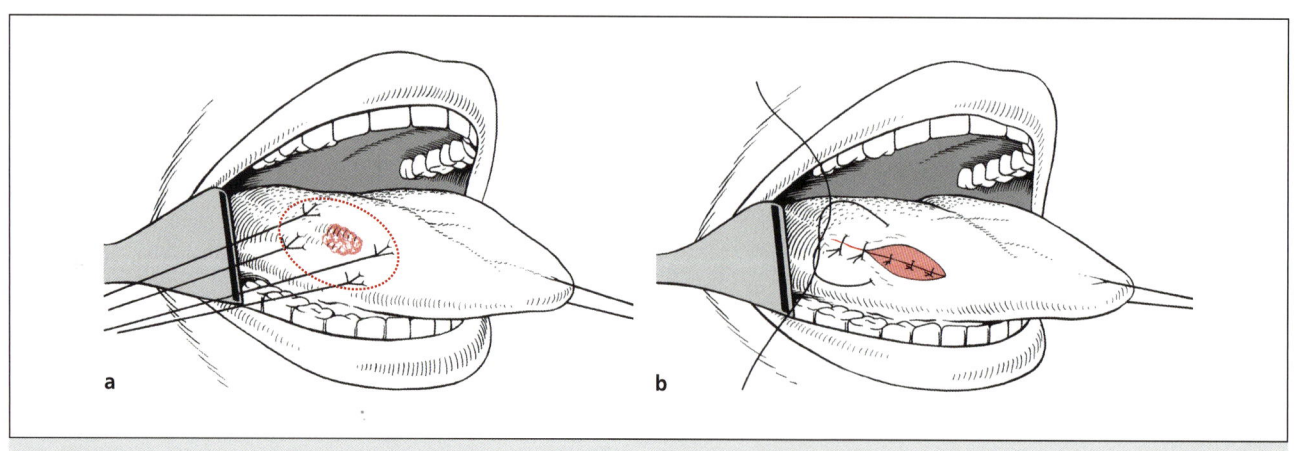

Fig. 9.31a, b Excisão de um tumor da margem da língua.
a Área de ressecção reparada com suturas de fixação.
b Fechamento da ferida.

Defeito. O defeito é geralmente deixado para epitelialização secundária na ressecção com *laser*. De outra forma, fechamento primário da ferida, com suturas através de toda a parede (Fig. 9.31b).

> **Regras, Dicas e Truques**
> - O tecido tumoral deve ser completamente estendido, para garantir sua remoção segura. As suturas de fixação devem ser bem seguras.
> - As margens da peça devem ser claramente demarcadas para exame histológico inequívoco.

> **! Riscos e Complicações**
> - Riscos de recorrência.
> - Lesões do nervo lingual.
> - Sangramentos pós-operatórios, formação de hematoma ou edema na língua, base da língua e laringe.
> - Congestão e inflamação da glândula submandibular.
> - Infecção da ferida, cicatrização por segunda intenção.
> - Contrações cicatriciais com redução da mobilidade da língua.

Cuidados Pós-Operatórios

- Nutrição enteral poderá ser necessária em ressecções mais extensas. Nos outros casos, dieta líquido-pastosa ou nutrição por canudo.
- Monitoramento pós-operatório devido aos riscos de sangramento pós-operatório, aspiração e dificuldades respiratórias.
- Antibioticoterapia.

Ressecção Cirúrgica com *Laser* de Carcinomas da Cavidade Oral

J. A. Werner

A ressecção cirúrgica com *laser* de carcinomas da cavidade oral e orofaringe não goza correntemente da mesma proeminência do que a cirurgia com *laser* da laringe e hipofaringe. Pequenos carcinomas do assoalho da boca (que não resultem na criação de uma ferida correspondentemente grande sob a superfície da língua), na margem da língua, na mucosa bucal, no palato mole e na tonsila podem ser ressecados por cirurgia com *laser*, sem necessidade de cobertura do defeito. Entretanto, a cirurgia com *laser* sem a subsequente cobertura do defeito atinge seus limites, p. ex., quando as superfícies correspondentes da ferida na região submucosa da língua móvel e do assoalho da boca resultam em cicatrizes que limitam os movimentos da língua. Ressecções mais extensas do palato mole sem cobertura adequada do defeito não somente produzem voz hipernasal, mas também levam à regurgitação de alimentos pelo nariz, necessitando de forma não infrequente de cobertura do defeito, por meio de um retalho livre microvascular.

As etapas cirúrgicas para o tratamento de carcinomas bem-definidos em estágios precoces são similares àquelas para tumores de outras regiões do trato aerodigestivo superior. As áreas afetadas pelo tumor são expostas com a ajuda de afastadores e abridores de boca. Instrumentos especiais são inseridos para otimizar o acesso ao sítio operatório.

Princípio Cirúrgico

Pequenos carcinomas da língua (T1) são ressecados em bloco, mas com uma margem de excisão relativamente larga, geralmente de 10 mm. Cuidados devem ser tomados ao excisar o tumor para garantir uma distância adequada da lesão nas camadas musculares profundas. Caso a extensão superficial do tumor pareça muito grande ou caso exista algum indicativo de infiltração profunda, o tumor também poderá ser excisado em várias porções através de técnica cirúrgica com *laser*, dependendo de sua localização e extensão. Na ressecção de carcinomas do assoalho da boca com *laser*, cuidados devem ser tomados para a prevenção de aderências às partes móveis da língua. Observações sobre a fragmentação do tumor através de técnicas microcirúrgicas com *laser* são encontradas em outra seção deste livro (Capítulo 10). Análise por congelação da peça é obrigatória em pacientes submetidos a glossectomias parciais.

Indicações

Carcinomas T1 e ocasionalmente T2 da língua e assoalho anterior da boca, sem infiltração da crista alveolar. Caso uma infiltração superficial do osso seja descoberta intraoperatoriamente, uma mandibulectomia parcial adicional (tábua interna) deverá ser realizada.

Contraindicações

Infiltração da mandíbula detectada radiologicamente ou até mesmo clinicamente.

Pontos Específicos Relacionados ao Consentimento Informado

- Hemorragias, sangramentos pós-operatórios.
- Lesões dentárias ou mesmo perda de dentes.
- Dificuldades na deglutição (disfagia), sonda nasogástrica.
- Distúrbios da fala e da articulação.
- Possível necessidade de traqueotomia com inserção de cânula.
- Distúrbios sensoriais e disfunção motora da língua secundários a lesões dos nervos lingual e hipoglosso ou como resultados da formação de cicatrizes.
- Distúrbios do paladar devido a lesões do nervo glossofaríngeo.

Planejamento Cirúrgico

Panendoscopia e confirmação histológica, TC e, caso apropriado, RM para avaliação de infiltração óssea; imagem com muitos cortes (multislice, geralmente RM) deve ser considerada nos carcinomas da língua para avaliação da profundidade. Cintilografia tem sido utilizada com menor frequência do que costumava ser, sendo cada vez mais suplantada pela TC e pela RM.

Instrumentos Especiais

Microscópio com anexo para *laser* CO_2, a dissecção também é possível com *handpiece*. *Lasers* Nd:YAG e KTP são também adequados para esta indicação; não apenas é menor o sangramento intraoperatório, mas também o são a precisão dos cortes e a avaliação do aspecto dos tecidos com relação ao *laser* CO_2.

Anestesia

Anestesia geral endotraqueal, geralmente com entubação nasotraqueal, tubo para *laser*, caso apropriado, de outra forma, cobrir o tubo com uma compressa úmida de algodão (ver também Capítulo 10 para questões sobre segurança com *laser*).

Técnica Cirúrgica

Carcinomas da Língua Móvel e Assoalho da Boca

- Exposição da área do tumor: o tumor é identificado dentro do tecido saudável circundante e exposto (Fig. 9.32).
- Posicionamento do microscópio, conectado ao *laser* (Fig. 9.33).
- Nos casos de carcinoma do assoalho da boca, duas situações distintas devem ser consideradas. A primeira envolve a ressecção dos ductos excretores das glândulas sublinguais e submandibulares em conjunto com o tumor; a segunda é a modificação do procedimento caso a mandíbula esteja envolvida. Os ductos excretores das glândulas salivares podem ser deixados intactos ou excisados. Nos processos da linha média, a questão que surge é se o ducto de Wharton deve ser preservado, ao menos unilateralmente ou se ele pode ocasionalmente ser dissecado, mobilizado e transposto. O tumor deve, entretanto, ser removido com margens de ressecção adequadas – este é o ponto absolutamente essencial. O periósteo pode ser dissecado com o *laser* ou uma raspa. A superfície profunda é corada com corante azul e enviada para exame histológico. Caso haja suspeitas de infiltração da mandíbula, a área óssea envolvida é excisada por técnicas cirúrgicas convencionais.

Carcinoma da Mucosa Bucal, Palatos Mole e Duro e Úvula

Carcinomas superficiais da mucosa oral podem ser completamente excisados com técnicas microcirúrgicas com *laser*. A cobertura do defeito não é necessária, já que estas feridas cicatrizam sem nenhum comprometimento funcional significativo, embora o processo de cicatrização seja demorado, como em todas as feridas por *laser*. A ressecção de carcinomas da orofaringe é realizada de maneira similar. Carcinomas extensos com infiltração profunda do palato mole são geralmente sensíveis à excisão cirúrgica convencional, seguida pela cobertura apropriada do defeito. O mesmo se aplica a carcinomas maiores do palato duro.

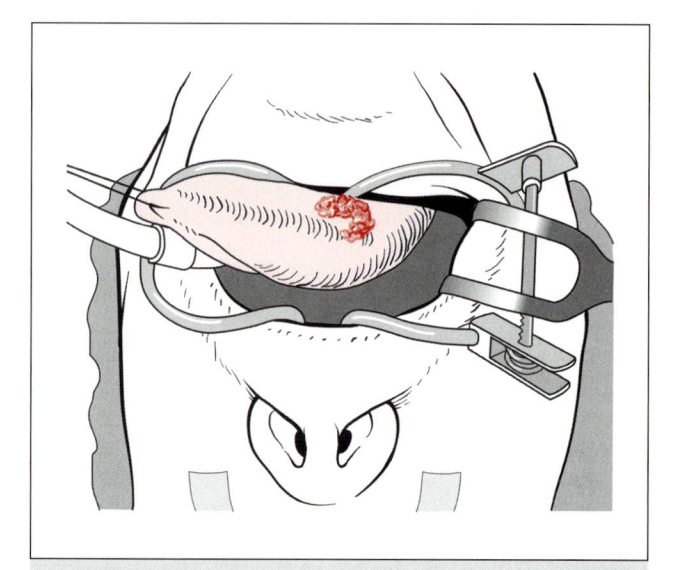

Fig. 9.32 Exposição de um tumor da margem da língua para ressecção com *laser*.

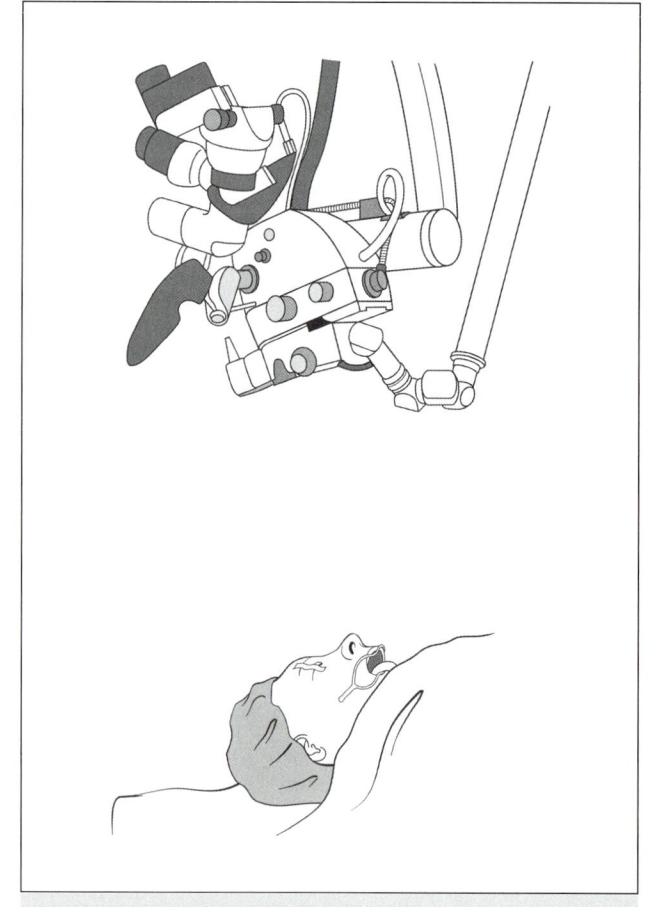

Fig. 9.33 Posicionamento do *laser* para tumor da língua.

> 📖 **Regras, Dicas e Truques**
>
> A criação de superfícies correspondentes de feridas na região da submucosa da língua e do assoalho da boca deve ser evitada. Ao contrário, reconstrução primária deve ser realizada, p. ex., com um enxerto cutâneo livre colhido da virilha.

> **! Riscos e Complicações**
>
> Especialmente na presença de superfícies correspondentes de feridas, existe um risco de aderências secundárias à formação de cicatrizes, resultando em alterações na fala e na deglutição. Distúrbios sensoriais na língua e na região da ressecção podem surgir. Colapso da ferida, infecção da ferida, osteomielite mandibular e sangramentos pós-operatórios também são possíveis. Em casos excepcionais, pode-se desenvolver edema relevante da língua e da base da língua, com obstrução das vias aéreas.

Cuidados Pós-Operatórios

Monitoramento da fase pós-operatória quanto a sangramentos, aspiração e dispneia. Nutrição por sonda por 1 a 2 dias, administração de antibióticos ajustados à flora bacteriana da boca (p. ex., clindamicina, cefuroxima). Quaisquer aderências fibrinosas entre a língua e o assoalho da boca devem ser liberadas através de um porta-algodão montado, para prevenção de uma maior aderência. Os estudos não foram suficientemente claros quanto à ação contra as aderências da aplicação local de cortisona ou mitomicina.

■ **Alternativas**

Abordagem Transoral com Mandibulectomia Marginal

Princípio Cirúrgico

Tumores T1 na região do assoalho da boca próxima à mandíbula são excisados com margens de ressecção adequadas após mandibulectomia transoral, parcial e marginal (ressecção contínua), preservando ainda os contornos da mandíbula.

Indicações

Tumores T1 próximos à mandíbula sem fixação aos tecidos circundantes e sem metástases regionais óbvias.

Contraindicações

- Fixação do tumor aos tecidos circundantes, especialmente invasão da mandíbula.
- Metástases regionais óbvias (a técnica *pull-through* deverá ser utilizada nestes casos).

Pontos Específicos Relacionados ao Consentimento Informado

- Sangramentos intra e pós-operatórios severos com risco de aspiração e hipóxia, choque hipovolêmico.
- Complicações inflamatórias: infecção do leito cirúrgico, linfadenopatia cervical, abscessos retro e parafaríngeos, infecção cervical profunda, trombose da veia jugular e mediastinite.
- Desordens do paladar, dificuldades na deglutição, redução da mobilidade da língua.
- Lesões dentárias, perda de dentes, tratamento protético, lesões da articulação temporomandibular, trismo; insuficiência velopalatina, distúrbios da fala e deglutição (alterações na qualidade da fala).
- Colapso da ferida, formação de fístulas nas glândulas salivares, possíveis sequelas de esvaziamento cervical.
- Riscos de recorrência, possibilidade de radioquimioterapia adjuvante ou cirurgia revisional.
- Riscos do *laser*.
- Disfunção sensorial ou motora da língua, dentes e distribuição do nervo mentoniano, possivelmente com distúrbios da fala, mastigação e deglutição.
- Sangramentos pós-operatórios, formação de hematoma ou edema na língua até a base da língua, associado, em casos extremos, à necessidade de traqueotomia.
- Congestão e inflamação da glândula submandibular.
- Infecção da ferida, cicatrização secundária, estenoses secundárias à formação de cicatrizes.
- Osteomielite mandibular com suas sequelas correspondentes.

Planejamento Cirúrgico

- Confirmação histológica.
- Exclusão de tumores sincrônicos através de endoscopia.
- Ultrassonografia da região em torno do tumor primário e da sua área de drenagem.
- Avaliação do tumor e da drenagem linfática por palpação, também bimanual.
- Exames radiológicos, incidência oblíqua da mandíbula, ortopantomografia da mandíbula, TC de alta resolução.

Instrumentos Especiais

- Técnica convencional com bisturi, eletrocirurgia.
- Alternativamente, *laser* CO_2 ou Nd: YAG.
- Abridor de boca.
- Serra oscilante.

Anestesia

Anestesia geral, preferencialmente com entubação nasotraqueal. Infiltração do sítio cirúrgico com solução contendo epinefrina.

Técnica Cirúrgica

Exposição. Tração anterior da língua com suturas de fixação e utilização do abaixador de língua para retração do lábio e, caso necessário, da língua.

Marcação da área de ressecção. Realização de várias suturas de fixação com distância de, ao menos, 1 cm com relação à margem do tumor, permitindo que o campo operatório seja colocado em tensão e desdobrado.

Dissecção bucal. A gengiva é incisada no nível dos colos dentários e o mucoperiósteo bucal é descolado inferiormente, como um retalho.

Cortes de osteotomia. Realizados em ângulos retos em cada extremidade da região tumoral, e cerca de 1,5 cm paralelamente à margem mandibular inferior. Isso mobiliza a região tumoral em direção lateral. A não ser que já tenha sido seccio-

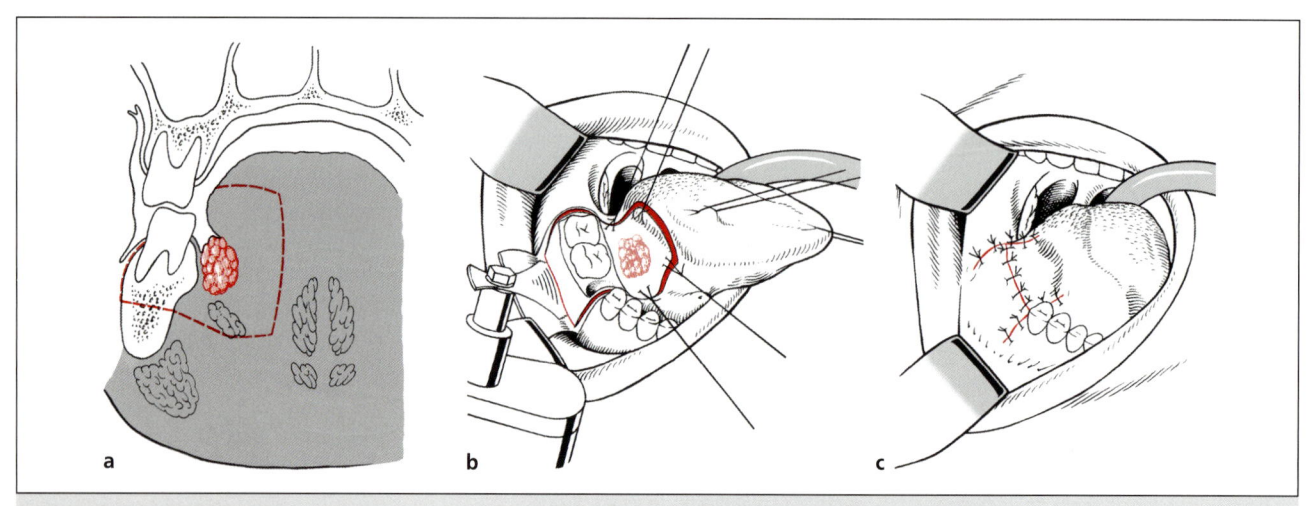

Fig. 9.34a-c Tumor do assoalho da boca. Abordagem transoral com mandibulectomia marginal (segundo Denecke).
a Área de ressecção.
b Incisões mucosas e de osteotomias.
c Cobertura do defeito.

nado durante a osteotomia, o periósteo lingual é seccionado de uma direção medial durante a subsequente ressecção do tumor (**Fig. 9. 34a, b**).

Ressecção. A excisão é realizada sob visão e palpação, com bisturi ou *laser*. Margens adequadas de ressecção devem ser garantidas também na margem profunda. Pequenos vasos são cauterizados com bipolar, os maiores são ligados por suturas. O tecido excisado é removido em conjunto com o osso conectado.

Cobertura. Com um retalho lingual, aproximado à gengiva bucal (**Fig. 9.34c**). Como isso frequentemente resulta em fixação excessiva da língua, o uso de um retalho do platisma é uma alternativa a ser considerada.

Regras, Dicas e Truques

- Não estender muito profundamente os cortes da osteotomia, para proteger o nervo alveolar. A remoção de um dente no segmento a ser ressecado ajuda a medir a profundidade do corte. O corte horizontal não deve ser completado, já que a ponte óssea final pode ser cortada com um cinzel.
- A superfície de ressecção óssea deve ser coberta de forma confiável, para evitar o desenvolvimento de osteomielite. Como na abordagem para técnica de Rehrmann, o periósteo bucal pode ser adicionalmente incisado na sua margem inferior, para permitir a posterior mobilização do retalho da bochecha.
- Caso a glândula submandibular não seja também removida durante a cirurgia, o ducto de Wharton deve ser marcado com uma sonda de prata.

! Riscos e Complicações

- Aderências da língua, secundárias à formação de cicatrizes, com alterações subsequentes na fala, deglutição e mastigação.
- Disfunções sensoriais na distribuição dos nervos lingual e mentoniano.
- Colapso da ferida com subsequente cicatrização por segunda intenção.
- Osteomielite mandibular.
- Sangramentos pós-operatórios, formação de hematoma e edema na base da língua e da laringe.

Cuidados Pós-Operatórios

- Antibióticos.
- Nutrição enteral.
- Monitoramento quanto a sangramentos pós-operatórios, aspiração e dificuldades respiratórias.

Abordagem com a Técnica de Pull-Through

Princípio Cirúrgico

Ressecção por dupla abordagem em técnica monobloco: esvaziamento cervical, clearance submandibular-submentoniano; excisão peroral do tumor, caso necessário associado a uma mandibulectomia marginal mais remoção de tecido intermediário e esvaziamento cervical. Cobertura do defeito através de retalho miocutâneo do platisma ou retalho microvascular livre radial do antebraço. Uma traqueotomia é ocasionalmente necessária.

Indicações

Tumores T1 com infiltração profunda ou, na maioria dos casos, tumores T2 conectados ao periósteo, com metástases regionais.

Contraindicações

Tumores T2 e T3 com fixação considerável à mandíbula, tumores T4.

Pontos Específicos Relacionados ao Consentimento Informado

Como na abordagem transoral com mandibulectomia marginal, existe um risco consideravelmente aumentado de formação de fístulas.

Técnica Cirúrgica

Incisão curva da ponta do mento até a mastoide, incisão auxiliar em forma de Y em direção inferior, ao longo da margem anterior do músculo esternocleidomastóideo. Esvaziamento cervical com remoção dos linfonodos das regiões submentoniana e submandibular, ligadura da artéria lingual, descolamento da porção lingual do periósteo mandibular, desinserção do músculo milo-hióideo. Dissecção ao redor do tumor por abordagem oral, trabalhando inferiormente até a área submandibular. Cobertura do defeito.

> **! Riscos e Complicações**
> - Aderência da língua secundária à formação de cicatrizes, com alterações subsequentes na fala, deglutição e mastigação.
> - Disfunções sensoriais na distribuição dos nervos lingual e mentoniano.
> - Colapso da ferida, com subsequente cicatrização por segunda intenção.
> - Osteomielite mandibular.
> - Sangramentos pós-operatórios, formação de hematoma e edema na base da língua e da laringe.
> - Traqueotomia e suas sequelas.

Abordagem pela Técnica Transmandibular

Princípio Cirúrgico

Após a elevação de um retalho inferior da bochecha, ressecção segmentar da mandíbula; caso apropriado, hemimandibulectomia e ressecção em monobloco do tumor, tecidos cervicais e parte da mandíbula. Cobertura do defeito peroral com um retalho radial microvascular livre do antebraço ou enxerto jejunal livre ou retalho do peitoral maior.

Indicações

- Tumores T2 e T3 do assoalho da boca e do corpo da língua com aderências ao periósteo mandibular.
- Tumores T4, caso ressecáveis, com invasão da mandíbula.

Contraindicações

- Tumores extensos, especialmente aqueles que cruzam a linha média, cuja ressecção envolveria defeitos funcionais maiores, com prognóstico ruim.
- Metástases regionais intratáveis, metástases à distância.

Pontos Específicos Relacionados ao Consentimento Informado

- Como na abordagem transoral com mandibulectomia marginal.
- Risco consideravelmente aumentado de formação de fístulas.
- Perda parcial da mandíbula, perda de dentes, dificuldades na deglutição, reconstrução com colheita de enxerto ósseo.
- Riscos de falência do enxerto, sequelas no sítio doador.
- Radioquimioterapia adjuvante.
- Traqueotomia.
- Alterações no contorno da mandíbula.
- Lesões do ramo mandibular do nervo facial.

Técnica Cirúrgica

Incisão através da porção média do lábio inferior, sobre a ponta do mento e curvada abaixo da mandíbula até a mastoide; incisão em forma de Y ao longo do músculo esternocleidomastóideo até a clavícula. Elevação de um retalho inferior da bochecha. Após esvaziamento cervical, ressecção segmentar das partes da mandíbula adjacentes ao tumor ou hemimandibulectomia. Dissecção peroral do tumor através do espaço na mandíbula sob visão direta e com boa exposição e liberação do tecido tumoral em uma direção caudal. Cobertura do defeito peroral. Reconstrução da mandíbula com placas, caso necessário com um enxerto ósseo. Traqueotomia.

> **Regras, Dicas e Truques**
> - Como na técnica *pull-through*.
> - Alterações no contorno da mandíbula, disfunção da articulação mandibular.
> - Lesões do ramo mandibular do nervo facial ou dos nervos lingual, hipoglosso e glossofaríngeo.

Cirurgia de Tumores das Tonsilas, Base da Língua e Parede Faríngea

Tonsilectomia em Tumores

Princípio Cirúrgico

Ressecção transoral, lesões limitadas às tonsilas ou tumores T1 e T2, que são bem-definidos com relação aos tecidos circundantes, hoje em dia geralmente com *laser* CO_2 ou *laser* Nd:YAG. Para se obter margens adequadas de ressecção, a dissecção não é realizada ao longo da cápsula, de forma contrária à da tonsilectomia, e, dependendo do tipo do tumor, partes dos pilares tonsilares, da faringe ou da base da língua são também excisadas, com exame de congelação para avaliação intraoperatória das margens de ressecção. A remoção dos linfonodos é realizada através de esvaziamento cervical, em um ou dois estágios de procedimento e sem abertura do leito da ferida oral durante o processo.

Indicações

- Tumores T1 bem-definidos, limitados às tonsilas.

- Tumores T2 bem definidos, não aderidos, sem invasão extensa da base da língua ou aderências à mandíbula.

Contraindicações

- Tumores T3 e T4, especialmente aqueles com envolvimento da mandíbula, invasão da fossa pterigopalatina ou com transição direta para linfonodos cervicais.
- Metástases locais, regionais e à distância extensas e intratáveis.

Pontos Específicos Relacionados ao Consentimento Informado

- Sangramentos intra e pós-operatórios severos com risco de aspiração e hipóxia, choque hipovolêmico.
- Complicações inflamatórias: infecção do leito da ferida, linfadenopatia cervical, abscessos retro e parafaríngeos, infecção cervical profunda, trombose da veia jugular e mediastinite.
- Desordens do paladar, dificuldades na deglutição, redução da mobilidade da língua.
- Lesões dentárias, lesões da articulação temporomandibular, trismo; insuficiência velopalatina, distúrbios da fala e deglutição (alterações na qualidade da fala).
- Colapso da ferida, formação de fístulas nas glândulas salivares, possíveis sequelas do esvaziamento cervical.
- Riscos de recorrência, possibilidade de radioquimioterapia adjuvante ou cirurgia revisional.
- Riscos do *laser*.

Planejamento Cirúrgico

- Confirmação histológica.
- Avaliação da extensão do tumor através de palpação, inspeção e endoscopia (também para exclusão de um tumor sincrônico).
- TC, RM, ultrassonografia B e doppler, cada um destes indicado de acordo com os achados relevantes.
- Radiografia de tórax, ultrassonografia abdominal.

Instrumentos Especiais

Como na tonsilectomia, *laser*, caso apropriado.

Anestesia

Anestesia geral endotraqueal, anestesia local é, em princípio, possível.

Técnica Cirúrgica

Esvaziamento cervical. Desde que uma abordagem em dois estágios não seja planejada, o tratamento prévio da área de drenagem linfática apresenta a vantagem de que o feixe vascular já é isolado, reduzindo, assim, os riscos envolvidos em ressecções extensas de tumores. Além disso, as artérias lingual, faríngea ascendente e facial podem, caso necessário, ser desde já ligadas, tornando a cirurgia menos hemorrágica e permitindo uma melhor visualização.

Exposição. Como na tonsilectomia, com a lâmina do abridor de boca posicionada ligeiramente para o lado da linha média, permitindo melhor exposição da base da língua.

Incisão. A tonsila é estirada e rodada medialmente, criando um sulco para a incisão, que é realizada posteriormente ao pilar anterior, a uma distância adequada do tumor. Ela é estendida superiormente até o ramo ascendente da mandíbula, circundando largamente o polo superior da tonsila, prosseguindo posteriormente ao pilar posterior, garantindo novamente uma adequada distância do tumor (**Fig. 9.35a**).

Dissecção. Ao menos que a cirurgia seja realizada com *laser* – o que opticamente permite um bom delineamento entre o tumor e a camada muscular, apesar da vaporização (que, de fato, desaparece rapidamente) – a remoção do tumor tonsilar é realizada com um descolador, tesouras tonsilares e dedo indicador, que apresenta uma boa sensibilidade quanto à distância até o tumor (**Fig. 9.35b**).

Remoção. Sob visão direta e empregando palpação manual e por instrumentos, o tumor é seccionado na base da língua, expondo e estirando o tecido da prega triangular e da base da língua. Uma tração adicional sobre o tumor e tecidos adjacentes pode ser realizada por meio de suturas de fixação. Hemostasia meticulosa. Sem cobertura do defeito.

Uma peça para histologia de congelação é obtida das regiões marginais críticas, seguida, caso necessário, por excisões mais largas.

Regras, Dicas e Truques

- Trabalho de diagnóstico pré-operatório cuidadoso: os tumores tonsilares não raro são consideravelmente bem mais profundos do que o esperado após a primeira inspeção.
  Caso dúvidas relacionadas à extensão não possam ser excluídas inicialmente, solicitar o consentimento do paciente para uma possível extensão da cirurgia através de abordagem externa, com possíveis ressecções da mandíbula, visando uma possível alteração nos planos durante a cirurgia.
- Uma abordagem em estágio único é mais vantajosa para a localização de qualquer tumor residual. Como regra, a abordagem transoral é vantajosa devido à sua taxa de morbidade claramente inferior (menos déficits funcionais).
- Manter uma adequada distância do tumor desde o início. Ressecções subsequentes podem impor problemas histológicos quanto à graduação e ao estadiamento.
- Garantir coloração não ambígua da peça de congelação.
- A exposição exata na base da língua é particularmente difícil. O reajuste da lâmina do abridor de boca é necessário em algumas situações. A inserção de lâminas adicionais serve para fornecer maior tração no tecido.

! Riscos e Complicações

- Hemorragia intraoperatória ou sangramentos pós-operatórios severos (ramos da artéria carótida externa, artérias faríngeas ascendente e descendente, artéria palatina descendente, artéria lingual e, em casos excepcionais, da artéria carótida interna devido a *kinking*, sangramentos da artéria carótida secundários à erosão devida à formação de fístulas).

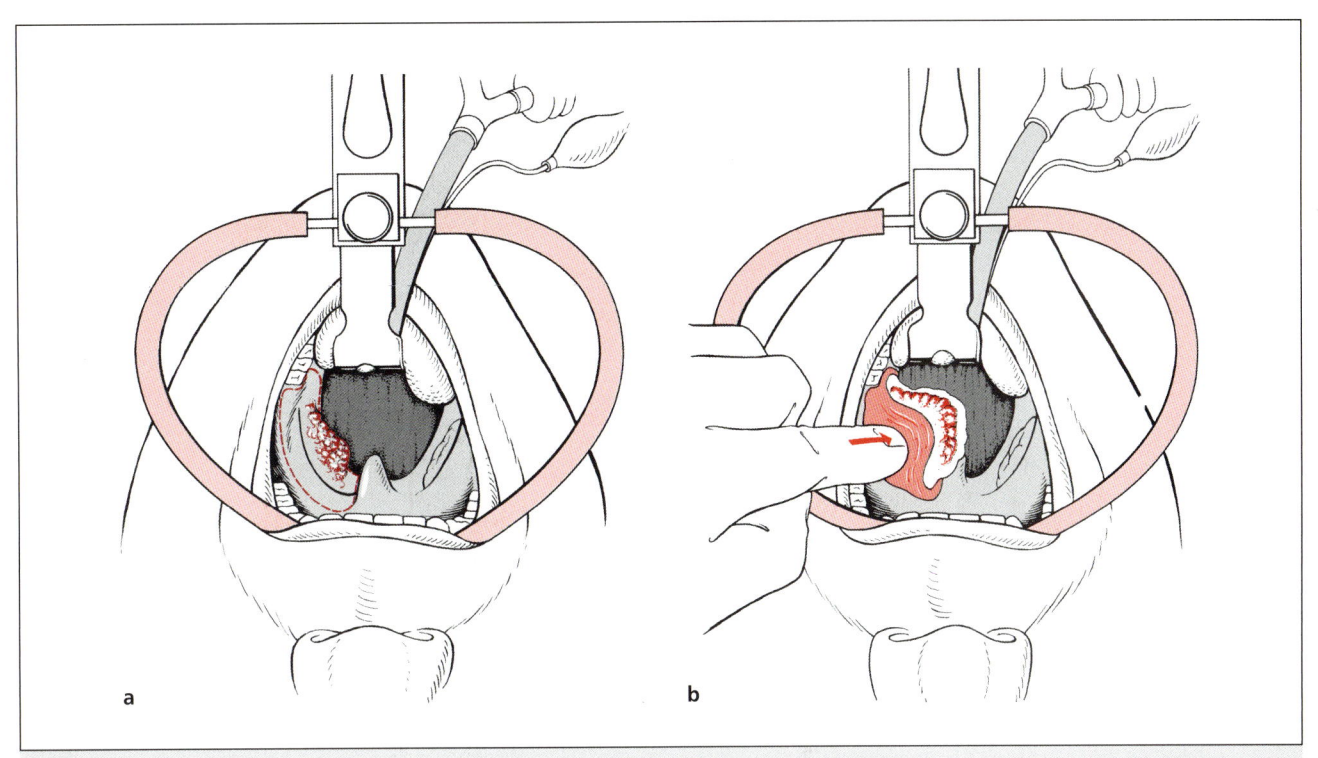

Fig. 9.35a, b Tonsilectomia de tumor.
a Área de ressecção com inclusão do pilar.
b Dissecção romba da tonsila e do tumor utilizando o dedo.

- Lesões dos nervos glossofaríngeo ou hipoglosso, com distúrbios subsequentes do paladar e deglutição, redução da mobilidade da língua.
- Abscessos retro e parafaríngeos, infecção do leito da ferida, trombose da veia jugular, infecção cervical profunda, linfadenopatia cervical com formação de abscessos.
- Deformidades dos pilares tonsilares em decorrência das contrações cicatriciais com subsequentes insuficiência velopalatina e distúrbios da deglutição, regurgitação e voz hipernasal.
- Lesões dentárias ou da articulação temporomandibular, com trismo subsequente.
- Fístulas das glândulas salivares.
- Edema laríngeo, com dispneia severa.

Cuidados Pós-Operatórios

- Como nas tonsilectomias.
- Monitoramento do desenvolvimento de edema laríngeo.
- Tratamento do sistema de drenagem linfático como um segundo estágio cirúrgico, caso apropriado.
- Radioquimioterapia adjuvante, dependendo do estadiamento.

Ressecção Cirúrgica com *Laser* de Carcinomas Orofaríngeos

J. A. Werner

Tonsilas, Sulcos Glossotonsilares, Pilares Tonsilares

Ver também considerações preliminares em ressecções cirúrgicas com *laser* de carcinomas da cavidade oral, página 172.

Princípio Cirúrgico

A abordagem cirúrgica dos carcinomas das tonsilas difere daqueles de outras regiões. A estrutura tecidual e padrões de crescimento diferentes dos tumores desta região necessitam de um exame histológico particularmente cuidadoso de uma peça claramente corada. Lesões circunscritas com um padrão de crescimento mais superficial podem ser excisadas em bloco com técnicas cirúrgicas com *laser*. Tumores maiores na região das tonsilas podem possivelmente ser ressecados de forma fragmentada.

Indicações

Carcinomas circunscritos (T1 e, em casos selecionados, T2).

Contraindicações

Como regra, evidências diagnósticas pré-operatórias de infiltração da crista alveolar ou do palato duro; invasão tumoral do leito parotídeo ou dos tecidos moles do pescoço.

Pontos Específicos Relacionados ao Consentimento Informado

- Hemorragias, sangramentos pós-operatórios.
- Lesões dentárias e até mesmo perda de dentes.
- Dificuldades de deglutição (disfagia), sonda nasogástrica.
- Voz hipernasal.
- Distúrbios da fala e da articulação.
- Dispneia, traqueotomia com inserção de cânula.
- Redução da mobilidade da língua secundária a lesões do nervo hipoglosso.
- Distúrbios do paladar secundários a lesões do nervo glossofaríngeo.
- Distúrbios sensoriais na região da língua e parede posterior da faringe.
- Problemas na articulação temporomandibular.
- Lesões do nervo lingual.
- Cicatrização retardada da ferida, infecção da ferida.
- Formação de fístulas.

Planejamento Cirúrgico

Panendoscopia, confirmação histológica, imagem em multissecções (geralmente TC), para avaliação de infiltração das estruturas adjacentes.

Técnica Cirúrgica

A questão da melhor exposição do tumor é de particular importância nesta indicação. A porção cranial do carcinoma não raramente irá requerer exposição com auxílio de um afastador de tonsilectomia, enquanto a porção caudal do tumor adjacente à base da língua necessitará de um pequeno laringoscópio bivalve.

Hemostasia

Sangramentos frequentemente obstruem a visualização durante a cirurgia. Ramos da artéria palatina ascendente (ramo da artéria facial) e da artéria palatina descendente (ramo da artéria maxilar), bem como ramos da artéria faríngea ascendente, necessitarão de ligadura convencional ou clipes vasculares. O sulco glossotonsilar é uma região considerada de alto risco para hemorragias severas. A artéria lingual e a artéria carótida externa se encontram particularmente em risco. Outras estruturas importantes nas proximidades são os nervos hipoglosso e glossofaríngeo.

Carcinomas da Parede Posterior da Orofaringe

Tecnicamente, tumores da parede faríngea posterior podem, com frequência, ser completamente ressecados sem dificuldades com técnicas cirúrgicas com *laser*. Caso tenha ocorrido invasão da hipo ou nasofaringe pelo tumor, a ressecção é estendida de acordo. Expansões em direção cranial podem geralmente ser expostas com ajuda de afastadores de palato. O laringoscópio bivalve é utilizado para casos com extensão caudal. Infiltrações do ligamento longitudinal anterior da medula cervical são problemáticas para cirurgias com *laser*, já que não são mais curáveis cirurgicamente. Esses casos necessitam de avaliação pré-operatória com estudos de imagem (RM).

Base da Língua e Valécula

Vários fatores complicam a ressecção com *laser* de carcinomas da base da língua. Isso se aplica particularmente aos casos em que a exposição não é ótima, apesar do uso de um orofaringoscópio bivalve. Além disso, a diferenciação entre carcinoma e tecido normal com o microscópio cirúrgico pode ser particularmente difícil na região da base da língua, uma vez que vários tipos de tecido (mucosa, tonsila, músculo) coexistem em proximidade na área. De qualquer modo, a avaliação com a ajuda do microscópio cirúrgico é geralmente bem-sucedida. A cirurgia pode se tornar particularmente problemática caso o orofaringoscópio deslize e a orientação exata seja subsequentemente perdida. Mais uma vez deve ser lembrado que as margens excisionais do tumor devem ser identificadas e precisamente coradas para o exame histológico subsequente. Isso se aplica particularmente aos casos em que o carcinoma é ressecado de forma fragmentada.

> **Regras, Dicas e Truques**
>
> A ressecção cirúrgica com *laser* de carcinomas do assoalho da língua deve ser cuidadosamente planejada até o nível dos estágios cirúrgicos individuais. A porção oral do tumor deve ser primeiramente exposta e uma incisão realizada em torno dela, com margem de segurança adequada, através de técnica cirúrgica com *laser*. O orofaringoscópio bivalve é avançado passo a passo para manter a orientação. Uma paralisia adequada do paciente é essencial, uma vez que qualquer deslocamento da lâmina do abridor de boca pode resultar em perda do plano de dissecção. A cirurgia com *laser* do assoalho da boca pressupõe um nível de experiência particularmente alto do cirurgião.

■ Alternativas

Cirurgias com Abordagem Submandibular

Princípio Cirúrgico

Exposição do tumor através de abordagem por faringotomia lateral. Ressecção em monobloco, com inclusão da área de drenagem linfática, caso necessário com ressecção adicional por abordagem transoral utilizando a técnica do *pull-through*. Como regra, esvaziamento cervical bilateral, traqueotomia. Caso necessário, a cobertura do defeito é realizada com um retalho pediculado ou livre.

Indicações

Tumores de estágio T2 ou T3 da tonsila, orofaringe e base da língua que não possam ser adequadamente expostos ou circundados por meio de abordagem transoral.

Contraindicações

- Tumores T4 com invasão do osso mandibular (abordagem transmandibular).
- Invasão da artéria carótida interna ou comum, metástases a distância intratáveis.

Pontos Específicos Relacionados ao Consentimento Informado

- Riscos de falência do retalho, sequelas no sítio doador do enxerto.
- Traqueotomia.
- Lesões do ramo mandibular do nervo facial.
- Hemorragia intra ou pós-operatória severa, com riscos de aspiração e hipóxia, choque hipovolêmico.
- Complicações infecciosas: infecção do leito da ferida, linfadenopatia cervical, abscessos retro e parafaríngeos, infecção cervical profunda, trombose da veia jugular e mediastinite.
- Distúrbios do paladar e da deglutição, redução da mobilidade da língua.
- Lesões dentárias ou da articulação temporomandibular, trismo; insuficiência velopalatina, distúrbios da deglutição e da fala (alterações na qualidade da fala).
- Colapso da ferida, formação de fístulas das glândulas salivares, com riscos de sangramentos dos grandes vasos do pescoço, secundários à erosão.
- Sequelas do esvaziamento cervical.
- Riscos de recorrência, possibilidade de radioquimioterapia adjuvante ou cirurgia revisional.

Técnica Cirúrgica

Incisão cutânea. Incisão curva da ponta do mento à mastoide, incisão auxiliar em forma de Y em direção inferior ao longo da margem anterior do músculo esternocleidomastóideo.

Esvaziamento cervical e clearance submandibular. A peça é pediculada à parede faríngea lateral. Ligadura das artérias lingual, faríngea ascendente e facial.

Abertura da faringe. Realizada abaixo das margens palpáveis do tumor, geralmente na região do seio piriforme. Qualquer extensão em direção cranial irá requerer mobilização e deslocamento do nervo hipoglosso. A excisão é realizada sob visão e palpação. Uma excisão adicional poderá ser necessária através de abordagem transoral. O tecido ressecado é extraído em direção caudal.

Fechamento da ferida. Fechamento primário ou cobertura por retalho, dependendo do defeito.

! Riscos e Complicações

- Lesões do ramo mandibular do nervo facial e dos nervos lingual, hipoglosso e acessório.
- Distúrbios do paladar e da deglutição, redução da mobilidade da língua.
- Lesões da articulação temporomandibular, trismo, insuficiência velopalatina.
- Formação de fístula em glândula salivar, com riscos de sangramento de grandes vasos do pescoço secundário à erosão.
- Sangramento intra e pós-operatório severo com riscos de aspiração e hipóxia, choque hipovolêmico.

Cirurgias com Abordagem Transmandibular

Princípio Cirúrgico

Mandibulotomia paramediana ou da linha média ou mandibulectomia parcial na região do ramo ascendente ou na inserção do arco mandibular. Após exposição e ressecção do tumor, reconstrução da mandíbula com placas. Fechamento primário do defeito ou cobertura com retalho do peitoral maior ou retalho livre microvascular. Esvaziamento cervical bilateral e geralmente também traqueotomia.

Indicações

Tumores tonsilares e orofaríngeos T2, T3 e T4 de localização desfavorável.

Contraindicações

- Invasão das artérias carótidas interna ou comum pelo tumor.
- Metástases à distância intratáveis.

Pontos Específicos Relacionados ao Consentimento Informado

- Ver abordagem submandibular.
- Perda parcial da mandíbula, osteomielite, alterações do contorno, perda de dentes, distúrbios da mastigação, reconstrução com enxerto ósseo livre.
- Riscos de falência do retalho ou do enxerto, sequelas no sítio doador do retalho/enxerto.

Técnica Cirúrgica

A incisão passa através da porção média do lábio inferior e sobre a ponta do mento, para se curvar abaixo da mandíbula em direção à mastoide, seguida por uma incisão em forma de Y ao longo da margem anterior do músculo esternocleidomastóideo, em direção à clavícula. Elevação de um retalho inferior da bochecha. Após esvaziamento cervical e, caso apropriado, traqueotomia, osteotomia paramediana da mandíbula em forma de Z ou, caso o osso esteja envolvido, mandibulectomia parcial da área infiltrada. Excisão do tumor sob visão direta e palpação, fechamento da faringe primariamente ou por meio de um retalho livre. Reconstrução da mandíbula com placas.

Cirurgia do Ronco e Síndrome da Apneia Obstrutiva do Sono

Uvulopalatofaringoplastia (UPFP)

Princípio Cirúrgico

Estreitamento dos tecidos e alargamento da luz por meio da ressecção de mucosa redundante na região do velo faríngeo, caso apropriado em conjunto com a tonsilectomia.

Indicações

- Sítio do colapso ou causa do ronco localizado no segmento velofaríngeo.
- Úvula alongada > 10 mm, *webbing* do pilar posterior > 5 mm, palato mole mais longo do que o palato duro.

Contraindicações

- Más condições gerais; comorbidades cardíacas, pulmonares, neurológicas ou psiquiátricas.
- Malformações da face média.
- Espaço aéreo posterior (EAP) no nível da mandíbula < 10 mm.
- Obesidade, com índice de massa corpórea (IMC) > 28.
- Apneia obstrutiva do sono considerável, com índice de apneia e hipopneia (IAH) > 30.
- Presença de outros sítios de colapso.

Pontos Específicos Relacionados ao Consentimento Informado

- Os resultados da cirurgia não são previsíveis de forma confiável.
- Insuficiência velofaríngea, refluxo nasal, disfagia e odinofagia, sensação de globus, tanto temporária quanto permanentemente.
- Rinolalia aberta (voz hipernasal), em raros casos também rinolalia fechada (voz hiponasal), alterações na qualidade da fala, faringite sicca, xerostomia, hiperssalivação, formação de muco viscoso, aumento da secreção nasal.
- Distúrbios do paladar, parestesias do palato, distúrbios da mobilidade e sensações da língua, aumento do reflexo nauseoso.
- Obstrução nasofaríngea, distúrbios da ventilação da tuba auditiva.
- Sangramentos pós-operatórios, infecção da ferida.
- Tolerância reduzida ao CPAP.

Planejamento Cirúrgico

- Polissonografia.
- Endoscopia nasofaríngea flexível para estudos de topodiagnóstico.
- Medidas pressóricas das vias aéreas superiores, caso apropriadas.
- TC e RM, caso apropriadas.

Instrumentos Especiais

Como na tonsilectomia.

Anestesia

Geralmente anestesia geral endotraqueal.

Técnica Cirúrgica

Exposição. Como na tonsilectomia, com posição da cabeça pendente (Rose) e utilização de um abridor de boca de McIvor. Tração sobre a úvula permite avaliação do grau de redundância da mucosa.

Incisão. Ao longo da margem do pilar tonsilar anterior, iniciando-se na inserção da prega triangular, através da base da úvula até a inserção contralateral (**Fig. 9.36**). A camada muscular é preservada.

Tonsilectomia. Da forma típica, com diatermia bipolar, caso disponível.

Dissecção da mucosa. A mucosa do pilar posterior é cuidadosamente descolada do músculo subjacente, utilizando a margem da incisão da tonsilectomia ou a margem de incisão do pilar anterior. Uma incisão parauvular é realizada e aprofundada até o músculo. A camada descolada da mucosa é tracionada em direção oral e lateral e a mucosa redundante é excisada ao longo da linha de incisão do pilar anterior (**Fig. 9.37**). Então, as duas camadas de mucosa são aproximadas com suturas profundas (2.0).

Ressecção da úvula. A úvula é excisada obliquamente na sua base, preservando-se mais da superfície posterior, que é, então, girada e suturada anteriormente à margem de incisão do pilar anterior (**Fig. 9.38**).

> **Regras, Dicas e Truques**
> - Preservar os músculos.
> - Evitar ressecções radicais.
> - Proteger o pilar tonsilar anterior.
> - A indicação deve ser claramente definida; excluir, em particular, quaisquer contraindicações.

> **! Riscos e Complicações**
> - Basicamente, os mesmos da tonsilectomia.
> - Adicionalmente:
>   - insuficiência velofaríngea, refluxo nasal, disfagia ou odinofagia, sensação de globus, tanto temporária quanto permanentemente
>   - obstrução nasofaríngea, distúrbios da ventilação da tuba auditiva
>   - faringite sicca, xerostomia, hiperssalivação, formação de muco viscoso, aumento das secreções nasais
>   - tolerância reduzida ao CPAP

Cuidados Pós-Operatórios

- Fase de recuperação ou cuidados intensivos prolongados devido ao risco de apneia.
- Não administrar sedativos.

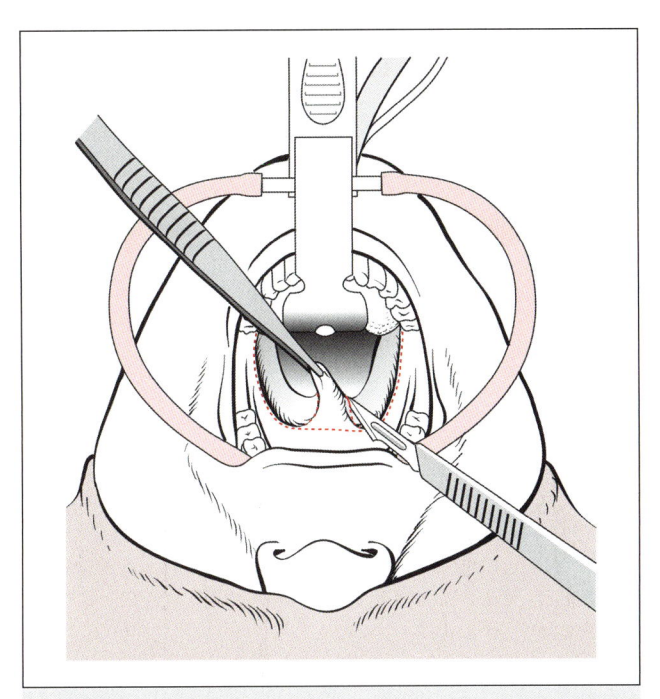

Fig. 9.36 Uvulopalatofaringoplastia.
Incisão da mucosa na região do pilar anterior e incisão parauvular na região do pilar posterior.

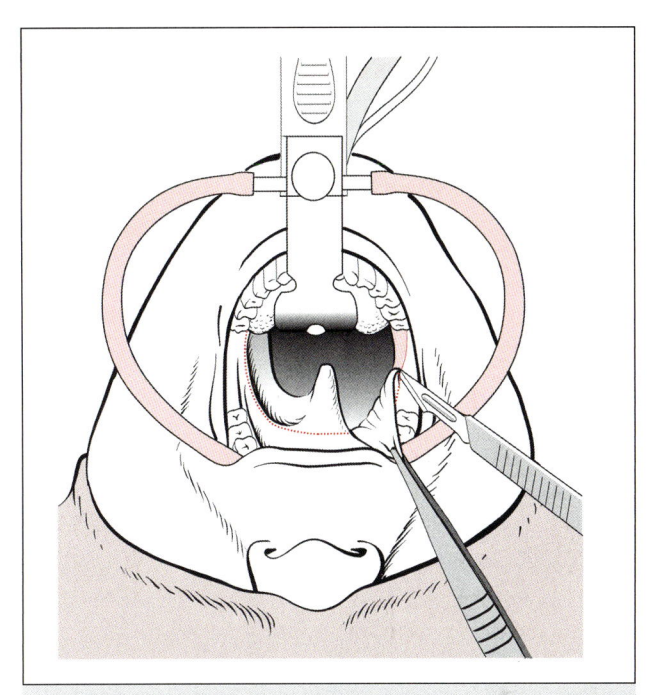

Fig. 9.37 Uvulopalatofaringoplastia.
Remoção da mucosa posterior descolada até a margem incisional do pilar anterior.

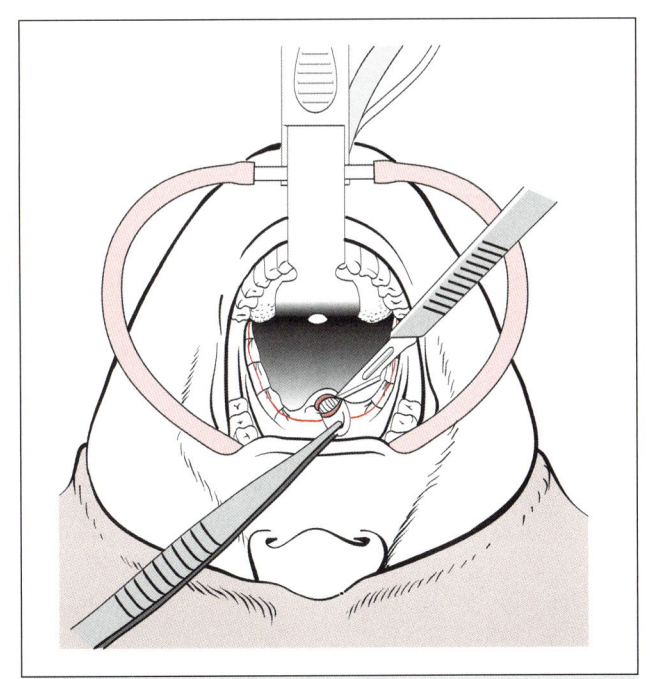

Fig. 9.38 Uvulopalatofaringoplastia.
Ressecção da superfície posterior da úvula, preservando a camada muscular. Esta superfície de corte é suturada à margem mucosa do pilar anterior.

- Monitoramento pós-operatório com oxímetro de pulso.
- Do contrário, como na tonsilectomia.

Alternativas

Uvulopalatoplastia com *Laser* (UPPL)

Utilizando-se o *laser* CO_2 ou Nd:YAG, o procedimento é basicamente o mesmo que na UPFP, embora a úvula seja completamente ressecada e a cirurgia seja mais radical, como um todo.

Uvulopalatoplastia Assistida com *Laser* (UPAL, *Laser assisted uvulopalatoplasty*)

Utilizando o *laser* CO_2 ou Nd:YAG, a incisão parauvular vertical se faz através da mucosa dos pilares anterior e posterior, com ressecção parcial ou total da úvula. Aqui, a camada muscular é também ligeiramente incisada, em extensões variáveis. A cirurgia também pode ser realizada gradualmente, em vários estágios, e pode geralmente ser realizada sob anestesia local (**Fig. 9.39**).

Ablação por Radiofrequência/Somnoplastia

A aplicação focal de energia de radiofrequência no palato mole leva a uma lesão térmica controlada e subsequentemente ao alargamento e enrijecimento do segmento velofaríngeo, secundariamente à retração do tecido e formação de cicatrizes, preservando intacta a mucosa. Para este objetivo, aplicadores em forma de agulhas são avançados para o interior do palato mole na direção da úvula a partir de localizações medianas e paramedianas sob anestesia local, introduzindo a energia de forma controlada da temperatura (**Fig. 9.40a, b**). A técnica pode ser utilizada na região da parede faríngea e, em particular, na base da língua. Várias sessões são geralmente necessárias, dependendo do resultado. Edema pode ocasionalmente ocorrer.

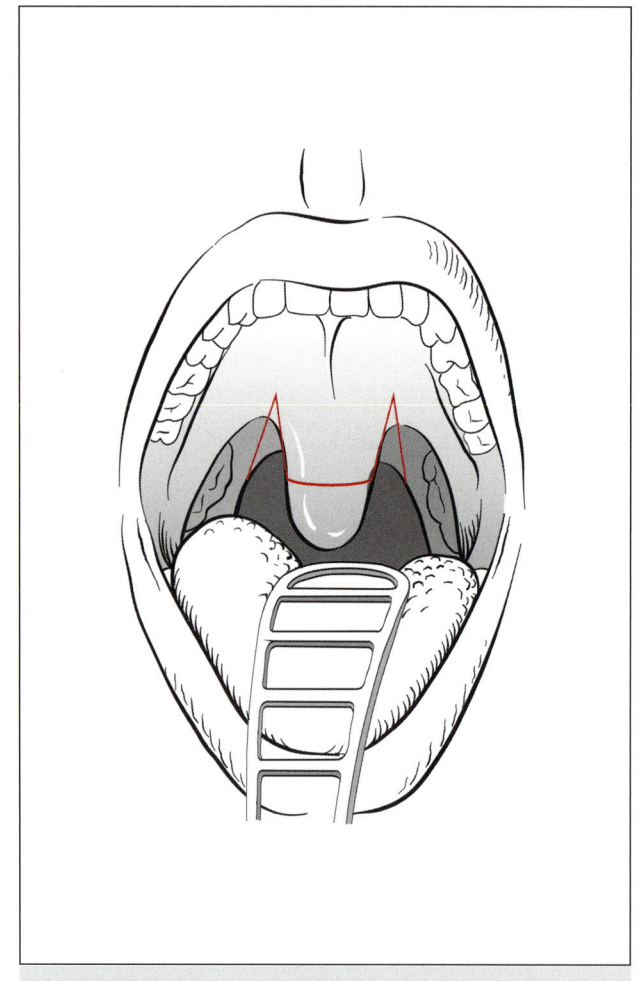

Fig. 9.39 Uvulopalatoplastia assistida pelo *laser*. Incisão parauvular e redução da úvula.

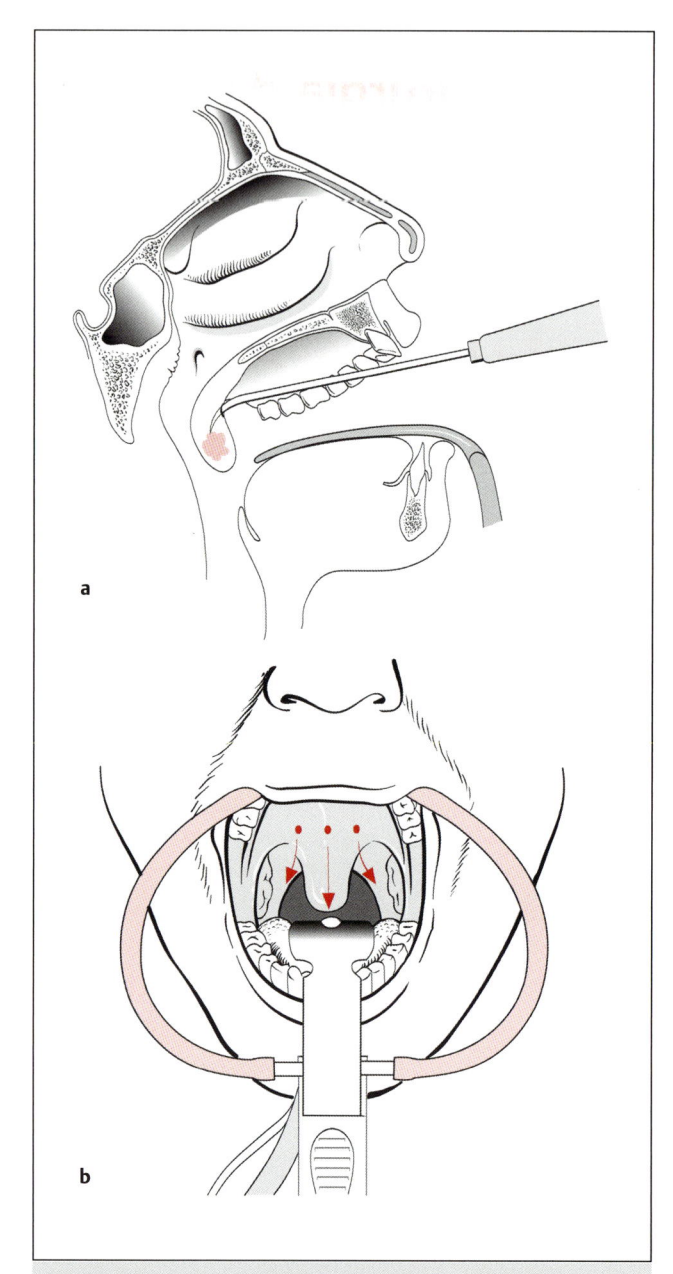

Fig. 9.40a, b Ablação por radiofrequência/somnoplastia.
a Posição do eletrodo em agulha na úvula.
b Pontos de punção no palato mole.

10 Cirurgia da Laringe, Hipofaringe e Traqueia

Cirurgia Endolaríngea

As cirurgias endolaríngeas podem ser realizadas sob anestesia tópica por meio de laringoscopia indireta – essa é a prática geralmente padrão nos dias de hoje – ou sob anestesia geral e sob visão direta através do microscópio cirúrgico. A microlaringoscopia direta sob anestesia geral tem a opção adicional de utilização de telescópios angulados, que permitem uma exposição significativamente melhor, mesmo em áreas pouco acessíveis.

Cirurgia Endolaríngea Indireta

Princípio Cirúrgico

Envolve a realização de cirurgias endolaríngeas localizadas sob anestesia tópica com instrumentos curvos, guiada por espelhos ou endoscópios angulados (a visão por espelhos implica no direcionamento dos instrumentos na direção oposta).

Indicações

- Biópsias excisionais.
- Excisão de lesões localizadas das pregas vocais com a opção de avaliação intraoperatória da voz.

Contraindicações

- Reflexo nauseoso hiperativo, visualização pobre devido à situação anatômica.
- Lesões situadas na comissura anterior; lesões extensas (p. ex., edema de Reinke e leucoplasia extensos).
- Crianças menores de 14 anos.
- Alergia a anestésicos tópicos.

Instrumentos Especiais e Implantes

Porta-algodão curvo, afastador de epiglote de Reichhardt, pinça saca-bocados e punches de epiglote, ou peça de mão universal com várias ferramentas.

Microscópio binocular com lentes objetivas de 30 mm ou laringoscópio com aumento.

Anestesia

Pré-medicação (atropina, administrada IM 20 minutos antes da cirurgia, associada a trifluopromazina* ou petidina, caso necessário, embora não seja obrigatório para pacientes ambulatoriais). O paciente deve estar em jejum.

Anestesia tópica com lidocaína. O *spray* é aplicado sucessivamente na mucosa da cavidade oral, faringe e laringe e esta última é adicionalmente pincelada com anestésico através de porta-algodão curvo sob visão laringoscópica indireta.

Caso haja reflexo nauseoso hiperativo, será necessário o bloqueio periférico do nervo laríngeo superior através de abordagem externa e infiltração no nervo glossofaríngeo no polo tonsilar inferoposterior, cada um com 2 mL de lidocaína a 1%.

Técnica Cirúrgica

Posicionamento. O paciente é posicionado sentado, com a cabeça ligeiramente reclinada estabilizada no apoio da cabeça, em preparação para microscopia binocular. O assistente pode se posicionar de pé, logo atrás do ombro do paciente.

Preparação. Peça apropriada para conexão dos instrumentos (pinça saca-bocados e *punch*); *a direção de trabalho dos instrumentos conectados é paralela à prega vocal, sendo verificada utilizando-se o polegar e o indicador da mão esquerda, que são abertos em forma de V, simulando a posição das pregas vocais.*

Inserção dos instrumentos. A língua é amparada pela direita, pelo paciente ou assistente. O laringoscópio ou laringoscópio com aumento é inserido com a mão esquerda e a laringe é visualizada (caso necessário, ajustar primeiramente o microscópio com a mão direita). Se necessário, pedir ao paciente para fonar (Fig. 10.1a).

Técnica para epiglote proeminente. Nestes casos, o afastador de Reichhardt é posicionado sob a epiglote e suportado por um assistente.

Remoção de tecidos. Com a mão direita, o instrumento é introduzido fechado lateralmente através da boca até a laringe sob visão. *O instrumento é avançado com a posição das pregas vocais durante a respiração e o tecido removido (visão ótima e anestesia completa são pré-requisitos absolutos para um posicionamento preciso)* (Fig. 10.1a-c).

Hemostasia. O local da excisão é revisado, uma segunda amostra é colhida, caso necessário, a área é aplainada e a hemostasia é realizada através de porta-algodão montado, embebido em um agente vasoconstritor.

---

*N. do T.: A trifluopromazina não está disponível comercialmente no Brasil.

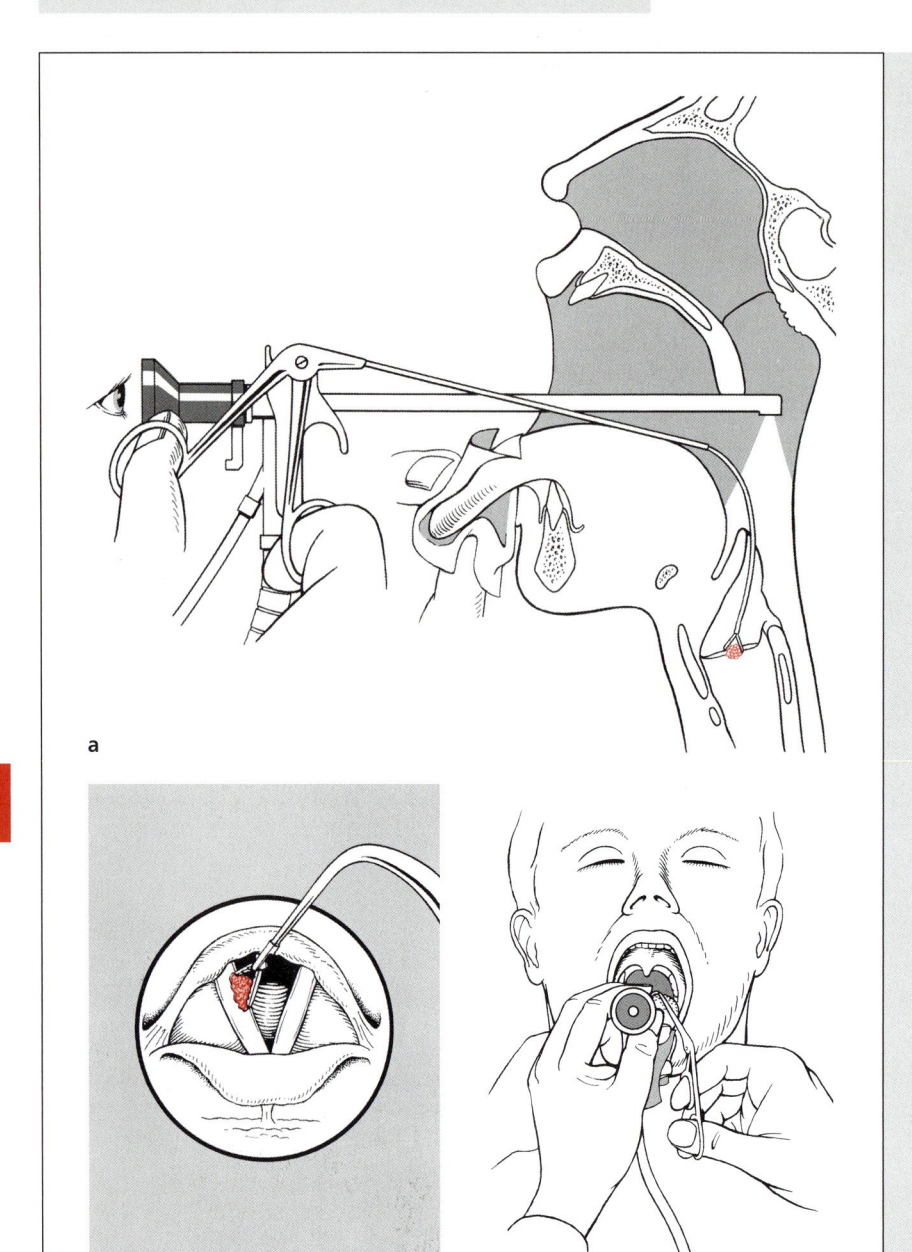

Fig. 10.1a-c Biópsia indireta da laringe guiada por um laringoscópio com aumento.

a Secção sagital. Cabeça reclinada. Língua bem tracionada para frente.

b Posicionamento da pinça de biópsia aberta, com a posição das pregas vocais durante a respiração.

c Direcionamento do instrumento a partir do ângulo da boca com a mão direita, enquanto o laringoscópio com aumento é guiado pela mão esquerda.

! Riscos e Complicações

- Rouquidão secundária a defeitos teciduais, lesão da prega vocal (que pode ser causada pela escolha e pelo posicionamento equivocados dos instrumentos ou anestesia inadequada), cicatrizes nas pregas vocais, formação de membranas *(web)*.
- Edema da laringe, com dispneia subsequente; traqueotomia pode-se tornar necessária caso uma estenose (secundária a um tumor ou lesão similar) já esteja presente.
- Recorrência.

Cuidados Pós-Operatórios

- Repouso vocal por três a 7 dias, cessação de tabagismo e etilismo.
- Ingestão oral somente 2 horas após a finalização da cirurgia; inalações; agentes antitussígenos para suprimir a tosse urgencial.
- Caso edema se desenvolva e/ou uma glote estreita esteja presente, observação com paciente internado; esteroides, caso apropriado.

Alternativas

Laringoscopia direta.

Cirurgia Laríngea Direta

As cirurgias laríngeas diretas são sempre realizadas sob anestesia geral, geralmente como as chamadas "laringoscopias diretas de suspensão".

Laringoscopia Direta de Suspensão sob Anestesia Geral Endotraqueal (Microlaringoscopia de Acordo com Kleinsasser)

Princípio Cirúrgico

Após entubação com um tubo relativamente fino, um tubo endoscópico relativamente largo e cônico é introduzido na laringe e estabilizado através de um suporte posicionado no tórax. Isto permite manipulações delicadas realizadas bimanualmente sob visão microscópica estereoscópica e sem restrições de tempo por pausas para respiração. As paredes e o seio de Morgagni são inspecionados com telescópios angulados. O ventrículo é mantido aberto com afastadores, para permitir a inspeção.

Indicações

- Biópsia excisional, avaliação da extensão de lesões malignas.
- Excisão de alterações benignas, como leucoplasias, hiperqueratoses, pólipos, fibromas, papilomas, edema de Reinke.
- Revisão de cicatrizes, ressecção de membranas *(webs)* e diafragmas.
- Redução de deslocamentos da cartilagem aritenoide.
- Aritenoidectomia endolaríngea; aumento ou lateralização das pregas vocais, expansão da glote.
- Ressecção endolaríngea de carcinomas laríngeos e hipofaríngeos.

Contraindicações

- Desordens sistêmicas que impeçam a anestesia geral.
- Alterações anatômicas da coluna cervical, que impeçam a reclinação (suficiente) da cabeça (espondilite anquilosante, fraturas, osteocondrose cervical extensa) ou hérnias discais na região da coluna cervical, prognatismo mandibular, dentes superiores significativamente projetados.
- Trismo.
- Laringe muito estreita, exposição impossível.

Pontos Específicos Relacionados ao Consentimento Informado

Microlaringoscopia/hipofaringoscopia, traqueobroncoscopia rígida
- Lesões dentárias ou mesmo perda de dentes.
- Lesões mucosas.
- Distúrbios da deglutição (disfagia), sonda nasogástrica.
- Rouquidão ou até mesmo perda da voz.
- Dispneia, traqueotomia.
- Pneumonia, atelectasia.
- Mediastinite.
- Lesões por compressão dos nervos lingual, hipoglosso e glossofaríngeo, causando possivelmente perda de função.
- Recorrência.

Instrumentos Especiais e Implantes

Um conjunto de laringoscópios cirúrgicos (p. ex., Kleinsasser), com suporte torácico e cabo de fibra óptica, laringoscópio de distensão (p. ex., Weerda), o afastador autoestático de pregas vocais de Lindholm. Um conjunto de instrumentos para microcirurgia laríngea, com pinças saca-bocados e microtesouras com vários tipos de lâminas curvas, porta-agulhas, lâmina em foice, cureta, pontas de aspiração e diatermia. Os laringoscópios e instrumentos cirúrgicos devem possuir tubos de aspiração para cirurgia com *laser*.

Microscópio cirúrgico com lentes de 400 mm, entrada lateral para endoscópio.

Anestesia

Entubação com Woodbridge 24 a 28 Fr ou tubo descartável para adultos, tubos apropriadamente menores para crianças. Relaxamento muscular completo deve estar presente na inserção do laringoscópio. Alternativamente, ventilação Jet ou ventilação intermitente, com opção de realização da cirurgia durante apneia.

Técnica Cirúrgica

Posicionamento. O paciente deve ser colocado em posição *absolutamente* plana na mesa cirúrgica, cabeça fletida dorsalmente e estabilizada em uma pequena rodilha. Remover próteses dentárias, caso ainda não a tenham sido, e inserir um protetor dentário. Após a inserção do laringoscópio, toda a mesa cirúrgica é inclinada em aproximadamente 30°.

Exposição. Reclinar a cabeça com a mão esquerda. Deslocar o lábio para um lado e introduzir o laringoscópio pelo canto direito da boca – deslocando a língua para a esquerda – e deixá-lo deslizar profunda e inferiormente, utilizando o tubo da entubação como guia (**Fig. 10.2**). A ponta da lâmina eleva a epiglote; ela é introduzida na laringe sob visão direta até que as pregas vocais estejam completamente visíveis.

Fixação do endoscópio. Fixar o endoscópio nesta posição colocando o suporte na placa estabilizadora, que é posicionada no tórax (**Figs. 10.3 e 10.4**). Caso a inserção seja difícil ou a visualização seja inadequada, o telescópio pode também ser posicionado obliquamente no canto da boca ou em um espaço entre os dentes; além disso, pode-se recorrer a um tubo de menor calibre.

Otimização da exposição. Apertando-se a rosca de ajuste ao lado, obter-se-á melhor visualização da comissura anterior, bem como estabilizando-se o suporte; cuidados devem ser tomados neste ponto, entretanto, pois estas ações aumentam a pressão sobre os incisivos. A compressão externa sobre a laringe também melhora a visualização da laringe anterior (**Fig. 10.4**).

Exposição da comissura posterior. A comissura posterior só se torna visível após a elevação do tubo pelo laringoscópio. O telescópio deve ser ligeiramente avançado caso as pregas vocais estejam obscurecidas pelas falsas pregas; a introdução muito profunda do endoscópio aduzirá excessivamente e, eventualmente, lesará as pregas vocais.

Inspeção da subglote e do seio de Morgagni. O espaço subglótico e o seio de Morgagni não podem ser completamente visualizados, mesmo com visualização ótima, devendo, portanto, ser inspecionados com a ajuda de telescópios angulados. Nesta situação provou ser útil a elevação das falsas pregas com um gancho rombo angulado.

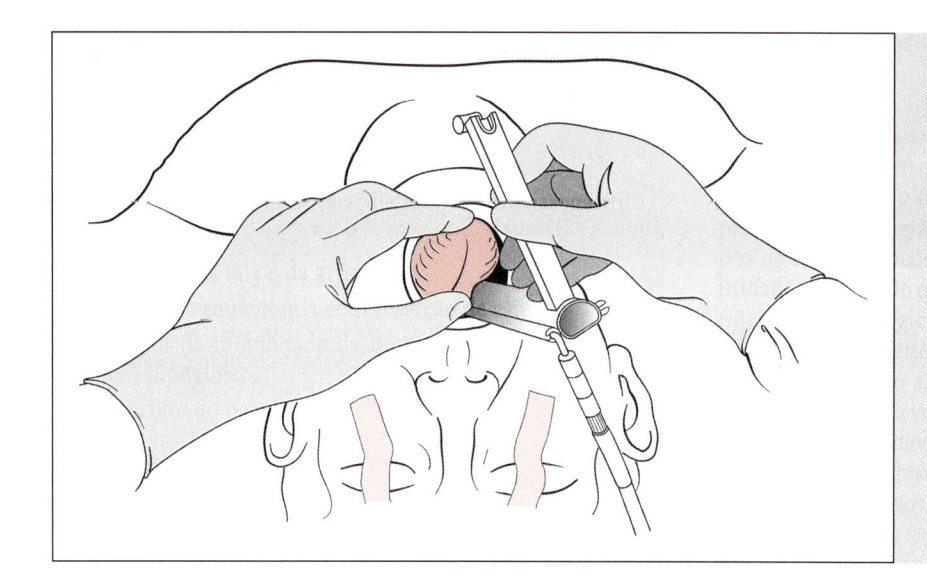

Fig. 10.2 Laringoscopia direta de distensão: primeiro passo.
Inserção do tubo laringoscópico na cavidade oral e orofaringe.

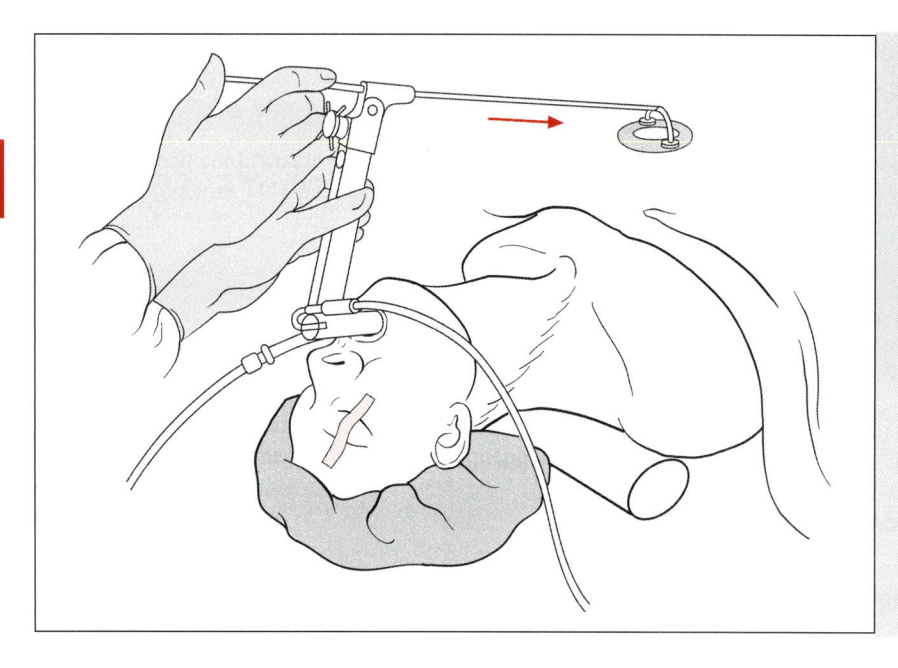

Fig. 10.3 Laringoscopia direta de suspensão: segundo passo.
Após a exposição do espaço endolaríngeo, o suporte é posicionado no tórax.

Regras, Dicas e Truques

O exame dos ventrículos pode ser otimizado por compressão lateral, bem como pela compressão lateral contra a falsa prega da ponta do laringoscópio.

! Riscos e Complicações

- Lesões dentárias (entalhes no esmalte dentário, fraturas do colo dentário ou perda de dentes, extração de dentes); problemas da articulação temporomandibular secundários à hiperextensão.
- Hematomas e abrasões na região dos arcos palatais, tonsilas e base da língua.
- Em casos extremamente raros, disfunção dos nervos hipoglosso, lingual e glossofaríngeo secundária a lesões por compressão, resultando em distúrbios sensoriais, motores e do paladar.
- Formação de edema laríngeo, produzindo um risco de dispneia na presença de estenose preexistente.
- Rouquidão ou piora de qualquer rouquidão preexistente, formação de cicatrizes e formação de *webs*, com alterações vocais.
- A ventilação Jet apresenta o risco de produzir uma bolha enfisematosa.

Cuidados Pós-Operatórios

- Repouso vocal cuja duração depende do procedimento endolaríngeo realizado, considerar fonoterapia; inalações diárias poderão ser indicadas.
- Considerar suprimir uma tosse irritativa com agentes antitussígenos e administrar esteroides para contrabalançar o risco de edema.

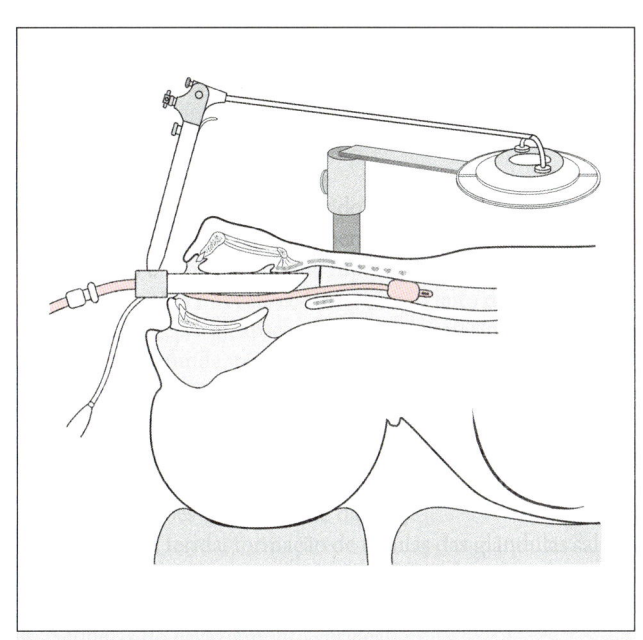

Fig. 10.4 Laringoscopia direta de distensão: terceiro passo. O alinhamento entre o suporte e o laringoscópio pode ser regulado por um parafuso de ajuste.

Alternativas à Cirurgia sob Entubação

A ventilação Jet permite uma anestesia geral com relaxamento muscular sem entubação quando a laringe é estreita ou quando existem alterações na porção mais posterior das pregas vocais, ou ainda na região da parede posterior. A rápida inserção do microscópio cirúrgico é seguida pela conexão da cânula injetora ao respirador; o suprimento de oxigênio deve ser cuidadosamente monitorado. Caso ocorra hemorragia significativa, p. ex., durante ressecção de carcinomas, uma rápida entubação deverá ser considerada, seguida por traqueobroncoscopia para aspiração de sangue, caso a hemostasia não seja obtida imediatamente.

Laringotraqueoscopia Direta com o Laringotraqueoscópio com Ventilação

Princípio Cirúrgico

Inspeção direta da laringe e traqueia sob anestesia geral com um tubo fino (também disponível com baterias, para casos emergenciais) e conexão com respirador, especialmente durante endoscopia emergencial ou quando a entubação é difícil.

Indicações

- Laringoscopia direta, biópsia incisional, polipectomia, quando o acesso estreito ou condições anatômicas especiais impedem a entubação.
- Endoscopia emergencial na presença de entubação difícil, tumores laríngeos e traqueais, lesões laríngeas e traqueais.

Contraindicações

Desordens sistêmicas severas que impeçam a anestesia geral.

Pontos Específicos Relacionados ao Consentimento Informado

Como na laringotraqueoscopia de suspensão.

Instrumentos Especiais e Implantes

Lâminas de laringoscópios, traqueoscópio de emergência (vários diâmetros e comprimentos), pontas de aspiração apropriadas e pinças saca-bocados, que podem ser introduzidas através do tubo.

Anestesia

Antes da indução do relaxamento muscular, deve ser garantido que a ventilação por máscara é possível ou que a inserção do telescópio através da glote tenha sido bem-sucedida.

Técnica Cirúrgica

Posicionamento. Posição plana do paciente na mesa cirúrgica, cabeça ligeiramente elevada, pescoço maximamente reclinado. Remover próteses dentárias. Oxigenar adequadamente com ventilação por máscara antes de iniciar o procedimento. Garantir relaxamento muscular (ver anteriormente), considerar inserção de um protetor dentário.

Abertura da faringe. A lâmina do laringoscópio (que não deve ser muito grande) é inserida com a mão esquerda, passada pelo canto da boca da mão direita em direção à linha média, e a ponta é deslizada até a valécula. *Não elevar a epiglote*. A mão direita mantém a cabeça reclinada. *A elevação da lâmina na direção do cabo do laringoscópio* (não fazer movimento de alavanca) abrirá a faringe e elevará a epiglote, até que a cartilagem aritenoide e as porções posteriores das pregas vocais se tornem visíveis. Realizar aspiração (**Fig. 10.5a, b**).

Introdução do laringoscópio. Com a mão direita, passar o tubo laringoscópico de emergência (o tamanho do tubo selecionado adequado à laringe ou a qualquer estenose presente) desde o canto da boca inferiormente à epiglote – caso possível, utilizar qualquer espaço entre os dentes – e remover a lâmina do laringoscópio.

Exposição da laringe. As cartilagens aritenoides com sua cobertura mucosa estão agora visíveis através do tubo. Elevar ligeiramente a ponta do tubo e deslizá-lo sob visão direta até a glote. O tubo é inicialmente rodado em 90° imediatamente antes da glote e *a ponta delgada é introduzida na glote; durante a passagem subsequente, o tubo é rodado de volta novamente e todo o diâmetro do tubo é passado através da glote*. Durante esta manobra, o tubo se apoia nos dentes com o polegar e o indicador da mão esquerda, enquanto a cabeça é mantida reclinada (**Fig. 10.6**).

Inspeção da traqueia. Retroceder cuidadosamente o tubo até o nível da glote, para inspecionar a laringe, e avançá-lo de volta até a traqueia e ventilar. *Não permitir longos intervalos sem ventilação. Checar a saturação de oxigênio*.

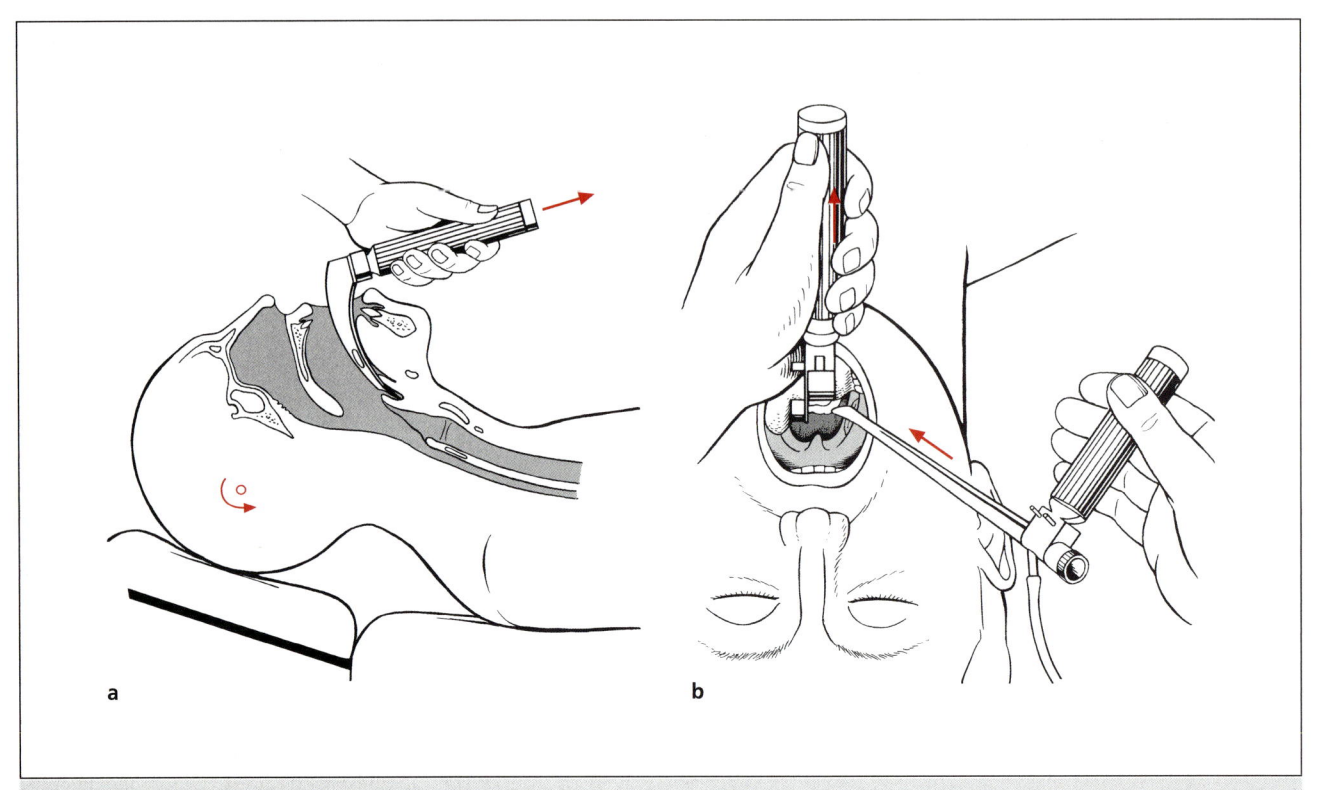

Fig. 10.5a, b Laringotraqueoscopia direta.

a Posicionamento com a cabeça elevada e reclinada. A lâmina do laringoscópio é segurada com a mão esquerda e tracionada na direção do cabo.

b O laringotraqueoscópio de ventilação é introduzido com a mão direita pelo canto da boca. A ponta do tubo desliza na epiglote, sendo ligeiramente elevada.

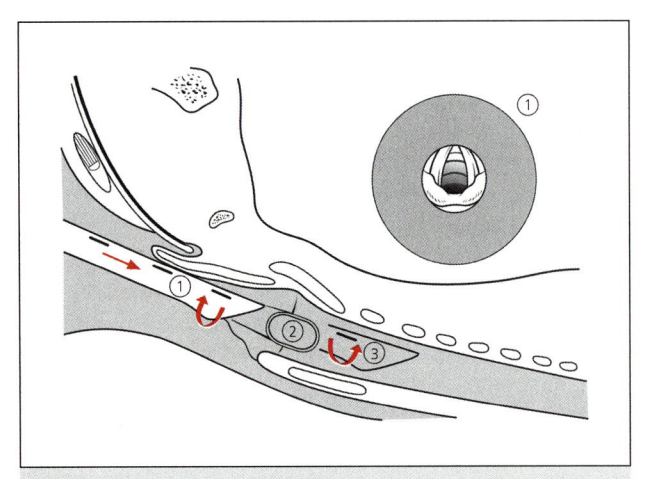

Fig. 10.6 Laringotraqueoscopia direta.

1. cartilagem aritenoide, pregas vocais, pregas vestibulares são visualizadas
2. para inserção na traqueia, a ponta do tubo é posicionada em direção sagital e avançada através da glote
3. a rotação do tubo em 90° permite que toda a sua circunferência passe pela glote quando mais avançado

Regras, Dicas e Truques

- Biópsias excisionais, polipectomias e procedimentos similares são realizados com pinças saca-bocados longas. Os instrumentos são guiados pela mão direita de cirurgiões destros, enquanto a mão esquerda estabiliza o tubo, que é avançado de volta à glote, e a ventilação é reiniciada. A hemostasia é realizada com porta-algodão montado embebido em nafazolina.
- Para entubações difíceis: introduzir o tubo emergencial na traqueia. Avançar, então, uma vela (bougie) fina e bem lubrificada até a bifurcação e remover o tubo. Um tubo de entubação, que foi lubrificado em suas superfícies interna e externa, é introduzido sobre a vela (bougie) e avançado para a laringe e traqueia sob guia digital. A vela (bougie) é removida (**Fig. 10.7**).
- Para casos nos quais a identificação da abertura laríngea é difícil devido a edema, tumor ou trauma: uma vez que a faringe tenha sido bem visualizada com a ajuda da lâmina do laringoscópio, aplicar firme pressão no tórax; a corrente de ar que escapa indica o caminho para a glote.
- Sempre considerar a realização de uma entubação por fibra óptica flexível sobre um broncoscópio fino. Isso pode ser realizado por via transnasal; entretanto, a via transoral é preferível em uma situação de emergência. Para este propósito, o tubo é introduzido sobre o broncoscópio flexível e estabilizado com fita na transição para o cabo, no ponto em que ele não possa ser avançado mais cranialmente. Então, a lâmina de entubação é inserida por um assistente, que traciona lateralmente o canto direito da boca. Agora a pessoa que realiza a entubação avança o broncoscópio sobre a ponta da lâmina de entubação sob visão direta até a epiglote e a direciona sob guia endoscópica através do nível da glote para a traqueia até a bifurcação. Somente agora o tubo inserido é avançado pelo assistente, que mantém a posição do endoscópio por todo o exame. Após o posicionamento do tubo, o endoscópio é removido.

Cirurgia Endolaríngea

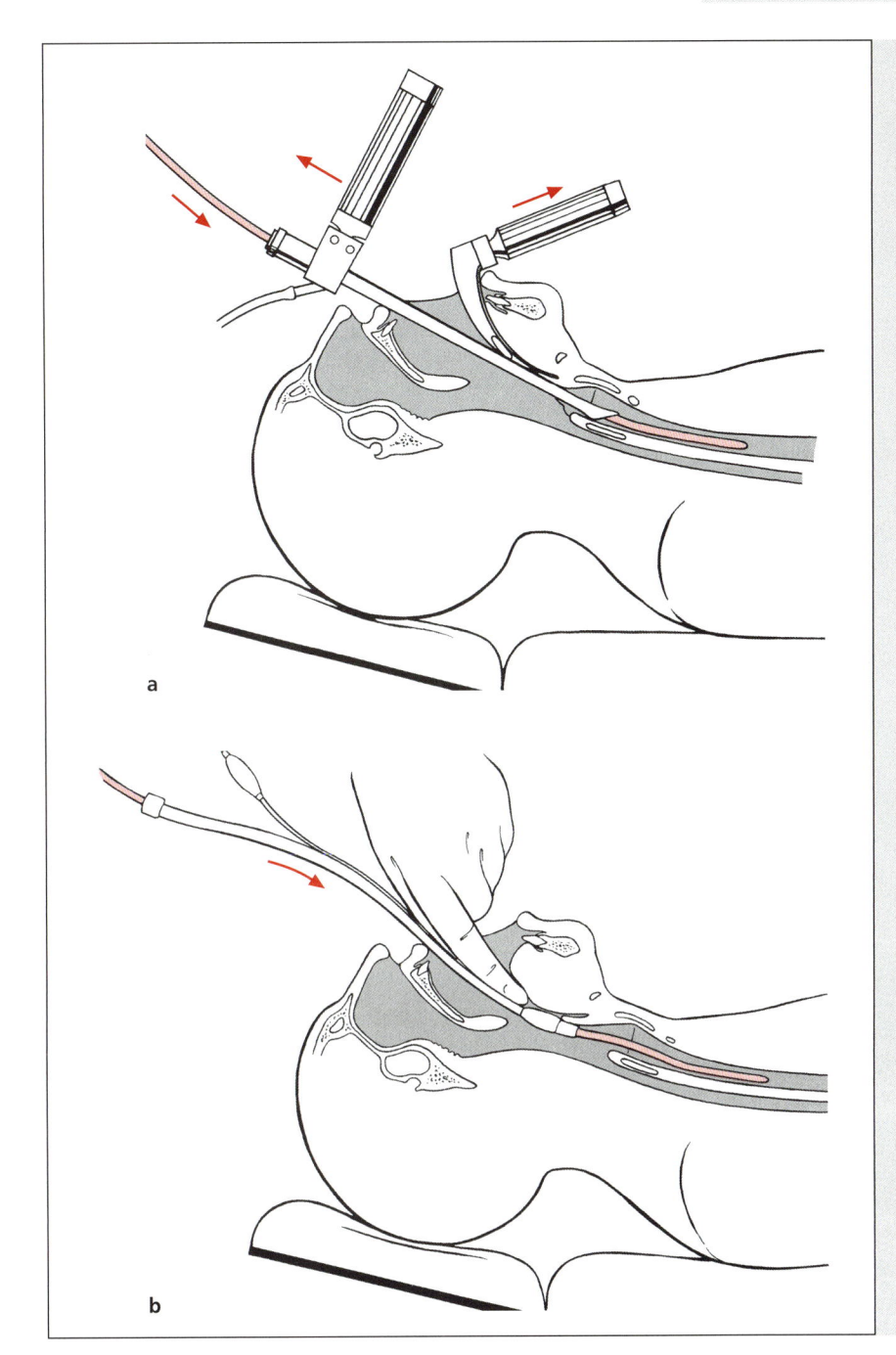

Fig. 10.7a, b Procedimento em entubação difícil.

a Uma vela *(bougie)* fina é introduzida na traqueia através de um traqueobroncoscópio ventilado.

b Entubação via *bougie*, digitalmente guiada.

! Riscos e Complicações

- Lesões dentárias ou perda de dentes, especialmente na presença de lesões dentárias preexistentes ou coroas.
- Rouquidão ou piora de rouquidão preexistente, secundárias a edema ou mesmo como resultado da formação de cicatrizes ou *webs*.
- Edema laríngeo com dispneia, considerar traqueotomia ou entubação na presença de estenose preexistente.
- O deslizamento e o avanço brusco simultâneo do telescópio podem, em casos excepcionais, resultar em perfuração da hipofaringe.

Cuidados Pós-Operatórios

- Agentes antitussígenos contra a tosse urgencial devem ser administrados intraoperatoriamente.
- Com formação de edema ou na presença de uma glote estreita: administrar esteroides antes da finalização da cirurgia, observação pós-operatória.
- Repouso vocal, dependendo do estado da laringe.

Ressecção Transoral com Instrumentos Frios de Lesões Benignas da Laringe

Pólipos das Pregas Vocais

Princípio Cirúrgico

Tracionar o pólipo com pinças e incisar a mucosa em torno da base do pólipo com tesouras retas ou curvas, sem lesar o músculo ou o ligamento vocal. Se necessário, as margens incisionais podem ser niveladas cuidadosamente com microtesouras. *Evitar a criação de defeitos mucosos em oposição na comissura anterior.*

Hiperceratoses

Princípio Cirúrgico

As hiperceratoses são geralmente indistinguíveis macroscopicamente dos carcinomas *in situ*. Portanto, deve-se sempre *removê-las completamente, deixando uma margem de segurança adequada – mas superficial*. Uma opção é a injeção de um agente vasoconstritor em uma área da prega vocal livre da lesão para descolar a camada superficial da mucosa daquelas mais profundas (hidrodissecção). Incisar a mucosa posterior à hiperqueratose transversalmente com tesouras, faca em foice ou lâmina circular reta, abri-la anteriormente ao longo do seio de Morgagni e incisar novamente com tesouras anteriormente, em frente à comissura anterior até a borda livre da prega vocal. Elevar o retalho mucoso assim criado com uma pinça delgada e liberá-lo extensamente com tesouras ou lâmina circular, antes de excisá-lo posteriormente à extremidade da lesão na borda livre da prega vocal. A hemostasia é realizada com porta-algodão montado embebido em epinefrina, por exemplo.

Edema de Reinke

Princípio Cirúrgico

Na presença de edema de Reinke, é recomendável a abertura do espaço de Reinke ao longo do ventrículo, ou seja, na mesma direção das pregas vocais, e remoção do conteúdo de líquido espesso através de aspiração (**Fig. 10.8**). A porção da mucosa que recobre a região da incisão é refletida de volta. Então, qualquer mucosa em excesso é cuidadosamente removida, evitando-se uma remoção exagerada. Caso haja necessidade de tratamento bilateral, uma incisão é realizada no outro lado, transversal à comissura anterior, que não é correspondentemente desnudada.

> Deve ser enfatizado que no edema de Reinke, a remoção do edema pode ser feita bilateralmente desde que a comissura anterior não seja desepitelizada. Caso o edema se estenda à comissura anterior, o lado contralateral não deve ser abordado na mesma sessão, devendo-se aguardar a finalização da epitelização, ao menos 6 a 8 semanas depois.

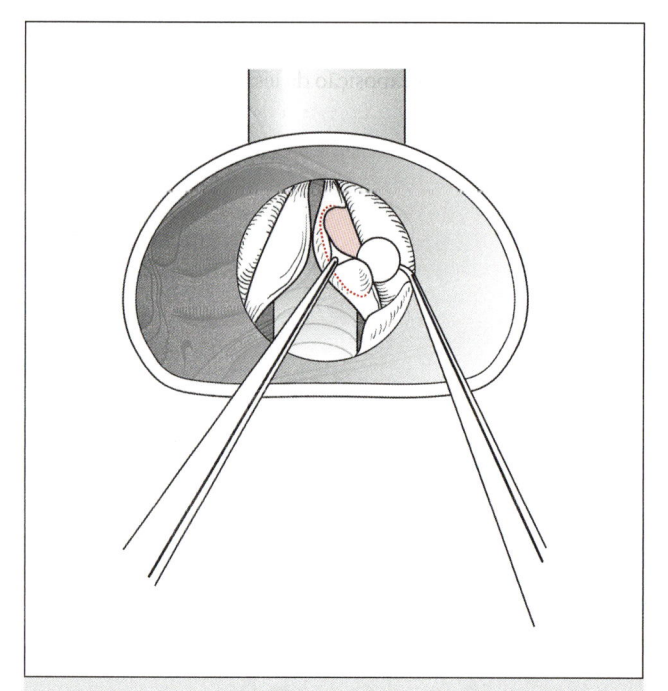

Fig. 10.8 Abertura do espaço de Reinke com a lâmina curva ou circular.

> **! Riscos e Complicações**
> Lesões mucosas na região da comissura anterior com uma superfície cruenta oposta na região das pregas vocais anteriores podem ser a origem da formação de extensas membranas *(webs)*, que necessitarão de tratamento.

Cuidados Pós-Operatórios

Fonoterapia pós-operatória é recomendada para pólipos de pregas vocais e ocasionalmente também para o edema de Reinke.

Cistos

Princípio Cirúrgico

O tratamento cirúrgico dos cistos pode consistir na excisão ou, em muitos casos, na enucleação. Os cistos das pregas vocais não são de forma alguma sempre confinados à margem livre, podendo também ocorrer na face subglótica (inferior) das mesmas.

Indicações

Fenda glótica mais ou menos pronunciada, com rouquidão subsequente.

Contraindicações

Nenhuma, a não ser por questões médicas gerais.

Técnica Cirúrgica

Incisão mucosa. Após exposição da lesão por microlaringoscopia, a mucosa que recobre a prega vocal é incisada e tracionada medialmente com pinça.

Excisão do cisto. Segue-se, então, a completa enucleação do cisto.

Cirurgia com *Laser*

O valor real de cirurgia seletiva com *laser* realizada com baixos padrões de *performance* no tratamento do edema de Reinke e pólipos das pregas vocais ainda não foi estabelecido. A questão persiste: Por que deveria ser utilizada uma técnica de ressecção térmica, quando as indicações acima mencionadas podem ser tratadas com sucesso através de cirurgia a frio e fonoterapia complementar?

> **Regras, Dicas e Truques**
>
> Sempre utilizar aumento no microscópio. Usar ambas as mãos: a mão esquerda guia a pinça para pinçar o tecido e estirá-lo, enquanto a mão direita disseca. Dobrar ligeiramente os braços e, caso necessário, apoiar os cotovelos.
>
> Garantir visualização ótima, remover o sangue através de aspiração, considerar infiltração com solução salina complementada com epinefrina (1:10.000). Garantir hemostasia através de compressão com porta-algodão montado embebido em nafazolina, e também considerar diatermia com microaspiração.

Membrana *(Web)* Laríngea

Técnica Cirúrgica

Exposição. Primeiramente, garantir a exposição ótima da comissura anterior.

Liberação da membrana. A membrana é liberada do lado de uma das pregas vocais até a comissura anterior, através de instrumentos frios ou cirurgia com *laser*; a ponta epitelial assim formada é estabilizada com uma sutura ou cola tecidual.

Inserção do espaçador. Caso ocorra recorrência da membrana, a lâmina da membrana é removida como um triângulo e um dilatador estreito triangular feito de silicone é inserido na comissura anterior por cerca de 3 a 4 semanas. É importante mencionar que uma maior produção de tecido de granulação é ocasionalmente observada após a inserção do espaçador e pode interferir consideravelmente com o processo de cicatrização.

Posicionamento do espaçador. Uma cânula fina é inserida na laringe, pela borda inferior da cartilagem tireoide; uma sutura de *nylon* é passada através da sua luz para o interior da laringe, pinçada com uma pinça fina e removida superiormente. A cânula é removida. A cunha triangular de silicone é introduzida pela sutura; o comprimento do dilatador não deve exceder 1,5 a 2 cm. O fio superior é agora reintroduzido na laringe, uma agulha de Reverdin é inserida ligeiramente oblíqua em uma direção inferior através da incisura tireoidiana, e a sutura é passada pela agulha e removida. O fio é atado externamente com tração moderada sobre um *swab* dentário, após conferência da posição do dilatador no interior da laringe e, caso necessário, correção da mesma. Um instrumento para o avanço da agulha, que foi desenvolvido por Lichtenberger, provou ser útil na assistência desta manobra (Porta-agulhas endoextralaríngeo, 8267.50, Wolf, Knittlingen, Alemanha) e pode também ser utilizado para a expansão endoextralaríngea reversível da glote (p. 200).

Cuidados Pós-Operatórios

Após a finalização da epitelização, que geralmente leva em torno de 4 semanas, o dilatador é removido por endoscopia. A traqueotomia geralmente não é necessária.

Alternativas

Mesmo que ainda haja necessidade da realização de estudos controlados de longo termo, existem indicações de que a aplicação de mitomicina C após secção da estenose glótica anterior apresente melhores resultados a longo prazo do que os casos com ressecção isolada da membrana. A ressecção da membrana pode ser realizada com instrumentos frios ou *laser* CO_2.

Fechamento Glótico Incompleto Associado à Paralisia Unilateral dos Adutores – Abordagem Endolaríngea

Princípio Cirúrgico

Uma prega vocal escavada na posição intermediária pode ser medializada através da injeção de gordura autóloga ou colágeno; isso é conhecido como medialização. O problema com a injeção de gordura autóloga é que a taxa de absorção é imprevisível, sendo necessárias novas injeções após meses a anos.

Indicações

Fechamento glótico incompleto unilateral.

Contraindicações

Desordem sistêmica severa que não justifique o risco da anestesia geral endotraqueal.

Pontos Específicos Relacionados ao Consentimento Informado

Complicações de forma similar à microlaringoscopia.

Instrumentos Especiais

Seringa de três anéis (p. ex., Ultra-Asept K. Storz, Tuttlingen, Alemanha), cânula para injeção (p. ex., PV 27 200S 18 cm injection cannula, K. Storz, Tuttlingen, Alemanha).

Técnica Cirúrgica

Medialização

Incisão cutânea (peri)umbilical, com colheita de gordura e transferência para a cânula de injeção. Gordura da parede abdominal é colhida cirurgicamente através de uma incisão cutânea que se estende até o umbigo, sendo manualmente fragmentada.

Técnica alternativa para colheita autóloga de gordura da parede abdominal. Uma agulha 18 G é inserida no tecido adiposo subcutâneo abdominal. O êmbolo é retraído para criação de vácuo. O material é colhido através de movimentos da agulha pelo tecido subcutâneo. O material colhido é lavado com solução salina. Ao se depositar, ele se divide em três camadas: (1) ácidos graxos livres; (2) adipócitos; (3) células sanguíneas, solução salina e partículas celulares. A camada contendo os adipócitos é filtrada com uma peneira (p. ex., um coador de chá) para separá-la das outras camadas.

Injeção endolaríngea. A gordura colhida é injetada com uma seringa de três anéis através de uma agulha de 19 G. A gordura autóloga pode ser facilmente injetada através desta agulha longa. A injeção de gordura autóloga pode ser realizada nas pregas vocais, nas falsas pregas, nas pregas ariepiglóticas da laringe e na parede medial do seio piriforme.

A gordura autóloga pode ser injetada através da mucosa da prega vocal no interior do músculo tireoaritenóideo, para melhorar a atrofia da prega vocal e o fechamento glótico incompleto. A gordura é também injetada no músculo tireoaritenóideo na porção próxima à cartilagem, para produzir uma rotação da cartilagem aritenoide.

A gordura autóloga também pode ser injetada na falsa prega e na prega ariepiglótica. Injeções de gordura na prega vocal, falsa prega e prega ariepiglótica são realizadas com a intenção de compensar a atrofia do tecido laríngeo e facilitar o fechamento glótico.

Adicionalmente, a gordura também pode ser injetada na parede medial do seio piriforme da hipofaringe, para reduzir a largura do seio.

Abordagem Aberta

Desde a introdução da técnica básica de tireoplastia por Isshiki há mais de 25 anos, ela se tornou um procedimento frequentemente utilizado em cirurgia laríngea para o tratamento do fechamento glótico incompleto. Várias modificações da tireoplastia Tipo I de Isshiki foram sugeridas para redução do tempo cirúrgico, posicionamento do implante e material do implante (p. ex., implantes de cartilagem autóloga ou material aloplástico, como a hidroxiapatita, o vitalium (miniplacas) e o politetrafluoroetileno [Gore-Tex]). Em 1999, Friedrich, de Graz, na Áustria, descreveu uma técnica cirúrgica na qual uma medialização externa da prega vocal é realizada utilizando um implante de titânio ajustável e pré-formado para medialização da prega vocal. Na visão do autor, este procedimento, que vem sendo cada vez mais frequentemente utilizado, pode ser considerado uma forma de tratamento comprovada para medialização das pregas vocais, nos casos mal-sucedidos, pelo menos aparentemente, após medialização utilizando transferência de gordura autóloga. A razão é a prótese de titânio desenvolvida por Friedrich, que permite uma cirurgia não complicada e rápida, com fixação adequada na cartilagem tireoide.

Princípio Cirúrgico

Medialização inadequada com a injeção de gordura autóloga (embora a injeção prévia de gordura não seja necessariamente um pré-requisito).

Indicações

Fechamento glótico incompleto unilateral.

Contraindicações

Desordens sistêmicas severas que não justifiquem o risco de uma intervenção cirúrgica.

Pontos Específicos Relacionados ao Consentimento Informado

Complicações similares à microlaringoscopia, incisão cutânea no nível da cartilagem tireoide, espaçador de titânio, infecção da ferida, colapso da ferida, intolerância, dispneia, traqueotomia.

Instrumentos Especiais

Por exemplo, a prótese de Friedrich (K. Storz, Tuttlingen, Germany), tubo de microlaringoscopia (MLS), brocas, caso necessárias.

Anestesia

A cirurgia deve ser realizada sob anestesia local, para que se possa ajustar a profundidade do implante intraoperatoriamente, visando obter uma qualidade vocal ótima.

Técnica Cirúrgica

Medialização da Prega Vocal de Friedrich

Incisão cutânea. Após infiltração com lidocaína a 1% associada a epinefrina, uma incisão cutânea é realizada no nível da cartilagem tireoide, que é exposta com proteção do pericôndrio.

Construção de uma janela na cartilagem. Uma linha de referência é traçada paralela ao bordo inferior da cartilagem tireoide, iniciando-se no ponto médio entre as bordas superior e inferior do arco da cartilagem tireoide em uma proporção de 2:1, que corresponde à borda livre das pregas vocais na endolaringe. Um outro ponto de referência importante para a fenestração é a linha oblíqua. A janela cartilaginosa deve ser realizada caudal à linha de referência, e o canto inferoposterior da janela, próximo à linha oblíqua. Para o implante de 13 mm (normalmente utilizado em mulheres), o tamanho da janela deve ser de 6 × 11 mm, enquanto que para o implante de 15 mm (normalmente utilizado em homens) deve ser de 6 × 13 mm.

Após a marcação da janela, o material cartilaginoso e ósseo é brocado com broca de aço até que o pericôndrio interno se torne visível (**Fig. 10.9a**). Uma vez que o pericôndrio interno tenha sido atingido, as bordas e cantos da janela são aplainados com uma pequena broca diamantada. O pericôndrio interno é incisado ao longo da margem dorsal e em parte ao longo das margens inferior e superior, utilizando bisturi elétrico. É

Cirurgia Endolaríngea 195

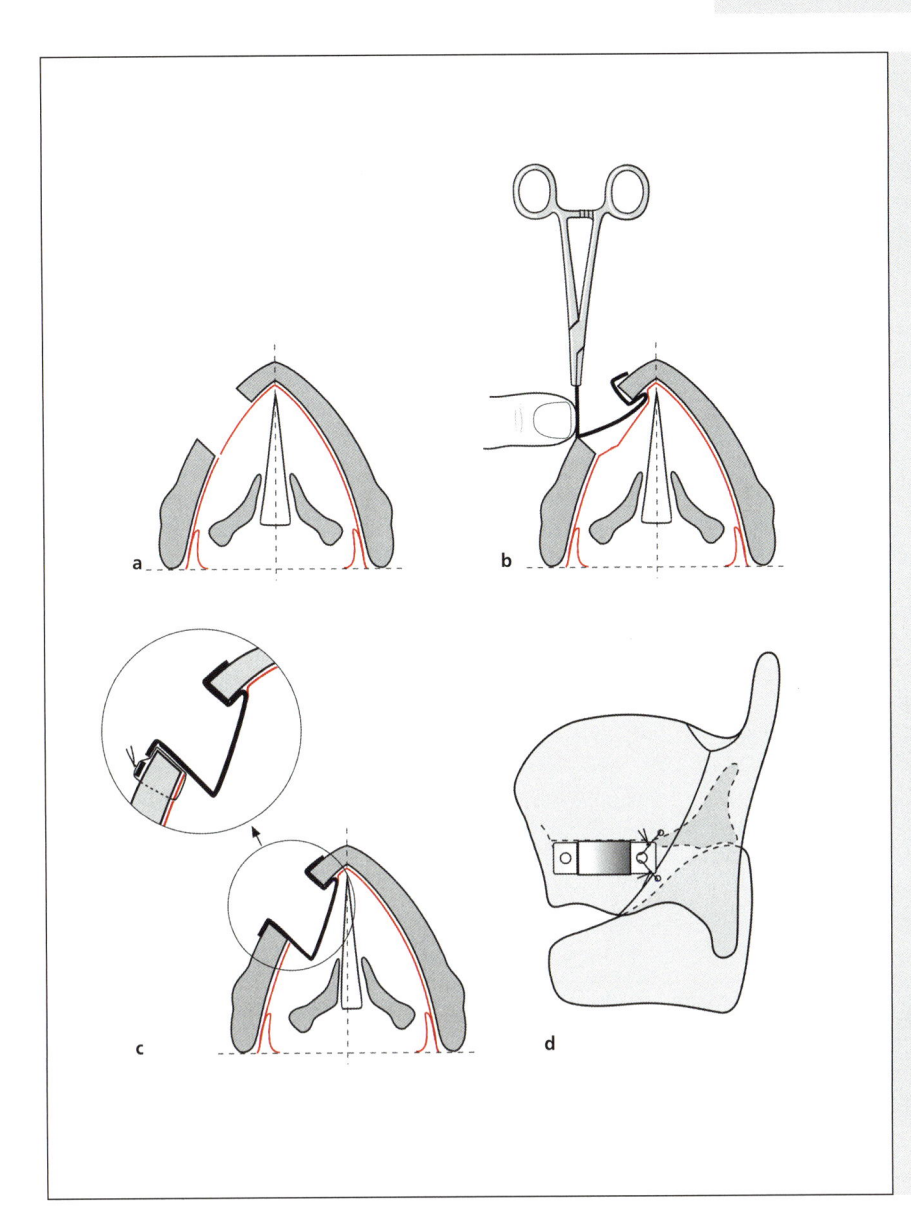

Fig. 10.9a-d Medialização das pregas vocais, de acordo com Friedrich.

a Uma janela cartilaginosa é brocada para fora, inferiormente até o pericôndrio interno.

b Criação de uma bolsa subpericondral ventral, inserção da prótese de Friedrich com auxílio de uma pinça – primeiro ventralmente, depois dorsalmente.

c Fixação da prótese de Friedrich em direção dorsal com sutura monofilamentar.

d Aspecto final após posicionamento dorsal da prótese de Friedrich e fixação com dois pontos.

importante que o espaço paraglótico não seja ultrapassado acima e que os vasos endolaríngeos não sejam tocados.

Colocação do implante. Uma bolsa subpericondral é criada ventralmente. A borda dorsal da prótese de Friedrich é amparada com uma pinça hemostática e inserida, ventralmente, no início (**Fig. 10.9b**). A placa basal da prótese de Friedrich é 2 mm maior do que a janela cartilaginosa. O implante deve, portanto, ser ligeiramente curvado entre a pinça hemostática e o dedo indicador da outra mão. Isso permite que a prótese seja inserida no interior da endolaringe, através da janela cartilaginosa, com discreta tensão. A profundidade ótima de medialização é determinada ao se pressionar a prótese e marcar a posição com a pinça hemostática, de acordo com a qualidade ótima da voz obtida. A borda dorsal é curvada na direção dorsal no nível desta marca, e a prótese é estabilizada com dois pontos de um fio monofilamentar não absorvível (**Fig. 10.9c**). Devido ao formato da prótese, nenhuma fixação adicional à região ventral é geralmente necessária (**Fig. 10.9d**).

Regras, Dicas e Truques

É recomendável administrar uma dose única de 250 mg de prednisolona e uma dose única peroperatória de antibiótico de amplo espectro, que deve ser administrado 30 a 60 minutos antes da cirurgia.

Cuidados Pós-Operatórios

Fonoterapia adjuvante é benéfica.

Alternativas

Medialização de prega vocal de Isshiki ou Montgomery.

Microcirurgia Transoral com Laser

Considerações Gerais

A cirurgia com *laser* de tumores benignos e malignos circunscritos da laringe se tornou um conceito comum de tratamento em vários institutos. A avaliação final deste método em termos de resultados reproduzíveis de longo prazo não chegou ainda a uma conclusão, especialmente como um conceito terapêutico para carcinomas laríngeos avançados e em comparação a possíveis alternativas terapêuticas.

O uso de técnicas cirúrgicas com *laser* é inextricavelmente ligado à necessidade de um sólido treinamento cirúrgico. Ela não deve, de forma alguma, ser entendida como sendo "mais fácil" do que a ressecção cirúrgica parcial por abordagem aberta. Isso é ainda mais verdadeiro quando a cirurgia com *laser* é utilizada para o tratamento transoral de carcinomas laríngeos avançados, embora a experiência necessária para esta técnica cirúrgica muito elaborada possa ser insuficiente. Além disso, situações sempre surgirão, mesmo com cirurgiões muito experientes, nas quais as dificuldades de uma exposição tumoral que é "somente" aceitável ou limitações funcionais durante o curso pós-operatório se tornam aparentes. Essas advertências indicam as razões pelas quais a cirurgia endolaríngea com *laser* tem seus detratores. Existem alguns laringologistas renomados que consideram a cirurgia com *laser* meramente como uma alternativa útil em certas indicações, e alguns poucos que descartam estritamente a cirurgia com *laser* da laringe.

A tecnologia *laser* moderna permite a cirurgia com utilização de um feixe de *laser* perfeitamente alinhado, sem produção de nenhuma carbonização significativa. Um micromanipulador que produza um feixe de *laser* bem abaixo de 0,5 mm de diâmetro deve ser utilizado. As propriedades físicas do feixe do *laser* permitem o uso máximo de corte e coagulação.

Instrumentos Especiais

O tubo laringoscópico e os instrumentos devem ter unidades de aspiração especiais; óculos protetores.

Anestesia

As cirurgias podem ser realizadas sob anestesia geral, apneia intermitente ou ventilação Jet. Várias precauções de segurança devem ser observadas durante o uso do *laser*, de forma a se evitar complicações sérias, como a ignição do tubo endotraqueal, com seus resultados potencialmente fatais. É sabido que o tubo endotraqueal geralmente entra em ignição caso o feixe de *laser* penetre acidentalmente em componentes não protegidos do tubo. O maior risco potencial está na região do *cuff* e na ponta do tubo endotraqueal. Uma vez que a região do *cuff* é particularmente vulnerável, é recomendável cobri-la com uma compressa neurocirúrgica de algodão úmida. O risco pode ser ainda mais minimizado inflando-se o *cuff* com solução salina fisiológica colorida ao invés de ar. A cor azul indicaria imediatamente danos no *cuff*. Caso o tubo entre em ignição apesar destas precauções, é necessário desconectar imediatamente o tubo de ventilação do respirador, através da remoção do laringoscópio, seguida por reintubação e tratamento interdisciplinar de emergência do paciente (dependendo da severidade – pneumologista, cuidados intensivos, cirurgia de vísceras, nefrologia etc.). Após a extubação, pode-se iniciar uma injeção laringotraqueal de solução de Ringer, utilizando uma seringa pré-preparada de 50 mL, desde que o laringoscópio ainda esteja na sua posição original.

Lesões Benignas

A introdução do *laser* CO_2 na laringologia foi através do tratamento de lesões benignas. As lesões benignas descritas neste capítulo, como cistos e granulomas, podem também ser ressecadas com instrumentos frios, com resultados terapêuticos equivalentes. Para certas indicações, como a papilomatose laríngea, entretanto, o tratamento cirúrgico com *laser* é geralmente mais vantajoso do que a cirurgia convencional.

■ Granulomas

Indicações

- A remoção cirúrgica de *granulomas de contato* é indicada somente em casos excepcionais. Ao invés disso, a fonoterapia, em parte suplementada por psicoterapia, constitui a modalidade primária de tratamento. A possibilidade de refluxo deve ser investigada.
- *Granulomas pós-entubação* não devem ser removidos antes de 4 semanas após a entubação. Exceções são possíveis, e incluem incidentes severos de dispneia ou desordens vocais marcantes.

Anestesia

A entubação deve ser evitada. A excisão de granulomas pós-entubação deve ser realizada durante a fase de apneia ou, caso apropriado, sob ventilação Jet.

Técnica Cirúrgica

A glote é exposta com um laringoscópio fechado; o granuloma é pinçado e removido na sua base.

> **Regras, Dicas e Truques**
> Deve-se evitar exposições excessivas desnecessárias das cartilagens aritenoides.

> **! Riscos e Complicações**
> Devido à presença de inflamação persistente, recorrências na região do processo vocal podem-se originar no pericôndrio. Isso também se aplica após remoção cuidadosa com o *laser* CO_2.

Cuidados Pós-Operatórios

Fonoterapia.

Laringocele

Princípio Cirúrgico

Excisão ou marsupialização da protuberância mole, mais ou menos esférica, da mucosa, que emerge pelo ventrículo ou mucosa e se estende para o interior do espaço supraglótico.

Indicações

Laringoceles externas circunscritas acessíveis por vias aberta ou endolaríngea.

Pontos Específicos Relacionados ao Consentimento Informado

Similares à microlaringoscopia.

Técnica Cirúrgica

Exposição. A cirurgia transoral de laringoceles requer exposição da região supraglótica com o auxílio de um laringoscópio aberto ou fechado.

Identificação da laringocele. A mucosa que recobre a laringocele é incisada na região da falsa prega ou da prega ariepiglótica e a parede da laringocele é identificada.

Abertura da laringocele. Após a abertura da laringocele, ela se torna aparente, quer contenha ar ou muco, fluido ou viscoso.

Ressecção transoral da laringocele. A secreção é removida por aspiração. Após o subsequente colapso da laringocele, ela pode ser dissecada perifericamente e completamente removida, mesmo no caso de laringoceles pequenas.

Marsupialização. Frequentemente, a marsupialização larga da laringe na direção da laringe interna é também possível. Isso se aplica particularmente às laringoceles extensas.

Abordagem para laringoceles externas. Dependendo de sua extensão, as laringoceles externas são removidas por técnica cirúrgica convencional por meio de uma abordagem externa (p. 282) ou, em casos especiais, uma marsupialização é realizada por via transoral utilizando técnica cirúrgica com *laser* CO_2, como acima descrito.

Papilomas

Princípio Cirúrgico

Vaporização de papilomas, que podem compreender vários focos, podendo ser repetida em intervalos curtos, dependendo da atividade da doença, p. ex., para evitar a necessidade de uma traqueotomia. A confirmação histológica da doença é absolutamente essencial, entretanto, mesmo com vaporização mais ou menos completa. Adicionalmente às manifestações endolaríngeas, pacientes com papilomas laríngeos devem ser avaliados quanto a possíveis envolvimentos extralaríngeos do sistema traqueobrônquico, bem como da região do trato digestório superior.

Indicações

Papilomatose do trato aerodigestivo superior.

Pontos Específicos Relacionados ao Consentimento Informado

Similares à microlaringoscopia.

Anestesia

A cirurgia de papilomas laríngeos é realizada com o paciente entubado ou em apneia intermitente ou através de ventilação Jet, para permitir uma visualização ótima da laringe.

Técnica Cirúrgica

Um feixe de *laser* ligeiramente desfocado é geralmente utilizado. Baixo poder do *laser* permite a remoção controlada dos pólipos, enquanto garante que a cirurgia se restrinja à mucosa. Com envolvimento bilateral das pregas vocais, deve ser garantido que, próximo à comissura anterior, o *laser* seja utilizado somente unilateralmente, para minimizar os riscos de formação de membranas no pós-operatório.

> **Regras, Dicas e Truques**
> - A extubação é geralmente possível após a cirurgia, mesmo em casos muito avançados.
> - Provou-se vantajoso manter pequenas áreas de mucosa saudável entre os papilomas individuais, para permitir uma reepitelização mais rápida da endolaringe.

Cuidados Pós-Operatórios

Uma aplicação de esteroides (p. ex., 3 mg/kg de prednisolona) em dose única pode ser útil para se evitar dispneia pós-operatória.

Alternativas

Adicionalmente à cirurgia com *laser*, resultados promissores vêm sendo obtidos com a terapia fotodinâmica. Futuros estudos deverão demonstrar por quanto tempo deve ser possível a laringe permanecer livre de papilomas em longo prazo com este tipo de tratamento.

Há um número cada vez maior de estudos utilizando tratamentos sistêmicos para formas extensas de papiloma com envolvimento da árvore traqueobrônquica. Resultados isolados com o interferon α2b ou a injeção intralesional da droga antiviral cidofovir não permitem, até o momento, uma avaliação conclusiva do valor destes tipos de terapia.

Laringomalacia

Cerca de 60 a 70% das anomalias laríngeas associadas a estridor na infância é atribuído à laringomalacia. O estridor associado à laringomalacia é congênito e se manifesta dentro das primeiras semanas após o nascimento. Os sintomas de estridor atingem seu máximo em torno da idade de 6 meses, após a qual eles geralmente regridem por volta do final do 2º ano de vida. Intervenção cirúrgica ativa é necessária em cerca de 20% dos casos de laringomalacia.

Princípio Cirúrgico

Um colapso para o interior da mucosa supraglótica durante a inspiração é uma indicação para a chamada *supraglotoplastia*. Este termo inclui todas as formas de tratamento cirúrgico que visam reduzir o tecido supraglótico hipermóvel. Na maioria dos casos, isso envolve a mucosa das pregas ariepiglóticas e as regiões das cartilagens aritenoides.

Caso os sintomas de estridor resultem de *pregas ariepiglóticas curtas*, uma incisão cirúrgica bilateral com *laser* destas estruturas anatômicas pode ser geralmente realizada.

Por outro lado, se houver um *colapso para dentro da epiglote* durante a inspiração, a chamada epiglotopexia deve ser realizada.

Estas variadas estratégias de tratamento para lactentes com laringomalacia severa sublinham a necessidade de uma avaliação diagnóstica pré-operatória cuidadosa, incluindo um exame do sistema traqueobrônquico.

Indicações

Problemas de deglutição (disfagia), dispneia e sintomas ameaçadores à vida de apneia.

Anestesia

Apneia intermitente ou anestesia geral endotraqueal (p. ex., para epiglotopexia).

Técnica Cirúrgica

Entubação e abordagem geral. Todas as medidas a seguir são precedidas por uma laringo (traqueobronco)scopia, com a criança mantida em posição ereta. Para avaliação diagnóstica da causa subjacente de um estridor inspiratório em crianças, a região supraglótica é visualizada utilizando-se uma lâmina de entubação. Isso é seguido por endoscopia rígida com visualização em monitor, com a criança sedada respirando espontaneamente. Isso permitirá o diagnóstico de laringomalacia e de várias formas de estenose laríngea e traqueal. Uma traqueobroncoscopia pode ser considerada obrigatória.

Caso a condição deva ser tratada por via transoral com microcirurgia com *laser*, surge então a questão de se dever operar com o paciente entubado ou com apneia intermitente. Caso esta última técnica seja utilizada, o tubo endotraqueal é inserido na traqueia com auxílio do microscópio cirúrgico. A saturação de oxigênio é monitorada pelo anestesista. Uma vez que a saturação de 100% seja atingida, o tubo é removido e a cirurgia com *laser iniciada*. Se a saturação de oxigênio cair abaixo de 90% (o que em algumas vezes não ocorre antes de 5 minutos, caso o paciente tenha sido suficientemente pré-oxigenado), o paciente é reintubado pelo tubo, até que a saturação de oxigênio de 100% tenha sido recuperada.

Estenose Laringotraqueal Membranosa

Caso uma estenose de segmento curto esteja presente, as membranas frequentemente apresentam um aspecto semelhante a uma *web*; esta é uma excelente indicação para a cirurgia com laser. A anestesia é realizada como acima descrito, e os disparos com *laser* CO_2 são iniciados. Não é necessário realizar uma ressecção circular da totalidade da *web* membranosa, uma vez que tal ação apresenta o risco subsequente de criação de uma estenose circunferencial. Ao invés disso, uma incisão em forma de estrela deve ser realizada na membrana ou uma porção semicircular deve ser removida.

Epiglotopexia Cirúrgica com *Laser*

Técnica Cirúrgica

Criação de superfícies cruentas opostas. Isso envolve a vaporização ou ressecção superficial de uma porção circunscrita da base da língua, com microcirurgia com *laser*, criando subsequentemente uma ferida por *laser* oposta na prega lingual epiglótica (potência do *laser* 1 a 2 W) (**Fig. 10.10a**).

Fixação da epiglote na base da língua. A seguir, a epiglote é fixada à base da língua por duas ou três suturas interrompidas com material de sutura absorvível (p. ex., Vicryl 4.0). (**Fig. 10.10b-d**).

Secção Cirúrgica com *Laser* de Pregas Ariepiglóticas Curtas

Técnica Cirúrgica

Pregas ariepiglóticas curtas requerem incisão por *laser* CO_2 (1 W, 0,25 mm). O tecido subjacente às pregas deve ser protegido quanto a lesões durante este procedimento.

Hemangiomas e Malformações Vasculares

Os hemangiomas se apresentam tipicamente como lesões bem definidas, avermelhadas e ocupadoras de espaço na porção posterior da subglote, frequentemente na submucosa subglótica das pregas vocais. Hemangiomas que se desenvolvem na região da comissura posterior e se estendem ao longo das submucosas subglóticas de ambas as pregas vocais são menos frequentemente vistos do que lesões na região da comissura anterior. As várias opções terapêuticas para hemangiomas subglóticos vão desde a traqueotomia até a excisão cirúrgica submucosa e injeções sistêmicas ou intralesionais de esteroides, bem como a administração sistêmica de interferon-α2a. Lesões circunscritas podem também ser levadas a involuir com *laser* CO_2, com baixa potência do *laser* (1 a 2 W). O uso do *laser* Nd:YAG não é mais recomendado devido à exsudação fibrinosa frequentemente significativa no pós-operatório. Após a adoção do propranolol para o tratamento de hemangiomas problemáticos em crianças, existem esperanças de que o excelente efeito desta medicação poderá também ser estendido para a redução de volume dos hemangiomas subglóticos.

De forma distinta ao comportamento biológico dos hemangiomas acima descrito, as malformações vasculares da laringe frequentemente se manifestam na idade adulta ou somente são descobertas incidentalmente. Sintomas típicos incluem sensação de corpo estranho, tosse urgencial para limpeza da garganta ou um estridor geralmente discreto, de lento desenvolvimento.

Microcirurgia Transoral com *Laser* **199**

Indicações

- *Hemangiomas subglótico:* progressão de tamanho, com dispneia e estridor subsequentes.
- *Malformações vasculares:* progressão de tamanho, com dificuldades na deglutição (disfagia), distúrbios articulatórios, sangramentos recorrentes, infecções recorrentes ou dispneia.

Contraindicações

Não há contraindicações na presença de uma indicação absoluta, com comprometimento de funções vitais.

Anestesia

Anestesia geral endotraqueal, cirurgia com apneia intermitente, ventilação Jet.

Técnica Cirúrgica

Hemangiomas Subglóticos

O tratamento com *laser* CO_2 dos hemangiomas subglóticos é realizado com o objetivo de redução volumétrica da lesão, o que é obtido com *spots* únicos de *laser* (2W) realizados com uma distância adequada de intervalo, ou através de uma incisão mucosa seguida pela enucleação do hemangioma. A formação de edema pós-operatório pode geralmente ser evitada com o uso cuidadoso do *laser* CO_2. Uma traqueotomia deve ser realizada em casos incertos. A administração de cortisona é indicada. A possibilidade de extensão da excelente eficácia do propranolol para os hemangiomas subglóticos já foi aludida.

Malformações Vasculares

As malformações vasculares podem ser removidas; isso se aplica particularmente aos casos em que o diagnóstico diferencial é incerto. Caso uma confirmação histológica seja dispensável, a malformação vascular pode ser levada a involuir com o *laser* Nd:YAG (p. ex., 20 W, 0,5 segundos em aplicações únicas, *bare fiber* 0,6 mm).

> **Regras, Dicas e Truques**
>
> O uso de prednisolona oral, 3 a 5 mg/kg de peso, distribuída em 3 doses por 24 horas, provou-se bem-sucedido no tratamento dos hemangiomas subglóticos (adicionalmente à vaporização cirúrgica com *laser*). Isto deve ser realizado em cooperação com pediatras, para se realizar diagnóstico e tratamento adequado precoces de qualquer hipertensão arterial subsequente ou diabetes melito temporário.

> **! Riscos e Complicações**
>
> Hemorragia, formação de edema, com necessidade de traqueotomia, infecção com risco subsequente de estenose.

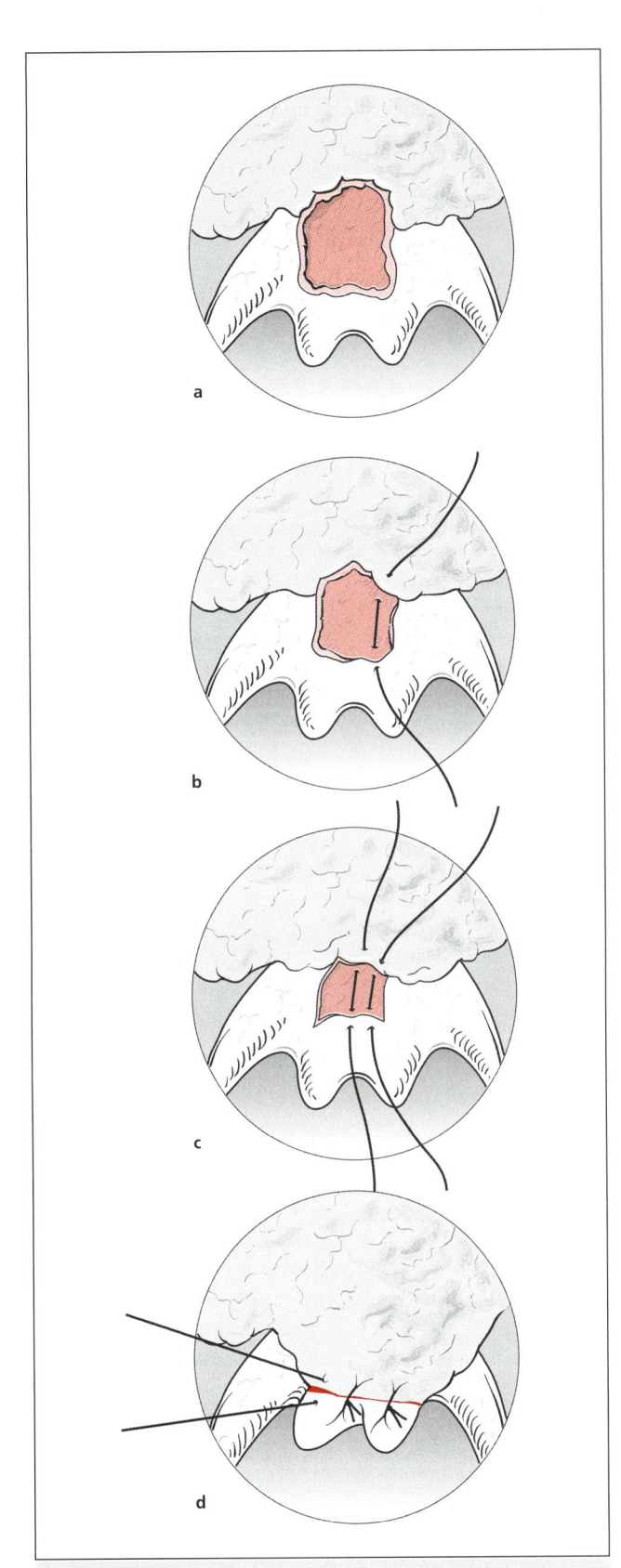

Fig. 10.10a-d Epiglotopexia.

a Vaporização microcirúrgica com *laser* da mucosa da epiglote lingual e mucosa oposta da base da língua.

b-d Fixação gradual da epiglote à base da língua utilizando três suturas interrompidas.

Cuidados Pós-Operatórios

- Monitoramento cuidadoso da condição respiratória do paciente, de forma a neutralizar imediatamente qualquer edema pós-operatório com a administração de esteroides.
- Inalação com agentes β-simpaticomiméticos e esteroides.
- Antibioticoterapia com cefalosporinas oral e, caso necessário, parenteral.

Cirurgia da Estenose Glótica

A paralisia das pregas vocais é geralmente resultado de cirurgias das glândulas tireoides. Sua incidência depende da técnica cirúrgica, tendo em mente que as lesões do nervo laríngeo recorrente podem ocorrer mesmo nas mãos de cirurgiões experientes. Lesões unilaterais podem permanecer não detectadas inicialmente, somente se manifestando clinicamente no decorrer da doença. Por esta razão, a avaliação pré e pós-operatória da função das pregas vocais deve ser padronizada. Na presença de paralisia unilateral de prega vocal, os pacientes geralmente se queixam de disfonia isolada. Na paralisia bilateral, entretanto, as pregas vocais assumem uma posição paramediana, o que produz um estridor inspiratório notável, geralmente associado à dispneia em repouso e, em muitos casos, à qualidade vocal bem preservada.

Alguns dos pacientes afetados são capazes de tolerar a dispneia associada sem nenhuma intervenção cirúrgica posterior, embora infecções adicionais do trato respiratório superior possam, em algumas vezes, levar a um aumento ameaçador à vida da dispneia. Outros pacientes, entretanto, necessitam de intervenção cirúrgica imediata, que é geralmente realizada sob a forma de uma traqueotomia.

Atualmente, quatro abordagens cirúrgicas básicas estão disponíveis para a expansão da glote:

- Expansão glótica endoextralaríngea (p. ex., de Lichtenberger).
- Expansão glótica endolaríngea por microlaringoscopia.
- Laterofixação extralaríngea.
- Abordagem combinada, extraendolaríngea, após tireotomia.

Expansão Glótica Endoextralaríngea de Lichtenberger

Princípio Cirúrgico

Esta técnica se baseia no desenvolvimento de um instrumento especial de sutura com que, no caso de paralisia bilateral das pregas vocais, uma prega vocal pode ser temporariamente lateralizada. A lateralização é realizada na prega vocal com menor mobilidade.

A cirurgia deve ser realizada o mais precocemente possível, a fim de evitar lesões dos tecidos da prega vocal secundárias à entubação e, também, para poupar o paciente dos sintomas da dispneia, que afetam consideravelmente a qualidade de vida e são associados a estados ansiosos.

Indicações

- Paralisia bilateral recente dos nervos laríngeos recorrentes.

Contraindicações

Considerando que a recuperação da mobilidade não pode ser esperada após mais de 12 meses após a cirurgia, uma expansão definitiva da glote deve ser realizada em casos de paralisia bilateral dos recorrentes com mais de 1 ano de duração.

Pontos Específicos Relacionados ao Consentimento Informado

Idênticos à microlaringoscopia, além de condrites, infecções dos tecidos moles, formação de cicatrizes, distúrbios sensoriais, lesões do nervo hipoglosso, infecção da ferida, colapso das linhas de sutura, cirurgia revisional para remoção de suturas.

Instrumentos Especiais e Implantes

Suturas monofilamentares (p. ex., Prolene 2.0), porta-agulhas especial endoextralaríngeo (8267.50, Wolf, Knittlingen, Alemanha), agulhas especiais (8267.951, Wolf, Knittlingen, Alemanha).

Anestesia

Apneia intermitente, anestesia por ventilação Jet de alta frequência.

Técnica Cirúrgica

Visualização do nível da glote. Uma vez que o nível da glote tenha sido visualizado com o auxílio de um laringoscópio de distensão (**Fig. 10.11a**), as suturas endoextralaríngeas são realizadas após a remoção temporária do tubo endotraqueal *(garantir pré-oxigenação adequada)*.

Posicionamento das suturas. Duas suturas monofilamentares são posicionadas com o auxílio do porta-agulhas especial, através de abordagem translaríngea. Uma das extremidades do fio fixado na agulha é inserida pelo laringoscópio e exteriorizada pelos tecidos moles do pescoço, inferiormente ao terço posterior de uma das pregas vocais (**Fig. 10.11b**). O porta-agulhas é removido, a extremidade remanescente é novamente fixada em uma agulha, que é inserida com o porta-agulhas acima do terço posterior da prega vocal, para formar uma alça (**Fig. 10.11c**) e exteriorizada pelos tecidos moles do pescoço. A segunda sutura inserida para realizar a laterofixação é posicionada de forma apropriada cerca de 2 a 3 mm ventralmente à primeira alça de sutura (**Fig. 10.11d**). Caso a primeira alça de sutura seja suficiente, a segunda alça pode ser dispensada.

Fixação das suturas. Após atar a segunda alça de sutura subcutaneamente, a incisão cutânea original é fechada.

Regras, Dicas e Truques

Para se obter um resultado cirúrgico ótimo com a técnica de sutura endoextralaríngea, a sutura-guia deve ser posicionada o mais dorsalmente possível, próxima ao processo vocal. Ocasionalmente, existem dificuldades neste ponto, pois a porção adjacente da cartilagem tireoide é geralmente compacta ou até mesmo ossificada. Caso seja impossível exteriorizar a sutura transcutaneamente por este motivo, o método pode ser modificado, transpassando-se a cartilagem tireoide mais ventralmente.

! Riscos e Complicações

As suturas podem criar uma laceração superficial ou mesmo uma laceração profunda nos tecidos da prega vocal, especialmente ao se operar sob condições inflamatórias. A administração peroperatória de cefalosporina de amplo espectro é iniciada como profilaxia de infecções, considerando que a colonização bacteriana dos tecidos moles do pescoço não pode ser excluída após a passagem endoextralaríngea da sutura.

Cuidados Pós-Operatórios

Com relação à recuperação da função inicialmente perdida das pregas vocais, os resultados posteriores devem ser aguardados com paciência. A certeza quanto à recuperação ou não das funções fisiológicas das pregas vocais não é geralmente esperada antes de, ao menos, 12 meses após a cirurgia. Deve-se também ter em mente que o prognóstico da paralisia bilateral pode ser diferente nos dois lados afetados.

Expansão Glótica Endolaríngea, Microlaringoscópica

Princípio Cirúrgico

Aritenoidectomia unilateral (Thornell, 1948) e atenuação da porção posterior do músculo da prega vocal, com retração lateral da prega vocal (Kleinsasser, 1976) ou ressecção parcial da falsa prega e fixação craniolateral (Langnickel e Koburg, 1970) da prega vocal posterior sob visualização microscópica da laringe com distensão. Desde a introdução do *laser* CO_2 em Otorrinolaringologia, a expansão glótica cirúrgica com *laser* de acordo com Dennis e Kashima (1989) ou modificações desta técnica vêm sendo cada vez mais realizadas. A vantagem deste procedimento em comparação à abordagem aberta é uma melhor voz no pós-operatório, em média; a expansão da glote não pode, entretanto, sempre ser obtida na mesma extensão daquela realizada por abordagem aberta.

O dilema das cirurgias para expansão da glote é que elas somente podem melhorar a voz às custas da respiração, ou vice-versa. A cirurgia somente pode representar a *melhor relação possível* entre a redução na qualidade vocal e a melhora da respiração.

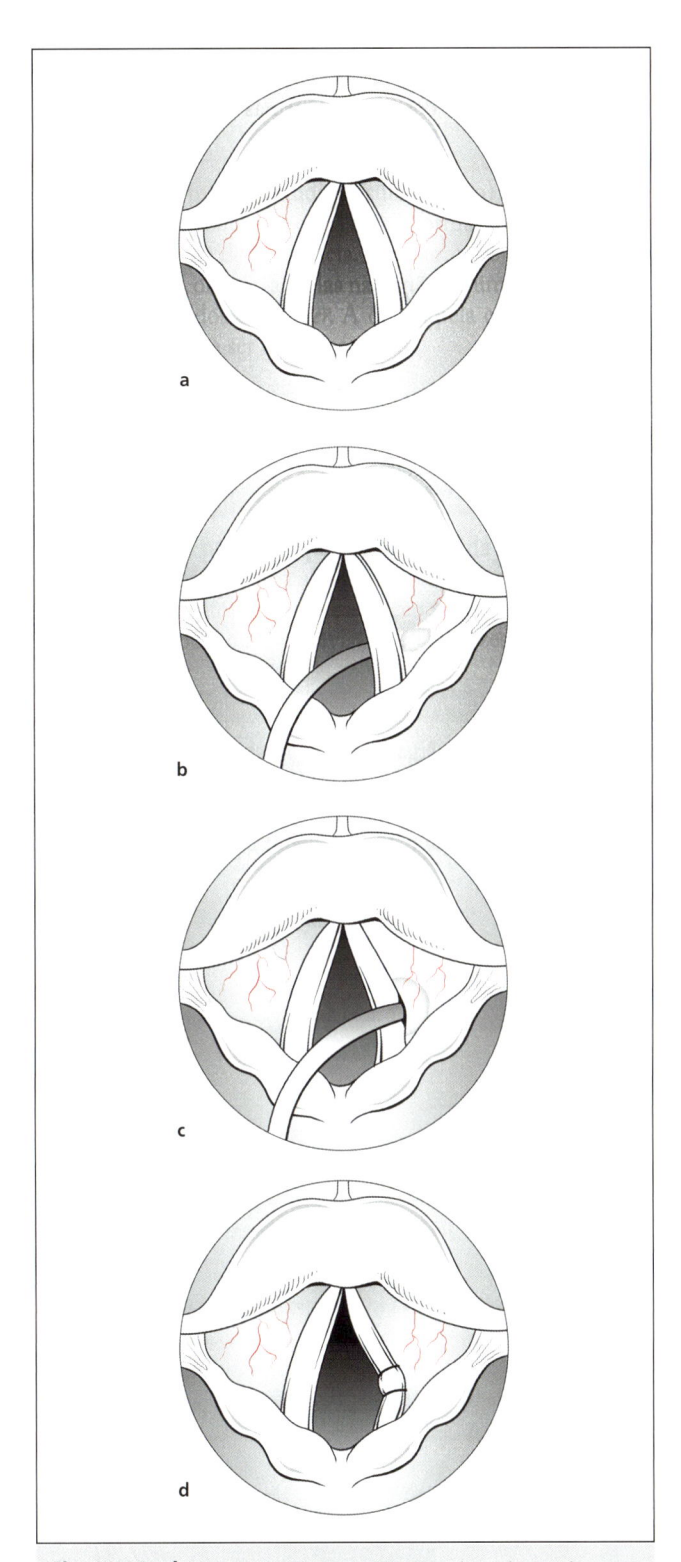

Fig. 10.11a-d Expansão endoextralaríngea da glote, de acordo com Lichtenberger.

a Visão da região glótica e supraglótica com laringoscópio de distensão.

b Posicionamento subglótico do instrumento para o avanço da agulha logo à frente do processo vocal, com punção subsequente através dos tecidos moles do pescoço.

c A sutura endolaríngea remanescente é novamente passada através da agulha e exteriorizada através do ventrículo.

d Aspecto final com duas alças de sutura.

Indicações

Paralisia bilateral das pregas vocais na posição paramediana, associada à dispneia.

Contraindicações

Estenose subglótica ou traqueal.

Pontos Específicos Relacionados ao Consentimento Informado

- Como na microlaringoscopia.
- Como na cirurgia com *laser* de tumores laríngeos, a cirurgia não é capaz de reproduzir os achados normais; equilíbrio entre a perda da voz e a melhora da respiração; uma traqueotomia é geralmente necessária na abordagem convencional.

Instrumentos Especiais

Laser CO_2 com os seus instrumentos apropriados.

Técnica Cirúrgica

O paciente é colocado em posição plana na mesa cirúrgica. Para instrumentos especiais, ver "Microlaringoscopia".

Aritenoidectomia Transoral

Identificação do nível da glote. Exposição da laringe com o maior laringoscópio de distensão possível. A cartilagem aritenoide e a região posterior das pregas vocais verdadeiras e falsas devem estar completamente visíveis. A cartilagem aritenoide e o terço posterior das pregas vocais são infiltrados com um agente vasoconstritor.

Incisão. Sob microscopia, uma incisão longitudinal é realizada na prega vocal, estendida em uma direção anteroposterior sobre o processo vocal, superiormente até o domo da cartilagem aritenoide. Anteriormente, esta incisão era realizada com tesouras ou lâmina em foice, mas, hoje em dia, é geralmente realizada com o *laser* CO_2. Uma outra incisão é realizada, iniciando-se no final da primeira incisão e prosseguindo sobre a cartilagem aritenoide em direção lateral até a prega ariepiglótica, em uma distância de, aproximadamente, 8 a 10 mm; uma terceira incisão é realizada a partir do ponto final da segunda incisão até o processo vocal. O triângulo mucoso formado a partir destas incisões será posteriormente descartado.

Excisão da cartilagem aritenoide. A cartilagem é cuidadosamente removida com pinças e liberada das estruturas ao seu redor (**Fig. 10.12a**). A cartilagem deve ser removida *in toto*.

Adelgaçamento do terço posterior da prega vocal. Excisão da musculatura da prega vocal. A incisão previamente realizada é aprofundada, e a musculatura da prega vocal é largamente removida em suas porções posterior e média. *O cone elástico é incisado verticalmente em sua porção posterior* (**Fig. 10.12b**).

Sutura da mucosa. A incisão é fechada com duas suturas interrompidas (4.0 absorvível). A agulha é passada inicialmente na região inferior e posteriormente superior da prega vocal, utilizando-se o porta-agulhas curvo especial. O nó cirúrgico é atado em frente ao tubo, e a extremidade curta da sutura direcionada inferiormente com uma pinça, mantendo-se a extremidade longa sob tensão. O segundo nó é atado como um nó instrumental e tracionado inferiormente com um gancho duplo ou pinça saca-bocados aberta. Alternativamente, a ferida pode ser fechada com cola de fibrina (**Fig. 10.12c, d**).

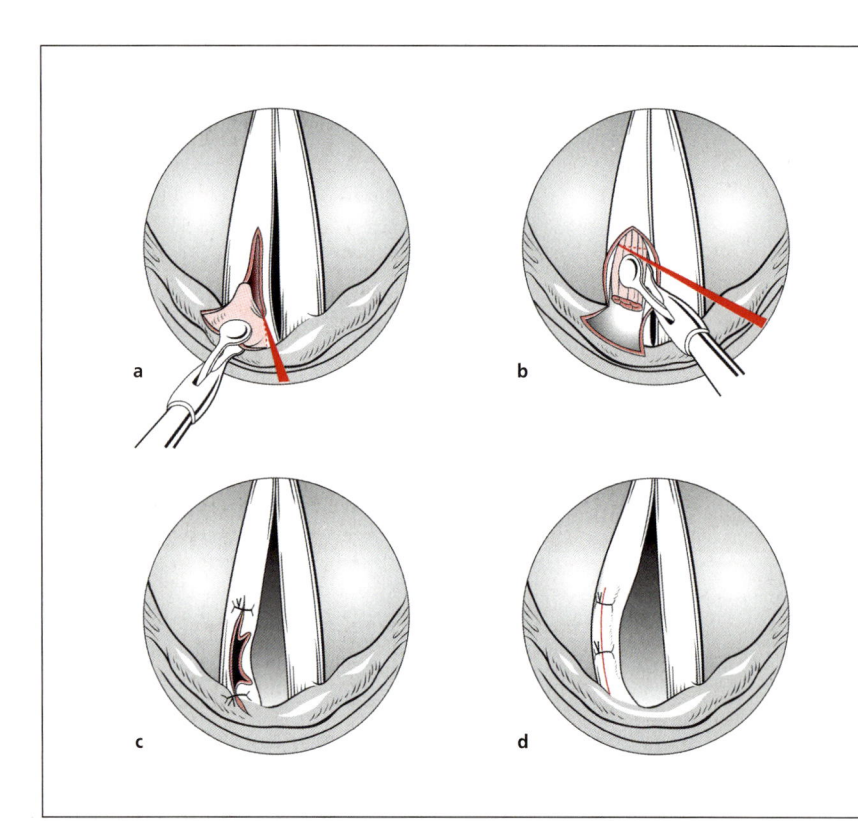

Fig. 10.12a-d Expansão microscópica endolaríngea da glote, de acordo com Kleinsasser.

a Incisão longitudinal sobre a prega vocal posterior e excisão de triângulo mucoso sobre a cartilagem aritenoide utilizando *laser* CO_2.

b Liberação da cartilagem aritenoide.

c Excisão dos músculos da prega vocal utilizando tesoura e pinça, incisão do cone elástico.

d Reparo da incisão por sutura.

Expansão Glótica Endolaríngea com *Laser* de acordo com Dennis e Kashima (Cordectomia Posterior)

Princípio Cirúrgico

Incisão das pregas vocais dorsais na região dos processos vocais com proteção da cartilagem aritenoide. Esta abordagem permite um equilíbrio individualmente adaptado entre as funções respiratória e fonatória.

Técnica Cirúrgica

Exposição da glote posterior. Secção cirúrgica do ligamento vocal e da musculatura do músculo vocal com *laser* CO_2 (geralmente baixa potência), imediatamente anterior à cartilagem aritenoide. O tecido é seccionado lateralmente ao processo vocal, em direção inferior, até o nível da cartilagem tireoide.

Modificações

Bons resultados respiratórios em longo prazo são obtidos com uma incisão adicional, que se estende da ponta lateral da área removida na direção da comissura anterior, e ressecção do músculo tireoaritenóideo lateral. Sem estas medidas, a glote inicialmente larga não raramente se estreita novamente, devido à formação de cicatrizes na área da excisão. Steiner (de Göttingen, Alemanha) preconiza a cordectomia posterior bilateral para se evitar lesões da porção ventral das pregas vocais, que também é importante para a fonação. Todas as técnicas descritas pressupõem o conhecimento detalhado da anatomia individual de cada paciente. Isto permite a escolha do método de tratamento, ajustado para se adequar ao paciente.

Para "Regras, Dicas e Truques" e "Riscos e Complicações", ver p. 201.

Cuidados Pós-Operatórios

- Extubação após administração de uma dose única de esteroide (p. ex., 250 mg de prednisolona endovenosa); traqueotomia não é necessária.
- Cobertura antibiótica por 3 dias.
- Cirurgia revisional poderá ser necessária para remoção de depósitos de fibrina e/ou granulações, que podem estreitar a glote.

Fixação Lateral Extralaríngea

Princípio Cirúrgico

Abertura externa do arcabouço laríngeo. Identificação da cartilagem aritenoide por meio de uma janela na lâmina da cartilagem tireoide, mobilização e deslocamento lateral do processo vocal, com uma sutura. À medida em que a respiração melhora, a voz se deteriora. O procedimento aqui descrito é fundamentado na técnica descrita por McCall e Gardiner. Esta técnica pode ser considerada acima de tudo nas situações em que uma exposição transoral não é possível.

Os exames diagnósticos pré-operatórios, as indicações e as contraindicações, bem como a escolha dos lados, são idênticos às da técnica endolaríngea.

Anestesia

Entubação, traqueotomia, reintubação. O tubo orotraqueal é mantido na glote para deslocar a aritenoide no campo operatório.

Técnica Cirúrgica

Posicionamento. Um coxim é posicionado entre os ombros; a cabeça é rodada para o lado contralateral.

Incisão. A incisão cutânea corre obliquamente desde a margem anterior do músculo esternocleidomastóideo, em uma direção anteroinferior sobre a lâmina da cartilagem tireoide. A incisão é aprofundada através do platisma; o músculo omo-hióideo e os músculos em fita pré-laríngeos são seccionados. Caso ainda esteja presente, a glândula tireoide poderá ter de ser deslocada caudalmente. Identificação da cartilagem tireoide (Fig. 10.13a).

Criação de uma janela na cartilagem tireoide. Uma janela é realizada na cartilagem tireoide. O pericôndrio é incisado sobre a janela planejada, como um retalho "swinging-door" de base inferior. A janela é criada na cartilagem com bisturi ou *punch*, deixando somente uma moldura relativamente estreita (cerca de 0,5 cm) posterior e superiormente (Fig. 10.13b). O pericôndrio interno é seccionado e um vaso de maior calibre, que geralmente atravessa esta área, é coagulado. A musculatura exposta é afastada rombamente posteroinferiormente, até que a cartilagem aritenoide seja encontrada profundamente.

Aritenoidectomia. Enquanto se estabiliza lateralmente a musculatura com um afastador, a cartilagem aritenoide é liberada inferiormente até o processo vocal com pequenas tesouras ou lâmina circular. A cartilagem articular e o ligamento cricoaritenóideo em particular devem ser seccionados de forma segura (Fig. 10.13c).

Uma sutura não absorvível de poliéster (p. ex., Mersilene) é passada em torno do processo vocal que é exposto, mas ainda se encontra firmemente aderido ao ligamento vocal, atada inicialmente na cartilagem e tracionada inferiormente em torno da cartilagem tireoide previamente exposta e novamente atada. Antes de finalmente apertar este nó, a posição da prega vocal deve ser confirmada por inspeção endolaríngea com laringoscópio e, caso necessário, corrigida (Fig. 10.13d, e).

Fechamento da ferida. Fixação do pericôndrio descolado com sutura de retenção, inserção de um dreno de aspiração, fechamento da ferida em camadas.

Modificações

Abordagem de Mündnich. Os lados superior e posterior da moldura acima descrita são também removidos; isso facilita consideravelmente a dissecção da cartilagem aritenoide e a realização das suturas durante esta abordagem, que nos outros aspectos é praticamente similar àquele acima descrito. Adicionalmente, uma incisura é realizada na porção inferior da cartilagem tireoide para guia da sutura. Entretanto, um colapso parcial da metade correspondente da laringe, posteriormente, afeta ocasionalmente a estabilidade interna da mesma.

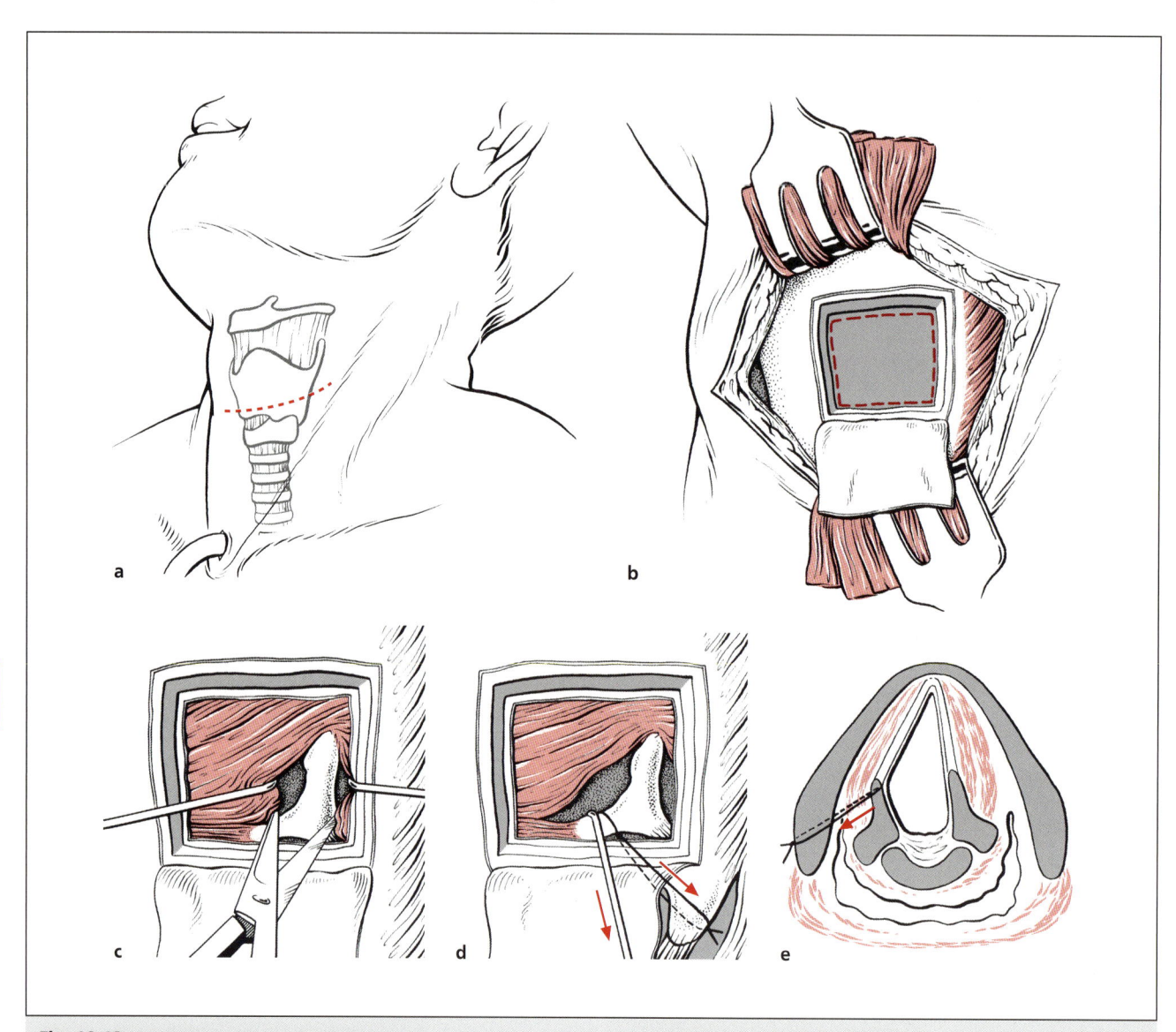

Fig. 10.13a-e Fixação lateral por abordagem aberta.
a Incisão cutânea oblíqua sobre a lâmina da cartilagem tireoide.
b Criação de uma janela na cartilagem tireoide após descolamento dos músculos cervicais sobrejacentes.
c Identificação da cartilagem aritenoide.
d Fixação lateral da cartilagem aritenoide com uma sutura passada em torno do processo vocal e do corno inferior da cartilagem tireoide.
e Lateralização, como mostrada em secção transversal.

! Riscos e Complicações

- Sangramentos pós-operatórios, formação de hematoma ou edema persistente, com estenose glótica persistente.
- Deiscência da *sutura vocalis*, pericondrite do arcabouço laríngeo.
- Lesões da mucosa hipofaríngea com formação de fístulas (revisão cirúrgica com cobertura, liberação das fibras horizontais inferiores do músculo constritor inferior da faringe).
- Rouquidão (inevitável), afonia secundária à fixação lateral exagerada.
- Estenose traqueal secundária à traqueotomia.

Cuidados Pós-Operatórios

Antibióticos, repouso vocal, agentes antitussígenos, esteroides para edemas significativos. Remover o dreno no 2º ou 3º dia; fonoterapia poderá ser iniciada posteriormente. Descanulização após resolução do edema endolaríngeo.

Expansão Glótica Combinada Extraendolaríngea

Princípio Cirúrgico

Após tireotomia ou laringofissura, todos os adutores (músculos lateral, externo e transversal) são removidos unilateralmente ou, caso necessário, bilateralmente em um plano submucoso. Adicionalmente, a parede posterior da lâmina cricóidea também pode ser aberta. Traqueotomia é sempre necessária.

Indicações

- Recorrências após laterofixação.
- Glote estreita secundária à paralisia bilateral do nervo laríngeo recorrente adicionalmente à estenose laríngea secundária à formação de tecido cicatricial.
- Estenose laríngea traumática ou pós-operatória.

Contraindicações

Como na fixação lateral endolaríngea.

Instrumentos Especiais e Implantes

Dilatador.

Anestesia

Anestesia geral endotraqueal, reintubação após traqueotomia preliminar.

Técnica Cirúrgica

Incisão. Incisão cutânea na linha média, estendida desde o osso hioide até a incisura supraesternal, traqueotomia.

Abordagem. Tireotomia ou, na presença de estenose severa, laringofissura, com secção subsequente da lâmina cricoide (laminotomia) (**Fig. 10.14a**).

Aritenoidectomia. Incisão curva desde a ponta medial da cartilagem aritenoide em direção inferior, circundando inferiormente a prega vocal, até a comissura anterior. A cartilagem aritenoide é elevada com um pequeno gancho. Secção da cápsula da articulação aritenoide. Liberação da mucosa da margem posterior da aritenoide. Secção do músculo transverso. A incisão é aprofundada ao longo da prega vocal e os adutores removidos, caso necessário sob microscopia (**Fig. 10.14b**).

Fechamento da ferida. Sutura mucosa; caso apropriado, a mesma abordagem é repetida no lado contralateral.

Estenoses secundárias à formação de cicatrizes necessitam de uma incisão mucosa e ressecção submucosa do tecido cicatricial, seguida pela abertura da parede posterior em toda a lâmina cricoide na linha média, desde o topo até a base, seguida por deslocamento lateral.

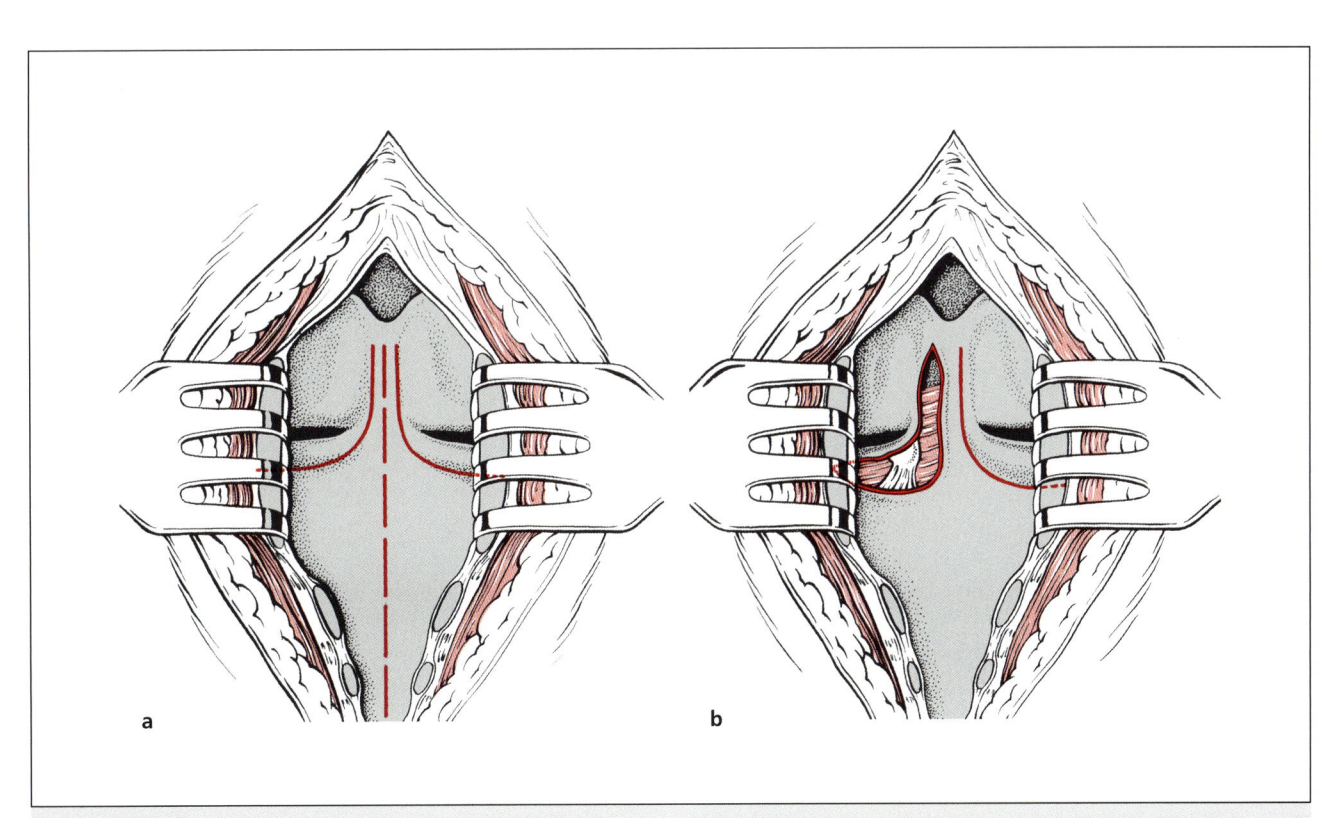

Fig. 10.14a, b Fixação lateral combinada endo e extralaríngea, de acordo com Rethi.

a Incisões mucosas para remoção dos adutores. Incisão auxiliar no ponto médio da parede posterior, para permitir a laminotomia.

b A incisão é alargada para remoção dos adutores.

Implantação do dilatador. Em todos os casos, com ou sem laminotomia, o dilatador é inserido para tamponar a mucosa e expandir o interior da laringe. O dilatador se situa na cânula. Fechamento da ferida.

> **! Riscos e Complicações**
> - Risco de pericondrite, formação de edema, úlceras por pressão na laringe ou traqueia, formação de tecido de granulação, formação tardia de cicatrizes, com estenose recorrente na região da laringe ou traqueia.
> - Deterioração importante da qualidade vocal, frequentemente com afonia.

Cuidados Pós-Operatórios

- Cobertura antibiótica.
- O dilatador deve ser mantido por vários meses.

Disfonia Espasmódica

A disfonia espasmódica, uma forma de distonia faríngea, é um fenômeno neurológico crônico caracterizado por espasmos ação-induzidos das pregas vocais. Ela geralmente se apresenta como o tipo de adução, espasmos menos frequentes do tipo abdução são observados e, em alguns casos, ocorre um distúrbio funcional combinado adução-abdução.

Princípio Cirúrgico

A disfonia espasmódica hoje em dia é preferencialmente tratada por meio de injeção de toxina botulínica do tipo A (Botox) por via transoral, controlada endoscopicamente ou transcutânea controlada eletromiograficamente. Vários estudos demonstraram que o tratamento deve ser feito unilateralmente. Sabe-se que os pacientes submetidos a tratamento de longo prazo com intervalos curtos e uma dose cumulativa total alta desenvolvem anticorpos contra as neurotoxinas. Neste caso, a troca pela neurotoxina do tipo B (p. ex., NeuroBloc) está indicada.

Dose. Botox: 3,75 unidades 0,1 mL. Para a neurotoxina do tipo B, a dose equivalente deve ser verificada individualmente por múltiplas injeções. No momento atual, a literatura recomenda uma dose entre 250 MU e 1250 MU de NeuroBloc (Um MU, ou "Mouse Unit", corresponde ao LD_{50} com ratos Swiss-Webster).

Indicações

Disfonia espasmódica de adução.

Pontos Específicos Relacionados ao Consentimento Informado

- Como na microlaringoscopia.
- Choque anafilático.
- Injeções múltiplas.

Planejamento Cirúrgico

Verificação da disfonia espasmódica por laringoscopia com aumento, endoscopia com fibra óptica e videolaringoestroboscopia, com avaliação da *performance* vocal e qualidade vocal, em conjunto com a avaliação auditiva da qualidade vocal através de métodos eletroacústicos, na forma de um diagrama da disfonia.

Instrumentos Especiais

Seringa de alta pressão (nº 771 400, High Pressure Syringe, K. Storz, Tuttlingen, Alemanha), agulha em borboleta (diâmetro da agulha 0,6 mm, 23 G).

Anestesia

Anestesia tópica da mucosa da boca, faringe e laringe com lidocaína *spray*.

Técnica Cirúrgica

Para reduzir o fluxo salivar e a tosse, pré-medicação oral com 0,5 mg de atropina e 20 mg de codeína é administrada.

Posicionamento. A técnica transoral de injeção intralaríngea é realizada com o paciente sentado.

Abordagem transoral. Inicialmente, a glote é visualizada endoscopicamente. Após exposição dos músculos ventricular e tireoaritenóideo, a injeção é aplicada com uma agulha em borboleta, com mínimo traumatismo tecidual. A abordagem é geralmente unilateral.

Modificação

A injeção pode ser aplicada transcutaneamente sob controle eletromiográfico. Esta abordagem é menos efetiva, pois os músculos são atingidos com menor acurácia.

> **Regras, Dicas e Truques**
>
> Estudos atuais encontrados na literatura indicam que a injeção unilateral é preferível à abordagem bilateral.
>
> Uma injeção única resulta na cura de 20% dos pacientes; os restantes retornam para *follow-up* dentro das primeiras 2 semanas de pós-operatório. Caso estes pacientes não tenham apresentado problemas, uma injeção adicional no lado contralateral de 0,6 a 2,5 unidades/mL é indicada. Cerca de 1/3 dos pacientes necessitam da administração oral de clonazepam, triexifenidil ou baclofen. Uma tireoplastia de lateralização é indicada nos casos recalcitrantes.
>
> O tempo necessário para obtenção de uma função vocal ótima é altamente variável, tanto inter quanto intraindividualmente.
>
> O início do efeito da injeção de toxina botulínica geralmente ocorre após um período de latência de dois a 8 dias, e o efeito regride após 3 a 6 meses, em média.

> **! Riscos e Complicações**
> O desenvolvimento de anticorpos contra a toxina botulínica, anafilaxia. A injeção bilateral de toxina botulínica no músculo cricoaritenóideo pode resultar em estridor.

> **Cuidados Pós-Operatórios**
> A combinação de injeção de toxina botulínica e fonoterapia pós-operatória é fortemente recomendada.

Cirurgia de Estenoses da Laringe e da Traqueia

A terapia de estenoses da laringe e da traqueia é altamente variada, considerando as diferentes localizações e formas, bem como os mecanismos patogênicos heterogêneos.

Abordagem das Estenoses Laríngeas

Estenoses congênitas circunferenciais, especialmente quando situadas no nível subglótico, podem inicialmente ser dilatadas com vela (bougies). Dilatações repetidas com vela (bougies) são possíveis.

Formações membranosas *web-like* na comissura anterior (congênitas ou pós-entubação) são incisadas por técnica microlaringoscópica.

Estenoses da abertura glótica – de origem pós-traumática, radioterapêutica ou pós-operatória – podem frequentemente ser tratadas com uma laringectomia supraglótica transversal.

Estenoses de longos segmentos da laringe secundárias a trauma, cirurgias ou entubação geralmente requerem uma laminotomia.

Medidas cirúrgicas plásticas maiores são necessárias para atresias ou estenoses secundárias a grandes defeitos.

> **Princípio Cirúrgico**
>
> **Estenoses subglóticas circunferenciais *web-like*.** Inicialmente, a extensão da estenose subglótica é avaliada através de uma laringotraqueoscopia. A extensão da estenose, frequentemente circunferencial em forma de casa de botão, pode ser palpada com um pequeno gancho curvo. Estenoses *web-like* com espessura de poucos milímetros são liberadas com *laser*, através de uma incisão estrelada, p. ex., nas posições de 2 horas, 6 horas e 10 horas.

> **Regras, Dicas e Truques**
> Excisão de toda a espessura de uma estenose circunferencial deve ser evitada a todo custo. Tal abordagem resultará em estenoses recorrentes, levando, em alguns casos, à completa obstrução da traqueia.

> **! Riscos e Complicações**
> Uma estenose residual funcionalmente irrelevante, com frequência, persiste e geralmente não necessita de nenhum tratamento adicional.

> **Cuidados Pós-Operatórios**
> Um exame laringotraqueoscópico de controle deve ser realizado, p. ex., 6 a 8 semanas após a cirurgia.

Formações Membranosas na Região da Comissura Anterior

O tratamento pós-operatório que se segue à liberação de uma membrana na região da comissura anterior é um problema que ainda não foi definitivamente resolvido. Uma opção para o cirurgião é a remoção de depósitos de fibrina na comissura sob anestesia local utilizando um instrumento curvo e laringoscopia indireta, com o paciente segurando a própria língua. O intervalo entre as sessões de remoção deve ser decidido de acordo com cada caso individual. Outra possibilidade é a aplicação de mitomicina C intraoperatoriamente na superfície cruenta após a liberação da membrana, para reduzir a formação de exsudatos fibrinosos no pós-operatório. Entretanto, não somente a eficácia da mitomicina C na comissura anterior permanece incerta, como também permanece sem respostas a questão de que se deve ou não remover os depósitos de fibrina. Cirurgiões mais conservadores dispensam a remoção de fibrina da comissura anterior, pois acreditam que tal medida não vale a pena. As diferenças de opinião ilustram as dificuldades que ainda existem com relação ao tratamento pós-operatório.

Estenose da Laringe Proximal

Ver Ressecção Supraglótica Transversal da Laringe, p. 248.

Estenoses da Junção Laringotraqueal

Ao longo dos anos, estenoses na região da junção laringotraqueal sofreram mudanças na sua etiopatologia variada. Estas estenoses eram geralmente de origem primariamente congênitas ou inflamatórias, mas, hoje em dia, são geralmente iatrogênicas, resultado de complicações secundárias a entubação prolongada ou traqueotomia. A incidência de estenoses cicatriciais do segmento laringotraqueal em recém-nascidos e lactentes aumentou como consequência do número cada vez maior de medidas de cuidados intensivos realizadas em pacientes destas faixas etárias.

Metade de todos os casos de estenoses causadas por entubação prolongada é encontrada na região da cartilagem cricoide. Seu tratamento cirúrgico constitui um desafio significativo. Aqui a laminotomia, descrita pela primeira vez por Rethi em

1956, e suas modificações, bem como a ressecção parcial da cartilagem cricoide com subsequente anastomose tireotraqueal descrita por Persson *et al.* em 1975, provaram-se efetivas em um grande número de casos.

Um sistema clinicamente simples e comumente utilizado de classificação da estenose subglótica foi descrito por Myer. A estenose Grau I corresponde à obstrução de 0 a 50% da luz, Grau II à obstrução de 51 a 70%, Grau III à uma obstrução de 71 a 99% e Grau IV à completa obstrução da luz.

■ Ressecção

Princípio Cirúrgico

Ressecção da estenose, com secção da cartilagem cricoide e inserção de um *stent*.

Indicações

Estenoses subglóticas da cricoide secundárias a pericondrites, estenoses supraglóticas, estenoses completas da glote, estenose e atresia combinadas da cricoide e traqueia superior.

Pontos Específicos Relacionados ao Consentimento Informado

- Complicações similares às da microlaringoscopia, incisão cutânea sobre a cartilagem tireoide, posicionamento do *stent*, infecção e colapso da ferida, sensibilidade, paralisia do nervo lingual, dispneia, traqueotomia.
- Posicionamento do *stent* por vários meses, repetidos exames endoscópicos de controle.

Planejamento Cirúrgico

Microlaringoscopia e traqueobroncoscopia para avaliação exata da indicação cirúrgica da estenose, TC diagnóstica.

Instrumentos Especiais e Implantes

Enxerto de cartilagem (costela, também o pavilhão auricular, em crianças), *stent* (p. ex., *stent* de Aboulker ou um *stent* transparente sob medida, p. ex., composto de Plexiglas).

Anestesia

Anestesia geral endotraqueal.

Técnica Cirúrgica

Incisão. A incisão cutânea se inicia na linha média, abaixo do osso hioide, e continua até a borda superior do traqueostoma, onde prossegue em semicírculo em torno da borda superior do traqueostoma.

Laminotomia. Secção da cartilagem cricoide e também, caso necessário, da cartilagem tireoide, na linha média, utilizando um bisturi. Caso a cartilagem tireoide se apresente significativamente ossificada, ela poderá ser seccionada com tesoura de Killian.

> Tecidos cicatriciais não devem ser removidos da parede interna lateral da laringe, para prevenir a formação recorrente de superfícies cruentas e subsequente formação de cicatrizes.

Secção da parede posterior da laringe. Correspondentemente à abordagem da parede anterior da laringe, a parede posterior da laringe é agora aberta, garantindo que a mucosa que recobre a parede externa da laringe, que constitui também parte da hipofaringe, permaneça intacta. A incisão corre entre as cartilagens aritenoides, começando verticalmente na linha média e continuando inferiormente até o nível da cartilagem tireoide, 1 a 2 cm para o interior da traqueia. A lâmina da cartilagem cricoide é agora seccionada com bisturi forte. Caso esteja ossificada, deve ser cuidadosamente seccionada primariamente com incisões perfurantes.

Um descolador de Freer é utilizado para verificar se a parede cartilaginosa foi completamente seccionada. Após isso, dois ganchos únicos ou dois ganchos de Rethi são inseridos para separar as duas metades da laringe. O músculo transverso é identificado e ressecado. Um enxerto de cartilagem autóloga é suturado entre as margens de incisão da lâmina cricóidea, fazendo com que a largura do espaço da parede posterior seja de cerca de 1 mm por ano de idade do paciente (regra do polegar para crianças). Com relação à utilização desta técnica em crianças, deve ser lembrado que procedimentos alternativos vêm ganhando cada vez mais reconhecimento, não apenas pelos seus resultados de longo prazo.

Para evitar um sulco laringotraqueal aberto, a laminotomia é frequentemente suplementada por uma "incisão passo a passo", como descrita por Evans e Todd. Para isso, dois retalhos mucosos de base cranial ou caudal são elevados com instrumentos de microcirurgia otológica para cobrir quase completamente a superfície da luz expandida, como um retalho em U pediculado. Então, o *stent* é inserido na laringe, vindo a se situar na cânula de traqueotomia e se projetando ligeiramente sobre o nível das pregas vocais.

Regras, Dicas e Truques

- O tempo de retenção do *stent* não deve ser inferior a 2 meses, se possível, pois, de outro modo, retração e subsequente estreitamento da luz são esperados.
- É imperativo para o sucesso da cirurgia checar regularmente a posição do *stent*, semanalmente, no início.

! Riscos e Complicações

Estenose residual, pericondrites.

Cuidados Pós-Operatórios

Controle endoscópico do *stent*: inicialmente, semanalmente, posteriormente a cada 3 ou 4 semanas.

Tratamento de Estenoses Traqueais

Cirurgias destinadas puramente à obtenção de suporte (lateropexia, medialização) são indicadas para estenoses por compressão e colapso. Procedimentos de ressecção (laringectomia transversa, abertura longitudinal, sulco aberto) devem ser selecionados para estenoses secundárias à formação de cicatrizes e associadas à perda de substância. Diafragmas e pequenas estenoses ostomais, ou seja, aquelas na região de um traqueostoma, podem ser tratados com *laser*. A opção pela colocação de um *stent* também deve ser considerada.

Lateropexia da Traqueia

Princípio Cirúrgico

Estabilização da parede traqueal, enfraquecida por compressão, através da criação de uma alça muscular utilizando o músculo esternocleidomastóideo, após ressecção prévia das partes compressoras do bócio ou após revisão de cicatrizes.

Indicações

Compressão externa da traqueia, na região do pescoço afetando a respiração, causada por bócio ou cicatriz, com perda da elasticidade das cartilagens, mas sem formações cicatriciais envolvendo a cartilagem ou mucosa da traqueia.

Contraindicações

- Condição sistêmica severa subjacente.
- Formação de cicatrizes em defeitos mucosos ou cartilaginosos; desenvolvimento intratorácico de uma estenose por compressão.

Pontos Específicos Relacionados ao Consentimento Informado

Como em uma ressecção transversal da traqueia (ver p. 210).

Planejamento Cirúrgico

Laringotraqueoscopia, cintigrafia da tireoide, radiografias lateral e anteroposterior da traqueia (sucção-compressão), TC caso apropriada (incluindo reconstrução 3D).

Anestesia

Anestesia geral endotraqueal.

Técnica Cirúrgica

Incisão e identificação da traqueia. Incisão transversa em colar de Kocher, ressecção dos nódulos compressores do bócio de forma habitual, ressecção de cicatrizes hipertróficas laterais à traqueia. Identificação da cartilagem traqueal ventral.

Liberação da traqueia. Um túnel é criado de cada lado da estenose abaixo do tecido cicatricial aderido à parede lateral da traqueia (**Fig. 10.15a**).

Criação das alças do músculo esternocleidomastóideo. A seguir, o tendão esternal do músculo esternocleidomastóideo é seccionado e a conexão liberada mais proximalmente. O tendão mobilizado é passado através e em torno do túnel cicatricial na traqueia e estabilizado de volta na clavícula ou na porção clavicular do esternocleidomastóideo. Caso não seja possível direcionar o músculo através do túnel cicatricial, ele também poderá ser estabilizado na parede traqueal lateral com várias suturas (**Fig. 10.15b**).

Fechamento da ferida. Fechamento da ferida sobre um dreno de sucção.

Modificação

Ao invés de estabilizar a traqueia com uma tipoia muscular, material elástico pode ser utilizado para estabilização, posicionando-o na traqueia como um *strut* e estabilizando-o com uma sutura.

Regras, Dicas e Truques

Cuidado com o nervo laríngeo recorrente: ao dissecar lateral e posteriormente à traqueia, dispersar os tecidos somente na direção do trajeto do nervo. Para considerações sobre o trajeto do nervo laríngeo recorrente, ver página 285. Caso não haja traqueostoma, a traqueotomia como regra não é essencial.

! Riscos e Complicações

- Colapso recorrente da traqueia associado a estridor.
- Lesões uni ou bilaterais do nervo recorrente.

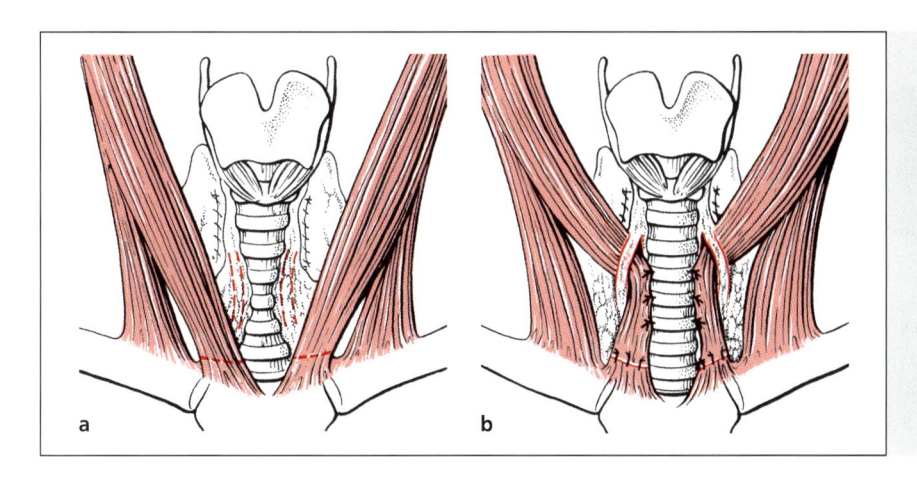

Fig. 10.15a, b Lateropexia.
A traqueia é suportada por alças criadas a partir dos ventres esternais dos músculos esternocleidomastóideos, que são passados através de túneis laterais, criados no interior do tecido cicatricial.

- Sangramentos pós-operatórios com nova compressão da traqueia.
- Pericondrite da cartilagem traqueal.
- Mediastinite, pneumotórax, lesões de vasos intratorácicos maiores.

Cuidados Pós-Operatórios

Observação no pós-operatório quanto à possível falência respiratória; antibióticos; remoção do dreno condicionada à quantidade coletada.

Ressecção Transversal da Traqueia com Anastomose Terminoterminal

Princípio Cirúrgico

A porção traqueal comprimida por cicatrizes é ressecada; o espaço resultante é preenchido com a mobilização dos cotos distal e proximal e fechado com suturas.

Indicações

Estenose traqueal cicatricial com comprimento máximo de 4 a 5 cm secundária à formação de cicatrizes com perda de cobertura mucosa e cartilaginosa.

Contraindicações

- Comprimento da estenose – geralmente maior do que 5 cm.
- Estenose torácica profunda (não acessível por uma incisão em colar).
- Estenose na junção cricotraqueal (após ressecção da cricoide verifica-se uma problemática diferença de calibre entre a luz na borda inferior da cartilagem tireoide e a luz traqueal, constituindo, assim, uma contraindicação relativa).

Pontos Específicos Relacionados ao Consentimento Informado

- Ventilação mecânica prolongada.
- Abertura das suturas, com deslocamento ou deslizamento da traqueia para o interior do tórax.
- Cicatrização deficiente nas margens cutâneas.
- Estenose cicatricial da traqueia, traqueíte.
- Rouquidão, perda da voz, paralisia dos nervos das pregas vocais.
- Dificuldades na deglutição (disfagia), colocação de sonda nasogástrica.
- Possível traqueotomia, com inserção de tubo de traqueotomia.
- Possível extensão da cirurgia, toracotomia.
- Pneumonia.
- Pneumotórax, inserção de drenos torácicos.
- Hemorragia/enfisema cirúrgico do mediastino, com mediastinite.
- Condrites.

Planejamento Cirúrgico

Endoscopia, radiografias da traqueia, TC para investigação diagnóstica.

Anestesia

Anestesia geral endotraqueal, geralmente através de uma traqueotomia presente no início, seguida por reintubação intraoperatória.

Técnica Cirúrgica

Incisão cutânea. Incisão longitudinal na linha média, estendendo-se desde o hioide até a incisura supraesternal, ou grande incisão transversa em colar de Kocher. Exposição da parede anterior traqueal da laringe.

Identificação da traqueia. Esqueletização da traqueia; a dissecção se faz estritamente ao longo da parede lateral, dispersando os tecidos somente na direção do trajeto do nervo recorrente.

Ressecção da estenose. Incisão transversa na traqueia na extremidade caudal da estenose, garantindo-se que o nível da ressecção esteja livre de tecido cicatricial. O coto distal da traqueia é estabilizado com duas suturas laterais de fixação. O segmento estreitado é cuidadosamente liberado da parede anterior do esôfago com proteção do nervo recorrente e ressecado até o tecido saudável (**Fig. 10.16a**).

Mobilização da traqueia. Para a cobertura de grandes defeitos, a traqueia é mobilizada inferiormente, até o espaço torácico (a liberação é realizada somente entre o esterno ou o esôfago e a traqueia, devido ao suprimento vascular lateral). A musculatura pré-laríngea retilínea e a membrana tireo-hióidea são incisadas no osso hioide, permitindo que a laringe também seja mobilizada inferiormente.

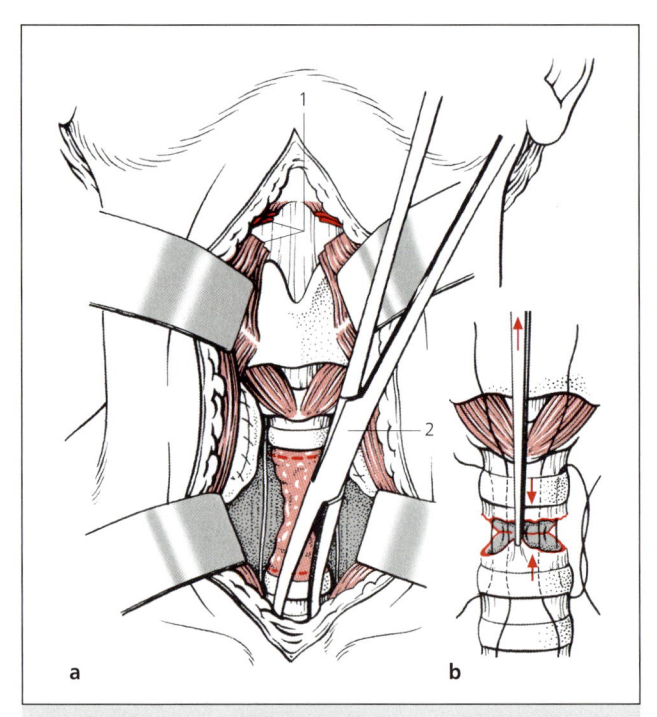

Fig. 10.16a, b Ressecção transversal da traqueia com anastomose terminoterminal, para estenoses cicatriciais da traqueia.

a Após a ressecção de todo o tecido cicatricial, uma incisão transversa é realizada através dos músculos em fita no nível do osso hioide (1), e a traqueia é liberada entre o esterno e a parede traqueal anterior (2) e entre a parede traqueal posterior e o esôfago.

b Reparo com suturas dos cotos traqueais.

Reparo da traqueia com suturas. Suturas com fios absorvíveis 2.0. A sutura é inserida no espaço intercartilaginoso, passada por um plano submucoso e novamente inserida no plano submucoso do outro segmento traqueal, para ser novamente retirada abaixo do anel traqueal. Todas as suturas, incluindo aquelas da parede posterior, não são atadas até o final, quando os nós são exteriorizados.

Fechamento da ferida. Em camadas, sobre dreno de sucção.

Regras, Dicas e Truques

- Colocar a cabeça em anteflexão antes de atar os nós (**Fig. 10.16b**).
- O traqueostoma é incluído na incisão se houver estenose na região do traqueostoma. A entubação é realizada pelo traqueostoma; após a incisão, a reintubação se faz por abordagem cranial inserindo os cotos traqueais sobre o tubo. Alternativamente, um novo traqueostoma pode ser criado caudalmente à anastomose.
- Uma anteflexão estrita da cabeça deve ser mantida durante o período de observação pós-operatória. Com ressecções de segmentos muito extensos, alguns cirurgiões recomendam manter a cabeça em anteflexão com um molde cefalotorácico ou suturando a incisura supraesternal na ponta do mento, para reduzir a tensão na linha de sutura.

! Riscos e Complicações

- Deiscências na linha de sutura, estenoses residuais associadas a estridor.
- Lesões do nervo recorrente, lesões pleurais.
- Mediastinites.
- Lesões vasculares, sangramentos por erosão vascular na presença de um traqueostoma profundo.

Cuidados Pós-Operatórios

Antibióticos, sonda nasogástrica, agentes antitussígenos, 250 mg de cortisona, anteflexão da cabeça.

Secção Longitudinal da Traqueia

Princípio Cirúrgico

Secção longitudinal das paredes anterior e posterior da traqueia, com expansão (alargamento anteroposterior por secção), mantendo-a aberta com um *stent* ou pela inserção de um *spreader graft* livre nas paredes anterior e posterior.

Indicações

- Estenose cicatricial extensa da traqueia cervical (com uma extensão > 5 cm).
- Estenose na junção cricotraqueal.

Contraindicações

- Desordem sistêmica severa subjacente.
- Estenose laríngea inoperável coexistente.
- Extensão da estenose para o tórax.

Pontos Específicos Relacionados ao Consentimento Informado

Como na ressecção transversal da traqueia.

Planejamento Cirúrgico

Como na ressecção transversal da traqueia.

Instrumentos Especiais e Implantes

Próteses para *stenting* traqueal (p. ex., tubo T de Montgomery ou prótese de Aboulker).

Técnica Cirúrgica

Incisão cutânea e identificação da traqueia. Geralmente já existe um traqueostoma: caso ele seja caudal à estenose, ele é deixado intocado; caso ele se situe na região da estenose, ele é incluído na incisão. Uma incisão cutânea na linha média é realizada sobre o segmento traqueal estreitado, seguida pela esqueletização da traqueia além da estenose. Cicatrizes compressivas ou bócios são ressecados.

Traqueotomia. Secção longitudinal da parede anterior da traqueia ao longo de todo o segmento estreitado até que tecido traqueal normal seja alcançado (**Fig. 10.17a**). Após separar a traqueia com afastadores de tireoide, a parede posterior da traqueia é seccionada na mesma extensão, inferiormente até a camada muscular do esôfago. A região estreitada é mantida aberta em seu calibre normal, e um enxerto livre de mucosa é obtido da mucosa oral e inserido no espaço da parede posterior, onde é colado (**Fig. 10.17b**).

Inserção do *stent*. Um *stent* (tubo T de Montgomery ou prótese de Aboulker) é inserido para manter a patência da traqueia. Adicionalmente, uma lateropexia das paredes traqueais pode ser realizada com a cabeça esternal do músculo esternocleidomastóideo (**Fig. 10.17b, c**).

As margens de incisão da parede anterior são epitelializadas como um sulco aberto, com o auxílio de retalhos de avanço da pele do pescoço. A inserção de um tubo T de Montgomery torna desnecessária uma traqueotomia, enquanto as outras próteses requerem uma traqueotomia abaixo da estenose.

Remoção da prótese e indicação para traqueotomia. Após a remoção da prótese em 4 semanas, o sulco é fechado por métodos cirúrgicos plásticos por meio da rotação interna da pele lateral mobilizada e estabilização com um enxerto cartilaginoso livre. O sítio doador é recoberto com um retalho de transposição.

Modificação

Inserção de um enxerto livre de cartilagem costal para alargamento da parede anterior. A cobertura mucosa interna é obtida pela mobilização de mucosa de ambas as paredes laterais, avançando-as medialmente como um retalho bipediculado. O maior defeito resultante na parede posterior é recoberto com um enxerto mucoso livre mais extenso. A ferida externa é fechada com um retalho de avanço.

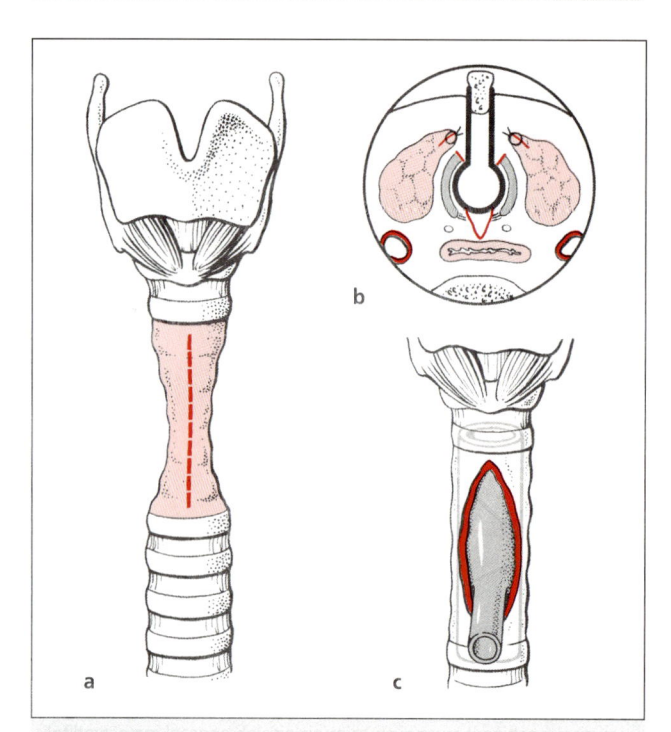

Fig. 10.17a-c Secção longitudinal da traqueia para estenose traqueal (de acordo com v. Ilberg).
a Secção longitudinal de todo o segmento estenosado da traqueia até que se atinja luz traqueal saudável.
b Correspondentemente, a parede posterior da traqueia é seccionada medialmente até a musculatura esofageana e mantida aberta com um *stent*.
c Posição do *stent*.

Cuidados Pós-Operatórios

Como nas anastomoses terminoterminais após ressecção transversal, exceto pelo fato de que a fixação da cabeça em anteflexão não é necessária.

Implantação de *Stents* Traqueais

A abordagem cirúrgica com ressecção transversal da traqueia ou traqueoplastia cirúrgica é o tratamento de escolha para estenoses traqueais sintomáticas, proximais e benignas. Por vários anos, o uso de procedimentos endoscópicos, utilizando várias formas de *stents* e ressecções cirúrgicas com *laser*, vem aumentando.

Desde a introdução dos *stents* traqueais metálicos no final dos anos 1980, o uso de *stents* traqueais se tornou um procedimento cada vez mais comum, principalmente no tratamento de estenoses malignas do sistema traqueobrônquico. Os *stents* metálicos são utilizados principalmente por pneumologistas e radiologistas. A implantação de um *stent* traqueal é indicada nas estenoses benignas quando um procedimento cirúrgico convencional não tiver nenhuma chance de sucesso ou para se evitar complicações pós-operatórias em pacientes de alto risco com comorbidades severas adicionais, como comprometimento cardiovascular.

Critérios importantes para uma implantação bem-sucedida de *stent* são: manuseio rápido e simples, posicionamento ótimo do *stent* contra a parede traqueobrônquica, alta flexibilidade na direção longitudinal sem deslocamentos, força de cisalhamento adequada para expandir até mesmo uma estenose traqueal importante e a preservação mais ou menos extensa do clearance mucoepitelial do epitélio traqueal.

Técnica Cirúrgica

As implantações de *stents* são geralmente realizadas sob anestesia geral com apneia intermitente ou entubação orotraqueal. Uma vez que a saturação satisfatória de oxigênio tenha sido obtida, o tubo endotraqueal ou máscara laríngea é removido, e a ventilação intermitente é iniciada (dependendo da saturação de oxigênio e da situação da estenose). A saturação de oxigênio não deve cair abaixo de 90%. Um tubo C de Kleinsasser é posicionado, de forma que a endolaringe seja bem visualizada. Uma laringotraqueobroncoscopia é realizada por meio da introdução de endoscópios rígidos pelo tubo C em vários pontos no interior da traqueia. A traqueia e o segmento estreitado são meticulosamente examinados. Após a localização da estenose, marcadores de metal podem ser posicionados na pele através de transiluminação para garantir a implantação adequada do *stent* no seguimento do procedimento.

Um *stent* apropriado para o comprimento e diâmetro da estenose é selecionado. O diâmetro da traqueia proximal e distal à estenose foi medido previamente por TC. Em geral, o diâmetro do *stent* deve corresponder em tamanho à luz traqueal proximal e distal. O diâmetro expandido do *stent*, entretanto, deve ser de 1 a 2 mm mais largo do que a luz traqueal medida, para permitir a fixação dos fios do *stent* na parede traqueal.

Um fio guia aramado firme é introduzido e passado pela estenose. Sob controle visual, o cateter em conjunto com o *stent* é introduzido no segmento estreitado através do fio e liberado sob visão direta. Durante a inserção, é possível reposicionar o *stent* até que ele esteja centrado na estenose. Devido ao mecanismo de posicionamento, de distal a proximal, entretanto, o *stent* parcialmente alinhado somente pode ser movido dorsalmente. O cateter é removido diretamente após o posicionamento do *stent*. Agora, um cateter-balão apropriado é avançado pelo fio para expandir o *stent* até o diâmetro desejado. A completa autoexpansão do *stent* pode ser esperada dentro das primeiras 24 horas após a implantação. A posição do *stent* é checada com endoscópio rígido. Adicionalmente, uma radiografia simples de tórax ou TC é solicitada 24 horas após o procedimento, para verificar a posição do *stent*.

> **! Riscos e Complicações**
> Complicações de longo prazo incluem formação de secreções, deslocamento do *stent* e desenvolvimento de granulomas.

Tratamento Cirúrgico de Estenoses Traqueais em Crianças

A maioria dos lactentes e crianças com estenoses laringotraqueais necessitando de tratamento é traqueotomizada, enquanto se espera pelo tratamento definitivo da estenose congênita ou porque o tratamento inicial de lesões secundárias à entubação foi mal-sucedido. O uso de técnicas endoscópicas no tratamento de estenoses laringotraqueais pediátricas é muito limitado. Técnicas cirúrgicas abertas, reconstruções laringotraqueais com enxertos de cartilagem, são realizados em estenoses Grau II e Grau III leves com mínima morbidade e grandes chances de descanulização. A ressecção cricotraqueal parcial pode ser mais promissora em casos mais severos de estenose, embora requeira uma abordagem mais complexa do que a laringotraqueoplastia com mobilização traqueal (incluindo a liberação da laringe em alguns casos), com excisão de uma porção maior da traqueia, caso uma traqueotomia seja incluída na ressecção. Considerando que a reconstrução laringotraqueal é menos complicada, ela é preferível, quando apropriadamente indicada. Laringologistas experientes escolhem a ressecção cricotraqueal parcial para estenoses severas Grau III ou Grau IV, especialmente se a estenose puder ser claramente delineada a partir das pregas vocais.

É raro que a estenose subglótica em crianças não esteja associada à estenose glótica e a lesões traqueais secundárias à traqueotomia. Adicionalmente, malformações laríngeas, mediastinais e cardiológicas, ou malformações associadas a síndromes com ou sem sintomas neurológicos, cardiológicos ou pulmonares, podem tornar o tratamento difícil.

As situações mais difíceis observadas neste grupo de patologias resultam de:
- Reconstrução falha das vias aéreas, resultando em distorções da laringe.
- Uso inapropriado do *laser*.
- Posicionamento incorreto do traqueostoma, levando a lesões em uma traqueia sadia.

É óbvio que o paciente tem a maior chance de sucesso durante a primeira cirurgia. Isto significa que o cirurgião deve ser treinado em traqueoscopia pediátrica e cirurgia laringotraqueal, considerando que procedimentos impróprios podem ter consequências irreversíveis nas estenoses laringotraqueais pediátricas.

Reconstrução Laringotraqueal com Cartilagem para Expansão da Luz

Esta cirurgia envolve o alargamento com complexo laringotraqueal através da abertura da cartilagem cricoide na linha média anterior e/ou posterior e inserção de um enxerto cartilaginoso para expandir a luz traqueal. Anteriormente, a incisão é tipicamente realizada no terço inferior da cartilagem tireoide, na membrana tireo-hióidea, na cartilagem cricoide e nos dois ou três anéis traqueais superiores (**Fig. 10.18a, b**). Para o enxerto cartilaginoso posterior, é necessário expandir esta incisão para uma laringotomia mediana completa, para seccionar acuradamente cicatrizes interaritenóideas e posicionar o enxerto com exatidão. Estenoses Grau II são reconstruídas com um enxerto anterior, geralmente sem a inserção de um *stent*. Estenoses leves Grau III necessitam geralmente de um enxerto anterior em conjunto com abertura posterior da cricoide, suportados por um *stent* intraluminal. Estenoses severas Grau III ("estenoses buraco-de-agulha") necessitam de enxertos anteriores e posteriores com *stent* de longo prazo. A ressecção cricotraqueal parcial é uma técnica alternativa para casos de estenoses severas Grau III e Grau IV.

Caso a cirurgia seja confinada a um enxerto anterior, com ou sem abertura posterior da cricoide, uma reconstrução laringotraqueal em estágio único pode ser considerada quando o traqueostoma estiver fechado. A reconstrução traqueal com enxerto de cartilagem costal incorpora o traqueostoma. Um tubo endotraqueal é utilizado como *stent*, geralmente por 5 a 7 dias. Ele é necessário para prevenção de infecções bacterianas e qualquer problema possível na cicatrização da ferida. O colapso ou estenose do traqueostoma é tratado com a extensão do enxerto anterior no estoma. Isto não necessariamente torna necessária a descanulização subsequente. Caso a extubação falhe, entretanto, a renovação da traqueotomia poderá ser necessária, o que poderá possivelmente envolver a liberação do material enxertado. Estenoses severas Grau III podem permitir a reconstrução em estágio único da laringotraqueia com enxertos anterior e posterior, geralmente deixando a traqueotomia intocada e utilizando um *stent* por 4 a 6 semanas para suporte dos enxertos. Uma técnica em estágio único não está indicada para estenoses Grau IV; um *stent* é necessário por ao menos 6 semanas.

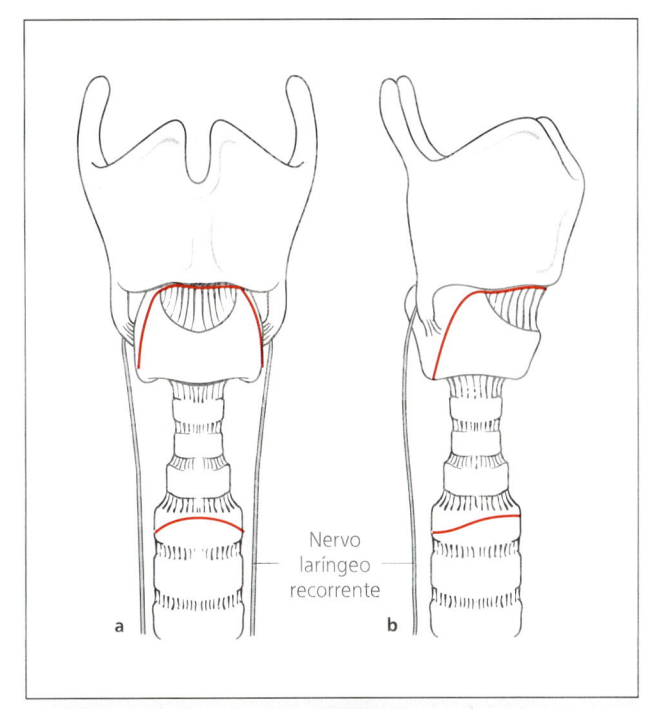

Fig. 10.18a, b Ressecção cricotraqueal.
a Ressecção através da cartilagem cricoide e dos anéis traqueais superiores estreitados.
b Ressecção da cartilagem cricoide anteriormente à articulação cricotireóidea. A lâmina posterior da cartilagem cricoide é exposta.

Ressecção Cricotraqueal Parcial

Para melhorar o resultado cirúrgico de estenoses laringotraqueais severas (Graus III e IV), o conceito de ressecção cricotraqueal parcial foi desenvolvido como uma alternativa à reconstrução laringotraqueal. Ele envolve a remoção do segmento afetado da traqueia, permitindo, assim, a descanulização. A técnica da ressecção cricotraqueal parcial com anastomose tireotraqueal primária contorna a glote e reconstrói uma via aérea subglótica arredondada, "mais normal". Caso possível, a cirurgia é realizada em estágio único; o traqueostoma é removido como parte do segmento ressecado e um tubo endotraqueal é deixado por 7 dias.

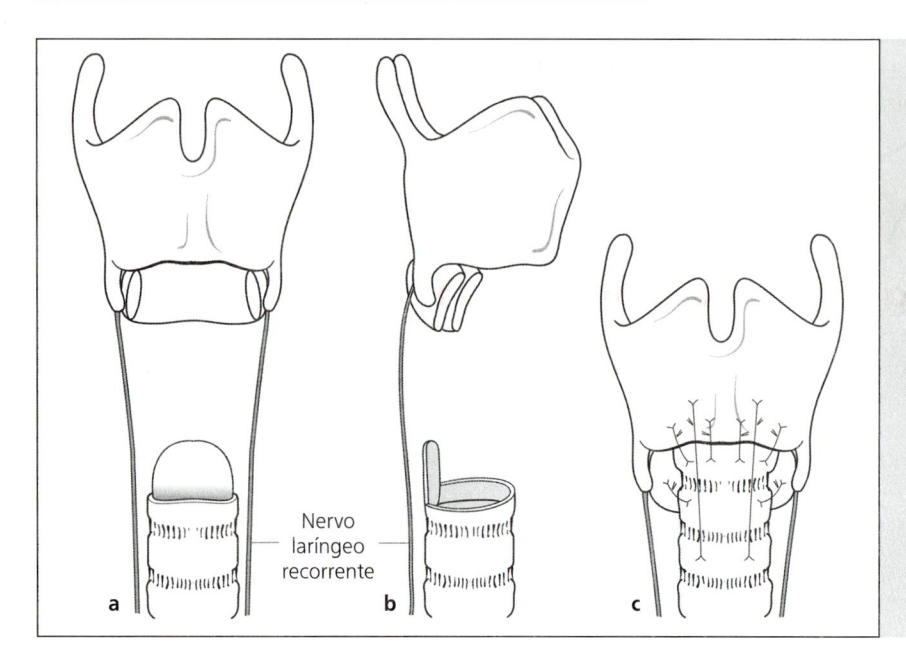

Fig. 10.19a-c Ressecção cricotraqueal.
a, b Após a ressecção do segmento traqueal estreitado, o retalho pediculado membranoso posterior da traqueia é identificado.
c Anastomose tireotraqueal anterior e cricotraqueal posterior.

Caso seja necessário remover mais do que quatro ou cinco anéis traqueais, a traqueia deverá ser extensivamente mobilizada, para permitir uma anastomose livre de tensões.

Ressecção Cricotraqueal Parcial Estendida

Este termo se refere à ressecção cricotraqueal parcial com uma cirurgia aberta da via aérea adicional (**Figs. 10.19 e 10.20**). Indicações típicas incluem estenoses laringotraqueais pediátricas com envolvimento da glote, este último podendo ser uma estenose glótica posterior com possível fixação da articulação cricoaritenóidea, fusão das pregas vocais ou distorção da laringe após reconstrução laringotraqueal falha. Alternativas incluem reconstrução laringotraqueal com enxertos cartilaginosos anterior e posterior e ressecção cricotraqueal parcial com abertura posterior da cricoide e enxerto cartilaginoso posterior seguido pela inserção de *stent* por 4 a 6 semanas. Neste caso, a ressecção cricotraqueal parcial não pode ser realizada como procedimento de estágio único. A traqueotomia deve ser deixada até que a traqueia tenha cicatrizado completamente e se tornado estável.

Cuidados Pós-Operatórios

- Administração de antibióticos iniciada durante a cirurgia e continuada por mais 7 dias.
- Medicações antirrefluxo são prescritas rotineiramente por 6 semanas; crianças diagnosticadas com refluxo recebem estas medicações por, ao menos, 3 meses.
- Após a abordagem em estágio único, os pacientes entubados são mantidos em sedação leve, sem relaxamento muscular e sem ventilação. Isso reduz o risco de atelectasia e infecção pulmonar.
- Um tubo nasotraqueal deve ser bem fixado para prevenir extubações acidentais e deslocamento do tubo. Nutrição através de sonda nasogástrica é iniciada o mais precocemente possível.
- O paciente é submetido à endoscopia após 5 a 7 dias para avaliação do processo cicatricial e checagem do calibre da traqueia reconstruída. Se o resultado for bom, o tubo endotraqueal é trocado por um de menor calibre. A criança é extubada 24 horas depois sob administração de esteroides.
- Após a extubação, todas as medidas devem ser tomadas para evitar uma reintubação, incluindo a administração sistêmica de esteroides e, caso necessário, nebulizações com epinefrina e esteroides.
- Ocasionalmente, será necessário remover tecido de granulação durante o processo cicatricial. Por esta razão, é recomendável examinar endoscopicamente o paciente sete a 10 dias após a extubação.

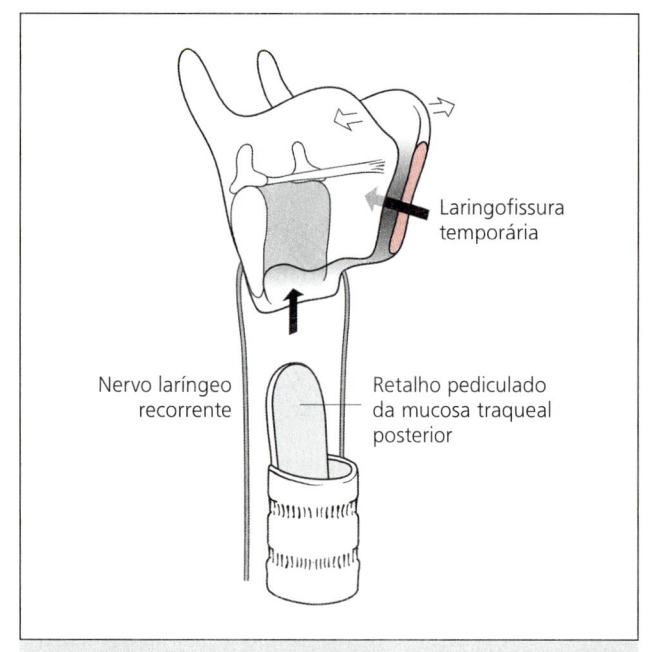

Fig. 10.20 Ressecção cricotraqueal, combinada à excisão de estenose glótica posterior.
A lâmina da cartilagem cricoide é coberta pela mucosa pediculada na parede posterior da traqueia. Uma secção temporária na linha média da cartilagem tireoide é realizada para posicionamento do retalho.

- Qualquer *stent* inserido é removido após 4 a 6 semanas. O paciente deve ser submetido à nova endoscopia 7 a 10 dias depois para remoção de qualquer granulação possível. A endoscopia é mais uma vez realizada 6 semanas depois para confirmar a finalização do processo cicatricial e certificação de que a traqueia poderá ser descanulizada.

- A descanulização é realizada com o paciente internado por alguns dias; o tubo de traqueotomia é reduzido para 3 mm, fechado por 24 horas e removido, caso o fechamento seja bem tolerado durante o despertar e o sono. Caso o estoma não se feche espontaneamente após a remoção do tubo, ele é fechado cirurgicamente.

Cirurgia de Lesões Agudas da Laringe e da Traqueia

Lesões laringotraqueais podem ocorrer como lesões fechadas após trauma cervical contuso ou lesões abertas ou penetrantes.

Os padrões de lesão são bastante variados; indo desde uma contusão laríngea que não requer tratamento ou fraturas sem deslocamento das cartilagens tireoide e cricoide, até rupturas agudas ameaçadoras à vida da laringe ou traqueia ou avulsão da traqueia. Lesões laringotraqueais abertas são frequentemente complicadas por lesões associadas da hipofaringe ou do esôfago.

As medidas terapêuticas e diagnósticas dependem dos sintomas de apresentação e, em particular, do risco agudo de morte; na presença de avulsão da traqueia elas devem ser realizadas com velocidade dramática.

Investigação Diagnóstica Pré-Operatória e Medidas Emergenciais

Fraturas cominutivas da laringe, lacerações laríngeas ou avulsões devem ser presumidas na presença de uma marca de contusão no pescoço associada a hematoma e enfisema cirúrgico, dispneia severa e hemoptise.

Primeiramente e mais importante, as vias aéreas devem ser garantidas: não entubar, mas, após visualização da laringe com laringoscópio em lâmina, inserir um traqueoscópio de emergência longo e fino na traqueia. Um tubo de entubação poderia resultar na completa avulsão da traqueia, caso ele atinja uma laceração traqueal; a parede posterior da traqueia frequentemente permanece intacta, apesar da considerável separação dos anéis, e pode servir como guia para o traqueoscópio de emergência na localização do coto distal.

Caso uma traqueotomia de emergência seja mal-sucedida, então o coto distal deve ser localizado sem demora através de uma incisão externa e recuperado.

Casos de trauma cervical contuso com dispneia menos severa requerem exame diagnóstico com laringoscópio de aumento, exames de imagem (radiografias anteroposterior e lateral dos tecidos moles do pescoço, TC) e traqueoscopia com avaliação da parede traqueal utilizando um telescópio de 90°.

Lesões penetrantes da laringe e da traqueia são geralmente de fácil reconhecimento. Elas podem ser facilmente exploradas com uma sonda e confirmadas pela saída de ar ou enfisema cirúrgico circunjacente.

Fraturas sem deslocamento ou contusão da laringe geralmente resultam apenas em hematomas. Caso a respiração seja adequada e nenhuma lesão maior da mucosa esteja presente, uma abordagem conservadora expectante poderá ser adotada.

Tratamento de Fraturas Deslocadas e Lesões da Laringe

Princípio Cirúrgico

Tratamento precoce meticuloso com reconstrução ou redução do arcabouço laríngeo, endoscopicamente ou através da exposição do arcabouço laríngeo por abordagem aberta, com ou sem laringotomia medial, e com recobrimento dos defeitos mucosos para prevenir a formação de cicatrizes e infecções das cartilagens. Geralmente uma traqueotomia é necessária.

Indicações

Lesões da laringe com deslocamento considerável, lesões mucosas significativas e distúrbios associados da respiração e voz.

Contraindicações

Choque severo; pacientes com lesões múltiplas, necessitando de tratamento das lesões associadas após garantia da via aérea.

Pontos Específicos Relacionados ao Consentimento Informado

- Estenose traqueal.
- Rouquidão.
- Perda da voz.
- Paralisia dos nervos das pregas vocais.
- Dificuldades na deglutição (disfagia).
- Possível inserção de sonda nasogástrica.
- Condrites.
- Necrose de cartilagens.
- Formação de cicatrizes hipertróficas.
- Necessidade de cirurgias revisionais.

Anestesia

Anestesia geral endotraqueal, se necessário sobre o traqueoscópio inserido ou através de traqueostoma de traqueostomia prévia.

Técnica Cirúrgica

Posicionamento. Plano, supino, ombros ligeiramente elevados, cabeça reclinada.

Garantir vias aéreas, traqueoscopia, traqueotomia.

Laringoscopia. Inspeção da laringe com laringoscópio e telescópios angulados; considerar laringoscopia retrógrada com telescópio angulado via traqueostoma. Os procedimentos subsequentes dependerão dos achados apresentados.

Fratura simples. Com *deslocamentos simples do arcabouço laríngeo*, tentativa de retificação da laringe com movimentos de alavanca do laringoscópio ou do tubo emergencial, com simultânea contrapressão ou guiando externamente a laringe para encaixar os fragmentos. Retificação adicional pode ser obtida com um afastador estreito de Langenbeck introduzido pelo estoma.

Fratura deslocada. *Com deslocamentos consideráveis do arcabouço laríngeo, utilizar uma abordagem aberta.* Uma incisão cutânea é realizada na linha média, estendendo-se desde o osso hioide até a incisura supraesternal e incorporando quaisquer feridas. Ela é aprofundada através da linha média, entre os músculos em fita, até a laringe, seguida pela secção do istmo tireoidiano. A não ser que já tenha sido realizada, uma traqueotomia através do segundo e terceiro anel traqueal é frequentemente necessária.

Caso ainda não haja uma abertura de toda a espessura da laringe, e caso a mucosa não esteja significativamente lacerada, os fragmentos de cartilagem podem ser reduzidos diretamente, seguido por uma avaliação endoscópica do sucesso da reconstrução, que pode, caso necessário, ser corrigida através de uma combinação de pressão interna e alinhamento externo. Os fragmentos são estabilizados com parafusos e placas de titânio ou com placas absorvíveis. Isso evita a criação de cicatrizes adicionais na comissura anterior (**Fig. 10.21**).

Sutura da mucosa. Após redução aberta e fixação dos fragmentos – não sacrificar nenhuma cartilagem, reduzir também a cartilagem aritenoide – reparar a mucosa com suturas. Perdas de substância são cobertas com retalhos pediculados do ventrículo de Morgagni, da parede laríngea posterior ou da região traqueal. Caso não haja tecido suficiente, um enxerto livre colhido da mucosa oral, septal ou turbinal é utilizado e estabilizado com suturas de retenção e cola de fibrina.

Hipofaringe-esofagoscopia. Procura-se por lesões da hipofaringe e esôfago sob visão direta, através de endoscopia, sendo elas então reparadas com suturas primárias.

Stenting **endolaríngeo.** Caso a laringe esteja suficientemente estável após a finalização da redução e o fechamento da laringotomia medial com uma sutura pericondral, e a luz seja adequada, como verificado por endoscopia, um *stent* intraluminal pode ser colocado. Caso a laringe colapse, um tampão de esponja com secção transversal triangular (tubo de silicone, bloco de silicone) posicionado em uma dedeira de borracha é inserido como um *stent* intraluminal. Uma sutura é passada através da porção inferior para fixação e exteriorizada através do estoma, enquanto uma outra sutura é passada para fora através da laringe (**Fig. 10.22**).

Fechamento da ferida. Fechamento das feridas em camadas. Aspiração do sistema traqueobrônquico.

Hemostasia. Hemostasia meticulosa: as artérias laríngea superior e cricotireóidea podem estar laceradas; as artérias tireóideas também podem estar lesadas.

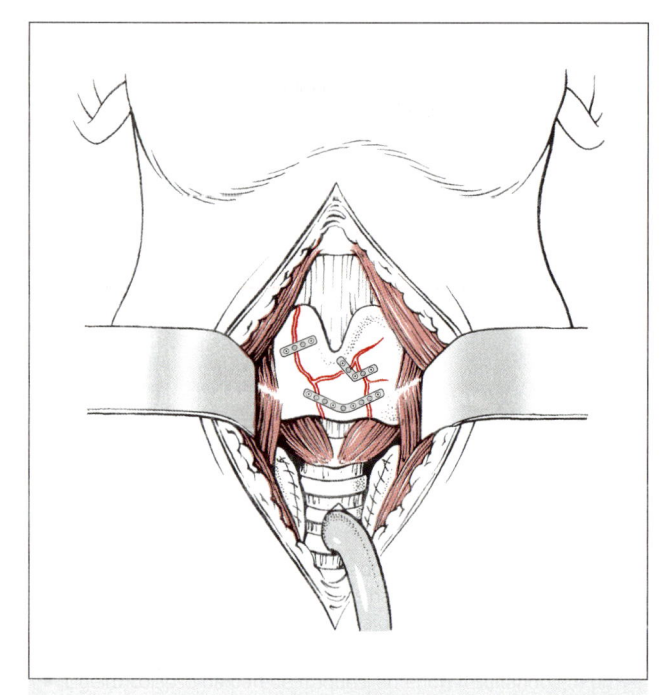

Fig. 10.21 Tratamento de uma lesão laríngea aguda. Grande incisão na linha média, estendendo-se do osso hioide à incisura supraesternal. Redução das bordas da cartilagem tireoide, seguida pela fixação da(s) fratura(s) ósseas (condrais).

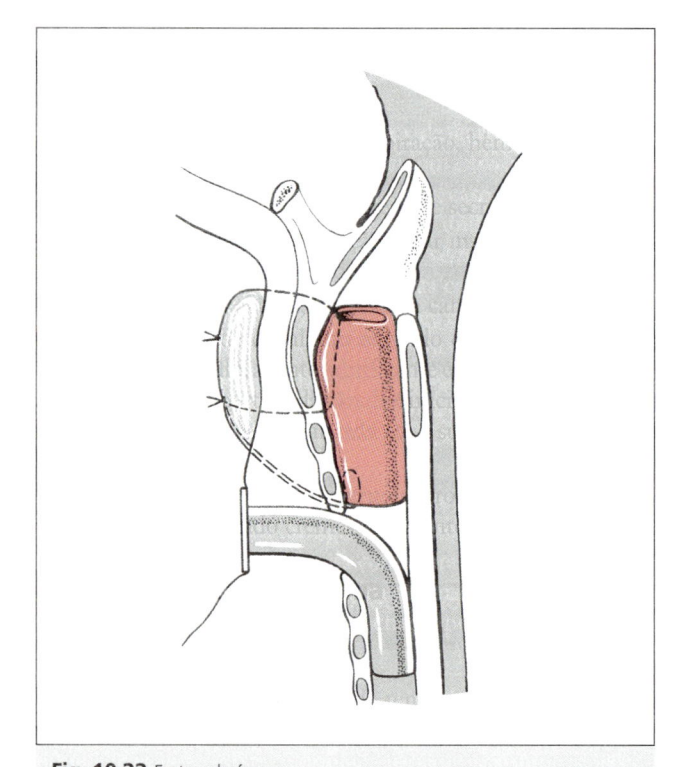

Fig. 10.22 Fratura laríngea. Suporte da laringe com um *stent*, que é estabilizado com uma sutura translaríngea e uma sutura estomal.

Cirurgia de Lesões Agudas da Laringe e da Traqueia

> **! Riscos e Complicações**
> - Sangramento pós-operatório originado de vasos lesados e não ligados, (revisão cirúrgica), aspiração de sangue para os pulmões, pneumonia.
> - Pericondrites laríngeas, mediastinite.
> - Sequelas tardias: estenose laríngea, rouquidão, paralisia bilateral dos nervos recorrentes, distúrbios da deglutição (disfagia).

Cuidados Pós-Operatórios

- Antibióticos, sonda nasogástrica.
- Remoção endoscópica de uma prótese intraluminal após aproximadamente 10 dias, *follow-up* endoscópico.

Tratamento de Avulsões Traqueais

Princípio Cirúrgico

Garantir as vias aéreas, pela passagem endoscópica de um tubo emergencial ou pela localização direta do coto traqueal periférico a partir do pescoço. Anastomose terminoterminal dos cotos traqueais, caso necessário com traqueotomia realizada caudalmente à anastomose.

Pontos Específicos Relacionados ao Consentimento Informado

- Ventilação mecânica prolongada.
- A sutura pode se desfazer, permitindo que a traqueia deslize novamente para o tórax.
- Estenose cicatricial da traqueia, traqueíte.
- Rouquidão, perda da voz, paralisia dos nervos das pregas vocais (também bilateralmente).
- Dificuldades de deglutição (disfagia), inserção de sonda nasogástrica.
- Possível traqueotomia, com inserção de cânula.
- Caso necessário, extensão da ferida, toracotomia.
- Pneumonia.
- Pneumotórax, inserção de dreno torácico.
- Sangramento para o/enfisema do mediastino, com mediastinite.
- Condrites.

Mesmo em uma situação de emergência, o consentimento informado deve ser obtido sempre que possível.

Anestesia

Anestesia geral assim que as vias aéreas forem garantidas; caso tenha que se passar um tubo emergencial pela traqueia, o relaxamento muscular e a indução da anestesia deverão ser feitos em um estágio, em conjunto com a endoscopia de emergência.

Técnica Cirúrgica

Incisão. Incisão cutânea longa na linha média, estendendo-se desde o osso hioide até a incisura supraesternal. Os músculos em fita são afastados; caso necessário, o istmo da tireoide é afastado ou seccionado.

Acesso. Considerando que uma inserção transoral de um traqueoscópio seja possível, o tubo é palpado e o coto traqueal periférico é localizado através de liberação romba do tecido sobrejacente. *A posição do coto é palpada com o dedo indicador*; o coto é pinçado com uma pinça hemostática e recuperado da cavidade torácica. Mesmo sem uma guia traqueoscópica, é necessário palpar e localizar a extremidade distal da traqueia com o dedo indicador para pinçar o coto com uma pinça hemostática e recuperá-lo. Um tubo emergencial pode ser inicialmente inserido pelo coto ao longo do dedo, para aspiração e ventilação (**Fig. 10.23**).

Segue-se, então, a entubação oral translaríngea (o tubo é guiado através dos cotos traqueais) com tubo fino, ou um traqueostoma é criado caudal ao ponto da lesão.

Sutura traqueal. Reparo por sutura terminoterminal dos cotos traqueais. *Os músculos tireo-hióideos e a membrana tireo-hióidea são liberados do hioide* para aliviar a tensão na linha de sutura. Inicialmente, a mucosa da parede posterior é exatamente aproximada com suturas absorvíveis 3.0. Então, os anéis traqueais são tracionados em conjunto com suturas 2.0, que circundam os anéis. Cada uma destas suturas inicialmente é somente posicionada; elas não são atadas até que a última sutura seja posicionada. As suturas são atadas de forma que os nós se situem externamente (**Fig. 10.24**).

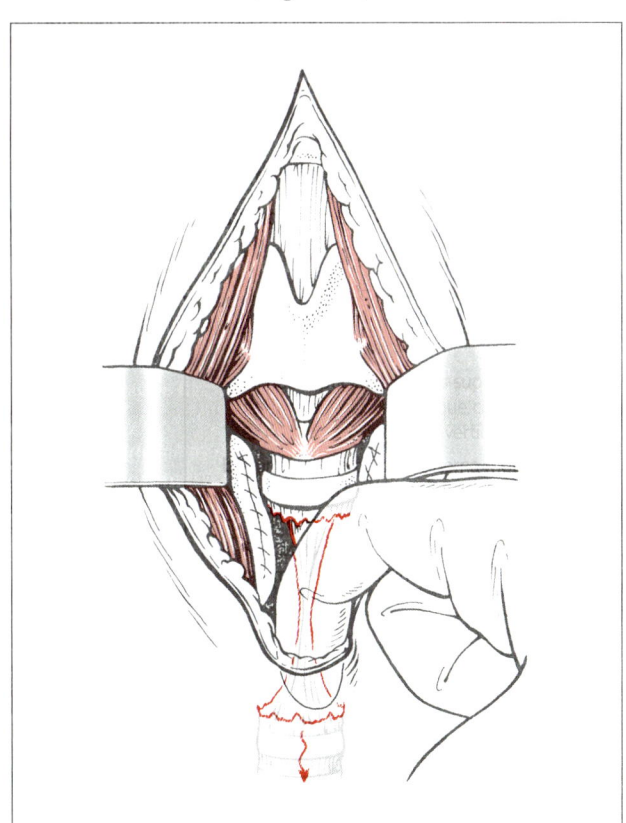

Fig. 10.23 Tratamento de uma avulsão traqueal.
O coto traqueal é localizado por palpação com o dedo.

Laringoscopia ao final da cirurgia. Após atar as suturas, *realizar um exame endoscópico com tubo fino*. Caso a luz traqueal seja larga o suficiente e não haja mais sangramentos, então – caso ainda não tenha sido realizada – uma traqueotomia é realizada e a cirurgia concluída com hemostasia meticulosa e fechamento em camadas sobre dreno de aspiração.

> **! Riscos e Complicações**
> - Deiscências das linhas de sutura, sangramentos pós-operatórios, pneumonia, pericondrite, mediastinite, lesões do nervo laríngeo recorrente (em alguns casos, resultado direto do trauma).
> - Pneumotórax.
> - Lesões de vasos intratorácicos maiores.
> - Uma discreta estenose, sem efeitos funcionais, não é incomum.
> - Estenose cicatricial com dispneia (lesões das cartilagens, perda de suprimento sanguíneo), possível traqueostomia posteriormente.

Cuidados Pós-Operatórios

Era costumeiro manter a cabeça em anteflexão através da sutura do mento inferiormente na direção do esterno. Hoje em dia, a tendência é somente para manter a cabeça posicionada em anteflexão. Antibióticos, tubo para nutrição, repouso vocal, supressão do reflexo tussígeno, avaliação endoscópica e, caso apropriado, avaliação radiológica da anastomose, monitoramento rígido da respiração (risco de colapso das linhas de sutura, com nova obstrução das vias aéreas). Caso o tubo tenha sido deixado *in situ*, ele deverá ser removido, se possível, após 2 dias.

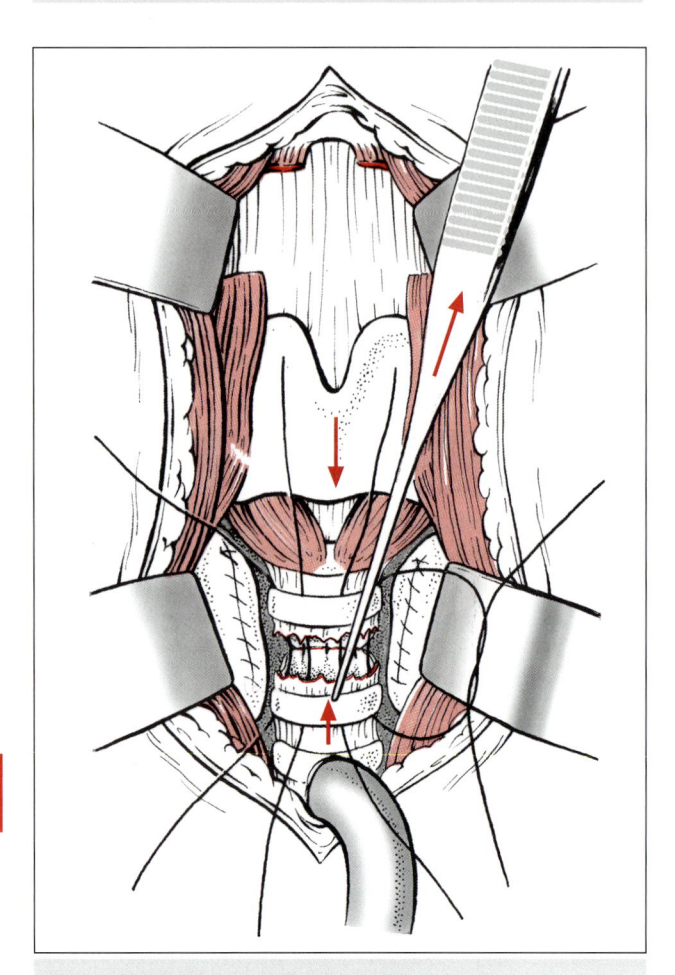

Fig. 10.24 Anastomose terminoterminal para avulsão traqueal. Após adaptação da parede posterior, suturas são realizadas em torno dos anéis traqueais. Tensão é removida da linha de sutura através da liberação dos músculos em fita entre a laringe e o osso hioide.

Laringotomia e Traqueotomia

Cricotireoidostomia (Coniotomia)

Indicações

Dispneia ameaçadora à vida que não pode mais ser tratada por outros meios (entubação de emergência, traqueoscopia de emergência).

Técnica Cirúrgica

Hiperestender o pescoço, palpar a cartilagem cricoide, realizar uma pequena incisão vertical sobre a porção inferior da cartilagem tireoide e porção superior da cartilagem cricoide, divulsionar rombamente os tecidos na linha média, palpar a borda superior da cartilagem cricoide, realizar uma incisão perfurante na membrana cricotireóidea, inserir uma cânula (p. ex., cânula *split* com dilatador). Em uma situação de emergência, uma incisão horizontal de espessura total entre as cartilagens cricoide e tireoide é igualmente possível e atende ao mesmo propósito, embora o risco de lesões inadvertidas das cartilagens seja maior do que com a técnica de dissecção acima descrita.

Modificação

Alternativamente, a laringe pode ser penetrada com um kit de cricotireoidostomia (coniótomo), que é inserido no interior da laringe diretamente através da pele, sob palpação das cartilagens cricoide e tireoide. Após a retirada do trocarte, a bainha guia é deixada como uma cânula (**Fig. 10.25**).

> **📖 Regras, Dicas e Truques**
> Traqueostomia clássica, uma vez que as vias aéreas tenham sido garantidas.

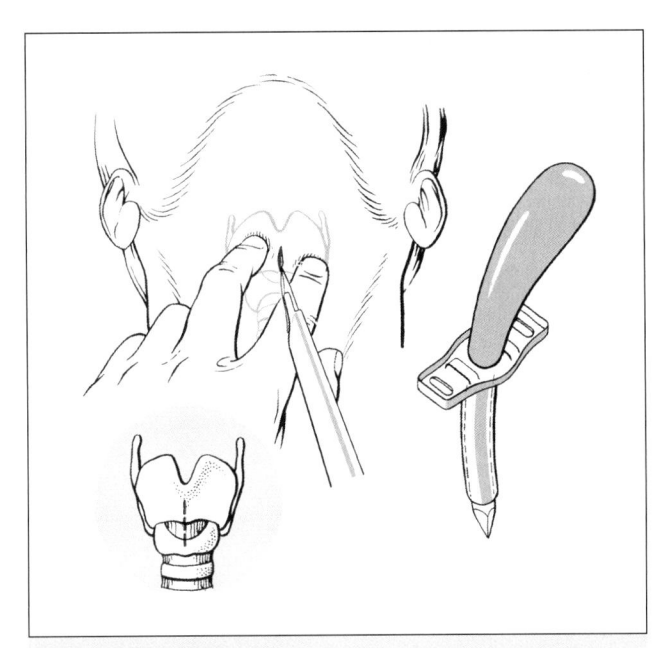

Fig. 10.25 Cricotireostomia.
Palpação das cartilagens cricoide e tireoide. Incisão com bisturi.
Coniótomo com cânula acoplada.

Traqueotomia

Princípio Cirúrgico

Exposição e abertura da traqueia cervical, inserção de uma cânula de traqueotomia.

A distinção entre traqueotomia superior, média e inferior, que são determinadas pela posição do traqueostoma com relação ao istmo tireoidiano, é irrelevante na prática, uma vez que a posição geralmente surge como consequência da situação. Em adultos, uma traqueotomia média é geralmente realizada, ou seja, com dissecção e, algumas vezes, ressecção do istmo tireoidiano, a não ser que uma entrada baixa na traqueia seja necessária devido à estenose traumática ou tumor. Uma traqueotomia superior só é possível em adultos quando o istmo é estreito e de localização baixa. Em crianças, uma traqueotomia inferior é geralmente apropriada devido à posição do istmo tireoidiano.

Indicações

- Obstrução das vias aéreas por tumores da faringe, laringe, traqueia ou esôfago, bem como nos carcinomas laríngeos obstrutivos, para os quais a redução do tumor através de *laser* deve ser considerada como alternativa.
- Lesões das vias aéreas secundárias a carcinomas laríngeos ou traqueais.
- Paralisia bilateral dos nervos recorrentes com estridor. Alternativamente: a lateralização endoextralaríngea reversível de Lichtenberger (p. 200).
- Dispneia secundária a queimaduras térmicas ou químicas da faringe e abertura laríngea.
- Estenose congênita laríngea ou traqueal relevante.
- Lesões craniofaciais e mandibulares com obstrução das vias aéreas.
- Ventilação mecânica prolongada em cuidados intensivos.
- Conversão de uma traqueotomia com agulha, com as complicações associadas a este procedimento.
- Aspiração secundária a disfagia, especialmente em desordens neurológicas.
- Redução de espaço morto secundário a insuficiência respiratória (não isento de controvérsias).
- Estenoses da laringe e da traqueia secundárias a formações cicatriciais.
- Edemas da abertura laríngea, meso e hipofaringe, caso não se obtenha patência suficiente com esteroides e a entubação não seja possível.
- Como traqueotomia preliminar em cirurgias da oro e hipofaringe, bem como da laringe.

Contraindicações

- Como regra, não existem contraindicações em situações ameaçadoras à vida.
- Mas em emergências, sempre avaliar se a entubação ou traqueoscopia de emergência não são possíveis (especialmente na presença de edema e inflamações).

Pontos Específicos Relacionados ao Consentimento Informado

- Não cicatrização das margens da ferida.
- Estenose da traqueia secundária à formação de cicatrizes, traqueíte.
- Rouquidão, perda da voz, paralisia dos nervos das pregas vocais.
- Problemas de deglutição (disfagia), inserção de sonda nasogástrica.
- Inserção de uma cânula de traqueotomia.
- Possível extensão da incisão cutânea.
- Lesões mucosas, mediastinite.
- Condrites.

Planejamento Cirúrgico

- Laringotraqueoscopia indireta ou direta.
- Radiografias anteroposterior e lateral de tecidos moles da traqueia (desvios ou estenose da traqueia) são raramente solicitadas hoje em dia. Quando necessário, solicitar TC.

Instrumentos Especiais e Implantes

Instrumentos de tecidos moles, afastadores de tireoide, um conjunto de cânulas de traqueotomia, espéculo de Killian, vela (bougies) de vários tamanhos, que servem como guias para as cânulas de traqueotomia. Traqueoscópio de emergência. Caso necessário, *punch* ósseo para realização da janela traqueal, na presença de ossificação da traqueia.

Anestesia

Se possível, anestesia geral após entubação ou inserção de um traqueoscópio de emergência (traqueotomia sobre o tubo inserido).

Anestesia local: pré-medicação se o tempo permitir, de outra forma, acesso venoso, administração EV de atropina.

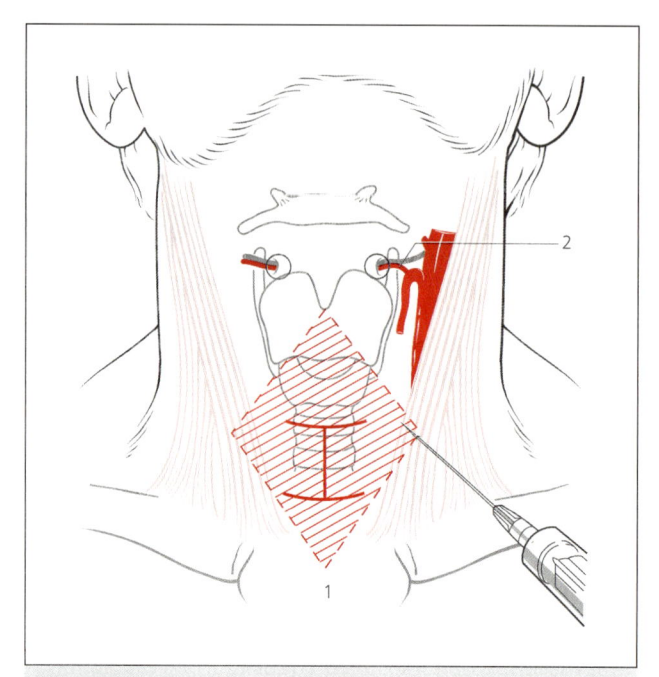

Fig. 10.26 Anestesia local para traqueotomia.
Infiltração em losango do sítio cirúrgico da incisura tireóidea à incisura supraesternal (1). Caso se planeje uma tireotomia adicional, o nervo laríngeo superior (2) também é anestesiado.

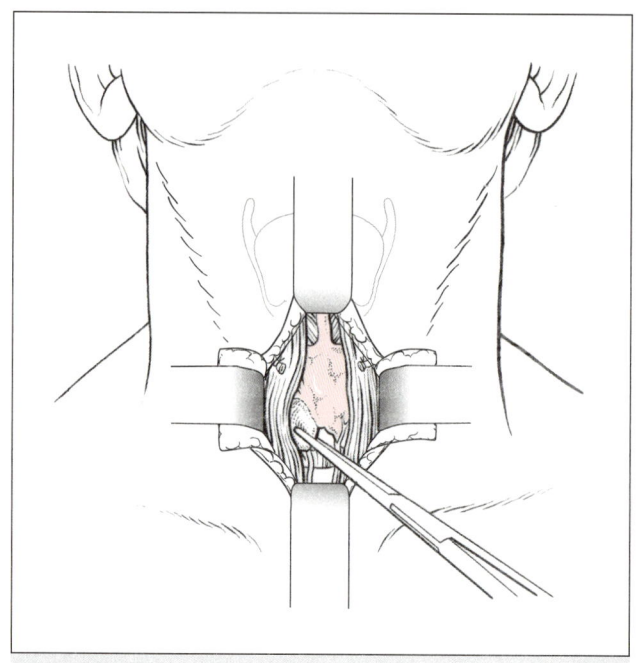

Fig. 10.27 Traqueotomia.
Incisão cutânea na linha média. Ligadura das veias cervicais superficiais, seguida pela exposição dos músculos em fita e da glândula tireoide por dissecção romba.

Infiltração em forma de losango no sítio cirúrgico entre a cartilagem tireoide e a incisura supraesternal através de um ponto lateral de punção sobre o músculo esternocleidomastóideo. Infiltração na linha média da região da incisão cutânea, bem como das camadas mais profundas. A área da incisão também deve ser infiltrada com agente vasoconstritor ao utilizar anestesia geral (**Fig. 10.26**), para reduzir a intensidade do sangramento intraoperatório.

Técnica Cirúrgica

Traqueotomia em Adultos

Posicionamento. Supino, pescoço hiperestendido posicionando-se um coxim entre os ombros e reclinando a cabeça. Esta posição geralmente não é possível durante a anestesia local devido à dispneia; a porção superior do corpo geralmente necessita ser elevada.

Incisão. Incisão cutânea na linha média, estendendo-se da cartilagem cricoide até a incisura supraesternal. Alternativamente, uma incisão cutânea em forma de H pode ser realizada, preparando os retalhos cutâneos necessários para o revestimento do canal da traqueotomia. O tecido adiposo subcutâneo é afastado da linha média e quaisquer vasos presentes são ligados. Os retalhos cutâneos são firmemente retraídos lateralmente com afastadores largos e os músculos em fita são lateralizados com uma larga pinça de dissecção montada com gaze.

Dissecção dos tecidos moles pré-laríngeos. A camada medial (pré-traqueal) da fáscia cervical é incisada entre os dois ventres musculares com tesouras de dissecção. A cápsula da glândula tireoide é identificada pela secção e divulsão do tecido conectivo sobrejacente, utilizando pinças de dissecção montadas com gaze. Os músculos em fita são absorvidos por afastadores (**Fig. 10.27**).

Liberação do istmo tireoidiano. A cartilagem cricoide é identificada por palpação. Um lobo piramidal é isolado pela separação paralela do tecido sobrejacente de cada lado da cartilagem cricoide; uma pinça hemostática é passada inferiormente, antes que o lobo seja ressecado. O istmo tireoidiano é liberado através da realização de uma incisão transversa ao longo da borda inferior da cartilagem cricoide. Em seguida, a glândula tireoide é descolada da parede traqueal anterior através de dissecção romba com uma pinça hemostática montada ou pinça de dissecção montada com gaze (**Fig. 10.28**).

Uma glândula tireoide com istmo de localização baixa e veias inferiores de grosso calibre é deslocada superiormente com pinças de dissecção montadas em gaze e os tecidos moles sobrejacentes à traqueia são retraídos inferiormente com ganchos rombos. As veias são isoladas com as pinças de dissecção montadas com gaze, divulsionando-se e deslocando-se os tecidos antes de ligá-las.

Secção do istmo tireoidiano. O istmo tireoidiano é liberado e uma pinça hemostática longa é passada abaixo dele; duas pinças hemostáticas grandes são posicionadas de cada lado da linha média para a remoção deste lobo da glândula tireoide. O istmo é seccionado de forma cortante em sua porção média. Ambos os cotos são suturados com uma sutura contínua e cuidadosamente liberados da parede lateral da traqueia, até que a parede anterior esteja completamente exposta. Ao seccionar o istmo, poderá ser necessário ressecar um bócio problemático (**Fig. 10.29**).

Traqueotomia e criação de um traqueostoma epitelizado. Uma incisão longitudinal da traqueia é realizada no segundo e terceiro anéis traqueais antes da excisão de uma janela correspondendo em tamanho à cânula a ser inserida posteriormente. Isso é realizado pela excisão das porções laterais ou, na presen-

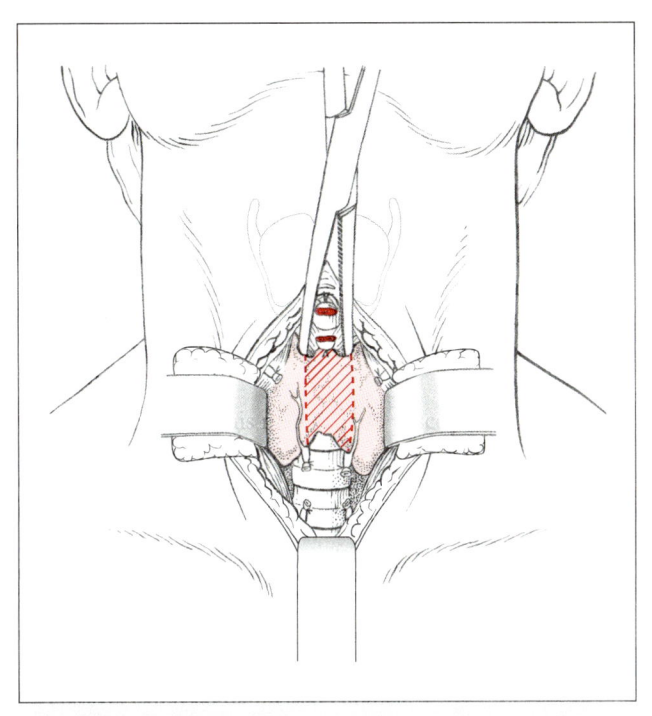

Fig. 10.28 Traqueotomia.
Liberação do istmo da glândula tireoide a partir da traqueia após ressecção de qualquer lobo piramidal.

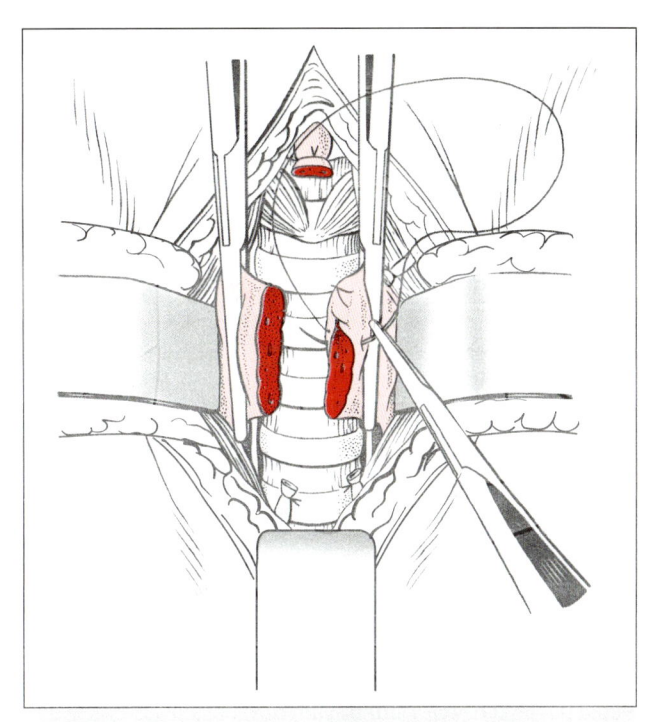

Fig. 10.29 Traqueotomia.
Secção e tratamento do istmo tireoidiano.

ça de ossificação, um *punch* poderá ser utilizado. Alternativamente, uma abordagem cada vez mais utilizada é a criação de um retalho em forma de U de base inferior através de uma incisão transversal na parede anterior da traqueia: Uma incisão transversa é realizada entre o primeiro e o segundo (alternativamente segundo e terceiro) anéis traqueais, após a qual o segundo e terceiro (terceiro e quarto) anéis são seccionados de cada lado inferiormente até o espaço entre o terceiro e o quarto (quarto e quinto) anéis traqueais, correspondendo à janela pretendida da parede anterior. O retalho cartilaginoso resultante é suturado na pele externa correspondente para formar a borda inferior da epitelização estomal (**Fig. 10.30**). A abertura da traqueia no espaço entre o segundo e o terceiro anéis traqueais provê a maior proteção contra lesões da cartilagem cricoide. O nível final da traqueotomia, entretanto, deve sempre ser determinado de acordo com cada caso individualmente.

A pele externa mobilizada é suturada às margens da incisão. Caso o traqueostoma não necessite ser mantido aberto somente por um curto período de tempo durante alguns dias, o canal da traqueotomia é epitelizado através da mobilização das bordas da ferida circunjacentes para a pele externa, suturando-as sem tensão à margem traqueal.

Retalho de Denecke. Caso haja muita tensão, um retalho é elevado abaixo da incisura supraesternal em ângulos retos de cada lado em continuação à incisão da traqueotomia. Após a elevação, o retalho cutâneo é suturado sem tensões ao traqueostoma. O defeito resultante é fechado por mobilização da pele circundante.

Reintubação. Após a criação de uma janela ou epitelização do traqueostoma, o paciente é reintubado ou uma cânula de traqueotomia é inserida (**Fig. 10.31**). Uma cânula como a

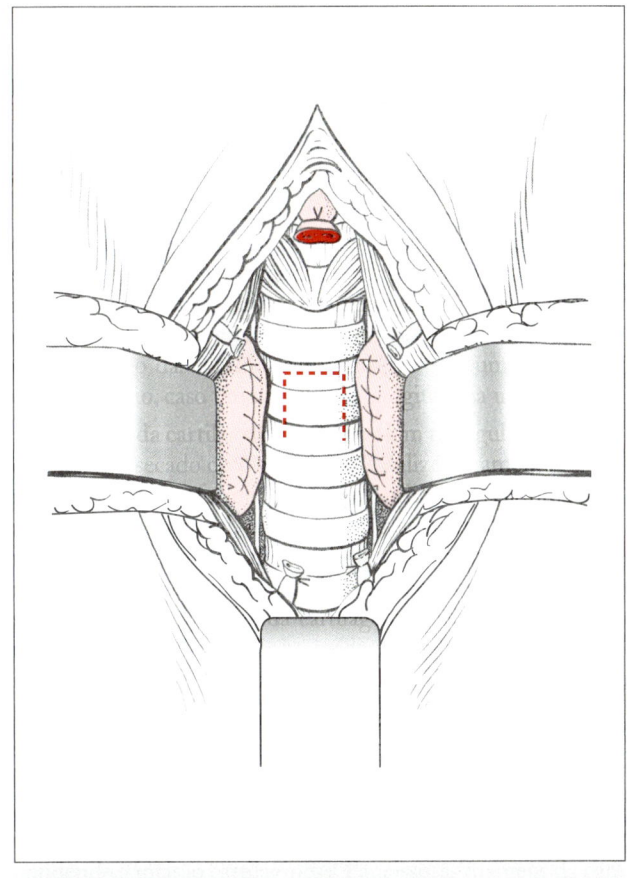

Fig. 10.30 Traqueotomia.
Criação de uma janela na traqueia por meio da elevação de um retalho pediculado em forma de U na parede anterior da traqueia.

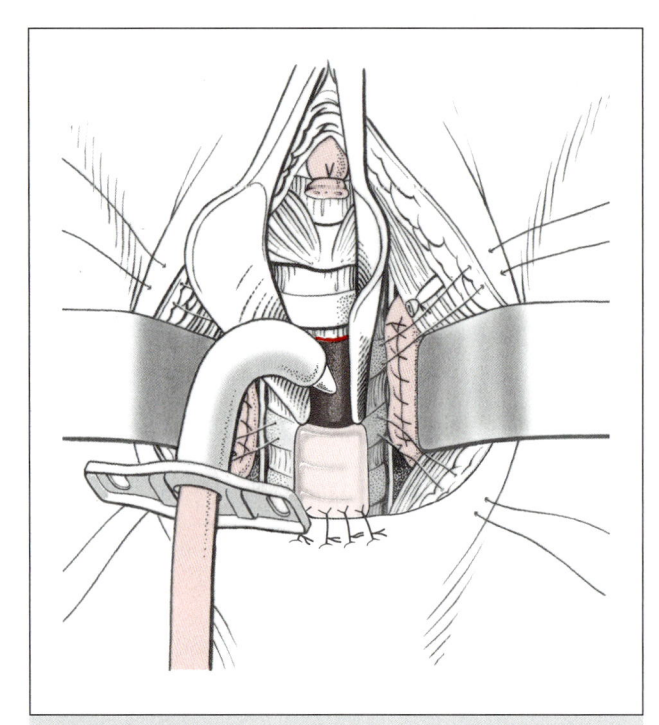

Fig. 10.31 Traqueotomia.
Epitelização do traqueostoma com retalhos em forma de U e pele externa do pescoço. Inserção de uma cânula de traqueotomia utilizando um obturador e um espéculo de Killian.

Rügheimer TracheoFlex é inserida caso seja necessária ventilação mecânica ou uma cânula metálica ou de plástico, caso o paciente esteja respirando espontaneamente.

Após a remoção do tubo orotraqueal, o traqueostoma é mantido aberto com um espéculo ou dois ganchos finos, e a cânula é introduzida na traqueia utilizando uma vela (bougie) como guia, caso necessário.

Traqueotomia em Crianças

No passado, as crianças eram submetidas a traqueotomias com mais frequência, principalmente nas obstruções agudas das vias aéreas secundárias a infecções. O desenvolvimento de instalações especiais de cuidados intensivos pediátricos levou a maioria dessas crianças a serem submetidas a entubações endotraqueais. Embora os antibióticos e a vacinação sejam responsáveis pela menor quantidade de infecções sérias nos dias de hoje, a traqueotomia em crianças e lactentes passou, no entanto, a ser novamente foco de atenções, devido, acima de tudo, ao sucesso obtido no tratamento de bebês prematuros e crianças com desordens crônicas, frequentemente neurológicas.

O método clássico de traqueotomia em crianças consiste em uma incisão entre dois anéis traqueais e canulização da traqueia através desta janela. A pele é aproximada às bordas cranial e caudal desta janela. Nos parágrafos seguintes, descreve-se uma técnica alternativa (de Koltai), que se justifica pelo acompanhamento de traqueotomias de longo prazo em lactentes e crianças.

Incisão. Uma incisão em forma de X é realizada no ponto médio entre a incisura supraesternal e a cartilagem cricoide (**Fig. 10.32a, b**). As pernas do X formam as diagonais de um quadrado de 1 × 1 cm. Esta incisão em forma de X poderá ser proporcionalmente maior em crianças com mais de 1 ano de idade, de forma que, no adolescente, o quadrado será em torno de 2 × 2 cm.

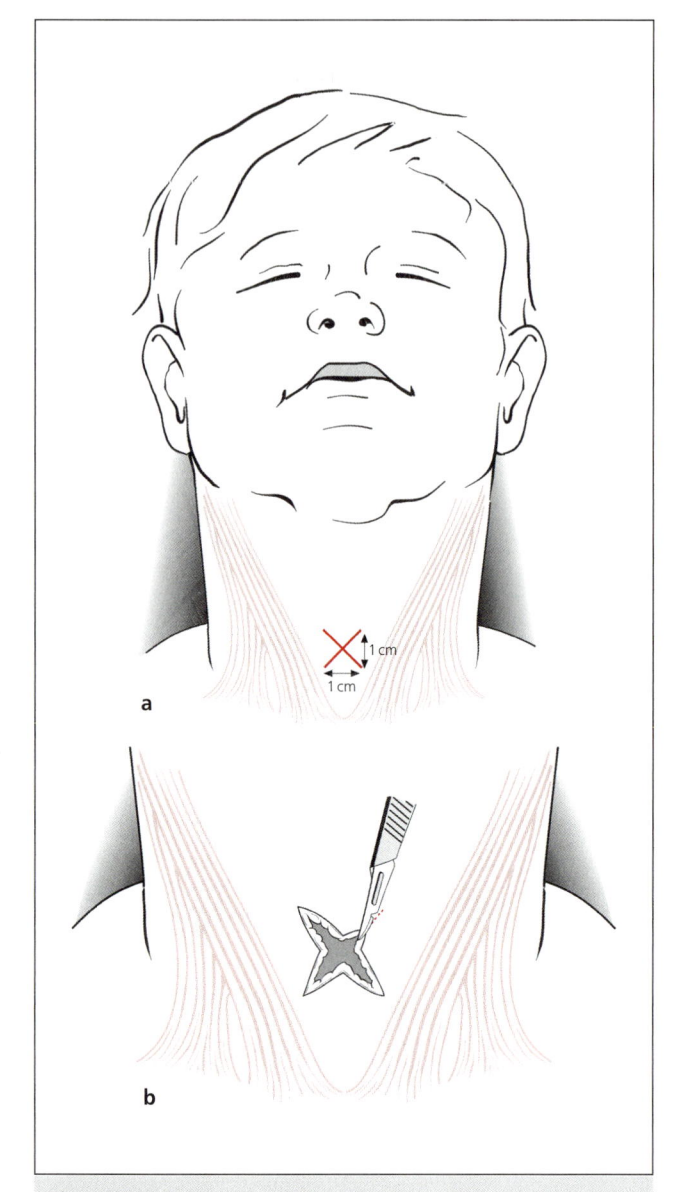

Fig. 10.32a, b Traqueotomia em criança.
a Marcação da incisão em forma de X.
b Incisão cutânea seguida pela dissecção e elevação dos retalhos cutâneos.

Identificação da tireoide e traqueotomia. Após elevação dos retalhos cutâneos e liberação da fáscia pré-traqueal da parede traqueal, uma incisão em forma de x é realizada na parede traqueal anterior (**Fig. 10.33a-e**). A perna horizontal se estende de um lado ao outro da parede traqueal. A perna vertical da incisão, na linha média, percorre dois anéis traqueais acima e dois anéis traqueais abaixo da perna horizontal.

Criação de um canal de traqueostomia através de técnica cirúrgica plástica. Uma vez que as incisões cutânea e traqueal apresentam uma diferença de 45° entre si, as pontas do retalho cutâneo se alinham aos sulcos dos retalhos traqueais e vice-versa. A ponta do retalho traqueal superior direito é aproximada do sulco cutâneo superior direito com Vicryl 5.0. A agulha é passada em colchoeiro através da pele, a 4 mm da incisura do sulco, passada através da ponta distal do retalho traqueal, novamente trazida de volta através da pele a 2 mm da incisura e a sutura é atada. Os outros retalhos são suturados de forma similar (**Figs. 10.33f-l** e **10.34**) e a cânula de traqueostomia é introduzida através do estoma em forma de funil.

Suturas subcutâneas e cutâneas. O fechamento da ferida é realizado através de suturas subcutâneas e cutâneas.

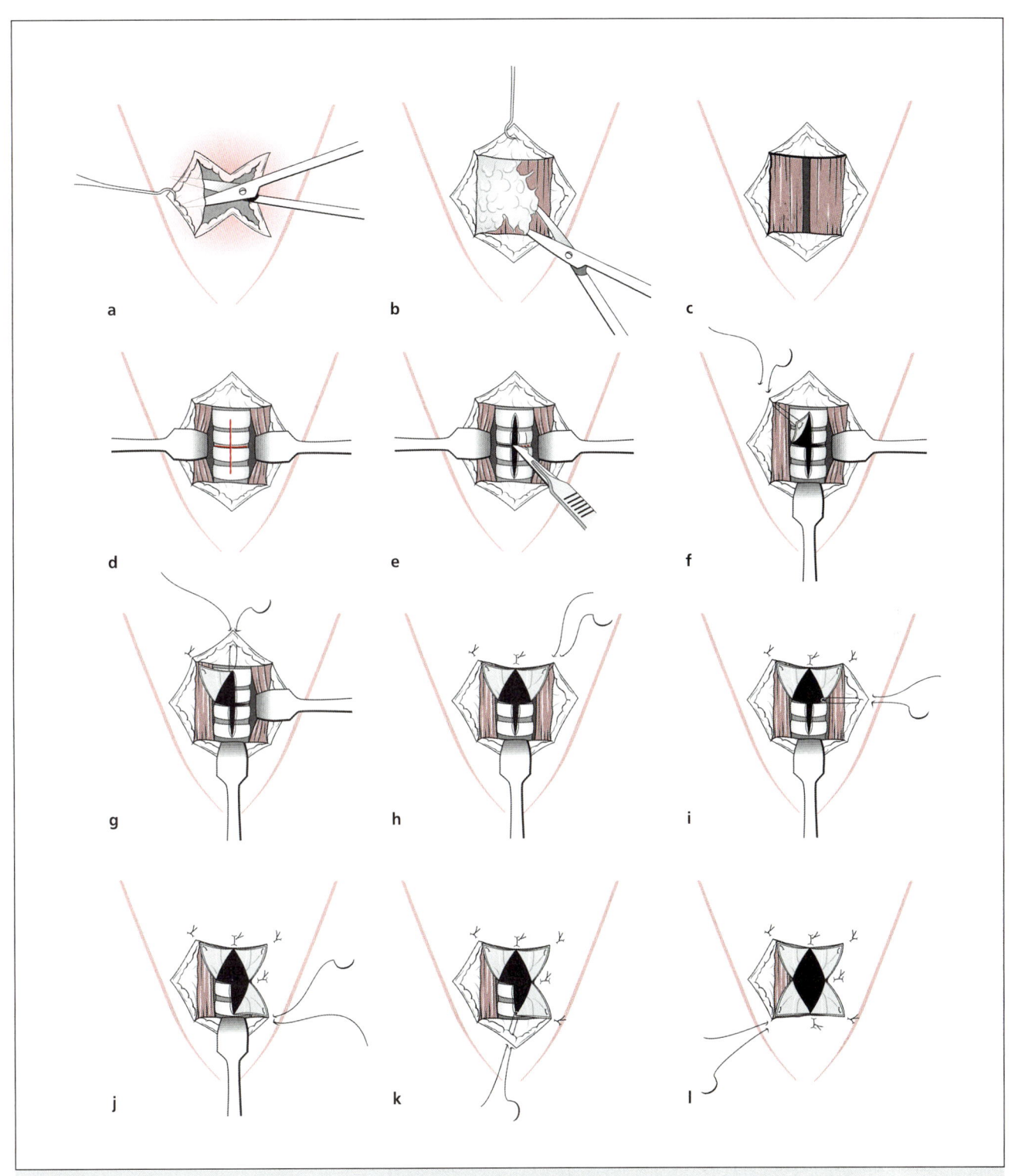

Fig. 10.33a-l Traqueotomia em criança: estágios da dissecção. Após a elevação dos retalhos cutâneos, uma incisão em cruz é realizada na parede traqueal. Uma vez que as incisões cutânea e traqueal são separadas em 45°, as pontas dos retalhos cutâneos vêm a se localizar sobre as calhas entre os retalhos traqueais e vice-versa.

10 Cirurgia da Laringe, Hipofaringe e Traqueia

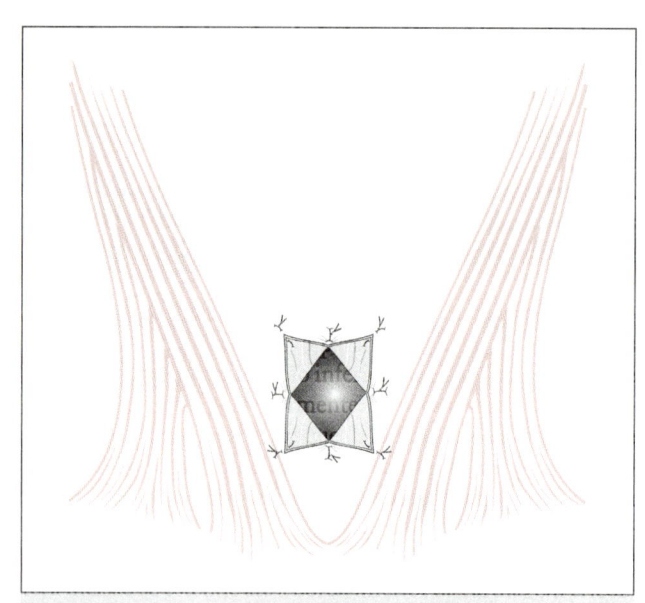

Fig. 10.34 Traqueotomia em criança. Aspecto final com o traqueostoma em forma de funil.

Regras, Dicas e Truques

- Remover a janela cartilaginosa da maneira mais econômica possível, selecionando uma cânula de tamanho apropriado para garantir uma ventilação adequada.
- O comprimento e a curvatura da cânula de traqueotomia devem corresponder às circunstâncias anatômicas, ou seja, cobrir a distância entre o pescoço externo e a profundidade da traqueia. A cânula deve se estender por cerca de 2 cm abaixo da borda inferior do traqueostoma interno. Cânulas com curvatura muito acentuada ou muito longa lesarão a parede anterior e poderão levar à erosão do tronco braquiocefálico.
- Estenoses localizadas muito profundamente no tórax: considerar inicialmente a realização de uma traqueoscopia com traqueoscópio de emergência e dilatação da estenose com vela (bougies), inserir, então, um tubo em cauda de lagosta (*lobster tail*).
- Deslocamento da traqueia por massa externa: a orientação é sempre de acordo com a laringe; identificar o arco cricóideo, a partir do qual a traqueia é localizada por palpação. A traqueia também pode ser localizada pelo tubo de emergência, pedindo-se a um assistente para levantar a ponta do tubo. Caso a identificação ainda seja difícil, puncionar a traqueia com agulha longa conectada a uma seringa preenchida parcialmente com água; caso a traqueia tenha sido puncionada, a aspiração levará à formação de bolhas de ar na seringa.
- O curativo consiste em compressas de gaze incisadas para cânulas de traqueotomia posicionadas por baixo da placa da cânula. As fitas da cânula são atadas firmes o suficiente para evitar que a cânula deslize muito.
- Não remover cartilagem em lactentes e crianças pequenas.

! Riscos e Complicações

- Sangramentos intra e pós-operatórios (a partir das veias tireóidea e braquiocefálica).
- Enfisema cirúrgico, embolia aérea, pneumotórax.
- Infecção cervical profunda, mediastinite, pneumonia, abscesso pulmonar, fístula traqueoesofágica.
- Estenose traqueal com descanulização difícil.
- Problemas na deglutição (disfagia).
- Posicionamento incorreto da cânula, com estridor subsequente.
- Formação de tecido de granulação na extremidade terminal da cânula (remoção da granulação, troca do comprimento da cânula).
- Traqueíte com crostas (inalações, considerar corticosteroides, agentes secretolíticos).

! Riscos e Complicações
Especialmente em Crianças:

- Pneumotórax.
- Cânula deslocada.
- Estenose traqueal. Foi demonstrado que a formação de estenoses clinicamente relevantes não depende da técnica cirúrgica, mas parece ser originada de infecções da cartilagem traqueal em torno do traqueostoma.
- Ligeiro colapso da parede traqueal anterior, resultando em um discreto achatamento do traqueostoma ocorre na maioria das crianças e normalmente não é clinicamente relevante Entretanto, esta estenose pode ter consequências severas em algumas crianças e levar à dificuldades durante a descanulização. Compressão da porção superior da parede traqueal anterior pela cânula de traqueotomia e infecções da cartilagem envolvida poderão ocorrer.

Cuidados Pós-Operatórios

- Observação pós-operatória (respiração, hemorragias, enfisema cirúrgico).
- Antibióticos, agentes antitussígenos e secretolíticos.
- Aspiração regular, umidificação do ar inspirado (inalações, umidificadores/trocadores de calor).
- Cuidados com a cânula, limpeza da cânula interna.
- Primeira troca de cânula no segundo ou terceiro dia (vela (bougie), espéculo, agente lubrificante é necessário). Durante a inserção, a abertura da cânula é inicialmente introduzida de forma transversa e avançada até a sua posição final com rotação de 90°.
- Troca do curativo de traqueotomia, proteção da pele contra dermatites utilizando cremes hidratantes.

Reversão do Traqueostoma

Princípio Cirúrgico

Um traqueostoma não epitelizado tenderá ao fechamento espontâneo. Caso o fechamento não aconteça, ou o estoma se epitelialize, ele é fechado por meio de técnicas cirúrgicas plásticas.

Indicações

- Patência suficiente da traqueia natural.
- Fechamento cirúrgico plástico de um estoma epitelizado ou estoma residual após remoção da cânula.

Contraindicações

- Dermatite marcada da pele ao redor do estoma.
- Patência insuficiente da via aérea.
- Prognóstico incerto da condição subjacente.

Pontos Específicos Relacionados ao Consentimento Informado

- Resultado cosmético insatisfatório/formação de cicatrizes hipertróficas.
- Cicatrização deficiente das margens da ferida.
- Estenose traqueal, traqueíte.
- Rouquidão, perda da voz, paralisias dos nervos das pregas vocais.
- Disfagia, inserção de sonda nasogástrica.
- Inserção de cânula de traqueotomia.
- Possível extensão da incisão cutânea.
- Alterações mucosas, mediastinite.
- Condrites.

Planejamento Cirúrgico

Laringoscopia, traqueoscopia, abordagem retrógrada através do estoma é também uma opção.

Técnica Cirúrgica

Fechamento espontâneo do traqueostoma. Após a remoção da cânula, as margens do estoma são aproximadas com fita adesiva. Geralmente, o canal do traqueostoma não epitelizado contrairá rapidamente e fechará espontaneamente. Caso uma luz residual persista, o fechamento poderá ser efetuado com uma sutura de adaptação.

Fechamento cirúrgico plástico. Realizar uma incisão em torno do estoma, a ao menos 1 cm da margem mucosa. Os cantos superior e inferior da pele são removidos por excisão. As margens cutâneas são, então, mobilizadas o suficiente para permitir a aproximação dos retalhos cutâneos de cada lado sobre a porção média da traqueia sem tensões. A sutura é realizada com material absorvível 4.0. A margem de incisão do epitélio deve ser dobrada em direção à luz traqueal. A pele circundante é descolada das superfícies da incisão, mobilizada e a ferida é fechada (**Fig. 10.35a-c**).

Modificação

Caso a pele ao redor do traqueostoma esteja em condições precárias, um retalho de transposição é elevado, com base inferiormente localizada com relação ao músculo esternocleidomastóideo, e incisado sobre a incisura supraesternal e clavícula, para fechamento do defeito. O sítio doador pode ser fechado diretamente, após descolamento da pele.

> **Regras, Dicas e Truques**
> **Recanulização**
>
> Caso haja recorrência do estridor logo após a descanulização – colapso traqueal, contração cicatricial – a cânula deverá ser reinserida. O traqueostoma poderá ser reaberto inserindo-se e abrindo-se um espéculo de Killian ou dilatando-se com grandes velas (bougies) de borracha. A cânula é introduzida sobre a vela (bougie).
> Caso tenha se passado um período maior desde a descanulização, poderá ser mais rápido inserir um traqueoscópio de emergência e retraqueotomizar sobre o tubo existente, ou reabrir o canal do traqueostoma com o auxílio de vela (bougies).

> **! Riscos e Complicações**
>
> - Infecção da ferida, com subsequente cicatrização por segunda intenção, reabertura do estoma.
> - Estenose.
> - Deposição de pelos e epitélio na traqueia.

Cuidados Pós-Operatórios

Considerar a administração de antibióticos, monitoramento da respiração.

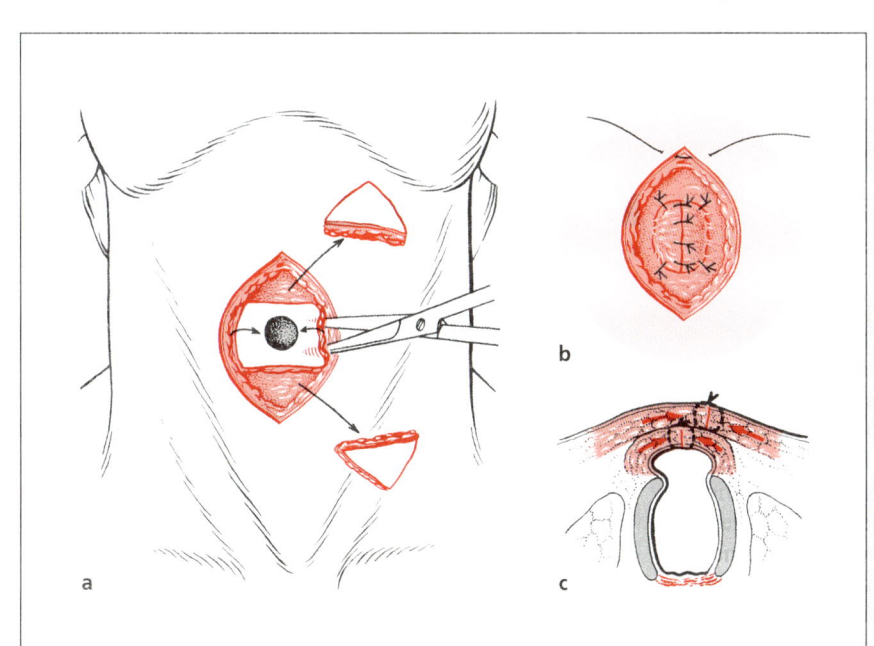

Fig. 10.35a-c Fechamento de um traqueostoma epitelizado.

a Incisão elíptica, as pontas superior e inferior são descartadas, a pele que circunda o estoma é mobilizada e invertida.

b Aproximação da pele externa mobilizada para que esta se situe sobre o epitélio traqueostomal sepultado.

c Secção transversal. As suturas externa e interna estão desalinhadas.

Cirurgia nas Doenças Inflamatórias da Hipofaringe e da Laringe

Cirurgia dos Abscessos Epiglóticos

Abscessos circunscritos são visíveis durante a laringoscopia, especialmente na margem da epiglote ou na direção da valécula, sendo incisados por via transoral com instrumentos frios ou, possivelmente, com *laser* CO_2 através de rota endolaríngea ou endofaríngea. Dependendo da extensão da patologia, uma traqueotomia temporária simultânea poderá ser indicada caso um edema inflamatório súbito, que não é infrequente, resulte em dispneia.

Pontos Específicos Relacionados ao Consentimento Informado

Como na microlaringoscopia e no tratamento cirúrgico com *laser* dos tumores supraglóticos; traqueotomia, sonda nasogástrica, caso apropriados.

Planejamento Cirúrgico

TC e RM para avaliação da extensão do abscesso.

Instrumentos Especiais

Considerar *laser* CO_2 com instrumentos apropriados.

Anestesia

Anestesia geral endotraqueal.

Técnica Cirúrgica

Caso o abscesso não possa ser exposto por via transoral, ou caso a cirurgia transoral não seja uma opção por outras razões, o procedimento a seguir é realizado através de abordagem aberta: uma pequena incisão longitudinal na linha média é realizada entre a margem superior do osso hióideo e a incisura tireoidiana; os espaços subjacentes são afastados rombamente com pinças de curativo até que o abscesso se esvazie por si só (**Fig. 10.36**). Alternativamente: incisão transoral (*laser* CO_2, p. ex., 10 W) até que o abscesso tenha sido largamente aberto.

> **! Riscos e Complicações**
> - Edema laríngeo associado a estridor.
> - Infecção profunda dos tecidos moles do pescoço.
> - Mediastinite.

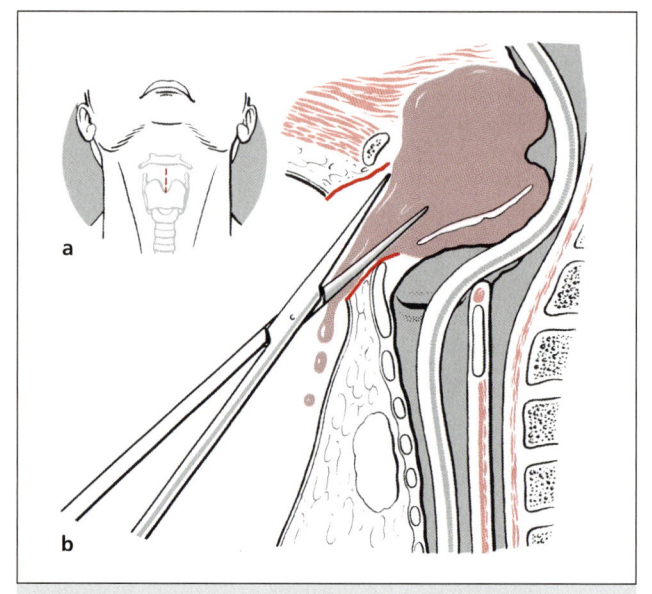

Fig. 10.36a, b Incisão e drenagem de um abscesso epiglótico profundo.
a Incisão longitudinal entre o hioide e a cartilagem tireoide.
b A cavidade do abscesso é penetrada inferiormente ao hioide e largamente aberta.

Cuidados Pós-Operatórios

Inserção de um dreno maleável, caso a incisão tenha sido realizada por abordagem aberta, antibióticos, considerar esteroides. Monitorar a respiração, caso ocorra estridor considerar inicialmente entubação; caso o edema se prolongue, considerar traqueotomia.

Tratamento de Pericondrites Laríngeas

Casos de pericondrite laríngea são inicialmente tratados com altas doses de antibióticos. Esteroides são administrados se houver formação de edema severo. A presença de estridor requer traqueotomia. Caso ocorra necrólise no arcabouço laríngeo, a laringe deverá ser exposta por abordagem aberta, abscessos são drenados, e áreas necróticas de cartilagem são ressecadas. Medidas cirúrgicas plásticas poderão ser necessárias após a resolução do quadro inflamatório, mas a completa resolução do processo inflamatório é um pré-requisito para isso.

Cirurgia dos Divertículos Hipofaríngeos

Cirurgia Transoral

Nos últimos anos, a secção transoral tem sido cada vez mais utilizada. De forma distinta da técnica cirúrgica transcutânea, a miotomia transoral do cricofaríngeo pode ser realizada repetidamente sem qualquer aumento do risco. Os pacientes se recuperam mais rápido e a permanência no hospital é reduzida, como resultado do tempo cirúrgico curto. Uma vez que o resultado funcional geralmente é muito bom, e a taxa de complicações é baixa com relação à abordagem transcervical, especialmente com relação a lesões acidentais do nervo faríngeo recorrente, a miotomia transoral do cricofaríngeo tornou-se entrementes o tratamento preferido do divertículo de Zenker, seja com o *laser*, seja com o grampeador.

Princípio Cirúrgico

Secção transoral da bolsa diverticular que se desenvolve entre os músculos constritores da faringe utilizando o *laser* CO_2 ou o grampeador.

Indicações

Divertículos hipofaríngeos (Zenker) sintomáticos.

Contraindicações

Uma vez que um aumento das dimensões e dos sintomas inflamatórios associados, com risco aumentado de mediastinite, caquexia e dispneia, é esperado, na prática, as únicas contraindicações são a incapacidade de tolerar a anestesia geral, cifose e ancilose cervical severas, prolapso discal cervical, divertículo não identificável ou bolsa diverticular de exposição impossível (p. ex., devido a irregularidades dos dentes maxilares).

Pontos Específicos Relacionados ao Consentimento Informado

- Lesões dentárias, perda de dentes.
- Disfagia, sonda nasogástrica.
- Rouquidão, até mesmo perda da voz.
- Dispneia, traqueotomia com inserção de cânula de traqueotomia.
- Pneumonia, atelectasia.
- Lesões mucosas, perfuração da parede esofagiana.
- Mediastinite, pneumomediastino.
- Paralisia do nervo lingual.
- Paralisia do nervo hipoglosso (neuropatia por compressão).
- Paralisia do nervo glossofaríngeo (paralisia por compressão).

Instrumentos Especiais e Implantes

O diverticuloscópio de distensão de Weerda, *laser* CO_2 ou grampeador.

Anestesia

Anestesia geral endotraqueal

Técnica Cirúrgica

Para facilitar o delineamento da bolsa diverticular a partir do esôfago, alguns dias antes da cirurgia pede-se ao paciente para deglutir um pequeno peso de chumbo perfurado atado à extremidade de um fio de seda com 6 a 7 m de comprimento, facilitando o processo com a ingestão de líquidos, caso necessário. Uma avaliação radiológica após 2 a 3 dias confirma a migração do peso de chumbo para o estômago. O deslizamento inadvertido do peso de chumbo para o interior da bolsa diverticular pode ser verificado clinicamente pela redução prematura da passagem do fio para o estômago. Nestes casos, um novo peso de chumbo poderá ser deglutido. Esta técnica não é de forma alguma obrigatória, mas, eventualmente, ela ajudou mesmo cirurgiões experientes a identificar o divertículo, especialmente em casos revisionais e com divertículos muito grandes.

Inserção do diverticuloscópio. O paciente é posicionado com a cabeça ligeiramente elevada e reclinada. Inicialmente, um protetor bucal é inserido, e o diverticuloscópio de distensão de Weerda é introduzido de forma similar à da esofagoscopia rígida. Seguindo o fio previamente introduzido como guia, a epiglote é elevada e as cartilagens aritenoides são identificadas. Saliva, que geralmente está presente, é removida por aspiração. Após a introdução do laringoscópio de distensão de Weerda posteriormente às cartilagens aritenoides, ultrapassa-se o seio piriforme com observação cuidadosa pelo endoscópio. A discreta elevação do diverticuloscópio posicionará a barra cricofaríngea sob tensão, tornando-a reconhecível. A lâmina inferior coloca a bolsa diverticular sob tensão, a lâmina superior ultrapassa a abertura do esôfago e permite a identificação da direção do esôfago (**Fig. 10.37a**). Após a identificação da barra cricofaríngea, partículas não digeridas de alimentos podem ocasionalmente ser removidas da bolsa diverticular por aspiração. Para se evitar lesões acidentais da mucosa esofagiana durante a miotomia com *laser*, um chumaço de algodão úmido atado a um fio pode ser posicionado na porção do esôfago posterior à barra cricofaríngea.

Miotomia do cricofaríngeo com *laser*. Inicia-se com uma incisão na porção média da barra cricofaríngea (1 a 2 W, modo CW, diâmetro do feixe p. ex., 0,25 a 0,5 mm). Após a incisão mucosa (**Fig. 10.37b**), a separação dos feixes de fibras musculares é visível com o microscópio cirúrgico. A separação é continuada até que os feixes horizontais inferiores de fibras do músculo constritor inferior da faringe sejam completamente seccionadas. O defeito em forma de cunha resultante permite a livre visualização do interior do esôfago. No final da cirurgia, uma passagem larga foi criada para o interior do esôfago. Um tubo para alimentação é inserido por via transnasal sob visão direta, ou seja, com o diverticuloscópio de distensão ainda posicionado (**Fig. 10.37d**).

Miotomia do cricofaríngeo com grampeador cirúrgico. Após a identificação da barra cricofaríngea, o grampeador cirúrgico (p. ex., Multifiber Endo Gia 30 3,5 mm, REF 303813, Tyco Healthcare, Norwalk, USA) é introduzido, as duas lâminas são abertas em frente à barra cricofaríngea e posicionadas na linha média, acima e abaixo da barra. O grampeador é ativado, simultaneamente, seccionando e fechando o músculo cricofaríngeo, com uma linha de grampos em várias camadas. A margem de incisão deve, então, ser mais uma vez inspecionada, já que o autor em uma oportunidade verificou sangramento proveniente da ponta da incisão em forma de V resultante.

Regras, Dicas e Truques

A secção completa do músculo é essencial.

Riscos e Complicações

- Hemorragia intraoperatória severa é extremamente rara. A cirurgia com *laser* reduz consideravelmente o risco de sangramento. Mesmo a pulsação de pequenos vasos pode ser facilmente reconhecida sob visão microscópica. Caso eles sejam de calibre muito grande para coagulação adequada com o *laser* CO_2, coagulação vascular monopolar bilateral ou colocação bilateral de clipes de titânio nos vasos é realizada antes da secção da barra cricofaríngea.

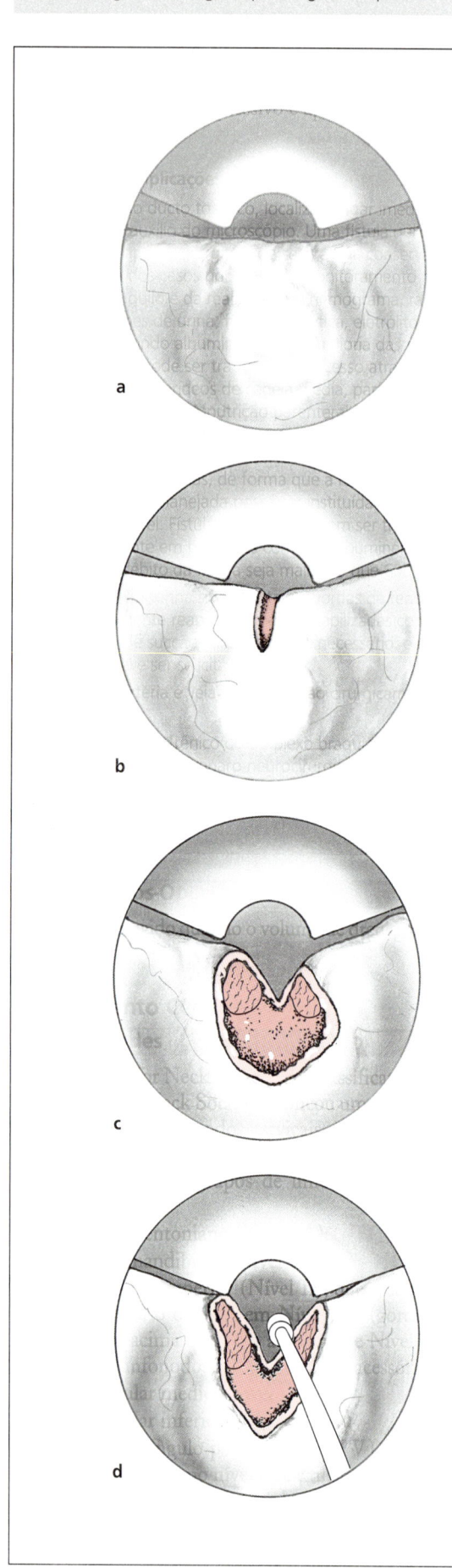

- De forma distinta à da miotomia cricofaríngea com o grampeador, a abordagem cirúrgica com o *laser* frequentemente resulta na abertura do mediastino. Isso resulta em uma, geralmente, irrelevante mediastinite leve associada, que é monitorada de perto com avaliações da proteína C reativa (PCR, ver Cuidados Pós-Operatórios abaixo).
- Perfurações do esôfago, embolia pulmonar, broncopneumonia.

Cuidados Pós-Operatórios

O monitoramento pós-operatório parece ser menos problemático após o uso do grampeador do que com a cirurgia com *laser*, com o que os autores, com base em sua larga experiência, desenvolveram o seu próprio protocolo estrito, para serem capazes de reconhecer complicações no tempo adequado. Este protocolo compreende os seguintes pontos:

- Alimentos líquidos são oferecidos no primeiro dia de pós-operatório. Caso a cicatrização transcorra sem complicações, o tubo de alimentação transnasal poderá ser removido no segundo dia de pós-operatório.
- Para tratar a acima mencionada mediastinite inicialmente associada, que é considerada uma irritação inflamatória, na miotomia cricofaríngea com *laser*, administramos
    - na noite *anterior* à cirurgia:
        ‣ 150 mg de um antagonista de receptores H_2 (p. ex., ondansetron), 1,5 g de cefuroxima e 0,5 mg de nitroimidazol, administrados por via endovenosa
    - *intraoperatoriamente*:
        ‣ 4 mg de ondansetron
        ‣ 1,5 g de cefuroxima e 0,5 de nitroimidazol endovenoso
    - *no pós-operatório:*
        ‣ 4 mg ondansetron (2 e 6 horas de pós-operatório)
        ‣ Novaminsulfona a cada 6 horas (40 gotas)
        ‣ 1,5 g de cefuroxima e 0,5 g de nitroimidazol endovenoso pelos próximos 5 dias
        ‣ avaliação da PCR com 6 e 24 horas de pós-operatório, diariamente. (Um aumento da PCR de 50 durante as primeiras 36 horas é considerado causa de pequena preocupação na ausência de quaisquer sintomas concomitantes severos. Um aumento da PCR claramente acima deste nível deve levar à imediata solicitação de radiografia de tórax (até mesmo TC) e, caso apropriado, a administração adicional de sulfato de netilmicina 400 mg 2 vezes ao dia e considerações quanto a mediastinotomia através de incisão em colar.

Este protocolo é o resultado de muitos anos de análises intensivas de todas as diverticulotomias com *laser* realizadas pelos

Fig. 10.37a-d Miotomia microcirúrgica do cricofaríngeo transoral com *laser* de um divertículo de Zenker.

a Exposição da bolsa diverticular e barra cricofaríngea utilizando o diverticuloscópio de distensão.
b Secção microcirúrgica com *laser* da mucosa e submucosa sob controle visual com o microscópio cirúrgico.
c Secção microcirúrgica com *laser* das fibras horizontais inferiores do músculo cricofaríngeo.
d Inserção de sonda nasogástrica no esôfago com o diverticuloscópio de distensão ainda em posição.

autores. Obviamente, este protocolo deve ser considerado como uma recomendação. Deve ser observado que todo o procedimento do tratamento deve sempre ser acompanhado por um alto nível de alerta durante o pós-operatório. A miotomia do cricofaríngeo com *laser* não é certamente uma cirurgia a ser subestimada quanto aos seus potenciais riscos.

Escolha da Abordagem Endoscópica

Após a introdução da miotomia cricofaríngea transoral com *laser*, esta técnica foi por muito tempo a terapia de escolha. A miotomia cricofaríngea com grampeador cirúrgico parece estar associada a poucas complicações, devido ao fato da mediastinotomia não ser realizada ou sê-lo feita de maneira menos extensa. Esse procedimento, entretanto, também tem as suas complicações, p. ex., hemorragias, sendo esta a razão pela qual o tratamento do divertículo de Zenker demanda cuidados especiais. A miotomia cricofaríngea com *laser* não foi, portanto, de forma alguma, substituída pela miotomia com grampeador cirúrgico. Eventualmente, surgem situações nas quais o grampeador não pode ser adequadamente posicionado na bolsa diverticular. O conhecimento de ambas as técnicas endoscópicas é necessário, bem como da diverticulectomia por abordagem aberta, para o tratamento adequado desta doença.

Ressecção de Divertículo de Zenker por Abordagem Aberta

Indicações

Bolsa diverticular que não pode ser visualizada transoralmente.

Contraindicações

Incapacidade de tolerar a anestesia geral.

Pontos Específicos Relacionados ao Consentimento Informado

- Distúrbios sensoriais na região do pescoço e/ou orelhas.
- Cicatrização deficiente do retalho cutâneo.
- Paralisias dos nervos supraescapular, vago, frênico, lingual, hipoglosso, recorrente e facial.
- Rouquidão, até mesmo perda da voz.
- Dispneia, traqueotomia com inserção de cânula de traqueotomia.
- Resultados cosméticos insatisfatórios, formação de cicatrizes hipertróficas.
- Possível extensão da incisão cutânea.
- Lesões mucosas, mediastinite.
- Secreção persistente de fluido linfático (fístula linfática).

Técnica Cirúrgica

Posicionamento. Supino, cabeça rodada para a direita, reclinada, pequenos coxins sob os ombros.

Incisão e dissecção inferiormente até a fáscia pré-vertebral. Uma incisão cutânea é realizada sobre a margem anterior do músculo esternocleidomastóideo esquerdo, estendendo-se da incisura supraesternal até o nível do osso hioide. Identificação da margem anterior do músculo esternocleidomastóideo e localização da bainha carótica no ponto em que esta é cruzada pelo músculo omo-hióideo, que é seccionado. Medialmente à bainha carótica, que é retraída lateralmente com ganchos de Langenbeck, dissecção romba é utilizada inferiormente até a fáscia pré-vertebral. As veias tireóideas transversas são ligadas, caso necessário também as artérias tireóideas superior e inferior, o mais lateralmente possível, caso estejam obstruindo.

Identificação e exposição da bolsa diverticular. A palpação da lâmina cricóidea permite a identificação do colo do divertículo, a partir do qual toda a bolsa diverticular é isolada por meio de afastamento e cuidadoso descolamento do tecido fibroso circundante (**Fig. 10.38a**). A dissecção permanece estri-

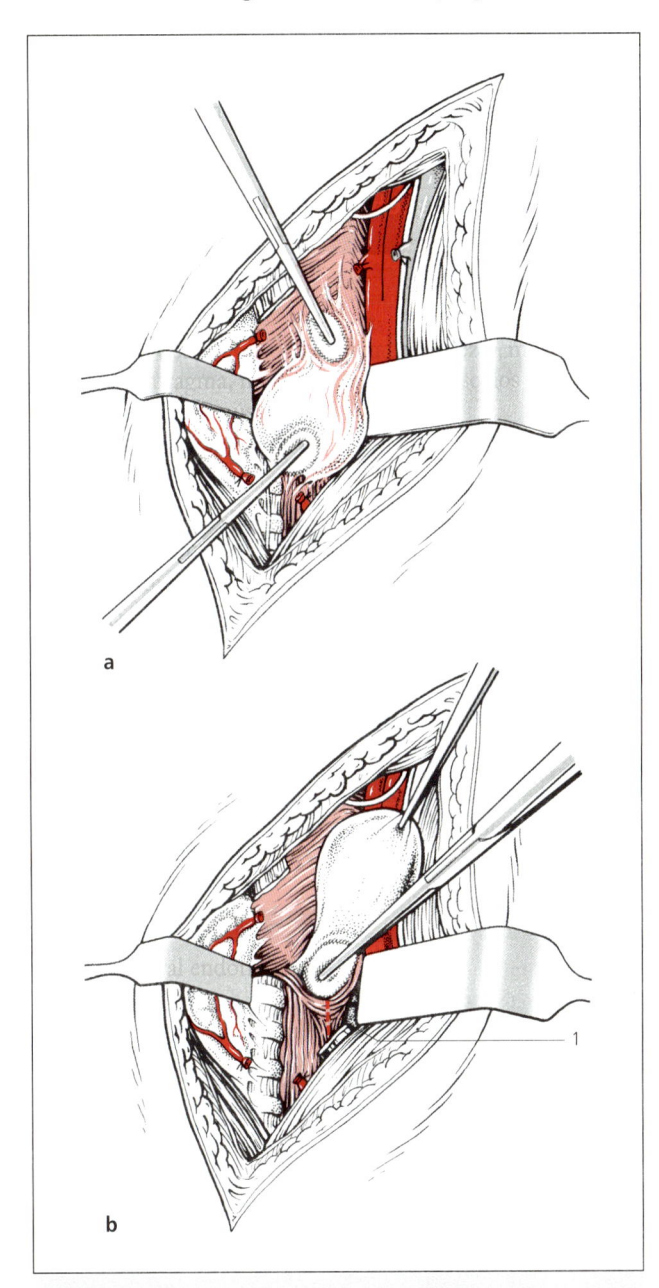

Fig. 10.38a, b Cirurgia de um divertículo hipofaríngeo por abordagem aberta.

a Identificação da bolsa diverticular. A bainha vascular é retraída lateralmente, com a laringe e a glândula tireoide sendo rodadas medialmente. Os vasos tireoidianos superior e inferior foram ligados. Dissecção do divertículo da fáscia pré-vertebral.

b A bolsa diverticular é estirada, ainda pediculada ao esôfago. O músculo constritor faríngeo horizontal (1) é seccionado verticalmente na linha média.

tamente próxima à parede posterior da hipofaringe e do esôfago, de forma a proteger o nervo laríngeo recorrente. Uma vez que a ponta da bolsa diverticular tenha sido alcançada, ela é pinçada com uma pinça hemostática romba e elevada. A bolsa pode, então, ser completamente liberada do tecido muscular e fibroso, até que o divertículo tenha sido exposto na sua totalidade (Fig. 10.38b).

Miotomia. As fibras musculares transversas do músculo cricofaríngeo são seccionadas na linha média, cerca de 2 cm distal ao colo do divertículo, após serem cuidadosamente afastadas, sem rompimento da mucosa. Esta etapa é absolutamente essencial. A bolsa diverticular é levantada para permitir a passagem (transnasal) do tubo de alimentação.

Ressecção de pequenos divertículos. Pequenos divertículos podem ser invaginados. O colo do divertículo é inicialmente circundado com uma sutura em bolsa de tabaco e a bolsa é sepultada através desta abertura estreita, a sutura é atada e mais uma vez ressuturada. O autor, entretanto, prefere a diverticulectomia.

Ressecção de divertículos maiores. Duas suturas são posicionadas na junção entre a hipofaringe e o divertículo para orientação. Aproximadamente 2 cm acima desta junção, um clampe intestinal "non-crushing" é posicionado no colo do divertículo, e este último é seccionado acima dele. As margens de ressecção são estabilizadas com suturas interrompidas ou contínuas, que devem inverter com segurança a mucosa, e mais uma vez cobertas por uma segunda linha de sutura. Em ambos os casos, uma miotomia adicional da porção horizontal do músculo cricofaríngeo é obrigatória.

Fechamento da ferida. Inserção de um pequeno dreno de aspiração, fechamento da ferida em camadas.

> **Regras, Dicas e Truques**
> No início da cirurgia, a bolsa diverticular pode ser tamponada com gaze em fita para facilitar a sua identificação.

> **! Riscos e Complicações**
> - Perfuração do fundo do divertículo ou do esôfago necessitam o reparo imediato.
> - Deiscência da linha de sutura, com subsequente fístula esôfago-cutânea ou mediastinite; revisão cirúrgica.
> - Sangramento a partir da artéria tireóidea inferior.
> - Paralisia do nervo recorrente.
> - Estenose resultante de excisão generosa da bolsa diverticular; tratamento por dilatações ou esofagoplastia.

Cuidados Pós-Operatórios

- Nutrição enteral por, ao menos, 1 semana, passando a um avanço cuidadoso na dieta pós-operatória.
- Antibióticos, remover o dreno assim que a secreção cessar.

Traqueobroncoscopia

Duas técnicas preferidas, com *broncoscópio rígido* ou *broncoscópio flexível com fibra óptica*, com diferentes indicações, estão disponíveis para traqueobroncoscopia.

As vantagens do broncoscópio rígido são o seu largo canal de trabalho, através do qual é possível melhor manipulação e aspiração, especialmente com corpos estranhos de grandes dimensões, e a melhor imagem óptica dos respectivos telescópios angulados.

A broncoscopia flexível pode ser realizada sob anestesia tópica, podendo ser utilizada em entubações difíceis, e permite uma visão periférica mais clara do que os telescópios angulados do tubo rígido.

Traqueobroncoscopia com Broncoscópio Rígido

Princípio Cirúrgico

Sob anestesia geral, um telescópio rígido é avançado até a traqueia e brônquios fontes e secundários, os ramos brônquicos são visualizados com telescópios angulados e as medidas diagnósticas e terapêuticas são tomadas.

Indicações

- Investigação diagnóstica de suspeito corpo estranho e suspeito tumor, em hemoptise de origem obscura.
- Doenças inflamatórias agudas e crônicas.
- Estenose no sistema traqueobrônquico.
- Clarificação quanto à operabilidade de lesões tumorais.
- Toilete brônquica, cuidados intensivos.

Contraindicações

- Doença sistêmica ou cardiovascular severa (considerar broncoscopia flexível), obstáculos à entubação secundários a alterações da coluna cervical.
- Não há contraindicações nos casos de aspiração de corpos estranhos com dispneia.

Pontos Específicos Relacionados ao Consentimento Informado

- Lesões dentárias, perda de dentes.
- Disfagia, sonda nasogástrica.
- Rouquidão, até mesmo perda da voz.

- Dispneia, traqueotomia com inserção de cânula de traqueotomia.
- Pneumonia, pneumotórax.
- Lesões mucosas, perfuração da parede do esôfago.
- Mediastinite, pneumomediastino.
- Paralisia do nervo lingual.

Instrumentos Especiais e Implantes

Broncoscópios ventilados de todos os tamanhos (broncoscópios pediátricos com iluminação proximal, broncoscópios adultos com iluminação distal), cateter de aspiração, pinças de biópsia e corpos estranhos (pinças jacaré), pinças "peanuts", telescópios angulados de 30° e 90°, pinças ópticas; *pinças ópticas do tipo peanuts provaram ser particularmente úteis em lactentes.*

Anestesia

Sempre anestesia geral com relaxamento muscular e ventilação mecânica através do broncoscópio, caso apropriado, ventilação jet através do broncoscópio com canal injetor.

Técnica Cirúrgica

Posicionamento. *A cabeça deve ser ligeiramente elevada através da elevação do apoio de cabeça, para permitir a inserção do broncoscópio.*

Inserção do broncoscópio. Cabeça ligeiramente elevada, reclinada ao máximo. Protetor bucal. Inserção da lâmina do laringoscópio, visualização da laringe (**Fig. 10.39a**).

O tubo broncoscópico é inserido na laringe sob contato visual com a mão direita a partir da comissura oral. Caso somente as cartilagens aritenoides estejam visíveis inicialmente, a base da língua e a epiglote são elevadas. Com a abertura na vertical, a ponta do tubo é avançada entre as pregas vocais, passando completamente a glote ao mesmo tempo em que o tubo é rodado em 90°. A lâmina do laringoscópio é removida. O tubo é conectado ao respirador (**Fig. 10.39b**).

O tubo é avançado sob controle visual até a carina, ao mesmo tempo em que se baixa ligeiramente a cabeça. Ao avançar o broncoscópio, ele é deslizado entre o polegar e o indicador da mão esquerda para proteção dos dentes maxilares e do lábio superior (**Fig. 10.39c**).

Traqueobroncoscopia. Ligeira rotação da cabeça do paciente para a esquerda permite o avanço da ponta do tubo para o interior do sistema brônquico direito. Imediatamente lateral à esquerda, a origem do brônquio lobar superior é reconhecida tangencialmente, enquanto, ventralmente, está o brônquio lobar médio e, mais ou menos no mesmo nível, novamente tangencialmente, o brônquio apical do lobo inferior se torna visível após avanço adicional. Os outros brônquios inferiores são visualizados a seguir mais profundamente. Para avaliações diagnósticas adicionais, um telescópio de 30° é passado através do tubo e ligeiramente rodado para demonstrar as entradas dos lobos inferior e médio. Então, o tubo é retirado parcialmente até o brônquio lobar superior para permitir a inspeção do lobo superior com o telescópio de 90°. Rodando-se o telescópio de 90° em 180°, com ligeira retirada simultânea do broncoscópio, é possível visualizar com exatidão o brônquio lobar superior (**Fig. 10.39d**).

O sistema brônquico esquerdo é visualizado após retirar-se o tubo broncoscópico até a carina, virando-se a cabeça para a direita e refazendo o avanço do tubo. Novamente, o brônquio lobar superior pode ser visualizado com o telescópio de 90°, enquanto os brônquios apical, posterior e anterior somente podem ser observados com telescópios de 120°. Os brônquios segmentares do lobo inferior podem ser visualizados com telescópios de 30° (**Fig. 10.39e**).

O tubo é finalmente retirado sob controle visual, e a anestesia revertida com ventilação por máscara.

> **Regras, Dicas e Truques**
> - A menos que a ventilação jet seja utilizada, permitir sempre repetidas paradas para ventilação ao inspecionar ou trabalhar no sistema brônquico; retirar o tubo até a traqueia na presença de condições anatômicas desfavoráveis para ventilar melhor o lado contralateral.
> - A secreção brônquica é removida por aspiração e coletada (para citologia e bacteriologia); realizar lavagens com irrigação salina e subsequente aspiração dos ramos brônquicos.
> - Biópsias são realizadas com pinças ópticas rígidas conectadas ao telescópio reto-oblíquo ou com pinças flexíveis combinadas a telescópios angulados ou pinças saca-bocados.
> - Extrações de corpos estranhos são realizadas com pinças jacaré ou pinças *peanuts*. Utilizar a pinça óptica *peanuts* em lactentes devido às suas vantagens decisivas de manuseio.

> **! Riscos e Complicações**
> - Lesões dentárias, perda de dentes.
> - Lesões das pregas vocais, rouquidão.
> - Edema laríngeo, dispneia.
> - Pneumomediastino, pneumotórax (ao realizar medidas terapêuticas).
> - Hemorragias secundárias a biópsias ou punções.

Cuidados Pós-Operatórios

- Monitoramento da respiração, supressão da tosse.
- Administrar esteroides contra o edema laríngeo durante cirurgias longas, especialmente em crianças.

Traqueobroncoscopia com Broncoscópio Flexível

Princípio Cirúrgico

Endoscopia do sistema traqueobrônquico com um broncoscópio flexível de fibra óptica.

Indicações

Basicamente as mesmas da broncoscopia com telescópio rígido, especialmente:
- Lavagem brônquica endotraqueal por aspiração.
- Avaliação da dinâmica das vias aéreas, avaliação dos segmentos brônquicos mais periféricos.

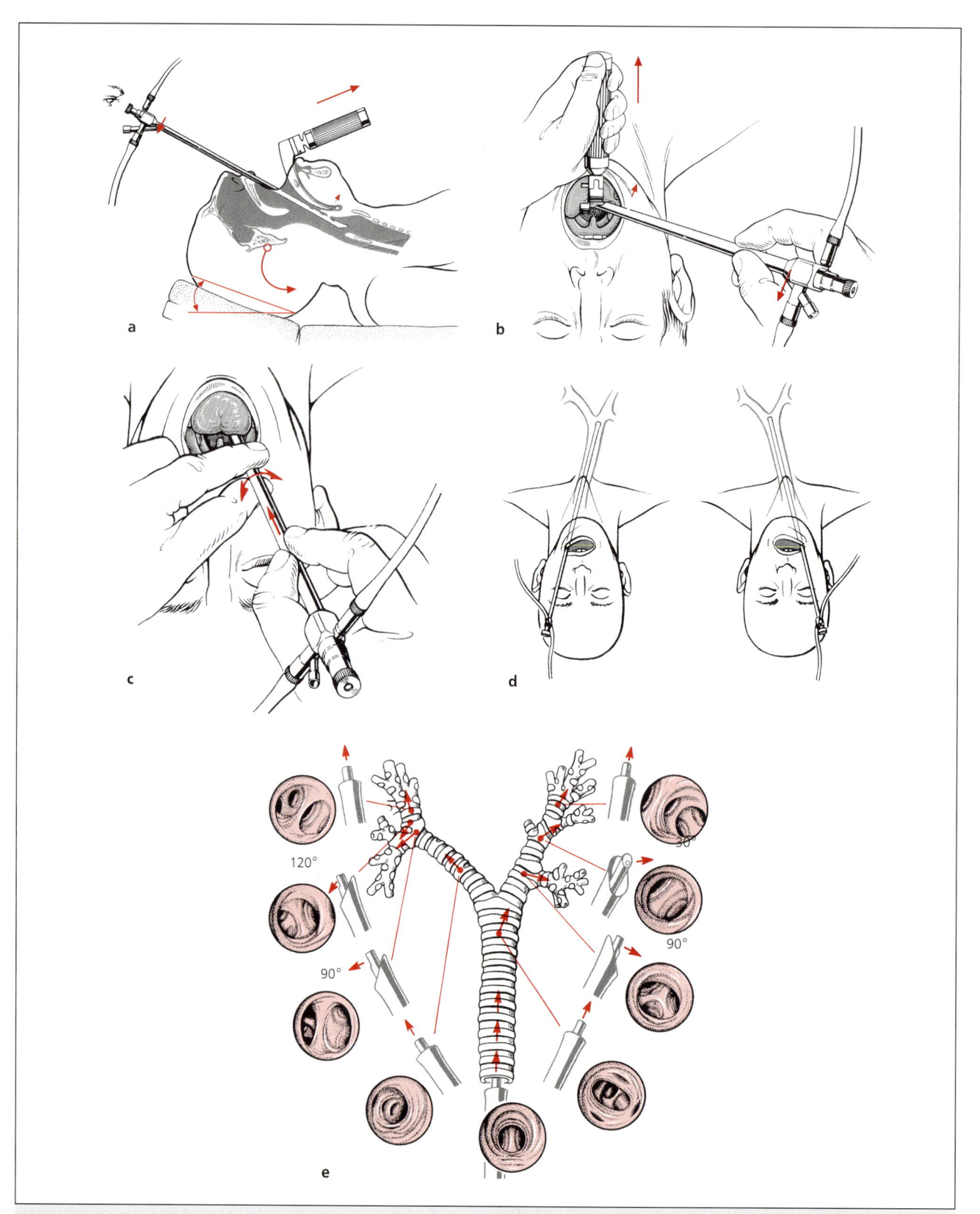

Fig. 10.39a-e Traqueoscopia com telescópio rígido.

a Posicionamento: cabeça ligeiramente elevada e reclinada. A visualização da laringe é realizada por tração na direção do cabo do laringoscópio. A ponta do broncoscópio é elevada após passar por baixo da epiglote.

b O broncoscópio é introduzido a partir do canto direito da boca. A epiglote é elevada.

c O broncoscópio desliza sobre o polegar da mão esquerda (que ao mesmo tempo protege os dentes).

d O brônquio fonte esquerdo é inspecionado a partir do canto direito da boca. O broncoscópio é movido para o lado esquerdo da boca para penetrar no brônquio fonte direito.

e Ilustração esquemática das divisões brônquicas, com os correspondentes ângulos dos telescópios.

- *Follow-up* terapêutico no tratamento conservador de malignidades.
- Broncoscopia em pacientes que não se adequarem à anestesia geral.

Contraindicações
- Hemorragia pulmonar maciça, biópsias de tumores altamente vascularizados.
- Contraindicação relativa: remoção de um corpo estranho de grandes dimensões em uma criança.

Pontos Específicos Relacionados ao Consentimento Informado
Como na traqueobroncoscopia rígida.

Instrumentos Especiais
Endoscópio de fibra óptica com instrumentos adicionais (pinças, escovas, agulhas de punção, cateter).

Anestesia
Anestesia geral endotraqueal ou anestesia tópica.

Anestesia Tópica
Anestesia da mucosa nasal (para abordagem transnasal) ou da cavidade oral (para abordagem transoral), faringe e laringe através de aplicação ou escovação com *spray* de lidocaína ou lidocaína a 4% (dose máxima sem agente vasoconstritor = 200 mg = 5 mL). Lubrificar o componente de entubação do broncoscópio de fibra óptica com lidocaína gel a 2%.

Após a introdução do broncoscópio de fibra óptica e visualização da glote, 1 mL de lidocaína a 4% é aplicado sob a forma de *spray* através do canal do instrumento em torno da região das pregas vocais durante fonação (seringa de 5 mL com 1 mL de anestésico e 4 mL de ar); o ar sopra o anestésico pelo canal do instrumento. O sistema traqueobrônquico profundo pode ser anestesiado da mesma maneira (usar solução diluída de lidocaína a 2%). Técnica alternativa: inalação de 5 mL de lidocaína a 4% com nebulizador ultrassônico.

Técnica Cirúrgica
Posicionamento. O paciente é colocado em posição inclinada, com a porção superior do corpo elevada em cerca de 30°; o examinador se posiciona de pé à frente do paciente, ou na extremidade da cabeça de um paciente em posição supina (**Fig. 10.40**).

Inserção do broncoscópio. Com a mão esquerda, o endoscópio é cuidadosamente inserido no assoalho do nariz, que já foi descongestionado e anestesiado, angulado inferiormente na nasofaringe com movimentos do controle (mão direita) e avançado sob controle óptico até a glote através da reversão da angulação (mão esquerda).

Traqueobroncoscopia. Após repetir-se a anestesia e aguardar-se a cessação da tosse, o endoscópio é avançado para a traqueia. Ao atingir a carina, a ponta do endoscópio é direcionada sob controle visual para os brônquios fonte e a seguir para os brônquios mais periféricos. *Ao avançar o instrumento, a ponta deve sempre ser mantida no meio da luz por angulação cuidadosa, não devendo comprimir a parede. Uma discreta rotação do endoscópio em torno do seu eixo permite que se adapte a direção à ponta do instrumento (seta pequena na margem do campo visual)* (**Fig. 10.41**).

A inspeção de todo o sistema brônquico é realizada através de avanços e angulações do telescópio; a repetição da anestesia pelo canal do instrumento poderá ser necessária. O muco é removido por aspiração através do canal do instrumento.

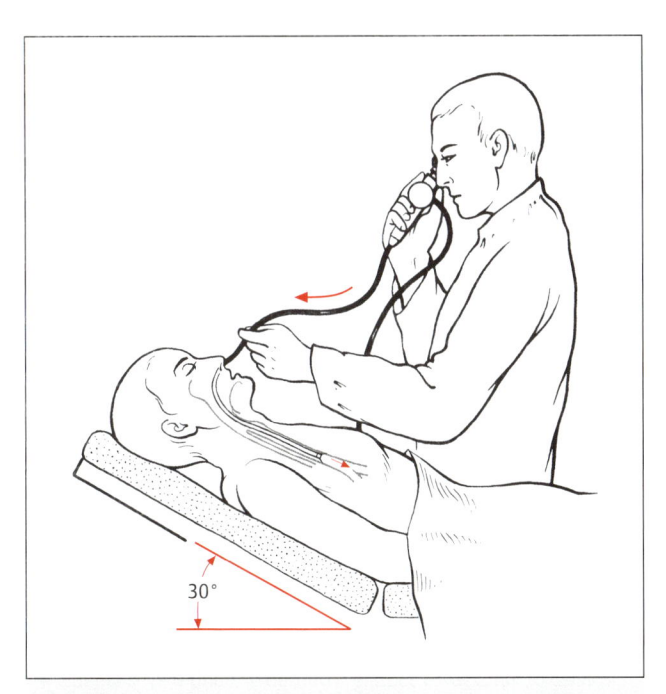

Fig. 10.40 Broncoscopia com endoscópio flexível. O examinador se posiciona de pé próximo ao paciente, cuja parte superior do corpo é elevada em 30°.

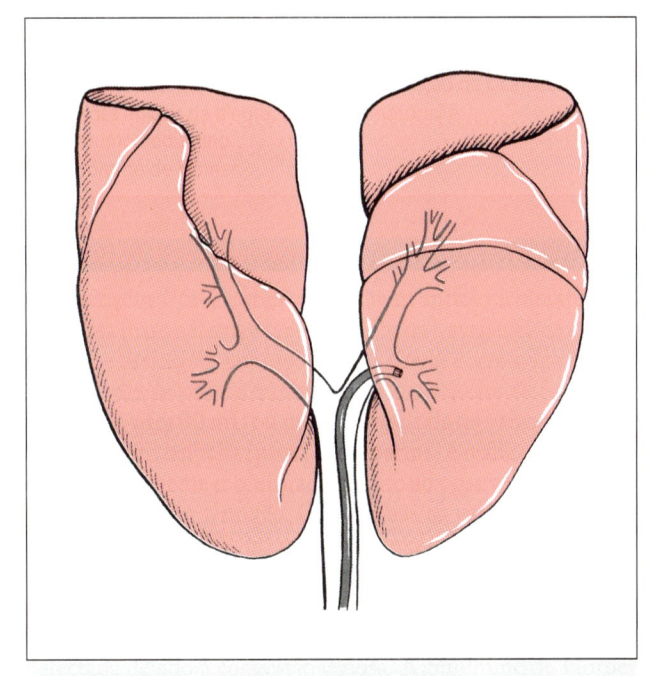

Fig. 10.41 Broncoscopia com endoscópio flexível. A angulação da ponta do endoscópio permite o acesso às divisões brônquicas.

Biópsia. Uma pinça é introduzida pelo canal do instrumento após retificação temporária da ponta do instrumento. *Para manter uma boa visualização, não avançar o telescópio muito próximo à lesão.* A pinça inserida é avançada na posição aberta em direção à lesão, no interior da qual ela é fechada. O instrumento é fechado pelo assistente e novamente retirado pelo cirurgião. É recomendável a aplicação de gotas de um agente vasoconstritor de antemão. Quatro amostras de biópsia devem ser retiradas para aumentar a acurácia da histologia. Ao utilizar um cateter ou escova, ele é passado várias vezes sobre a área suspeita e o material colhido é rapidamente processado. Para biópsias com aspiração por agulha fina, a cânula é avançada pelo canal do instrumento e inserida no tecido. Após a remoção do mandril, a aspiração é realizada com uma seringa de 20 mL, ao mesmo tempo em que o tubo espiral é movimentado em vai-e-vem. Após remover a seringa, todo o instrumento é retirado.

> **! Riscos e Complicações**
> Como na broncoscopia rígida

Modificações

O endoscópio deve ser protegido por um protetor bucal durante a inserção transoral do broncoscópio.

Caso a endoscopia seja realizada sob anestesia geral, um assim chamado adaptador-T (p. ex., da Portex) é utilizado, que possui uma conexão lateral para oferta do gás anestésico e um ducto selável acima para o endoscópio. Lubrificante em *spray* é aplicado no endoscópio.

Para endoscopia através de uma cânula de traqueotomia ou traqueostoma, a traqueia é anestesiada com poucas aplicações de *spray* de lidocaína antes da inserção do endoscópio lubrificado.

> **Regras, Dicas e Truques**
> - Garantir sempre a visualização ótima; ocasionalmente, o endoscópio de fibra tem que ser retirado, limpado e reinserido. Entretanto, a visualização frequentemente pode ser retomada somente com aspiração.
> - Pode ser necessário administrar oxigênio por um tubo nasal em pacientes com dispneia.

Doenças Malignas da Laringe

Ao se considerar o tratamento do carcinoma laríngeo, qualquer discussão quanto à forma mais adequada de tratamento deve ser conduzida no contexto de todo o plano de fundo oncológico. Quanto mais avançada for a doença tumoral, mais isso é aplicável, embora os estágios iniciais do câncer devam receber particular atenção.

O tratamento cirúrgico das malignidades laríngeas pode ser realizado por via transoral ou aberta. A regra básica é que o risco de recorrência é maior na porção ventral da laringe para a microcirurgia transoral com *laser*, enquanto as ressecções parciais clássicas dos carcinomas das pregas vocais por abordagens abertas apresentam maior risco de recorrência na região posterior. A razão para isso repousa no respectivo ângulo da abordagem. Essas considerações gerais, entretanto, não devem deter o cirurgião quanto a um ou outro método; elas têm como intenção trazer certos problemas à atenção do cirurgião menos experiente e funcionar como um lembrete de que nem a cirurgia com *laser*, nem a convencional cirurgia aberta é adequada para a ressecção de todo e qualquer carcinoma com o grau mais alto de segurança. O treinamento sólido em ambos os procedimentos cirúrgicos permitirá que a indicação seja feita de forma responsável e proverá o tratamento cirúrgico individualizado do carcinoma laríngeo.

No texto a seguir, será repetidamente afirmado que a ressecção transoral dos carcinomas da laringe – e o mesmo se aplica aos carcinomas da cavidade oral, oro e hipofaringe – pode ser realizada em uma ou várias etapas, como originalmente descrito por Steiner (de Göttingen, Alemanha). Entretanto, deve ser mencionado que, como regra, a técnica fragmentada contradiz o princípio das ressecções clássicas em bloco (método *no-touch*). A prevalência da técnica fragmentada é fundamentada na experiência obtida em um grande número de pacientes tratados e na observação de que o feixe de *laser* sela os ductos linfáticos do tecido saudável. Não existe atualmente nenhuma evidência clínica de que a fragmentação do tumor está associada a um aumento de disseminação metastática linfática. Críticos desta técnica argumentam que um número não insignificante destes pacientes é posteriormente submetido a radio(quimio) terapia, particularmente nos carcinomas de laringe, que de qualquer forma metastatizam com mais frequência. Existem também indicações com base em estudos com animais de que a fragmentação de tumores de crescimento muito agressivo é seguida por uma taxa mais alta de metástases linfonodais do que a ressecção em bloco clássica. Essa discussão pretende tornar claro que, atualmente, não é possível julgar se o princípio da ressecção em bloco clássica pode ser abandonado em favor da estratégia da fragmentação por cirurgia com *laser* sem aumentar o risco de disseminação linfática metastática. Essa questão poderá ser fundamental no futuro na escolha do momento mais adequado para o esvaziamento cervical após fragmentação do tumor por cirurgia com *laser*. Steiner realiza o esvaziamento cervical em dois estágios, o que pode ter como resultado o fato de que grupos de células tumorais são removidos com maior certeza durante o esvaziamento cervical subsequente do que durante uma ressecção simultânea com *laser* do tumor primário.

Laringectomia Parcial Transoral – Cirurgia com *Laser*

Indicações

A tomada de decisões quanto a estratégias individuais de tratamento dos carcinomas laríngeos corre lado a lado a um exame diagnóstico pré-operatório meticuloso. Quanto maior o tumor, mais isso se aplica. Caso a TC pré-operatória revele existir uma infiltração profunda do arcabouço laríngeo ou disseminação extralaríngea, poucos laringologistas indicarão uma cirurgia com *laser*. O tratamento cirúrgico com *laser* de carcinomas laríngeos avançados demanda uma experiência particularmente grande da parte do cirurgião.

Pontos Específicos Relacionados ao Consentimento Informado

- Lesões dentárias, perda de dentes.
- Disfagia, sonda nasogástrica.
- Rouquidão, até mesmo perda da voz.
- Dispneia, traqueotomia com inserção de cânula de traqueotomia.
- Pneumonia, pneumotórax.
- Lesões mucosas, perfuração da parede faríngea.
- Mediastinite.
- Paralisia dos nervos lingual, hipoglosso e glossofaríngeo.
- Engasgos, com aspiração de conteúdo gástrico.
- Ignição do tubo endotraqueal, com lesões subsequentes severas da traqueia, brônquios e pulmões.
- Inflamação das cartilagens tireoide e cricoide, com riscos de desenvolvimento posterior de estenose laríngea severa.

Instrumentos Especiais e Implantes

- Tubos laringoscópicos e instrumentos com aplicações especiais de aspiração; óculos de proteção quanto ao *laser*.
- Tubos laringoscópicos especiais para microcirurgia transoral com *laser* da laringe foram descritos por vários cirurgiões. Decidir sobre qual destes tubos é o mais adequado em uma determinada situação é definitivamente uma questão de preferências e técnicas individuais. Particularmente na cirurgia com *laser* de carcinomas avançados, não é infrequente que vários laringoscópios sejam utilizados para ressecar um tumor. Um carcinoma somente pode ser responsavelmente ressecado, caso as margens tumorais possam ser claramente identificadas. Em raros casos, seja em um ou dois estágios, a conversão para um procedimento aberto deverá ser considerada caso a abordagem transoral não permita a ressecção completa.
- O *laser* CO_2 pode ser utilizado para vaporização e também como instrumento cortante. A técnica da vaporização é contraindicada em neoplasias malignas, já que esta abordagem não permite a avaliação histopatológica do tecido e das margens de ressecção. A única exceção é na obtenção de uma rá-

pida redução do volume tumoral, que pode ser indicada como abordagem paliativa. A técnica de incisão é indicada para todos as ressecções curativas de tumores com *laser*. Isso é realizado de modo focalizado ou ligeiramente desfocalizado, o que permite uma ressecção quase exangue.

Carcinomas das Pregas Vocais

Carcinoma *In Situ*, Carcinomas Microinvasivos Circunscritos

Técnica Cirúrgica

Pequenas lesões das pregas vocais, que se desenvolveram somente de forma superficial, são tipicamente removidas como uma biópsia excisional com margem de segurança estreita e submetidas à avaliação histopatológica. Essa excisão pode ser realizada com instrumentos frios ou com microcirurgia com *laser* (**Fig. 10.42**). Ambas as técnicas podem ser precedidas pela injeção de uma mistura de solução salina e epinefrina na camada superficial da lâmina própria da prega vocal (hidrodissecção). Isso facilita a distinção entre um carcinoma superficialmente circunscrito e um tumor que se infiltra nas camadas teciduais profundas. Caso a lesão aparente infiltrar as camadas profundas e nenhum resultado histológico tenha ainda sido obtido, a histologia deve ser verificada primeiramente e nenhuma ressecção mais profunda deve ser tentada, considerando que confusões com lesões benignas podem ocorrer, mesmo com cirurgiões experientes.

Caso a indicação para cirurgia com *laser* tenha sido estabelecida, o procedimento se inicia pela determinação da linha de incisão peritumoral (**Fig. 10.43**). O cirurgião experiente, com frequência, realizará a ressecção em um estágio único contínuo. É, entretanto, igualmente possível, e não menos eficiente, marcar inicialmente a linha de excisão imaginária com *spots* do *laser*. Uma vez que a incisão com *laser* tenha sido completada posterior ou anteriormente à lesão, a margem de incisão de frente ao tumor é pinçada com pinças delicadas, e a dissecção é completada na camada tecidual aparentemente livre de tumor. A amostra removida é colocada em cortiça, marcada com agulhas de diferentes cores, para indicar quais margens devem ser livres de tumor e enviadas ao patologista.

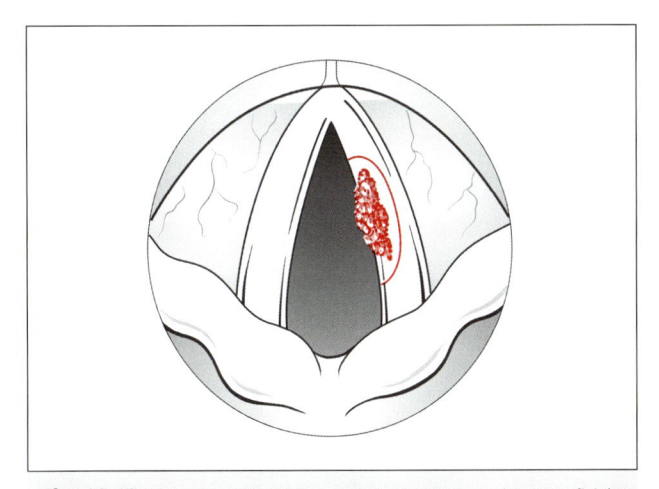

Fig. 10.42 Biópsia excisional de uma lesão hiperceratótica superficial da prega vocal direta, confinada à mucosa.

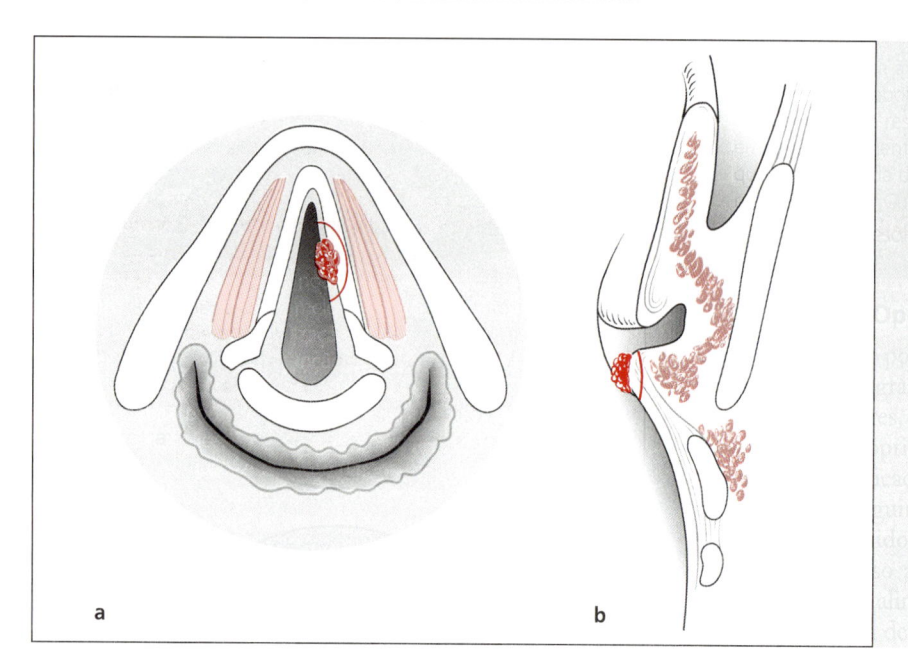

Fig. 10.43a, b Linhas de ressecção microcirúrgica com *laser* para um carcinoma de prega vocal localizado à direita.
Com o microscópio cirúrgico, a ressecção é realizada sob visão direta, mantendo-se próximo à lesão e respeitando o comportamento do tecido com a microcirurgia com *laser*.

a Visão frontal.
b Visão lateral.

Carcinomas T1b das Pregas Vocais

Técnica Cirúrgica

A indicação para cirurgia transoral de um carcinoma T1b das pregas vocais pressupõe a sua exposição confiável. Transigências durante a ressecção do tumor estão associadas a um risco aumentado de recorrência. O tratamento cirúrgico com *laser* dos tumores T1b das pregas vocais pode ser realizado de, ao menos, três formas:

- Um carcinoma histologicamente confirmado é removido em uma única peça (**Fig. 10.44**).
- Um carcinoma é seccionado na linha média ou próximo a ela e removido em duas ou mais porções. Isso se aplica acima de tudo a carcinomas profundamente infiltrativos e àqueles que se estendem muito ventralmente (**Figs. 10.45 e 10.46**).
- Um carcinoma que se desenvolveu superficialmente e foi confirmado histologicamente como sendo altamente diferenciado, pode ser removido em dois estágios: inicialmente, o lado mais afetado, depois o tumor residual dentro de 6 a 8 semanas. Aqui, o objetivo é evitar a formação de membranas no pós-operatório na região da comissura anterior e obter um bom resultado funcional. Infiltração profunda do carcinoma e diferenciação de grau moderado militam contra esta forma de tratamento em dois estágios.

> **! Riscos e Complicações**
>
> O envolvimento da comissura anterior traz o risco de formação de membranas no pós-operatório. Similarmente, o risco de recorrência é fundamentado em torno desta zona problemática.
> Há várias explicações para tal fato. Por um lado, a abordagem transoral por si só torna difícil a exposição da comissura anterior; isso se aplica particularmente em pacientes com uma laringe estreita ou proeminente, que não infrequentemente se associa a uma maxila proeminente. Outra dificuldade deriva do risco potencial de crescimento tangencial do tumor para áreas ossificadas da cartilagem tireoide ao longo do tendão de Broyle ou ao longo de vasos sanguíneos que penetram a porção ossificada da cartilagem.

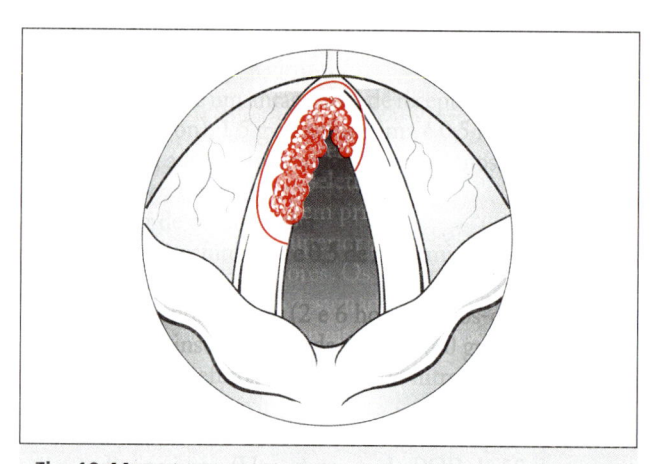

Fig. 10.44 Carcinoma T1b da prega vocal, predominantemente à direita.
A ressecção microcirúrgica com *laser* pode ser realizada em uma única peça.

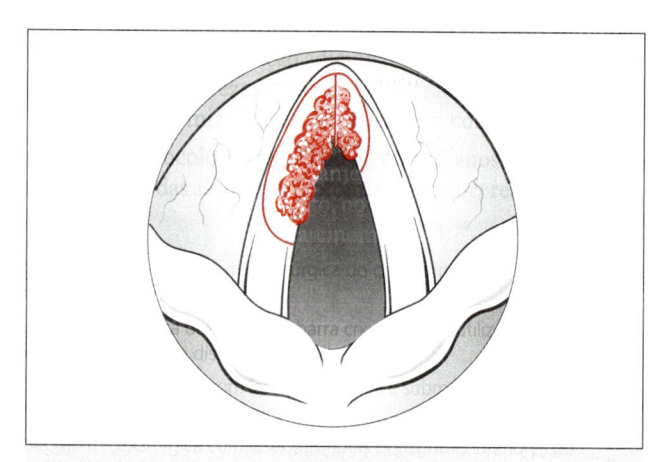

Fig. 10.45 Carcinoma T1b da prega vocal, predominantemente à direita.
A ressecção microcirúrgica com *laser* é realizada em duas porções, com uma incisão vertical na linha média.

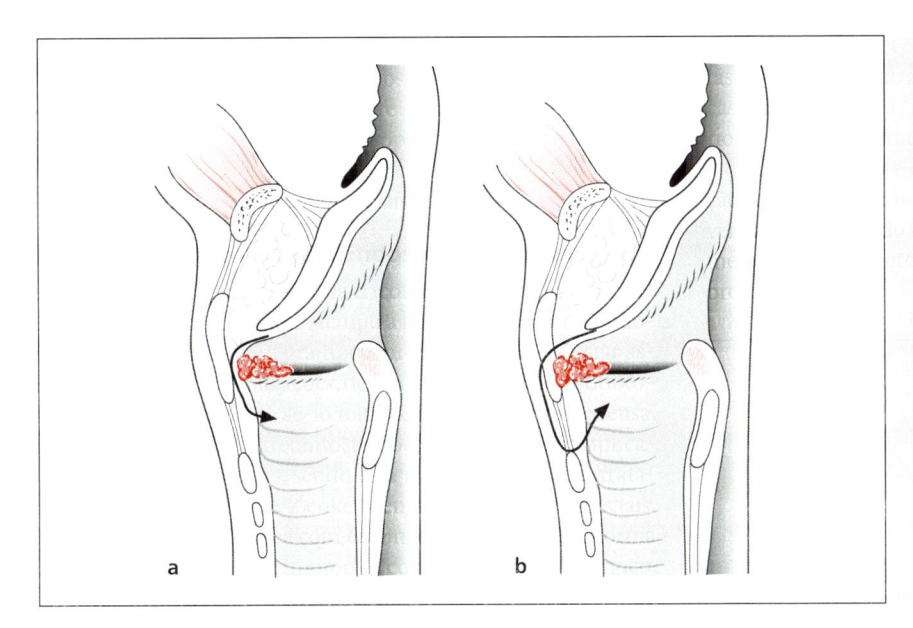

Fig. 10.46a, b Ressecção microcirúrgica com *laser* transoral de um carcinoma de prega vocal ventralmente localizado.

a Caso o pericôndrio da cartilagem tireoide não seja reconhecido como envolvido, a ressecção é realizada ao longo da cartilagem, incluindo o pericôndrio.

b Caso o pericôndrio esteja envolvido, com invasão da cartilagem tireoide ossificada, a porção envolvida da cartilagem tireoide também poderá ser ressecada transoralmente com técnica microcirúrgica com *laser*. Um pré-requisito para isso é a exposição adequada da região previamente mencionada.

> No caso de uma invasão profunda da comissura anterior, estes argumentos demandam particularmente uma cuidadosa avaliação entre a indicação para cirurgia transoral com *laser* e a indicação para laringectomia parcial por abordagem aberta.

Carcinomas T2 e T3 das Pregas Vocais

Princípio Cirúrgico

A ressecção microcirúrgica transoral com *laser* de carcinomas extensos é realizada em estágio único ou em etapas. Caso esta última técnica seja utilizada, atenção particular deve ser dada à marcação exata das linhas de incisão, de forma a ser possível confirmar histologicamente a completa ressecção do tumor, que, naturalmente, deve ser o objetivo destas medidas terapêuticas. Ao planejar a cirurgia, a abordagem do tumor deve ser determinada. Em algumas situações é apropriado – e isso se aplica particularmente aos carcinomas glóticos avançados – iniciar a dissecção superiormente ao tumor, ou seja, na região supraglótica, p. ex., ao longo da cartilagem tireoide, em direção caudal. Neste contexto, a questão relacionada à necessidade, bem como a extensão de qualquer possível ressecção da falsa prega, é importante e deve ser considerada durante o planejamento cirúrgico. Isto é importante, acima de tudo, durante a fase pós-operatória, quando surge a questão relacionada à possibilidade de aprendizagem de uma nova voz no nível das falsas pregas. Uma ressecção completa não crítica das falsas pregas não é indicada.

Considerando todos os argumentos acima relacionados à técnica de ressecção do tumor, a questão da função pós-operatória não deve ser esquecida ao realizar-se o plano cirúrgico para tratamento dos carcinomas laríngeos. De um ponto de vista puramente técnico-cirúrgico, a maioria dos carcinomas laríngeos avançados é ressecável por um cirurgião experiente em *laser*. As limitações funcionais remanescentes são, entretanto, altamente significativas, especialmente nos carcinomas laríngeos. Assim, a ausência de uma cartilagem aritenoide pode frequentemente ser compensada através de um treinamento adequado da deglutição, mas a remoção de ambas as cartilagens aritenoides é inaceitável do ponto de vista funcional.

Técnica Cirúrgica

Fragmentação do tumor. Caso o carcinoma possa ser completamente removido em uma única peça, a técnica não difere daquela anteriormente descrita para os carcinomas circunscritos das pregas vocais. A técnica de fragmentação envolve geralmente incisões direcionadas lateralmente na direção da cartilagem tireoide e caudalmente na direção da borda superior da cricoide. Elas seguem a extensão do tumor na profundidade da musculatura, até que finalmente seja encontrado tecido cujas características de absorção do *laser* sejam similares às do tecido saudável, como observado sob grande amplificação no microscópio cirúrgico (**Fig. 10.47**). Caso a musculatura se encontre infiltrada até o pericôndrio, o carcinoma também pode ser res-

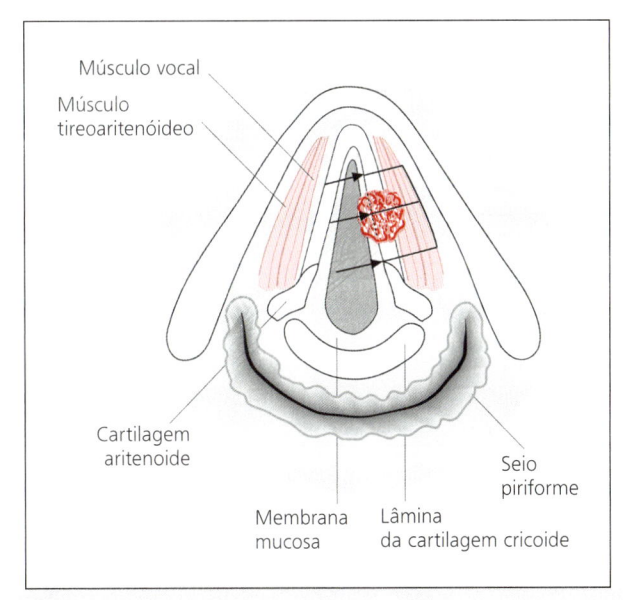

Fig. 10.47 Carcinoma da prega vocal direita com invasão muscular. Ressecção microcirúrgica com *laser* do carcinoma sob visão microscópica permite a adequada diferenciação entre tecido saudável e tecido afetado pelo tumor.

secado ao longo da superfície interna da cartilagem tireoide. Obviamente, a cartilagem tireoide também poderá ser incluída na ressecção, mas esta técnica requer experiência adequada do cirurgião. Um pré-requisito para a indicação de cirurgia com *laser*, como preconizado por praticamente todos os laringologistas, é que o tumor não tenha crescido em direção paralaríngea, em direção cranial e/ou caudal.

Regras, Dicas e Truques

- Razões funcionais, como a inevitável disfagia que se segue à ressecção da articulação aritenóidea, limitam as possibilidades técnicas de ressecabilidade.
- A remoção unilateral da cartilagem aritenoide pode, em geral, ser funcionalmente compensada, mas razões funcionais proíbem a ressecção bilateral.

! Riscos e Complicações

- Infecções locais.
- Enfisema cirúrgico.
- Formação de fístulas.
- Hemorragias.
- Dispneia secundária à formação de membranas.
- Estenose ou edema.
- Dificuldades na deglutição (disfagia) ou pneumonia por aspiração.
- Sangramento pós-operatório severo, rouquidão e até mesmo perda da voz.

Cuidados Pós-Operatórios

Fonoterapia e, caso apropriado, treinamento da deglutição; nebulizador de cabeceira.

Alternativas

Técnicas convencionais de ressecção cirúrgica, radioterapia.

■ Carcinoma da Supraglote

A ressecção transoral com *laser* CO_2 de malignidades da supraglote é uma técnica que não é indubitavelmente desgastante para o paciente e é, geralmente, associada a uma baixa morbidade. Uma vez que uma traqueotomia temporária pode ser dispensada na vasta maioria dos casos e, de forma distinta à abordagem aberta, a nutrição através de sonda nasogástrica é frequentemente restrita a alguns poucos dias, a qualidade de vida após ressecção endoscópica parcial é, em alguma extensão, claramente superior à da abordagem aberta convencional, ao menos pelos primeiros dias de pós-operatório. Além disso, a maioria dos cirurgiões não impõe limites de idade para a ressecção supraglótica parcial por abordagem aberta. A superioridade dos resultados funcionais caracteriza a ressecção endoscópica com *laser* como um excelente método de tratamento para os carcinomas supraglóticos.

Princípio Cirúrgico

Exposição transoral do carcinoma supraglótico após exames de imagem prévios. A decisão concernente à abordagem (p. ex., através de divisão da epiglote, secção da prega glossoepiglótica) e a questão quanto a qualquer infiltração possível do espaço pré-epiglótico, a questão quanto a realizar esvaziamento cervical, cirurgia em um ou dois estágios.

Uma vantagem em particular das formas de tratamento microcirúrgicas com *laser* na região supraglótica reside no fato de que, de forma distinta a das pregas vocais, margens de segurança mais largas do carcinoma podem frequentemente ser mantidas sem um aumento notável na extensão dos problemas funcionais.

Indicações

Carcinomas da margem livre da epiglote, carcinomas suprahióideos centrais e carcinomas da superfície lingual da epiglote, da margem das falsas pregas ou da região das pregas ariepiglóticas são todos particularmente adequados para a ressecção cirúrgica endoscópica com *laser*.

Técnica Cirúrgica

Carcinomas circunscritos da epiglote supra-hióidea. Ressecção em uma única peça, similar à técnica para ressecção de carcinomas precoces das pregas vocais (**Fig. 10.48**).

Carcinomas da epiglote infra-hióidea. A real extensão em profundidade do carcinoma é geralmente de difícil identificação pré-operatória, e isso se aplica particularmente à região do pecíolo epiglótico. Adicionalmente, a diferenciação entre carcinomas T1 e T3 pode também ser difícil.

A experiência clínica demonstrou que nos carcinomas da região infra-hióidea a infiltração do espaço pré-epiglótico deve sempre ser considerada. Tal infiltração não representa uma contraindicação para a ressecção com *laser*. A pré-condição para este tipo de ressecção, entretanto, é a completa identificação do tumor após a secção do coxim de gordura pré-epiglótica. Uma abordagem cirúrgica com *laser* através da valécula é recomendável para este objetivo.

Identificação do coxim pré-epiglótico de gordura. A eletrocauterização convencional do feixe vascular das pregas faringoepiglóticas é seguida por uma secção na linha média da prega glossoepiglótica. Sangramentos geralmente ocorrem e, caso sejam incontroláveis, o uso de clipes especiais de titânio (Ligating Clip Cartridge, Ethicon Endo-Surgery, Cincinnatti, EUA; Endolaryngeal Clip Forceps, 8665 I, Karl Storz, Tutlingen, Alemanha) provou-se efetivo. Após isso, a secção da epiglote supra-hióidea poderá ser realizada, em direção sagital (**Figs. 10.49, 10.50, 10.51**) ou parassagital. Após a identificação do coxim pré-epiglótico de gordura e da porção laríngea da epiglote infra-hióidea que dá suporte ao tumor, o carcinoma é geralmente seccionado sagitalmente através de uma incisão de trajeto caudal. Em alguns casos, a extensão do tumor requer também uma incisão horizontal através da lesão (**Figs. 10.52, 10.53, 10.54, 10.55**). Caso o tumor tenha infiltrado a cartilagem tireoide ou uma das cartilagens aritenoides, estas estruturas poderão ser incluídas na ressecção.

Doenças Malignas da Laringe

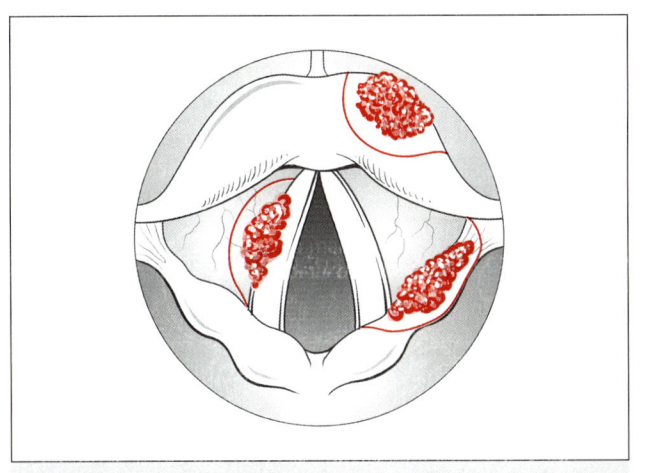

Fig. 10.48 Pequenos carcinomas supraglóticos são removidos com técnica microcirúrgica com *laser*, adaptada à extensão individual do tumor.

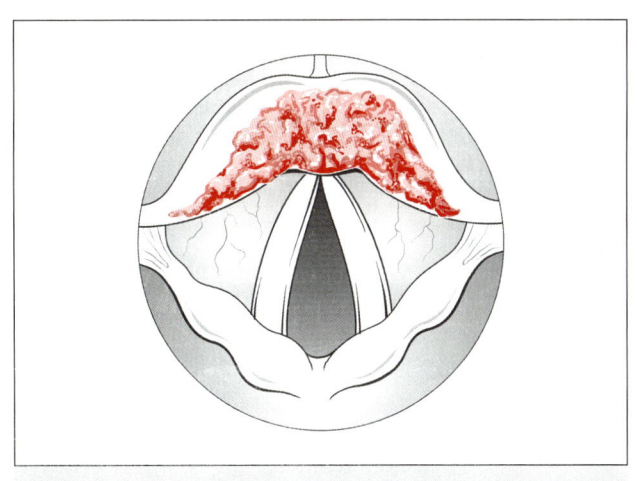

Fig. 10.49 Carcinoma extenso da prega laringoepiglótica.

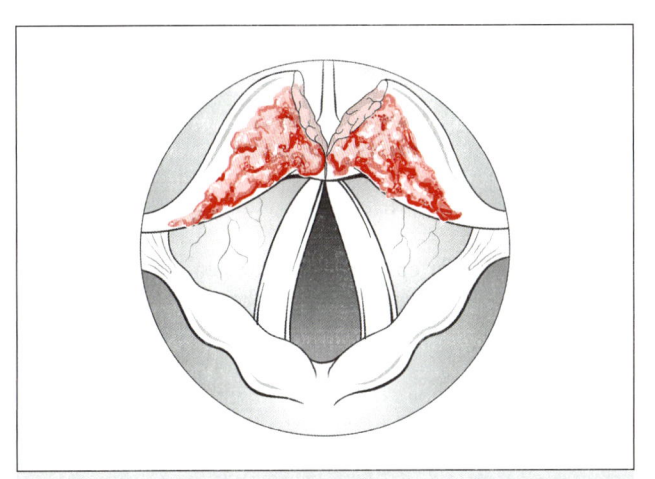

Fig. 10.50 Secção microcirúrgica com *laser* da epiglote na linha média, conferindo a oportunidade de determinação exata da extensão do carcinoma supraglótico.

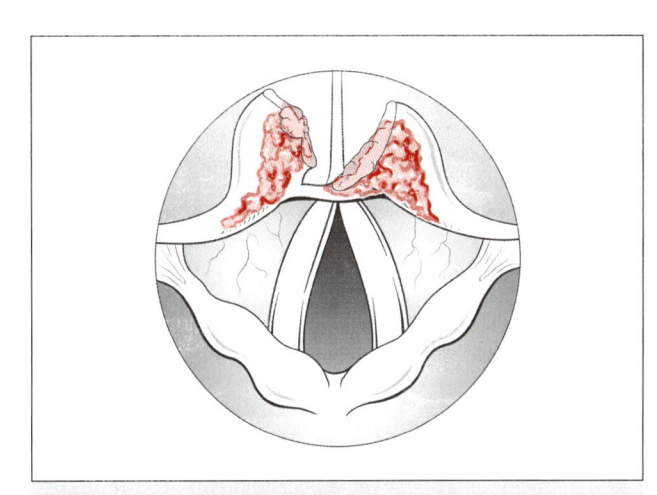

Fig. 10.51 A área supraglótica afetada é ressecada de forma fragmentada, correspondendo à exata localização do tumor.

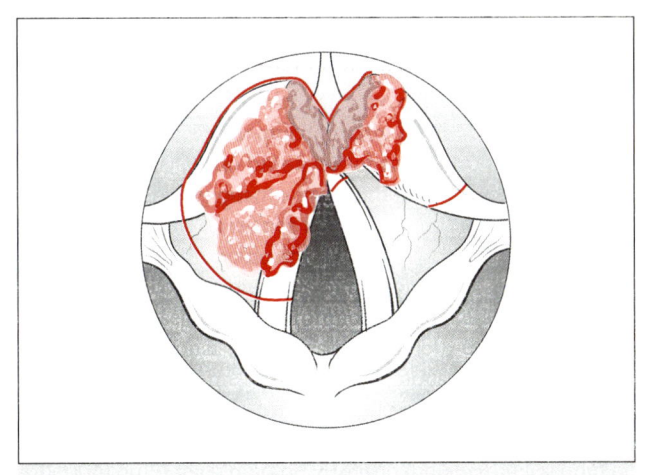

Fig. 10.52 Carcinoma supraglótico extenso com a linha de ressecção implicada.

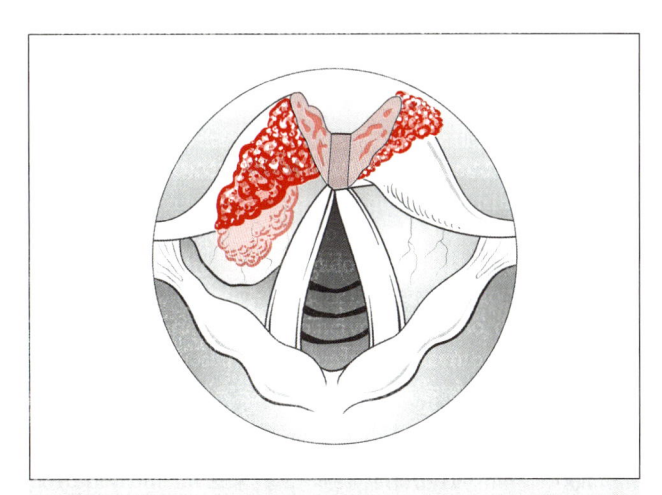

Fig. 10.53 Secção microcirúrgica com *laser* na linha média da epiglote, com extensão reconhecível do carcinoma, que também se estende à face lingual da epiglote.

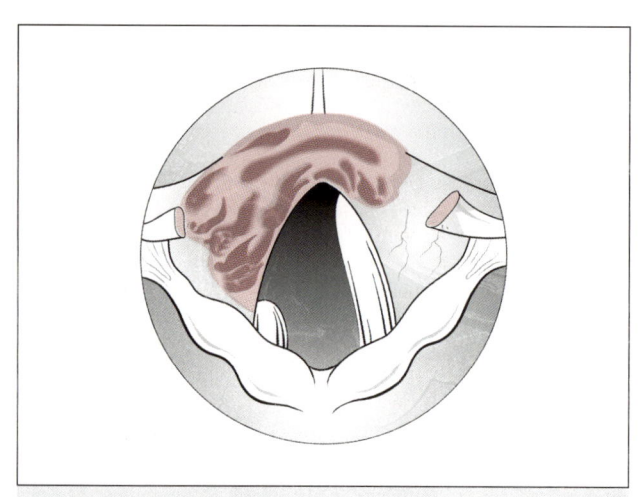

Fig. 10.54 Carcinoma supraglótico extenso. Partes da falsa prega e da prega vocal verdadeira, bem como da base da língua são incluídas na ressecção.

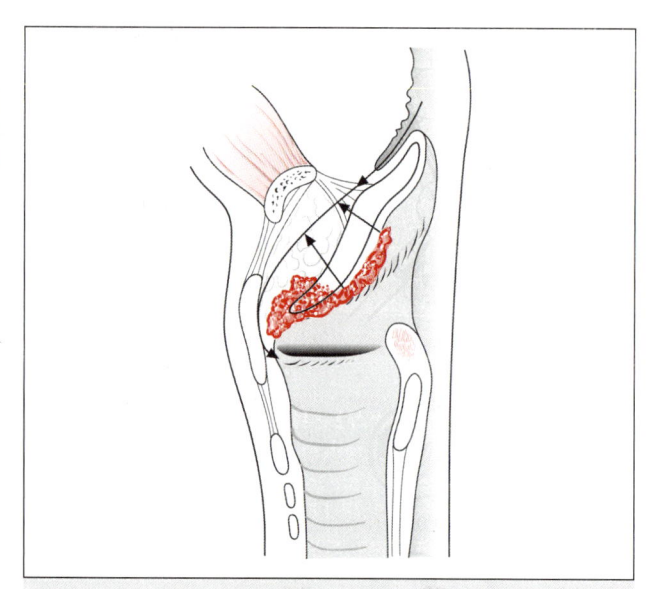

Fig. 10.55 Carcinoma supraglótico com invasão do espaço pré-epiglótico.
A microcirurgia transoral com *laser* permite uma ressecção supraglótica ao longo da cartilagem tireoide, com inclusão do tecido pré-epiglótico e, com ele, inclusão da parte do tumor aí localizada.

Regras, Dicas e Truques

Como já mencionado acima, certo grau mais ou menos significativo de disfagia pós-operatória deve ser esperado, dependendo da extensão da ressecção unilateral na região da aritenoide. Não se deve ressecar ambas as cartilagens aritenoides, já que isso resultaria na mais severa das disfagias pós-operatórias.

! Riscos e Complicações
- Infecções locais.
- Enfisema cirúrgico.
- Formação de fístulas.
- Hemorragias.
- Dispneia secundária a estenose ou edema.
- Dificuldades na deglutição (disfagia) ou pneumonias por aspiração.
- Sangramento pós-operatório severo, rouquidão e até mesmo perda da voz.

Cuidados Pós-Operatórios

Fonoterapia e, caso apropriado, treinamento da deglutição; nebulizador de cabeceira.

Carcinoma da Hipofaringe

Princípio Cirúrgico

Ressecção transoral ao longo da extensão individual do tumor; não realizar ressecções abrangentes em bloco do tumor e amostras de esvaziamento cervical. O tumor e o tecido saudável da hipofaringe podem, frequentemente, ser distinguidos muito facilmente entre si com o microscópio cirúrgico.

Indicações

Carcinomas T1 e T2 da hipofaringe, passíveis de exposição na sua totalidade através de abordagem transoral.

Contraindicações

Carcinomas com infiltração profunda nos tecidos moles do pescoço.

Planejamento Cirúrgico

A rotina diagnóstica pré-operatória inclui exame endoscópico e TC. Os resultados destes exames ajudarão na tomada de decisão quanto à possibilidade de ressecção transoral parcial. Obviamente, a experiência do cirurgião também influencia a decisão final, sendo desnecessário reafirmar que a segurança oncológica deve ser considerada. Ocasionalmente, a extensão do tumor, refletida na superfície mucosa, não é indicativa do real tamanho da lesão. Carcinomas do seio piriforme podem invadir os espaços paraglótico e pré-epiglótico, a região das cartilagens aritenoides, a cartilagem tireoide e os tecidos moles do pescoço sem que nenhuma patologia seja evidente à endoscopia. Somente em casos de infiltração extensa, p. ex., da articulação cricoaritenóidea, a extensão do tumor se torna evidente, como resultado da mobilidade limitada ou fixação da cartilagem aritenoide.

Técnica Cirúrgica

É geralmente recomendável ressecar o tumor passo a passo em uma direção craniocaudal. Para isso, o laringoscópio de distensão é posicionado de forma que uma margem de tecido saudável com cerca de 10 a 12 mm permaneça entre a lâmina do espéculo e a borda visível do tumor. A incisão mucosa deve ser realizada sob grande aumento com o microscópio.

O tumor é removido por excisão em bloco e em camadas. O tumor pode ser seccionado em pequenos segmentos através da realização de incisões horizontais e verticais de maneira enxadrezada. A junção entre tecido saudável e tumor é geralmente identificada com o microscópio cirúrgico.

Modificações

Caso o tumor seja irressecável com o *laser*, devido à sua exposição ou localização inadequadas, uma laringectomia parcial por abordagem aberta ou até mesmo uma laringectomia com faringectomia parcial é geralmente indicada. Nestes casos, a opção pela radioquimioterapia deve ser considerada.

> **Regras, Dicas e Truques**
> Uma margem de ressecção relativamente larga (≥ 10 mm) pode ser mantida nesta região sem que isso implique em consequências funcionais maiores, que poderiam, pelo contrário, resultar de perdas teciduais. Isso significa uma maior segurança durante a ressecção do tumor.

Cuidados Pós-Operatórios

Na remoção cirúrgica transoral com *laser* dos carcinomas hipofaríngeos, pode-se considerar que a ferida cicatrizará espontaneamente, com epitelização completa. A cicatrização da ferida é geralmente completada dentro de 8 semanas, gerando bons resultados funcionais.

> **! Limitações e Complicações da Cirurgia com *Laser***
> Seguindo as considerações feitas nesta seção, as limitações e complicações da cirurgia com *laser* dos carcinomas laríngeos devem ser mais uma vez apontadas. Como em qualquer outro procedimento cirúrgico, a experiência do cirurgião tem uma importante influência na taxa de complicações. A ressecção transoral de tumores de grandes dimensões é possível desde que a exposição seja boa e o cirurgião tenha experiência suficiente. As limitações da cirurgia com *laser* são determinadas menos pelas possibilidades técnicas do que pelos resultados funcionais pós-operatórios.
> Após a dispneia aguda, a hemorragia pós-operatória é a complicação mais perigosa. Isto é passível de prevenção com uma hemostasia intraoperatória meticulosa, parcialmente pela utilização dos clipes de titânio acima mencionados. Contudo, mesmo após um curso intraoperatório sem intercorrências, um sangramento pós-operatório severo pode ocasionalmente ocorrer, demandando ação imediata. Nesta situação, centros com experiência em cirurgia com *laser* para carcinomas laríngeos avançados se concentrarão na hemostasia rápida, por coagulação ou com clipes vasculares, imediatamente seguida por traqueobroncoscopia. Caso justificável, uma traqueotomia deve ser evitada; ventilação mecânica controlada pós-operatória, p. ex., por 1 dia, deve ser considerada.

> Com relação à ressecção de carcinomas glóticos T1b, deve ser enfatizado que um aspecto funcional é o risco potencial de formação de membranas, algumas vezes extensas, secundárias ao desenvolvimento de feridas em oposição na região da comissura anterior. Dependendo da extensão, isso poderá resultar não apenas em considerável disfonia, mas também em estridor, que necessitará de tratamento. A ressecção de ambas as cartilagens aritenoides também é contraindicada, devido à aspiração inevitável, podendo se associar à disfagia pós-operatória mais ou menos severa, dependendo da extensão da ressecção unilateral na região das aritenoides. Embora estes eventos sérios sejam raros, eles devem ser considerados ao planejar o tratamento e também, obviamente, ao se obter o consentimento informado.

Laringectomia Parcial – Abordagens Transcutânea e Aberta

■ Cordectomia após Tireotomia

Princípio Cirúrgico

Após secção temporária da cartilagem tireoide, excisão da porção da prega vocal afetada pelo tumor.

Indicações

Carcinomas da prega vocal com mobilidade preservada das pregas vocais sem extensão para a comissura anterior ou região das aritenoides ou seio de Morgagni.

Planejamento Cirúrgico

- Clarificação da operabilidade geral.
- Confirmação do diagnóstico histológico por biópsia.
- Laringoscopia com aumento, para melhor impressão quanto à localização do tumor e mobilidade das pregas vocais.
- Microlaringoscopia de distensão com avaliação exata da localização e extensão do tumor, avaliação do seio de Morgagni e espaço subglótico com telescópios angulados.

Instrumentos Especiais e Implantes

Microsserra sagital ou serra oscilante. Tesouras longas e delgadas; se apropriado, instrumentos de cirurgia otológica. Caso apropriado, microscópio com lentes objetivas de 30 mm para ressecções endolaríngeas.

Anestesia

Anestesia local ou anestesia geral endotraqueal. Mesmo ao se operar sob anestesia geral endotraqueal, a traqueotomia só é necessária em casos excepcionais.

Anestesia local. A infiltração é realizada em losango na linha média, desde o osso hioide até a incisura supraesternal, estendendo-se lateralmente até a margem anterior do esternocleidomastóideo. Depósitos adicionais são realizados em ambos os nervos laríngeos superiores sobre o corno superior da cartilagem tireoide. Posteriormente, a laringe é puncionada com a agulha através do ligamento cônico exposto e lidocaína é instilada com a seringa, após prévia aspiração do ar.

Anestesia geral endotraqueal. Tubo fino Woodbridge (24 a 28 Fr), pressão de ventilação positiva-negativa.

Técnica Cirúrgica

Posicionamento. O paciente é posicionado plano na mesa cirúrgica, ombros elevados com um coxim, cabeça reclinada. O cirurgião se posiciona de pé no lado saudável (boa visão da lesão).

Incisão cutânea. Incisão cutânea na linha média, estendendo-se do osso hioide até a borda inferior da cartilagem cricoide (seguindo até a incisura supraesternal, caso se planeje uma traqueotomia). A incisão é aprofundada exatamente na linha média, até o pericôndrio da cartilagem tireoide. Veias cervicais transversais são ligadas e os músculos em fita são afastados lateralmente com afastadores. Alternativamente, uma incisão em um vinco horizontal natural da pele no nível da cartilagem cricoide é uma opção possível.

Dissecção e secção da cartilagem tireoide. O pericôndrio aberto da cartilagem tireoide é deslocado com uma pinça de dissecção com esponja montada e incisado em 1 cm no lado saudável, bem como nas margens superior e inferior. Os retalhos pericondrais são afastados do ângulo da cartilagem tireoide para serem utilizados posteriormente como cobertura (**Fig. 10.56a**).

No ponto médio da borda inferior da cartilagem tireoide, a partir do local de incisão do pericôndrio, o pericôndrio interno é liberado economicamente com um descolador de Freer. A serra sagital com lâmina arredondada é posicionada exatamente na linha média, e a cartilagem é seccionada (**Fig. 10.56b**).

Laringotomia. As metades seccionadas da cartilagem são afastadas com ganchos; a laringe é aberta com uma incisão transversal na borda inferior da cartilagem tireoide, os tecidos moles são seccionados de baixo à cima com tesouras ou, após a inserção de uma sonda oca que é empurrada para a comissura anterior, com o bisturi. Com um golpe da tesoura, a incisão é estendida superiormente até o pedículo da epiglote, para garantir uma abertura mais larga (**Fig. 10.56c**).

O arcabouço laríngeo é mantido afastado com um afastador, o tubo é elevado com um afastador de Langenbeck e o microscópio é colocado.

A região da prega vocal é infiltrada com um agente vasoconstritor sem que se toque o tumor.

Ressecção do tumor. Uma incisão é realizada em torno do tumor com lâmina em foice, inicialmente superficial, posteroanterior, com margem de segurança suficiente, ou seja, cerca de 0,5 cm. As incisões são aprofundadas e o tumor liberado com tesouras finas e uma raspa, do anterior para o posterior. A incisão é realizada através do músculo, novamente mantendo uma margem de segurança do tumor; caso necessário, ela é estendida até o pericôndrio interno. O tumor é ressecado até um ponto anterior ao processo vocal; caso a margem de segurança demande, o processo vocal é também removido. Confirmação por congelação é possível (**Fig. 10.57**).

Hemostasia e cobertura do defeito. Hemostasia meticulosa (microcoagulação). A cobertura da área da cordectomia pode ser dispensada (epitelização espontânea; uma nova prega vocal se desenvolve posteriormente, a partir do tecido cicatricial). Caso a ressecção do processo vocal tenha sido necessária, então a superfície da ressecção cartilaginosa é recoberta pela elevação de um pequeno retalho de avanço a partir da região da falsa prega.

Fechamento da ferida. Para fechar a laringe, o pericôndrio previamente incisado é retornado à sua posição e suturado com material absorvível 4.0 (**Fig. 10.58**). Caso a elevação de um retalho pericondral externo não tenha sido possível, o tecido mole é suturado no nível das bordas superior e inferior da cartilagem tireoide. A musculatura é aproximada em camadas sobre um dreno *half-tube* de borracha, que é exteriorizado através do polo inferior da ferida, para prevenir o desenvolvimento de enfisema subcutâneo. Suturas subcutâneas e cutâneas são realizadas, seguidas por curativo com gazes e fita adesiva.

Modificações

Caso durante a cirurgia se descubra que o tumor se estendeu para além das margens de ressecção da cordectomia, a cirurgia deverá ser estendida.

Cordectomia Estendida de St. Clair-Thompson

Caso o pericôndrio interno tenha sido envolvido a partir do corpo da prega vocal, o pericôndrio externo é descolado e uma incisão é realizada no local da tireotomia, largamente ao redor da área cartilaginosa afetada, que é completamente ressecada, em conjunto com a área conectada da prega vocal e da falsa prega. Aqui também, a cobertura do defeito não é necessária, embora seja possível elevar um retalho de fáscia a partir da camada média (pré-traqueal) da fáscia cervical, que é rodada para o leito da ferida e estabilizada com cola de fibrina (**Fig. 10.59**).

Laringectomia Frontolateral Parcial

Caso o tumor tenha atingido a comissura anterior, a cirurgia deverá ser alterada para a forma de uma laringectomia frontolateral, com o resultado de que a ressecção subsequente secciona a peça tumoral em duas partes.

> **! Riscos e Complicações**
> - Enfisema subcutâneo do pescoço: remover alguns pontos, reaproximar os tecidos moles da laringe com curativo levemente compressivo. Revisão cirúrgica com medidas impermeabilizantes adicionais necessárias somente em casos excepcionais, quando a cola de fibrina poderá ser considerada.
> - Sangramento pós-operatório na região cervical a partir da artéria cricotireóidea: revisão cirúrgica e ligadura por suturas; sangramentos internos requerem reabertura da laringe, seguida por diatermia.
> - Pericondrite: antibióticos, considerar revisão da ferida.
> - Mediastinite, infecção cervical profunda e sepse não são mais virtualmente uma ameaça, devido à administração de antibióticos.
> - Estenose laríngea pós-operatória secundária à formação de membranas ou pólipos: ressecção por microlaringoscopia.
> - Estenose traqueal após traqueotomia.
> - Deterioração da voz, que geralmente melhora subsequentemente como resultado da formação de uma prega vocal substituta a partir do tecido cicatricial.

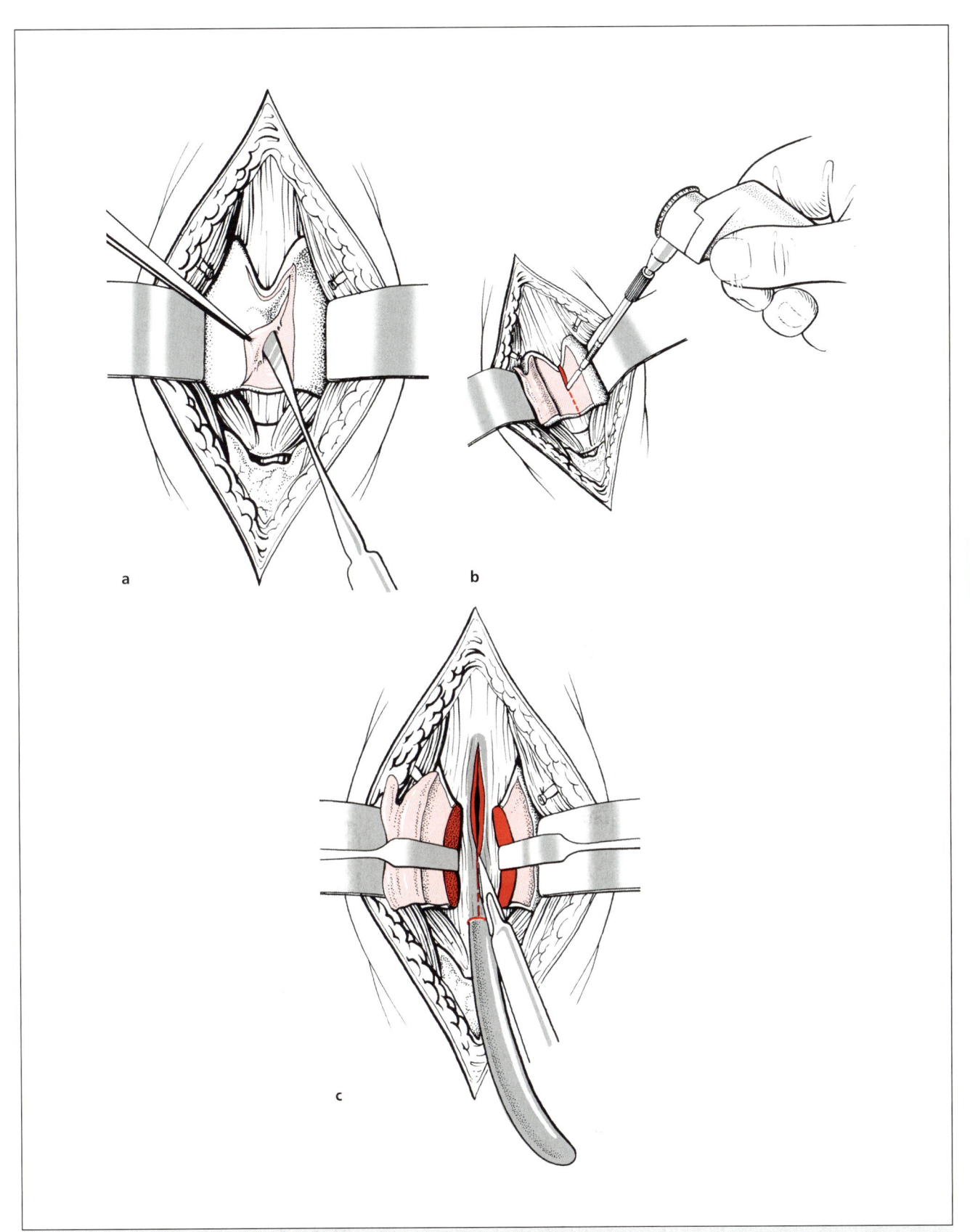

Fig. 10.56a–c Tireotomia.

a Elevação de um retalho pericondral paramediano de 1 cm de largura, que é refletido para o lado contralateral.

b Secção na linha média da cartilagem tireoide com serra sagital.

c O interior da laringe é aberto estritamente na linha média sobre uma sonda oca inferiormente introduzida.

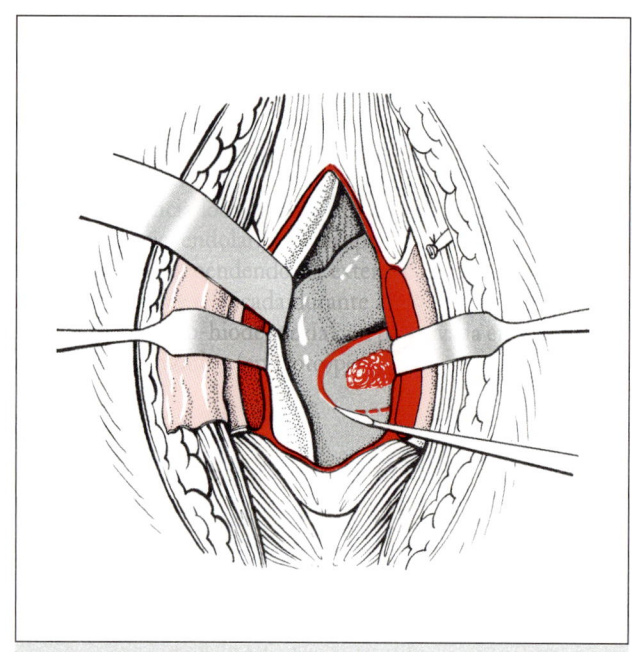

Fig. 10.57 Cordectomia.
Excisão da prega vocal com lâmina em foice. O tubo fino é retraído com o gancho de Langenbeck, para permitir a visualização das porções posteriores da laringe.

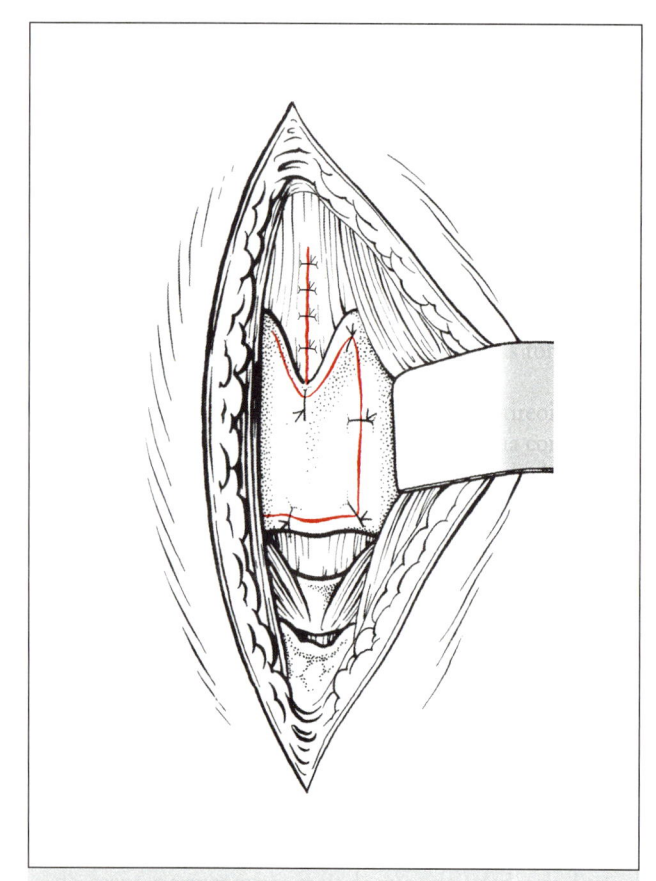

Fig. 10.58 Tireotomia.
Fechamento da laringe através do reparo com suturas do pericôndrio.

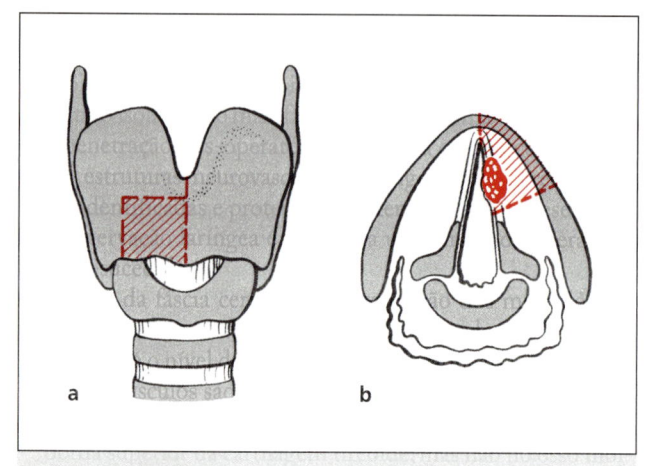

Fig. 10.59a, b Cordectomia estendida, de acordo com St. Clair-Thompson.
a Ressecção de cartilagem na região da cartilagem tireoide.
b Área abrangida no nível das pregas vocais.

Cuidados Pós-Operatórios

- Monitorar respiração, inalações, repouso vocal.
- Remover o dreno no segundo dia do pós-operatório; caso uma traqueotomia tenha sido realizada, descanulizar em torno do sétimo dia.
- Antibióticos por 5 dias, supressores da tosse.
- Tubo de alimentação, caso surjam dificuldades de deglutição (disfagia), do contrário, dieta líquido-pastosa.
- *Follow-up* regulares subsequentes.

Alternativas

Considerando os excelentes resultados que podem ser obtidos com o *laser*, o procedimento aberto como acima descrito tem se tornado cada vez mais reservado a situações especiais. Isto se aplica primariamente a carcinomas T1b das pregas vocais com componentes na região da comissura anterior, que não são ressecáveis com margens adequadas de segurança com a técnica do *laser*, e casos nos quais a exposição transoral não é possível.

■ Faringectomia Frontolateral de Leroux-Robert

Princípio Cirúrgico

Carcinomas glóticos que se estendem para a comissura anterior ou ligeiramente para o lado contralateral podem ser removidos, em conjunto com regiões subglóticas, através de uma ressecção triangular do componente cartilaginoso frontal na região do ângulo da cartilagem tireoide.

Indicações

Carcinomas das pregas vocais com extensão retrógrada até o processo vocal, com progressão anterior até a comissura anterior ou aqueles que se estendem à porção mais anterior da prega vocal contralateral, lateralmente ao início do seio de Morgagni, mas não para a sua parede lateral ou para a falsa prega. A mobilidade da prega vocal pode estar restringida, mas não ausente.

Contraindicações

- Extensão do tumor além dos limites descritos nas indicações, especialmente com envolvimento das cartilagens aritenoide ou cricoide.
- Condição geral severa ou saúde debilitada, que essencialmente não permitem uma abordagem cirúrgica.

Pontos Específicos Relacionados ao Consentimento Informado

- Distúrbios sensoriais na região do pescoço/orelhas.
- Paralisias das pregas vocais e do nervo facial.
- Rouquidão, até mesmo perda da voz.
- Distúrbios da deglutição (disfagia), inserção de sonda nasogástrica.
- Dispneia, traqueotomia com inserção de cânula de traqueotomia.
- Resultados cosméticos insatisfatórios, formação de cicatrizes hipertróficas.
- Possível extensão da incisão cutânea.
- Lesões mucosas, mediastinite.

Instrumentos Especiais e Implantes

Microsserra sagital ou serra oscilante, microscópio, instrumentos de cirurgia otológica.

Anestesia

A cirurgia é predominantemente realizada sob anestesia geral endotraqueal. Caso uma traqueotomia possa ser dispensada – laringe de grandes dimensões, um tumor bem visualizado e não muito extenso – a entubação é realizada com um tubo fino (28 Fr) e pressão ventilatória positiva-negativa.

A anestesia local também é possível. A técnica é idêntica àquela realizada para cordectomia.

Técnica Cirúrgica

Posicionamento. O paciente é posicionado plano na mesa cirúrgica; região dos ombros elevada com um coxim, a cabeça é hiperestendida para trás. O cirurgião se posiciona de pé no lado são ou menos afetado.

Incisão para retalho em forma de U ou incisão cutânea na linha média. *Incisão para retalho em forma de U* (com opção de extensão para laringectomia, caso um esvaziamento cervical simultâneo seja planejado ou haja uma indicação *border-line*): uma incisão transversal é realizada ao longo da borda inferior da cartilagem cricoide, com incisões laterais se estendendo ao longo da margem anterior do músculo esternocleidomastóideo até o nível do osso hioide. A incisão também poderá ser estendida superiormente até a mastoide com uma incisão auxiliar ou inferior e lateralmente até a clavícula (**Fig. 10.60**). Alternativamente, *incisão cutânea na linha média*: estendendo-se do osso hioide para até abaixo da cartilagem cricoide e até a incisura supraesternal, caso haja intenção de se realizar uma traqueotomia.

Dissecção da cartilagem tireoide. A fáscia cervical superficial é seccionada na linha média. Os músculos em fita são separados e o ângulo da cartilagem tireoide é identificado. Um lobo piramidal ou um istmo tireoidiano de trajeto alto é ressecado da maneira usual. Caso necessário, uma traqueotomia é agora realizada, seguida pela reintubação.

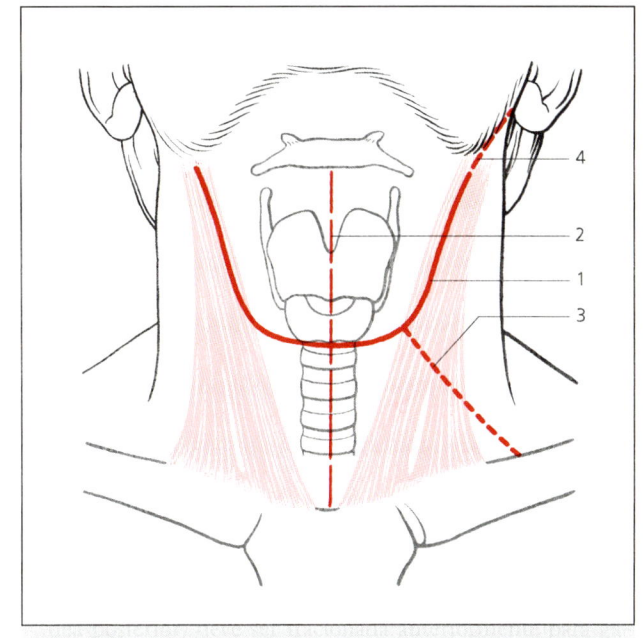

Fig. 10.60 Linhas de incisão externa para laringectomia, ressecções parciais horizontal e vertical.
1. elevação de retalho em forma de U
2. incisão cutânea na linha média que se estende do hioide à incisura supraesternal
3. incisão auxiliar se estendendo à clavícula
4. extensão para esvaziamento cervical

O pericôndrio externo é incisado na linha média e então cuidadosamente descolado além da linha pretendida de excisão da cartilagem. O pericôndrio e a inserção do ligamento cônico são seccionados na borda inferior da cartilagem tireoide com um bisturi, e o pericôndrio interno é descolado desta posição na região das incisões cartilaginosas com um descolador (desnecessário, caso uma microsserra sagital seja utilizada).

Incisão da cartilagem com serra. Um triângulo equilátero estreito é ressecado caso o tumor se localize puramente na comissura; de outra forma, caso o envolvimento seja predominantemente unilateral, uma ressecção assimétrica é realizada na direção do lado mais afetado. O ápice do triângulo cartilaginoso ressecado se situa logo abaixo da proeminência laríngea; a secção das duas metades da cartilagem é realizada através de uma incisão auxiliar na linha média, estendendo-se inferiormente a partir da incisura tireóidea (**Fig. 10.61**).

Abertura do interior da laringe. O ligamento cônico é seccionado ao longo da base do triângulo removido com um bisturi. Quaisquer pontos sangrantes encontrados são coagulados. Os tecidos moles internos da laringe são seccionados com tesouras delgadas no lado menos envolvido pelo tumor, correspondendo à incisão cartilaginosa. Para isso, as margens da cartilagem tireoide são afastadas com pequenos afastadores de tireoide. A incisão pode ser estendida superiormente na linha média até o pecíolo epiglótico (**Fig. 10.62a**).

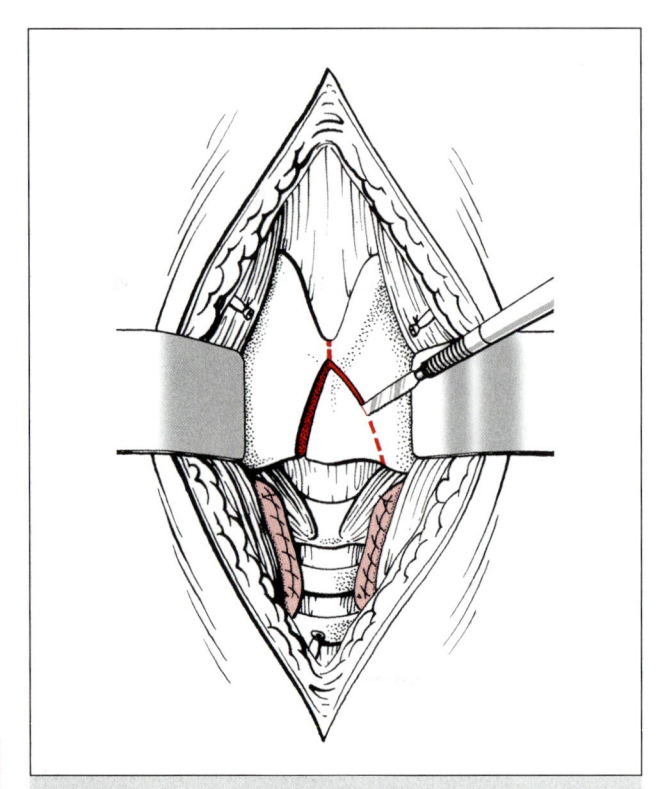

Fig. 10.61 Laringectomia parcial frontolateral.
Incisões cartilaginosas. A ponta do triângulo pretendido para ressecção se situa abaixo da incisura tireóidea.

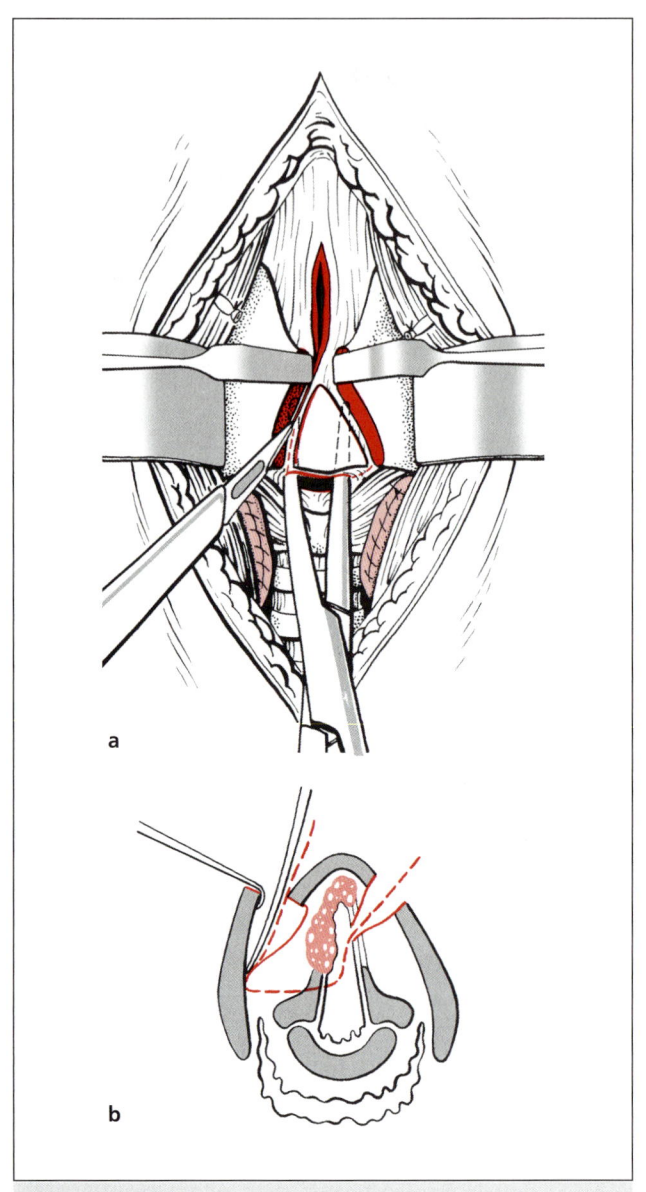

Fig. 10.62a, b Laringectomia parcial frontolateral.
a Abertura da laringe interna. Incisão dos tecidos moles através do ligamento cônico no lado menos envolvido pelo tumor.
b A liberação é realizada em torno do tumor ao longo da cartilagem.

Ressecção do tumor. A laringe é mantida aberta com um afastador autoestático e o microscópio é ajustado. No nível do tumor, os tecidos moles são liberados do pericôndrio da cartilagem tireoide com um descolador. Caso uma traqueotomia não tenha sido previamente realizada, o tubo é mantido em posição lateral com um afastador de Langenbeck. Uma incisão é realizada sob contato visual ao redor do tumor no interior do tecido saudável, utilizando tesouras finas ou instrumentos otológicos. O nível posterior de excisão geralmente termina em frente ao processo vocal. Caso o tumor tenha atingido o processo vocal, este é ressecado, caso necessário, com porções maiores da própria cartilagem aritenoide. Geralmente, a margem superior de ressecção corre junto ao seio de Morgagni, com a margem inferior correndo ao longo da borda inferior da cartilagem tireoide; estas margens devem, entretanto, ser adaptadas à extensão do tumor. Hemostasia meticulosa é realizada com microcoagulação imediata. Confirmação por congelação é possível (**Figs. 10.62b** e **10.63**).

Cobertura do defeito. O defeito resultante é deixado para epitelização espontânea. Defeitos maiores poderão necessitar de um retalho mucoso de transposição a partir do espaço subglótico ou da região das falsas pregas.

Fechamento da ferida. A laringe é fechada por sutura do pericôndrio descolado na incisura tireóidea e sobre o defeito cartilaginoso. Caso a prega vocal preservada deva ser liberada anteriormente, ela também é suturada ao pericôndrio. Isso é recoberto pelo reparo em camadas da musculatura. Um dreno *half-tube* é inserido e exteriorizado através do polo inferior da ferida para prevenir o aparecimento de enfisema subcutâneo. Suturas subcutâneas e cutâneas são realizadas, seguidas por curativo com gaze e fita adesiva.

Modificação

Caso o tumor esteja situado somente na comissura anterior, uma ressecção anterior parcial é realizada. Isto envolve a ressecção ipsolateral da maior parte do canto anterior da cartilagem tireoide, seguida pela excisão no interior dos tecidos moles laríngeos, como anteriormente descrito.

! Riscos e Complicações
- Como na cordectomia.
- A voz geralmente se deteriora (fonoterapia).
- Em raros casos, estridor secundário à formação de cicatrizes e membranas.

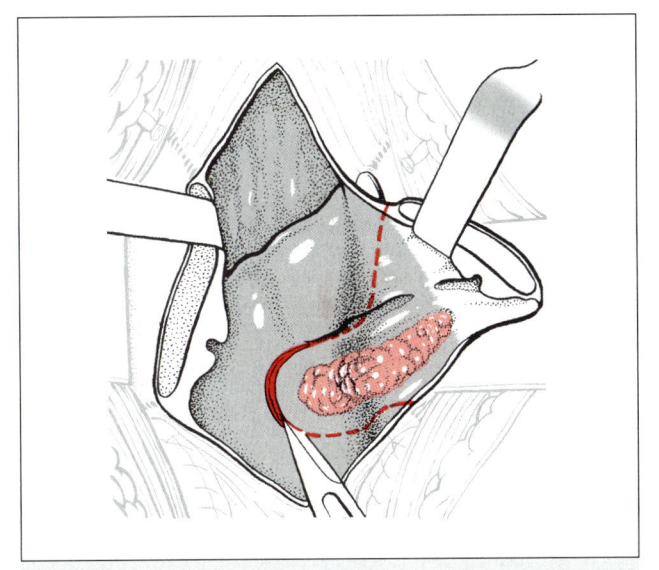

Fig. 10.63 Laringectomia parcial frontolateral.
Incisão em torno das margens do tumor ao longo da face mucosa.

Cuidados Pós-Operatórios

Como na cordectomia. Pólipos granulares frequentemente se formam na comissura anterior, requerendo excisão.

Laringectomia Parcial de Hautant

Princípio Cirúrgico

A hemilaringectomia original de Hautant – para tumores com extensão predominantemente subglótica – envolve a hemirressecção de um segmento vertical das cartilagens cricoide e tireoide. Uma vez que os componentes posteriores do arcabouço laríngeo são preservados, não se trata de uma hemirressecção completa: o procedimento apresenta a vantagem, entretanto, de um fechamento primário da ferida. A modificação aqui descrita evita qualquer possível estenose da abertura laríngea através da preservação de um arco superior da cartilagem tireoide. Uma traqueotomia é necessária.

Indicações

Carcinoma unilateral de prega vocal, estendendo-se anteriormente até a comissura anterior, mas sem envolvimento da articulação cricoaritenóidea e sem extensão supraglótica. A mobilidade da prega vocal pode ser restrita e o tumor pode se estender caudalmente para o espaço subglótico.

Contraindicações

- Envolvimento completo da cartilagem aritenoide, extensão além das comissuras anterior e posterior, invasão do espaço supraglótico.
- Desordens gerais incompatíveis com cirurgias de maior porte.

Anestesia

Anestesia geral endotraqueal. Traqueotomia temporária. Após isso, reintubação pelo traqueostoma.

Técnica Cirúrgica

Incisão cutânea. As escolhas da incisão cutânea e exposição da laringe são feitas de forma idêntica à da laringectomia parcial frontolateral. Isso é seguido pela secção do istmo tireoidiano e traqueotomia; caso necessário, um esvaziamento cervical é realizado primeiramente.

Elevação de um retalho musculopericondral. Exposição dos músculos em fita curtos no lado afetado. Um retalho é elevado a partir destes músculos e do pericôndrio laríngeo. Uma incisão é realizada sobre a cartilagem tireoide, 0,5 cm lateralmente à linha média no lado saudável, iniciando-se a alguns poucos milímetros abaixo da incisura tireóidea e estendendo-se caudalmente até o ligamento cônico. Neste ponto, o retalho é seccionado no lado afetado e na borda superior da cartilagem tireoide, e liberado da cartilagem tireoide lateralmente. A base do retalho pediculado é situada anteriormente à borda posterior da cartilagem tireoide.

Incisões cartilaginosas. As seguintes incisões cartilaginosas são realizadas com serra elétrica: incisão paramediana no tecido saudável, estendendo-se cranialmente adjacente ao ângulo da cartilagem tireoide até cerca de 0,5 cm abaixo da incisura tireóidea, a partir de onde uma incisão transversal é realizada no lado afetado até cerca de 0,75 cm anterior à borda posterior da cartilagem tireoide, prosseguindo caudalmente paralela à borda posterior até a borda inferior da cartilagem tireoide. O pericôndrio interno é cuidadosamente liberado da margem antes de cada incisão vertical. Incisões cartilaginosas correspondentes, mas ligeiramente escalonadas, são realizadas através da cartilagem cricoide (linha média e junção entre o arco e a lâmina da cartilagem cricoide) (**Fig. 10.64a, b**).

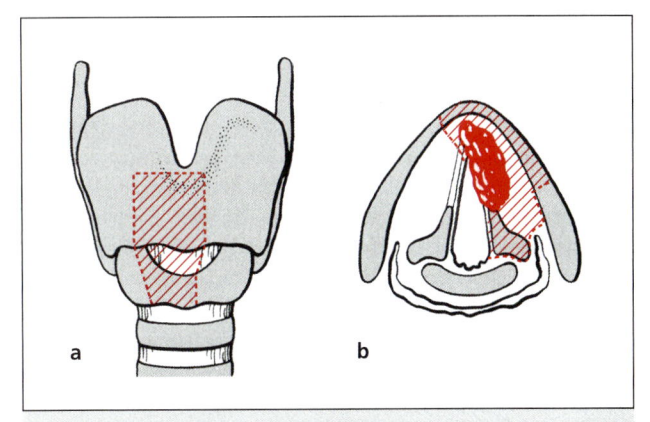

Fig. 10.64a, b Laringectomia parcial, de acordo com Hautant (modificada).
a Ressecção de cartilagem na região das cartilagens tireoide e cricoide.
b Região da ressecção no nível da glote.

Abertura do interior da laringe. Os tecidos moles internos são mobilizados até a linha média da lâmina da cartilagem cricoide, com início na incisão cartilaginosa posterior; é importante permanecer próximo à superfície posterior da cartilagem. A cartilagem aritenoide é liberada de sua conexão com a lâmina da cartilagem cricoide, com alguns golpes da tesoura. As bandas fibrosas conectadas ao ligamento cônico entre as cartilagens cricoide e tireoide são também seccionadas de forma cortante.

A laringe é aberta ao longo da incisão cartilaginosa da cricoide através de uma incisão paramediana em etapas, através dos tecidos moles até a região inferior à incisura tireóidea, onde a incisão se curva posteriormente. A peça é retirada inferiormente, no primeiro anel traqueal. A laringe é aberta acima e uma incisão longitudinal é realizada ao longo da parede posterior, na linha média. Superiormente, dependendo do tumor, a peça é removida incluindo a cartilagem aritenoide ou preservando-a, o que é mais favorável para a deglutição. Caudalmente, a incisão se estende até a borda inferior da cartilagem cricoide. O tecido a ser removido pode ser liberado através da separação e secção das bandas fibrosas com tesouras e excisado conectando-se as incisões laterais com a incisão longitudinal posterior.

Cobertura do defeito. A superfície cruenta é recoberta com um grande enxerto parcial cutâneo, colhido da coxa e estabilizado com cola de fibrina. Algumas suturas adicionais de segurança são também realizadas. A porção anterior do enxerto vem a se situar no retalho musculopericondral, que é estabilizado no lado preservado da laringe e no arcabouço superior. A cola de fibrina permite a dispensa de um tampão de Mikulicz.

Fechamento da ferida. A ferida é fechada em camadas, como na cordectomia.

> **! Riscos e Complicações**
> Rouquidão marcada, até mesmo afonia. Distúrbios da deglutição (disfagia), frequentemente de longa permanência. Risco de estenose laríngea secundária a cicatrizes.

Cuidados Pós-Operatórios

Como na laringectomia parcial frontolateral. Uma sonda nasogástrica é geralmente necessária.

▪ Hemilaringectomia Clássica de Gluck-Soerensen

Princípio Cirúrgico

Secção da laringe na linha média (laringotomia medial), em conjunto com laminotomia e completa remoção da metade afetada da laringe. O defeito resultante é epitelizado com um retalho cutâneo do pescoço, após aproximação do defeito faríngeo. O faringolaringostoma é posteriormente fechado em dois estágios através de técnica cirúrgica plástica.

A cirurgia é tecnicamente elaborada, podendo cursar com problemas pós-operatórios de deglutição e respiração, sendo desgastante para o paciente devido à longa fase de tratamento aberto e à abordagem em vários estágios.

Indicações

Carcinoma estritamente unilateral da prega vocal, confinado exclusivamente na laringe interna, sem extensão para a linha média, tanto anterior quanto posteriormente. Extensão caudal até a borda inferior da cartilagem cricoide, cranialmente apenas até a face laríngea da epiglote no máximo ou até a prega ariepiglótica. Esta abordagem é hoje em dia utilizada somente em casos excepcionais, considerando as várias alternativas.

Contraindicações

- Extensão além dos limites acima descritos.
- Desordem sistêmica severa subjacente, especialmente desordens cardíacas e pulmonares.
- Metástases à distância ou regionais fixas que não possam ser completamente ressecadas dentro do tecido saudável.
- Contraindicação relativa em idosos devido aos problemas especiais que eles apresentam no aprendizado de uma nova deglutição.

Anestesia

Anestesia geral endotraqueal.

Técnica Cirúrgica

Dependendo do estado dos linfonodos, a cirurgia pode ser combinada a um esvaziamento cervical.

Incisão cutânea. Incisão na linha média para um retalho *swinging-door* lateralmente fundamentado e unilateral, estendendo-se do osso hioide até abaixo da cartilagem cricoide. Incisões horizontais até o esternocleidomastóideo, estendida a partir deste ponto cranial e caudalmente, caso apropriado para esvaziamento cervical. Esqueletização unilateral da laringe (como na laringectomia total). Incisão semicircular abaixo do arco da cartilagem cricoide. Secção das cartilagens tireoide e cricoide por abordagem aberta. A laringe é aberta na linha média. Secção da lâmina da cartilagem cricoide por abordagem interna. A incisura interaritenóidea é seccionada a partir de onde uma incisão é realizada ao longo da prega ariepiglótica; a mucosa do seio piriforme e da parede posterior da metade laríngea é descolada. Dissecção dessa metade da laringe. A mucosa faríngea é aproximada suturando-se a membrana tireóidea à parede anterior da faringe. O retalho *swinging-door* é suturado nas margens mucosas da comissura anterior. Cânula de traqueostomia e sonda nasogástrica são inseridas. O laringofaringoestoma é posteriormente fechado por meios cirúrgicos plásticos, após a secção do retalho *swinging-door* cicatrizado em sua base (**Fig. 10.65a, b**).

> **! Riscos e Complicações**
> A cirurgia é realizada em dois estágios, o que envolve, consequentemente, uma fase de acompanhamento pós-operatório mais longa. As complicações possíveis são:

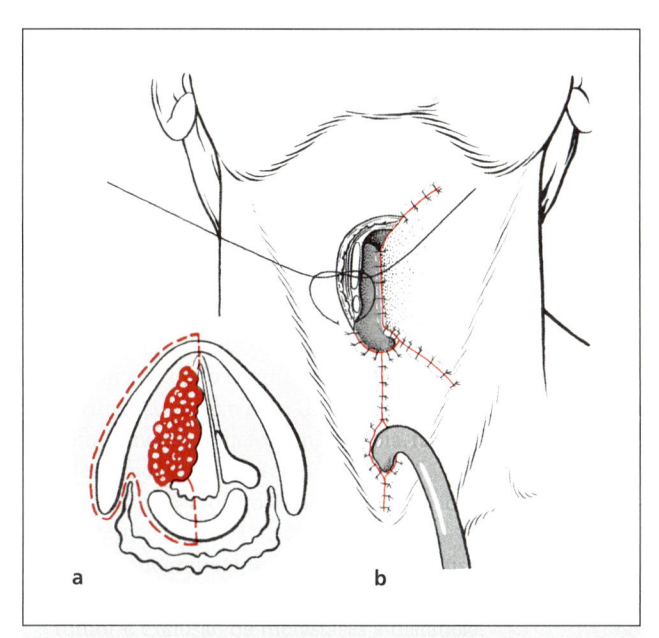

Fig. 10.65a, b Hemilaringectomia lateral, de acordo com Gluck-Soerensen.

a Região da ressecção.

b Epitelização das superfícies da ferida, aproximação por suturas de um retalho *swinging-door* criado a partir da pele externa às margens mucosas incisionais posteriores. A superfície cutânea da linha média é suturada à margem anterior da mucosa.

- Fístula salivar, inicialmente – obturador, troca frequente de curativo.
- Em alguns casos, disfagia considerável – melhorada com a utilização da sutura de Gollmitz: o retalho *swinging-door* é deslocado cranialmente na linha média, deslocando a deglutição para o outro lado.
- Disfonia considerável, possível estenose laríngea com impossibilidade de descanulização.
- Infecção da ferida, colapso da ferida, necrose do retalho *swinging-door*, sequelas típicas do esvaziamento cervical e problemas com a traqueotomia.

Laringectomia Parcial Horizontal

Princípio Cirúrgico

Excisão dos componentes supraglóticos da laringe em conjunto com a epiglote e o espaço pré-epiglótico. Uma traqueotomia é necessária. Um esvaziamento cervical seletivo ou modificado é geralmente realizado, dependendo do estado dos linfonodos cervicais.

O procedimento clássico de uma ressecção supraglótica transversal descrito por Alonso sofreu, enquanto isso, várias modificações. Uma modificação proposta por Leroux-Robert e Gosepath será agora descrita.

Indicações

- Tumores da abertura laríngea com extensão até as falsas pregas.
- Carcinoma da epiglote, incluindo a superfície lingual da epiglote, mesmo com envolvimento da prega ariepiglótica e discreta extensão para a valécula.

Contraindicações

- Invasão do seio piriforme ou da articulação cricoaritenóidea: envolvimento pelo tumor do assoalho do seio de Morgagni ou invasão da base da língua.
- Condição sistêmica severa subjacente, metástases à distância, metástases regionais intratáveis.
- Idade avançada (dificuldades no reaprendizado da deglutição).
- Ventilação pulmonar severamente restringida.

Instrumentos Especiais e Implantes

Microsserra sagital.

Anestesia

Anestesia geral endotraqueal.

Técnica Cirúrgica

Incisão. Incisão cutânea em forma de U, estendida superiormente no lado do esvaziamento cervical até a mastoide, com uma incisão correspondente no lado contralateral (para esvaziamento cervical bilateral) ou chegando justamente até acima do osso hioide. Uma incisão transversal é realizada no nível da borda inferior da cricoide. Uma incisão auxiliar inferior até a clavícula pode ser necessária para o esvaziamento cervical. O platisma e as veias cutâneas são seccionados, e o retalho cutâneo é elevado (ver **Fig. 10.60**). Inicialmente, o esvaziamento cervical é realizado, seguido pela exposição da traqueia, traqueotomia e reintubação.

Esqueletização da laringe. Utilizando a serra elétrica, os músculos em fita e os músculos do assoalho da boca são liberados do osso hioide, que é posteriormente removido. Os músculos tireo-hióideo, esterno-hióideo e omo-hióideo são refletidos inferiormente. O tecido sobre a borda superior exposta da cartilagem tireoide, medial ao corno superior, é rombamente separado com pinças de dissecção montadas com algodão para permitir que os vasos sanguíneos laríngeos superiores sejam isolados, ligados e seccionados. *Ao mesmo tempo, o nervo laríngeo superior, que corre paralelo aos vasos, deve ser identificado e protegido até onde for possível* (**Fig. 10.66**).

Laringotomia. O pericôndrio é incisado ao longo da borda superior da cartilagem tireoide, do corno superior e do quarto mais superior da borda posterior, enquanto a lâmina externa é descolada por uma distância de 1 cm com o descolador de Freer. A partir da margem de incisão, os tecidos moles internos, em conjunto com a membrana pericondral interna, são liberados da cartilagem tireoide superior de cada lado, inferiormente até abaixo da incisura tireóidea.

Ressecção da cartilagem tireoide. Ressecção de ambas as porções da cartilagem tireoide com a serra ou tesouras de cartilagem, obliquamente a partir da inserção do corno anteriormente até logo abaixo da incisura (considerar novas ressecções após a abertura da laringe).

Faringotomia e ressecção do tumor. A faringe é aberta com tesouras lateralmente no lado menos envolvido, anterior e

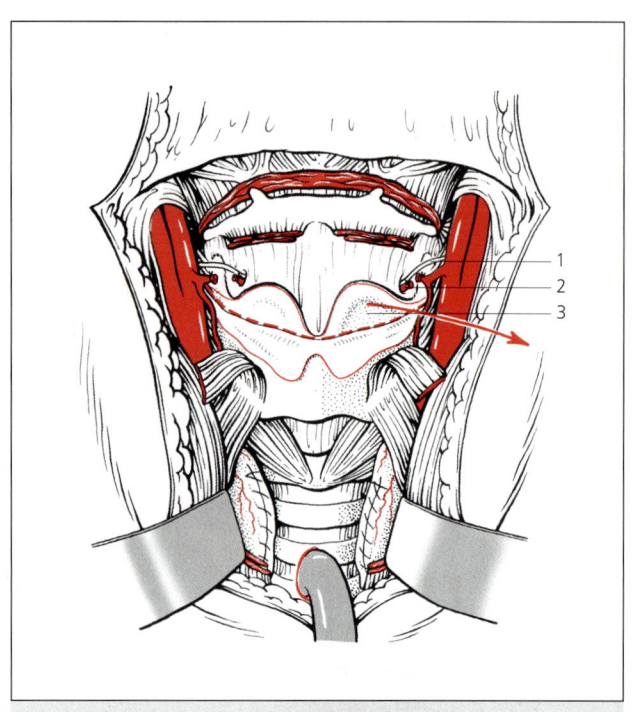

Fig. 10.66 Laringectomia parcial supraglótica.
Esqueletização da laringe superior: os vasos laríngeos superiores são ligados (2), o nervo laríngeo superior (1) é preservado, ressecção de cartilagem (3), o pericôndrio é liberado.

superior ao nervo laríngeo superior dissecado; superiormente, a incisão se curva medialmente ao osso hioide (**Fig. 10.67a**). A inserção de um afastador de Langenbeck neste espaço irá expor a epiglote, permitindo que esta seja tracionada anteriormente. A incisão é agora estendida transversalmente ao longo do osso hioide até o lado contralateral sob visão direta com a serra elétrica e curvada novamente, lateral à epiglote, inferiormente em direção ao seio piriforme. A tração da epiglote em direção caudal oferecerá ao cirurgião, que troca agora de posição, para a extremidade da cabeça, uma visão de toda a região do tumor. A incisão prossegue a partir do início do seio piriforme através dos tecidos moles, que foram liberados de suas conexões ao pericôndrio interno, até logo antes da cartilagem aritenoide. No lado mais afetado, a incisão pode ser levada para o interior da mucosa do seio piriforme superior, enquanto se estende, no lado contralateral, ao longo da borda superior da prega ariepiglótica (**Fig. 10.67b**). O nervo laríngeo superior deve ser mantido afastado rombamente pelo assistente durante este estágio da ressecção, bem como durante o estágio seguinte, na região do ventrículo de Morgagni, para preservá-lo, ao menos no lado menos envolvido pelo tumor. A partir de ambos os lados da cartilagem aritenoide, a incisão é realizada na supraglote em uma direção anterior, mantendo a porção supraglótica, que contém o tumor continuamente sob tensão; ambas as incisões se encontram superiormente à comissura anterior das pregas vocais, completando, assim, a ressecção (**Fig. 10.67c**).

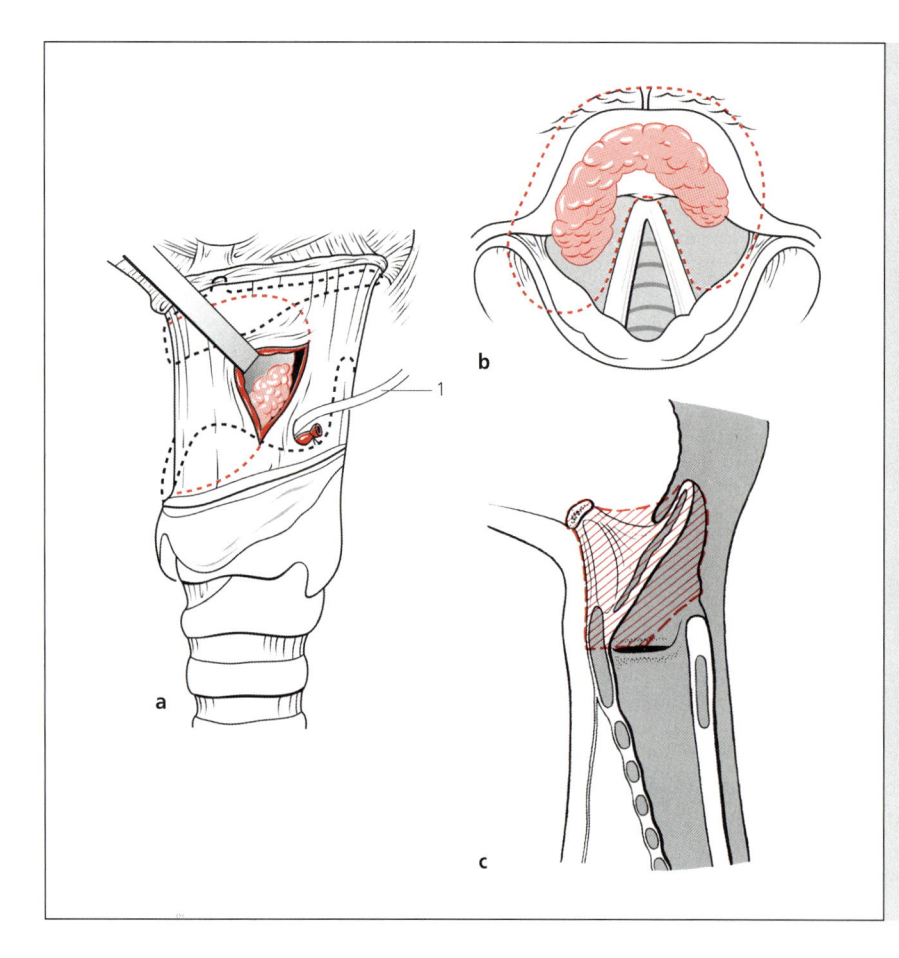

Fig. 10.67a-c Laringectomia parcial supraglótica.

a Abertura lateral da laringe no lado menos afetado pelo tumor. A incisão é estendida em direção superior.
  1. nervo laríngeo superior
b Linha de incisão.
c Visão lateral da área de ressecção com inclusão da epiglote e do espaço pré-epiglótico.

Caso o tumor se estenda até a valécula, sua extensão é avaliada por palpação antes da realização da incisão transversal na base da língua, de forma a posicionar a incisão o suficiente dentro do tecido saudável. A lâmina da cartilagem tireoide pode ser ressecada, ao menos unilateralmente, e, caso necessário, até logo acima do nível da prega vocal, para prover uma melhor visualização do interior da laringe. *A comissura anterior, entretanto, não deve ser liberada.*

Fechamento da ferida. As margens incisionais do seio de Morgagni/prega vocal e seio piriforme são aproximadas posteriormente com suturas absorvíveis 4.0.

Cobertura da borda da cartilagem tireoide. Anteriormente, isso é realizado retornando o pericôndrio externo, liberado e suturando-o na margem de incisão da prega vocal/seio de Morgagni (**Fig. 10.68a**). *Estas suturas devem ser bem apertadas.* No lado que não contém tumor, a ressecção da lâmina da cartilagem tireoide não deve, portanto, ser muito extensa, *pois um certo grau de tensão do pericôndrio externo, que é cortinado sobre a borda da cartilagem tireoide, posteriormente alargará a glote*; alguns autores dispensam as suturas mucosas e, ainda assim, obtém bons resultados.

Sutura da faringe. O fechamento do faringostoma é realizado com suturas absorvíveis fortes inseridas através da musculatura pré-laríngea e da cartilagem tireoide e superiormente na base da língua, imediatamente próximas à margem mucosa. Três suturas fortes são necessárias de cada lado; a porção posterior do faringostoma é fechada com suturas invertidas. *As suturas firmes da laringe à base da língua são todas inicialmente posicionadas e atadas somente após a elevação da cabeça previamente reclinada.* Isso traz a base da língua para uma posição sobre a abertura laríngea e posteriormente servirá também para a proteção da laringe durante a deglutição (**Fig. 10.68b**).

Os músculos em fita seccionados são também estabilizados aos músculos da base da língua. O retalho em forma de U é dobrado de volta à posição, e drenos de sucção são inseridos de cada lado do pescoço, para também se situarem sobre a laringe. Isso é seguido pelo fechamento da ferida em camadas.

> **! Riscos e Complicações**
> - Estenose da abertura laríngea devido à formação crônica de edema, ancilose da cartilagem aritenoide, formação de cicatrizes.
> - Colapso da ferida, em raros casos fístulas faríngeas.
> - Aspiração, pneumonia por aspiração.
> - Disfagia permanente, possível disfonia secundária à edema persistente ou formação de cicatrizes importantes na região da aritenoide.

Cuidados Pós-Operatórios

- Nutrição enteral, geralmente por 10 a 15 dias. *Para praticar a deglutição: inclinar a cabeça para frente e para o lado menos envolvido antes de deglutir.*
- Cobertura antibiótica. Monitoramento da traqueotomia, aspiração frequente, considerar administração de atropina, caso haja uma forte propensão à aspiração.
- A descanulização depende da largura da glote; considerar a administração de esteroide na presença de edema significativo.

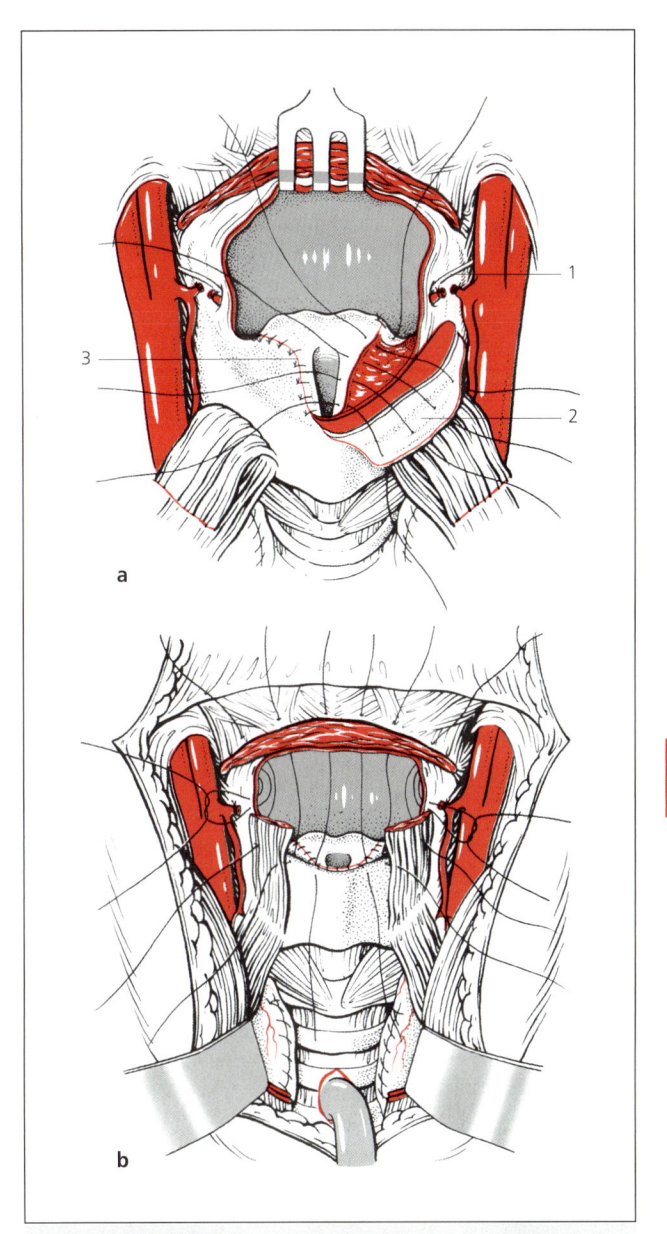

Fig. 10.68a, b Laringectomia parcial supraglótica.

a Suturas mucosas. Nervo laríngeo superior (1). Cobertura da cartilagem por meio da aproximação do pericôndrio (2) à margem mucosa (3).

b Fechamento do faringostoma com suturas profundas através dos músculos pré-laríngeos, cartilagem tireoide e base da língua.

Laringectomia Parcial Supracricoide com Reconstrução por Crico-Hioideopexia

A laringectomia subtotal parcial com reconstrução por crico-hioideo(epigloto)pexia foi primeiramente descrita pelos cirurgiões austríacos Maier e Reider em 1959. Ambos os procedimentos são largamente empregados na França, Itália e América do Norte para tratamento de carcinomas laríngeos T1 a T3. Em contraste, os bons resultados oncológicos funcionais da laringectomia parcial endolaríngea com *laser* obtidos na Alemanha levaram a uma clara redução no número das assim chamadas laringectomias parciais extralaríngeas convencionais.

Entretanto, nem todos os carcinomas laríngeos podem ser otimamente ressecados por uma abordagem endolaríngea. A indicação para a crico-hioideo (epigloto)pexia podem ser justificadas em pacientes com carcinomas da comissura anterior, carcinomas do pecíolo epiglótico ou carcinomas extensos supra ou transglóticos, uma vez que estes tumores podem apresentar taxas de recorrência local insatisfatoriamente altas após a laringectomia parcial endolaríngea ou após radioquimioterapia primária isolada. Dependendo da extensão do tumor, a epiglote também pode ser ressecada durante a ressecção do tumor (assim chamada crico-hiodeopexia), ou preservada em sua porção cranial (crico-hioideo (epigloto)pexia).

Indicações

Carcinomas transglóticos e supraglóticos:
- com envolvimento da epiglote infra-hióidea ou do ventrículo;
- ou com fixação da prega vocal;
- e/ou invasão limitada do espaço pré-epiglótico, mas sem fixação da cartilagem aritenoide;
- ou com invasão limitada da asa tireóidea, sem extensão através do pericôndrio externo.

Contraindicações

- Fixação da cartilagem aritenoide. De forma diferente da fixação de prega vocal, a fixação da cartilagem aritenoide demonstra envolvimento da musculatura cricoaritenóidea. A cartilagem cricoide não pode, portanto, ser excluída de qualquer abordagem terapêutica oncologicamente baseada.
- Extensão infraglótica do tumor por mais de 10 mm anteriormente ou 5 mm posterolateralmente. A extensão para estas áreas indicam um possível envolvimento da cartilagem cricoide.
- Extensa invasão do espaço pré-epiglótico. Ela é clinicamente evidente, quando na presença de um abaulamento abaixo da valécula e/ou expansão através da membrana tireo- hióidea.
- Extensão do tumor superior ao osso hioide ou inferior a cartilagem cricoide. A ressecção destas estruturas torna qualquer reconstrução impossível.
- Invasão do pericôndrio externo da cartilagem tireoide. Uma expansão extralaríngea do tumor constitui uma contraindicação para cirurgia laríngea com preservação do órgão.
- A cirurgia não pode ser adequadamente realizada caso o paciente tenha um traqueostoma prévio.
- Condição geral deteriorada, especialmente com relação à função pulmonar, é uma contraindicação relativa. Uma regra é que o paciente deve ser capaz de subir dois lances de escada sem apresentar falta de ar. Função cognitiva deficiente é uma outra contraindicação relativa, uma vez que a reabilitação pós-operatória requer cooperação estrita do paciente.

Técnica Cirúrgica

- Um retalho bimastóideo em avental é elevado, estendendo-se inferiormente não mais do que a dois dedos de distância do esterno. A traqueotomia é posicionada em linha com a incisão cutânea. Uma incisão menor é possível, caso não se planeje um esvaziamento cervical. Um retalho subplatismal superior deve ser elevado até um nível 2 cm acima do osso hioide. Nenhum retalho inferior deve ser relevado, para permitir o isolamento mais fácil da traqueotomia e evitar, assim, a penetração pós-operatória de ar para o pescoço.
- As estruturas neurovasculares laríngeas superiores devem ser identificadas e protegidas bilateralmente. A preservação da inervação laríngea é vital para um curso pós-operatório bem-sucedido.
- Secção da fáscia cervical para exposição dos músculos em fita na linha média, desde a borda superior da cartilagem laríngea até o nível dos primeiros anéis traqueais (**Fig. 10.69**). Estes músculos são, então, seccionados, em conjunto com o os músculos esterno-hióideo e tireo-hióideo no nível da borda superior da cartilagem tireoide, mas não no osso hioide. Estes retalhos musculares são retraídos lateralmente e estabilizados nesta posição bilateralmente com suturas. Adicionalmente, os músculos esterno-hióideos são novamente seccionados na borda inferior da cartilagem tireoide, sem que se lese a glândula tireoide subjacente. Os músculos constritores inferiores são transeccionados na borda posterolateral da cartilagem tireoide. A seguir, o pericôndrio interno da tireoide e o seio piriforme são descolados, e este último é agora aberto. A extensão do descolamento do pericôndrio

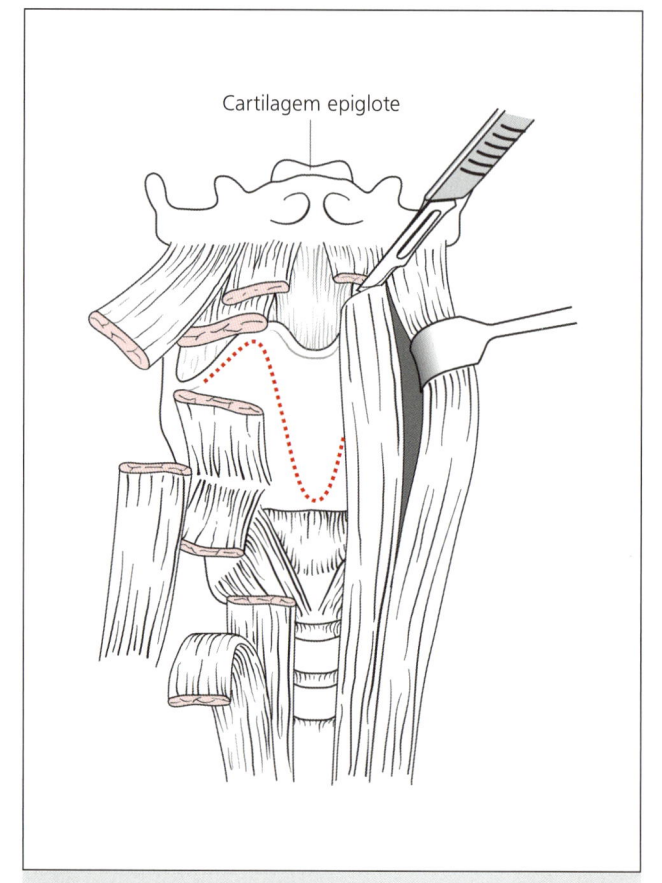

Fig. 10.69 Laringectomia parcial supracricoide com crico-hioideopexia (CHP).
Secção dos músculos em fita desde a borda superior da tireoide, estendendo-se até o nível dos primeiros anéis traqueais.

no lado envolvido pelo tumor depende da localização do tumor; o descolamento do primeiro terço da cartilagem frequentemente é o suficiente. No lado contralateral, todo o seio piriforme deve ser aberto até a linha média.

- Agora se segue a desarticulação da articulação cricotireóidea (**Fig. 10.70**). Um descolador de Freer é posicionado no corno inferior da cartilagem tireoide para desarticulá-la. Aqui, é imperativo não lesar o nervo laríngeo recorrente. A região posterior e lateral ao corno inferior da cartilagem tireoide é evitada, de forma a não se lesar o nervo nesta área. Ambas as articulações cricotireóideas são desarticuladas, antes da transecção e sutura do istmo da glândula tireoide. Dissecção romba é utilizada ao longo da parede anterior da traqueia para secção de aderências, que podem afetar a mobilidade da traqueia durante a reconstrução.
- Incisão da membrana cricotireóidea ao longo da borda superior da cartilagem cricoide. Incisão do periósteo do osso hioide inferior. A laringe é penetrada através de uma pequena incisão faríngea transvalecular. Neste momento, a epiglote é tracionada para fora (**Fig. 10.71**), e todo o espaço pré-epiglótico é removido. As incisões são mediais ao tronco principal do ramo interno do nervo laríngeo superior. A falsa prega é transeccionada no ponto em que ela adere à aritenoide. O processo vocal e as pregas verdadeiras são seccionados diretamente, posterior ao ventrículo. Neste ponto, é essencial que a cartilagem aritenoide seja preservada no lado não afetado pelo tumor. A articulação cricoaritenóidea também deve ser protegida, para evitar-se o desenvolvimento de ancilose pós-operatória. As incisões pré-aritenóideas são conectadas à cricotireotomia (**Fig. 10.72**). A musculatura cricotireóidea e cricoaritenóidea lateral são seccionadas ao longo da borda superior da cartilagem cricoide. O cirurgião segura ambas as asas tireóideas, uma em cada mão, e quebra a cartilagem no meio (como ao abrir um livro). A ressecção do tumor é continuada sob visão direta. É essencial preservar a mucosa aritenóidea posterior, para a manutenção de uma adequada deglutição no pós-operatório. A ressecção subsequente é continuada como previamente descrito. A ressecção completa, portanto, inclui o tumor, a epiglote, a cartilagem tireoide, as pregas vocais verdadeiras, as falsas pregas e possivelmente uma das aritenoides, ressecada completa ou parcialmente.
- A reconstrução se inicia após o recebimento dos resultados da patologia. A cartilagem aritenoide (ou a mucosa aritenóidea posterior) deve ser tracionada anteriormente para garantir que ela permaneça na posição correta no pós-operatório. Isso é realizado com uma sutura Vicryl 3.0 ou 4.0 realizada diretamente acima do processo vocal (ou na mucosa

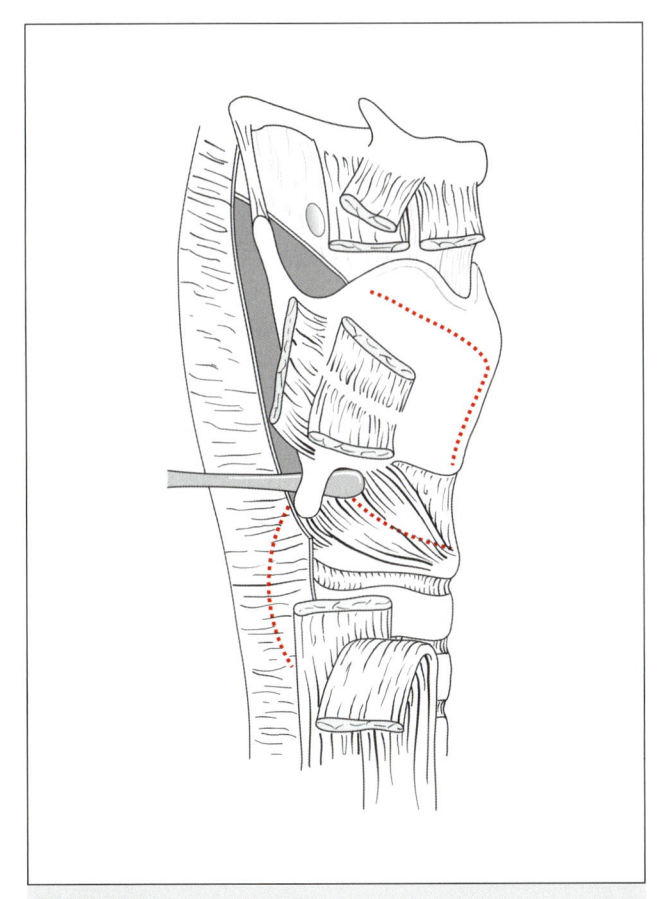

Fig. 10.70 Crico-hioideopexia.
Deslocamento bilateral da articulação cricotireóidea. A região posterior e lateral ao corno inferior da cartilagem tireoide é evitada de forma a não lesar o nervo recorrente.

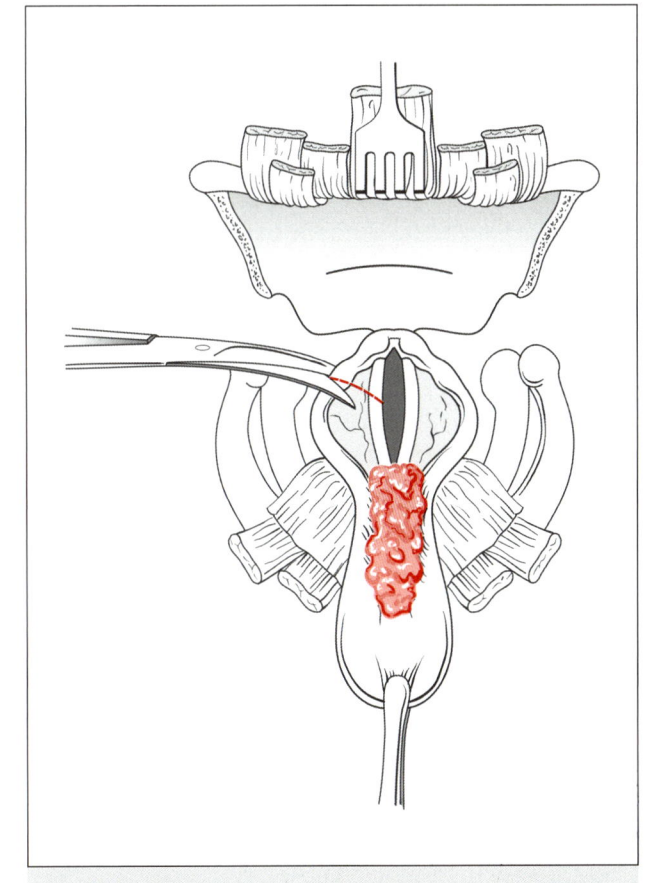

Fig. 10.71 Crico-hioideopexia.
Após penetrar-se a laringe através de uma pequena faringotomia transvalecular, a epiglote é tracionada para fora e depois todo o espaço pré-epiglótico é removido.

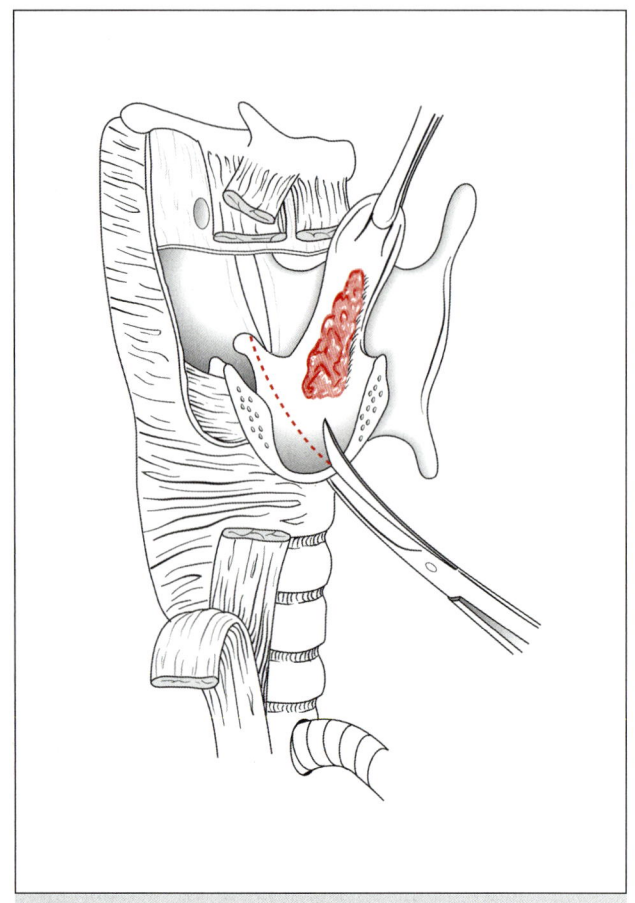

Fig. 10.72 Crico-hioideopexia.
Atenção particular deve ser dada à proteção da mucosa aritenóidea posterior, permitindo uma função de deglutição pós-operatória suficiente.

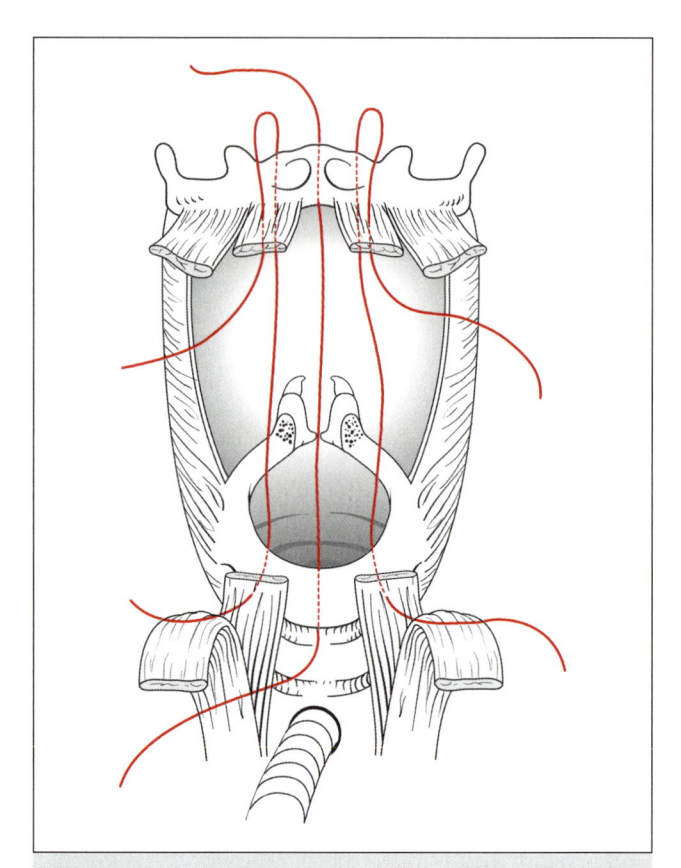

Fig. 10.73 Crico-hioideopexia.
Posicionamento das suturas.

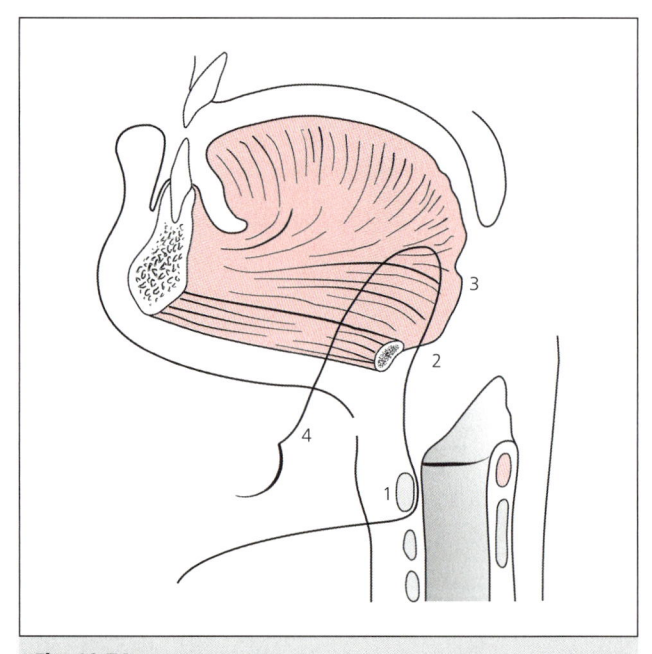

Fig. 10.74 Crico-hioideopexia.
Visão lateral do posicionamento das suturas.
1. cartilagem cricoide
2. osso hioide
3. base da língua
4. sutura

aritenóidea), fixando a cartilagem à extremidade superior da cricoide com um nó *(air knot)*. As aritenoides, portanto, não permanecem na parede posterior da faringe.

- Uma sutura é posicionada de cada lado da margem incisional do músculo constritor faríngeo, mas não atada. Isso é seguido pela crico-hioideopexia (**Figs. 10.73** e **10.74**). Um fio Vicryl 1.0 com agulha de 65 mm é utilizado para um ponto submucoso ao redor da cartilagem cricoide, exatamente na linha média. A agulha é passada em torno do hioide e profundamente na musculatura da base da língua. Esta sutura deve ser realizada exatamente na linha média e na camada submucosa. Finalmente, a agulha é exteriorizada na base da língua e em torno do hioide. Esta sutura não é atada com firmeza até que dois outros pontos similares sejam posicionados a exatamente 1 cm de cada lado da linha média. Quaisquer pontos adicionais iriam fixar a base da língua em posição, e a neolaringe não seria suficientemente coberta. O tubo da crico-hiodotomia é removido antes de se atar firmemente as suturas; a traqueia é elevada ao se atar com firmeza as duas suturas laterais da crico-hioideopexia. Uma traqueotomia é criada em linha com a incisão cutânea. O tubo da traqueotomia é inserido na abertura traqueal. Neste momento, as suturas da crico-hioideopexia podem ser atadas com segurança – primeiro a da linha média e, em seguida, as duas suturas laterais.

- Durante o fechamento da ferida, deve ser garantido que a região em torno da traqueotomia seja separada do restante da ferida através de suturas subcutâneas. O fechamento da ferida é realizado em duas camadas sobre um dreno.

> **! Complicações**
>
> A complicação mais frequente é a pneumonia secundária à aspiração, com relatos de incidência entre 1,5% a >35%. Estes casos de pneumonia são tipicamente não crônicos e não recorrem, como demonstrado na literatura pelas baixas taxas de gastrostomias permanentes (1 a 4%) e baixa frequência de laringectomias por aspiração intratável (6%). Geralmente, a pneumonia é tratada de forma conservadora, com antibióticos. Outras complicações, como deiscências da ferida e estenoses laríngeas, ocorrem somente de forma muito rara. Há uma incidência ligeiramente maior de complicações locais em pacientes pós-radioterapia.

> **Regras, Dicas e Truques**
>
> Caso ocorra uma fratura da membrana cricóidea durante o fechamento, as suturas da crico-hioideopexia são posicionadas em torno dos dois primeiros anéis traqueais.

Laringectomia Supracricóidea Parcial com Reconstrução por Crico-Hioideoepiglotopexia

Princípio Cirúrgico

A laringectomia supracricóidea parcial com reconstrução por crico-hioideoepiglotopexia é um procedimento cirúrgico efetivo para o tratamento dos carcinomas glóticos. Excelentes resultados no *follow-up* têm sido obtidos, e a funcionalidade da fala e da deglutição é obtida sem um traqueostoma permanente.

Indicações

- Envolvimento bilateral das pregas vocais, com ou sem envolvimento da comissura anterior (lesão em ferradura).
- Carcinoma glótico unilateral com envolvimento da comissura anterior.
- Mobilidade limitada da prega vocal com extensão subglótica (< 1 cm) e ventricular limitadas.
- Lesões glóticas T3 com fixação da prega vocal verdadeira e aritenoide móvel ou não.
- Carcinomas T4 com invasão limitada da cartilagem tireoide.

Contraindicaçãoes

A contraindicação mais importante da laringectomia supracricóidea parcial com reconstrução por crico-hioideoepiglotopexia é a evidência pré-operatória de função respiratória deteriorada. A laringectomia supracricóidea parcial altera a função esfincteriana da laringe e, assim, reservas respiratórias são necessárias para responder ao risco pós-operatório aumentado de aspiração com risco simultâneo de atelectasia e pneumonia. *Pacientes incapazes de subir dois lances de escada sem desenvolverem falta de ar não devem ser submetidos a este tipo de procedimento.*

Contraindicações oncológicas:
- Tumores originados na comissura anterior ou ventrículo. Estes tumores apresentam propensão a invasão precoce do espaço pré-epiglótico. Eles podem ser ressecados através da laringectomia supracricóidea parcial com crico-hioideopexia.
- Tumores da glote com fixação ipsolateral da cartilagem aritenoide.
- Tumores da glote com extensão para a subglote, atingindo a borda superior da cartilagem cricoide ou invadindo a cartilagem cricoide.
- Tumores da glote invadindo a comissura posterior.
- Tumores da glote invadindo o pericôndrio externo da cartilagem tireoide ou com disseminação extralaríngea do tumor.

Técnica Cirúrgica

As etapas operatórias iniciais são as mesmas da Crico-hioideopexia (CHP) (p. 251) até a incisão da membrana cricotireóidea.

Após completar-se a cricotireoidotomia transversa, o acesso à laringe é realizado superiormente às falsas pregas. Isso evita essencialmente toda a epiglote e o espaço pré-epiglótico. Uma pinça de Allis é posicionada no pecíolo epiglótico e tracionado através da incisão, para facilitar a visualização direta da endolaringe. A ressecção continua ao longo do lado com menor invasão tumoral. Incisões curvas de Mayo são utilizadas na parte vertical da ressecção. Uma lâmina da tesoura se situa no interior da luz laríngea, enquanto a outra se situa entre a cartilagem tireoide e o pericôndrio interno descolado da cartilagem tireoide. A incisão é iniciada anteriormente à cartilagem aritenoide, protegendo o processo vocal e a musculatura cricoaritenóidea. A incisão permite a ressecção de toda a falsa prega, posteriormente ao ventrículo. Toda a prega vocal é ressecada antes da realização de uma incisão abaixo do nível da musculatura cricotireóidea e da mucosa subglótica, para conectar a cirurgia à cricotireotomia horizontal. A laringe é aberta como um livro, permitindo a ressecção do lado contendo o tumor sob visão direta. A ressecção é continuada a partir da cartilagem cricoide em direção cranial. Caso necessário, a cartilagem aritenoide é removida, mas a musculatura aritenóidea posterior do lado afetado deve ser protegida. Carcinomas glóticos T3 sempre requerem a ressecção da cartilagem aritenoide ipsolateral e do músculo cricoaritenóideo ipsolateral para deixar margens adequadas ao longo do espaço paraglótico posterior e inferior. Amostras são colhidas das margens inferior e posterior do sítio cirúrgico e analisadas para confirmação da adequação da extensão da ressecção. O curso operatório a seguir novamente corresponde à técnica descrita para a CHP, exceto quanto ao fechamento da ferida (**Fig. 10.75**).

Comentário

A natureza invasiva da laringectomia transcervical convencional acima descrita, possível cicatrização retardada das feridas e os, algumas vezes, consideráveis déficits funcionais substanciam a superioridade, confirmada por vários cirurgiões, da técnica endolaríngea com *laser* para ressecção tumoral. O tempo de hospitalização claramente reduzido frequentemente obtido com esta técnica, e especialmente a frequentemente superior qualidade de vida no pós-operatório imediato, não devem, en-

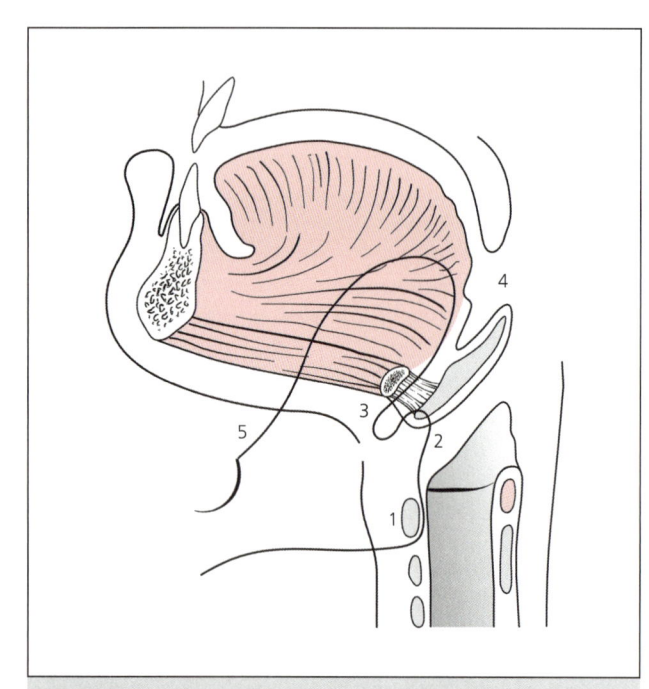

Fig. 10.75 Laringectomia parcial supracricóidea com crico-hioideoepiglotopexia (CHEP).
Visão lateral do posicionamento das suturas.
1. cartilagem cricoide
2. base da epiglote
3. osso hioide
4. base da língua
5. sutura

tretanto, ser obtidas às custas de resultados oncológicos inferiores. Novamente, não se trata da questão de privilegiar uma única técnica cirúrgica. O conhecimento de procedimentos cirúrgicos alternativos contribui para a tomada de decisão mais adequada adaptada para cada paciente em particular. Somente será possível garantir amplamente o cuidado adequado de pacientes com câncer no futuro, uma vez que se admita que a escolha do tratamento cirúrgico e/ou radioquimioterápico, adaptado a cada situação individual, apenas possa ser consensual quando fundamentado em larga experiência.

Laringectomia Total

Princípio Cirúrgico

Remoção de toda a laringe, desde a base da língua até a traqueia, caso necessário com ressecção de porções adjacentes da língua, faringe, traqueia e glândula tireoide. A traqueia e o esôfago são separados por meio do fechamento primário da faringe e sutura da traqueia à incisura supraesternal.

Indicações

A definição da indicação para laringectomia tem-se mostrado mais difícil nos dias de hoje do que era nos anos 90. A razão para esta dúvida corrente é que os procedimentos terapêuticos competem entre si em algumas situações, e a sua efetividade não foi ainda avaliada de forma definitiva e conclusiva. Fazemos aqui menção tanto a outros desenvolvimentos da cirurgia transoral com *laser*, quanto a protocolos de preservação de órgãos, em parte combinados a terapia quimioinduzida ou radioquimioterapia. Ambas as técnicas dão margem a várias possibilidades, bem como a riscos, com a preservação de órgãos em princípio sendo alcançável somente com dificuldade, na presença de infiltrações profundas do arcabouço laríngeo. À parte desta, a ainda clássica indicação de laringectomia (considerando que uma ressecção parcial não seja adequada), existem várias outras indicações que merecem consideração em casos individuais:

- Carcinomas laríngeos que excedam os limites de indicação da cirurgia com *laser* ou ressecção horizontal e vertical parcial convencionais.
- Carcinomas supraglóticos com extensão à glote ou invasão relevante da base da língua.
- Carcinomas glóticos com envolvimento bilateral das cartilagens aritenoides.
- Envolvimento tumoral extenso bilateral, com imobilidade ou restrição de mobilidade das pregas vocais.
- Carcinomas com penetração através da cartilagem e invasão tumoral dos tecidos vizinhos.
- Carcinomas que penetraram o seio piriforme do interior para o exterior ou carcinomas do seio piriforme ou hipofaringe com invasão do arcabouço laríngeo e envolvimento da cartilagem aritenoide.
- Recorrências tumorais após ressecções parciais prévias ou radioterapia mal-sucedida ou radio(quimio)terapia, p. ex., também em processos que se seguiram a protocolos de preservação de órgãos.
- Destruição traumática severa da laringe, com tentativas falhas de reconstrução plástica.
- Extensão da cirurgia em casos nos quais as limitações da indicação foram excedidas durante a ressecção parcial ou após disfagia persistente seguindo-se à ressecção parcial.

Contraindicações

- Desordens sistêmicas severas ou condições gerais que comprometam a operabilidade.
- Metástases à distância incuráveis ou tumores sincrônicos.
- Envolvimento irressecável da artéria carótida comum ou interna por metástases ou crescimento contínuo do tumor.
- Invasão tumoral extensa das porções profundas da língua ou rompimento da fáscia pré-vertebral.

Pontos Específicos Relacionados ao Consentimento Informado

- Distúrbios sensoriais na região do pescoço/orelhas.
- Paralisia do músculo elevador da escápula e dos nervos vago, frênico, lingual, hipoglosso e facial.
- Distúrbios da deglutição (disfagia), inserção de sonda nasogástrica.
- Eliminação de saliva/alimentos pela ferida.
- Perda da voz, inabilidade para aprendizado de voz esofageana e mau funcionamento da prótese vocal.
- Dispneia, inserção de cânula de traqueostomia.
- Traqueíte, estenose traqueal, estenose do traqueostoma.

- Cicatrização deficiente do retalho cutâneo ou do traqueostoma.
- Possível extensão da incisão cutânea.
- Lesões mucosas, mediastinite.
- Possível elevação de um retalho musculocutâneo a partir do tórax, com extensão para o pescoço.
- Falência do retalho musculocutâneo.

Planejamento Cirúrgico

- Clarificação da operabilidade geral do paciente.
- Confirmação do diagnóstico histológico por biópsia.
- Verificação da extensão do tumor através de laringoscopia com aumento e microlaringoscopia, também com a ajuda de telescópios angulados.
- Hipofaringe-esofagoscopia (extensão do tumor, tumores sincrônicos).
- Ultrassonografia dos linfonodos cervicais.
- TC do pescoço e do tórax, para determinação da extensão do tumor e exclusão de metástases à distância.

Anestesia

Anestesia geral endotraqueal. Entubação transoral, com reintubação no coto traqueal após a remoção da laringe. Caso o tumor torne a entubação difícil, utilizar um tubo fino e considerar endoscopia de emergência.

Técnica Cirúrgica

Incisão cutânea. Incisão para retalho em forma de U, com a incisão transversa situando-se abaixo da cartilagem cricoide (**Fig. 10.60**); caso se pretenda ressecar anéis traqueais, a incisão é realizada mais inferiormente, correspondendo à ressecção planejada. A incisão é estendida lateralmente ao músculo esternocleidomastóideo e, no lado do esvaziamento cervical, até a ponta da mastoide e, no polo inferior da ferida, até o ponto médio da clavícula. Ela termina no lado contralateral, acima do osso hioide, desde que não se pretenda realizar um esvaziamento cervical bilateral. A incisão é aprofundada, com ligadura das veias cervicais superficiais, o retalho é incisado com inclusão do platisma e além do osso hioide, elevado e estabilizado. Segue-se, então, o esvaziamento cervical.

Esvaziamento cervical. Dependendo do envolvimento dos linfonodos, avaliado pelo ultrassom, um esvaziamento cervical seletivo ou radical modificado, uni ou bilateral, é realizado. As indicações correspondentes são discutidas em detalhes no Capítulo 11.

Esqueletização da laringe. Os músculos são destacados do osso hioide com o bisturi elétrico, e os músculos omo-hióideo e esterno-hióideo são refletidos inferiormente. As inserções musculares na linha oblíqua da cartilagem tireoide são ressecadas, novamente com o bisturi elétrico, e as inserções no esterno refletidas inferiormente (**Fig. 10.76**).

Caso a glândula tireoide apresente uma localização alta ou esteja aumentada em tamanho, o istmo é tunelado e ressecado, sendo os cotos ligados com suturas, permitindo a sua ressecção romba para fora do arcabouço laríngeo. Isto traz à vista a artéria cricotireóidea, uma vez que esta fica mais sob tensão quando a laringe é retraída lateralmente, permitindo a sua ligadura preci-

sa. A artéria e a veia laríngeas, que atravessam sobre o corno superior da cartilagem tireoide, são então ligadas e seccionadas, após o afastamento dos tecidos sobrejacentes (**Fig. 10.77**).

Desinserção do músculo constritor da faringe. A laringe é retraída para o lado contralateral com um gancho simples,

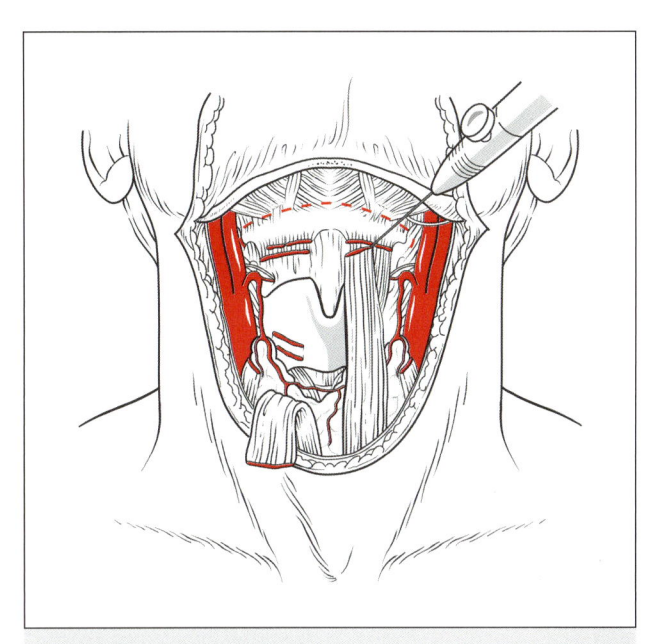

Fig. 10.76 Laringectomia.
Secção dos músculos pré-laríngeos.

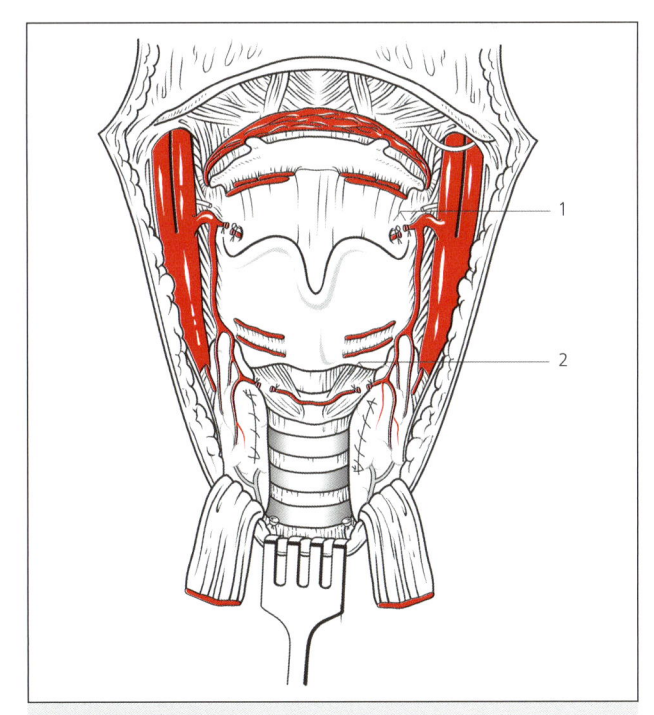

Fig. 10.77 Laringectomia.
Ligadura dos vasos laríngeos.
1. artéria laríngea inferior
2. artéria cricotireóidea

enquanto a glândula tireoide é mantida de lado com um afastador de Langenbeck. O músculo constritor da faringe é seccionado de forma cortante na sua inserção anterior na borda posterior da cartilagem tireoide com uma incisão que se estende do corno superior ao inferior da cartilagem tireoide, seccionando-se também o pericôndrio. Músculo e pericôndrio são afastados posteriormente com um descolador de Freer ao longo do comprimento da incisão até a borda posterior da cartilagem tireoide. A partir deste ponto, o seio piriforme é liberado da superfície interna da cartilagem tireoide em um plano subpericondral com uma pinça de dissecção montada (**Fig. 10.78**).

Liberação da laringe. A laringe é tracionada inferiormente com ganchos simples, e a base da língua é elevada com um afastador de Langenbeck largo. Toda a musculatura do assoalho da boca e da língua é removida acima do osso hioide com bisturi elétrico, e o hioide é liberado. Qualquer sangramento é imediatamente coagulado.

Faringotomia. O tecido pré-epiglótico é pinçado com uma pinça hemostática e tracionado inferiormente. A faringe é aberta transversalmente no nível do osso hioide com bisturi elétrico, permitindo que a pinça hemostática seja passada através da abertura para pinçar a epiglote e tracioná-la antero e inferiormente (**Fig. 10.79a, b**). A mucosa de cada lado da epiglote é incisada através da abertura sob visão direta e por palpação (a linha de incisão é adaptada às necessidades do tumor). A incisão corre ao longo da prega ariepiglótica, na borda superior do seio piriforme até atrás da cartilagem aritenoide. As incisões se estendem de cada lado, sendo conectadas com uma incisão transversa posterior e inferiormente às cartilagens aritenoides. Para evitar lesões do seio piriforme, ele é desdobrado com um dedo. Sangramentos mucosos são controlados com diatermia bipolar (**Fig. 10.79c**).

Remoção. Enquanto se traciona a laringe ainda mais anteriormente, a mucosa pós-cricoide é descolada do músculo cricoaritenóideo posterior (posticus), inferiormente à incisão aritenóidea transversa (**Fig. 10.80a**). A laringe conecta-se, neste momento, somente à traqueia. Para remover a laringe, uma incisão é realizada inferiormente à cartilagem cricoide ou, dependendo das necessidades do tumor, entre as cartilagens traqueais superiores. Esta incisão é gradualmente aprofundada até a parede posterior; a laringe é tracionada superiormente e completamente liberada da mucosa da hipofaringe e do esôfago. A reintubação é realizada, e uma sonda nasogástrica é inserida (**Fig. 10.80b**).

Sutura faríngea. A cabeça do paciente é elevada anteriormente para liberar a tensão ao longo da linha de sutura. A base da língua é desdobrada com um afastador grande. Material de sutura absorvível é utilizado. As margens de ferida do faringoestoma são estiradas, para garantir uma linha de sutura retificada; um fechamento de ferida em forma de T é realizado somente em casos excepcionais, quando haja uma perda de substância correspondente. Uma sutura invertida contínua, como descrita por Conley, é realizada com dois fios (alternativamente, uma sutura interrompida invertida ou sutura contínua invertida com um fio). A agulha é inserida externamente através da mucosa, imediatamente na margem, exteriorizada novamente a partir da mucosa alguns milímetros depois, novamente inserida no lado contralateral através de toda a espessura da parede, exteriorizada novamente alguns milímetros inferior, e continuada até atingir a linha média. Uma linha de sutura é realizada da mesma maneira a partir do polo oposto da ferida, *cuidadosamente apertada* (encurtando claramente a linha de sutura) e atada à sutura superior (**Fig. 10.81a**).

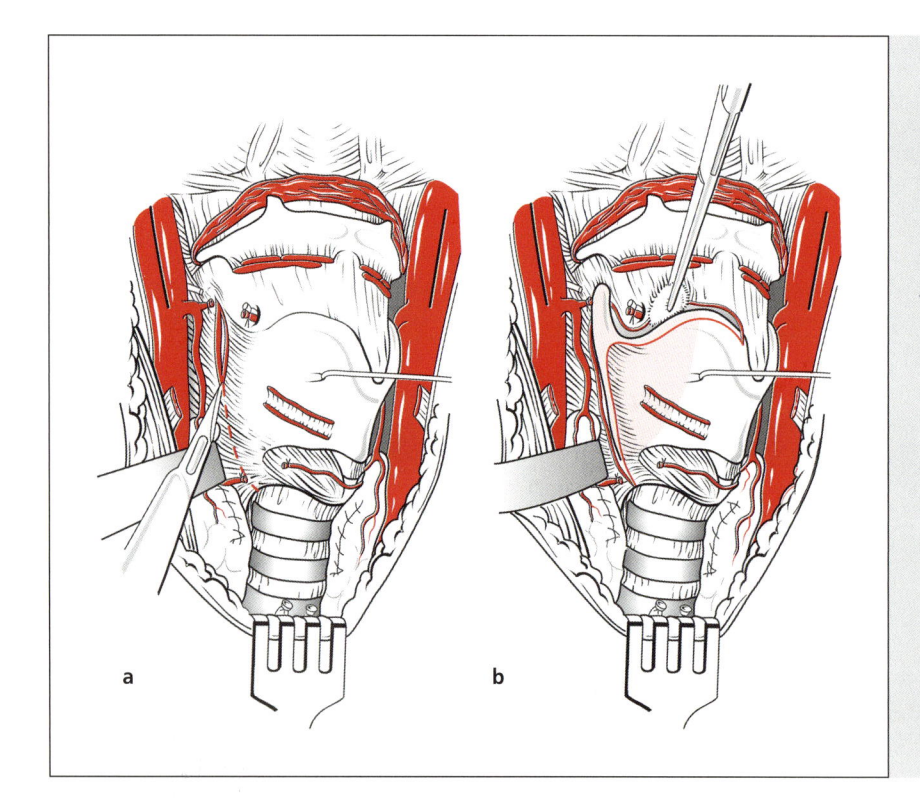

Fig. 10.78a, b Laringectomia

a Secção do músculo constritor da faringe na borda posterior da cartilagem tireoide.

b Dissecção do seio piriforme após secção do pericôndrio sobre a lamela da cartilagem tireoide.

Uma segunda camada de suturas interrompidas é realizada sobre toda a extensão da primeira. Para isso, a primeira linha de sutura é mais uma vez apertada cuidadosamente por meio de tração nos fios deixados ao longo dos polos superior e inferior da ferida, antes que o tecido situado diretamente próximo à primeira linha de sutura seja tomado pela agulha sem penetração da mucosa, e trazido para cobertura da primeira linha de sutura. A terceira camada de sutura inclui o músculo constritor da faringe e, caso preservado, o músculo esterno-hióideo para cobertura da segunda linha, tomando-se cuidados para não criar quaisquer cavidades, especialmente no polo inferior da ferida (**Fig. 10.81b**).

Sutura da traqueia. Material de sutura cutânea forte tamanho 0 é utilizado. O fio é inserido abaixo do anel traqueal mais superior, sendo exteriorizado na derme. *Todas as suturas são inicialmente posicionadas e atadas*. Ao atar, a pele é posicionada pelo assistente exatamente na margem de incisão da cartilagem. As porções laterais dos anéis traqueais são suturadas com certo grau de tração em direção lateral. Ao remover a laringe, um retalho no formato da língua pode ser elevado superiormente a partir da membrana posterior da traqueia e suturado ao ligeiramente frouxo retalho cutâneo em forma de U (isso aumenta a firmeza do retalho da parede posterior da traqueia) (**Fig. 10.82a**).

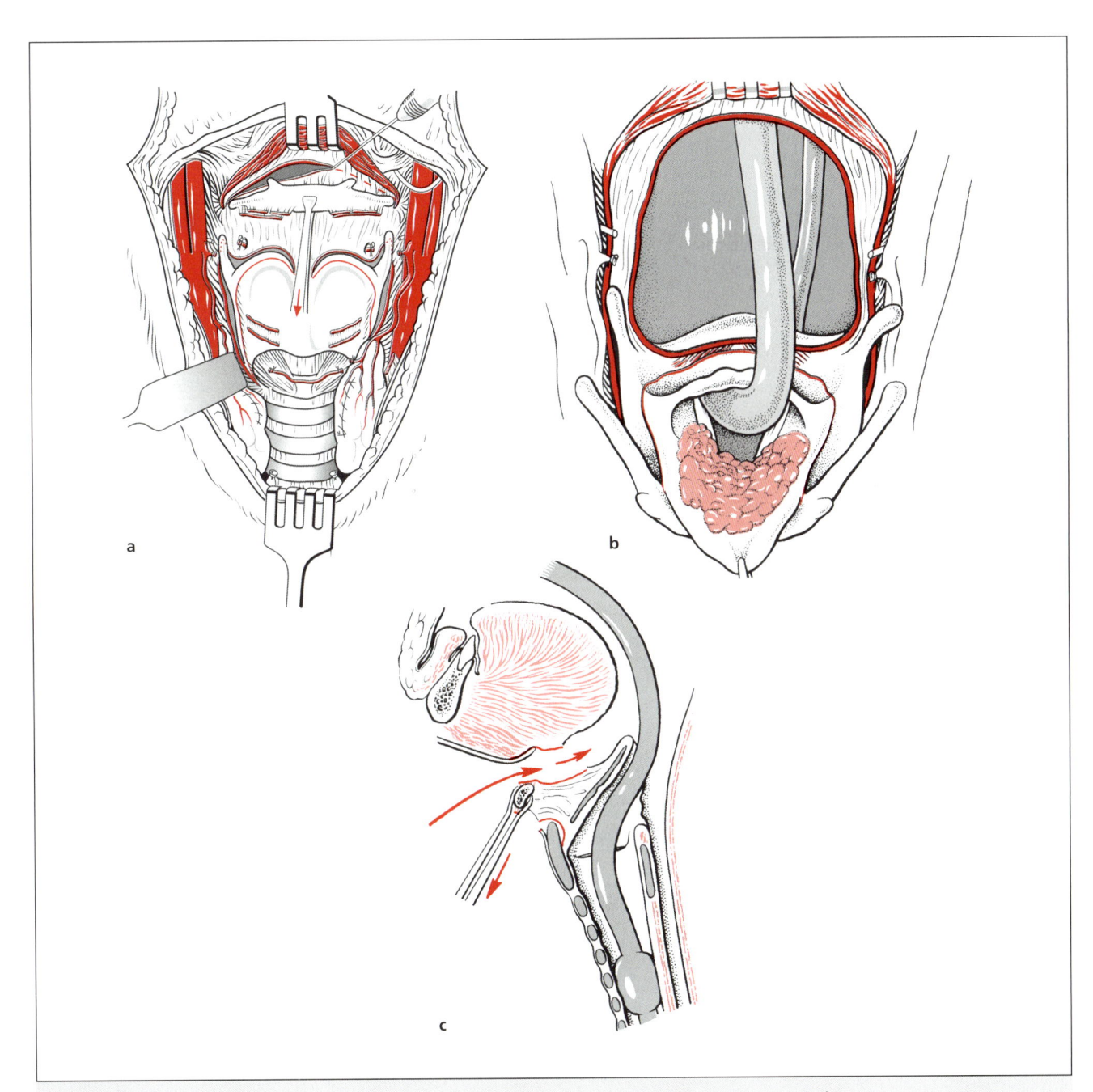

Fig. 10.79a-c Laringectomia.
a A faringe é aberta por meio de incisão transversa acima do osso hioide, que é tracionado inferiormente.
b Faringotomia em secção transversal.
c Incisão ao longo da epiglote, que é tracionada anteriormente, da prega ariepiglótica e da cartilagem aritenoide.

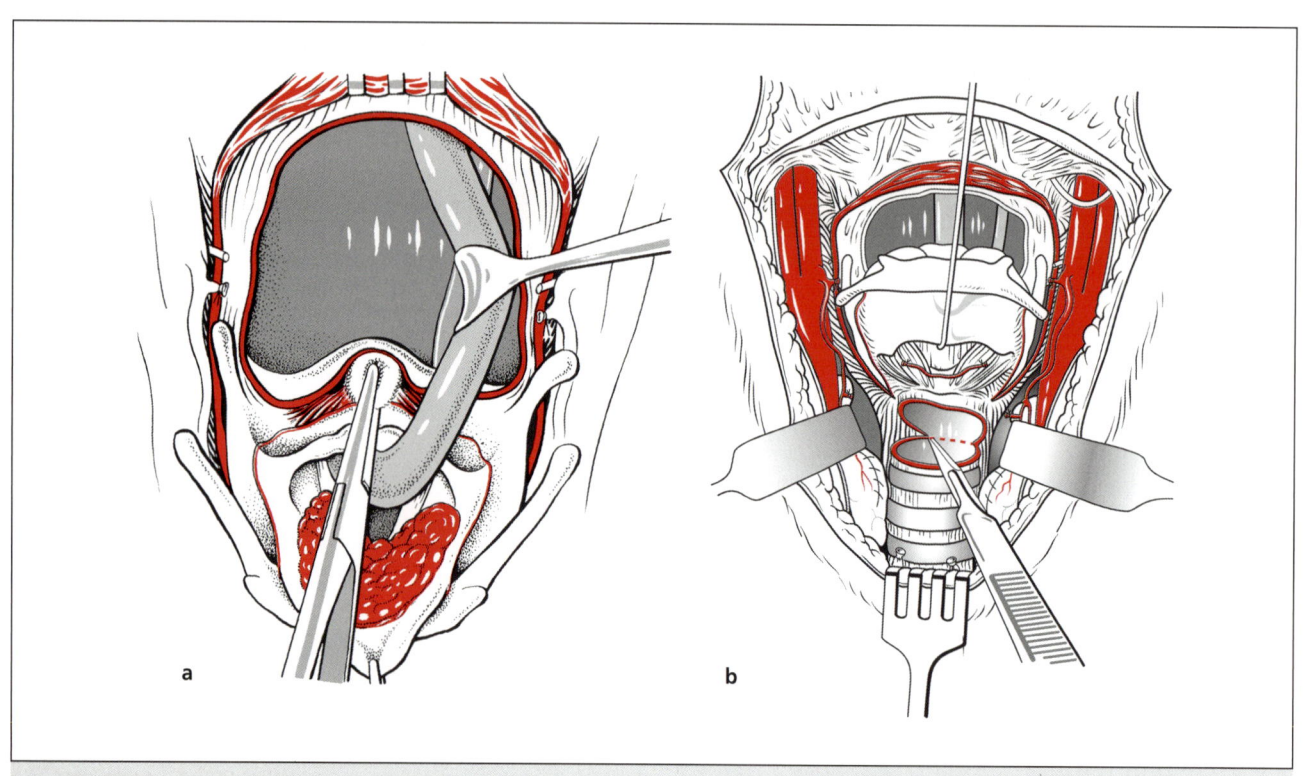

Fig. 10.80a, b Laringectomia.
a A mucosa incisada é descolada da face posterior da laringe.
b Secção da laringe abaixo da cartilagem cricoide através de transecção transversal da parede posterior.

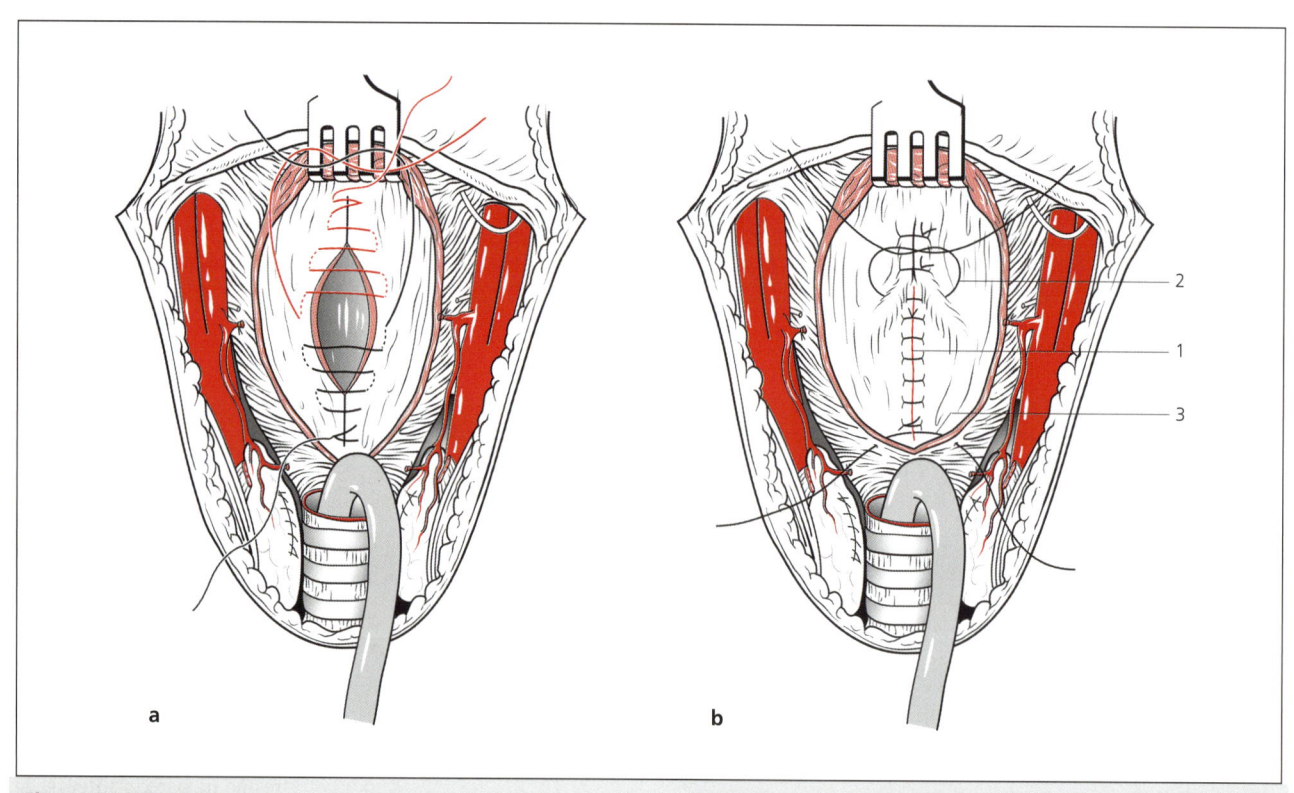

Fig. 10.81a, b Laringectomia.
a Sutura da faringe com sutura contínua invertida, como descrito por Conley.
b Cobertura em três camadas após inversão da sutura de Conley (1), coberta por suturas interrompidas (2) e sutura muscular do músculo constritor da faringe (3).

Um dreno de sucção é inserido de cada lado no pescoço, posicionado próximo à sutura da faringe, seguido pelo fechamento em camadas (**Fig. 10.82b**). Curativo levemente compressivo. Uma cânula metálica de traqueotomia é inserida.

Modificação

A laringe também pode ser removida na direção oposta, infero-superiormente, mas as etapas cirúrgicas basicamente permanecem as mesmas. Caso o tumor tenha invadido os tecidos moles pré-laríngeos ou a glândula tireoide, o tecido envolvido deve ser mantido conectado à laringe e removido em conjunto com a laringe, em bloco. Mesmo em grandes expansões com invasão do seio piriforme ou mucosa faríngea, a totalidade da região tumoral deve ser excisada.

Ao invés de retalhos em forma de U, um retalho bilateral *swinging-door* pode ser elevado, fundamentado lateralmente além da margem posterior do músculo esternocleidomastóideo. Envolvimento da pele pelo tumor ou alterações cutâneas significativas secundárias à radioterapia irão requerer a utilização de um retalho local ou à distância para a recobertura.

Regras, Dicas e Truques

As suturas de colchoeiro para sutura da faringe inevitavelmente invertem as bordas da mucosa (requerimento absoluto) e pressionam superfície externa contra superfície externa. A cânula de traqueostomia não deve ser friccionada na parede anterior da traqueia; evitar também o estreitamento do raio e garantir que a cânula não seja muito longa, mas tenha uma luz larga.

! Riscos e Complicações

- Sangramentos pós-operatórios a partir de artérias (artérias laríngeas superior e inferior): revisão da ferida.
- Fístula faríngea, secundária a deiscências da linha de sutura ou perfurações não reconhecidas: inserção de uma sonda ou deixá-la em posição e irrigar a fístula; caso a fístula termine no traqueostoma, tentar drená-la obliquamente em direção lateral, encorajar a formação de granulações e aplicar curativo compressivo; revisar a ferida, caso a fístula persista, realizar uma nova sutura faríngea ou um fechamento secundário da ferida por cirurgia plástica.
- Aspiração, pneumonia por aspiração: antibióticos, tamponamento da fístula, aspiração do sistema traqueobrônquico e administração de agente secretolítico.
- Infecção da ferida, infecção cervical profunda, mediastinite.
- Perda da voz e da capacidade de fala.

Cuidados Pós-Operatórios

- Antibióticos; considerar agentes secretolíticos e possivelmente agentes antitussígenos.
- Nebulizador ultrassônico, aspiração de secreções, limpeza do interior da cânula, troca da cânula no segundo ou terceiro dia de pós-operatório, mais precocemente, caso crostas se desenvolvam.
- Monitoramento da pressão e pulso arterial, considerar cuidados intensivos, avaliações da Hb.
- Mobilização do paciente, meias elásticas para prevenir a formação de êmbolos, considerar heparinização.
- Dependendo da quantidade de secreção produzida, os drenos são removidos entre o 2º e o 4º dias; troca do curativo no sétimo dia, se não houver intercorrências, avaliação precoce da ferida, se houver congestão, tendência a sangramentos, caso ocorra febre. Remover os pontos no 7º dia. As suturas do traqueostoma permanecem até o 10º dia.
- Após aproximadamente 10 dias, realizar uma tentativa de deglutir, p. ex., com azul de metileno; caso nenhuma fístula seja detectada, remover a sonda nasogástrica.
- Radioterapia pós-operatória, caso apropriada, após 2 a 3 semanas.
- Traqueostoma: cânulas plásticas são geralmente mais adequadas como cânulas de longa permanência do que as de metal. Para evitar necrose por compressão na parede anterior da traqueia, um ângulo menor do que o das cânulas de traqueotomia é necessário. Caso o estoma não demonstre tendência à retração, poderá se dispensar totalmente a cânula após um

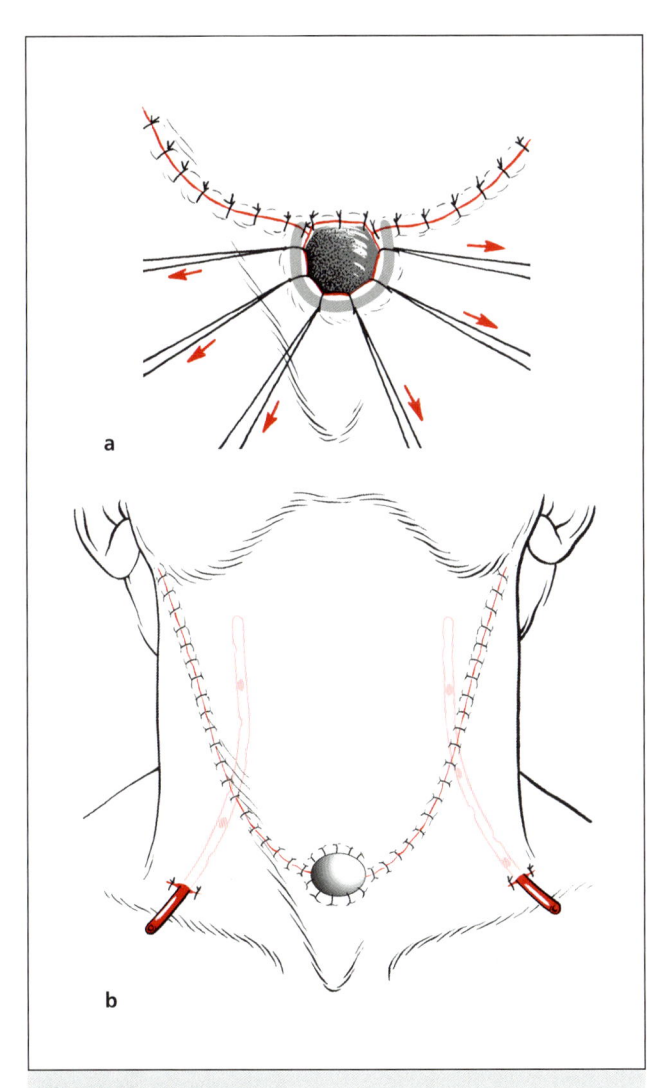

Fig. 10.82a, b Laringectomia.
a Lateralização do coto traqueal utilizando sutura, como descrito por Dietzel.
b Fechamento da ferida após inserção de dreno de sucção.

apropriado período de tempo. Como regra, os problemas com o estoma geralmente surgem durante o banho ou a natação. Aplicações adequadas estão disponíveis no varejo especializado. Dependendo da quantidade de secreção produzida ou da tendência a ressecamento, o uso domiciliar de aspiradores e nebulizadores poderá ser indicado após a alta.
- Treinamento em voz esofageana após 2 a 3 semanas ao menos. É aconselhável um encontro prévio com o fonoaudiólogo, durante as preparações iniciais para a cirurgia, para facilitar a compreensão e dar a oportunidade de resposta a quaisquer questões. Um pequeno quadro negro ou *notebook* deve estar disponível logo após a cirurgia para comunicação.

Comentário

Após a remoção completa da laringe, a comunicação é inicialmente bastante prejudicada, mas esta dificuldade pode ser reduzida por intermédio de uma abordagem de reabilitação bem dirigida. A quase completa perda do olfato e a redução do paladar são, por outro lado, irreversíveis. A perda dos estímulos olfatórios e gustatórios pode ser somente marginalmente compensada através da ventilação de ar nas cavidades oral e nasal. Como já mencionado, a fonoterapia é basicamente possível na forma das próprias capacidades de substituição da voz pelo próprio corpo (assim chamada voz esofageana), através da implantação de uma prótese vocal, de procedimentos cirúrgicos reconstrutivos ou pelo uso de dispositivos eletrônicos. Todas estas medidas de reabilitação não devem omitir o fato de que a remoção total da laringe é uma cirurgia extremamente desgastante e, infelizmente, geralmente inevitável. Além disso, existe frequentemente a adicional perda do emprego, associada, por vezes, a repercussões financeiras e sociais consideráveis. A estigmatização e a subsequente retirada do paciente do seu ambiente social podem se expressar através de desordens depressivas e uma perda geral da atividade.

Mesmo após a preservação da laringe obtida por meios cirúrgicos ou radio-oncológicos, várias sequelas são possíveis. Estas incluem o linfedema severo secundário a lesões permanentes do sistema de drenagem linfática cervical. As lesões podem ser causadas pela cirurgia e pela radioterapia. Uma combinação de ambos os tratamentos resulta no maior dano à drenagem linfática. Isto é particularmente relevante, uma vez que o tratamento de carcinomas laríngeos avançados requer a inclusão da área de drenagem linfática no plano terapêutico. O linfedema é frequentemente associado a restrições funcionais consideráveis e envolvem geralmente aplicações terapêuticas de drenagem linfática manual por longos prazos, cuja cobertura assistencial pode ser difícil. Uma inclusão pró-ativa e precoce das possibilidades de cuidados no *follow-up* e o envolvimento de representantes das especialidades relacionadas (fonoaudiólogos, fisioterapeutas, psicólogos) são essenciais.

Reabilitação Vocal após Laringectomia – Princípios Funcionais

Voz Esofageana

A voz esofageana envolve a injeção de ar para o interior do esôfago e a sua expulsão de forma controlada.
- Com o tempo, abaulamentos se formam na mucosa (pseudoglote).
- A liberação controlada de ar leva à vibração destes abaulamentos da mucosa.
- Isto produz sons perceptíveis, que podem ser formados como sons da fala.

Prótese Vocal

- A prótese vocal é uma válvula, que é inserida cirurgicamente entre a traqueia e o esôfago.
- Quando o usuário de uma prótese vocal fecha o traqueostoma, o ar expirado entra no esôfago através da traqueia e da válvula.
- Ele então flui através da abertura esofageana para a cavidade oral.
- As pregas mucosas no esôfago vibram e permitem, assim, a formação de voz.

Eletrolaringe

- A eletrolaringe possui uma membrana que é mantida junto ao pescoço e transfere vibrações externas para a faringe.
- Os sons produzidos podem ser modulados na boca.
- Para isso, os lábios e a língua são movimentados, como previamente, com a voz natural.

Reabilitação Cirúrgica da Voz após Laringectomia

O problema da reabilitação cirúrgica da voz após laringectomia ganhou importância através dos anos, ainda que um procedimento padrão não tenha ainda emergido. Basicamente, é possível criar uma fístula durante a laringectomia ou fazê-lo mais tarde, com uma simples punção da traqueia para o esôfago.

Enquanto isso, muitos centros abandonaram o procedimento de Staffier e o método descrito por Asai. A primeira cirurgia envolve a sutura da parede posterior da hipofaringe no coto traqueal e a criação de uma fístula de 6 a 8 mm de comprimento no ponto médio ou ligeiramente lateral, permitindo a epitelização através da eversão das margens mucosas; a respiração é possível através de um traqueostoma posicionado mais inferiormente. O método de Asai cria um trajeto fistuloso a partir da pele, entre a porção mais superior da traqueia e a base da língua.

A glotoplastia de Hermann envolve a inserção de uma válvula protética durante a laringectomia. Para obter uma boa função vocal, várias medidas de precaução são necessárias durante a laringectomia, para evitar a formação de cicatrizes.

Existe também a alternativa de realizar primeiramente uma laringectomia de modo convencional e aguardar pelo desenvolvimento da voz esofageana. Caso isso não ocorra, é recomendável a realização de uma punção da hipofaringe a partir da parede posterior da traqueia e inserir, p. ex., uma prótese Provox II. Como em todos os outros métodos, o fechamento do estoma com um dedo é necessário para que o paciente fale. A qualidade da voz produzida depende decisivamente da formação de cicatrizes na região da hipofaringe e da pressão do ar expirado, necessária para a abertura da hipofaringe. Obviamente, a prótese vocal pode também ser inserida diretamente durante a laringectomia, uma técnica realizada por muitos centros.

Abordagem Externa dos Tumores Malignos da Hipofaringe

O mesmo vale para carcinomas hipofaríngeos e carcinomas supraglóticos e glóticos: um procedimento cirúrgico com *laser* pode ser considerado em casos com completa exposição transoral do tumor, caso o cirurgião possua a experiência adequada, especialmente porque a elevação de retalho pós-operatória tardia, algumas vezes de difícil execução técnica, se torna desnecessária. A extensão e a exposição do tumor, entretanto, nem sempre permitem isso, tornando uma abordagem convencional necessária.

Hipofaringolaringectomia Parcial com Preservação da Laringe

Princípio Cirúrgico

Ressecção do nível superior da laringe, incluindo a parede faríngea lateral, em conjunto com o seio piriforme.

Indicações

Pequenos tumores do seio piriforme sem extensão para a sua ponta e sem invasão do interior da laringe, mobilidade das pregas vocais deve estar presente; as margens do tumor devem se localizar no máximo na mucosa lateral da aritenoide.

Contraindicações

Metástases à distância, condição sistêmica deteriorada, invasão tumoral do arcabouço laríngeo, envolvimento da ponta do seio piriforme.

Pontos Específicos Relacionados ao Consentimento Informado

De forma distinta da abordagem transoral, uma traqueotomia é regra geral e, ao menos, um esvaziamento cervical seletivo (níveis II e IV) é necessário, para se ganhar acesso à hipofaringe.

Anestesia

Anestesia geral endotraqueal.

Técnica Cirúrgica

- Começar pelo esvaziamento cervical, como explicado em detalhes no Capítulo 11.
- Traqueotomia.
- Ressecção do nível superior da laringe como na ressecção supraglótica transversa. O nível superior da laringe é removido a partir do lado saudável, enquanto a partir do lado afetado, o seio piriforme e as paredes laríngeas lateral e posterior adjacentes são também removidas. Dependendo da área de ressecção, o fechamento pode ser primário, através da tração conjunta do defeito, ou através da inserção de um enxerto cutâneo de espessura parcial, estabilizado com cola ou suturas.

Laringectomia Total com Faringectomia Parcial

Princípio Cirúrgico

Laringectomia com ressecção de grandes áreas da faringe e reconstrução do esôfago com mucosa faríngea residual.

Indicações

Envolvimento extenso pelo tumor na hipofaringe e invasão tumoral da laringe, desde que uma faixa de mucosa com, ao menos, 2 cm de largura seja preservada na parede posterior da hipofaringe, enquanto se observa as margens de segurança para a cirurgia de tumores.

Contraindicações

- Desordens sistêmicas severas que precluam a operabilidade.
- Metástases à distância incuráveis ou tumores síncronos.
- Envolvimento irressecável da artéria carótida comum ou interna por metástases ou crescimento contínuo do tumor.
- Penetração do tumor na fáscia pré-vertebral.
- Tumor muito extenso e somente controlável através de uma faringolaringectomia transversal.

Técnica Cirúrgica

Laringectomia total clássica com esvaziamento cervical. Em modificação do procedimento padrão, a região tumoral na parede da hipofaringe também é ressecada sob visão direta, em conjunto com uma margem de segurança apropriada. A hipofaringe é fechada de forma típica sobre uma sonda nasogástrica inserida.

> **! Riscos e Complicações**
> Como na laringectomia total, fístulas faríngeas são claramente mais frequentes. Estenoses no interior do esôfago.

11 Cirurgia do Pescoço

Antibioticoterapia Peroperatória em Cirurgia dos Tecidos Moles da Cabeça e do Pescoço

Distinção entre Cirurgia Séptica e Asséptica

A natureza do procedimento cirúrgico determina o risco de infecção pós-operatória da ferida. Uma distinção geral deve ser feita entre feridas assépticas e sépticas. A excisão de um simples cisto ou linfonodo cervical são exemplos de procedimento *asséptico*. O termo "ferida limpa-contaminada" é utilizado quando uma incisão é realizada no pescoço e é conectada ao sistema salivar. Feridas *sépticas* incluem feridas traumáticas e pré-operatoriamente infectadas, bem como feridas produzidas cirurgicamente, nas quais a mucosa faríngea tenha sido aberta durante a cirurgia.

Espectro dos Organismos Infecciosos

Os organismos mais comumente identificados no pescoço são o *Staphylococcus aureus* e o *S. epidermidis*, estreptococos a-hemolíticos e especialmente organismos Gram-negativos, como *Klebsiella sp., Proteus mirabilis, Pseudomonas aeroginosa, Escherichia coli*, enterococos e *Enterobacter sp*. As cefalosporinas de segunda geração se provaram úteis na prevenção de infecções, mas, uma vez que sua eficácia contra alguns membros da família das Enterobactérias *(Klebsiella, Proteus, E. coli)* não é completa, uma cefalosporina deve ser associada ao metronidazol em qualquer cirurgia em que haja abertura da faringe.

Timing e Duração da Antibioticoterapia

A prática padrão em cirurgias não inflamatórias é administrar uma única dose peroperatória de antibiótico. Uma cefalosporina e/ou metronidazol deve ser administrada endovenosamente 30 a 60 minutos antes do início da cirurgia, para que se obtenha níveis plasmáticos e teciduais adequados. Um nível adequado de eficácia é mantido por cerca de 3 horas, e cirurgias mais longas irão requerer uma dose adicional. Em procedimentos com abertura da faringe, superfícies cruentas maiores requerem um curso de cefalosporina de segunda geração associada a metronidazol de 3 a 5 dias.

Tratamento de Infecções de Feridas

Febre, leucocitose, elevação da proteína C-reativa (PCR) e/ou vermelhidão cervical na área da ferida podem ser os sinais mais precoces de uma infecção pós-operatória da ferida. Em pacientes com uma infecção pós-operatória franca da ferida, uma amostra deverá ser colhida do local infectado para análise microbiológica. Antibioticoterapia específica poderá ser administrada com base nos resultados de sensibilidade. Infecções purulentas dos tecidos moles devem ser evacuadas e, se necessário, irrigadas com solução antisséptica (p. ex., povidona iodada, Betaisodona) várias vezes ao dia por vários dias.

Uma infecção pós-operatória da ferida é ocasionalmente associada a um defeito nos tecidos moles cervicais, como resultado de tromboflebite. Caso a infecção persista, ela poderá levar à formação de extensas fístulas faringocutâneas. Com tratamento apropriado, entretanto, a ferida, geralmente, cicatrizará secundariamente por granulação.

Cirurgia dos Linfonodos

Abscessos linfonodais

Edemas cervicais inflamatórios são tratados através de uma abordagem terapêutica estagiada. Na ausência de liquefação, celulite, sepse e edema laríngeo, o tratamento é conservador, consistindo em antibioticoterapia. Poderá ser necessário localizar e erradicar um foco inflamatório nas tonsilas, língua, assoalho da boca, dentes ou glândulas salivares.

Um abscesso, por outro lado, necessita de imediata drenagem cirúrgica.

Princípio Cirúrgico

O abscesso é aberto e drenado, respeitando as linhas cutâneas de fechamento e, ao mesmo tempo, preservando nervos e vasos que cruzem o campo cirúrgico.

Indicações

As indicações são formação e liquefação de abscessos (p. ex., inflamações não específicas, inflamações específicas, actinomicose, inflamação secundária de cistos cervicais).

Contraindicações

Quase não há contraindicações, devido ao risco de sepse.

Pontos Específicos Relacionados ao Consentimento Informado

- Distúrbios sensoriais envolvendo o pescoço ou a orelha.
- Paralisias dos nervos que inervam o trapézio, músculos viscerais, diafragma, músculos linguais, músculos sublinguais, pregas vocais e músculos faciais.
- Rouquidão ou até mesmo perda da voz.
- Resultado cosmético ruim, cicatrização excessiva.
- Possível necessidade de extensão da incisão cutânea.
- Necessidade de uma segunda cirurgia.
- Lesões mucosas, mediastinite.

Planejamento Cirúrgico

A patogênese do abscesso deve ser investigada no momento do diagnóstico. Possibilidades incluem doenças inflamatórias da pele e doenças do anel de Waldeyer. Abscessos dentários também são comuns.

Instrumentos Especiais

Pinças de curativo, material de drenagem (p. ex., Easy-Flow-Drainage).

Anestesia

Anestesia geral ou local (o Dermajet pode ser utilizado para injeções intracutâneas). Há de se esperar um tempo mais longo para que a anestesia local tenha efeito em casos infectados, devido a alterações no pH dos tecidos.

Técnica Cirúrgica

Incisão. O abscesso é drenado através de uma incisão cutânea realizada ao longo da LTPR sobre a massa. Geralmente, o comprimento da incisão é de 1 a 2 cm.

Introdução da pinça de curativo e abertura do abscesso. A pinça de curativo é introduzida através da incisão, paralela ao curso dos vasos cervicais maiores. Guiado pela palpação externa, o abscesso é localizado com a pinça, largamente aberto e drenado. A entrada no abscesso geralmente é indicada pela imediata saída de material purulento (uma amostra é colhida para análise).

Drenagem do abscesso. A pinça de curativo é exteriorizada abaixo do abscesso, através de uma incisão realizada sobre a ponta da pinça, aberta com largura suficiente para que a ponta de um dreno seja pinçada (p. ex., Easy-Flow-Drainage) e tracionada para cima através da cavidade do abscesso.

Estabilização do dreno. O dreno é suturado à pele superior e inferiormente com suturas simples interrompidas.

Irrigação. Ao final do procedimento, o dreno é utilizado para irrigar a cavidade do abscesso com solução antisséptica (p. ex., povidona iodada, solução de Betaisodona a 11%).

Regras, Dicas e Truques

Uma amostra é retirada, para que antibióticos específicos possam ser administrados na cirurgia. Uma vez que anaeróbios, geralmente, estarão incluídos entre os organismos identificados em um esfregaço do abscesso, uma combinação de agentes (p. ex., cefalosporina mais metronidazol) deverá ser utilizada para a terapia inicial. Adicionalmente, amostras teciduais devem ser retiradas da membrana do abscesso para análises diagnósticas histológica e molecular, para se afastar tuberculose subjacente, clássica ou atípica. Pinos de segurança esterilizados também podem ser utilizados para estabilização do dreno.

Drenagem "Easy-Flow". Antes da inserção, aberturas elípticas com cerca de 1 cm de comprimento são realizadas nas margens laterais do dreno para permitir a drenagem da solução antisséptica de irrigação durante alguns dias posteriores.

! Riscos e Complicações

Complicações sépticas; celulite; lesões do ramo mandibular marginal do nervo facial, nervo acessório, nervo laríngeo recorrente, veia jugular, ou outros vasos maiores; sangramento pós-operatório; mediastinite; edema laríngeo; formação de queloide.

Cuidados Pós-Operatórios

Antibioticoterapia. O abscesso poderá ter de ser reaberto e novamente drenado. O dreno é encurtado e poderá ser removido à medida em que o volume de drenagem é reduzido. A ferida cicatriza secundariamente, e revisões de cicatrizes poderão ser eletivas posteriormente. Caso um cisto subjacente esteja presente, ele deverá ser extirpado após a resolução da inflamação. Um curso de 6 meses de penicilina é indicado para pacientes com actinomicose.

Linfadenectomia Cervicofacial

Princípio Cirúrgico

Remoção de um linfonodo ou de vários linfonodos conglomerados para exame histológico.

Indicações

Aumento persistente e não inflamatório de linfonodos que requeiram diferenciação benigno-maligno.

Pontos Específicos Relacionados ao Consentimento Informado

- Distúrbios sensoriais no pescoço e na orelha.
- Retardo no crescimento do retalho cutâneo.
- Paralisias dos nervos que inervam o trapézio, músculos viscerais, diafragma, músculos linguais, músculos sublinguais, pregas vocais e músculos faciais.
- Rouquidão ou perda da voz.
- Dispneia, que pode requerer um tubo de traqueostomia.
- Resultado cosmético ruim, cicatrização excessiva.
- Possível extensão da incisão cutânea.
- Lesões mucosas, mediastinite.
- Drenagem persistente de fluido linfático.

Planejamento Cirúrgico

Ultrassonografia B. Citologia da aspiração por agulha fina poderá ser necessária em alguns casos. Modalidades de imagem seccionais (TC, RM) raramente são necessárias.

Anestesia

Anestesia geral endotraqueal, que poderá ser suplementada por anestesia local com vasoconstritor, para redução do sangramento. Anestesia local isolada é uma opção para alguns pacientes.

Técnica Cirúrgica

Incisão cutânea. A escolha da incisão cutânea depende da localização do linfonodo e deve seguir a LTPR (**Fig. 11.1**).

Dissecção da gordura subcutânea. Após a secção da pele, a gordura subcutânea é aberta por divulsão e estabilizada com um afastador. Os planos teciduais são sucessivamente divulsionados para a entrada nos compartimentos contendo linfonodos.

Dissecção no Nível I (nódulos submentonianos e submandibulares). Particular atenção deve ser dada ao ramo mandibular marginal do nervo facial em dissecções dos nódulos submandibulares. A incisão externa é aprofundada através do platisma e a porção posterior da ferida é aberta por divulsão para exposição da *veia facial*, que é *ligada e refletida superiormente*. A localização dos linfonodos é auxiliada pela palpação manual e bimanual, enquanto o assoalho da boca é tracionado para a frente (após irrigação inicial da cavidade oral com solução antisséptica).

Dissecção nos Níveis II a IV. Biópsias excisionais são realizadas nas proximidades da bainha vascular. A identificação da bainha vascular pode ser auxiliada pela localização do ponto no qual o músculo omo-hióideo atravessa a bainha.

Dissecção no Nível V. *O nervo acessório ocupa uma localização muito superficial no triângulo posterolateral do pescoço. A dissecção romba deve sempre seguir paralela ao nervo, empurrando alternadamente o tecido conectivo e a gordura para os lados com uma pinça de dissecção e esponja*. Pequenos vasos são coagulados com cautério bipolar. O nervo acessório é cuidadosamente identificado.

Exposição e liberação dos linfonodos. Os linfonodos são liberados por retração romba e incisão das bandas de tecido conectivo circunjacentes. Os *linfonodos em si não devem ser pinçados com pinças ou pinças hemostáticas*, já que isto comprometeria a avaliação histológica. As estruturas circundantes são mantidas de lado com afastadores, enquanto o nódulo é enucleado, auxiliado caso necessário pela colocação de uma compressa de gaze sob ele (a extremidade da mesma deve ser mantida em projeção para contato visual).

Hemostasia. A hemostasia deve ser meticulosa. Uma larga cavidade cruenta deve ser fechada em camadas sobre um pequeno dreno de sucção.

> **Tratamento de Lesões de Veias Calibrosas**
> Caso uma veia calibrosa seja aberta, mas não possa ser diretamente pinçada, ela deve ser imediatamente tamponada para prevenção de embolia aérea (a não ser que anestesia geral endotraqueal esteja sendo utilizada).
>
> **Tratamento de Lesões de Artérias Calibrosas**
> Um sangramento arterial que não possa ser imediatamente controlado deve ser tamponado, e a incisão deve ser estendida. As estruturas anatômicas circunjacentes são identificadas, e o vaso é localizado e estabilizado proximalmente ao local da lesão. O vaso é comprimido proximalmente ao ponto sangrante com gaze montada. Em lesões da artéria carótida comum ou interna, avaliação de um cirurgião vascular poderá ser necessária. De outro modo, o cirurgião de cabeça e pescoço pode aplicar uma compressão local delicada com uma pequena esponja, movendo o ponto de compressão progressivamente para mais próximo à laceração. A pressão é aplicada caudalmente ao segmento vascular exposto, e a laceração do vaso é reparada com suturas (p. ex., Prolene 5.0; anotar o tempo de compressão).
>
> **Tratamento de Lesões Neurais Significativas**
> Em lesões do nervo acessório, identificar os cotos. Caso um reparo primário do nervo não possa ser realizado, as extremidades neurais devem ser marcadas para um reparo secundário, mas isto raramente é necessário.

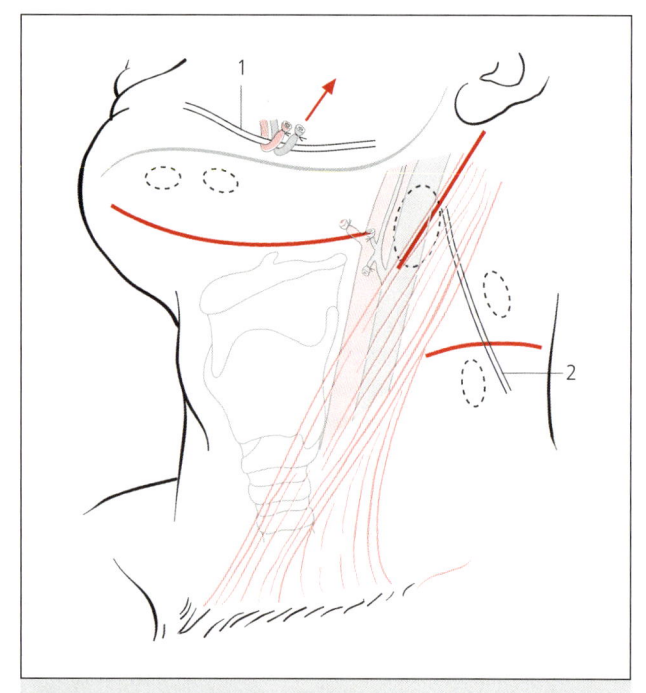

Fig. 11.1 Linfadenectomia cervical.
Incisão externa ao longo das LTPRs. Notar a localização dos nervos: o ramo mandibular marginal do nervo facial (1) na região submandibular (a artéria e a veia facial são ligadas e refletidas superiormente) e o nervo acessório (2) posteriormente ao músculo esternocleidomastóideo.

> **! Riscos e Complicações**
> - Várias estruturas podem estar em risco, dependendo da localização do linfonodo:
>   – o nervo acessório, no triângulo cervical lateral
>   – o ramo mandibular marginal do nervo facial, na região submandibular; o nervo lingual também pode estar em risco em linfadenectomias muito profundas
>   – no compartimento vascular: nervo vago, nervo laríngeo recorrente, nervo hipoglosso, artéria carótida e veia jugular (cuidado: embolia aérea)
>   – no nível supraclavicular: pleura, artéria e veia subclávias, plexo braquial e ducto torácico

- Infecções secundárias, formação de fístulas devido à remoção incompleta de linfonodos tuberculosos. Sangramento pós-operatório, formação de queloides
- Uma complicação extremamente rara, mas potencialmente severa, é confundir um tumor do corpo carotídeo com um linfonodo (sinais diferenciais: pulsações, mobilidade transversa à palpação, com pouca ou nenhuma mobilidade vertical). Distinção inadequada poderá resultar em hemorragia massiva com riscos de lesão carotídea.

Cuidados Pós-Operatórios

Os drenos são removidos quando o volume de drenagem cai a 30 mL ou menos. As suturas são removidas no sétimo dia.

Biópsia de Nódulo Escaleno

Princípio Cirúrgico

Todo o coxim gorduroso pré-escaleno é removido ao longo com os linfonodos palpáveis e não palpáveis nele contidos.

Indicações

- Identificação histológica de tumores inacessíveis, tumores torácicos ou tumores que desenvolveram metástases intra-abdominais.
- Exclusão de sarcoidose ou tuberculose suspeita, mesmo na ausência de linfadenopatia palpável.
- Suspeita de linfomas de Hodgkin ou não Hodgkin.
- Aumento não explicado de linfonodos no triângulo omoclavicular.

Contraindicações

Debilitação severa.

Anestesia

A anestesia geral endotraqueal é geralmente preferida. A anestesia local é induzida pela infiltração da área em torno do sítio operatório. Cuidado: embolia aérea.

Técnica Cirúrgica

Incisão cutânea e exposição do coxim gorduroso pré-escaleno. Uma incisão cutânea de 4 a 5 cm é realizada paralela a ou logo acima da clavícula, iniciando-se sobre a cabeça medial do músculo esternocleidomastóideo. O platisma é seccionado, e a veia jugular externa, que aí atravessa, é ligada. A borda posterior da cabeça clavicular do esternocleidomastóideo é isolada, e o músculo é retraído. A veia jugular é isolada por meio de dissecção romba com gaze montada ou pinça de dissecção. O ventre inferior do músculo omo-hióideo é identificado no nível da bainha vascular e retraído para cima (**Fig. 11.2**).

Mobilização do coxim gorduroso pré-escaleno. Neste ponto, a gordura pré-escalena foi exposta entre a veia jugular, a margem clavicular e o músculo omo-hióideo. A fáscia cervical profunda é abordada a partir do omo-hióideo por dissecção romba com duas gazes montadas, e o tecido gorduroso linfonodal é cuidadosamente dissecado inferiormente na fáscia cervical até a junção das veias subclávia e jugular. O tronco tireocervical é preservado. A fáscia cervical profunda deve também ser preservada, para se evitar lesões do nervo frênico e do plexo braquial (**Fig. 11.3**).

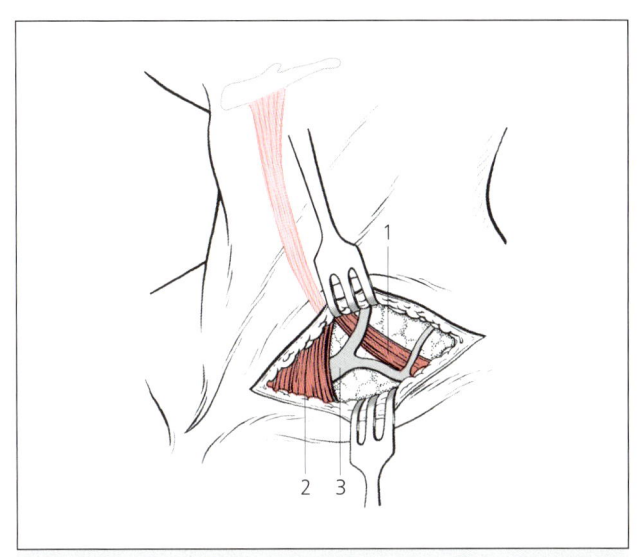

Fig. 11.2 Biópsia de nódulo escaleno, passo 1.
A pele é incisada paralelamente à clavícula. A veia jugular externa (3) é ligada, e a cabeça clavicular do músculo esternocleidomastóideo (2) e o ventre inferior do músculo omo-hióideo (1) são expostos.

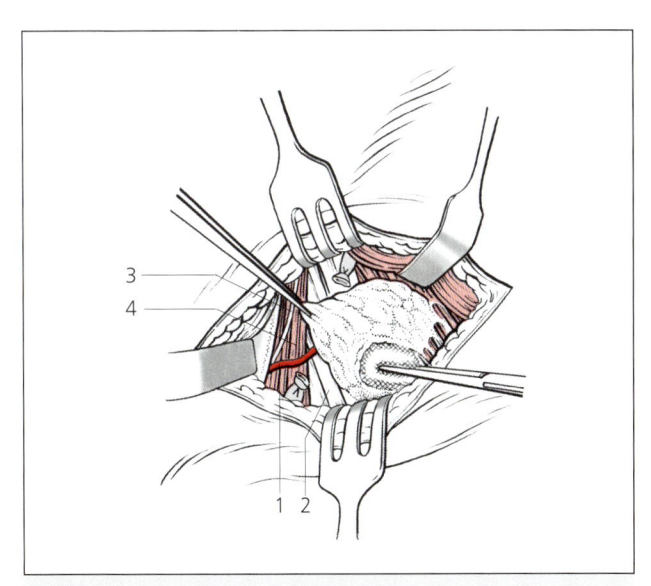

Fig. 11.3 Biópsia de nódulo escaleno, passo 2.
O esternocleidomastóideo e a veia jugular interna são retraídos medialmente, e o ventre inferior do músculo omo-hióideo é retraído superiormente. A gordura pré-escalena é exposta no ângulo das veias jugular e subclávia. O nervo frênico (3) e o plexo braquial (2) devem ser preservados. (1) Artéria cervical transversal, (4) músculo escaleno.

Fechamento da ferida. Após a remoção da peça, a ferida é fechada em camadas sobre um pequeno dreno de sucção. Um curativo levemente compressivo é aplicado.

> **! Riscos e Complicações**
> - Em lesões do ducto torácico, localizar e ligar imediatamente o ducto com auxílio do microscópio. Uma fístula quilosa detectada após a cirurgia pode ser tratada conservadoramente na maioria dos casos por meio de monitoramento rigoroso do volume do quilo e da realização de hemograma, radiografia de tórax, exames de urina, função hepática, eletrólitos e proteínas séricas, incluindo albumina sérica. A maioria das fístulas de baixo débito pode ser tratada com sucesso através de uma dieta com triglicerídeos de cadeia média, para redução da produção do quilo. A nutrição parenteral isolada não é mais considerada uma abordagem com adequado custo-benefício. Medidas de tratamento conservador para fístula quilosa devem ser limitadas a 30 dias, de forma que a radioterapia pós-operatória planejada possa ser instituída em uma janela de tempo razoável. Fístulas quilóricas devem ser tratadas cirurgicamente em pacientes com hipoalbuminemia refratária ou caso o débito da fístula seja maior do que 600 mL/24 horas.
> - Caso a pleura tenha sido aberta, as bordas da ferida devem ser cuidadosamente reaproximadas e estabilizadas com suturas. Um dreno de sucção é inserido caso necessário, e uma consulta cirúrgica deve ser solicitada.
> - Lesões da artéria e veia subclávias são cirurgicamente reparadas.
> - Lesões do nervo frênico ou do plexo braquial são encaminhadas para reparo neurocirúrgico.
> - Outros riscos são a formação de queloides e infecção secundária.

Cuidados Pós-Operatórios

O dreno é removido quando o volume de drenagem cai a 30 mL ou menos.

Esvaziamento Cervical

Generalidades

O Committee for Neck Dissection Classification of the American Head and Neck Society publicou uma versão revisada da classificação dos linfonodos cervicais com base em várias discussões sobre definições regionais e na nomenclatura do esvaziamento cervical. Os grupos de linfonodos são classificados como a seguir:
- Grupo submentoniano (Nível IA).
- Grupo submandibular (Nível IB).
- Grupo jugular superior (Nível II), que é subdividido pelo nervo acessório oblíquo em Nível IIA (gordura contendo linfonodos acima do nervo acessório) e Nível IIB (gordura contendo linfonodos abaixo do nervo acessório).
- Grupo jugular médio (Nível III).
- Grupo jugular inferior (Nível IV).
- Grupo do triângulo posterior (Nível V). Uma linha horizontal imaginária no nível da cartilagem cricoide subdivide este grupo em Nível VA (gordura contendo linfonodos acima da linha imaginária) e Nível VB (gordura contendo linfonodos abaixo da linha imaginária).
- Grupo do compartimento anterior (Nível VI).

Linfonodos omitidos nesta classificação incluem:
- Linfonodos retroauriculares.
- Linfonodos suboccipitais.
- Linfonodos da glândula parótida.
- Linfonodos retrofaríngeos.

A classificação corrente do esvaziamento cervical, publicada por Robbins (2002), ainda distingue esvaziamentos cervicais radicais, esvaziamentos cervicais radicais estendidos, esvaziamentos cervicais radicais modificados e esvaziamentos cervicais seletivos.

Esvaziamento cervical radical. Um esvaziamento cervical radical envolve a remoção completa dos linfonodos Níveis I a V, incluindo todas as três estruturas não linfáticas maiores – o nervo acessório, a veia jugular interna e o músculo esternocleidomastóideo. A ressecção não inclui os linfonodos suboccipitais, os linfonodos periparotídeos, os linfonodos retrofaríngeos e os linfonodos do compartimento anterior (Nível VI).

Esvaziamento cervical radical estendido. Consiste em um esvaziamento cervical radical mais a remoção adicional de um ou mais grupos linfonodais e/ou estruturas não linfáticas, como a artéria carótida externa, o nervo hipoglosso, o nervo vago ou os músculos paravertebrais.

Esvaziamento cervical radical modificado. Esta cirurgia remove os linfonodos dos Níveis I a V adicionalmente a uma ou mais estruturas não linfáticas (nervo acessório e/ou veia jugular interna e/ou músculo esternocleidomastóideo).

Esvaziamento cervical seletivo. Esta cirurgia remove os níveis linfonodais de drenagem principal de um tumor maligno do trato aerodigestivo superior poupando todas as três estruturas não linfáticas maiores. Os tipos clássicos de esvaziamento cervical seletivo são designados como I-III, I-IV, II-IV e II-V. Caso somente dois níveis sejam removidos, o esvaziamento cervical seletivo é denominado de acordo (p. ex., ECS II-III).

Indicações de Esvaziamento Cervical no Tratamento de Malignidades da Cabeça e do Pescoço

Esvaziamento cervical radical. Na Europa e na maioria das instituições, um esvaziamento cervical radical é reservado para o tratamento de metástases N3 ou metástases que envolvam estruturas não linfáticas.

Esvaziamento cervical radical modificado. A maioria dos cirurgiões de cabeça e de pescoço realiza atualmente um esvaziamento cervical radical modificado em todos os pacientes com metástases linfonodais clinicamente detectáveis. Existe uma tendência definitiva, entretanto, no sentido de poupar certos níveis, como o Nível IIB em carcinomas hipofaríngeos ou o Nível I no mesmo tipo de tumor. Um esvaziamento cervical radical modificado bilateral é realizado em pacientes com pescoço N2c ou com metástases linfáticas cervicais bilaterais. Qualquer esforço consistente com as necessidades oncológicas deve ser feito para preservar a veia jugular interna em, ao menos, um dos lados do pescoço, visando prevenir linfedemas potencialmente severos. Um esvaziamento cervical seletivo deve ser considerado em pacientes com um pescoço contralateral N0, em consideração ao prognóstico geral. Assim, uma metástase ipsolateral no Nível IV seria um maior detrimento à sobrevida do que uma metástase no Nível II. Alguns autores advogariam um esvaziamento cervical seletivo mesmo em pacientes com *status* N+, mas a validade desta política não foi ainda estabelecida.

Esvaziamento cervical seletivo. A indicação para um esvaziamento cervical seletivo é mais controversa em pacientes com um pescoço clinicamente N0 do que em pacientes com envolvimento clinicamente aparente dos linfonodos cervicais. Dois objetivos diferentes podem ser pretendidos. Por um lado, o esvaziamento de um pescoço clinicamente N0 pode ser realizado como um procedimento de estadiamento. Esvaziamentos cervicais seletivos têm sido cada vez mais utilizados para este propósito e são seguidos por radioterapia nos casos em que metástases linfáticas são encontradas. Em raros casos, o procedimento de estadiamento pode ser seguido pela remoção secundária das regiões linfonodais que foram deixadas intactas na cirurgia inicial. Em outros casos, um esvaziamento cervical eletivo pode ser realizado com intenções curativas em um pescoço clinicamente N0. O objetivo do esvaziamento cervical seletivo nestes casos é prover o tratamento definitivo da drenagem linfática cervical. Detalhes adicionais sobre os prós e os contras destas questões poderão ser encontrados na literatura.

Neste ponto, gostaríamos de oferecer ao cirurgião em treinamento alguns princípios que poderão ser seguidos no tratamento cirúrgico oncologicamente ideal do pescoço clinicamente N0. A **Tabela 11.1** lista os tipos de esvaziamentos cervicais seletivos recomendáveis para localizações específicas do tumor primário no trato aerodigestivo superior. É importante considerar os critérios de seleção para um esvaziamento cervical seletivo bilateral no pescoço clinicamente N0. A política de vários centros é a de recomendar esta cirurgia nos casos em que o tumor primário está localizado na linha média ou a tenha atravessado. Obviamente, a tabela apresenta somente uma das várias estratégias cirúrgicas possíveis, cujas aplicações dependerão da política oncológica global da instituição em particular.

Esvaziamento Cervical Radical

Princípio Cirúrgico

Ressecção em bloco de todo o tecido linfático e da gordura cervicais nos Níveis I a V em continuidade com estruturas não linfáticas maiores – o músculo esternocleidomastóideo, a veia jugular interna e o nervo acessório. Por definição, esta cirurgia inclui a remoção da glândula submandibular.

Indicações

Metástases linfonodais cervicais fixas, metástases N3.

Contraindicações

Pacientes debilitados que são candidatos ruins para cirurgia. Tumor primário incurável, metástases à distância incuráveis, invasão da artéria carótida (contraindicação relativa, pode ser evitada com enxertos vasculares). Metástases com invasão contígua dos tecidos moles pré-vertebrais e nucais. Pescoço clinicamente N0.

Pontos Específicos Relacionados ao Consentimento Informado

- Distúrbios sensoriais no pescoço ou na orelha.
- Retardo no crescimento do retalho cutâneo.
- Paralisias dos nervos que inervam o trapézio, músculos viscerais, diafragma, músculos linguais, músculos sublinguais, pregas vocais e músculos faciais.
- Rouquidão ou perda da voz.
- Dispneia, que pode requerer um tubo de traqueotomia.
- Resultado cosmético ruim, cicatrização excessiva.
- Possível extensão da incisão cutânea.
- Lesões mucosas, mediastinite.
- Drenagem persistente de fluido linfático.
- Linfedema.
- Síndrome ombro-braço.
- Limitações na mobilidade, devido a aderências cicatriciais.

Planejamento Cirúrgico

Ultrassonografia modo B e TC dos tecidos moles cervicais, associadas à TC para exclusão de metástases à distância.

Anestesia

Anestesia geral endotraqueal.

Tabela 11.1 Tipos de esvaziamento cervical seletivo recomendados para o pescoço clinicamente N0

	Níveis removidos	
Localização primária do tumor	ECS clássico	Abordagem mais limitada
Lábio superior	I a III + linfonodos parotídeos	IB a II + linfonodos parotídeos
Lábio inferior	I a III	I a II
Assoalho da boca	I a III	I e II
Língua móvel	I a IV	I a II
Palato mole	II a IV	II a III
Tonsila	II a IV	II a III
Base da língua	II a IV	II a III
Supraglote	II a IV	IIA a III
Glote	II a IV	IIA a III
Seio piriforme	II a IV	IIA a IV
Parede posterior da faringe	II a V	II a IV

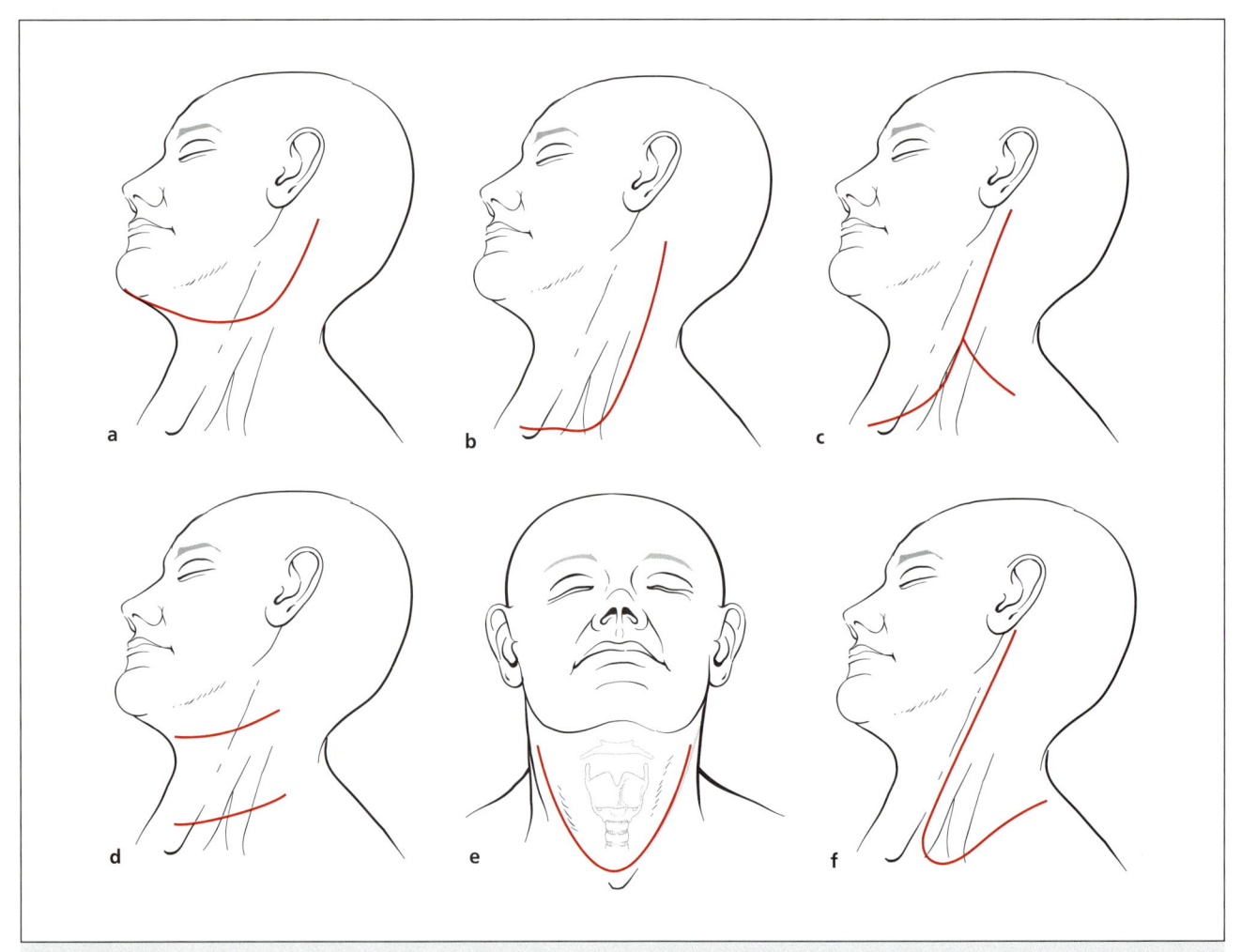

Fig. 11.4a-f Incisões cutâneas para esvaziamento cervical.
a, e Incisões em forma de U.
b, c Incisões em "taco de hóquei" modificadas.
d Incisão de MacFee.
f Incisão de De Quervain.

Técnica Cirúrgica

Incisão cutânea. Pontos-chave de referência anatômicos – o ângulo mandibular, a ponta do processo mastóideo e o esterno – são inicialmente marcados na pele. A incisão cutânea (**Fig. 11.4**) se inicia na ponta do processo mastóideo e se curva ao longo da borda anterior do trapézio, passando a dois dedos de distância acima da clavícula e se curvando inferiormente na direção do esterno, até terminar na linha média cervical.

Dissecção do retalho cutâneo. O primeiro passo após a incisão cutânea é o descolamento do retalho cutâneo, o que é auxiliado pela tensão constante aplicada pelo assistente. O platisma é integrado ao retalho cutâneo para manutenção de um adequado suprimento sanguíneo para o retalho. Este pode ser desenvolvido com tesouras, bisturi ou eletrocautério. Um esvaziamento cervical radical incluirá a ressecção da veia jugular externa, que poderá ser ligada com material de sutura absorvível (Vicryl 2.0) ou material não absorvível. Em contraste, a veia jugular interna é sempre ligada com material de sutura não absorvível (p. ex., Mersilene 2.0 ou 0) (**Figs. 11.5** e **11.6**).

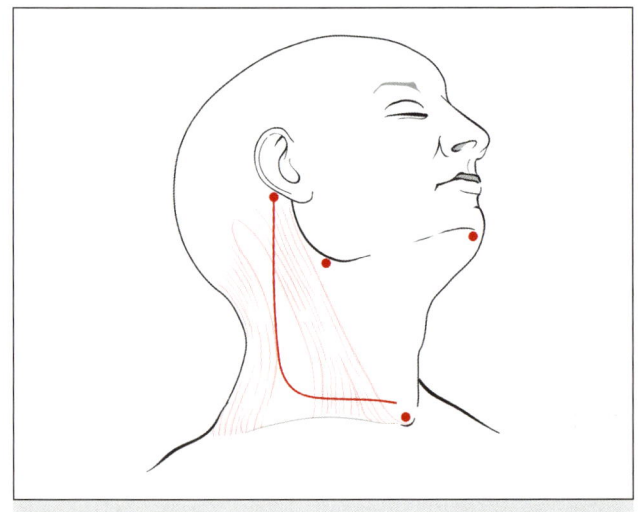

Fig. 11.5 Possível incisão para esvaziamento cervical radical. Os pontos-chave de referência anatômicos são marcados na pele antes da realização da incisão.

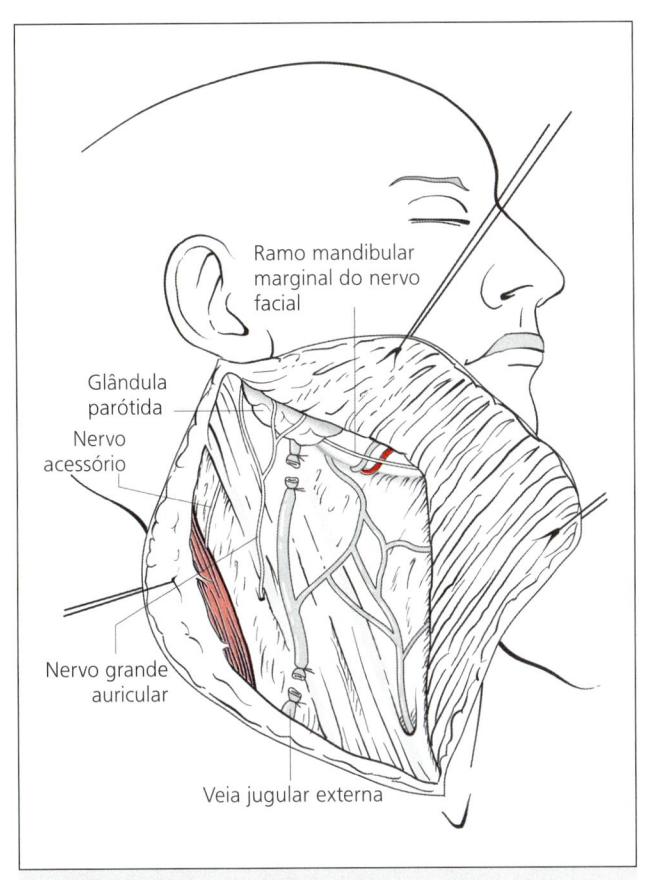

Fig. 11.6 Esvaziamento cervical radical. A veia jugular externa e seus ramos são incorporados na dissecção cirúrgica.

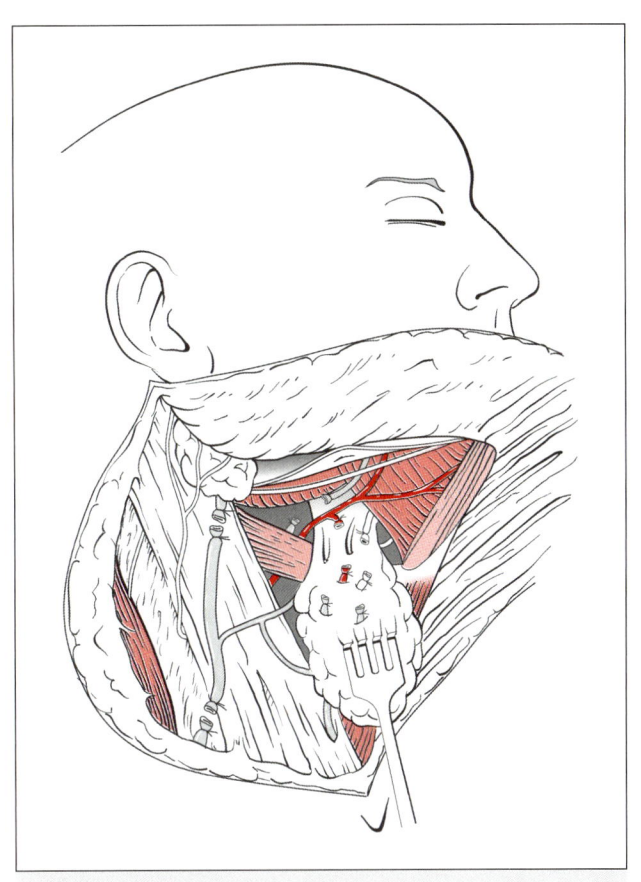

Fig. 11.7 Esvaziamento cervical radical. O esvaziamento do Nível I inclui a remoção da glândula submandibular. Os nervos desta região são preservados.

Secção do nervo grande auricular. O nervo grande auricular é seccionado, e os cotos são cauterizados com corrente bipolar para prevenir a formação de neuromas. A dissecção do retalho cutâneo continua neste momento em direção ao polo inferior da glândula parótida e do ramo vertical da mandíbula, com cuidado para preservar o ramo marginal do nervo e da artéria facial.

Fixação do retalho cutâneo. O retalho cutâneo é fixado por suturas aos campos cirúrgicos.

Desenvolvimento do retalho cutâneo inferior. A fáscia superficial do triângulo posterior é incisada e cuidadosamente divulsionada para exposição do tecido adiposo que contém os linfonodos Nível V. As fibras superficiais do nervo acessório entrarão no campo operatório nesta parte da dissecção. Uma vez que o nervo acessório pode ser sacrificado em um esvaziamento cervical radical, nenhum cuidado especial é tomado para preservar estas fibras superficiais. O retalho cutâneo inferior deve ser dissecado até a borda anterior do músculo trapézio.

Dissecção dos linfonodos Nível I e da glândula submandibular. O ramo marginal do nervo facial se encontra em risco durante a ressecção dos linfonodos Nível I e da glândula submandibular. Geralmente, este ramo do nervo atravessa sobre a veia e a artéria faciais, aproximadamente no nível da borda inferior da mandíbula (**Fig. 11.7**). O ramo do nervo deve ser identificado nesta localização e seu trajeto isolado em uma curta distância posteriormente, de forma que ele possa ser mobilizado para cima com segurança. Geralmente, a veia facial é ligada. O nervo hipoglosso é exposto por meio da elevação do tendão intermediário do músculo digástrico, cujo trajeto é isolado em direção cefálica. O ramo do nervo hipoglosso que passa à alça cervical é ligado no nível em que atravessa ambas as artérias carótidas. A dissecção prossegue ao longo da mandíbula até a inserção submentoniana do ventre anterior do digástrico. Os tecidos moles entre o ventre anterior do digástrico e a mandíbula são mobilizados. A dissecção prossegue a partir da área submentoniana cruzando o ventre anterior do digástrico até a rafe mediana do músculo milo-hióideo, continuando, então, no milo-hióideo até a borda posterior livre deste músculo. Isso requer uma mobilização posterior progressiva da glândula submandibular, ao mesmo tempo em que se identifica o ducto excretor desta glândula e o nervo lingual. A seguir, o ducto submandibular (Wharton) é ligado com material de sutura não absorvível 2.0 (p. ex., Mersilene). Cuidados são tomados para preservar o nervo lingual e o nervo hipoglosso, que correm em sentido anteroposterior na gordura adjacente. O nervo hipoglosso cruza o músculo hioglosso, profundamente ao tendão intermediário do digástrico e por trás do ducto submandibular. Quando a mobilização é completada, a glândula submandibular pode ser separada da artéria facial em continuidade com os tecidos moles contendo linfonodos circunjacentes e refletida em direção inferior para o interior da peça do esvaziamento cervical.

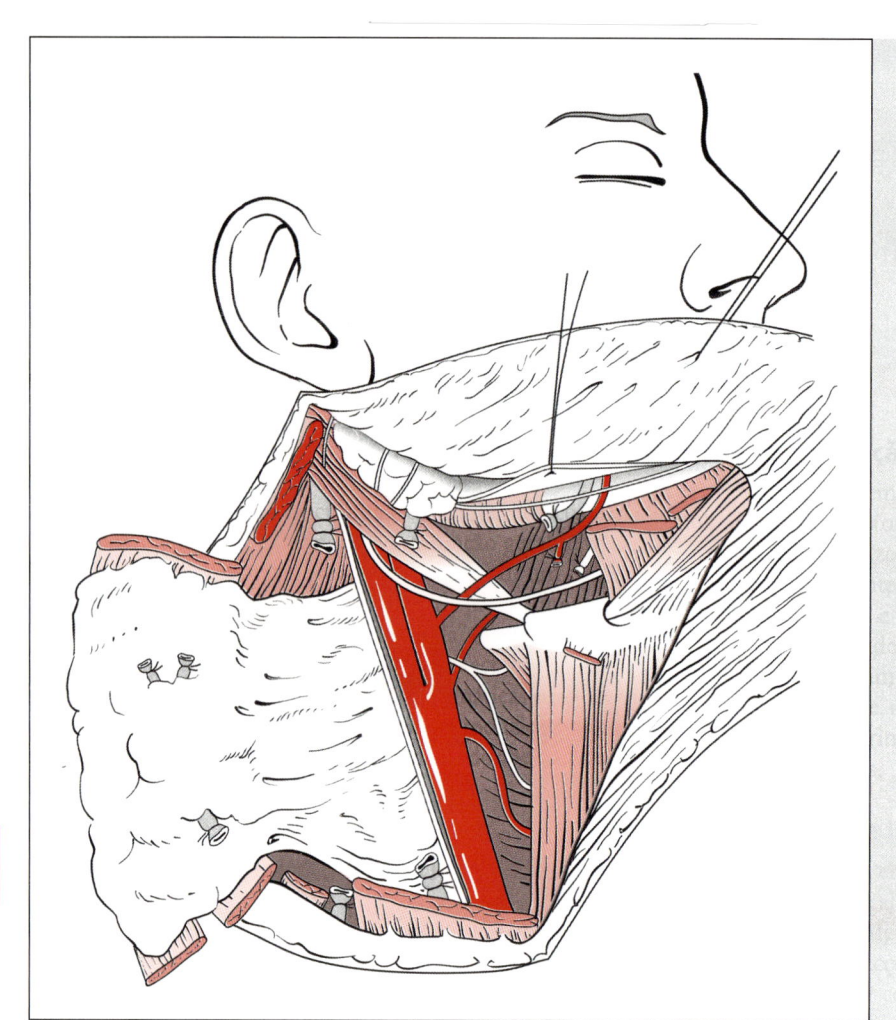

Fig. 11.8 Esvaziamento cervical radical. Os Níveis I a IV foram removidos.

Dissecção dos Níveis II a IV. O músculo esternocleidomastóideo é progressivamente destacado em direção lateromedial (p. ex., com eletrocautério) até que todos os feixes de fibras tenham sido liberados (**Fig. 11.8**). O esternocleidomastóideo destacado é refletido em direção inferior para a exposição do Nível II. O músculo digástrico é o ponto de referência que define o limite superior do campo. A veia jugular é exposta após a elevação do músculo digástrico. Os nervos acessório e vago são identificados em seu ponto de emergência no forame jugular. A seguir, a veia jugular é cuidadosamente liberada dos tecidos moles circundantes e duplamente ligada com suturas não absorvíveis. O vaso é ligado por suturas para prevenção de deslizamentos, e as ligaduras podem ser atadas em conjunto. O coto vascular superior é adicionalmente fixado à fáscia cervical profunda ou ao ventre posterior do digástrico. O nervo acessório é identificado e sua extremidade proximal é coagulada, como prevenção quanto à formação de neuromas. A gordura contendo linfonodos nos Níveis II a IV é dissecada em direção inferior a partir da artéria carótida. Os músculos esternocleidomastóideo e omo-hióideo são liberados de suas inserções esternais e claviculares. A veia jugular é seccionada entre ligaduras e fixada cerca de 1 cm acima da clavícula, com especial cuidado para preservar o nervo vago. A abertura do ducto torácico na veia jugular interna deve ser identificada, especialmente no lado esquerdo, e a veia deve ser completamente ligada neste ponto. Quaisquer troncos linfáticos aberrantes também devem ser identificados e ligados. A seguir, a porção inferior da veia jugular interna é ligada e seccionada. Isso é realizado através da colocação de duas pinças hemostáticas paralelamente à clavícula, e uma pinça hemostática cranialmente direcionada na sua extremidade inferior. A veia jugular interna é seccionada com tesoura entre as pinças hemostáticas superior e média. Ela é ligada com material de sutura não absorvível entre as pinças média e inferior, esta última posicionada paralelamente à clavícula. Quando as ligaduras são atadas, a pinça hemostática média é lentamente aberta, para confirmar a segurança das ligaduras. O coto vascular é, então, pinçado e ligado por sutura, para prevenção de deslizamentos.

Ressecção do Nível V. A prática usual é realizar uma ressecção em bloco dos níveis II a IV e V, a dissecção do Nível V paralelamente à dissecção dos Níveis II a IV. O plano de dissecção é a fáscia cervical profunda. Os ramos cutâneos do plexo cervical são seccionados e coagulados. A fáscia cervical profunda não deve ser aberta, pois o nervo frênico corre desprotegido no músculo escaleno, profundamente à fáscia. Cuidado meticuloso deve ser tomado para preservar o nervo frênico (**Fig. 11.9**). O tecido a ser removido é pinçado e destacado ao longo da borda anterior do trapézio para prevenir contra o desenvolvimento de uma fístula quilosa e contra sangramentos a partir de ramos da artéria cervical transversa. O nervo acessório é adicionalmente coagulado e seccionado na margem posteroinferior da ressecção.

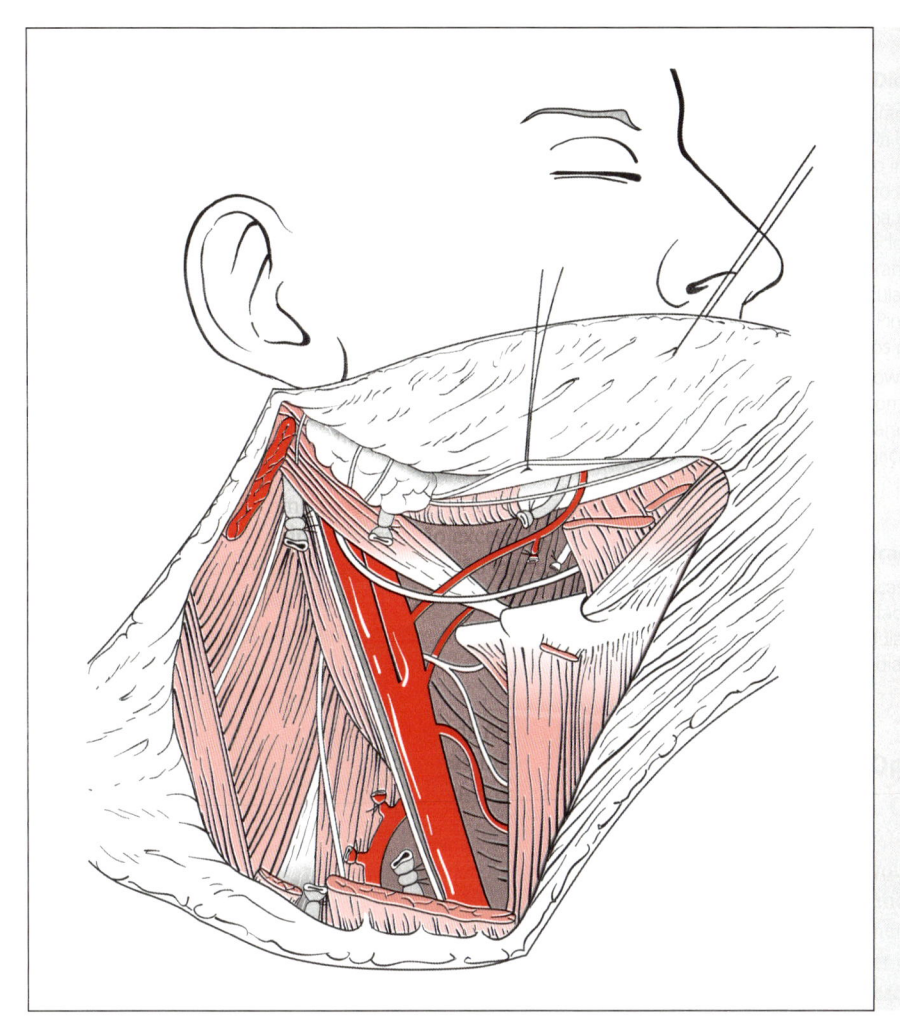

Fig. 11.9 Aspecto do campo operatório no final do esvaziamento cervical radical.

Fechamento da ferida. A ferida é irrigada com solução de Ringer morna após a ressecção em bloco. Um dreno de sucção é inserido e fixado no nível da pele com Vicryl 3.0. A ferida é fechada no nível do platisma com suturas subcutâneas absorvíveis (Vicryl 2.0 ou 3.0). As margens cutâneas são aproximadas com suturas 3.0 ou 4.0 (p. ex., Seralon).

> **! Riscos e Complicações**
> - Infecção da ferida com cicatrização secundária.
> - Sangramentos pós-operatórios arteriais ou venosos (exploração imediata da ferida).
> - Sangramentos a partir da artéria carótida comum ou interna e artéria subclávia (reparo cirúrgico vascular).
> - Fístula quilosa (secreção leitosa): inicialmente, tentar fechar a fístula com compressão. Caso a secreção persista, reparo através de ligadura ou ligadura por sutura sob visão microscópica (detalhes do tratamento na p. 267).
> - Lesões do nervo vago (paralisia do nervo laríngeo recorrente), secção do ramo mandibular marginal do nervo facial, secção do nervo frênico, lesões do plexo braquial. (Caso o prognóstico seja bom, prosseguir com reparo [neurocirúrgico] do nervo).
> - Edema faríngeo ou laríngeo transitório, com rouquidão, disfagia e dispneia ocasional.
> - Edema severo pode se desenvolver após esvaziamento cervical radical bilateral e radioterapia. Avaliar a visão em pacientes com edema palpebral severo.
> - Distúrbios sensoriais na distribuição do plexo braquial.
> - Distúrbios motores e ombro caído devido a lesões do nervo acessório.
> - Distúrbios motores e na coluna cervical devido à perda do músculo esternocleidomastóideo e formação de cicatrizes.
> - Lesões apicais da pleura, com pneumotórax e pneumomediastino.
> - Síndrome de Horner.

Cuidados Pós-Operatórios

Os Cuidados Pós-Operatórios incluem antibioticoterapia endovenosa (caso a faringe tenha sido aberta), avaliação da hemoglobina e drenagem por aspiração. O dreno é removido entre o 2º e o 4º dia de pós-operatório quando o volume de drenagem tiver caído para 30 mL ou menos. Profilaxia de baixo peso molecular contra embolia (p. ex., enoxaparina) é realizada. O paciente é rigidamente monitorado quanto ao possível desenvolvimento de edema laríngeo. Caso ambas as veias jugulares tenham sido ressecadas no mesmo tempo cirúrgico, edema potencialmente severo poderá ocorrer. Caso o edema impeça a abertura voluntária dos olhos, avaliações oftalmológicas regulares devem ser realizadas para reduzir o risco de amaurose não detectada devido à congestão venosa. A Síndrome de Horner pós-operatória é tratada com altas doses de Vitamina B e lágrima artificial para proteção da córnea. Uma avaliação oftalmológica é altamente recomendável.

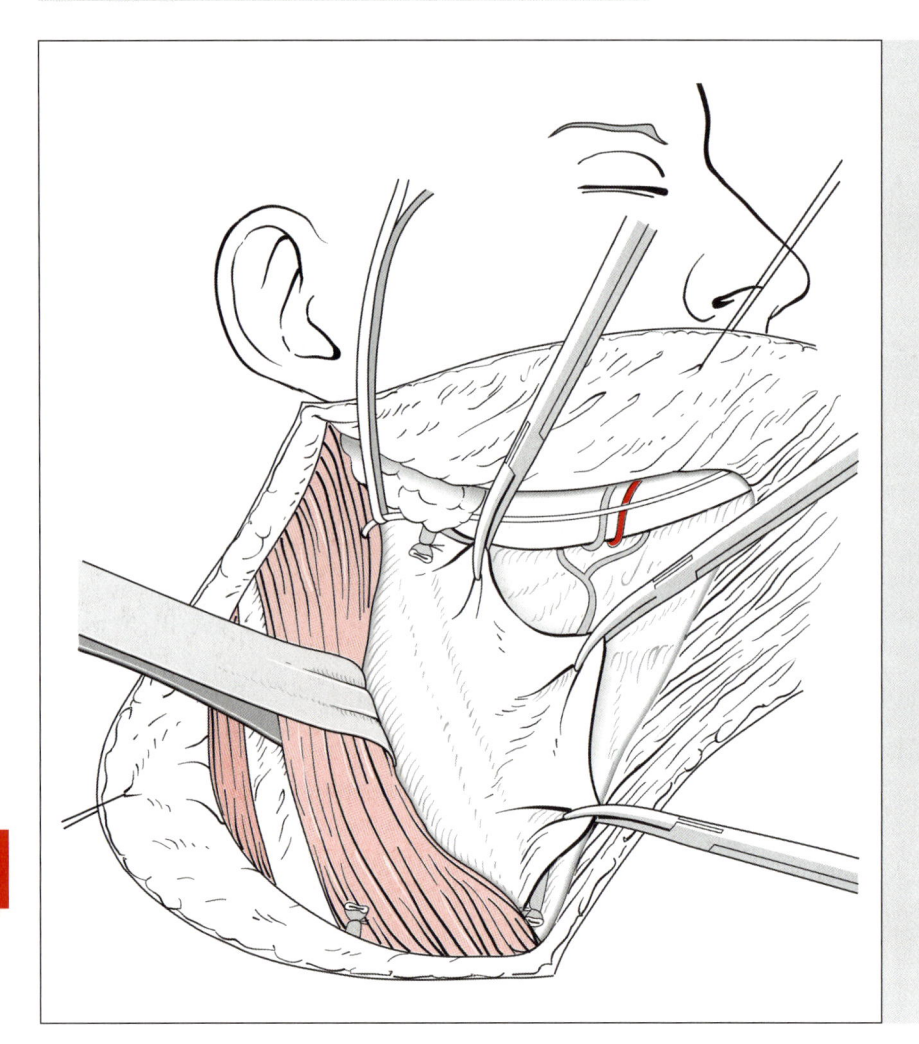

Fig. 11.10 Esvaziamento cervical radical modificado. O músculo esternocleidomastóideo é separado da sua fáscia, que é incluída na dissecção cirúrgica.

Esvaziamento Cervical Radical Modificado

Princípio Cirúrgico

Ressecção da gordura contendo linfonodos nos Níveis I a V preservando, ao menos, uma das estruturas não linfáticas (nervo acessório e/ou veia jugular interna e/ou músculo esternocleidomastóideo. Essa cirurgia demanda mais tempo do que um esvaziamento cervical radical.

Indicações

Suspeita clínica de metástase unilateral e/ou bilateral. Talvez seja apropriada para linfonodos cervicais tuberculosos refratários.

Contraindicações

Idênticas às do esvaziamento cervical radical.

Anestesia

Idêntica à do esvaziamento cervical radical.

Técnica Cirúrgica

A dissecção e a elevação do retalho cutâneo e os outros passos são basicamente os mesmos do esvaziamento cervical radical anteriormente descrito. Entretanto, a preservação e, ao menos, uma das três estruturas não linfáticas exige considerações especiais que serão abaixo exploradas com algum detalhe.

Dissecção da fáscia esternocleidomastóidea. Enquanto o músculo esternocleidomastóideo é geralmente preservado nesta cirurgia, a sua fáscia é incluída na dissecção cirúrgica (**Fig. 11.10**). A dissecção da fáscia é iniciada na borda posterior do músculo esternocleidomastóideo e continua anteriormente. Geralmente, a dissecção é cortante, com bisturi ou tesoura. Um cirurgião experiente pode utilizar também o eletrocautério.

Preservação do nervo acessório. O nervo acessório possui um trajeto anteroposterior, lateralmente em direção inferior por meio da porção superior do músculo esternocleidomastóideo (**Fig. 11.11**). O nervo é exposto por divulsão com tesouras por meio do tecido adiposo sobrejacente. Isso é realizado na face medial do terço superior do esternocleidomastóideo após cuidadosa medialização e elevação deste músculo com um afastador rombo. Quando grandes metástases estão presentes, o nervo pode ser identificado no seu ponto de emergência caudal ao forame jugular e lateral à veia jugular interna. Após a ex-

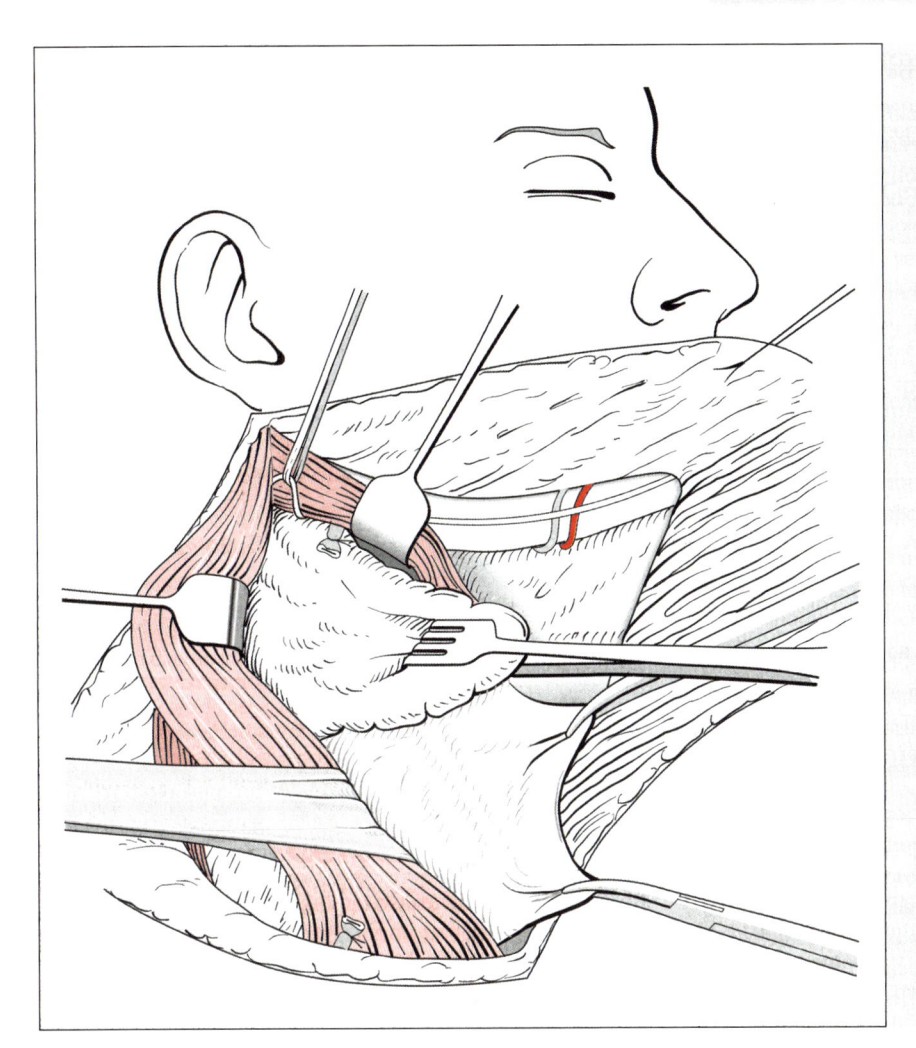

Fig. 11.11 Esvaziamento cervical radical modificado. A porção superior do nervo acessório é identificada.

posição e identificação do nervo acessório, o nervo, que cruza sobre a veia, é cuidadosamente pinçado com uma fita macia entre a base do crânio e o músculo esternocleidomastóideo, e delicadamente retraído do campo operatório. Um risco básico envolvido no uso de fitas macias é o súbito e inadvertido estiramento do nervo pinçado. O nervo acessório também é identificado caudal ao seu ponto de emergência.

Dissecção do recesso submuscular. Uma vez que o nervo acessório tenha sido positivamente identificado, a remoção da gordura contendo linfonodos no Nível IIB é iniciada. Isso é auxiliado pela retração máxima para cima e lateral do músculo esternocleidomastóideo. Esta manobra também leva à mobilização para cima do ventre posterior do digástrico e do ramo mandibular. A gordura entre o músculo esternocleidomastóideo e a base do crânio é removida ao ser empurrada para frente e para baixo sob o nervo acessório, auxiliada pela secção dos tecidos moles no limite entre os Níveis IIA e B. Como a dissecção prossegue inferiormente, os ramos cutâneos identificáveis do plexo cervical são partidos e as extremidades nervosas são coaguladas para prevenir a formação de neuromas. A dissecção no Nível I e da glândula submandibular é idêntica à do esvaziamento cervical radical.

Dissecção da bainha vascular e dos Níveis II a IV. O músculo esternocleidomastóideo é lateralmente retraído com uma compressa em alça, e a gordura contendo linfonodos é separada da bainha neurovascular a partir de cima, em direção inferior (**Fig. 11.12**). Evitar dissecar profundamente à bainha neurovascular, pois isso poderá levar a lesões do tronco simpático. A borda inferior da cartilagem cricoide marca a linha de limite entre os níveis III e IV. Este é o nível aproximado no qual o músculo omo-hióideo cruza a veia jugular interna. O músculo pode ser liberado de suas conexões claviculares e incluído na área a ser dissecada. Ele também pode ser preservado, caso sua conexão com a veia jugular interna esteja intacta, uma vez que ele pode ajudar a manter tensão sobre a parede do vaso e dar suporte à sua patência. A margem inferior do bloco tecidual a ser removido é pinçada com hemostática e ligada, para prevenir o desenvolvimento de uma fístula quilosa.

Dissecção do Nível V. O nervo acessório, já exposto superomedialmente, é completamente visualizado no triângulo posterior através de dissecção romba com pinça de dissecção montada com esponja (**Fig. 11.13**). A gordura contendo linfonodos é mobilizada em direção à borda anterior do músculo trapézio. A margem posterior de ressecção é pinçada com hemostática e ligada. Note que uma dissecção no Nível V abre a camada posterior de fáscia do triângulo posterior, colocando um risco de lesões de ramos do plexo braquial, do nervo frênico e da artéria cervical transversa. A ferida é fechada como previamente descrito.

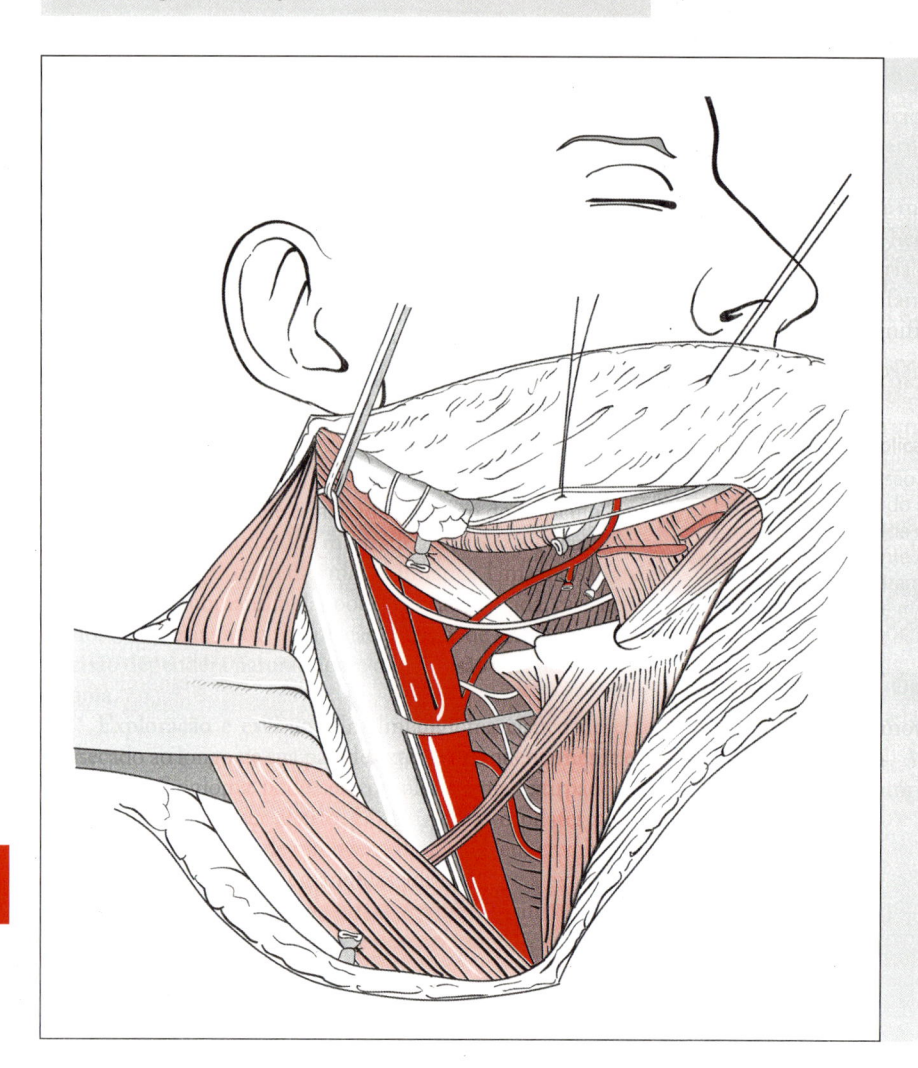

Fig. 11.12 Esvaziamento cervical radical modificado. Aspecto do campo operatório após esvaziamento dos Níveis I a IV.

> **! Riscos e Complicações**
> Idênticos aos do esvaziamento cervical radical.

Cuidados Pós-Operatórios

Idênticos aos do esvaziamento cervical radical.

Esvaziamento Cervical Seletivo

Princípio Cirúrgico

A ressecção é limitada a níveis selecionados de linfonodos cervicais, dependendo do local do tumor primário. O músculo esternocleidomastóideo, a veia jugular interna e o nervo acessório são preservados. A incisão é modificada adequadamente.

Indicações

Pescoços clinicamente N0, ou até mesmo um pescoço N+, em casos selecionados.

Contraindicações

Nenhuma.

Técnica Cirúrgica

Esvaziamento cervical seletivo dos Níveis I a III (IV). A incisão inicia-se abaixo da ponta do processo mastóideo, curva-se em torno do ângulo mandibular ao longo de vincos cutâneos e termina paralela ao ramo horizontal da mandíbula. A elevação do retalho cutâneo, a dissecção do recesso submuscular e a exposição do nervo acessório são idênticas às do esvaziamento cervical radical modificado. A gordura contendo linfonodos é mobilizada de cima para baixo até o limite do Nível IV (músculo omo-hióideo). A dissecção do Nível I é idêntica à previamente descrita para o esvaziamento cervical radical, mas deixando geralmente a glândula submandibular intacta; o fechamento da ferida é idêntico. O Nível IV pode ser incluído na dissecção sem dificuldades.

Esvaziamento cervical seletivo nos Níveis II a IV(V). A incisão é semelhante à acima descrita, mas segue um vinco cutâneo no pescoço inferior ou estende-se a partir da ponta da mastoide ao longo da borda posterior do músculo esternocleidomastóideo, terminando cerca de 2 cm acima da fossa jugular. A dissecção do retalho cutâneo e do recesso submuscular e a exposição do nervo acessório são como previamente descritas. A gordura contendo linfonodos é dissecada após a mobilização do músculo esternocleidomastóideo, poupando a veia jugular interna e as estruturas neurais, conforme acima descrito. O

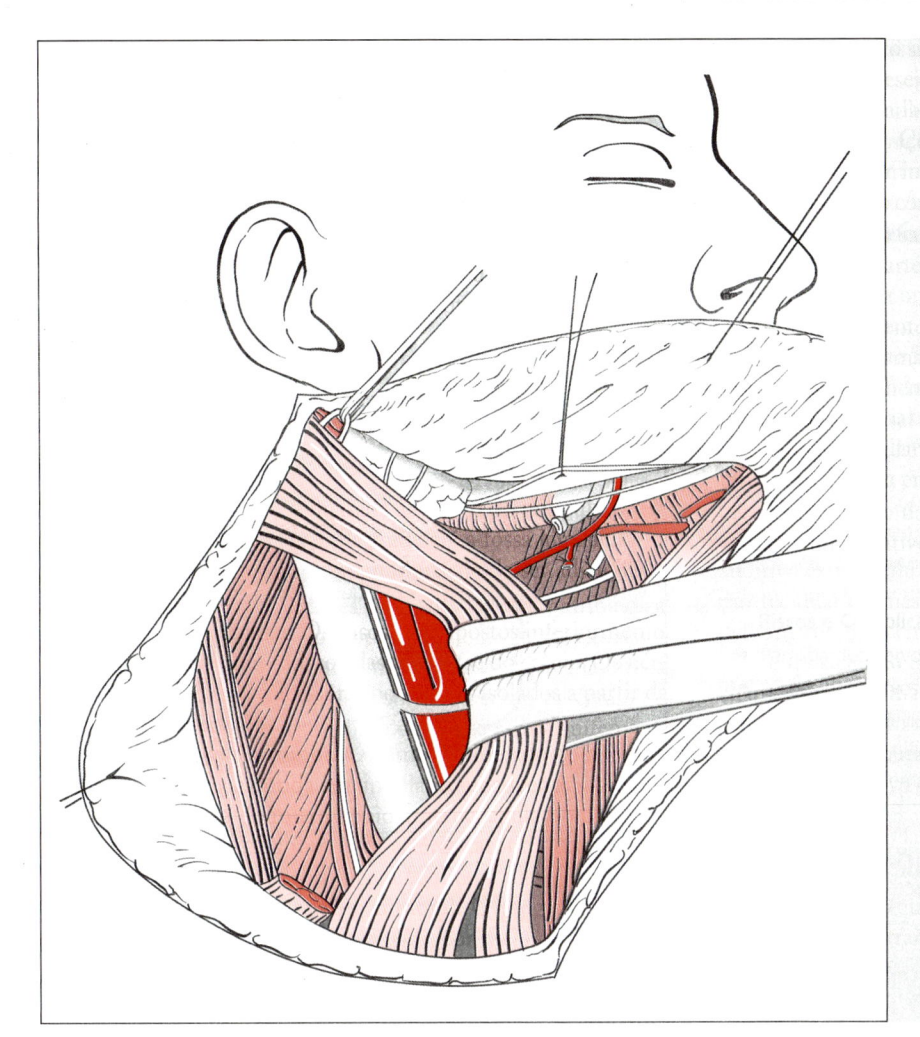

Fig. 11.13 Esvaziamento cervical radical modificado. Aspecto do campo operatório após esvaziamento do Nível V.

músculo omo-hióideo pode ser preservado. O fechamento da ferida é idêntico ao previamente descrito. Caso a dissecção inclua o Nível V, cuidados meticulosos devem ser tomados para preservar o nervo acessório.

> **! Riscos e Complicações**
> Idênticos aos do esvaziamento cervical radical.

Cuidados Pós-Operatórios

Idênticos aos do esvaziamento cervical radical.

Alternativas

A radioterapia de intensidade modulada (RTIM) pode aplicar doses elevadas de radiação em níveis específicos de linfonodos, poupando os tecidos circundantes com base na definição precisa de volumes-alvo pré-determinados. No futuro, esta tecnologia poderá se tornar uma alternativa eficaz à radioterapia clássica.

Tratamento Cirúrgico de Cistos do Ducto Tireoglosso

Os cistos do ducto tireoglosso são cistos na linha média cervical que surgem a partir de remanescentes embrionários do ducto tireoglosso. Medidas conservadoras, como as injeções esclerosantes e cauterizações, não têm nenhum valor. O único tratamento definitivo é a completa extirpação.

Princípio Cirúrgico

Completa remoção cirúrgica do cisto e qualquer trato ou fístula associados, incluindo as conexões ao forame cego. Uma fístula do tireoglosso pode surgir após o tratamento cirúrgico de um cisto do ducto tireoglosso ou a partir de um cisto espontaneamente perfurado.

Indicações

Qualquer cisto cervical mediano ou fístula cervical.

Contraindicações

Debilitação severa.

Pontos Específicos Relacionados ao Consentimento Informado

Cisto ou Lipoma Cervical, Fístula do Tireoglosso
- Distúrbios sensoriais envolvendo o pescoço ou a orelha.
- Paralisias dos nervos acessório, vago, frênico, hipoglosso, facial (ramo marginal) e laríngeo superior e inferior.
- Rouquidão e até mesmo perda da voz.
- Dispneia, podendo necessitar de uma traqueostomia.
- Resultado cosmético ruim, cicatrização excessiva.
- Possível necessidade de extensão da incisão cutânea.
- Lesões mucosas, mediastinite.
- Possível necessidade de remoção do corpo do osso hioide (cisto ou fístula do ducto tireoglosso).
- Possível necessidade de remoção de uma tonsila.

Planejamento Cirúrgico

Ultrassonografia Modo B. Os cistos podem necessitar de punção por agulha fina.

Instrumentos Especiais

Sonda de ponta bulbosa.

Anestesia

Anestesia geral endotraqueal.

Técnica Cirúrgica para Fístula do Ducto Tireoglosso

Visualização do trato fistular. Uma sonda de ponta bulbosa é cuidadosamente introduzida no trato fistular, e uma sutura em bolsa de tabaco ou uma ligadura circunferencial é realizada em torno da abertura externa da fístula. A sutura é atada sobre uma cânula romba e azul de metileno é injetado no trato fistular.

Incisão cutânea. Quando a abertura da fístula se localiza próxima ao osso hioide, uma incisão cutânea transversa é realizada, incorporando uma elipse de pele ao redor da abertura (Fig. 11.14). Caso a abertura esteja em um nível mais inferior, uma incisão longitudinal na linha média é iniciada acima do osso hioide e estendida até um ponto logo acima da abertura da fístula, que é incorporada em uma elipse.

Dissecção do trato fistular até o osso hioide. O platisma é seccionado. O trato fistular é identificado por meio de divulsão dos tecidos moles circunjacentes, expondo os músculos em fita até o osso hioide. O trato é pinçado e cuidadosamente elevado para a dissecção que se segue.

Ressecção do corpo do osso hioide. As conexões centrais dos músculos em fita são liberadas do corpo do osso hioide com eletrocautério juntamente aos músculos do assoalho da boca, e o osso hioide é seccionado em ambos os lados da linha média com tesoura de cartilagem. A porção média do osso (Fig. 11.15) encontra-se aderida ao trato.

Dissecção do trato fistular posteriormente ao osso hioide. O curso seguinte do trato, posterior ao osso hioide, é rastreado em direção ao forame cego. Caso a continuação profunda do trato não possa ser identificada, a porção visível do trato é removida, em conjunto com o tecido diretamente adjacente e a cirurgia é concluída. Caso o trato possa ser seguido até o forame cego, ele é dissecado até o nível da mucosa faríngea e o forame cego é excisado e removido em continuidade com o trato. A faringe é imediatamente reparada com material de sutura grosso. A dissecção do trato é facilitada pela aplicação de contrapressão na base da língua com um abridor de boca de McIvor introduzido por via transoral e mantido ligeiramente angulado por um assistente.

Fechamento da ferida. A ferida é fechada em camadas sobre um dreno de sucção, e um curativo é realizado.

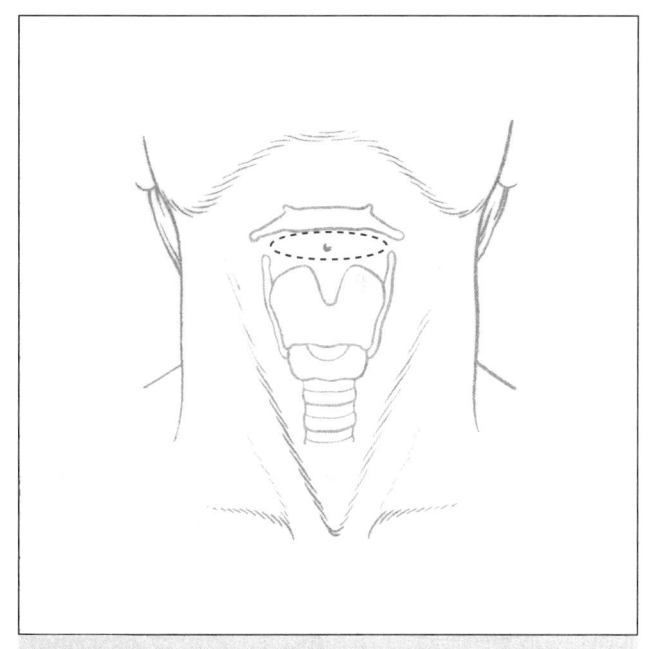

Fig. 11.14 Fístula do tireoglosso, passo 1. Uma incisão elíptica é realizada em torno da abertura externa da fístula.

Técnica Cirúrgica para Cistos do Ducto Tireoglosso

A técnica é basicamente a mesma da fístula do tireoglosso.

Incisão cutânea e dissecção do cisto. Uma incisão cutânea transversa é realizada acima ou abaixo do cisto, seccionando a pele e o platisma. Os retalhos são realizados em direção superior até um nível acima do osso hioide, e a parede do cisto é liberada por dissecção. O corpo do osso hioide é ressecado.

Tipicamente, uma banda de tecido conectivo se estende do cisto ao corpo do osso hioide, o corpo do osso hioide é então ressecado como no tratamento da fístula do tireoglosso. Quaisquer tratos remanescentes ou ramos são também identificados e removidos.

Regras, Dicas e Truques

A remoção de um cisto do ducto tireoglosso geralmente inclui a ressecção do corpo do osso hioide. A dissecção se mantém na linha média, para evitar lesões dos nervos hipoglosso e laríngeo superior. Caso ocorra a ruptura do cisto, a parede do cisto deverá ser tamponada com gaze durante o restante da dissecção.

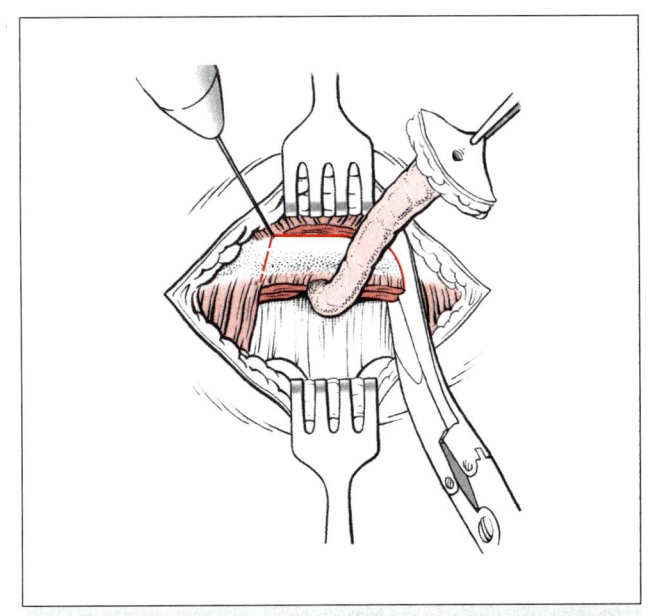

Fig. 11.15 Fístula do tireoglosso, passo 2.
O trato fistular se encontra aderido ao osso hioide. Os músculos em fita e os músculos do assoalho da boca são liberados, e o corpo do osso hioide é ressecado com cisalhas de cartilagem.

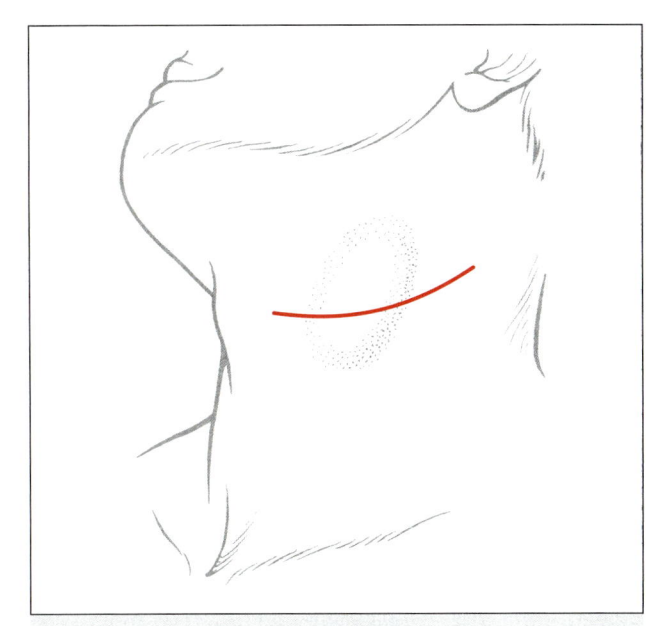

Fig. 11.16 Cisto de fenda branquial, passo 1.
A pele é incisada na borda anterior do músculo esternocleidomastóideo ou ao longo de um vinco cutâneo existente sobre a porção inferior do cisto.

> **! Riscos e Complicações**
> - A excisão incompleta predispõe a recorrências. A ressecção do corpo do osso hioide geralmente não apresenta efeitos clínicos adversos.
> - Formação de queloides. Sangramentos pós-operatórios a partir da região do osso hioide (necessita de reexploração).
> A dissecção da fístula próxima à linha média deve evitar lesões dos nervos hipoglosso e laríngeo superior.

Cuidados Pós-Operatórios

Antibioticoterapia além do período peroperatório somente é necessária caso a fístula esteja aberta ou infectada. O dreno é removido de acordo com o débito de secreções. Caso a excisão se estenda até a base da língua, a respiração deve ser monitorada para detectar qualquer formação de edema ou hematoma no interior da laringe. A recorrência de um cisto do ducto tireoglosso é tratada através da reoperação, com excisão generosa de todo o tecido anormal. Há casos que requerem múltiplas intervenções cirúrgicas, e um procedimento de revisão inadequado predispõe à recorrência do cisto ou da fístula.

Tratamento Cirúrgico dos Cistos das Fendas Branquiais

Cisto da Fenda Branquial

Os cistos de fendas branquiais geralmente se manifestam em adultos jovens. Contrariamente às teorias patogenéticas iniciais, é sabido que os cistos das fendas branquiais surgem a partir de inclusões epiteliais heterotópicas nos linfonodos cervicais ("linfadenopatia tonsilogênica"), sugerindo que a lesão resulta da transformação cística de um linfonodo. Os achados que suportam esta hipótese incluem a distribuição etária dos pacientes, achados histológicos e, especialmente, o local de ocorrência, já que os cistos das fendas branquiais são geralmente localizados no nível dos cornos laterais do hioide, onde a veia facial termina na veia jugular interna. É sabido que o terço posterior da língua e a tonsila palatina drenam para os linfonodos jugulodigástricos localizados neste ponto. De acordo com esta hipótese, células epiteliais escamosas seguem com a linfa desde as criptas tonsilares até os linfonodos proximais em resposta a processos inflamatórios. Infecções recorrentes ao longo do tempo podem levar ao desenvolvimento de um cisto.

Princípio Cirúrgico

Remoção completa do saco cístico.

Indicações

Qualquer cisto cervical lateral.

Contraindicações

Doença sistêmica severa que não justifique o alto risco anestésico.

Técnica Cirúrgica

Incisão cutânea. A pele é incisada ao longo de um vinco cutâneo já existente no nível do cisto ou um dedo abaixo do abaulamento visível e palpável (**Fig. 11.16**). A incisão é aprofundada através do platisma e a borda anterior do músculo esternocleidomastóideo é identificada enquanto as margens da ferida são retraídas.

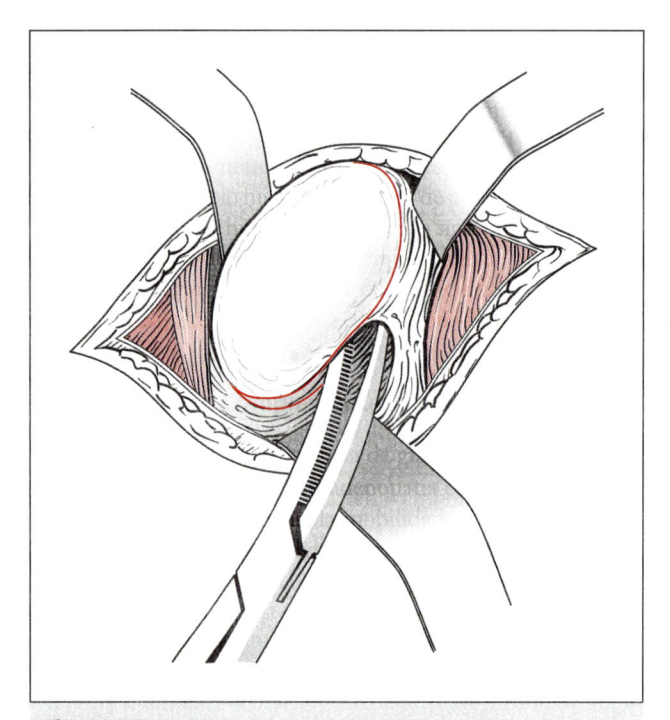

Fig. 11.17 Cisto de fenda branquial, passo 2.
O saco cístico é exposto através da abertura por divulsão dos tecidos moles circundantes.

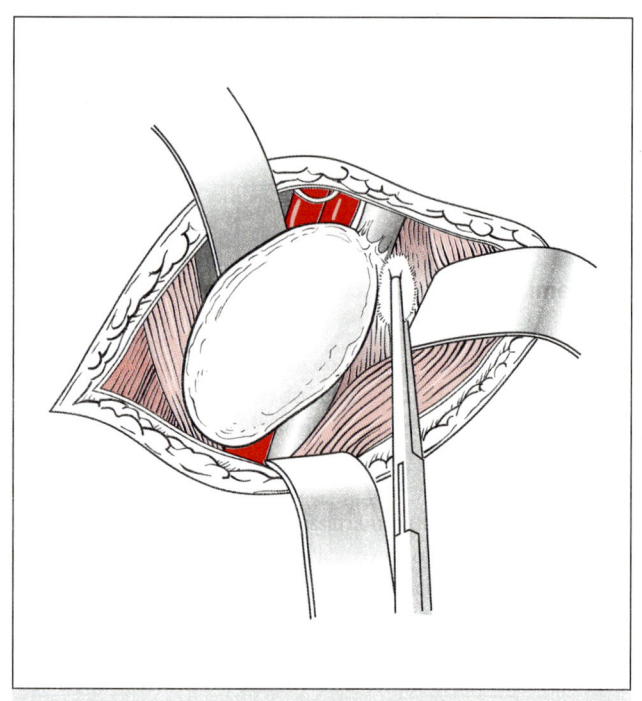

Fig. 11.18 Cisto de fenda branquial, passo 3.
Quando aderências densas estão presentes, a bainha vascular e os nervos hipoglosso e acessório são isolados e preservados, acima e abaixo do cisto.

Exposição do cisto. O saco cístico é exposto através de divulsão e incisão do tecido conectivo adjacente, auxiliados por dissecção com gaze montada (**Fig. 11.17**).

Mobilização do cisto. O saco cístico é progressivamente mobilizado e enucleado, auxiliado pela inserção de tiras tamponantes, até que ele esteja completamente liberado dos tecidos circundantes (**Fig. 11.18**). *A dissecção diretamente sobre o saco cístico* evitará lesões inadvertidas das estruturas neurais (nervos laríngeo superior, laríngeo recorrente, hipoglosso, acessório, ramo mandibular do nervo facial). Caso o cisto esteja preso por aderências significativas, devidas a processos inflamatórios prévios, recomendamos localizar primeiro a bainha vascular abaixo do cisto e mobilizar este último de baixo para cima, enquanto se identifica cuidadosamente a veia jugular e os nervos vago e hipoglosso. O isolamento destas estruturas também é necessário nos casos em que processos cordonais se estendem a partir do cisto através da bifurcação carotídea. Caso o cisto seja rompido, o local da laceração deve ser pinçado com hemostática. Se houver drenagem excessiva do conteúdo do cisto, o interior do cisto deverá ser tamponado com material de tamponamento.

Fechamento da ferida. Em camadas sobre um dreno de secção.

> **! Riscos e Complicações**
>
> A transecção de nervos cutâneos pode ser seguida por hipoestesia transitória em torno da cicatriz. Cicatrizes significativas podem formar-se em pacientes com tendência à formação de queloide. Lesões dos nervos hipoglosso, laríngeo superior, laríngeo recorrente, acessório, e até mesmo do ramo marginal mandibular do nervo facial podem ocorrer em situações nas quais os pontos de referência anatômicos sejam de difícil identificação.

Cuidados Pós-Operatórios

O dreno de sucção é removido quando o volume de drenagem cai a 30 mL ou menos. A cobertura antibiótica deve ser continuada além do período peroperatório nos pacientes com infecção secundária do cisto. As suturas são removidas no 7º dia de pós-operatório.

> **Regras, Dicas e Truques**
>
> Caso o cisto apresente grandes dimensões, seu volume pode ser significativamente reduzido intraoperatoriamente através da aspiração de seu conteúdo com agulha de grosso calibre estabilizada por uma sutura em bolsa de tabaco. Isso facilita a dissecção subsequente e minimiza o risco de ruptura incontrolada do cisto.

▪ Fístulas das Fendas Branquiais

A patogênese das fístulas das fendas branquiais é bem diferente daquela dos cistos de fendas branquiais. Um distúrbio na involução embriológica da segunda a quarta fenda branquial pode resultar na persistência de um ducto cervical e sua exteriorização. A abertura da fístula faríngea depende da localização da segunda, terceira e quarta fenda branquiais. A segunda bolsa gera uma abertura localizada na área do recesso supratonsilar. A terceira bolsa associa-se a uma abertura no recesso piriforme, anterior à prega do nervo laríngeo superior, e a quarta bolsa a uma abertura no recesso piriforme posterior à prega. Assim, as fístulas das fendas branquiais apresentam um trato curvilíneo que ascende em ângulos variados até a sua abertura externa no pescoço.

Excisão de Fístulas das Fendas Branquiais

Princípio Cirúrgico

Remoção completa do trato fistular, da sua abertura externa até a interna, que é geralmente localizada na fossa supratonsilar ou na parede posterior da faringe.

Indicação

Qualquer fístula cervical lateral, especialmente após infecções prévias. A cirurgia, nestes casos, deve ser realizada quando não infectada.

Contraindicação

Debilitação severa.

Técnica Cirúrgica

Incisão cutânea. Uma incisão longitudinal é realizada ao longo da borda anterior do músculo esternocleidomastóideo até a abertura externa da fístula, incorporando um elipse de pele em torno da abertura (**Fig. 11.19**).

Visualização e dissecção proximal do trato fistular. O platisma é seccionado. O trato é alçado, tendo sido primeiramente identificado pela injeção de azul de metileno (ou pela inserção de uma sonda metálica de fino calibre). O trato é seguido, enquanto os tecidos moles sobrejacentes são seccionados. Enquanto isso, a dissecção é aprofundada até o compartimento vascular a partir da borda anterior do músculo esternocleidomastóideo e a veia jugular é identificada. O trato passa mais profundamente na área da bifurcação carotídea e, geralmente, emerge medialmente entre as artérias carótidas externa e interna. Com uma forte retração do músculo esternocleidomastóideo, os vasos são isolados por dissecção romba e os nervos hipoglosso e vago são identificados (**Fig. 11.20**).

Dissecção do trato distal da fístula até a cavidade oral. Com os tecidos moles circunjacentes retraídos, o trato fistular é rastreado o mais profundamente possível através do campo cervical. A porção externa da fístula é removida e uma sonda com ponta bulbosa é introduzida no trato remanescente até a sua entrada na cavidade oral. O trato é atado sobre a sonda proximalmente à sua extremidade bulbar. A sonda pode agora ser avançada ou tracionada transoralmente para inverter o trato fistular para o interior da cavidade oral, onde ele poderá ser excisado e ligado após a inserção de um abridor de boca de McIvor (**Fig. 11.21**).

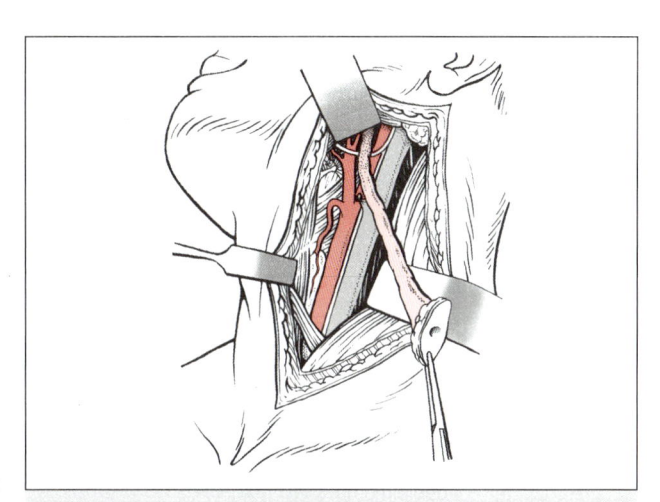

Fig. 11.20 Fístula de fenda branquial, passo 2.
A dissecção do trato fistular é continuada, expondo a bainha vascular. Na maioria dos casos, o trato corre profundamente através da bifurcação carotídea.

Fig. 11.19 Fístula de fenda branquial, passo 1.
A pele é incisada ao longo do músculo esternocleidomastóideo, incorporando a abertura da fístula em uma elipse (linha pontilhada). Outra opção é acessar o trato fistular por meio de duas ou três incisões transversas realizadas em vincos cutâneos existentes (1 a 3).

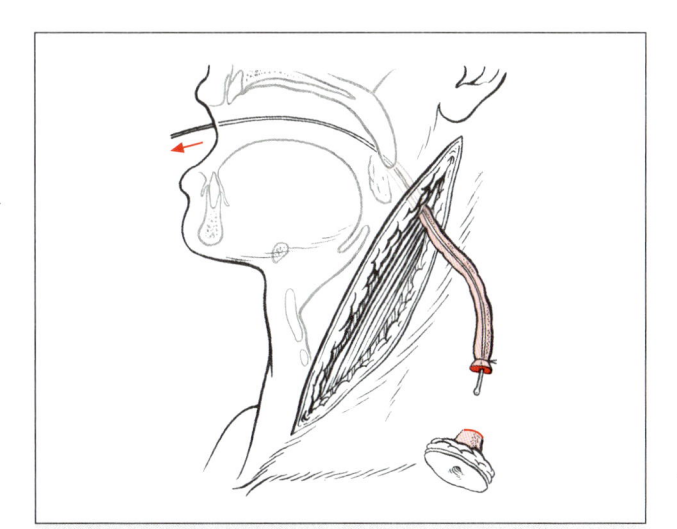

Fig. 11.21 Fístula de fenda branquial, passo 3.
O trato fistular é intussusceptado na cavidade oral com uma sonda de ponta bulbosa. O ducto encurtado é atado à sonda e invertido ao ser recuperado.

Fechamento da ferida. A ferida externa é fechada em camadas sobre um dreno de sucção.

Modificação

Ao invés de uma incisão longitudinal anterior ao músculo esternocleidomastóideo, múltiplas incisões transversais podem ser realizadas em linhas de clivagem cutâneas sobre o esternocleidomastóideo. As pontes cutâneas intervenientes são descoladas, e a fístula é removida da forma habitual. Esta técnica confere uma exposição menor do que a incisão longitudinal, mas geralmente resulta em uma cicatriz cosmeticamente mais favorável.

> **! Riscos e Complicações**
>
> As complicações são basicamente as mesmas da cirurgia dos cistos das fendas branquiais. Com a prática meticulosa da técnica, o cirurgião pode evitar lesões da artéria carótida interna ao trabalhar através da bifurcação carotídea.

Cuidados Pós-Operatórios

O dreno de sucção é removido quando o volume de drenagem cai a 30 mL ou menos.

Excisão de Laringocele Externa

- Extensos cistos externos e combinados são expostos por meio de uma incisão externa, rastreados até suas conexões no ventrículo laríngeo e removidos.
- Grandes laringoceles externas que não possam ser marsupializadas transoralmente em adultos devem ser excisadas caso apresentem sintomas significativos, como dispneia ou rouquidão, ou caso sejam cosmeticamente inadequadas.

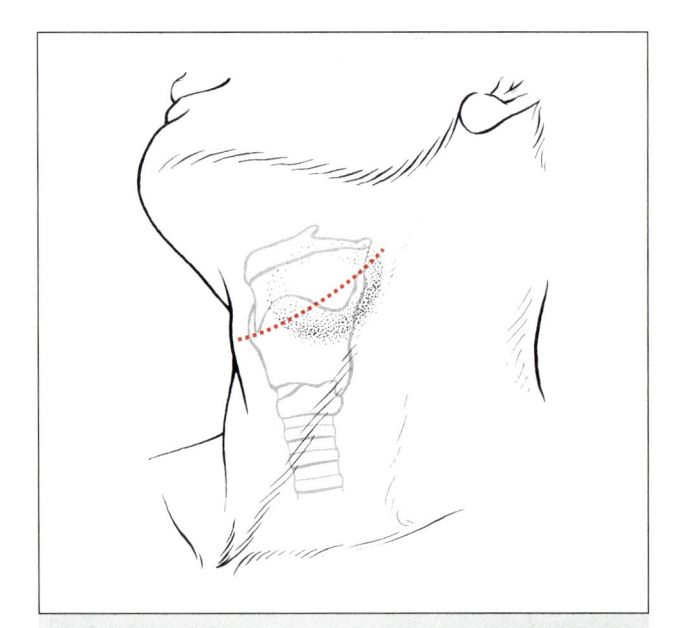

Fig. 11.22 Excisão de laringocele externa. Incisão cutânea.

Técnica Cirúrgica

Incisão cutânea. Uma incisão cutânea ligeiramente curva é realizada da borda posterior do osso hioide até a incisura tireóidea. O platisma e a fáscia cervical superficial são seccionados (**Fig. 11.22**).

Identificação do cisto. Os músculos em fita são seccionados ao longo do osso hioide (**Fig. 11.23a**). O saco da laringocele é dissecado de forma romba na membrana tireo-hióidea, de forma cuidadosa devido à friabilidade do saco. Se houver uma laringocele interna, a membrana tireo-hióidea também é destacada do osso hioide e refletida inferiormente, de forma que o cirurgião possa dissecar com cuidado, inferiormente até o saco cístico. A base do saco é rastreada até a sua abertura no ventrí-

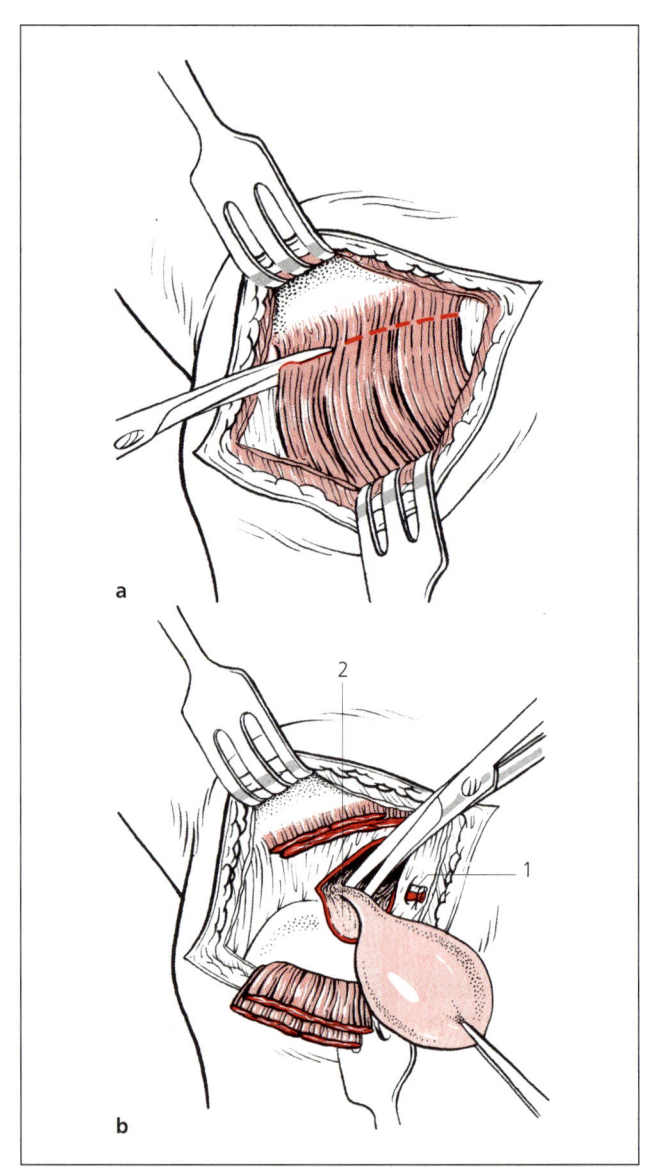

Fig. 11.23a, b Excisão de laringocele.
a Os músculos em fita são destacados do osso hioide.
b O saco cístico é mobilizado de forma romba. O nervo laríngeo superior (1) é identificado, e a membrana tireo-hióidea (2) é refletida em direção inferior.

culo, onde é ressecada e sepultada com uma sutura em bolsa de tabaco (**Fig. 11.23b**). Caso as estruturas sejam de difícil identificação, a orientação é estabelecida por meio do descolamento do pericôndrio externo e da ressecção de uma parte da lâmina da cartilagem tireoide.

Fechamento da ferida. Após a excisão da laringocele, a membrana tireo-hióidea é retornada e suturada em posição. A ferida é fechada em camadas sobre um dreno de sucção.

Modificação

Pequenas laringoceles externas ou combinadas e laringoceles internas podem ser marsupializadas através de abordagem transoral (ver Capítulo 10).

> **Regras, Dicas e Truques**
> O nervo laríngeo superior deve ser preservado. Lesões deste nervo podem ser consistentemente evitadas por meio do destacamento da membrana tireo-hióidea logo abaixo do osso hioide e da sua reflexão em direção inferior.

> **! Riscos e Complicações**
> - Em raras instâncias, infecção cervical profunda.
> - Enfisema cutâneo, devido à incontinência da sutura em bolsa de tabaco.
> - Dispneia, devido à formação de hematoma intralaríngeo (monitoramento, traqueotomia, caso necessário).
> - Um carcinoma no ventrículo laríngeo pode ocasionalmente causar uma laringocele. Isso é confirmado pelo exame histológico do pedículo.

Cuidados Pós-Operatórios

O dreno é removido no segundo dia. Cuidados pós-operatórios incluem agentes antitussígenos, antibióticos e terapia com corticosteroides, caso necessário.

Linfangioma Cervical

A grande maioria dos linfangiomas ocorre na região da cabeça e do pescoço. Eles podem ser isolados ou associados a anormalidades generalizadas do sistema linfático. Evidências clínicas indicam que malformações linfáticas tendem a crescer lentamente, mas apresentam súbito aumento em resposta a infecções das vias aéreas superiores. Os linfangiomas tipicamente crescem por expansão, mas também são conhecidos por infiltrar estruturas circunjacentes, como a glândula parótida ou os músculos linguais. Isso se aplica particularmente aos linfangiomas capilares, que são consideravelmente mais difíceis de tratar.

Princípio Cirúrgico

O tratamento de escolha para os linfangiomas é a excisão cirúrgica convencional. Todas as porções dos linfangiomas devem ser removidas para prevenção de recorrências. Em lesões que infiltram os músculos linguais, por exemplo, um equilíbrio deve ser buscado entre a funcionalidade e a ressecção adequada, com base em considerações funcionais e cosméticas individuais. Não raramente, um linfangioma da glândula parótida requer a completa exposição do nervo facial, com monitoramento intraoperatório do nervo. O número de intervenções cirúrgicas deve ser o mínimo possível, já que cada procedimento é seguido pela formação de cicatrizes, que comprometerão o próximo procedimento. A melhor solução é um pequeno número de cirurgias, cada uma obtendo os melhores resultados possíveis. Isso se aplica particularmente à cirurgia inicial. Ao lidar com linfangiomas cervicais extensos que se comunicam com o assoalho da boca, cuidados especiais devem ser tomados durante a cirurgia inicial para reduzir ou mesmo evitar a subsequente tração do linfangioma sobre a mandíbula. O desenvolvimento frequente de hiperplasia mandibular é um problema maior em crianças com linfangiomas gigantes da cabeça e do pescoço. Ele é geralmente associado a um padrão de crescimento em rotação posterior dos ramos verticais, o que é o responsável pela mordida aberta e maloclusão que frequentemente se desenvolvem nestes pacientes.

Indicações

Ao contrário dos hemangiomas, os linfangiomas não apresentam resolução espontânea. Consequentemente, a cirurgia é indicada para linfangiomas com alterações funcionais e cosméticas. Outra opção terapêutica é a escleroterapia com doxiciclina ou OK-432 (picibanil).

Contraindicações

- Nenhuma.
- Caso um linfangioma seja detectado intrauterinamente e esteja causando uma obstrução ameaçadora à vida, a excisão cirúrgica convencional pode ser realizada a apenas alguns dias antes do parto cesariano, desde que o material para entubação e traqueotomia esteja disponível caso necessário. Neste contexto, o procedimento ex-utero intrapartum (EXIT), que é realizado em alguns centros especializados, deve ser mencionado.

Pontos Específicos Relacionados ao Consentimento Informado

Os mesmos pontos do esvaziamento cervical e/ou parotidectomia são enfatizados, dependendo dos achados.

Planejamento Cirúrgico

Palpação, ultrassonografia, RM. Biópsia incisional é contraindicada.

Instrumentos Especiais

Microscópio, instrumentos para cirurgia parotídea, caso necessários, instrumentos para monitoramento dos nervos cranianos afetados.

Anestesia

Anestesia geral endotraqueal.

Técnica Cirúrgica

Incisão cutânea. A pele é incisada ao longo do músculo esternocleidomastóideo, desde a mastoide até a fossa jugular, dependendo da extensão da malformação linfática. Uma incisão auxiliar na região submandibular poderá ser adicionada, caso necessário. Nenhuma outra orientação geral pode ser dada, já que a incisão dependerá naturalmente da extensão individual do angioma.

Exploração e excisão. Um linfangioma cístico deve ser dissecado ao longo da sua parede externa. Frequentemente este tipo de linfangioma pode ser completamente extirpado sem que ele tenha que ser aberto. Linfangiomas capilares podem ser bem mais difíceis de remover. Alguns podem envolver largamente os músculos ou glândulas adjacentes, e a extensão da ressecção deve ser fundamentada nos critérios acima definidos.

Fechamento da ferida. A ferida externa é fechada em camadas sobre um ou dois drenos de sucção.

Modificação

A injeção de doxiciclina ou OK-432 (picibanil) pode ser considerada uma alternativa possível à excisão cirúrgica convencional em algumas situações. Não ainda aprovado para uso clínico, o OK-432 é mistura liofilizada de incubação de *Streptococcus pyogenes* α-hemolítico humano. Este agente incita uma reação inflamatória local, resultando em aderências que levam à retração do linfangioma. Este tratamento pode apresentar complicações significativas (p. ex., febre muito alta) em alguns pacientes.

> **! Riscos e Complicações**
>
> As complicações são basicamente as mesmas que surgem em cirurgias maiores do pescoço e da glândula parótida. O principal risco é a recorrência do linfangioma causada por uma ressecção macroscopicamente completa, mas microscopicamente incompleta. O tratamento das recorrências apresenta um risco significativamente maior quanto a lesões neurovasculares.

Cuidados Pós-Operatórios

Os drenos são removidos quando o volume de drenagem cai a 30 mL ou menos. Antibióticos devem ser continuados após o período peroperatório nos casos de extirpações extensas.

Cirurgia dos Tumores Glômicos (Paragangliomas)

Princípio Cirúrgico

O tumor é dissecado na adventícia carotídea e removido com preservação das artérias carótidas comum e interna.

Indicações

Tumores glômicos (sinônimos: paraganglioma, quemodectoma, tumor do corpo carotídeo) são tumores de crescimento lento que devem ser tratados cirurgicamente em pacientes com 65 anos de idade ou menos. A cirurgia também é indicada após os 65 anos, caso haja suspeita de transformação maligna ou evidência ou risco de complicações devidos ao crescimento contínuo do tumor. O valor da embolização pré-operatória para tumores do corpo carotídeo é controverso, mas um material de embolização relativamente novo, o Onyx, aparentemente parece apresentar uma melhora marcante nos resultados da embolização. Obviamente, uma maior experiência é necessária para que a eficácia deste produto possa ser definitivamente avaliada.

Contraindicações

- Pacientes debilitados.
- Pacientes com mais de 65 anos de idade (contraindicação relativa).
- Tumores muito extensos que não mais aparentem ser ressecáveis ou cuja completa remoção requereria uma cirurgia mutiladora.

Pontos Específicos Relacionados ao Consentimento Informado

- Distúrbios sensoriais envolvendo o pescoço ou a orelha.
- Paralisias dos nervos que inervam o trapézio, músculos viscerais, diafragma, músculos linguais, músculos sublinguais, pregas vocais e músculos faciais.
- Rouquidão e até mesmo perda da voz.
- Dispneia, podendo ser necessário um tubo de traqueostomia.
- Resultado cosmético ruim, cicatrização excessiva.
- Possível necessidade de extensão da incisão cutânea.
- Lesões mucosas, mediastinite.
- Possível necessidade de ligadura do fluxo sanguíneo para o cérebro, com riscos de alterações relacionadas à isquemia cerebral (hemiplegia, afasia, etc.).

Planejamento Cirúrgico

Palpação (massa pulsátil móvel somente no plano horizontal). Exames de imagem podem incluir ultrassonografia, RM, angiorressonância e angiografia de subtração digital. Biópsias incisionais são contraindicadas (sangramento profuso). O teste de inclusão do balão pode ser utilizado para prever o estado neurológico, caso a artéria carótida deva ser ligada intraoperatoriamente.

Instrumentos Especiais

Pinças hemostáticas Bulldog, próteses vasculares, microcoagulação, microscópio, microinstrumentos otológicos.

Anestesia

Anestesia geral endotraqueal.

Técnica Cirúrgica

Incisão cutânea. A pele é incisada ao longo do músculo esternocleidomastóideo, desde a mastoide até a fossa jugular. Uma incisão auxiliar na região submandibular pode ser adicionada, caso necessário.

Exposição vascular. Os vasos são expostos inferiormente, e as margens tumorais são isoladas até a base do crânio. Os nervos hipoglosso, vago e acessório podem ser isolados a partir da periferia e preservados.

Mobilização do tumor. O tumor é liberado com muito cuidado da artéria carótida em um plano subadventício, auxiliado pelo aumento do microscópio, microcoagulação bipolar e instrumentos finos. Os ramos da artéria carótida externa podem ser ligados e seccionados para facilitar a dissecção.

Controle do sangramento tumoral. O sangramento tumoral geralmente pode ser controlado por meio do tamponamento do local do sangramento, e um vasoconstritor pode ser aplicado, caso desejado. A dissecção em um local diferente pode ser continuada enquanto o local do sangramento permanece tamponado. Com cuidado, o cirurgião pode geralmente remover o tumor intacto sem causar lesões significativas das artérias carótidas comum ou interna.

Controle do sangramento arterial. Caso ocorram lesões significativas da artéria carótida comum ou interna, imediatamente comprimir ou pinçar com hemostática a artéria carótida comum inicialmente exposta (anotar o tempo de pinçamento) e tentar inserir uma pinça hemostática atravessando a lesão. Liberar, então, a hemostática proximal na artéria carótida e suturar a lesão arterial sobre a hemostática. Isto deve ser feito pelo cirurgião vascular caso o cirurgião de cabeça e pescoço não tenha experiência em reparos vasculares.

Fechamento da ferida. Em camadas sobre um dreno de sucção e um curativo é aplicado.

> **! Riscos e Complicações**
> - Paralisia dos nervos hipoglosso, acessório e vago.
> - Lesões dos nervos simpáticos (síndrome de Horner).
> - Hemiparesia, devido à ligadura da artéria carótida.
> - Formação de queloides, distúrbios sensoriais cutâneos no pescoço, problemas na cicatrização da ferida.

Cuidados Pós-Operatórios

Remover o dreno quando a drenagem residual for de 30 mL ou menos. Administrar antibióticos.

Cirurgia da Glândula Tireoide

Anatomia e Relações

A glândula tireoide consiste em dois lobos simétricos reunidos pelo istmo a cerca de 2 cm abaixo da junção laringotraqueal. A glândula é inteiramente revestida por uma cápsula fibrosa, que é importante na cirurgia da tireoide, já que ela permite que a glândula seja ressecada sem riscos significativos de sangramento. Os lobos direito e esquerdo são conectados às paredes anterior e lateral da traqueia por tecido conectivo fibroso. O polo superior da glândula tireoide geralmente se encontra no nível da porção central da cartilagem tireoide. A borda inferior se localiza tipicamente 1 cm abaixo do ponto em que a artéria tireoide inferior penetra na glândula. A bainha neurovascular da artéria carótida comum é posterolateral à glândula e o músculo esternocleidomastóideo é anterolateral. A borda posterior da glândula tireoide encontra-se aproximadamente no nível do sulco traqueoesofágico (**Figs. 11.24, 11.25, 11.26, 11.27, 11.28, 11.29**).

Suprimento arterial. A artéria tireóidea superior penetra na glândula tireoide pelo seu polo superior, enquanto a artéria tireóidea inferior penetra pelo polo inferior. A artéria tireóidea ima, presente em 5% da população, emerge do arco aórtico, sendo geralmente ímpar.

Drenagem venosa. A veia tireóidea inferior consiste normalmente em dois troncos. O tronco direito corre anterior à artéria inominada, levando o sangue até a veia braquiocefálica direita, ou pode correr anterior à traqueia terminando na veia braquiocefálica esquerda. O tronco esquerdo termina na veia braquiocefálica esquerda. Ambas as veias tireóideas inferiores formam ocasionalmente um tronco comum, denominado tireóidea ima, que termina na veia braquiocefálica esquerda. Um plexo conhecido como plexo tireóideo ímpar pode também estar presente entre as duas veias tireóideas inferiores. Ele pode ser uma fonte de sangramento nas cirurgias da tireoide, ocasionalmente necessitando de uma traqueotomia ou outro procedimento no espaço supraesternal.

Inervação simpática. Nervos tireóideos superior, medial e inferior a partir dos gânglios cervicais superior, médio e inferior.

Inervação parassimpática. Nervos vago e laríngeo (nervos laríngeos superior e recorrente).

Drenagem linfática. A linfa da glândula tireoide drena abaixo da cápsula fibrosa ao longo das veias tireóideas para os linfonodos cervicais profundos, linfonodos submandibulares e nódulos jugulodigástricos posteriores ao músculo digástrico, e

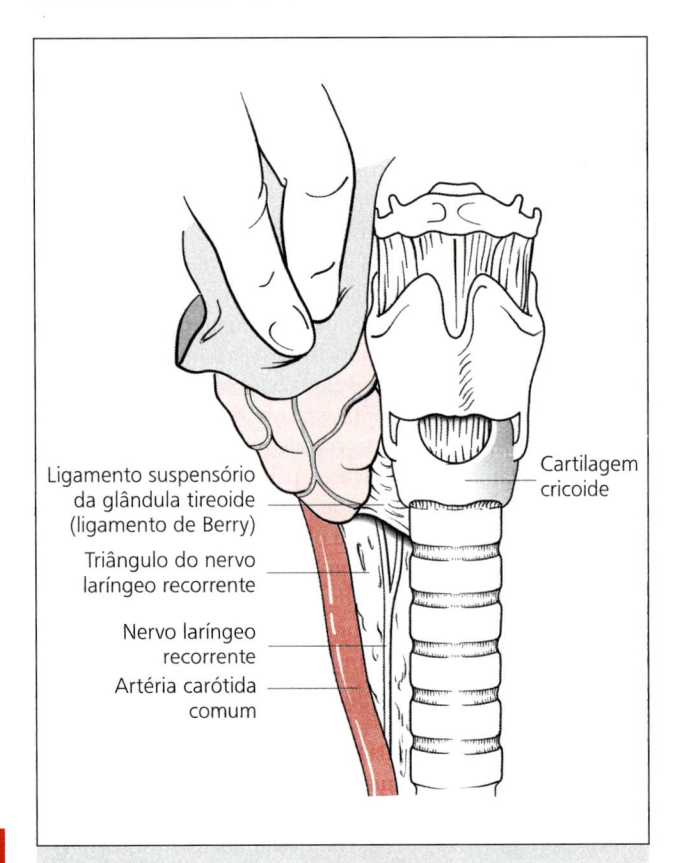

Fig. 11.24 Anatomia e relações da glândula tireoide. Visão anterior do nervo laríngeo recorrente.

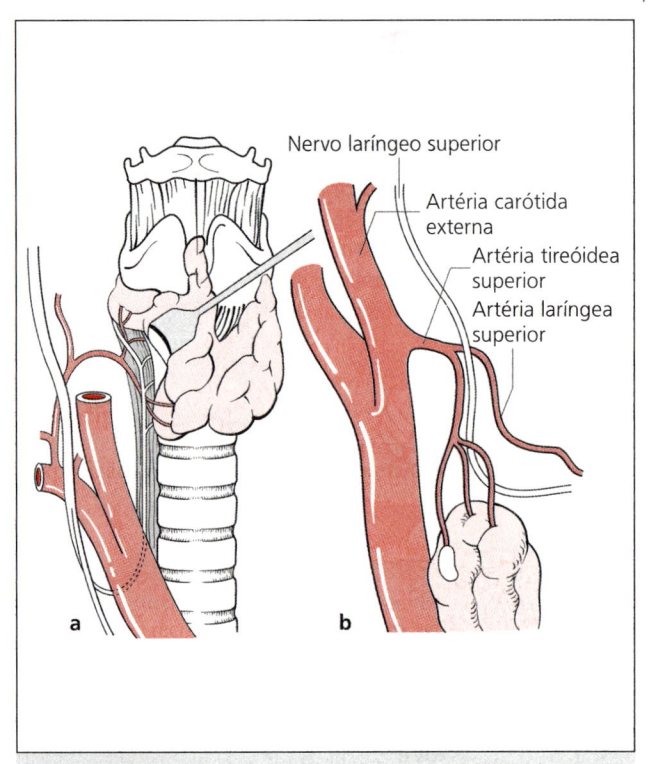

- Ligamento suspensório da glândula tireoide (ligamento de Berry)
- Triângulo do nervo laríngeo recorrente
- Nervo laríngeo recorrente
- Artéria carótida comum
- Cartilagem cricoide

Fig. 11.25a, b Anatomia e relações da glândula tireoide.
a Relação do nervo laríngeo recorrente com a artéria tireóidea inferior.
b Relação do nervo laríngeo superior com a artéria polar superior.

- Nervo laríngeo superior
- Artéria carótida externa
- Artéria tireóidea superior
- Artéria laríngea superior

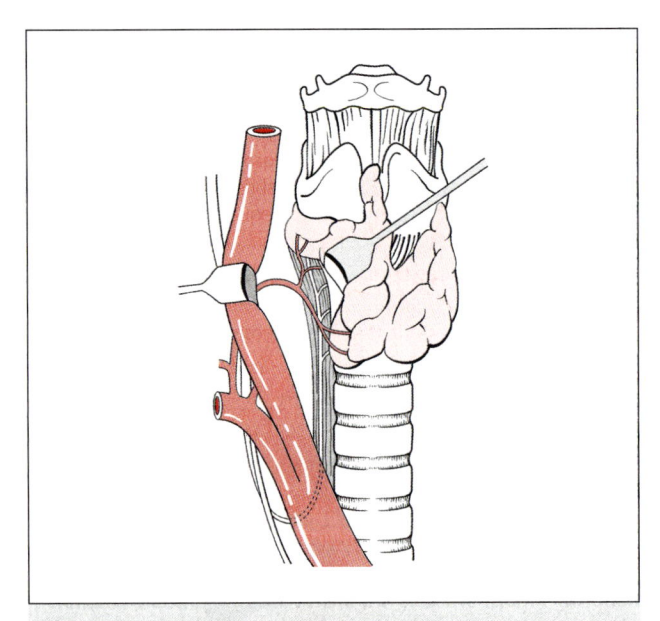

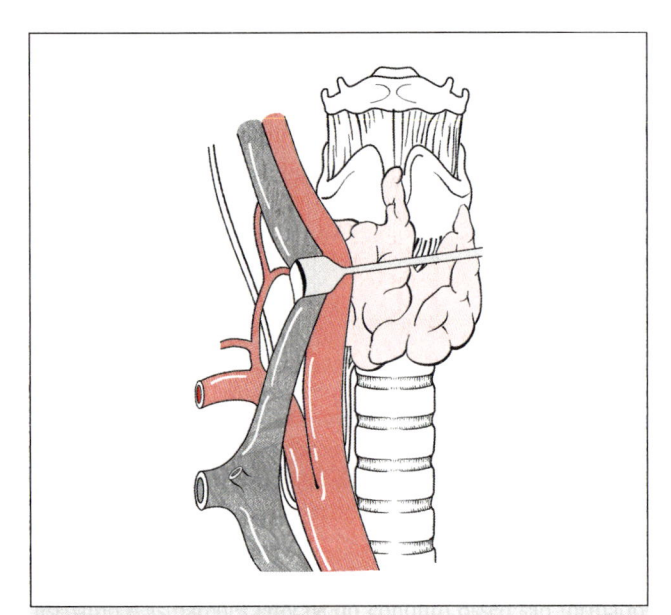

Fig. 11.26 Anatomia e relações da glândula tireoide. Variação no trajeto do nervo laríngeo recorrente próximo à glândula.

Fig. 11.27 Anatomia e relações da glândula tireoide. Variação no trajeto do nervo laríngeo recorrente próximo à glândula.

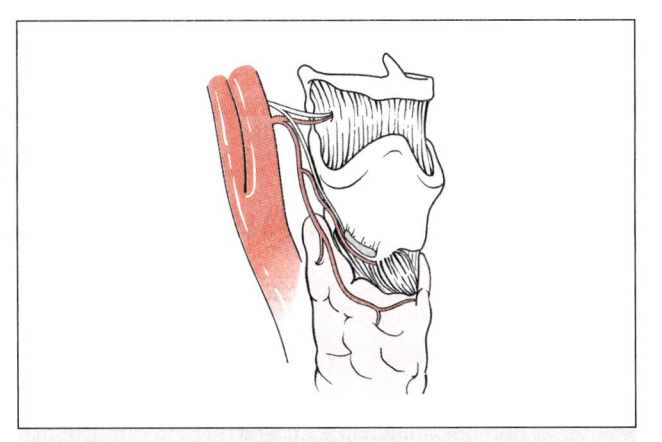

Fig. 11.28 Anatomia e relações da glândula tireoide. Variação comum no trajeto do ramo externo do nervo laríngeo superior próximo à glândula.

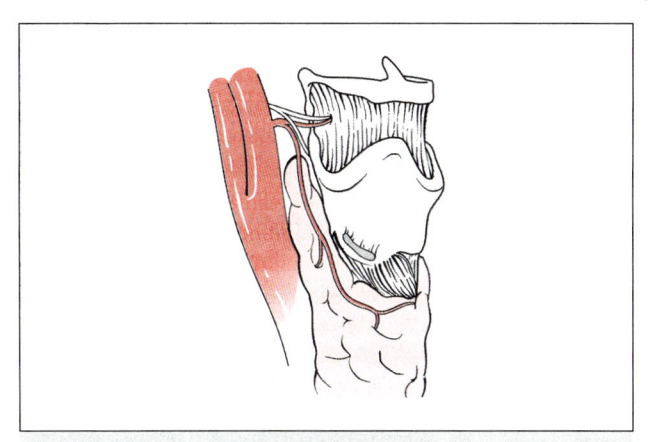

Fig. 11.29 Anatomia e relações da glândula tireoide. Variação comum no trajeto do ramo externo do nervo laríngeo superior próximo à glândula.

para os linfonodos cervicais profundos inferiores posteriormente à veia jugular interna e anteriormente ao músculo escaleno anterior e fibras do plexo. As metástases linfáticas dos carcinomas tireóideos são influenciadas pelo fato de que as regiões linfáticas que drenam ambos os lobos tireóideos não são estritamente separadas entre os lados. Existe uma rede ramificada de vasos linfáticos que estabelece conexões anastomóticas entre os linfonodos pré-laríngeos e pré-traqueais. Também existem conexões com os linfonodos retrofaríngeos e com linfonodos localizados no mediastino superior.

Enquanto os cirurgiões de cabeça e pescoço norte-americanos classificam os linfonodos cervicais em seis regiões (p. 268), cirurgiões gerais utilizam uma classificação com base no trajeto dos vasos da cabeça e do pescoço. Trata-se de um esquema compartimentalizado no qual os linfonodos são agrupados em compartimentos central (C1), cervicolateral direito (C2) e esquerdo (C3) e compartimento mediastinal (C4) (**Fig. 11.30**). O compartimento central (C1) engloba os grupos de linfonodos de ambos os lados localizados medialmente à bainha neurovascular e que se estendem do osso hioide até a veia braquiocefálica esquerda e veia subclávia direita. Este compartimento é subdividido em um componente central esquerdo (C1b) e direito (C1a). A traqueia marca o limite entre os compartimentos centrais direito e esquerdo. Dois compartimentos cervicolaterais são distinguíveis – um compartimento cervicolateral direito (C2) e um esquerdo (C3). Cada um deles se estende da face lateral da bainha neurovascular até a borda anterior do músculo trapézio. O compartimento mediastinal engloba os grupos linfonodais localizados caudalmente à veia braquiocefálica esquerda e veia subclávia direita.

Cirurgia da Tireoide

Aproximadamente 5% da população sofrem de disfunções tireoidianas latentes ou abertas. Como resultado, as desordens tireóideas estão entre as doenças endócrinas mais comuns. Esta secção foca no tratamento cirúrgico dos bócios nodulares e doenças malignas da tireoide. Ela pretende oferecer ao cirurgião de pescoço em treinamento uma apreciação das técnicas cirúr-

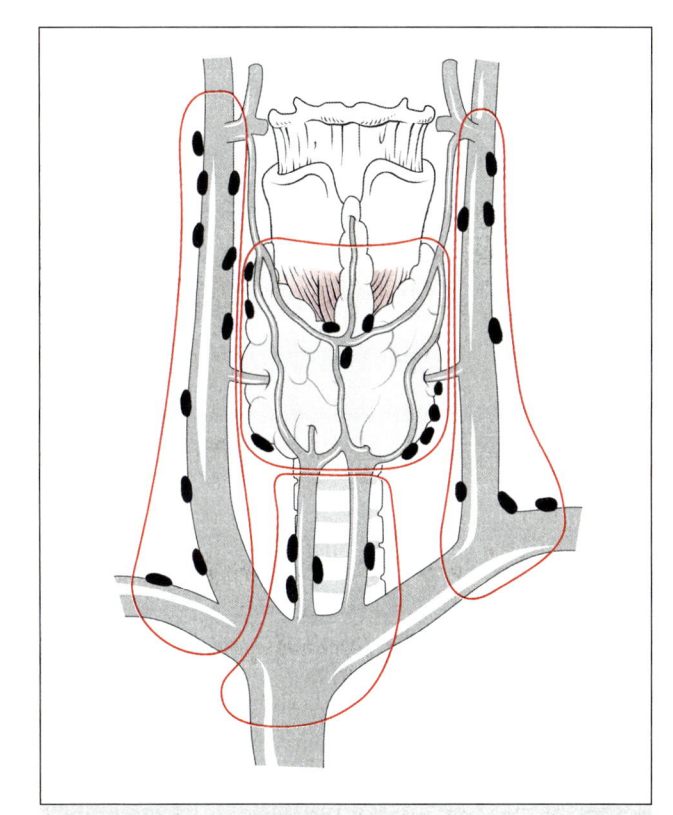

Fig. 11.30 Classificação dos compartimentos de linfonodos cervicais com respeito ao envolvimento metastático no câncer tireóideo.

gicas disponíveis e enfatizar a importância do conhecimento do trajeto do nervo laríngeo recorrente, que também é essencial nas laringectomias. É igualmente importante conhecer as relações vasculares da glândula tireoide. Todos os cirurgiões otorrinolaringológicos devem lidar com a glândula tireoide em vários procedimentos, incluindo traqueotomias. Os leitores descobrirão que um estudo detalhado da arquitetura neurovascular da tireoide aumentará a sua habilidade para completar várias das etapas dos procedimentos cirúrgicos.

Diagnóstico

História

O cirurgião deve determinar quando o paciente teve seu primeiro contato com material radioativo, especialmente na infância, e procurar pelo histórico familiar de doenças como carcinomas medulares e hipertensão (p. ex., na síndrome de Sipple). Atenção também deve ser dada a uma variedade de sintomas como globus faríngeo, dor (tireoidite), dificuldades na deglutição, dispneia, alterações na voz e alterações do crescimento.

Exames Físico e Complementares

- Tamanho, forma e consistência da glândula tireoide.
- Presença ou ausência de linfadenopatia cervical.
- Laringoscopia: desordens da mobilidade das pregas vocais que possam sugerir envolvimento do nervo laríngeo recorrente.
- Desvios traqueais.
- Fixação de tumor.
- Fixação da pele.
- TC da tireoide.
- Citologia por aspiração.

Princípio Cirúrgico

- A cirurgia mínima consiste na lobectomia tireóidea total e istmectomia. Isso é recomendado para nódulos unilaterais ou autônomos.
- Tireoidectomia total com biópsia de nódulos centrais é indicada para bócios multinodulares bilaterais, doença de Graves e tireoidite de Hashimoto bilateral.
- Tireoidectomia total e esvaziamento cervical são indicados para doenças malignas da tireoide.

Bócio Nodular Eutireóideo

A proliferação multifocal, clonal ou policlonal de células tireóideas com heterogenicidade funcional ou morfológica de folículos neoformados ou estruturas semelhantes a folículos é o correlato patomorfológico de uma glândula tireoide aumentada, ou bócio nodular. Publicações recentes enfatizam a importância da remoção de toda a glândula tireoide doente nas cirurgias dos bócios.

Princípio Cirúrgico

Ressecção de todas as alterações nodulares em ambos os lados da glândula tireoide. Uma tireoidectomia (total) pode ser a melhor estratégia para prevenção de recorrências.

Indicações

- Bócios com volume tireóideo superior a 60 mL (WHO grau II).
- Captação deficiente de iodo na cintigrafia.
- Bócios causando problemas mecânicos (compressão da traqueia e/ou esôfago, WHO grau III).
- Confirmação histopatológica de achados morfologicamente indeterminados.
- Nódulos suspeitos ou suspeição definitiva de doença maligna.
- Pouca resposta ao tratamento medicamentoso.

Contraindicação

Paciente debilitado.

Pontos Específicos Relacionados ao Consentimento Informado

- Distúrbios sensoriais envolvendo o pescoço ou a orelha.
- Retardo no crescimento do retalho cutâneo.
- Paralisia dos nervos acessório, vago, frênico, hipoglosso, facial ou laríngeo superior e inferior.
- Rouquidão ou perda da voz.
- Dispneia, podendo ser necessária uma traqueotomia.
- Resultado cosmético ruim, cicatrização exuberante.
- Possível necessidade de extensão da incisão cutânea.
- Lesões mucosas, mediastinite.
- Drenagem persistente de fluido linfático.
- Possível conversão para tireoidectomia total, caso seja encontrado um carcinoma, ou possível necessidade de tireoidectomia residual com base na peça histológica.
- Possível reposição hormonal por toda a vida, devido ao hipotireoidismo pós-operatório.
- Hipoparatireoidismo pós-operatório.
- Necessidade de prevenção de recorrências.

Planejamento Cirúrgico

- Exame clínico e laboratorial.
- Ultrassonografia regional (escaneamentos básicos essenciais).
- Cintigrafia (não é essencial em eutireóideos, bócio nodular endêmico e suspeita de doenças malignas).
- Citologia por aspiração com agulha fina de nódulos clínica ou ultrassonograficamente suspeitos.
- Avaliação pré e pós-operatória das pregas vocais (essencial).
- Opcional: radiografias da traqueia e esofagografia, esofagoscopia, pletismografia dinâmica.
- RM, em casos altamente selecionados.

Instrumentos Especiais e Implantes

- Afastador de Roux.
- Pinça hemostática de Mixter.
- Pinças hemostáticas de tireoide.

Anestesia

Anestesia geral endotraqueal.

Técnica Cirúrgica

Posicionamento. O paciente é colocado em posição supina com a porção superior do corpo elevada em 15 a 20°, e a cabeça e o pescoço hiperestendidos. A cabeça é apoiada em pequenas almofadas ou almofada a vácuo.

Abordagem. Incisão de Kocher com largura suficiente, seccionando pele, tecido subcutâneo e platisma com bisturi (**Figs. 11.31 e 11.32**).

Dissecção dos tecidos moles cervicais. Um retalho pele-platisma é criado por meio de dissecção em direção superior até a cartilagem tireoide e em direção inferior até a fossa supraclavicular. A dissecção é auxiliada por um afastador autoestático.

Desenvolvimento da glândula tireoide. O lado afetado ou predominantemente afetado é virado na direção do cirurgião. A dissecção inicialmente prossegue de baixo para cima (**Figs. 11.33 e 11.34**). Os músculos em fita são retraídos lateralmente com um afastador de Roux. O cirurgião, neste momento, é capaz de identificar a segunda camada da fáscia cervical profun-

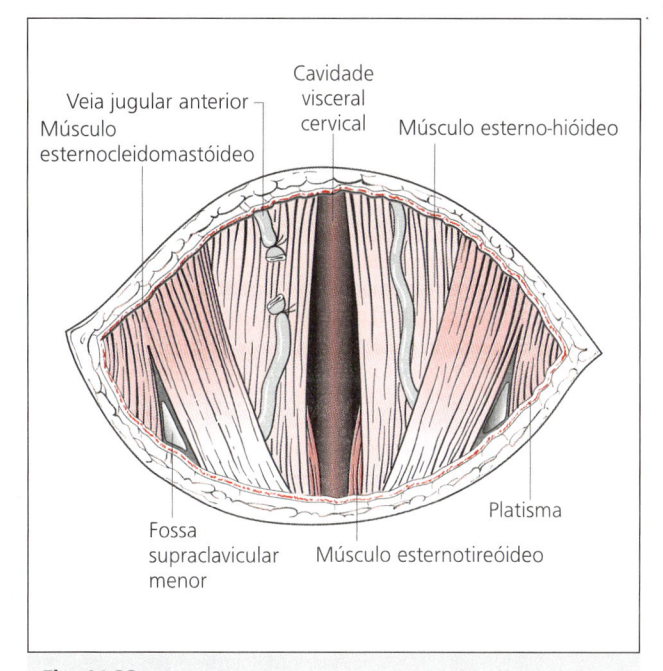

Fig. 11.33 Lobectomia subtotal.
Os músculos em fita são retraídos lateralmente, e o espaço de De Quervain é identificado.

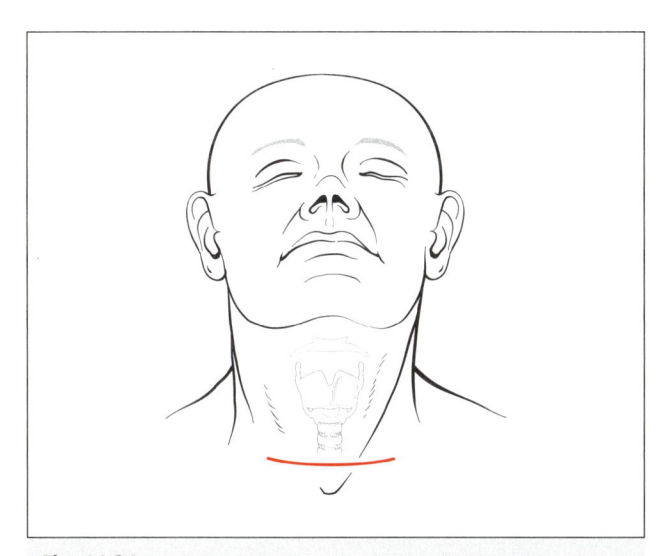

Fig. 11.31 Incisão de Kocher para tireoidectomia subtotal.

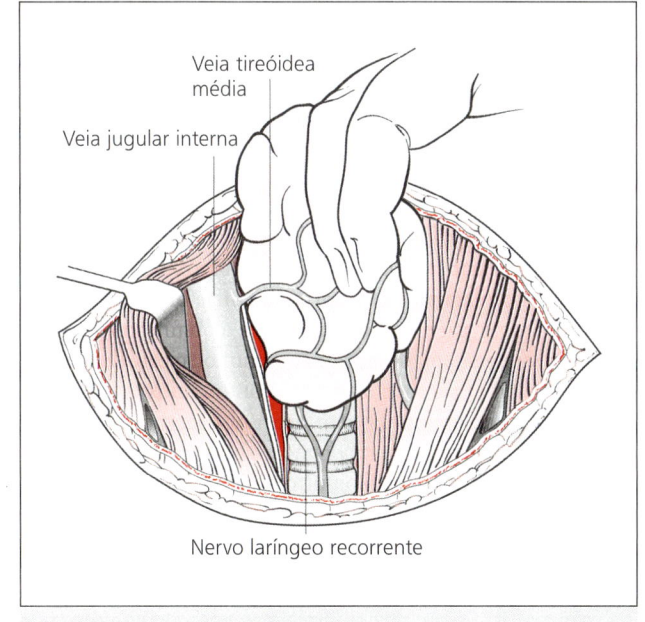

Fig. 11.32 Lobectomia subtotal.
Pele, tecido subcutâneo e platisma são seccionados.

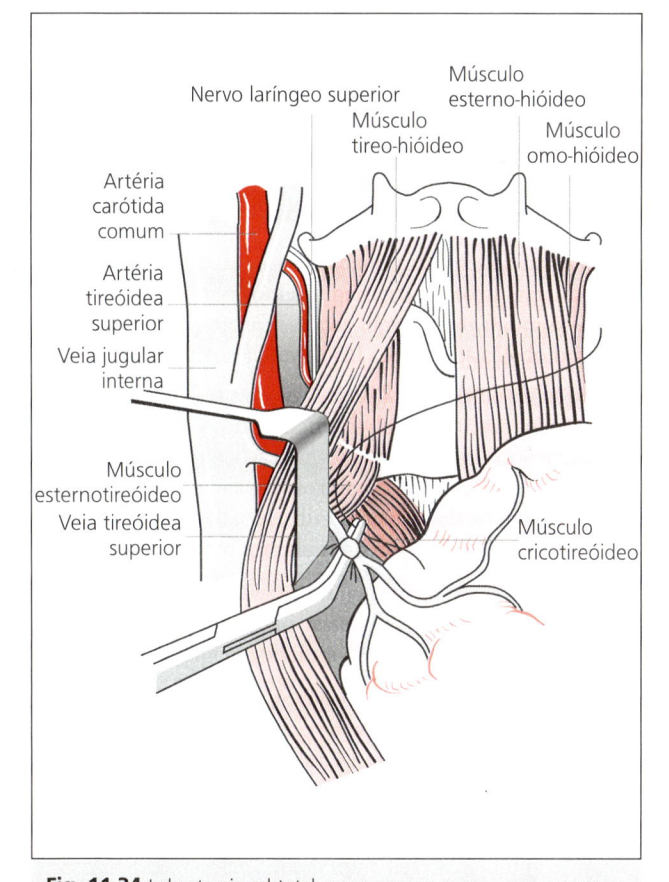

Fig. 11.34 Lobectomia subtotal.
O nervo laríngeo recorrente é identificado. Para maior clareza, o músculo esterno-hióideo direito não é mostrado.

da (espaço paratireóideo ou espaço cirúrgico de Quervain), que forma um plano avascular entre a fáscia cervical e a cápsula tireóidea. A dissecção é realizada de forma romba com pinça de dissecção montada em esponja, permitindo que quase toda a face anterolateral da glândula seja dissecada de forma exangue, enquanto a veia lateral é ligada com suturas de fino calibre não absorvíveis. Clipes de titânio também podem ser utilizados (**Figs. 11.35, 11.36, 11.37**).

Neste momento, o nervo laríngeo recorrente é identificado. Esta identificação é mais bem realizada caudalmente, ao ponto em que o nervo cruza a artéria tireóidea inferior.

A seguir, as glândulas paratireoides são identificadas para orientação (**Fig. 11.38**). A glândula paratireoide inferior surge como uma massa de tecido plano embebido em gordura amarronzada (caramelo), geralmente oval, localizada no cruzamento da artéria com o nervo. Quando todas as estruturas tiverem sido identificadas, a glândula tireoide é dissecada de forma romba de baixo para cima até o polo superior, utilizando tração digital para medializar progressivamente a glândula. Os vasos do polo superior são identificados e sucessivamente ligados, posicionando-se as ligaduras próximas à cápsula tireoide preferencialmente à ligadura em bloco dos vasos.

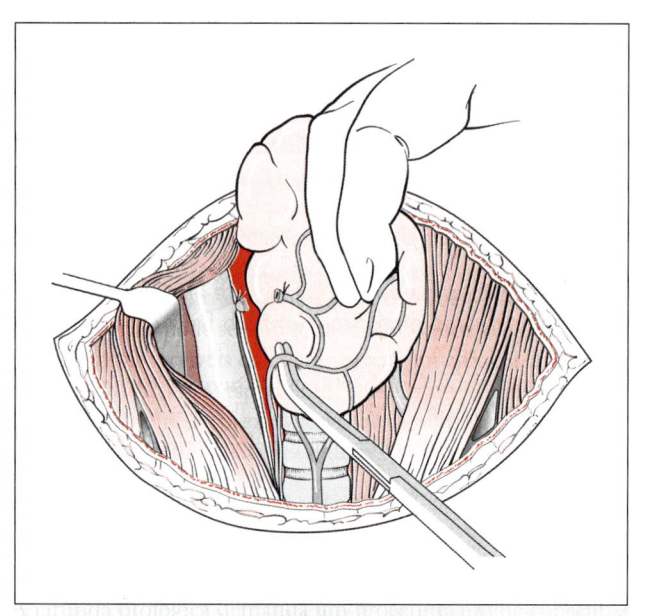

Fig. 11.35 Lobectomia subtotal.
A artéria tireóidea inferior é identificada.

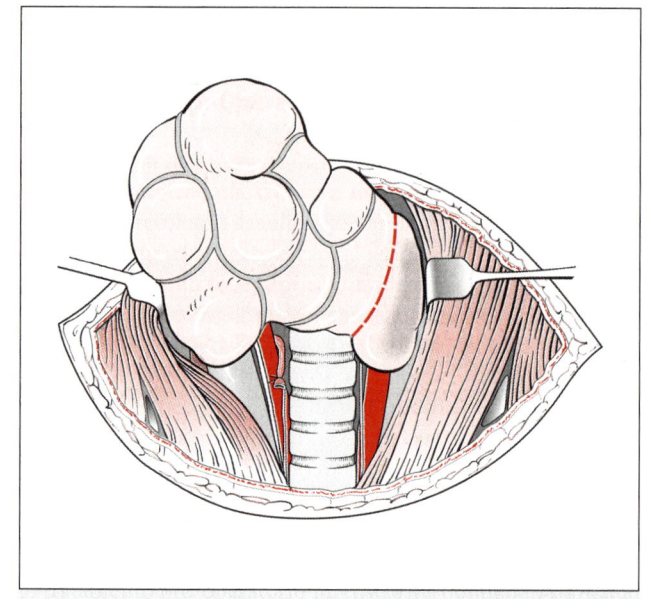

Fig. 11.37 Tireoidectomia subtotal.
Preparação para secção do istmo.

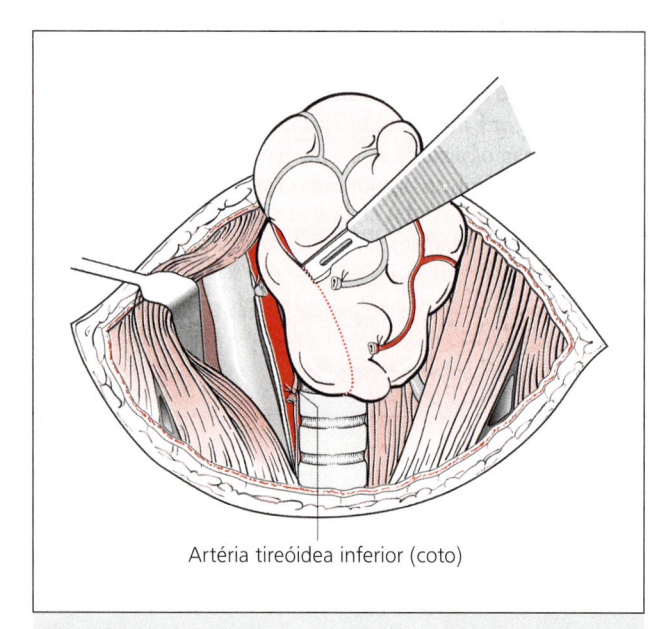

Fig. 11.36 Lobectomia subtotal.
O lado direito da glândula tireoide é incisado após secção da artéria tireóidea inferior.

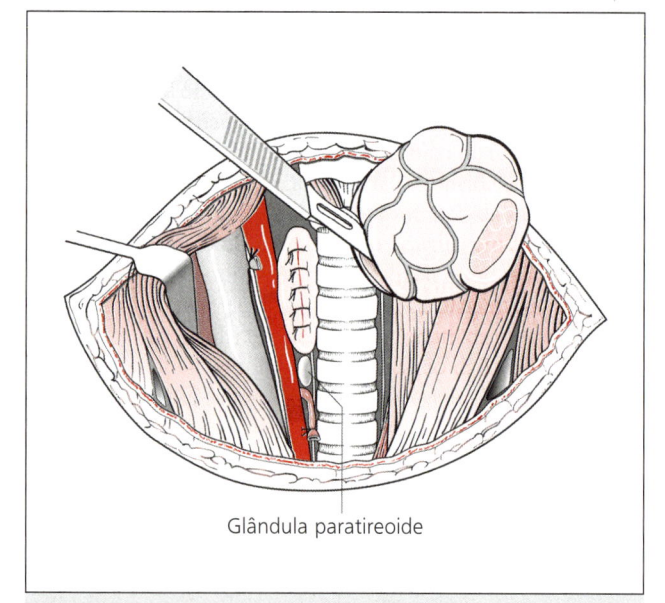

Fig. 11.38 Tireoidectomia subtotal.
As glândulas paratireoides são identificadas para orientação.

💡 Cuidado

A ligadura dos vasos próxima à cápsula tireóidea pode lesar o ramo externo do nervo laríngeo superior, caso este ramo corra próximo à glândula tireoide.

Com o prosseguimento da dissecção, e sendo a glândula rodada medialmente, o nervo laríngeo recorrente pode ser rastreado até a sua entrada na membrana cricotireóidea, e as glândulas paratireoides são identificadas em suas localizações superior e inferior. Adicionalmente, a glândula tireoide é isolada de seu suprimento sanguíneo e separada da parede anterior da traqueia, quando o nervo e a glândula paratireoide tiverem sido positivamente identificados (**Fig. 11.39**).

O istmo e o lobo piramidal são abordados por baixo e seccionados em seguida a cuidadoso posicionamento bilateral de pinças hemostáticas. Ambas as superfícies de corte são estabilizadas com ligaduras por suturas, como na traqueotomia (**Fig. 11.40**).

Fechamento da ferida. A ferida é fechada em camadas, começando na linha média cervical e platisma, utilizando suturas simples interrompidas. A pele é fechada com suturas intracutâneas contínuas.

📖 Regras, Dicas e Truques

Um campo absolutamente exangue deve ser mantido durante a cirurgia. O nervo laríngeo recorrente deve sempre ser exposto e o tecido que envolve o nervo deve ser dissecado somente após a identificação positiva do nervo. Cada glândula paratireoide deve ser tratada como se fosse a última. Caso a viabilidade não possa ser inquestionavelmente estabelecida, o autotransplante da paratireoide deve ser realizado. Todas as estruturas anatômicas relevantes devem ser expostas e identificadas. O monitoramento neural do nervo laríngeo recorrente é uma opção a ser considerada em casos selecionados.

! Riscos e Complicações

- Sangramentos pós-operatórios requerendo reexploração. Isso geralmente ocorre dentro de algumas horas após a cirurgia e requer exploração imediata em pacientes com edema cervical severo e/ou dispneia.

- A incidência de paralisia do nervo laríngeo recorrente depende do tipo de cirurgia. Caso haja uma suspeita pós-operatória de lesão unilateral permanente, fonoterapia deverá ser instituída. A paralisia bilateral do nervo laríngeo recorrente geralmente se manifesta no período pós-operatório imediato por estridor progressivo e dispneia. Ao invés da reintubação e/ou traqueotomia, bons resultados têm sido obtidos com a laterofixação endoextralaríngea reversível de Lichtenberger (ver Capítulo 10), combinada com tratamento com corticosteroides (p. ex., 250 mg de prednisolona endovenosa).

- O hipoparatireoidismo com tetania pode ser tratado com cálcio oral ou endovenoso (p. ex., 2 a 8 g divididos em doses orais de 1 g, ou 1 a 10 g/dia endovenoso em solução de glicose a 5%).

Cuidados Pós-Operatórios

A respiração, a circulação e a vigília são monitoradas. O cálcio sérico é checado no primeiro dia de pós-operatório e caso surjam sinais de hipocalcemia. O paciente é posicionado com a porção superior do corpo elevada em 30°.

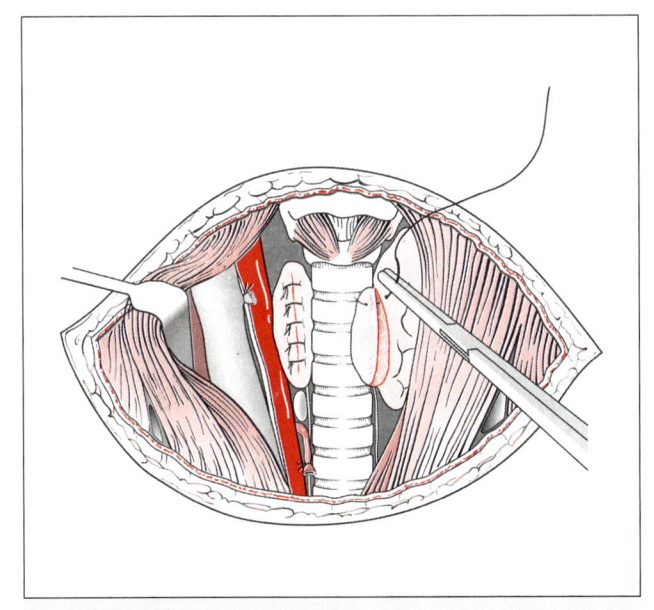

Fig. 11.39 Tireoidectomia subtotal.
A glândula tireoide é liberada da parede anterior da traqueia após a identificação positiva do nervo e da glândula paratireoide.

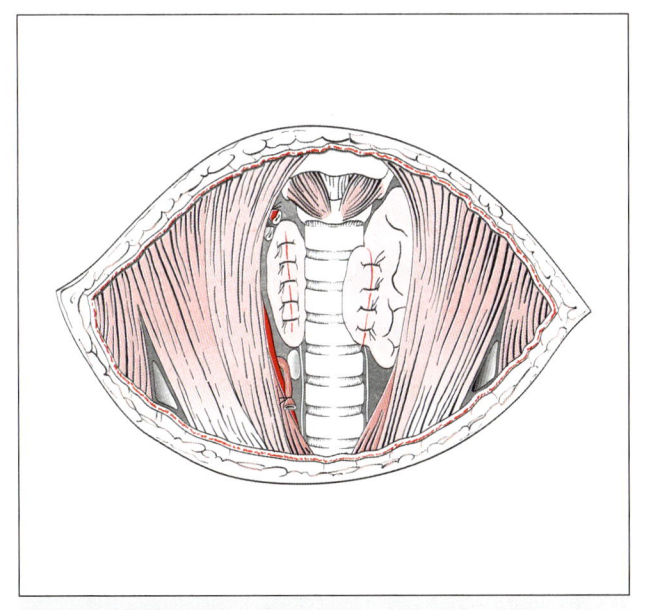

Fig. 11.40 Tireoidectomia subtotal.
A ferida é fechada em camadas.

Cirurgia das Doenças Malignas da Tireoide

Generalidades

A entidade mais comum é o carcinoma papilífero da tireoide, que responde por 50 a 80 % de todas as doenças malignas da tireoide. É significativo o fato de que em cerca de 20% dos casos os cânceres papilíferos da tireoide são multicêntricos. Ao contrário dos cânceres foliculares da tireoide, os cânceres papilíferos tendem a apresentar metástases linfáticas, envolvendo inicialmente os nódulos cervicais e posteriormente metastizando para os nódulos mediastinais. Metástases hematogênicas, especialmente para os pulmões, ocorrem somente em estágios tardios da doença. Apesar desta propensão à disseminação linfática, o carcinoma papilífero da tireoide apresenta geralmente um prognóstico favorável que pouco difere das curvas de sobrevivência na população normal, especialmente em seus estágios iniciais.

O carcinoma folicular da tireoide é bem menos comum, respondendo por 5 a 15 % de todas as doenças malignas da glândula tireoide. Suas características morfopatológicas são altamente variáveis e apresentam significativo impacto no diagnóstico. Ele metastiza por via hematogênica, disseminando-se predominantemente para os pulmões, fígado, ossos e cérebro. Metástases linfonodais cervicais são raras.

O carcinoma indiferenciado da tireoide é uma neoplasia muito agressiva. Considerando o seu crescimento local rápido e destrutivo e as metástases fulminantes linfáticas e hematogênicas, o prognóstico é bastante ruim, e os pacientes raramente sobrevivem por mais do que alguns meses.

O carcinoma de células C, derivado de células produtoras de calcitonina da glândula tireoide, responde por cerca de 10% de todas as doenças malignas da tireoide. Em cerca de 30% dos pacientes, este tumor é uma manifestação de uma condição conhecida como neoplasia endócrina múltipla do tipo II (NEM 2). A sobrevivência depende principalmente do estágio do tumor. Carcinomas primários da tireoide são raros e incluem carcinoma de células escamosas, adenocarcinoma, carcinoma em anel de sinete, carcinoma mucoepidermoide e carcinoma de células claras.

Princípio Cirúrgico

O princípio do tratamento cirúrgico de carcinomas bem-diferenciados da tireoide consiste na ressecção cirúrgica de todas as neoplasias com adequadas margens de ressecção, baixa morbidade e mínima, se alguma, mortalidade. Este princípio se aplica aos carcinomas papilares, foliculares e papilares-foliculares, bem como aos carcinomas medulares e carcinomas de células de Hürthle da glândula tireoide. Ele também se aplica a tumores anaplásicos ressecáveis e cânceres de células escamosas da tireoide.

Indicações

Carcinomas papilares e foliculares bem-diferenciados, carcinomas anaplásicos e carcinomas de células escamosas da glândula tireoide.

Contraindicações

Doenças sistêmicas avançadas.

Pontos Específicos Relacionados ao Consentimento Informado

- Ver seção sobre cirurgia dos bócios; também risco de paralisia do nervo vago.
- Rouquidão e perda da voz.
- Dispneia, podendo ser necessária uma traqueostomia.
- Possível necessidade de terapia com iodo radioativo.
- Hipoparatireoidismo pós-operatório.

Planejamento Cirúrgico

Exame clínico, ultrassom, citologia por aspiração, radiografias de tórax pré-operatórias, testes da função das pregas vocais pré e pós-operatórios.

Anestesia

Anestesia geral endotraqueal.

Técnica Cirúrgica

Tireoidectomia

Posicionamento. Idêntico ao da ressecção de bócios.

Incisão e dissecção dos tecidos moles cervicais. Uma incisão de Kocher é estendida superiormente ao longo da borda anterior do músculo esternocleidomastóideo. Caso um esvaziamento cervical lateral esteja nos planos, o platisma é seccionado e um retalho pele-platisma é desenvolvido superiormente.

Exposição da glândula tireoide. Os músculos em fita são dissecados da cápsula externa da glândula tireoide por meio de uma incisão longitudinal na linha média, sendo retraídos lateralmente. Caso um esvaziamento cervical lateral esteja nos planos para o mesmo procedimento, o músculo esternocleidomastóideo é reparado e retraído lateralmente em direção superior.

Tireoidectomia. Inicialmente, o pescoço é cuidadosamente palpado quanto a linfonodos aumentados. Eles estão mais comumente localizados na área do ligamento cricotireóideo, glândulas paratireoides, região traqueoesofágica ou ao longo da veia jugular interna e mediastino superior. Caso os linfonodos não possam ser adequadamente avaliados pré-operatoriamente, eles deverão sê-lo peroperatoriamente.

Com um afastador de Langenbeck na porção inferolateral da incisão cutânea, o polo inferior da glândula tireoide é cuidadosamente mobilizado por dissecção romba e é tracionado para cima com o auxílio de algodão umedecido, entre o dedo do cirurgião e a glândula tireoide.

O lobo é separado da traqueia, e os ramos da artéria tireóidea inferior são duplamente ligados. O tronco principal da artéria tireóidea inferior não deve ser ligado para manter um fluxo sanguíneo adequado para as glândulas paratireoides. As várias conexões entre a artéria e o nervo podem ser diretamente identificadas, com a mobilização que se segue da glândula.

O lobo se encontra suspenso pelos seus vasos superiores e pelo ligamento suspensório posterior, que passa da face interna ou medial da glândula para a traqueia. Esta porção densa e espessa do ligamento suspensório é chamada "pedículo" ou zona aderida da glândula tireoide. Ela conecta a glândula tireoide à traqueia. Os ramos do nervo laríngeo recorrente correm por baixo deste ligamento. Um prolongamento da glândula tireoide que se conecta ao esôfago se encontra, geralmente, presente inferior e posterolateral a estas fibras do nervo recorrente. Esta extensão, que pode ter até 4 cm ou mais de comprimento, é removida em continuidade ao grosso da glândula. Um pequeno vaso arterial, ramo da artéria tireóidea inferior, corre ao longo da borda inferior da zona aderida e é acompanhado por uma frequentemente complexa rede de veias e artérias. Esta região requer dissecção meticulosa, com particular atenção à preservação das fibras nervosas, enquanto a lobectomia total é realizada.

A zona aderida é mobilizada por descolamento com uma pequena pinça hemostática de Mixter. Caso ocorra sangramento a partir da artéria ou do plexo vascular ao longo do ligamento posterior, é muito arriscado pinçar os vasos devido à proximidade das fibras nervosas. Uma compressão cuidadosa geralmente controlará o sangramento e permitirá a ligadura dos vasos em um campo sem sangramentos. É comum encontrar-se vários vasos aderidos ao ligamento suspensório posterior. Cuidados extremos devem ser tomados para se evitar a lesão dos nervos. Os vasos não devem ser cauterizados, pois isso poderia lesar o nervo laríngeo ou os seus ramos.

O lobo tireóideo é agora tracionado em direção inferior para continuar a exposição dos vasos do polo superior. O ramo externo do nervo laríngeo superior pode estar entremeado ou aderido a estes vasos. Os vasos do polo superior são ocluídos com uma sutura proximal e outra distal. Pinças hemostáticas não são colocadas no coto proximal destes vasos. A artéria e a veia devem ser ligadas em separado sempre que possível, para evitar a formação de fístula arteriovenosa. Isso também ajuda a prevenir lesões do ramo externo do nervo laríngeo superior.

A ferida é fechada conforme descrito mais adiante.

Esvaziamento Cervical Lateral

Um esvaziamento cervical lateral é indicado nos pacientes com suspeita clínica de metástase linfática e/ou possível envolvimento de linfonodos (**Figs. 11.41 e 11.42**). Geralmente, é recomendado que o compartimento medial também seja esvaziado em pacientes com grandes tumores primários.

Cuidados Pós-Operatórios

A excisão cirúrgica de tumores tireóideos malignos com ressecção dos compartimentos medial e lateral constitui a base do tratamento das doenças malignas da tireoide. A necessidade subsequente de terapia com iodo radioativo, radioterapia e/ou terapia de reposição e o agendamento do *follow-up* oncológico são determinados de forma interdisciplinar.

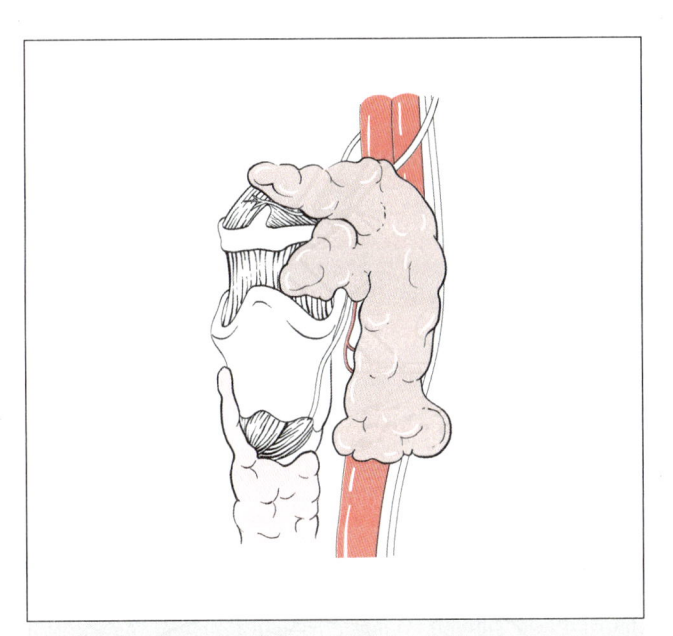

Fig. 11.41 Nível do esvaziamento cervical. Aspecto antes do esvaziamento para doença maligna da tireoide.

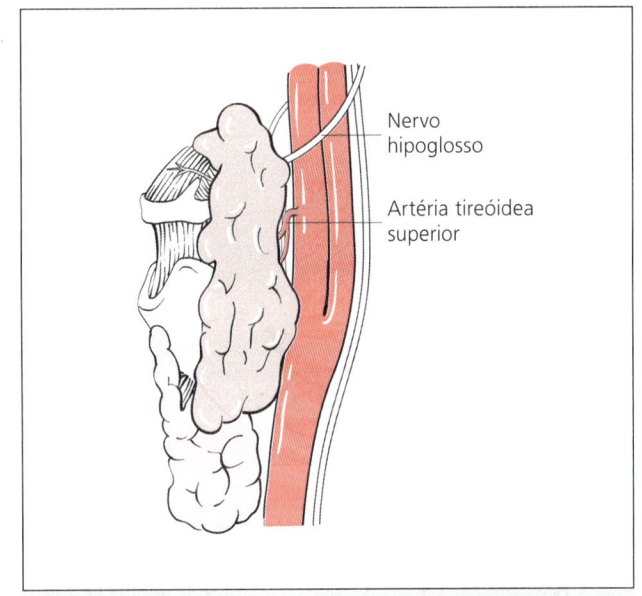

Fig. 11.42 O tecido cervical dissecado é mobilizado, expondo o nervo hipoglosso e a artéria tireóidea superior.

12 Cirurgia do Esôfago e do Mediastino

Cirurgia Endoscópica

Dados Anatômicos

O comprimento do esôfago varia entre 20 a 34 cm nos adultos. O esôfago possui três constrições fisiológicas que são relevantes para a endoscopia. A primeira constrição, causada pelo tônus dos músculos constritores, é localizada na entrada do esôfago a aproximadamente 14 cm (12 a 16 cm) dos dentes incisivos superiores. A constrição média, formada pelo arco aórtico e brônquio fonte esquerdo, localiza-se a cerca de 27 cm (22 a 29 cm) dos dentes incisivos superiores, e a constrição mais baixa (cárdia) está localizada a cerca de 41 cm (32 a 50 cm).

A esofagoscopia pode ser realizada com um tubo rígido ou com esofagoscópio flexível. As indicações para ambos os métodos se sobrepõem em parte, mas a escolha do endoscópio dependerá parcialmente das preferências e da experiência do cirurgião. O esofagoscópio rígido pode ser utilizado tanto para diagnóstico quanto para o tratamento, sendo o instrumento de escolha para remoção de corpos estranhos. Os instrumentos de fibra óptica, por outro lado, são mais adequados para a endoscopia diagnóstica sob anestesia local. Esta técnica é frequentemente combinada à gastroduodenoscopia.

Esofagoscopia Rígida

Princípio Cirúrgico

Um tubo rígido é introduzido por via transoral no esôfago para dilatação, inspeção, biópsia incisional ou remoção de corpo estranho.

Indicações

- Suspeita de corpo estranho de esôfago.
- Pólipos esofágicos.
- Dilatação de estenoses ou membranas.
- Suspeita de neoplasia esofágica.
- Investigação de alterações da parede devido à ingestão de cáusticos.
- Cardiospasmo.
- Suspeita de varizes esofágicas ou para escleroterapia (a esofagoscopia flexível é geralmente preferida).

Contraindicações

- Alterações severas da coluna cervical ou torácica.
- Doenças sistêmicas severas que contraindiquem a anestesia geral.

Pontos Específicos Relacionados ao Consentimento Informado

- Lesões dentárias ou perda de dentes.
- Disfagia, entubação gástrica.
- Rouquidão ou perda da voz.
- Dispneia, podendo necessitar de traqueostomia.
- Lesões mucosas, perfuração da parede do esôfago.
- Pneumonite com alterações pulmonares associadas.
- Mediastinite.
- Paralisia dos nervos lingual e hipoglosso.
- Enfisema subcutâneo cervical.

Planejamento Cirúrgico

Radiografias contrastadas do esôfago. O bário deve ser evitado caso exista a possibilidade de lesão da parede esofágica por corpo estranho ou risco de aspiração.

Instrumentos Especiais

Esofagoscópios de vários comprimentos e diâmetros. Pinças endoscópicas, pontas de aspiração, dilatadores, esofagoscópio óptico com telescópios (caso necessário), pinças ópticas e aparato para insuflação de ar. O comprimento e o diâmetro do tubo devem ser adequados à anatomia do paciente (altura, idade, sexo, condição da coluna cervical).

Anestesia

Anestesia geral endotraqueal (tubo endotraqueal relativamente largo, com mínima insuflação do *cuff*, relaxamento muscular completo).

Técnica Cirúrgica

Posicionamento. Supino, com a cabeça inicialmente elevada para introdução do endoscópio. Na medida em que o endoscópio é introduzido, a cabeça é abaixada. Proteção dos dentes superiores é mandatória.

Exposição da laringe e do seio piriforme. A cabeça é ligeiramente elevada e dobrada para trás (como na entubação ou broncoscopia). O cabo do laringoscópio é tracionado posteriormente, de forma que a lâmina pressione inferiormente a língua, expondo a epiglote e os processos aritenóideos (**Fig. 12.1a, b**). A saliva é aspirada.

Inserção do esofagoscópio. O esofagoscópio é introduzido à direita na comissura oral e inserido posteriormente aos processos aritenóideos, que são facilmente elevados para a frente com a ponta do instrumento nesta posição. Enquanto isso, um assistente traciona para trás o lábio superior para protegê-lo contra lesões por compressão. O esofagoscópio rígido é delicadamente avançado até um ponto imediatamente proximal à entrada do esôfago, que surge como uma fenda oblonga. Na medida em que o tubo passa posteriormente à cartilagem aritenoide, a observação passa a ser feita pelo esofagoscópio, e a lâmina do laringoscópio é retirada.

Entrando no esôfago. Para avançar o endoscópio através da entrada do esôfago, a cabeça do paciente é ligeiramente abaixada até que a abertura transversa da entrada se encontre centrada no campo visual. Com o paciente totalmente relaxado, o cirurgião pode avançar facilmente o tubo para o interior do esôfago com apenas dois dedos e sem aplicar nenhuma força.

Estabilizando o tubo. A mão esquerda estabiliza o tubo contra o arco dentário, simultaneamente protegendo os dentes e retraindo os lábios.

Prosseguindo com a inserção e a inspeção do esôfago. O tubo é mais avançado sob constante contato visual e secreções são aspiradas conforme necessário. A luz do esôfago deve ser sempre mantida no centro do campo visual; isso é realizado abaixando-se a cabeça e elevando ligeiramente a ponta do tubo na medida em que este avança (**Fig. 12.1a-f**). A ponta do endoscópio também tenderá a seguir a curvatura natural do esôfago em direção ao lado esquerdo. Refluxo gástrico ácido geralmente ocorre quando o endoscópio passa pela cárdia.

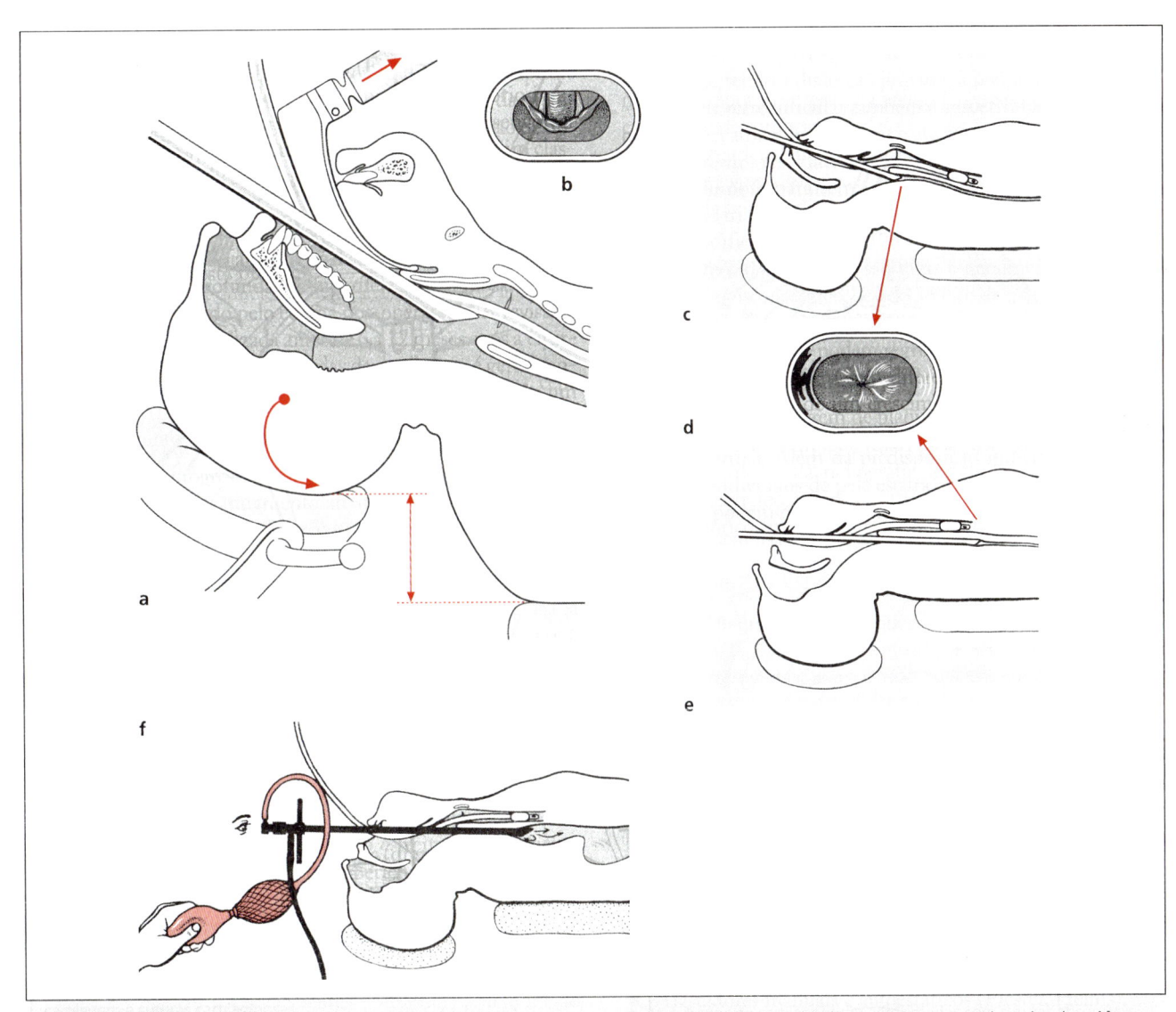

Fig. 12.1a-f Esofagoscopia rígida.
a A cabeça é elevada e dobrada para trás para inserção do esofagoscópio. A faringe é expandida com a lâmina do laringoscópio.
b A ponta do tubo é cuidadosamente avançada posteriormente às cartilagens aritenoides visíveis.
c Quando a ponta do endoscópio tiver passado pela abertura do esôfago, a cabeça é abaixada.
d Isso permite com que o tubo permaneça centrado na luz do esôfago.
e Em níveis mais profundos, a cabeça é ainda mais abaixada, e a ponta do tubo é ligeiramente elevada em direção anterior.
f Com um esofagoscópio pneumático, a visualização é melhorada pela insuflação de ar no esôfago.

12 Cirurgia do Esôfago e do Mediastino

> **! Riscos e Complicações**
> - Perfuração da hipofaringe ou do esôfago, levando a mediastinite, lesões pleurais ou pericárdicas, ou lesões peritoneais. Divertículos hipofaríngeos previamente não detectados aumentam o risco de perfuração.
> - Lesões dentárias, perda de dentes, especialmente em pacientes com lesões dentárias preexistentes.
> - Deslocamentos da cartilagem aritenoide.

Cuidados Pós-Operatórios

Nenhuma medida especial é necessária após esofagoscopia. A ingestão oral poderá ter de ser postergada em pacientes com lesões mucosas. Antibioticoterapia não é realizada, pois poderia mascarar uma mediastinite incipiente.

> *Uma suspeita de perfuração deve ser imediatamente investigada por meio de exame com contraste oral* com meio de contraste hidrossolúvel (detecção de extravasamento) e radiografias dos tecidos moles do pescoço (detecção de ar, aumento da densidade pré-vertebral). Uma suspeita de perfuração mais profunda deve ser investigada através de radiografias de tórax (efusões pleurais) e radiografia de abdome em pé (crescente aéreo). TC de tórax poderá ser solicitada após avaliação com o radiologista. A palpação cervical evidenciará um enfisema cutâneo. Observar sinais de sepse. A detecção de uma perfuração esofágica geralmente requer intervenção imediata em geral com o auxílio de um cirurgião torácico.

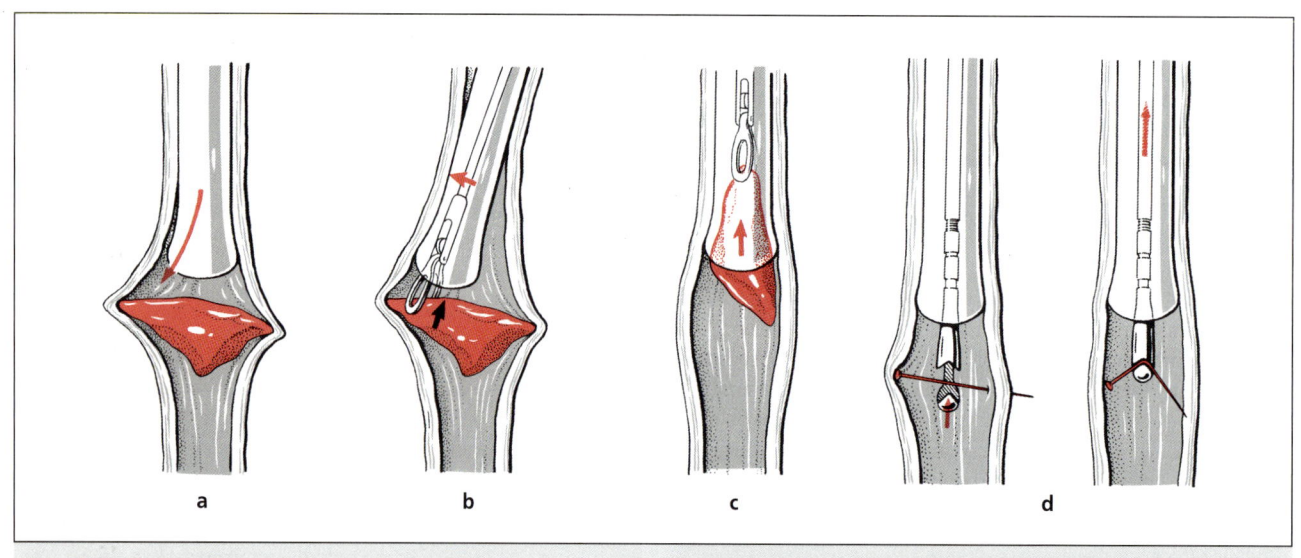

■ Remoção de Corpos Estranhos do Esôfago

Os corpos estranhos se alojam mais frequentemente na primeira constrição esofágica e menos frequentemente na segunda e terceira constrição. Fatores predisponentes são as estenoses esofágicas causadas por ingestão cáustica ou neoplasias.

Técnica Cirúrgica

Exposição do corpo estranho. O esofagoscópio é introduzido como acima descrito, e o corpo estranho é visualizado. A ponta do endoscópio é levada até o corpo estranho, que deve estar centrado no tubo. Ocasionalmente, o corpo estranho sai do campo visual quando o tubo é avançado, mas volta ao campo visual ao se retroceder ligeiramente o tubo.

Remoção de corpos estranhos de superfície lisa. Corpos estranhos de superfície lisa, como moedas e botões, são pinçados com pinça jacaré e outros instrumentos adequados, puxados em direção à extremidade do tubo e cuidadosamente removidos juntamente com o tubo. O endoscópio é, então, reintroduzido para inspeção do esôfago quanto a lesões ou corpos estranhos adicionais.

Remoção de corpos estranhos impactados. Corpos estranhos impactados, como agulhas e fragmentos ósseos, devem primeiramente ser orientados transversalmente. A ponta do esofagoscópio é inicialmente orientada para o lado menos impactado, que é pinçado com uma pinça jacaré, tornando-se a borda principal durante a remoção. A extremidade impactada é visualizada e cuidadosamente removida com o tubo. O interior do esôfago é, então, reinspecionado (**Fig. 12.2a-c**).

Remoção de corpos estranhos com instrumentos especiais. Instrumentos especiais estão disponíveis para a remoção de certos corpos estranhos. Alfinetes retos podem ser curvados para auxiliar na sua remoção (**Fig. 12.2d**), e alfinetes de segurança podem ser fechados no interior do esôfago com um instrumento dedicado. Próteses dentárias e outros corpos estranhos de grandes dimensões podem ser removidos de forma fragmentada com pinças, punches ou tesouras serrilhadas.

Fig. 12.2a-d Remoção de corpos estranhos do esôfago.
a A ponta do tubo é direcionada para o corpo estranho ingerido.
b A ponta do tubo é angulada lateralmente, e uma das extremidades do corpo estranho é pinçada com instrumento apropriado.
c A extremidade principal do corpo estranho é puxada para o interior do esofagoscópio e é removida e protegida pelo tubo.
d Um alfinete reto impactado é curvado no local com um instrumento especial para facilitar a remoção.

Modificação

Caso um corpo estranho de esôfago não possa ser removido pela via transluminal, ou caso uma lesão perfurante relativamente grande esteja presente, o pescoço poderá ser aberto por via externa por meio de uma esofagotomia cervical ou torácica, dependendo do nível da impactação. Mesmo em uma remoção bem-sucedida de corpo estranho, poderá ainda haver uma lesão perfurante de grandes dimensões que requeira reparo primário através de uma mediastinostomia cervical para prevenção de mediastinite.

> **! Riscos e Complicações**
> Idênticas às da esofagoscopia. Os riscos dependem da natureza do corpo estranho, da sua localização, da presença ou ausência de impactação e, especialmente, das tentativas prévias de remoção e do intervalo do tempo até a remoção.

> **📖 Regras, Dicas e Truques**
> Próteses dentárias parciais deglutidas frequentemente contêm ganchos que se impactam na parede do esôfago. Os ganchos devem ser cortados para fora com pinça e removidos separadamente antes do restante da prótese.

Cuidados Pós-Operatórios

Pacientes com lesões da parede esofágica por corpos estranhos impactados devem ser monitorados atentamente para exclusão de periesofagite ou mediastinite. Poderá ser necessário retardar a ingestão de alimentos e líquidos.

■ **Biópsia Esofágica**

Biópsias esofágicas são realizadas com uma pinça saca-bocados ou *punch* fino. Uma pinça endoscópica ou um esofagoscópio óptico com insuflação de ar permite obtenção de amostras teciduais com grande acurácia. Qualquer sangramento é controlado com aplicação de vasoconstritor no local do sangramento.

Perfurações esofágicas podem ocorrer em biópsias incisionais. Entretanto, uma vez que as alterações subjacentes estão geralmente associadas a um espessamento significativo da parede, há um risco relativamente pequeno de perfuração, quando uma técnica cuidadosa é utilizada.

Esofagoscopia Flexível

Princípio Cirúrgico

Um endoscópio de fibra óptica pode ser passado transoralmente até o esôfago sob anestesia tópica com muito pouco desconforto para o paciente. Ele também pode ser avançado até o estômago e o duodeno (esofagogastroduodenoscopia).

Indicações

- Panendoscopia do esôfago, estômago e duodeno.
- Endoscopia diagnóstica, biópsia incisional ou remoção de corpos estranhos de superfície lisa (moedas etc.) em casos nos quais a anestesia geral ou endoscopia rígida (coluna vertebral rígida ou cifose) estão contraindicadas.
- Varizes esofágicas sangrantes.

Contraindicações

Alterações de localização alta na região pós-cricóidea ou na entrada do esôfago são contraindicações relativas. A esofagoscopia flexível deve ser realizada com cautela em pacientes com divertículos hipofaríngeos (risco de perfuração).

Planejamento Cirúrgico

O planejamento cirúrgico pode requerer radiografias com contraste oral do esôfago.

Instrumentos Especiais

Endoscópio de fibra óptica com visão, aspiração e canais para instrumentos, fonte de luz e sistema de irrigação-aspiração.

Anestesia

O paciente é pré-medicado com atropina, e triflupromazina pode ser adicionada, caso necessário. A faringe é anestesiada com lidocaína. Sedação endovenosa poderá ser apropriada em alguns pacientes.

Técnica Cirúrgica

Preparações e posicionamento. Próteses dentárias são removidas. O paciente é posicionado em *decúbito lateral esquerdo*, com a cabeça flexionada ligeiramente para a frente.

Introdução do esofagoscópio. A cabeça é dobrada ligeiramente para a frente, e um protetor dentário é inserido. O examinador estabiliza a ponta do instrumento com o indicador e o dedo médio da mão esquerda, e puxa a língua para frente. O instrumento é introduzido lateralmente com a mão direita, enquanto se pede ao paciente para inspirar profundamente e deglutir. Caso uma resistência elástica seja encontrada a cerca de 15 cm, o instrumento foi desviado para o seio piriforme; ele deverá ser ligeiramente retrocedido e reavançado à medida em que o paciente é novamente instruído a deglutir.

Passagem através da entrada do esôfago e continuação da introdução. Após a passagem da ponta do instrumento pela entrada do esôfago, ele é cuidadosamente avançado sob contato visual. O campo visual deve ser mantido claro por meio de *sucção e insuflação de ar*. Na medida em que o instrumento avança, a extremidade distal do esofagoscópio deve ser sempre direcionada para a linha média esofágica com o cabo de controle. Como na esofagoscopia rígida, o interior do esôfago deve ser cuidadosamente inspecionado, especialmente durante a remoção do endoscópio, e o ar deve ser insuflado de acordo com as necessidades, para manter a expansão luminal (**Fig. 12.3**).

Coleta de amostra de tecido ou remoção de corpo estranho. Biópsias são realizadas sob contato visual com pinças especiais passadas através do canal de instrumentos do endoscópio. Alças e anexos especiais para recuperação de corpos estranhos, para uso através do canal de instrumentos, também foram desenvolvidos.

> **! Riscos e Complicações**
> A esofagoscopia flexível apresenta basicamente os mesmos riscos da endoscopia rígida. Há um risco definitivamente menor de perfuração esofágica, embora um endoscópio flexível ainda possa perfurar a parede esofágica.

■ Tratamento de Lesões Esofágicas Cáusticas Agudas e por Escaldamento e de Estenoses Esofágicas

As lesões cáusticas e por escaldamento do esôfago são caracterizadas em seu estágio agudo por necrose e edema da orofaringe, laringe e esôfago, com estridor, dor muito intensa, choque e sinais subsequentes de intoxicação sistêmica. Os pacientes que sobreviverem ao estágio agudo desenvolverão estenose esofágica em aproximadamente 3 semanas.

Tratamento das Lesões Cáusticas Agudas

Leite ou água (200 a 300 mL para adultos, cerca de 100 mL para as crianças) devem ser oferecidos por via oral dentro de 10 a 30 minutos após a ingestão cáustica. As medidas a seguir são *contraindicadas*: êmese, lavagem gástrica (exacerba a lesão por reexpor o esôfago ao agente cáustico), terapia de neutralização (pode gerar calor e espuma) e administração de carvão ativado (ineficaz).

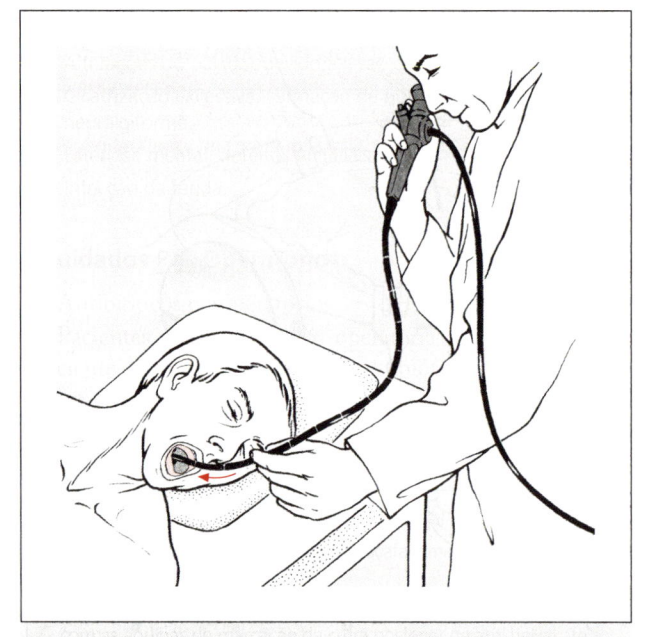

Fig. 12.3 Esofagoscopia flexível.
O paciente está em decúbito lateral esquerdo com a cabeça apoiada e ligeiramente flexionada. O examinador está em pé, junto ao paciente, e introduz o endoscópio pela boca.

O paciente deve ser tratado quanto ao choque por meio de gotejamento venoso contínuo. Antibióticos em altas doses são administrados. Altas doses de corticosteroides são geralmente recomendadas (250 a 500 mg). Eles não devem ser utilizados em lesões cáusticas muito severas com alto risco de perfuração gástrica ou para lesões cáusticas menores (desnecessário), nas quais os esteroides devem ser evitados até o quinto dia.

A esofagoscopia somente é necessária ocasionalmente nos estágios iniciais, nos casos em que a extensão do envolvimento da parede esofágica é incerta. A esofagoscopia inicial é geralmente realizada em cerca de 4 a 6 dias. Os corticosteroides devem ser descontinuados, caso somente alterações menores sejam encontradas nas paredes. Eles devem ser continuados, caso a esofagoscopia revele hiperemia ou edema da mucosa esofágica ou alterações mais extensas. A terapia com corticosteroides é geralmente mantida por um total de 4 semanas.

A dilatação esofágica é realizada dentro de cerca de 7 a 12 dias nos pacientes com formação significativa de crostas e úlceras. As dilatações são realizadas diariamente (até 20 Fr em crianças, até aproximadamente 30 Fr em adolescentes e até aproximadamente 40 Fr em adultos), e o tamanho do dilatador deve ser aumentado com o tempo, de acordo com as necessidades. Esofagoscopias regulares e *follow-ups* radiográficos devem ser realizados durante o tratamento.

Tratamento de Estenoses Esofágicas

A dilatação esofágica tardia é indicada nos casos em que uma estenose esofágica se desenvolveu apesar da terapia com esteroides e dilatação precoce. Ela pode ser realizada através do esofagoscópio sob contato visual, através da introdução da ponta do dilatador pela estenose e avanço cuidadoso do mesmo ou por avanço às cegas do dilatador sobre um fio pré-introduzido.

Técnica de Dilatação Esofágica sobre um Fio-Guia

Produzindo o fio-guia. Um peso de chumbo, de pequenas dimensões e perfurado, é atado à extremidade de um fio de seda com cerca de 6 a 7 m de comprimento. Múltiplas pequenas contas podem ser utilizadas para estenoses muito estreitas.

Introduzindo o fio-guia. Um fio de seda é pré-introduzido no trato gastrointestinal para guiar o dilatador. O peso de chumbo atado no fio é introduzido por via transnasal em crianças e transoral em adultos. Na medida em que segmentos do fio se enrolam, o paciente ingere líquidos para avançar o fio deglutido inferiormente em direção ao esôfago. O peso de chumbo poderá, então, ser avançado ainda mais com o esofagoscópio.

Dilatação inicial. A dilatação esofágica é iniciada após o fio ter avançado cerca de 5 m no interior do tubo gastrointestinal. Este processo pode levar vários dias. Caso haja dúvidas, a localização do peso de chumbo pode ser avaliada radiograficamente antes da introdução do dilatador. Ocasionalmente, o fio poderá intrincar-se no trato aerodigestivo superior, somente para ser expelido quando a dilatação é tentada.

Técnica de dilatação (com dilatador oco). O fio que sai pela boca do paciente é passado através do dilatador oco com um pequeno fio metálico enrolado. O dilatador deve possuir uma ponta afilada de acordo com o tamanho da estenose.

O fio é manualmente puxado sob tensão, e o dilatador é cuidadosamente avançado inferiormente para o esôfago com a outra mão. A distância dos dentes incisivos superiores à cárdia

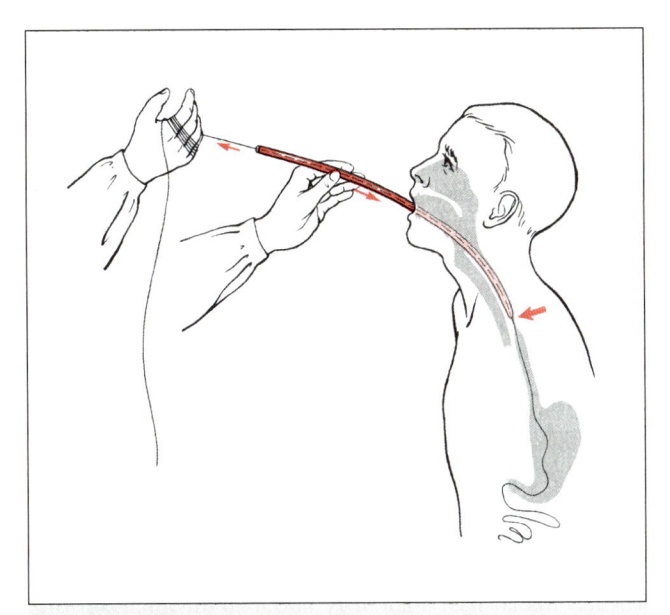

Fig. 12.4 Dilatação do esôfago com fio-guia.
O fio é puxado sob tensão com uma das mãos, enquanto a outra mão avança cuidadosamente o dilatador.

é pré-marcada no dilatador, de forma que a profundidade da inserção pode ser determinada. Não mais do que dois ou três dilatadores de tamanhos diferentes devem ser utilizados por procedimento (**Fig. 12.4**).

Troca por um dilatador sólido e autodilatação. Quando o esôfago tiver sido dilatado a 40 Fr em adultos (menos em crianças e adolescentes), o dilatador oco é trocado por um dilatador sólido. Exceções podem ocorrer. Iniciar com um dilatador sólido ligeiramente menor do que o último dilatador guiado por fio. Ambos os dilatadores, ocos e sólidos, devem ser lubrificados. Caso a dilatação transcorra facilmente, as dilatações seguintes poderão ser realizadas pelo paciente ou (no caso de crianças) por um parente ou cuidador.

Modificações

Nos casos em que uma gastrostomia for criada, uma dilatação retrógrada poderá ser realizada.

Reconstrução esofágica (p. ex., por transplante jejunal ou *pull-up* gástrico) deverá ser realizada nos casos em que as estenoses não puderem ser tratadas de forma conservadora.

Regras, Dicas e Truques

A dilatação esofágica deve ser continuada por algum tempo – talvez por um período indefinido de tempo em pacientes com estenoses muito estreitas. A dilatação em intervalos é, algumas vezes, uma opção, e dependerá do grau de estenose.

! Riscos e Complicações

- Perfuração esofágica com mediastinite ou pleurite que se segue ao uso do dilatador sólido pode requerer intervenção cirúrgica imediata.
- Pequenas lacerações mucosas podem ocorrer durante a dilatação com fio-guia e geralmente não são causa de preocupações. Como regra, não há riscos significativos de perfuração nas dilatações com fio-guia, se o fio for mantido sob tensão. Ruptura da parede esofágica pode ocorrer em casos excepcionais, entretanto, necessitando de intervenção cirúrgica imediata.
- Quando as dilatações são realizadas por longos períodos de tempo em crianças, o tamanho do dilatador deve ser aumentado a cada 2 a 3 anos de acordo com o crescimento.
- Uma neoplasia deve ser excluída ao lidar-se com estenoses de causa desconhecida. Neoplasias também devem ser consideradas em estenoses recorrentes após uma lesão cáustica antiga na infância e, caso necessário, devem ser confirmadas por biópsia.

Esofagotomia Cervical

Princípio Cirúrgico

Exposição do esôfago cervical ou da hipofaringe por meio de uma incisão externa no pescoço. Corpos estranhos que não podem ser removidos endoscopicamente podem ser removidos através de esofagotomia externa.

Indicações

- Tentativa endoscópica mal-sucedida de remoção de um corpo estranho de esôfago.
- Remoção de corpos estranhos cortantes que migraram através da parede do esôfago e não se encontram mais acessíveis à esofagoscopia.

Contraindicação

Debilitação é somente uma contraindicação relativa à esofagotomia cervical.

Anestesia

Anestesia geral endotraqueal.

Técnica Cirúrgica

Posicionamento. A cabeça é girada lateralmente, como no esvaziamento cervical. Um coxim é colocado entre os ombros para hiperextensão do pescoço.

Abordagem externa. O esôfago e a hipofaringe são geralmente expostos pelo lado esquerdo do pescoço, a menos que um corpo estranho impactado tenha sido identificado no lado direito.

Incisão. A incisão é realizada ao longo da borda anterior do músculo esternocleidomastóideo desde o ângulo da mandíbula até a fossa jugular, ou uma incisão transversa mais baixa pode ser realizada em um vinco cutâneo existente.

Dissecção e exposição da bainha vascular. Gordura, platisma e fáscia cervical superficial são seccionados. A bainha vascular é exposta no local em que o músculo omo-hióideo a cruza.

Exposição da fáscia pré-vertebral. A fáscia pré-vertebral é exposta por dissecção romba medialmente à bainha vascular, inicialmente por divulsão dos tecidos moles e por dissecção com gaze montada. As veias que passam em direção à glândula tireoide são ligadas. A localização do corpo estranho poderá também requerer a ligadura da artéria tireóidea superior e, caso necessário, da artéria tireóidea inferior. *Cuidado: proteger o nervo laríngeo recorrente*, que corre próximo à cápsula tireóidea. Ligar e seccionar a artéria tireóidea inferior em um ponto bem lateral (**Fig. 12.5**).

Abertura do esôfago e remoção do corpo estranho. A glândula tireoide e a laringe são rodadas para o lado oposto com um afastador de Langenbeck, permitindo que o esôfago seja facilmente separado da fáscia pré-vertebral com gaze montada. O corpo estranho é localizado por palpação. O esôfago é incisado longitudinalmente no nível do corpo estranho, e o objeto é removido.

Fechamento da ferida. A incisão é imediatamente fechada com suturas absorvíveis, invertendo as bordas mucosas como no fechamento da faringe após laringectomia. A sutura é coberta com uma segunda fileira após a colocação de um tubo de alimentação. Finalmente, a ferida é fechada em camadas sobre um dreno de sucção (**Fig. 12.6**).

> **! Riscos e Complicações**
>
> Infecção da ferida, mediastinite, fístula esofagocutânea, paralisia do nervo laríngeo recorrente, hemorragia por erosão da artéria carótida, causada pelo dreno, sangramento pós-operatório a partir das artérias tireóidea superior e inferior.

Cuidados Pós-Operatórios

O tubo de alimentação é mantido por 8 dias, quando radiografias com contraste hidrossolúvel são realizadas. O dreno de sucção é removido de acordo com o volume de drenagem. Antibióticos são administrados.

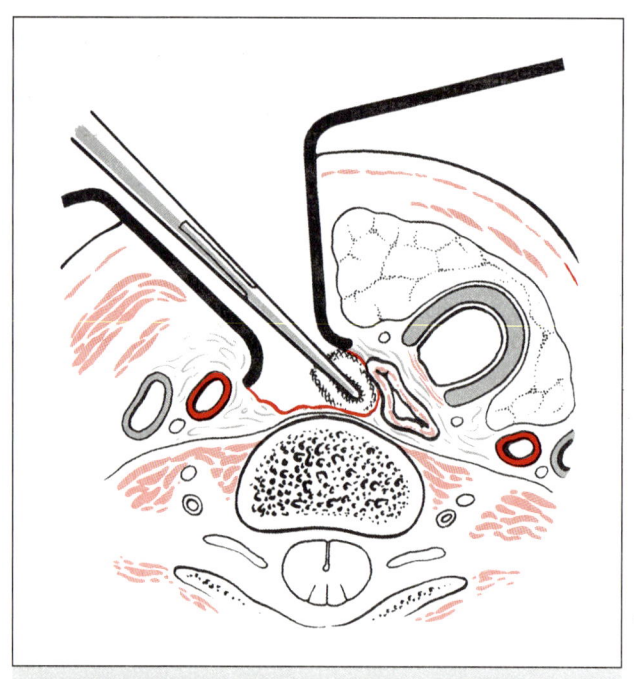

Fig. 12.5 Esofagotomia cervical.
Laringe, glândula tireoide e músculos em fita são retraídos medialmente em direção ao lado oposto. A bainha vascular e o músculo esternocleidomastóideo são retraídos lateralmente. A fáscia cervical profunda entre as estruturas retraídas é abordada por dissecção romba.

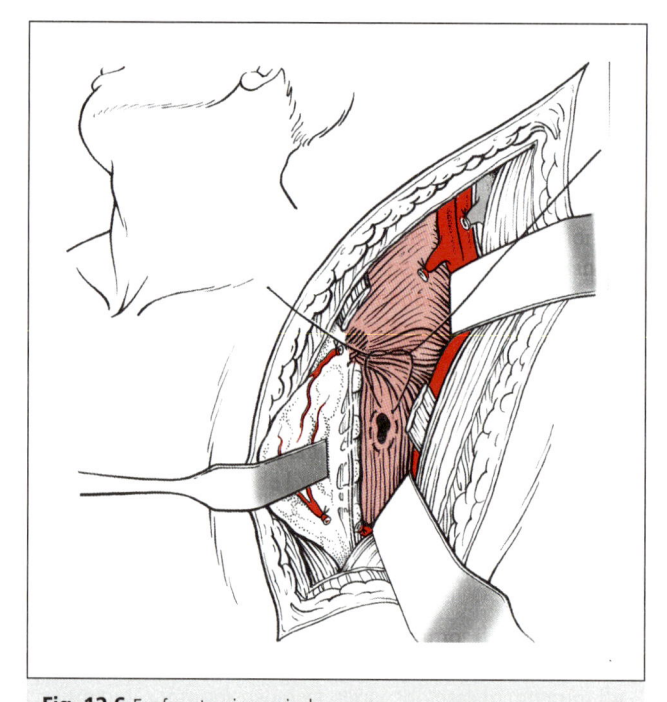

Fig. 12.6 Esofagotomia cervical.
Os vasos tireóideos são ligados, e o esôfago é exposto. O esôfago é incisado após realização de uma sutura em bolsa de tabaco.

Mediastinostomia Cervical

Princípio Cirúrgico

O mediastino é aberto através do pescoço para drenagem de abscessos mediastinais originados no pescoço, faringe ou esôfago. A cirurgia pode incluir o reparo de uma perfuração esofágica causal.

Indicações

- Mediastinites originadas do pescoço (abscesso tonsilar, parafaríngeo ou da base da língua).
- Lesões perfurantes da hipofaringe ou esôfago superior.
- Formação de abscesso após diverticulotomia transoral para divertículo hipofaríngeo (Zenker).

Contraindicações

Nenhuma, pois a cirurgia salva vidas.

Planejamento Cirúrgico

Radiografias do mediastino superior, radiografias laterais dos tecidos moles do pescoço. Em alguns casos, pode ser necessário exame com contraste oral hidrossolúvel ou TC.

Anestesia

Anestesia geral endotraqueal.

Técnica Cirúrgica

Abordagem externa. Geralmente à esquerda, mas o pescoço pode ser aberto do lado direito, se houver lesão à direita.

Incisão. A pele é incisada ao longo da borda anterior do músculo esternocleidomastóideo da clavícula ao ângulo mandibular ou ao longo de um vinco cutâneo preexistente de localização mais inferior.

Exposição da bainha vascular. Gordura, platisma e fáscia cervical superficial são seccionados. A bainha vascular é exposta no ponto em que a veia jugular cruza o músculo omo-hióideo.

Exposição da fáscia pré-vertebral. A fáscia pré-vertebral é exposta através de dissecção romba medialmente à bainha vascular, que é retraída lateralmente com um afastador de Langenbeck. Geralmente é necessário ligar primeiramente as veias transversas que drenam a glândula tireoide. As artérias tireóideas superior e inferior podem ser ligadas, caso necessário. A laringe e a glândula tireoide são afastadas com afastador rombo.

Drenagem do abscesso mediastinal. O esôfago é separado da fáscia pré-vertebral através de dissecção romba com o dedo ou gaze montada. O mediastino é penetrado e o abscesso mediastinal, drenado. Isso pode ser auxiliado pela passagem de um espéculo de Killian com lâminas longas ou esofagoscópio pequeno inferiormente até a fáscia pré-vertebral.

Fechamento de uma perfuração esofágica. Qualquer perfuração esofágica deve ser identificada. Isso é realizado pela mobilização da adventícia e afastamento dos geralmente presentes e intensos depósitos de fibrina, para exposição do local da perfuração. Uma sonda pode ser introduzida endoscopicamente até o local, para auxiliar na localização na presença de alterações inflamatórias severas. A perfuração é fechada da forma descrita para esofagotomia, tendo em mente que a friabilidade inflamatória do tecido frequentemente causa problemas significativos. Pode ser necessário, em alguns casos, cobrir o local com um retalho muscular pediculado, após colocação de um tubo de alimentação. Denecke (1962) também recomenda uma miotomia da porção fundiforme do cricofaríngeo e do músculo esofágico cervical, para reduzir a pressão no local suturado da perfuração durante a deglutição.

Drenagem e redução da ferida. Um dreno de sucção forte de borracha é colocado na cavidade do abscesso, e as extremidades superior e inferior da ferida são reduzidas com suturas. Tamponamento com gaze iodoformizada é posicionado na porção central da ferida, que é mantida aberta.

> **! Riscos e Complicações**
> - Lesão cirúrgica do nervo laríngeo recorrente (que frequentemente não pode ser identificado positivamente devido às extensas alterações inflamatórias).
> - Riscos de sangramento a partir de vasos de pequeno e grande calibre, que frequentemente são difíceis de ligar com segurança, devido à sua friabilidade generalizada.
> - Risco de pneumotórax, piopneumotórax e sepse. Fístulas esofágicas podem se desenvolver. Formação de cicatrizes deformantes externas pode ocorrer como resultado da cicatrização secundária.

Cuidados Pós-Operatórios

Antibioticoterapia de amplo espectro em altas doses é recomendada. O dreno é deixado enquanto houver drenagem. O tamponamento deve ser trocado até que a ferida esteja completamente granulada. Radiografias de tórax e mediastino devem ser realizadas como *follow-up*, e a integridade esofágica deverá ser posteriormente avaliada por meio de exame com contraste oral.

13 Cirurgia das Glândulas Salivares

Cirurgia da Glândula Salivar Submandibular

Incisão do Ducto Submandibular

Princípio Cirúrgico

Incisão do ducto a partir da carúncula ou sobre o cálculo, seguida pela remoção do último.

Indicação

Litíase do ducto excretor distal.

Contraindicações

- Litíase intraglandular.
- Litíase múltipla recorrente.
- Alterações glandulares inflamatórias crônicas reativas após obstrução por litíase ou sialadenite prolongada.

Pontos Específicos Relacionados ao Consentimento Informado

- Alta incidência de recorrência.
- Estase salivar devida a estenoses do ducto.
- Infecção da ferida.
- Dormência devido a lesões do nervo lingual.

Planejamento Cirúrgico

O cálculo é identificado e localizado através de palpação e ultrassonografia. Radiografias simples ou sialografias podem ser necessárias em alguns casos. TC é raramente necessária.

Instrumentos Especiais

Tesoura de pontas rombas para incisão do ducto. Sondas de ducto salivar ou dilatadores podem ser necessários. Microscópio ou lupa binocular.

Anestesia

Anestesia tópica seguida por infiltração com anestésico local contendo epinefrina.

Técnica Cirúrgica

Incisão. Uma sonda ou dilatador é introduzido na carúncula sob visão microscópica. A lâmina inferior de uma tesoura de ponta romba é introduzida, e o tecido sobrejacente é incisado até o cálculo. Outra técnica consiste em incisar a mucosa diretamente sobre o cálculo e divulsionar o tecido para expor o ducto, que é incisado sobre o cálculo (**Fig. 13.1**).

Remoção. O cálculo é facilmente removido com um pequeno gancho avançado até um ponto posterior ao cálculo.

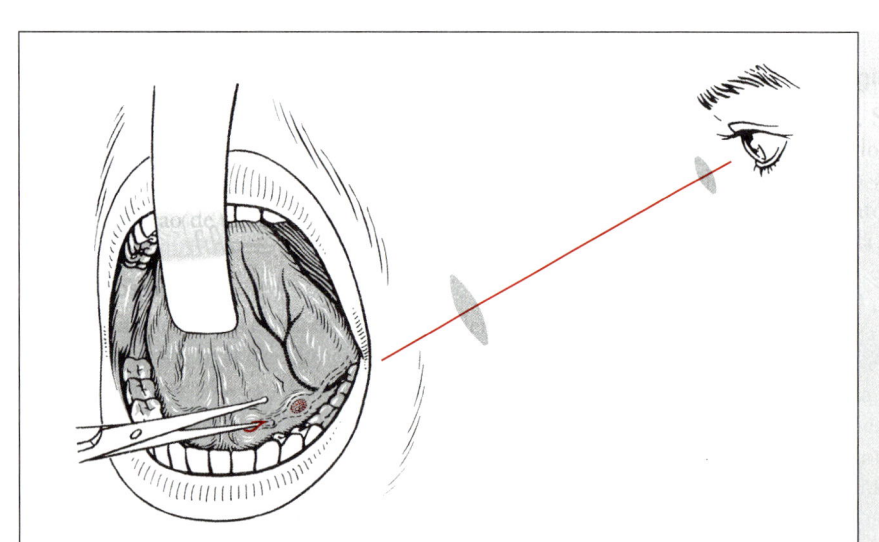

Fig. 13.1 Incisão do ducto submandibular. Uma das lâminas de uma tesoura com pontas rombas é introduzida no ducto pela carúncula, e o tecido intermediário é seccionado.

Também pode ser útil utilizar uma ponta de aspiração delgada para trazer o cálculo próximo ao hilo sem secção extensa do tecido. Compressão externa da glândula impede o retorno do cálculo. Nenhuma das incisões é suturada. Entretanto, a sialoendoscopia passou a apresentar grande importância clínica. Por este método, um sialoendoscópio delgado é introduzido no sistema ductal (glândulas submandibular e parótida), a lesão é diagnosticada, e intervenções podem ser realizadas, como transecção de sinéquia, remoção de cálculos etc.

Regras, Dicas e Truques

- O nervo lingual cruza inferiormente ao ducto submandibular próximo à glândula e corre anteromedial ao ducto excretor. Para proteger o nervo, incisar somente o tecido perpendicular ou imediatamente lateral ao ducto, ao invés do tecido próximo ao hilo.
- Cálculos distais podem requerer a divisão do ducto, enquanto cálculos mais proximais podem ser removidos por meio de uma incisão diretamente sobre o cálculo.

! Riscos e Complicações

- Distúrbios sensoriais devido a lesões do nervo lingual.
- Obstrução do ducto por estenoses.
- Inflamação celulítica ocasional do assoalho da boca.

Cuidados Pós-Operatórios

Antibioticoterapia.

Alternativas

- Excisão da glândula submandibular.
- Litotripsia.
- Extração com *basket*.
- Sialoendoscopia.

Excisão da Glândula Submandibular

Princípio Cirúrgico

Remoção completa da glândula submandibular a partir do pescoço, com preservação do ramo marginal mandibular do nervo facial.

Indicações

- Sialadenite submandibular crônica recorrente.
- Sialolitíase recorrente ou formação de cálculos intraglandulares.
- Tumores benignos e malignos da glândula submandibular.
- Parte de um esvaziamento cervical regional.

Contraindicações

- Doença sistêmica severa.
- Sialadenite aguda massiva com celulite. A cirurgia somente é indicada após insucesso da antibioticoterapia ou incisão prévia.

Pontos Específicos Relacionados ao Consentimento Informado

- Infecção da ferida.
- Lesão do ramo mandibular marginal do nervo facial, com distúrbios sensoriais associados.
- Raras instâncias de paralisia do nervo lingual ou hipoglosso, com déficits motores e sensoriais associados.
- Sangramento pós-operatório, possivelmente associado a edema ou hematoma laríngeo.

Planejamento Cirúrgico

- Palpação, especialmente bimanual.
- Ultrassonografia.
- Caso necessário: sialografia, TC, RM.

Anestesia

A anestesia geral é preferida.

Instrumentos Especiais

Bandeja padrão de pescoço.

Técnica Cirúrgica

Incisão. Uma incisão curva de cerca de 4 a 5 cm é realizada dois dedos abaixo da mandíbula, estendendo-se até a borda anterior do músculo esternocleidomastóideo. A gordura e o platisma são seccionados em um plano estritamente perpendicular (**Fig. 13.2**).

Exposição da glândula. A fáscia cervical superficial localizada profundamente ao platisma é afastada em um plano relativamente baixo. A veia facial na porção posterior do campo é isolada, ligada e refletida em direção superior. A fáscia e o vaso são rombamente dissecados em direção superior, até a borda da mandíbula, procedendo diretamente na superfície da glândula. A artéria facial geralmente é encontrada neste ponto; ela é rombamente isolada na glândula, duplamente ligada e refletida em direção superior. Esta manobra também retrai o ramo marginal mandibular do nervo facial, que cruza ambos os vasos para fora do campo operatório (**Fig. 13.3**).

Mobilização. A glândula é mobilizada de seu compartimento a partir do lado posterior. O tecido na borda posterior é divulsionado, e a cavidade é rombamente aprofundada com duas gazes montadas, expondo a porção proximal da artéria facial em frente ao ventre posterior do digástrico. Caso o vaso penetre na glândula, ele é duplamente ligado e seccionado (**Fig. 13.4**). Neste ponto, o corpo da glândula pode ser liberado do seu compartimento pela face posterior. O nervo hipoglosso encontra-se visível acima da curva do digástrico na porção mais profunda do campo. Pequenas veias podem, então, ser acuradamente identificadas e ligadas.

Mobilização anterior. O polo anterolateral da glândula que repousa sobre o músculo milo-hióideo é rombamente mobilizado. A porção da glândula que se estende medialmente para frente em torno da borda do músculo milo-hióideo é liberada com pinça de dissecção, enquanto várias veias são coaguladas.

Secção do ducto. Neste ponto, a glândula ainda se encontra conectada por seu ducto excretor, e conectada também pelo gânglio submandibular ao nervo lingual, que corre profunda-

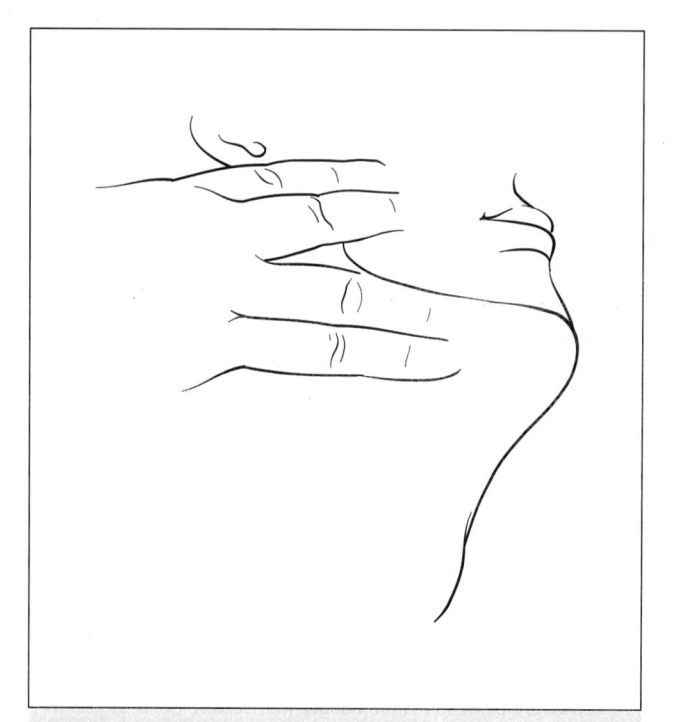

Fig. 13.2 Excisão da glândula submandibular.
A pele é incisada dois dedos abaixo da mandíbula.

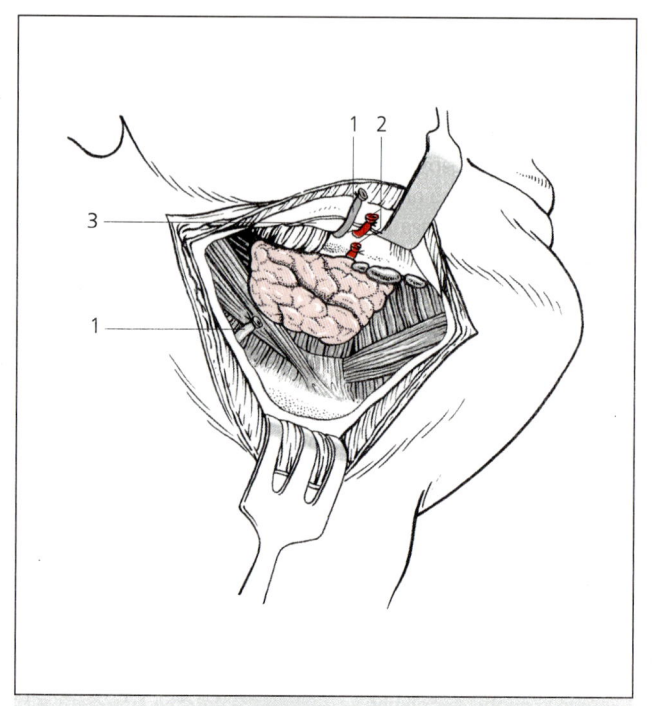

Fig. 13.3 Excisão da glândula submandibular.
A veia facial (1) é ligada e refletida superiormente. A artéria facial (2) também é ligada na borda superior da glândula, inferiormente à mandíbula, e refletida superiormente. Ambos os cotos vasculares mantêm o ramo marginal mandibular do nervo facial fora do campo operatório (3).

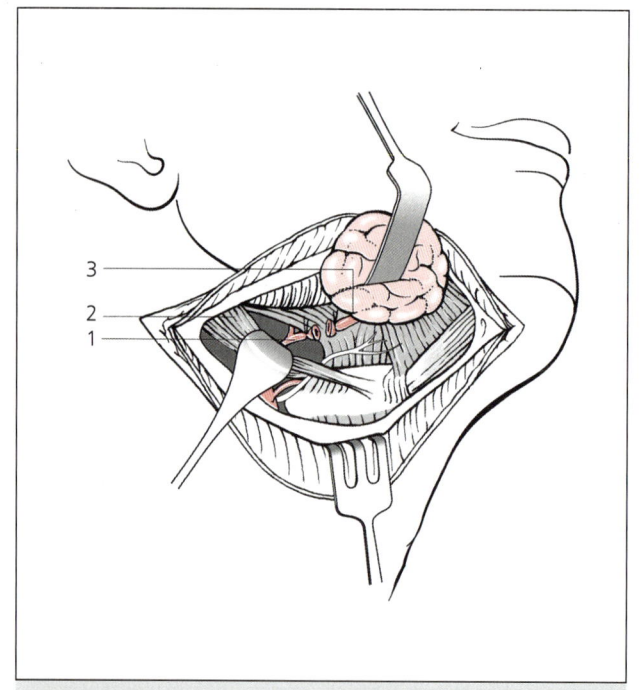

Fig. 13.4 Excisão da glândula submandibular.
A artéria facial proximal (1) é ligada acima do ventre posterior do músculo digástrico (2) antes da penetração deste na glândula (3).

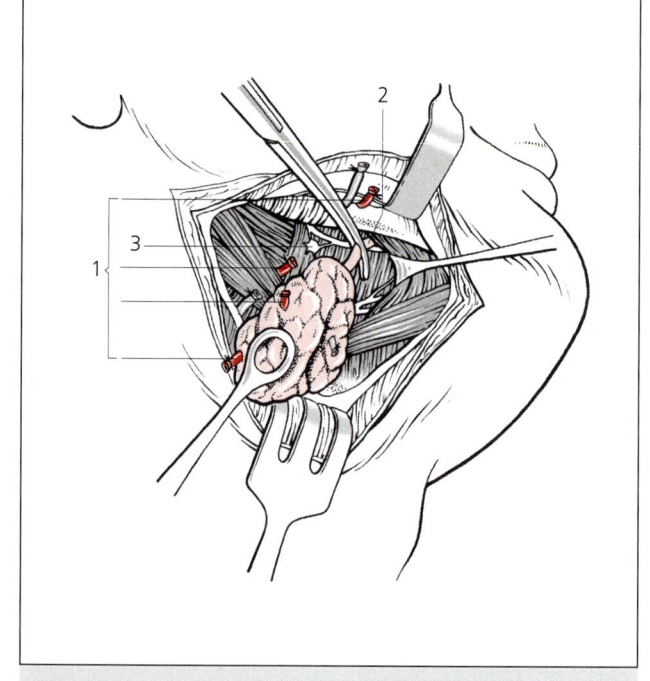

Fig. 13.5 Excisão da glândula submandibular.
1. cotos vasculares da artéria facial
2. secção do ducto
3. gânglio submandibular

mente paralelo ao ducto. Com tração sobre a glândula, o gânglio submandibular é transeccionado, e o nervo lingual é rombamente retraído. O ducto é duplamente ligado e seccionado, e a glândula é removida (**Fig. 13.5**).

Fechamento da ferida. Em camadas sobre um dreno de sucção.

Regras, Dicas e Truques

- O ramo mandibular marginal do nervo facial pode ser diretamente identificado e protegido por monitoramento do nervo facial. Este procedimento é mais seguro do que a reflexão do ramo nervoso em direção superior com os cotos vasculares. O tecido acima da veia facial ligada é explorado com um eletrodo de estímulo, e o nervo é identificado e protegido divulsionando-se através do tecido na direção em que se espera que o nervo corra.
- Lesão térmica indireta é evitada utilizando-se somente cauterização bipolar nas proximidades das estruturas neurais.
- O nervo hipoglosso é localizado abaixo da glândula e do ducto excretor. Ele é visível acima do tendão do músculo digástrico.
- Cálculos da área hilar podem deslocar-se anteriormente para o interior do ducto durante a dissecção. Em alguns casos, eles podem ser "ordenhados" de volta, mas, de outro modo, o ducto deve ser dissecado a seguir e, caso necessário, ressecado através da cavidade oral.
- Vasos arteriais devem ser, ao menos, duplamente ligados para prevenir o deslizamento das ligaduras. Ligaduras por sutura são preferidas, para prevenção de sangramentos pós-operatórios significativos com riscos de formação de hematomas e edema laríngeo.

! Riscos e Complicações

- Lesões do ramo marginal mandibular do nervo facial; distúrbios sensório-motores devidos a lesões do nervo hipoglosso ou lingual.
- Formação de cicatrizes e queloides, possível depressão no contorno submandibular.
- Infecção pós-operatória da ferida, sangramento pós-operatório a partir de vasos arteriais e venosos, necessitando de reintervenção; riscos de edema da abertura laríngea.

Cuidados Pós-Operatórios

O dreno de sucção é removido de acordo com o volume de drenagem. Cobertura antibiótica é indicada no peroperatório ou caso surjam sinais inflamatórios.

Alternativas

A litíase pode ser tratada através de incisão do ducto, extração com *baskets* ou litotripsia. Crescente aplicação da sialoendoscopia intervencional.

Cirurgia da Glândula Sublingual

A intervenção cirúrgica mais frequente relaciona-se ao tratamento da rânula, que permite várias opções terapêuticas, como remoção completa, algumas vezes também marsupialização larga. Em cada caso, especial atenção deve ser dada ao nervo lingual, que deve sempre ser identificado e preservado na cirurgia do assoalho lateral da boca.

Cirurgia da Glândula Parótida

Tratamento das Lesões da Glândula Parótida

Lesões da glândula parótida podem ser superficiais com fístula parenquimatosa, podem envolver lesões do ducto, ou podem ser profundas, com sangramento arterial profuso associado e ruptura do nervo facial.

Fístula Parotídea Parenquimatosa

Lesões superficiais são tratadas com acurada reaproximação por suturas da lesão parenquimatosa. O reparo deve incluir a cápsula parotídea, que é acuradamente fechada com suturas em bolsa de tabaco ou sutura plicada contínua, dependendo da localização e do padrão da lesão. Caso a salivação retorne e a administração de atropina não alivie a pressão de saliva na linha de sutura, o reparo terá de ser repetido.

A destruição extensa do tecido parotídeo é tratada pela parotidectomia, com preservação ou reconstrução do nervo facial.

Lesões do Ducto Parotídeo

Princípio Cirúrgico

Reconstrução do ducto parotídeo (Stenson) sobre um cateter-*stent*.

Indicação

Lesão aguda do ducto excretor fora da glândula parótida.

Contraindicações

Lesão ductal intraglandular ou lesão glandular extensa (uma indicação para parotidectomia).

Pontos Específicos Relacionados ao Consentimento Informado

- Risco de lesões do nervo facial.
- Formação de fístula.
- Formação de estenoses no ducto excretor, com estase e parotidite recorrente.

Instrumentos Especiais

Microscópio, cateter para o ducto salivar feito de vinil ou silicone.

Anestesia

Anestesia local ou geral.

Técnica Cirúrgica

Após a limpeza da ferida e o debridamento de suas margens, um cateter é inserido no ducto excretor pelo lado bucal. O aparecimento do cateter na ferida serve para identificar a porção distal do ducto parotídeo.

O microscópio cirúrgico é colocado, e o coto proximal do ducto é identificado através da observação de descarga salivar durante ordenha do ducto. O cateter também é introduzido no coto proximal, que é reaproximado do coto distal com microssuturas. A ferida é fechada.

> **Regras, Dicas e Truques**
> Realizar hemostasia meticulosa após identificar o ducto. Retrair firmemente e expor a superfície de corte para identificação do ducto.

> **! Riscos e Complicações**
> Lesões do nervo facial, infecções, estenoses, fístula salivar cutânea na bochecha.

Cuidados Pós-Operatórios

- Antibioticoterapia.
- Deixar o cateter no local por 2 a 3 semanas. Administração de atropina é necessária.

Alternativas

Lesões extensas ou incapacidade de localizar o coto proximal do ducto levarão à indicação de uma parotidectomia, com dissecção do nervo facial.

Caso uma fístula bucal se desenvolva como uma sequela tardia, a fístula deve ser delineada com uma incisão elíptica. O trato fistular anexo é mobilizado e tracionado para o interior de uma incisão mucosa, onde é suturado. Outra opção é a parotidectomia.

Lesão do Nervo Facial

Princípio Cirúrgico

Reconstrução do nervo facial através de anastomose terminoterminal ou interposição de enxerto neural.

Indicação

Qualquer lesão do nervo facial, preferencialmente dentro de uma curta janela de tempo após o trauma.

Contraindicações

Doença sistêmica severa subjacente, coma, traumatismo craniano severo, choque.

Pontos Específicos Relacionados ao Consentimento Informado

Ver Parotidectomia.

Planejamento Cirúrgico

Documentação dos achados pré-operatórios.

Instrumentos Especiais

Os mesmos da parotidectomia, mais tesouras microcirúrgicas, porta-agulha e pinça. Cautério bipolar. Microscópio cirúrgico. Estimulador neural.

Anestesia

Anestesia geral é preferida.

Técnica Cirúrgica

Exposição. Caso os cotos periférico e central do nervo facial não possam ser claramente identificados na ferida aberta de forma a permitir um reparo livre de tensões, a lesão é geralmente tratada por meio da realização de uma parotidectomia superficial e a dissecção do tronco neural e ramos periféricos. Caso necessário, o tronco principal do nervo facial pode ser identificado por dissecção retrógrada a partir da borda anterior da glândula.

Reconstrução do nervo facial. Os cotos proximal e distal do nervo facial são identificados e mobilizados. Caso os cotos não possam ser aproximados sem tensões, um enxerto de interposição deverá ser utilizado. O enxerto pode ser colhido do nervo grande auricular, que é visível na margem posteroinferior da glândula parótida em uma parotidectomia superficial. O nervo grande auricular é facilmente dissecado e colhido neste ponto, podendo prover múltiplos ramos, caso necessário. O enxerto de interposição é colocado no local, aproximado aos cotos e fixado com suturas epineurais.

Reparo do nervo facial. Os cotos periférico e central são levemente reavivados, e as bainhas epineurais são acuradamente reaproximadas em todos os lados com suturas monofilamentares não absorvíveis 9.0 ou 10.0, até que fascículos nervosos não mais sejam observados. Antes da dissecção dos cotos e da realização do reparo real, recomendamos alinhar cada extremidade nervosa ao leito sobrejacente da ferida com uma sutura de fixação epineural 7.0. Isso facilitará a dissecção e aliviará a tensão na anastomose (**Fig. 13.6**).

Fechamento da ferida. Geralmente em camadas sobre um dreno simples de Penrose.

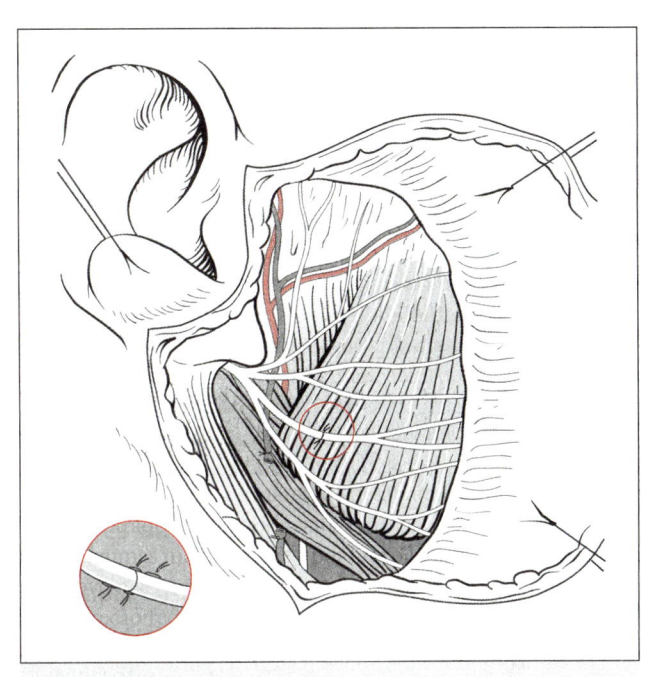

Fig. 13.6 Reparo do nervo facial.
Suturas de fixação epineurais fixam os cotos ao tecido subjacente antes da realização das suturas epineurais reparadoras.

Regras, Dicas e Truques

- Um reparo ou reconstrução primária devem ser realizados sempre que possível.
- Caso um reparo primário não possa ser realizado devido a considerações prioritárias, os cotos neurais visíveis na ferida devem ser marcados com suturas coloridas.
- Reparos realizados mais de 1 semana após a lesão são mais difíceis devido à cicatrização, apresentando um resultado menos favorável.
- Os enxertos de interposição não devem ser maiores do que o necessário para cobrir o defeito sem tensões. Enxertos mais longos tendem a apresentar resultados funcionais inferiores.

Cuidados Pós-Operatórios

Idênticos aos cuidados que se seguem a uma parotidectomia.

Alternativas

A face paralisada pode ser reabilitada por meio de cirurgia plástica reparadora secundária.

Tratamento de Abscesso Parotídeo

Princípio Cirúrgico

Drenagem do abscesso.

Cirurgia da Glândula Parótida

Pontos Específicos Relacionados ao Consentimento Informado

Risco de lesão do nervo facial.

Planejamento Cirúrgico

- Um abscesso parotídeo superficial é palpável como uma massa flutuante.
- Abscessos profundos podem ser detectados através de ultrassonografia ou TC.

Instrumentos Especiais

Pinça de dissecção ou pinça de curativo, para divulsão dos tecidos.

Anestesia

A anestesia local é uma opção para abscessos superficiais. A anestesia geral é preferida para abscessos profundos.

Técnica Cirúrgica

Incisão. A incisão é realizada de acordo com a localização do abscesso. Uma incisão direta superficial é apropriada somente para abscessos em vias de drenar espontaneamente através da pele. De outro modo, uma incisão pré-auricular é realizada anteriormente ao trago, ou um abscesso de localização mais inferior pode ser exposto por meio de uma incisão em direção inferior a partir da ponta da mastoide. Esta incisão pode ser curvada ao longo do ângulo da mandíbula, caso necessário (**Fig. 13.7**).

Dissecção romba. O abscesso é rombamente exposto através de divulsão cuidadosa dos tecidos sobrejacentes com uma pinça de curativo ou de dissecção, trabalhando-se paralelamente ao trajeto presumido do nervo facial. A cápsula do abscesso é identificada e largamente aberta. Uma amostra é obtida, o conteúdo é aspirado, e um dreno de Penrose é inserido.

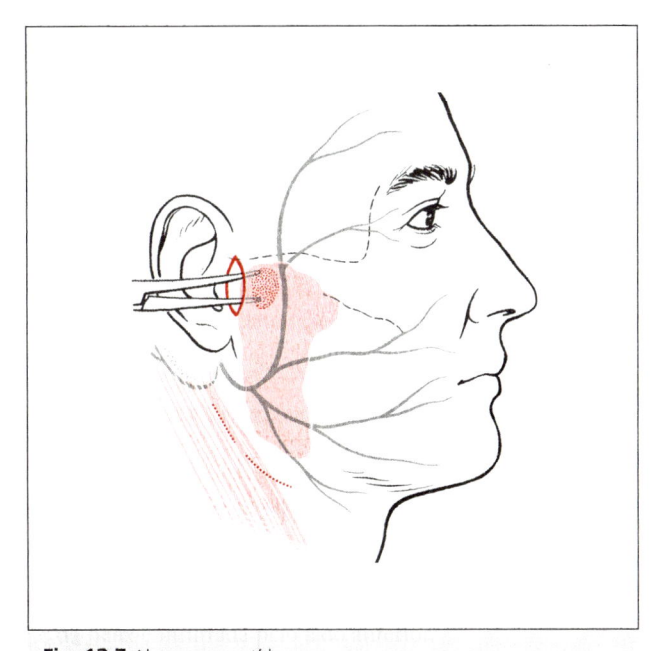

Fig. 13.7 Abscesso parotídeo.
A localização da incisão cutânea e o plano de dissecção romba dependem da localização do abscesso.

> **Regras, Dicas e Truques**
> - O abscesso é largamente aberto através da introdução da ponta da pinça de dissecção e da abertura das lâminas.
> - Caso seja difícil localizar a porção profunda do abscesso, o pus pode ser aspirado com uma agulha e o abscesso pode ser, então, aberto por divulsão ao longo da agulha de aspiração para definição do curso do abscesso.

> **! Riscos e Complicações**
> - Lesão do nervo facial.
> - Fístula salivar persistente, sangramentos.
> - Disseminação das alterações inflamatórias para o espaço parafaríngeo ou compartimento vascular, com complicações sépticas, especialmente em pacientes debilitados.

Tratamento dos Cálculos Parotídeos

Caso o cálculo parotídeo não seja eliminado com terapia conservadora (sialogogos, massagem da glândula) e caso uma tentativa de extração com um *basket* não seja bem-sucedida, uma papilotomia pode ser realizada a partir da cavidade oral. Após anestesia tópica associada à infiltração de um anestésico local com epinefrina, o óstio é dilatado com uma sonda de ducto salivar e o ducto é incisado na papila sobre a sonda ou aberto com tesouras delgadas de pontas rombas. Cálculos localizados próximos à papila podem ser enucleados com um pequeno gancho. Esta técnica é associada a um risco definitivo de formação de estenoses. A sialoendoscopia vem apresentando um desenvolvimento crescente e caminha para se tornar o procedimento padrão. Por intermédio deste procedimento, estenoses ductais e mesmo extrações de concreções podem ser realizadas sob guia ultrassonográfica.

Outra opção, que é de preferência corrente, é a litotripsia extracorpórea realizada sob guia ultrassonográfica.

A parotidectomia é uma opção em pacientes com múltiplos cálculos que não se resolveram por meio da litotripsia extracorpórea.

Parotidectomia

Parotidectomia Superficial

Princípio Cirúrgico

Ressecção em bloco do lobo superficial (lateral) da glândula parótida com preservação do nervo facial.

Indicações

- Tumores benignos (adenoma monomórfico, adenoma pleomórfico, cistadenolinfoma, linfangioma).
- Sialolitíase da glândula que não respondeu à terapia conservadora.
- Lesões extensas, irreparáveis da glândula parótida.

Contraindicações

- Pacientes debilitados com risco cirúrgico alto.
- Paralisia facial preexistente com suspeita de tumor malignos (ressecção radical).
- Lesões originadas ou envolvendo o lobo profundo da parótida (indicação para parotidectomia total).

Pontos Específicos Relacionados ao Consentimento Informado

- Distúrbios sensoriais no sítio cirúrgico, raras instâncias de dor cicatricial significativa.
- Risco de lesão do nervo facial, raramente permanente, ocasionalmente transitória, com déficits persistentes.
- Fístula salivar.
- Formação de queloide, alterações do contorno devido à perda de tecido.
- Síndrome de Frey.
- Sangramento pós-operatório, infecção da ferida.
- Recorrência.
- Reoperação ou necessidade de extensão da cirurgia, caso lesões não esperadas sejam encontradas.
- Dificuldades mastigatórias, geralmente transitórias.

Planejamento Cirúrgico

- Ultrassonografia modo B, TC ou RM podem ser apropriadas em casos selecionados.
- Biópsia por agulha fina.
- Testes eletrofisiológicos do nervo facial em casos selecionados.

Anestesia

Anestesia geral é preferida. A infiltração do local da incisão com vasoconstritor reduzirá o sangramento e melhorará a visão no campo operatório.

Instrumentos Especiais

Lupa binocular ou microscópio cirúrgico, cautério bipolar, pinça de dissecção pequena e tesoura. Monitoramento do nervo facial poderá ser necessário.

Técnica Cirúrgica

Posicionamento e preparação. Supina, com a cabeça girada para o lado oposto, hiperestendida e ligeiramente dobrada para trás. Em muitos hospitais, o monitoramento eletrofisiológico intraoperatório do nervo facial tornou-se um procedimento de rotina. Isso se mostrou muito útil, p. ex., no contexto de uma segunda ou terceira intervenção na área já então cicatricial da região parotídea.

Incisão cutânea. Uma incisão em forma de S é realizada no vinco cutâneo anterior ao trago, estendendo-se desde o arco zigomático em torno do lóbulo auricular e sobre a mastoide, e em direção inferior, seguindo o vinco cutâneo posterior ao ângulo mandibular (Fig. 13.8). Caso necessário, extensões curvas podem ser adicionadas, superior e anteriormente. A porção inferior da incisão é aprofundada até a borda anterior do músculo esternocleidomastóideo, e a cápsula esbranquiçada cintilante da glândula parótida é exposta por divulsão dos tecidos com pinça de dissecção. O retalho cutâneo resultante é retraído lateralmente da glândula com pequenos afastadores, ao invés de sê-lo em direção à borda anterior da glândula. O plano entre a cápsula da glândula e a fáscia bucal profunda é progressivamente desenvolvido bem próximo à cápsula parotídea com tesoura de dissecção, bisturi tangencialmente direcionado ou gaze montada. Cordões teciduais do pericôndrio tragal são seccionados de forma cortante, e a porção superior do retalho de tecidos moles é elevada através de dissecção combinada, romba e cortante. Os ramos do nervo facial, que emergem na borda anterior da glândula, são protegidos confiando-se principalmente na dissecção romba com gaze montada ou por divulsão tecidual romba na direção dos ramos nervosos. O retalho cutâneo é refletido anteriormente e estabilizado com suturas de fixação.

Mobilização. A glândula é separada do músculo esternocleidomastóideo através de dissecção combinada, romba e cortante, abrindo um espaço no qual o ventre posterior do músculo digástrico pode ser visualizado. A veia retromandibular é ligada e seccionada, e o nervo grande auricular é, ao menos, parcialmente seccionado (**Fig. 13.9**). Enquanto isso, as porções superiores da glândula são separadas do conduto auditivo externo cartilaginoso com pinça de dissecção e gaze montada. A seguir, o lóbulo auricular é retraído posterossuperiormente por uma sutura de fixação. Enquanto o corpo da glândula é puxado para a frente com um afastador rombo, as fibras resistentes que se estiram a partir da borda anterior da mastoide e do conduto auditivo externo até a glândula são transeccionadas. A separação tecidual da mastoide é completada pela frente, auxiliada pelo microscópio cirúrgico.

Exposição do nervo facial. A ponta da cartilagem tragal, chamada *pointer*, marca a localização do tronco do nervo facial, cerca de 8 cm abaixo da ponta da cartilagem. O segundo ponto-chave de referência é o ventre posterior do músculo digástrico, já que o nervo facial emerge e se torna mais superficial na sua borda superior (**Fig. 13.10**). O forame estilomastóideo é acessado a partir da extremidade medial da fissura timpanomastóidea. A dissecção é auxiliada por larga separação e retração do tecido lateralmente com pequenos afastadores, traba-

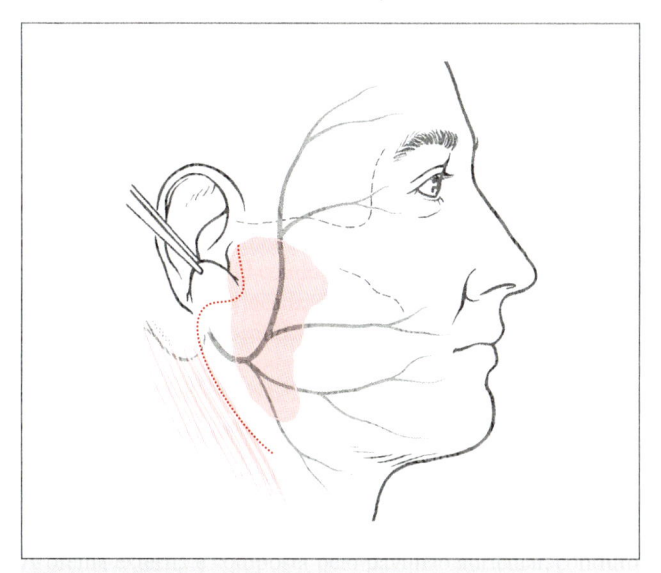

Fig. 13.8 Parotidectomia superficial.
Incisão cutânea.

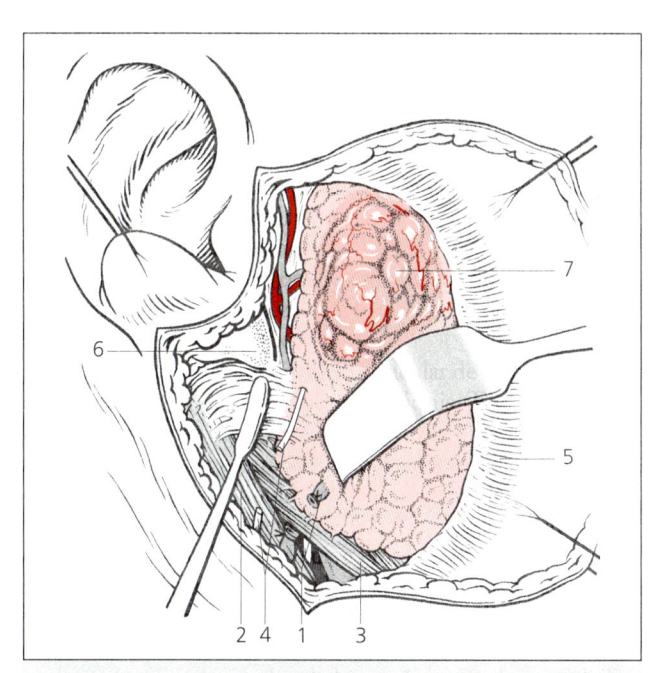

Fig. 13.9 Parotidectomia superficial.
Mobilização da glândula. Cordões rijos de tecido conectivo entre a mastoide e a glândula são seccionados.

1. veia retromandibular
2. músculo esternocleidomastóideo
3. músculo digástrico
4. nervo grande auricular
5. platisma
6. cartilagem tragal
7. tumor

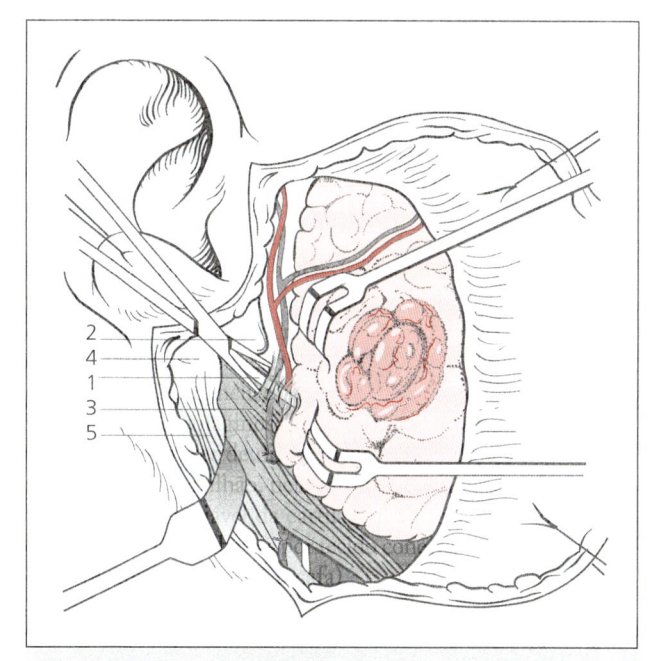

Fig. 13.10 Parotidectomia superficial.
O tronco do nervo facial é identificado.

1. tronco do nervo facial após secção de bandas de tecido conectivo na fáscia parotidomastóidea
2. ponta da cartilagem tragal *(pointer)*
3. ventre posterior do músculo digástrico
4. mastoide
5. músculo esternocleidomastóideo

lhando-se com microscópio ou lupa de aumento. Cordões de tecido conectivo em torno do nervo facial são progressivamente isolados e seccionados paralelamente ao trajeto do nervo. Isso pode ser realizado com pequenas gazes montadas, descolador de Freer e pinças mosquito baby, até que finalmente o nervo se torne visível como um cordão branco distinto, passando lateralmente, em direção anterior e inferior, a partir de cima (**Fig. 13.11**). Geralmente, neste ponto, o nervo é cruzado pela artéria estilomastóidea, que é ligada. Quaisquer problemas de identificação podem ser resolvidos pelo monitoramento do nervo facial com um estimulador neural.

Isolamento do lobo superficial. O tecido sobrejacente ao nervo é afastado e aberto lateralmente com pinça de dissecção, trabalhando-se diretamente no tronco do nervo facial. Esta ação cria uma abertura larga, em forma de funil, cujas margens são firmemente retraídas, enquanto o tecido é rombamente dissecado até a bifurcação do nervo facial. A dissecção a seguir pode prosseguir em direção superior ao longo do ramo frontal ou em direção inferior ao longo do ramo marginal mandibular ou do ramo cervical, dependendo da localização do tumor. Os ramos neurais são progressivamente expostos por divulsão e tração para os lados do tecido glandular e separando o parênquima interveniente entre os lobos superficial e profundo. A exposição dos ramos do nervo facial é constantemente prejudicada por pequenos vasos que cruzam sobre o nervo, sendo estes vasos coagulados e seccionados, na medida em que vão sendo encontrados. A glândula é, então, mobilizada de cima para baixo ou de baixo para cima até a sua margem anterior, culminando na ligadura e secção do ducto parotídeo que emerge na porção frontal da glândula. Neste ponto, a peça da lobectomia superficial é removida em bloco (**Fig. 13.12**).

Fechamento da ferida. Em camadas, sobre um dreno de sucção. Caso necessário, um retalho do músculo esternocleidomastóideo de base superior pode ser refletido para a porção profunda da cavidade cirúrgica.

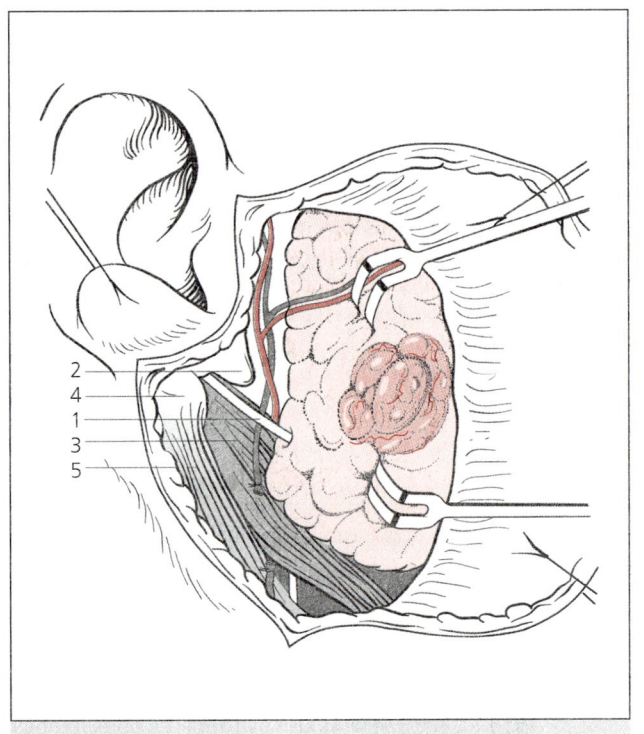

Fig. 13.11 Parotidectomia superficial.
1. tronco do nervo facial
2. *pointer*
3. ventre posterior do músculo digástrico
4. mastoide
5. músculo esternocleidomastóideo

Regras, Dicas e Truques

- Evitar a violação da cápsula tumoral para prevenir contaminação da ferida. É por esta razão que uma dissecção em bloco do lobo superficial é preferida com relação à dissecção "setorial", na qual o tecido sobre o nervo é incisado.
- Histologia por congelação deve ser realizada, caso haja suspeita de doença maligna.
- Para prevenir a Síndrome de Frey, manter-se muito próximo à cápsula ao dissecar o retalho cutâneo, para preservar a fáscia bucal profunda, que cria uma barreira natural à disfunção autonômica. Deslizar um retalho do músculo esternocleidomastóideo para o leito da ferida no final da cirurgia é outra medida efetiva contra a síndrome de Frey.
- Utilizar somente coagulação bipolar na região da glândula.

! Riscos e Complicações

- Disseminação intraoperatória de células tumorais.
- Risco de lesão do nervo facial.
- Síndrome de Frey.
- Fístula salivar.
- Sangramentos pós-operatórios.

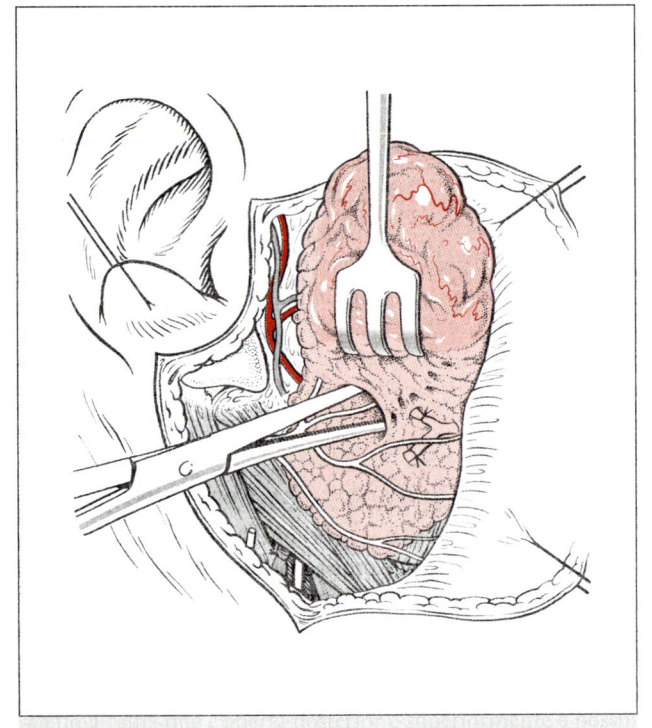

Fig. 13.12 Parotidectomia superficial.
Dissecção dos ramos nervosos em preparação para ressecção em bloco do lobo superficial.

Cuidados Pós-Operatórios

O dreno é removido quando o volume de drenagem é reduzido. Antibióticos peroperatórios são administrados.

Alternativas

Dissecção Retrógrada do Nervo Facial

Em casos em que o tumor se sobrepõe diretamente ao tronco do nervo facial, o método do *pointer* frequentemente não pode ser utilizado para identificar o tronco principal. Ao invés disso, as divisões do nervo são dissecadas de volta em direção ao tronco, de forma retrógrada, a partir dos pontos em que os ramos emergem através da cápsula parotídea (Fig. 13.13). Quando a glândula tiver sido isolada até a sua borda anterior, os tecidos moles são rombamente dissecados com descolador de Freer ou gaze montada na direção do trajeto esperado do nervo facial, auxiliado pelo monitoramento do nervo facial, até que o ramo seja identificado e rastreado para trás ao longo do seu trajeto por divulsão e retração rombas dos tecidos. As divisões do nervo facial devem ser tratadas com cuidados meticulosos, utilizando dissecção romba sempre que possível. Isso permite com que a glândula seja desenvolvida em bloco, como na técnica de dissecção anterógrada.

■ Parotidectomia Subtotal ou Total com Preservação do Nervo Facial

Princípio Cirúrgico

A parte inicial da cirurgia é a mesma da lobectomia superficial, o tecido parotídeo medial ao nervo facial é adicionalmente removido. Uma parotidectomia subtotal é apropriada para lesões benignas. Tumores malignos sem invasão do nervo facial são tratados por parotidectomia total, que remove todo o tecido parotídeo profundo, preservando as divisões do nervo facial.

Indicações

- Basicamente as mesmas da lobectomia superficial. A parotidectomia subtotal é indicada para alterações que surgem no lobo profundo da glândula.
- Parotidite crônica recorrente que não pode ser tratada conservadoramente (parotidectomia subtotal).
- Síndrome de Sjögren, suspeita de linfoma não Hodgkin (parotidectomia subtotal).
- Carcinomas de células acinares de baixo grau T1 e T2, também carcinomas mucoepidermoides de baixo grau T1 e T2, mesmo quando confinados ao lobo superficial (parotidectomia total).
- Tumores mistos malignos localizados totalmente no interior de um adenoma pleomórfico sem invasão do tecido parotídeo exterior ao adenoma (parotidectomia total). Alguns tumores podem necessitar de esvaziamento cervical e parotidectomia radical.
- Adenocarcinomas T1 e T2, carcinomas de células escamosas T1 e T2 sem envolvimento do nervo facial (parotidectomia total e esvaziamento cervical).

Pontos Específicos Relacionados ao Consentimento Informado

- Distúrbios sensoriais no sítio cirúrgico, raras instâncias de dor cicatricial significativa.
- Risco de lesão do nervo facial, paralisia, déficits permanentes.
- Fístula salivar.
- Formação de queloide, alterações do contorno devido à perda de tecido.
- Síndrome de Frey.
- Sangramento pós-operatório, infecção da ferida.
- Recorrência, metástase.
- Reoperação, ou necessidade de extensão da cirurgia, caso lesões não esperadas sejam encontradas.
- Dificuldades mastigatórias, geralmente transitórias; disfunção da articulação temporomandibular.
- Riscos para os nervos cranianos IX, X, XI e XII.

Planejamento Cirúrgico

- Ultrassonografia modo B, TC ou RM podem ser realizadas em casos selecionados.
- Avaliação do estado dos linfonodos regionais.
- Biópsia por agulha fina.
- Testes eletrofisiológicos do nervo facial em casos selecionados.
- Exclusão de metástases à distância.

Anestesia

Anestesia geral. Infiltração do local da incisão com vasoconstritor reduzirá o sangramento e melhorará a visualização do campo operatório.

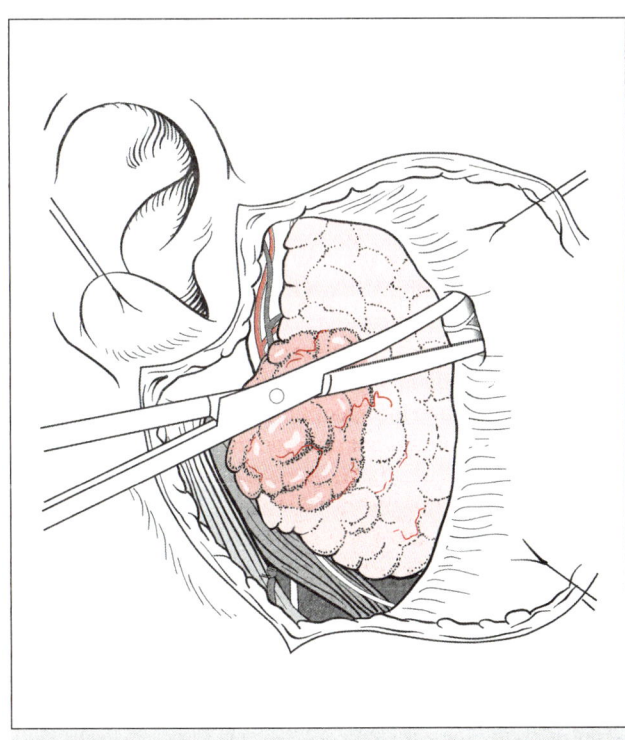

Fig. 13.13 Parotidectomia superficial. Dissecção retrógrada. Os ramos nervosos são identificados no seu ponto de emergência na glândula.

Instrumentos Especiais

Lupa binocular ou microscópio cirúrgico, cautério bipolar, pinças de dissecção e tesouras pequenas. Monitoramento do nervo facial poderá ser necessário.

Técnica Cirúrgica

Parotidectomia Superficial Padrão

Isolamento. Os ramos do nervo facial são isolados do tecido subjacente com pinça de dissecção e tesoura, e suspensos com fitas de borracha.

Separação. Os componentes glandulares são separados da mandíbula e do músculo masseter com tesouras de dissecção e também por dissecção romba ao longo do plano de clivagem. Ramos da artéria carótida externa serão encontrados, mais notadamente a artéria maxilar e a artéria temporal superficial. Para prevenir sangramentos intensos, a artéria carótida externa é exposta e ligada acima da artéria facial, mas ainda caudal ao ventre posterior do músculo digástrico, posteriormente ao qual o vaso continua no seu trajeto medial. O limite medial da dissecção é formado pelos músculos digástrico e estilo-hióideo e pelo processo estiloide posterior, onde está localizada a artéria carótida interna e os nervos hipoglosso, glossofaríngeo e vago (Fig. 13.14).

Remoção. Após a liberação da porção profunda da glândula parótida de todas as estruturas circundantes, incluindo a base do crânio cartilaginosa e óssea e a porção superior do músculo esternocleidomastóideo, ela é mobilizada inferiormente aos ramos do nervo facial e removida.

As parotidectomias subtotal e total diferem somente quanto ao grau de remoção do tecido residual, sendo a parotidectomia subtotal a cirurgia menos radical.

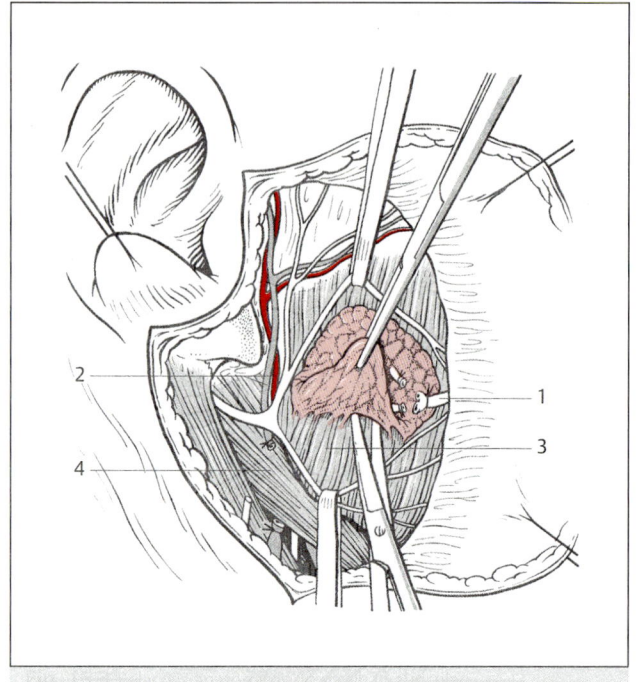

Fig. 13.14 Parotidectomia total.
As porções profundas da glândula parótida são mobilizadas após isolamento dos ramos do nervo facial.
1. ducto parotídeo
2. vasos temporais superficiais
3. músculo masseter
4. músculo digástrico

> **! Riscos e Complicações**
> - Risco de lesões do nervo facial, risco ao menos de paralisia transitória; significativamente maior do que na parotidectomia superficial.
> - Riscos aos nervos cranianos IX, X, XI e XII.
> - Síndrome de Frey.
> - Fístula salivar.
> - Sangramento pós-operatório, lesão da artéria carótida interna.
> - Disfunção da articulação temporomandibular.

Cuidados Pós-Operatórios

O dreno é removido quando cai o volume de drenagem. Antibióticos peroperatórios são administrados. Alguns pacientes poderão necessitar de radioterapia pós-operatória.

Alternativas

Tumores *iceberg* com extensão predominantemente faríngea não podem ser removidos através de uma abordagem transparotídea sem violação da cápsula tumoral. Nestes casos, o espaço parafaríngeo pode ser acessado por meio da extensão da incisão cervical externa e exposição do compartimento vascular e estruturas neurais relevantes, mobilizando, então, a porção medial do tumor inferossuperiormente através de dissecção romba com o dedo indicador ou gaze montada. Caso o acesso ainda seja insuficiente, ele poderá ser aumentado através da ressecção temporária da porção posterior da mandíbula posterior ao nervo alveolar trigeminal.

No futuro, técnicas endoscópicas poderão ser uma opção disponível.

■ Parotidectomia Radical

Princípio Cirúrgico

Remoção completa da glândula parótida com ressecção de ramos do nervo facial envolvidos por um tumor parotídeo maligno. Geralmente, o procedimento é combinado a um esvaziamento cervical e pode ser seguido por reconstrução do nervo facial quando indicado e possível.

Indicações

- Grandes tumores e malignidades parotídeas T3 ou T4 com envolvimento do nervo facial.
- Carcinoma adenoide cístico em casos não tratáveis pela parotidectomia total devido às dimensões do tumor, idade do paciente, distância do tumor para o nervo facial etc.
- Adenocarcinoma infiltrativo.
- Tumores malignos que já se apresentam pré-operatoriamente com paralisia do nervo facial.

Contraindicações

- Pacientes debilitados.
- Metástases à distância (contraindicação relativa).
- Invasão de estruturas que não mais permitiria uma ressecção local.

Pontos Específicos Relacionados ao Consentimento Informado

- Como na parotidectomia, mas com ênfase na paralisia do nervo facial, caso a reconstrução não seja possível ou seja mal-sucedida; sequelas permanentes.
- Esvaziamento cervical (ver Capítulo 11).
- Um enxerto poderá ser colhido do nervo sural ou hipoglosso, com déficits motores ou sensoriais associados.
- Extensão do procedimento para a mandíbula ou mastoide, com riscos e sequelas associados.
- Riscos dependentes do tumor para os nervos cranianos inferiores e artéria carótida interna.

Planejamento Cirúrgico

- Avaliação por imagem detalhada, com ultrassonografia modo B, TC e RM.
- Pesquisa de metástases à distância.
- Biópsia por agulha fina.
- Testes eletrofisiológicos do nervo facial em casos selecionados.

Instrumentos Especiais

Instrumentos para cirurgia da parótida, monitoramento do nervo facial, microscópio cirúrgico, conjunto para reparo neural.

Anestesia

Anestesia geral.

Técnica Cirúrgica

Exposição. Inicialmente idêntica à parotidectomia superficial, mas a incisão é estendida superiormente e especialmente inferiormente (para esvaziamento cervical) de acordo com o necessário. Outras modificações são dependentes da situação em casos nos quais a ressecção deve incluir áreas com invasão da pele.

Reconstrução do nervo facial. Caso uma reconstrução do nervo facial seja planejada, o nervo é exposto por dissecção anterógrada ou retrógrada até uma curta distância do tumor, sendo isolado como acima descrito. Ele é parcialmente separado dos lobos profundo e superficial somente nas áreas periféricas não envolvidas pelo tumor. A dissecção que se segue requer ligadura da artéria carótida externa, e pode ser também necessário ressecar porções do ramo mandibular ou da mastoide, dependendo da extensão do envolvimento tumoral. Finalmente, o tumor é removido em continuidade com a glândula parótida e a peça do esvaziamento cervical.

A reconstrução do nervo se segue ao esvaziamento cervical. Defeitos cutâneos poderão requerer um retalho cutâneo regional para a cobertura.

> **Regras, Dicas e Truques**
> - Exames de imagem pré-operatórios detalhados são necessários para confirmar a indicação de parotidectomia radical. Histologia de congelação é realizada intraoperatoriamente para determinar os limites da ressecção (incluindo o nervo facial).
> - A reconstrução do nervo facial depende do tumor e do estadiamento.

> **! Riscos e Complicações**
> - Os mesmos da parotidectomia total.
> - Potencial paralisia facial permanente.
> - Possíveis distúrbios sensoriais na segunda e na terceira divisão trigeminal com invasão do espaço retromaxilar.
> - Sequelas do esvaziamento cervical.
> - Disfunção da articulação temporomandibular.

Cuidados Pós-Operatórios

Quimiorradioterapia poderá ser indicada, dependendo da entidade tumoral e da sua extensão.

Alternativa

Quimiorradioterapia paliativa.

Cirurgia Revisional da Parótida

Considerando a extrema dificuldade e os riscos da exposição do nervo após parotidectomia superficial ou total, geralmente é mais adequado procurar-se por *alternativas indicação-dependentes* à parotidectomia revisional com exposição do nervo:

- *Recorrências de adenomas pleomórficos* são enucleadas por dissecção romba e cortante através de uma incisão sobre o(s) tumor(es), combinada à excisão cutânea, conforme necessário. A cirurgia é auxiliada pelo microscópio cirúrgico, monitoramento do nervo facial e dissecção paralela aos ramos do nervo facial, para redução do risco de paralisia.
- *Remanescentes de tumores malignos circunscritos* com prognóstico mais favorável são ressecados do mesmo modo, mas com uma margem generosa de tecido circundante.
- Com uma *recorrência de tumor maligno extensa, mas ainda ressecável*, a exposição do nervo pode ser tentada com técnicas retrógradas e anterógradas. Ressecções radicais são preferidas do ponto de vista oncológico, entretanto.

14 Cirurgia da Orelha

Medidas e Preparativos Pré-Operatórios

Medidas Pré-Operatórias

Indicações

As indicações e o planejamento pré-operatório são fundamentados nos itens a seguir:
- História.
- Otomicroscopia, limpeza, amostras para análise bacteriológica (caso necessário).
- Testes da função tubária, funções do nervo facial.
- Pesquisa do sinal da fístula, nistagmo espontâneo, função vestibular.
- Limiares tonais puros (perda auditiva), audiometria vocal, imitanciometria.
- Estudos radiográficos (Schüller, Stenvers, TC de alta resolução).
- Achados locais no nariz, nasofaringe e seios paranasais.

Consentimento Informado

A cirurgia otológica demanda um procedimento de consentimento informado, que deve incluir a exposição de riscos raros e permitir um tempo para uma decisão informada:
- Paralisia facial.
- Meningite.
- Perda auditiva ou surdez.
- Zumbido.
- Tonteiras.
- Distúrbios do paladar.
- Perfuração recorrente.
- Otorreia.
- Distúrbios sensoriais e neuralgia referentes à orelha.
- Alterações no formato da orelha, formação de queloide.
- Reoperações.
- Outras possíveis alternativas terapêuticas.
- Taxas de sucesso, cuidados pós-operatórios e instruções especiais.

Preparativos Pré-Operatórios

Tratamento Pré-Operatório

Pacientes com secreções de otite média crônica ou uma antiga cavidade cirúrgica radical devem receber tratamento pré-operatório para resolução das alterações inflamatórias, uma vez que isso incrementará a cicatrização da ferida e do enxerto e facilitará a dissecção intraoperatória. Duas semanas antes da cirurgia planejada, o espectro dos organismos infectantes é determinado através da colheita de uma amostra e da realização de testes de sensibilidade aos antibióticos. A limpeza local da orelha deve ser seguida pela colocação de uma mecha otológica na qual gotas antibióticas (p. ex., ciprofloxacina ou ofloxacina) são aplicadas. Remoção seletiva de pólipos, com preservação das estruturas em risco, pode ajudar na melhora da drenagem e da inflamação. Um antibiótico oral efetivo também é administrado. Colesteatomas extensos são ocasionalmente resistentes mesmo ao tratamento pré-operatório intensivo, respondendo somente à evacuação cirúrgica.

Preparativos pré-Operatórios

O sítio cirúrgico deve ser adequadamente tricotomizado de acordo com a abordagem escolhida (endaural ou retroauricular). Antes da preparação asséptica da área, o conduto auditivo externo é ocluído com fita, para impedir a entrada de soluções antissépticas potencialmente ototóxicas.

Posicionamento

O paciente é posicionado plano na mesa cirúrgica, com a cabeça girada para o lado e estabilizada no apoio para a cabeça ou rodilha.

Cuidados Pós-Operatórios

- Antibioticoterapia peroperatória. Os antibióticos sistêmicos instituídos durante os preparativos pré-operatórios são continuados até o sexto dia do pós-operatório.
- A audição e o equilíbrio são monitorados diariamente por meio de testes com diapasões e pesquisa de nistagmos. Um audiograma da via óssea é obtido, caso necessário.
- As suturas são removidas no 6º dia do pós-operatório.
- Tamponamentos são removidos no 6º dia após estapedotomias, timpanoscopias ou miringoplastias; nos outros procedimentos, após 3 semanas. Fitas com pomadas devem ser trocadas caso surja odor fétido.
- Esponjas de gelatina e filmes de silicone são removidos sob microscopia, utilizando pontas de aspiração e micropinças.
- Quaisquer granulações são removidas com cureta fina ou com uma pequena pinça saca-bocados. Granulações ou edemas irregulares do conduto auditivo externo são tratados com tintura de triancinolona, e uma mecha otológica pode ser introduzida, caso desejado.
- Manobras de Valsalva precoces são encorajadas em pacientes com disfunções da tuba auditiva.
- Repouso no leito é obrigatório durante o primeiro dia após os procedimentos que envolvem abertura do vestíbulo.
- Zumbido, perda auditiva ou sinais vestibulares são tratados com terapias de infusão, terapia com corticosteroides e afrouxamento do tamponamento aural.

Anestesia

A anestesia geral é recomendada em *crianças*. Pequenos procedimentos, como paracenteses, são geralmente realizados com propofol, quetamina ou agentes similares, sob ventilação por máscara.

Procedimentos menores em *adultos* são frequentemente realizados com anestesia tópica da membrana timpânica. A anestesia por infiltração é adequada para pacientes sensíveis e em casos nos quais se propõem brocagem extensa. A infiltração local de um vasoconstritor é sempre recomendada, mesmo na anestesia geral, para redução do sangramento.

Anestesia Tópica

Um pequeno chumaço de algodão embebido em solução de lidocaína a 4% é aplicado diretamente sobre a membrana timpânica. Para garantir o contato direto com o tímpano, o chumaço deve ser suficientemente pequeno para passar diretamente até a membrana, sem impactar-se no conduto auditivo. Ele é delicadamente modelado com uma cureta para cobrir a membrana timpânica.

Anestesia Local (Anestesia por Infiltração)

Pré-Medicação

- Benzodiazepínico (p. ex., clorazepato 10 a 20 mg em dose para adultos) é administrado oralmente na véspera da cirurgia.
- Petidina (p. ex., 0,5 a 1 mg/kg de peso corporal) é administrado por via intramuscular 30 a 45 minutos antes do início da cirurgia.
- Midazolam pode ser administrado por via endovenosa durante a cirurgia (sempre obter acesso venoso) em doses individualizadas.

Agentes Anestésicos

Soluções prontas para uso, como lidocaína com epinefrina a 1:200.000 (elimina os erros de diluição).

Uma concentração relativamente alta de epinefrina é, algumas vezes, necessária para reduzir sangramentos em cirurgias otológicas. A dose total de epinefrina não deve exceder 4 gotas por 5 a 10 mL de anestésico local, resultando em uma concentração final entre 1:100.000 e 1:50.000 (a solução de estoque é 1:1000).

- Injeção vascular.
- Sobredosagem devido a erros de diluição.
- Não utilizar epinefrina juntamente com anestesia por ciclopropano ou halotano. Levar hipertensão em conta ao calcular a dose. Interações entre drogas podem ocorrer.

Técnica

- A concha é tracionada para frente, e a prega retroauricular é infiltrada com anestésico local. A agulha é introduzida inferiormente à concha elevada até a entrada do conduto auditivo externo posterior, que se abaula visivelmente quando o líquido é injetado. A agulha é ligeiramente retrocedida e introduzida até o assoalho do conduto auditivo externo e no teto, realizando injeções adicionais em cada ponto (**Fig. 14.1**).
- O conduto auditivo externo é largamente aberto com um espéculo nasal, e o anestésico é injetado nos pontos posterossuperior, inferior e anterior, mantendo-se a agulha em contato com o osso.
- A fissura intercartilaginosa e o trago são infiltrados, e a raiz da hélix é infiltrada pelo lado anterior.
- A superfície da mastoide também é infiltrada quando uma abordagem retroauricular é utilizada.
- O início ótimo de ação ocorre em 8 a 10 minutos.

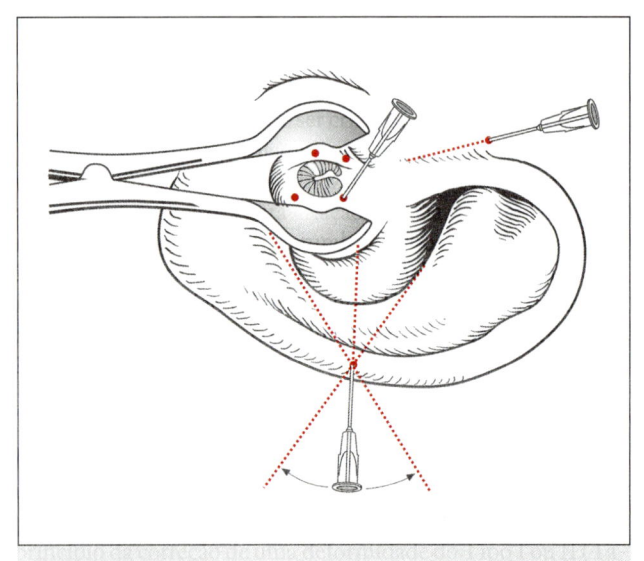

Fig. 14.1 Anestesia local.
A crista aural e a abertura do conduto são infiltradas com uma agulha inserida na prega retroauricular. O anestésico também é infiltrado ao longo da crura da hélix até a fissura intercartilaginosa e no trago. Com a agulha em contato com o osso, injeções são realizadas nos pontos posterior, superior, anterior e inferior do conduto auditivo externo.

> **! Riscos e Complicações**
> Ver Capítulo 2, páginas 4 e 5.

Anestesia Geral

Um vasoconstritor deve ser infiltrado para reduzir sangramentos, como na anestesia local.

Quando o enxerto é posicionado, a inalação de óxido nitroso deve ser suspensa, como precaução quanto ao deslocamento do enxerto.

15 Cirurgia do Pavilhão Auricular e do Conduto Auditivo Externo

Princípios Básicos e Medidas Gerais

Anatomia Cirúrgica – Músculos, Nervos e Vasos

O pavilhão auricular desenvolve-se a partir da fusão de seis elevações auriculares do primeiro e segundo arcos branquiais (arcos mandibular e hioide). O conduto auditivo externo deriva da primeira fenda branquial, localizada entre os arcos. A gama de variações de formas e deformidades auriculares pode ser atribuída a anormalidades do crescimento ou à falta de fusão das elevações auriculares. Um exemplo bem conhecido de variação anatômica é o tubérculo auricular, também conhecido como tubérculo de Darwin, que corresponde ao ponto da orelha em mamíferos.

Orelha Externa

A orelha externa é composta pelo pavilhão auricular, conduto auditivo externo (canal auditivo externo, meato acústico externo) e superfície lateral da membrana timpânica. Os contornos laterais da orelha são definidos por proeminências (eminências) e depressões (fossas) na cartilagem auricular elástica, que é diretamente oposta à pele externa, sem nenhuma gordura intermediária. Somente o lóbulo auricular e a borda auricular livre posterossuperior ao lóbulo auricular são formados pela duplicação não cartilaginosa de pele contendo tecido conectivo e gordura. Uma vez que não existe camada subcutânea, a pele anterior do pavilhão é quase imóvel com relação ao pericôndrio, o que torna o pavilhão altamente vulnerável a traumas tangenciais. Este fato contrasta com o lado posterior do pavilhão, especialmente próximo à raiz do pavilhão, que possui uma espessa camada de gordura subcutânea.

A face lateral de um pavilhão auricular de formato normal apresenta típicas apresentações superficiais (**Fig. 15.1a-d**). A borda do pavilhão, chamada hélice, forma uma crista lateralmente curvada que termina inferiormente na cauda da hélice, que continua com o lóbulo auricular. A pele helical se alarga anteriormente e se funde à pele sobre o arco zigomático, enquanto a ponta da hélice se curva em direção inferior e posterior, para terminar como crura helical. Anterior e paralelamente à hélice encontra-se a anti-hélice, que se divide superiormente em duas cruras (anterior e posterior). A depressão entre as cruras é a fossa triangular. A depressão variável entre a hélice e a anti-hélice é chamada escafa (fossa escafoide). O conduto auditivo externo é coberto anteriormente pelo trago. Em oposição a este, e separado pela incisura intertragal, está o antitrago, que forma um tubérculo na raiz inferior da anti-hélice. A cavidade central profunda do pavilhão é a concha. A crura helical, que apresenta uma protrusão anterior aguda (a espinha anti-helical), divide a concha em *cymba conchae* (entre a crura anterior da anti-hélice e a crura helical) e cavidade conchal, que é o verdadeiro vestíbulo que leva ao conduto auditivo externo. O conduto auditivo externo é emoldurado pela cartilagem da cavidade conchal, pelo trago anteriormente e pela crura helical superiormente. Entre o trago e a crura helical há um espaço sem cartilagem (incisura anterior) coberto somente por tecido conectivo e músculo (superficial: músculo auricular anterior; profundo: músculo temporal). Esta configuração o torna um local útil para a "incisão endaural auxiliar" para alargamento da abertura do conduto.

A cartilagem auricular basicamente define a anatomia de superfície do pavilhão auricular (**Fig. 15.1b, d**), com exceção do lóbulo, do espaço livre de cartilagem entre o antitrago e a cauda da hélice e da incisura anterior. A superfície medial (posterior) da cartilagem auricular (**Fig. 15.1c**) forma um "negativo" de desenvolvimento menos proeminente dos contornos da superfície lateral (**Fig. 15.1b**).

> **Regras, Dicas e Truques**
> A variável anatomia das superfícies anterior e posterior do pavilhão auricular pode prejudicar a orientação anatômica em procedimentos cirúrgicos, que são mais frequentemente realizados na superfície cartilaginosa medial ("posterior") para modificações na forma da superfície lateral ("anterior").

Assim, depressões características na superfície lateral do pavilhão auricular (fossa triangular, concha auricular, escafa) correspondem a proeminências (eminências) na superfície medial. Conversivamente, proeminências na superfície lateral (crura helical, anti-hélice) correspondem a depressões (fossas) na superfície cartilaginosa medial. Estas proeminências e depressões podem ser de difícil identificação durante dissecções posteriores do pavilhão, pelo fato de serem elas compensadas pela espessura variável da cartilagem auricular e pelo fato das depressões serem cobertas por tecido conectivo ou mesmo músculos (entre a concha e a escafa).

> **Regras, Dicas e Truques**
> A superfície auricular anterior apresenta características de superfície destacadas, enquanto a superfície posterior é menos acidentada. Como resultado, pontos correspondentes das superfícies anterior e posterior podem ser positivamente identificados somente pela transposição do pavilhão com agulhas de marcação.

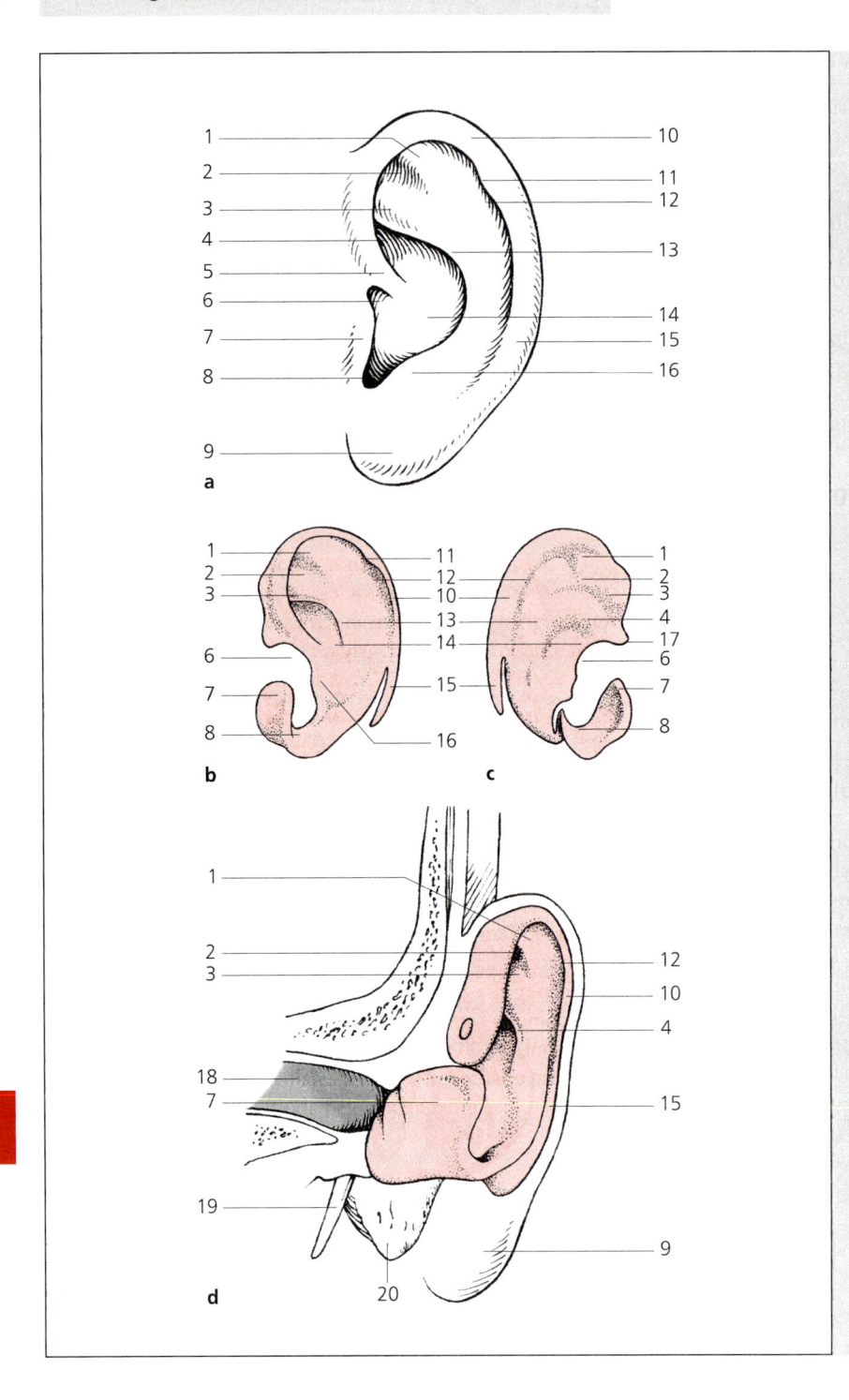

Fig. 15.1a-d Infraestrutura do pavilhão auricular e do conduto auditivo externo (lado esquerdo).

a Anatomia auricular superficial, visão lateral.
b Arcabouço cartilaginoso, visão anterior.
c Arcabouço cartilaginoso, visão posterior.
d Secção coronal através do pavilhão auricular e do conduto auditivo externo.

1. crura posterior da anti-hélice
2. fossa triangular
3. crura anterior da anti-hélice
4. *cymba conchae*
5. crura da hélice
6. incisura anterior
7. trago
8. incisura intertragal
9. lóbulo
10. hélice
11. tubérculo de Darwin
12. escafa
13. anti-hélice
14. cavidade conchal
15. cauda da hélice
16. antitrago
17. espinha da hélice
18. conduto auditivo externo
19. processo estiloide
20. ponta da mastoide

A pele auricular posterior é relativamente lisa e forma um ângulo somente entre a escafa e a concha (ângulo escafoconchal). A dobra localizada na junção com a pele da mastoide é chamada sulco retroauricular. A área de superfície normal da pele auricular posterior é consideravelmente menor do que a anterior, uma vez que a superfície anterior apresenta características de superfície destacadas e devido ao fato de que tecido fibrogorduroso e o músculo auricular posterior ocupam o ângulo entre a concha e a mastoide (**Fig. 15.2a,b**). Entretanto, pele redundante é geralmente presente no lado posterior do pavilhão e em pacientes com orelhas proeminentes.

Conduto Auditivo Externo

O conduto auditivo externo (**Fig. 15.1d**) é composto por uma porção óssea medial, que ocupa aproximadamente um terço do seu comprimento total, e um arcabouço cartilaginoso lateral. O assoalho e as paredes laterais do conduto ósseo são formados pela porção timpânica do osso temporal, o teto pela porção escamosa. A cartilagem meatal não é um tubo fechado, mas forma uma calha que é aberta posterior e superiormente e possui aberturas adicionais em seu assoalho. Estes espaços sem cartilagem são cobertos por tecido conectivo, que completa a forma tubular do conduto cartilaginoso.

Princípios Básicos e Medidas Gerais | **319**

> **Regras, Dicas e Truques**
> O trago é a continuação lateral direta da cartilagem meatal, que por sua vez é conectada ao pavilhão somente pela sua extremidade inferior (incisura intertragal).

Uma vez que a membrana timpânica se encontra em um ângulo oblíquo com relação ao eixo longo do conduto auditivo externo, a parede anterior do conduto é mais longa (aproximadamente 26 mm) do que a parede posterior (aproximadamente 21 mm). A pele do pavilhão continua com a pele que reveste o conduto auditivo. Esta última é bastante delgada no conduto auditivo externo ósseo, aderida ao periósteo e cobrindo a superfície lateral da membrana timpânica. A pele na abertura do conduto contém pelos, com glândulas sebáceas e ceruminosas (glândulas sudoríparas especializadas), cujos pigmentos são responsáveis pela coloração amarronzada do cerúmen.

Músculos

O pavilhão auricular, como todas as aberturas da face, é rodeado por músculos que são classificados como músculos da mímica, sendo supridos pelo nervo facial (**Fig. 15.2a, b**). Eles não possuem significância funcional, mas podem ter de ser expostos e, caso necessário, seccionados ou ressecados em alguns procedimentos cirúrgicos. Eles são interconectados pela gálea aponeurótica para formar um sistema muscular. A gálea é uma expansão tendinosa sob o escalpo que se estira entre os músculos occipital e frontal. Um plano tecidual móvel, a camada subaponeurótica, separa a gálea do periósteo da abóbada craniana (pericrânio). Os músculos convergem em direção à cartilagem auricular em um padrão estrelado nos lados posterior, superior e anterior. O músculo auricular anterior se insere na espinha helical.

Nervos

A maior parte da inervação sensorial da pele auricular deriva do nervo grande auricular. Este ramo principal do plexo cervical se torna superficial na borda posterior do músculo esternocleidomastóideo *(punctum nervosum)*, desce pelo músculo e se divide em um ramo anterior e outro posterior. Ramos menores do nervo vago e do nervo auriculotemporal (ramo do nervo mandibular) suprem porções da superfície auricular anterior, do conduto auditivo externo e da pele temporal.

Vasos

O pavilhão recebe seu suprimento sanguíneo da artéria auricular posterior (ramo da artéria occipital) e da artéria temporal superficial (ramo superficial terminal da artéria carótida externa). A rede vascular é tão rica que mesmo pequenas pontes de tecido que permaneçam após trauma são suficientes para a manutenção de um fluxo sanguíneo adequado para o pavilhão. O suprimento sanguíneo arterial é menos comprometido por lacerações superiores do que por lacerações inferiores.

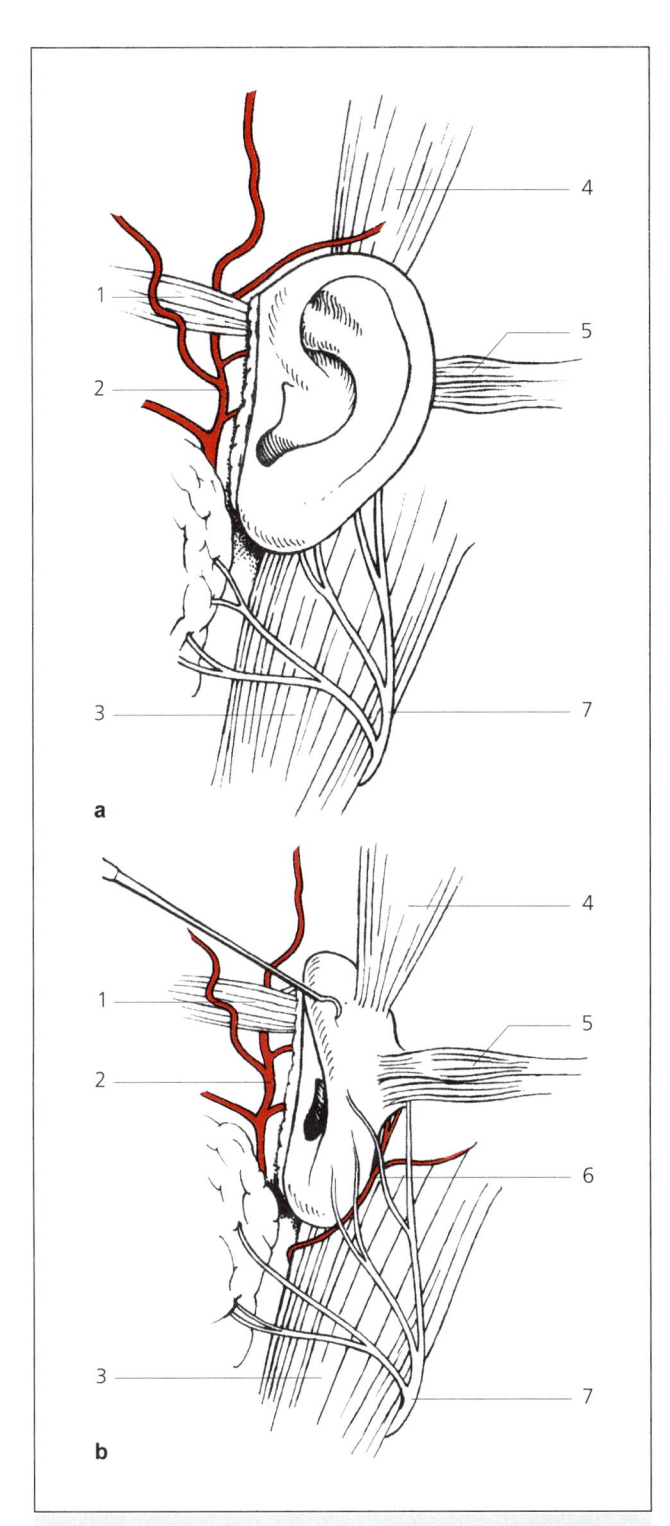

Fig. 15.2a, b Músculos, nervos e vasos sanguíneos do pavilhão auricular (lado esquerdo).
a Visão lateral.
b Visão posterior.
1. músculo auricular anterior
2. músculo temporal superficial
3. músculo esternocleidomastóideo
4. músculo auricular superior
5. músculo auricular posterior
6. artéria auricular posterior
7. nervo grande auricular

Diagnóstico Pré-Operatório, Documentação e Aconselhamento

O pavilhão auricular é geralmente avaliado com respeito ao seu tamanho, posição e forma. O *tamanho* de um pavilhão normal da borda superior da hélice ao lóbulo (**Fig. 15.3**) é aproximadamente igual à distância da glabela (nível das sobrancelhas) ao *subnasale* (junção da columela com o lábio superior). *Macrotia* se refere a um pavilhão que excede significativamente este tamanho. Geralmente, esta condição afeta somente o terço superior (escafa) ou inferior (lóbulo) do pavilhão. Um pavilhão anormalmente menor *(microtia)* pode apresentar uma variedade de apresentações, desde uma excessiva pendência da hélice superior ("orelha em taça") até um pavilhão rudimentar. Formas pronunciadas são associadas a atresias meatais.

A *posição* do pavilhão relativa à cabeça é avaliada do ponto de vista anterior, lateral e superior (ver **Fig. 15.6**). Quando a cabeça é observada de perfil (**Fig. 15.3**), o eixo longitudinal do pavilhão forma um ângulo de cerca de 30° com uma linha perpendicular que cruza o Frankfurt horizontal (linha imaginária que conecta o rebordo infraorbitário ao teto do conduto auditivo externo). Ele é, assim, grosseiramente paralelo ao ramo vertical da mandíbula. Na *visão frontal* (**Fig. 15.4b**), a anti-hélice e a hélice devem situar-se aproximadamente no mesmo nível ou a hélice deve situar-se somente ligeiramente para fora da anti-hélice. O pavilhão é descrito como "proeminente" quando a hélice é destacadamente visível frontalmente e se projeta mais do que 1,5 cm do plano da mastoide. Estas relações são descritas por dois ângulos que são medidos na *visão superior* (**Fig. 15.4c**). O ângulo entre a concha e a escafa posteriormente à orelha deve ser de cerca de 90°. Caso o ângulo seja maior do que 90°, a prega anti-helical é ausente, e a hélice é protuberante. Caso o ângulo seja menor do que 90°, a hélice é curvada medialmente e se encontra oculta pela anti-hélice na visão frontal. A relação do pavilhão com o crânio é descrita pelo ângulo conchomastóideo (ângulo cefaloauricular). Os eixos das secções frontais do pavilhão e da mastoide normalmente formam um ângulo de cerca de 30°.

A análise da *forma do pavilhão em visão lateral* deve incluir ao menos quatro estruturas (**Fig. 15.4a**):

> **Regras, Dicas e Truques**
> - Hélice: a borda da hélice é plana ou desdobrada (escafa muito grande). A circunferência da hélice é muito curta, levando à pendência lateral da hélice superior *(cup ear, lop ear)*.
> - Anti-hélice: hélice proeminente devido à ausência de prega anti-helical, especialmente da sua crura posterior.
> - Concha: aprofundamento da bacia conchal, causando protrusão do terço médio do pavilhão (em visão frontal).
> - Lóbulo: grande e pendular, ausente ou "anexado".

A otoplastia para correção de deformidades auriculares deve criar relações anatômicas normais sempre que possível. É importante evitar sobrecorreções, na forma de orelhas achatadas ("alfinetadas atrás") ou bordas helicais que não sejam visíveis frontalmente.

Quando os achados foram descritos de acordo com este esquema, a *documentação fotográfica* pré-operatória é fortemente recomendada. A fronte e o mento devem ser visíveis em fotografias frontais e de perfil. A avaliação deve incluir uma visão occipital para documentação da posição do pavilhão e fotografias laterais em quadro completo dos pavilhões para documentação da anatomia de superfície. Grampos devem ser utilizados para prender os cabelos para trás, caso necessário.

Uma vez que os procedimentos cirúrgicos eletivos no pavilhão são geralmente realizados para melhorias estéticas, o aconselhamento pré-operatório é essencial. Nos casos de reconstrução total ou subtotal do pavilhão, o paciente não deve ter *expectativas não realistas* quanto aos resultados da reconstrução auricular. Deve sempre ser enfatizado que as reconstruções podem se aproximar a um pavilhão normal, mas raramente, ou nunca, conseguem um resultado idêntico a um pavilhão normal. A alternativa de uma prótese auricular ancorada no osso deve ser discutida. Caso enxertos autólogos sejam necessários, o paciente deve compreender a potencial morbidade do sítio doador quando da colheita dos enxertos (p. ex., cartilagem costal).

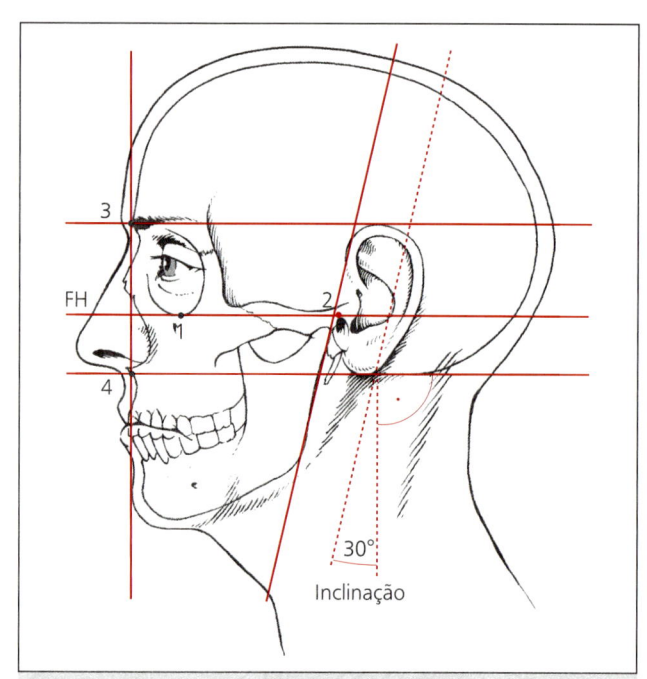

Fig. 15.3 Relações anatômicas do pavilhão auricular.
FH = Frankfurt horizontal através do rebordo infraorbitário (1) e teto do conduto auditivo externo (2). O eixo longitudinal do pavilhão auricular corre em um ângulo de cerca de 30° (inclinação) em relação ao plano frontal (perpendicular ao FH), tornando-o grosseiramente paralelo ao ramo vertical da mandíbula. A altura e a posição do pavilhão são definidas por linhas paralelas ao FH através do *supraorbitale* (porção mais proeminente da fronte entre as sobrancelhas = 3) e do *subnasale* (junção da columela ao lábio superior = 4).

Anestesia e Preparativos Pré-Operatórios

Anestesia

Princípio

A cirurgia auricular é facilmente realizada sob *anestesia local*. Caso a cirurgia dure menos de 1 hora, a anestesia local é apropriada mesmo para crianças cooperativas com 12 ou mais anos de idade. A cirurgia auricular requer um acesso endovenoso, pré-medicação (p. ex., midazolam) e monitoramento apropria-

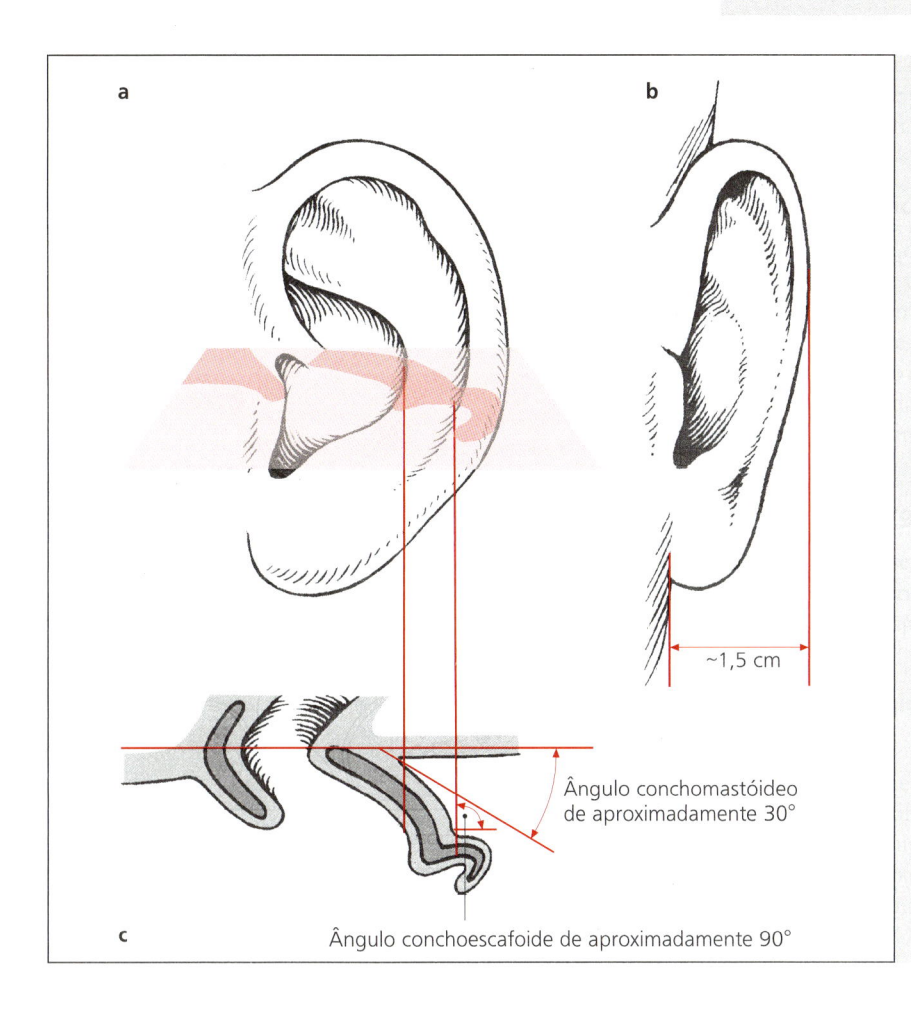

Fig. 15.4a-c Posição do pavilhão auricular e medidas angulares em secção transversal (pavilhão esquerdo).

a Visão lateral mostrando o plano transverso (**c**) no nível do conduto auditivo externo. As linhas verticais correspondentes indicam a posição da anti-hélice e da escafa.

b Normalmente, a hélice se projeta não mais do que 1,5 cm da cabeça, quando em visão frontal.

c Secção transversal no nível do conduto auditivo. O ângulo retroauricular entre a concha e a escafa (ângulo escafoconchal) é de cerca de 90°. O ângulo entre o pavilhão e o plano mastóideo (ângulo conchomastóideo) é de cerca de 30°.

do (ECG, oximetria de pulso, pressão arterial em pacientes mais velhos).

A *anestesia geral* é recomendada em pacientes com cicatrizes extensas no sítio cirúrgico, em cirurgias longas com reconstrução extensa e em crianças menores.

Contraindicações

- Doença cardiovascular severa com arritmia e hipertensão.
- Alergia aos anestésicos locais.
- Terapia anticoagulante.
- Inibidores da agregação plaquetária devem ser descontinuados ao menos 2 semanas antes da cirurgia.

Timing da Cirurgia

> **Regras, Dicas e Truques**
> A idade pré-escolar (4 a 5 anos) é um excelente momento para a correção cirúrgica de orelhas proeminentes.

Isso é recomendado porque pouquíssimo crescimento auricular ocorre após os 5 anos de idade e porque a cartilagem auricular é ainda macia e flexível nesta faixa etária. A possibilidade da combinação da otoplastia com outros procedimentos necessários (adenoidectomia, paracentese, hérnia inguinal, fimose) deve ser discutida com os pais.

Técnica da Anestesia Local (Fig. 15.5)

A anestesia local é induzida pela injeção de até 10 mL de solução de lidocaína a 1% com epinefrina (1:200.000). A agulha é inserida na pele retroauricular e o anestésico é injetado em leque. Os ramos sensoriais dos nervos vago e auriculotemporal são bloqueados com uma injeção adicional anterior ao trago, direcionando a ponta da agulha para o assoalho do conduto auditivo externo. Esta ação pode induzir uma *paralisia facial* temporária e reversível, e esta possibilidade deve ser exposta durante o consentimento informado.

Preparativos Pré-Operatórios

Sempre que possível, evitar a tricotomia dos pelos do escalpo em uma otoplastia-padrão. É suficiente aplicar campos cirúrgicos adesivos e, caso necessário, o cabelo (recém lavado) deve ser tracionado para trás do campo cirúrgico e estabilizado com grampos ou amarrado em um rabo-de-cavalo. Apesar do potencial para contaminação, a antibioticoterapia profilática peroperatória somente é necessária nas reconstruções complexas e procedimentos com enxertos. Também é aconselhável, nestes casos, aparar os cabelos rentes na área cirúrgica. Uma tricotomia completa obscureceria a linha de implantação dos cabelos, que é um ponto de referência essencial em vários procedimentos reconstrutivos.

Instrumentos e Material de Sutura

Instrumentos

Os instrumentos devem permitir o manuseamento atraumático da pele e da cartilagem. A gordura subcutânea e a pele devem ser pinçadas com pinças cirúrgicas delicadas e a cartilagem com pinça de Adson-Brown. A dissecção deve ser realizada com tesouras com pontas agudas. Um gancho de ponta única ou um pequeno gancho de três pontas deve ser utilizado para fixação dos tecidos moles e cartilagens.

Material de Sutura

Materiais de sutura apropriados são essenciais para se obter resultados permanentes e para se evitar complicações. As incisões na cartilagem são suturadas com material absorvível (p. ex., Vicryl 4.0). Material não absorvível deve ser utilizado nas suturas para modelagem de cartilagens. Suturas trançadas predispõem a infecções e formação de fístulas devido à sua ação de pavio, as monofilamentares são preferidas (p. ex., Ethibond 4.0). Suturas limpas serão invisíveis através da pele delgada.

A remoção das suturas cutâneas retroauriculares é frequentemente dolorosa e difícil, uma vez que o pavilhão pós-operatório não pode ser muito tracionado com relação à cabeça. Suturas absorvíveis que se dissolvem em aproximadamente 8 dias são vantajosas, especialmente em crianças, mas algumas suturas subcutâneas (p. ex., Vicryl 4.0) devem também ser utilizadas para estabilização das suturas cutâneas.

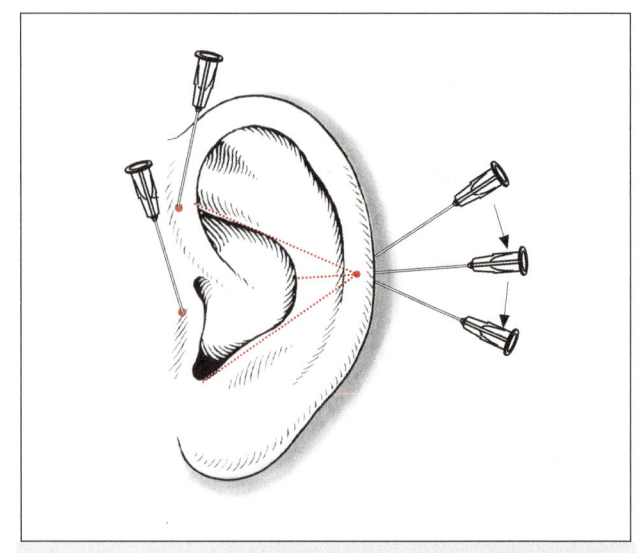

Fig. 15.5 Anestesia local do pavilhão auricular e do conduto auditivo externo.
A agulha é inserida posteriormente ao sulco retroauricular, e o anestésico local é injetado em leque para infiltrar a superfície auricular posterior e especialmente a circunferência posterior da abertura meatal. O anestésico local também é injetado anteriormente à crura da hélice, caso uma incisão auxiliar endaural seja realizada na incisura anterior. A cirurgia do conduto auditivo ou mobilização anterior da pele até o trago também necessitam de injeções anteriores ao trago, na direção da articulação temporomandibular.

Correção de Orelhas Proeminentes

Princípio Cirúrgico

Uma orelha proeminente é geralmente corrigida por meio da *redução* da concha, da *criação* de uma prega ou protuberância anti-helical e *fixação* do pavilhão corrigido. A redução da concha é realizada através de ressecção da cartilagem. Uma protuberância anti-helical é criada pela aproximação de pontos correspondentes da cartilagem auricular, com ou sem relaxamento *(scoring)* prévio da cartilagem, e a estabilização geral do pavilhão é realizada pela fixação com suturas na direção do plano da mastoide.

Regras, Dicas e Truques

Uma prega anti-helical é criada pela aproximação de "pontos cartilaginosos" anteriores com suturas realizadas posteriormente (com ou sem relaxamento prévio da cartilagem).

Historicamente, os métodos para criação de uma prega anti-helical baseiam-se em três princípios maiores, todos eles publicados em 1963:
- Relaxamento *(scoring)* isolado (Stenström).
- Suturas isoladas (Mustarde).
- Combinação de relaxamento e suturas (Converse).

Stenström (1963) descobriu que a simples remodelagem manual de um pavilhão proeminente poderia produzir uma orelha de aspecto normal. Ele acreditava ser desnecessário remover cartilagem e se apoiava, por outro lado, na criação de um desequilíbrio de pressões no interior da cartilagem. Em seu estudo pioneiro da cartilagem costal hialina, Gibson e Davis (1958) descobriram que forças expansivas geradas pela matriz no centro de uma secção transversal da cartilagem contrabalançavam forças exercidas pela camada de condrócitos comprimidos na superfície cartilaginosa. Eles a chamaram "secção transversal balanceada". O pericôndrio não contribui para este balanço de forças. Quando uma camada superficial de cartilagem é removida em um dos lados, o balanço é rompido, e as forças contráteis da superfície não lesada tornam-se dominante, levando a cartilagem a se torcer naquela direção. Quando Stenström realizou estudos similares na cartilagem auricular, ele descobriu que a cartilagem costal hialina e a cartilagem auricular elástica se comportam da mesma maneira. Ele questionou, entretanto, a explicação dada por Gibson e Davis com relação às forças contráteis e expansivas. O princípio de Stenström envolve o relaxamento *(scoring)* superficial da superfície anterior da cartilagem anti-helical. Ele separava a cauda da hélice da concha através de uma incisão cutânea retroauricular e dividia a cartilagem conchal na direção da crura helical. O acesso para o relaxamento da cartilagem era obtido pela formação de túneis subcutâneos no corpo da anti-hélice, da crura posterior e, caso necessário, da crura anterior. Ele realizava o *scoring* da cartilagem com a lâmina de uma pinça de Adson-Brown de ponta curva e alongada. Uma excisão cutânea retroauricular elíptica no nível da anti-hélice era parte essencial do procedimento de

Stenström. Outro método é a exposição e o relaxamento da superfície anterior da cartilagem da anti-hélice "sob contato visual" através de uma incisão cartilaginosa na escafa (Chongchet 1963).

O cirurgião plástico escocês *Mustarde* criou uma dobra *(roll)* anti-helical com suturas cartilaginosas posteriores realizadas com seda fina (1963). Esta técnica evita a criação de bordas cartilaginosas agudas, sendo a cartilagem modelada por meio do ajuste das tensões ao atar o fio das suturas. Ele acreditava ser desnecessário ressecar e reduzir a cartilagem conchal, já que a anti-hélice pode ser "dobrada" com suturas. Luckett, em Nova York, notou a possibilidade de modelar a anti-hélice com suturas em uma publicação bem anterior (1910). Ele também argumentava que a correção da proeminência auricular pela redução do ângulo cefaloauricular não abordava a patologia subjacente, que requeria a criação de uma dobra anti-helical. Problemas potenciais da técnica de suturas incluíam a formação de fístulas na suturas, recorrências devido à "migração" das suturas cartilaginosas e suturas visíveis (como um arco de violino) sob a superfície cutânea.

Converse (1963) modelava uma anti-hélice e uma crura posterior por intermédio da realização de incisões cartilaginosas paralelas na escafa, fossa triangular e concha, unindo as incisões com suturas modeladoras (categute cromado ou náilon). Para cartilagens muito grossas, a correção era suportada pelo adelgaçamento da cartilagem retroauricular com uma escova rotatória de cerdas metálicas. Uma excisão cutânea posterior elíptica no nível da anti-hélice completava o procedimento.

Nosso conceito envolve uma abordagem gradual. Utilizamos uma técnica de suturas isoladas ao lidarmos com cartilagens macias e maleáveis que não apresentam retração elástica significativa. Cartilagens rígidas também são enfraquecidas em pontos selecionados por meio de incisões na superfície cartilaginosa anterior (como realizado por Stenström e Chongchet). Uma vez que o pavilhão tenha sido remodelado e a concha tenha sido reduzida caso necessário, o pavilhão é reposicionado com suturas conchomastóideas (Furnas, 1968).

Indicações

- As indicações dependem do grau de deformidade. Os critérios anteriormente citados, como o ângulo concha-mastoide, o ângulo escafoconchal, a projeção lateral da hélice e o tamanho da bacia conchal, devem se encontrar significativamente fora dos padrões normais.
- Geralmente, quanto mais pronunciada a anormalidade, mais recompensador é o procedimento cirúrgico. A correção de deformidades muito discretas é difícil, mas raramente gratificante tanto para o paciente quanto para o cirurgião.
- É comum encontrar diferenças no grau e na localização das deformidades entre as duas orelhas. Ainda é aconselhável nestes casos realizar uma correção *bilateral*, já que a experiência demonstrou que a orelha não corrigida geralmente parecerá proeminente com relação ao lado operado.

Contraindicações

- Um grau muito discreto de deformidade cosmética contraindicaria a otoplastia, especialmente em adultos. Os pacientes que desejam realizar uma cirurgia corretiva nesta situação geralmente apresentam um *componente psicológico significativo*, e, na maioria dos casos, o pavilhão não é o real problema. Mesmo com uma otoplastia tecnicamente excelente, o paciente é propenso a ficar insatisfeito com o resultado.
- A otoplastia pode ser contraindicada por razões médicas incluindo uma alta *suscetibilidade a infecções* devido a imunodeficiências (diabetes, infecção pelo HIV, terapia com corticosteroides) e tendência à *cicatrização* hipertrófica ou queloides. A pele auricular é um sítio de predileção para a formação de queloides, que podem ocorrer em resposta a cirurgias ou outros traumas. Queloides surgem como cicatrizes elevadas, lobuladas e cinza-azuladas que transgridem os limites da agressão original para envolver pele saudável. Cicatrizes hipertróficas raramente também se elevam acima da superfície da pele, mas permanecem confinadas à área lesada. Pacientes com queloides preexistentes são considerados propensos à formação de queloides e não devem ser submetidos à cirurgia auricular – embora nem sempre seja útil realizar avaliações individuais de risco com base em cicatrizes em outras regiões do corpo, pois uma incisão cutânea retroauricular pode formar um queloide mesmo em pacientes com uma cicatriz de apendicectomia de aspecto normal, por exemplo.

Pontos Específicos Relacionados ao Consentimento Informado

A parte dos riscos cirúrgicos gerais, como infecção (pericondrite) e sangramentos (hematoma), o paciente deve compreender os riscos de cicatrização excessiva (cicatrização hipertrófica, queloides), deformidades auriculares, recorrências e fístulas de suturas.

Planejamento Cirúrgico

Uma "orelha proeminente" não se apresenta simplesmente como um pavilhão proeminente com uma morfologia de outro modo normal. O pavilhão afetado geralmente mostra anormalidades anatômicas, sendo por estas razões que esta condição é considerada uma deformidade e não uma variação anatômica (ver **Tabela 15.2**). Existem *três deformidades típicas da estrutura auricular* que requerem correção cirúrgica específica para obtenção de uma orelha "normal" (**Fig. 15.6a-c**).

Quando vista frontalmente, a hélice se projeta mais do que 1,5 cm da região facial lateral. A protrusão dos dois terços superiores da hélice é causada principalmente pela ausência ou deficiência da dobra anti-helical, especialmente da crura posterior. A proeminência do terço médio é acentuada por uma concha profunda, e a proeminência do terço inferior pela frequente protrusão lateral do lóbulo. Caso a dobra da anti-hélice esteja ausente, e a concha seja contínua com a escafa, um pavilhão em forma de bacia é o resultado. Esta deformidade é caracterizada pela proeminência do terço médio do pavilhão, que geralmente se situa a uma grande distância do plano da mastoide (ângulo conchomastóideo = 90°).

O pavilhão também deve ser analisado quanto a deformidades adicionais corrigíveis por técnicas cirúrgicas que vão além de uma "otoplastia padrão". Isso incluiria a correção de uma *grande escafa*, que geralmente se associa a uma prega helical ausente ou reduzida (ver **Fig. 15.27**).

Uma orelha caída pode se apresentar inicialmente como uma deformidade auricular simples. Na realidade, entretanto, ele se baseia em uma borda helical anormalmente curta, o que requer uma abordagem cirúrgica totalmente diferente (ver **Fig. 15.28**).

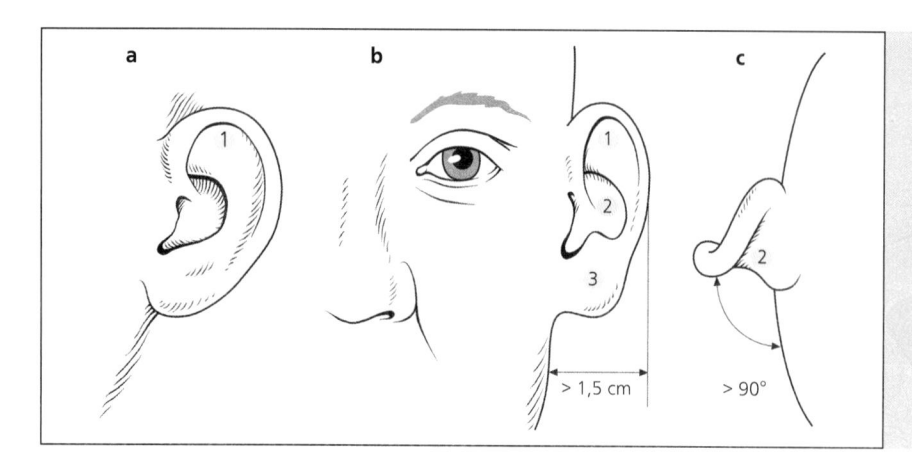

Fig. 15.6a-c Análise do pavilhão auricular proeminente.
a Visão lateral.
b Visão anterior.
c Visão superior.
   1. ausência da dobra anti-helical
   2. bacia conchal proeminente
   3. lóbulo protruso

A hélice se projeta mais do que 1,5 cm do plano mastóideo. O ângulo conchomastóideo é de aproximadamente 90°.

Outro problema é a desproporção do terço inferior do pavilhão causada pelo comprimento excessivo do lóbulo. Este problema também pode ser corrigido com técnicas especiais (ver **Fig. 15.24**).

A protrusão lateral do antitrago é um problema de difícil correção tecnicamente. A correção cirúrgica não deve ser tentada sem uma indicação forte, que raramente está presente. Os pacientes devem ser avisados desta especial circunstância, de forma que eles não atribuam uma proeminência preexistente do antitrago à própria cirurgia.

Timing: Orelhas proeminentes são geralmente corrigidas aos 4 a 5 anos de idade, antes das crianças entrarem na escola. O pavilhão não apresenta crescimento adicional significativo após os 5 anos de idade.

Técnica Cirúrgica

Em casos típicos que requeiram correção do tamanho, forma e posição do pavilhão auricular, o procedimento cirúrgico pode ser dividido em várias etapas. Estes "blocos de construção" são largamente dependentes uns dos outros, podendo ser montados de forma modular para atender a requisitos individualizados. As etapas cirúrgicas são listadas abaixo e ilustradas na **Fig. 15.7**.

> **Regras, Dicas e Truques**
> - Incisão retroauricular.
> - Excisão de cartilagem conchal.
> - Criação de uma dobra anti-helical.
> - Correção do lóbulo.
> - Reposicionamento do pavilhão reduzido e remodelado.
> - Suturas retroauriculares.

Adicionalmente, o planejamento e a condução da cirurgia devem seguir este princípio:

> A correção é planejada na superfície auricular anterior e realizada na superfície auricular posterior.

Incisão retroauricular, exposição da superfície posterior da cartilagem e do plano mastóideo (**Fig. 15.8a-c**). A incisão cutânea é realizada cerca de 1 cm lateral e paralela ao sulco retroauricular. Esta ação tornará as cicatrizes menos destacadas do que no caso de uma incisão mais próxima à hélice, e proverá larga cobertura cutânea para as suturas modeladoras da anti-hélice (para prevenção de fístulas nas suturas). A incisão deve se estender o suficiente em direção superior para fornecer fácil acesso à crura posterior da anti-hélice. A porção inferior da incisão deve terminar na superfície posterior do lóbulo. A incisão cutânea não deve violar a cartilagem ou o pericôndrio. A pele é mobilizada no plano epipericondral até o rebordo da hélice, deixando pele aderida ao próprio rebordo. É importante descolar completamente a pele, de forma que a cartilagem auricular possa ser evertida através da incisão, expondo toda a sua superfície posterior (**Fig. 15.8b**). Pequenos pontos de sangramento podem ser acuradamente controlados com pinças de coagulação bipolar. A dissecção é estendida medial e posteriormente para exposição do periósteo do plano mastóideo. O músculo auricular posterior é ressecado, gerando espaço para o reposicionamento da concha (**Fig. 15.8c**). A artéria auricular posterior é coagulada neste momento. Cuidados são tomados para se obter uma mobilização posterior adequada da pele da mastoide. A área mobilizada deve ser aproximadamente igual à área coberta pela superfície auricular posterior.

Redução da concha através de excisão de cartilagem (**Figs. 15.9, 15.10, 15.11**). A concha é reduzida através da excisão de uma tira de cartilagem em forma de crescente. Geralmente, a concha é mais proeminente no terço médio, então, a ressecção de cartilagem deve ser mais larga neste nível (**Fig. 15.9a**). Em poucos casos, a concha é mais proeminente no terço superior (**Fig. 15.9b**) ou no terço inferior, e a porção mais larga do crescente removido é ajustada de acordo.

A incisão cartilaginosa retroauricular é planejada na superfície auricular anterior. A borda cortante proposta da cartilagem deve se situar "na sombra" da anti-hélice (**Fig. 15.10a**). Observada em secção transversal, uma transição em forma de S será criada da anti-hélice à bacia conchal, com a incisão cartilaginosa realizada na curva de transição (**Fig. 15.10b**). A cartilagem ao longo desta zona de transição é perfurada com três agulhas hipodérmicas nº 16, inseridas no lado anterior do pavilhão (**Fig. 15.10a**). A agulha superior é inserida abaixo da crura anterior, a agulha média no ponto de protrusão lateral máxima, e a agulha inferior abaixo do antitrago. A seguir, o pericôndrio e a superfície cartilaginosa são incisados no lado retroauricular com lâmina de bisturi nº 15 ao longo de uma linha imaginária semicircular conectando as agulhas. Esta incisão inicial deve ser superficial para propósitos de marcação (**Fig.**

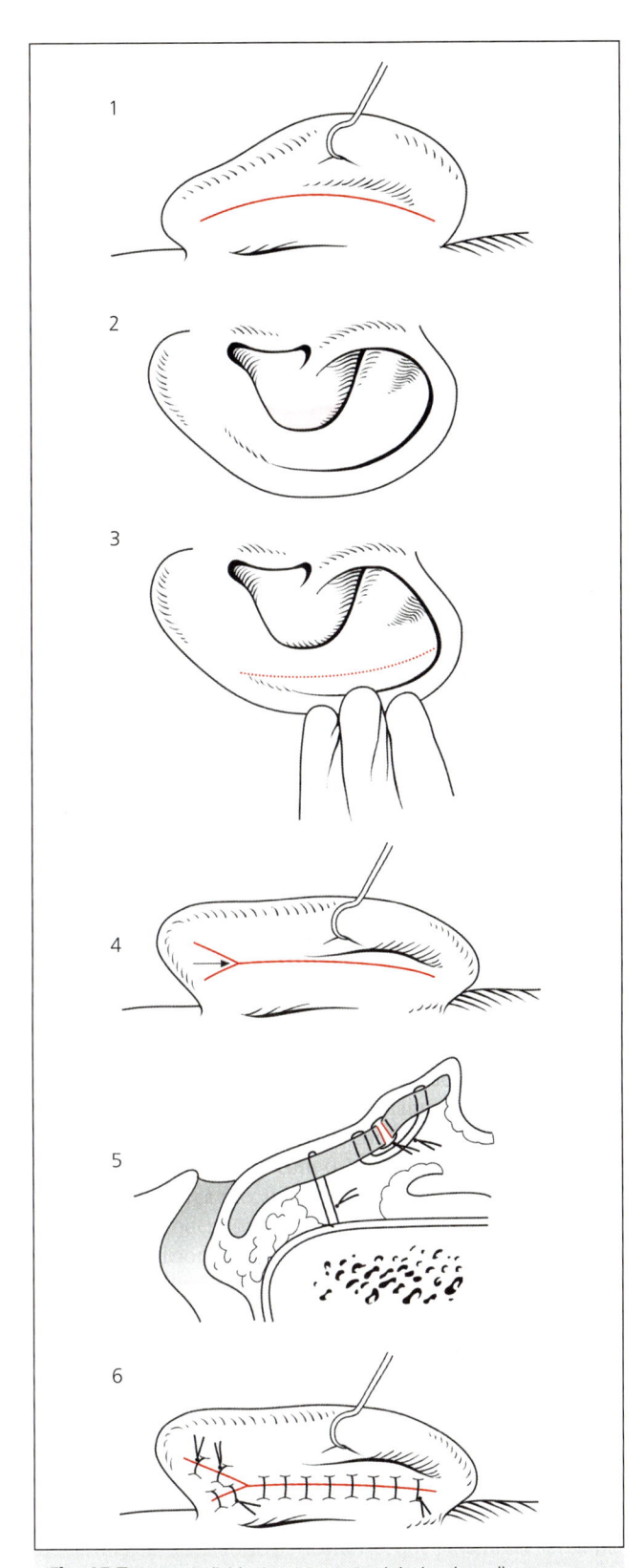

Fig. 15.7 Etapas individuais na correção cirúrgica de orelhas proeminentes:
1. incisão retroauricular
2. excisão de cartilagem conchal
3. criação de uma dobra anti-helical
4. correção do lóbulo
5. fixação do pavilhão corrigido
6. suturas retroauriculares

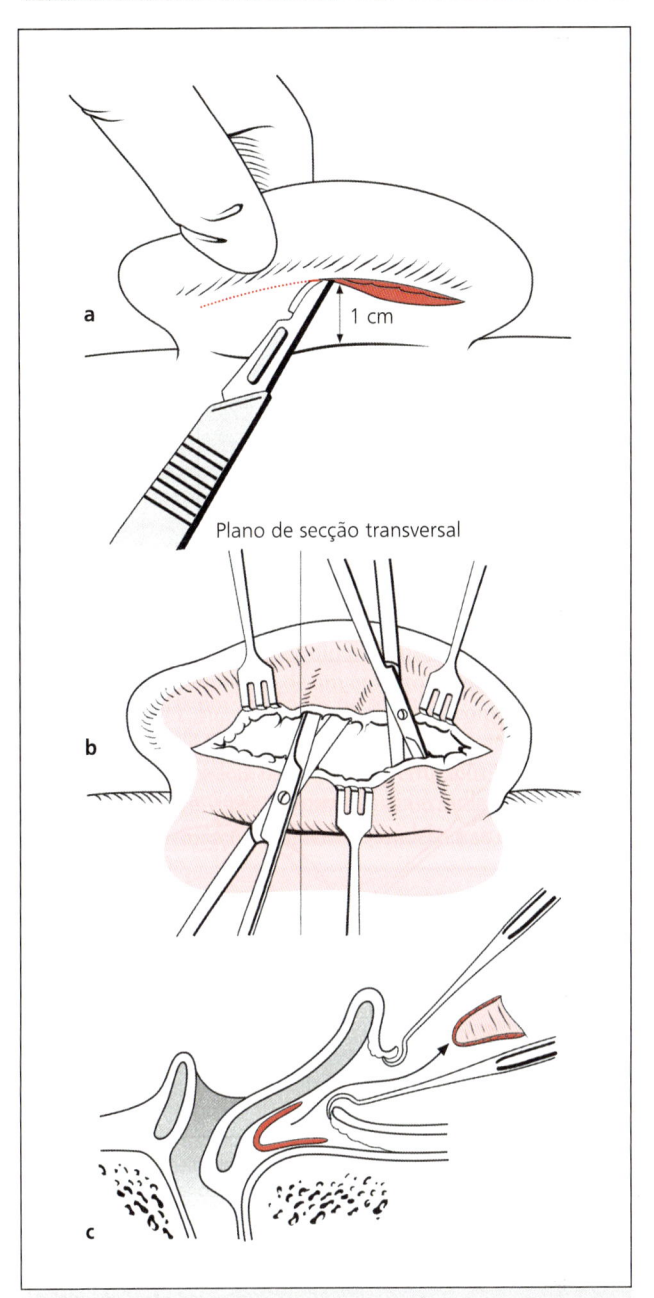

Fig. 15.8a-c Incisão e exposição da superfície auricular posterior.
a A pele é incisada cerca de 1 cm lateralmente ao sulco retroauricular.
b A pele é descolada na superfície cartilaginosa posterior com preservação do pericôndrio.
c Secção transversal no nível do conduto auditivo externo (correspondente à **Fig. 15.4**). A pele é descolada da mastoide, deixando o periósteo intacto. O músculo auricular posterior pode ser ressecado para facilitar a posterior fixação do pavilhão auricular.

15.10c). Então, as agulhas são removidas. A verdadeira secção da cartilagem é agora realizada em uma etapa, enquanto o dedo médio da mão livre realiza uma contrapressão e ajuda a impedir que o bisturi penetre o pericôndrio anterior e a pele (**Fig. 15.10d**). Toda a espessura da cartilagem deve ser seccionada em uma única ação; uma linha denteada pode ocorrer, caso o corte inicial seja superficial e aprofundado por cortes adicionais. Quando a cartilagem é apropriadamente incisada até o pericôndrio anterior, as bordas cortantes da cartilagem podem ser separadas de forma limpa. Caso a incisão penetre a pele an-

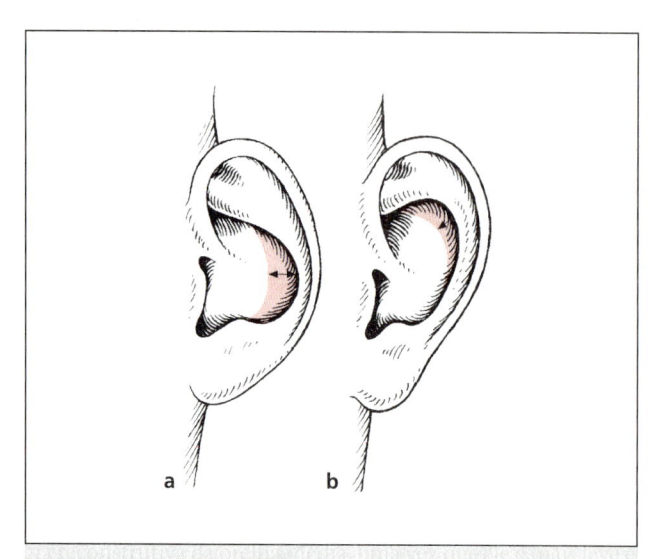

Fig. 15.9a, b Tipos de proeminência da concha.
a Proeminência do terço médio.
b Proeminência do terço superior.
A ressecção em tiras é mais larga no nível em que a concha é mais proeminente.

rior da cartilagem em um ponto circunscrito até que a cartilagem possa ser largamente pinçada com pinça de Adson-Brown. Esta pegada larga é necessária para manter a cartilagem estabilizada para as próximas dissecções. Caso somente uma área tecidual muito circunscrita seja pinçada, ela poderá facilmente ser lacerada ou deslizar da pinça. A dissecção seguinte da pele prossegue no plano subpericondral com tesouras de pontas agudas ou descoladores, mobilizando a pele até a abertura meatal e a crura da hélice (**Fig. 15.11a, b**).

> **Regras, Dicas e Truques**
> Esta extensa mobilização é necessária devido ao relativo excesso de pele que se formará após a ressecção da cartilagem. Um largo descolamento poderá distribuir a pele redundante por uma área mais larga com menor (transitório) pregueamento da pele.

A seguir, uma tira em forma crescente de cartilagem no tamanho desejado é ressecada da concha com tesouras curvas de pontas agudas (**Fig. 15.11c, d**). Sobrerressecções devem ser evitadas. É melhor reduzir a concha progressivamente até o tamanho desejado por meio de uma série de ressecções em fita menores. Todos os pontos de sangramento na superfície pericondral são cuidadosamente coagulados com pinça bipolar antes da realização das suturas cartilaginosas.

As bordas cortantes são reaproximadas com suturas cartilaginosas (**Fig. 15.11e, f**) utilizando material absorvível trançado, como Vicryl 4.0. As margens da cartilagem devem ser aproximadas de forma precisa, para evitar qualquer deslocamento superior ou inferior ou sobreposição das margens. Suturas em

terior, apesar das precauções, a ferida é suturada com material de sutura monofilamentar 6.0.

A ressecção da cartilagem pode prosseguir somente após o descolamento da pele da superfície anterior da cartilagem. Isso se inicia pelo descolamento do pericôndrio da superfície ante-

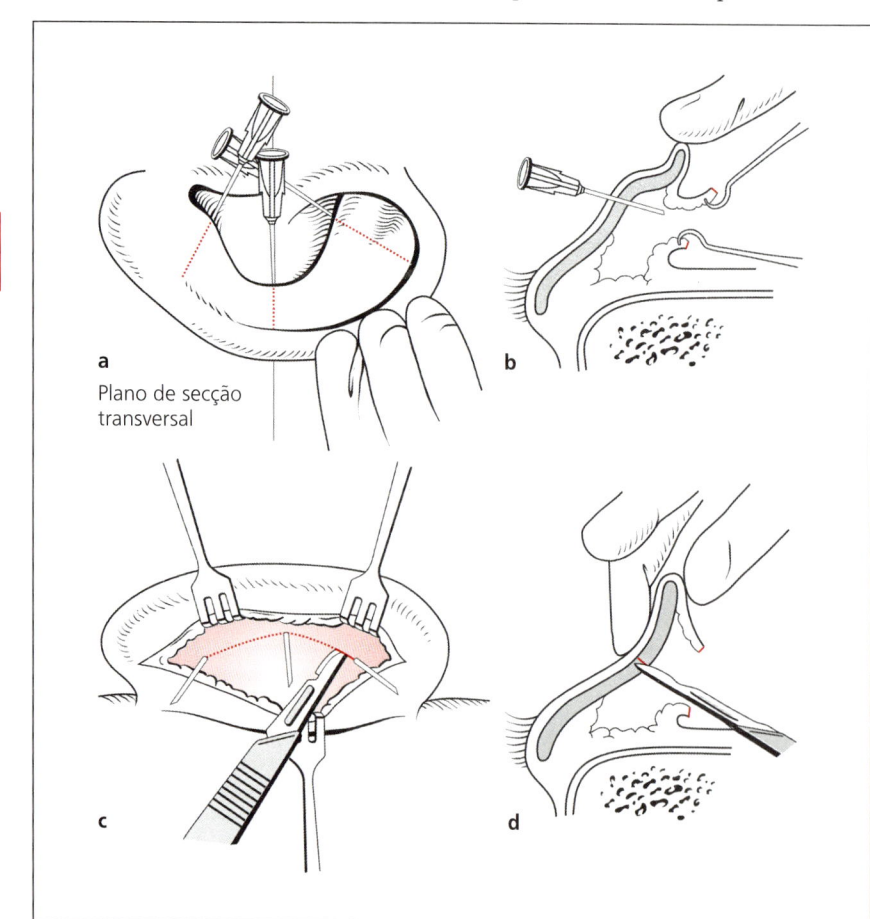

Fig. 15.10a-d Redução da concha: planejamento, exposição da cartilagem e incisão.

a Agulhas marcam a linha de incisão na cartilagem retroauricular. Cada uma é passada através da cartilagem no centro da concha, abaixo do antitrago e abaixo da crura anterior.

b Secção transversal correspondente no nível do conduto auditivo externo. A agulha é posicionada na sombra da anti-hélice que será formada.

c A cartilagem é marcada por uma incisão retroauricular superficial do pericôndrio ao longo de uma linha imaginária que conecta as três agulhas.

d Secção transversal correspondente. A cartilagem é seccionada com lâmina de bisturi nº 15, enquanto o dedo da mão livre protege a pele anterior.

a Plano de secção transversal

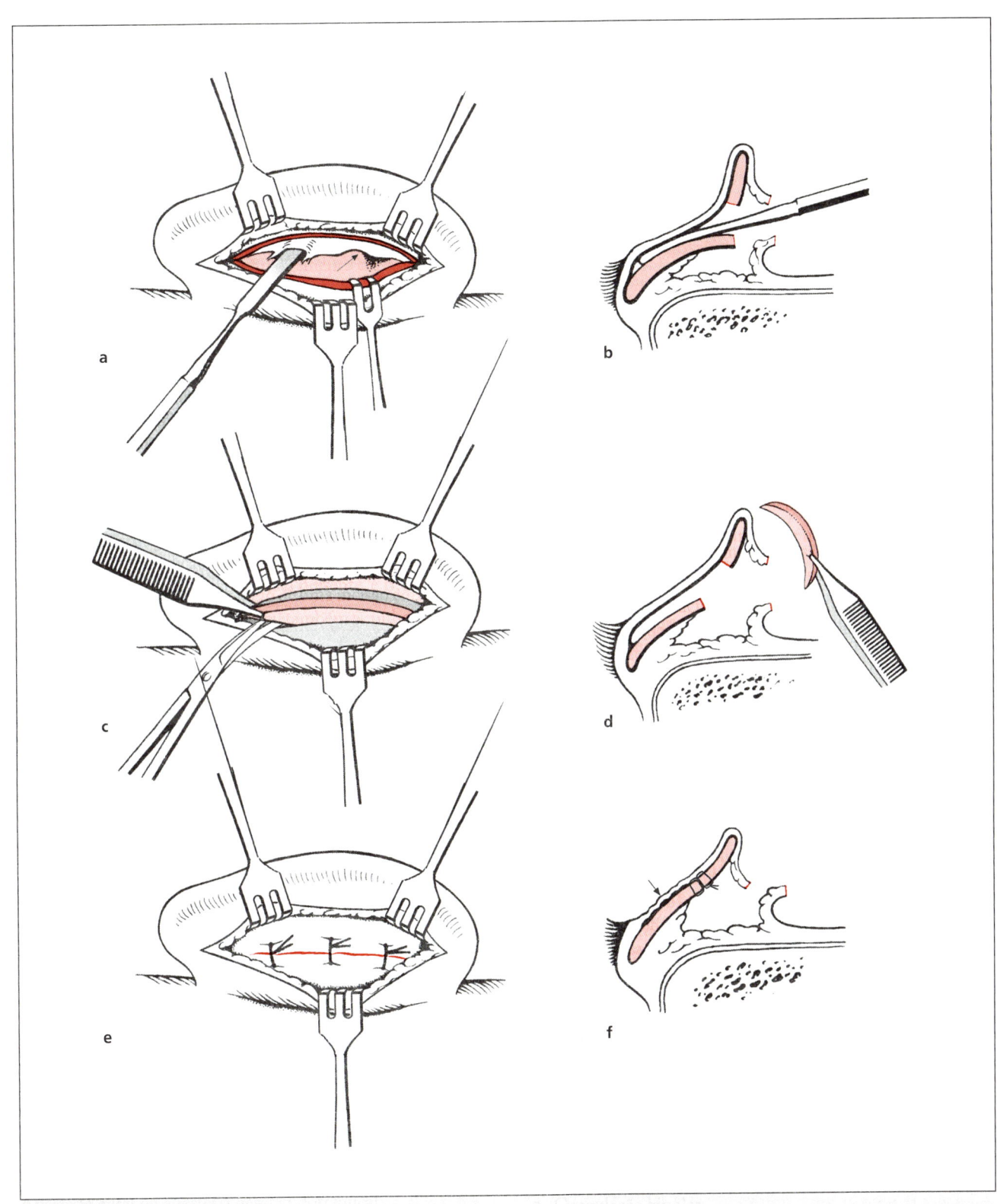

Fig. 15.11a-f Dissecção da superfície anterior da concha, ressecção da cartilagem e suturas cartilaginosas.

a A pele auricular anterior é mobilizada no plano subpericondral até a abertura meatal, com exposição da crura da hélice *(seta)*.
b Secção transversal correspondente.
c Uma tira de cartilagem em forma de crescente é ressecada com tesoura. A largura da tira de cartilagem deve ser maior no nível da máxima proeminência da concha.
d Secção transversal correspondente.
e As margens da cartilagem são aproximadas com suturas absorvíveis em 8.
f Secção transversal correspondente. O relativo excesso de pele forma pequenas pregas temporárias ao longo da superfície anterior *(seta)*.

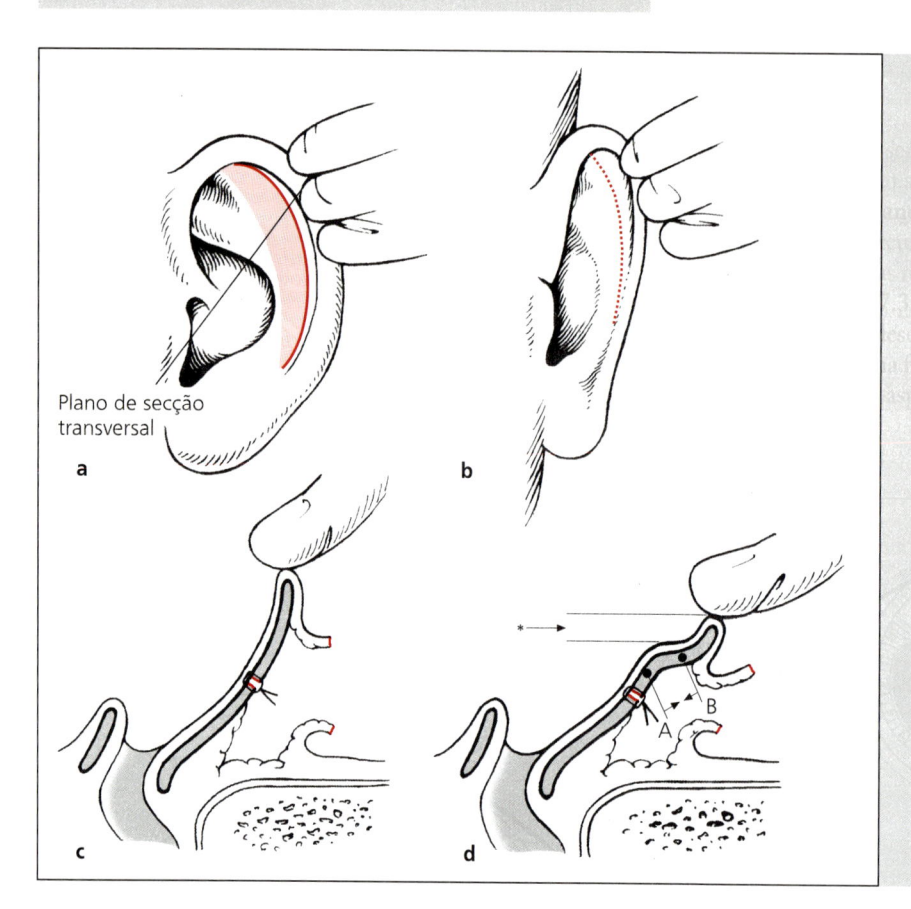

Fig. 15.12a–d Criação de uma dobra anti-helical.

a Criação da dobra anti-helical por posicionamento manual da hélice em visão lateral. A linha reta marca a localização dos planos de secção transversal em **c** e **d**.

b Visão anterior.

c, d Secção transversal auricular antes e após o posicionamento da hélice. O objetivo da cirurgia corretiva é posicionar a hélice, de forma que ela seja meramente visível lateralmente à anti-hélice (*). Isso é alcançado pela aproximação dos dois pontos cartilaginosos A e B.

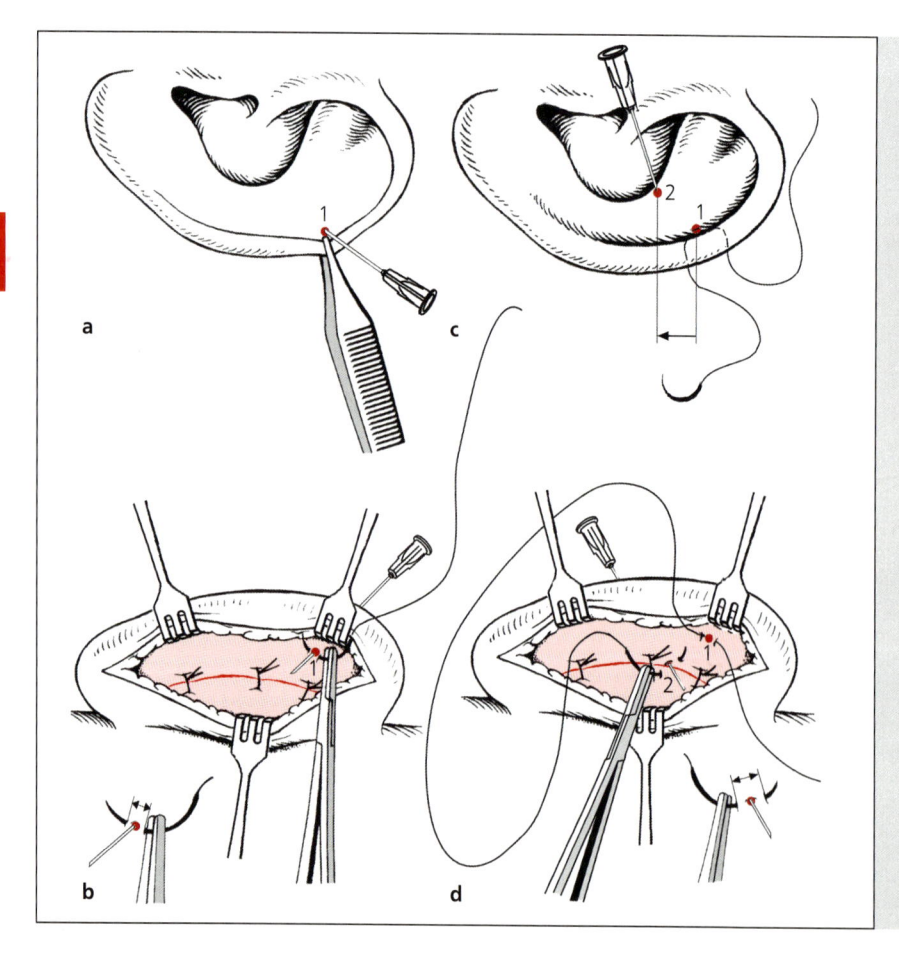

Fig. 15.13a–d Definindo um par de pontos na superfície auricular anterior. As suturas de modelagem são posicionadas na superfície posterior.

a O ponto 1 na superfície anterior da escafa é localizado através de tração com pinça e marcado com uma agulha.

b Uma sutura é passada através do ponto 1, perfurando a cartilagem em um ponto único (ver *setas* abaixo à esquerda).

c O ponto 2 em oposição é localizado na sombra da anti-hélice. Ele é ligeiramente deslocado em direção ao lóbulo *(ver seta)*.

d Uma larga mordida de sutura é realizada através da cartilagem, geralmente na área da incisão conchal prévia (ver *setas* abaixo à direita).

oito são mais adequadas para uma coaptação acurada. Ao menos três suturas com largas mordidas de cartilagem devem ser utilizadas.

Criação de uma dobra anti-helical (Figs. 15.12, 15.13, 15.14, 15.15). O *roll* desejado da anti-hélice pode ser elevado por meio de reposicionamento manual da hélice (**Fig. 15.12a, b**). Visto em secção transversal, torna-se claro que esta dobra é criada pela aproximação de dois pontos correspondentes de cartilagem (**Fig. 15.12c, d**). A localização destes pontos é mais acuradamente determinada na superfície auricular anterior e marcada com agulhas. O primeiro ponto cartilaginoso é definido na escafa no terço superior do pavilhão através da aplicação de pressão com as pontas da pinça, sendo uma agulha passada através das superfícies anterior e posterior naquele ponto (**Fig. 15.13a**). Uma sutura não absorvível monofilamentar (p. ex., Ethibond 4.0) é passada através de toda a espessura da cartilagem *naquele único ponto* pelo lado posterior (**Fig. 15.1 b**).

> **Regras, Dicas e Truques**
> A superfície auricular anterior é checada para se certificar de que a sutura não envolva a pele anterior.

O ponto correspondente a esta sutura inicial é localizado na sombra da anti-hélice, sendo deslocado para uma posição ligeiramente oblíqua em direção ao lóbulo (**Fig. 15.13c**). Geralmente, este ponto corresponde ao local da incisão conchal prévia. Este ponto, também, é marcado com agulha e sutura monofilamentar, na qual se realiza uma *larga mordida* através da cartilagem sem perfurar a pele anterior. Ela pode englobar a incisão existente na cartilagem conchal (**Fig. 15.13d**). A compensação entre estes dois pontos de sutura produzirá a discreta curvatura desejada no eixo longitudinal da anti-hélice. Neste momento, o cirurgião ata as extremidades da sutura com dois nós *slip-proof* enquanto avalia a dobra da anti-hélice (**Fig. 15.14a, b**). Quando vista frontalmente, a hélice deve se situar apenas ligeiramente para fora da anti-hélice, ou ao menos no mesmo nível (**Fig. 15.14d**). Desvios posteriores marcantes da hélice não são naturais e devem ser evitados. Esta sutura central é suplementada por, ao menos, duas suturas adicionais realizadas superior e inferiormente a ela (**Fig. 15.14c**). É possível posicionar todas as suturas antes de atá-las, mas atá-las imediatamente após o posicionamento de cada sutura permite o desenvolvimento da nova forma, de modo que a posição da sutura seguinte pode ser ajustada de acordo.

> **Regras, Dicas e Truques**
> A sutura de modelagem da anti-hélice passa através de um único ponto na escafa, mas deve englobar largamente a cartilagem conchal.

Caso uma prega perpendicular surja na cartilagem escafal quando a sutura é atada, isso significa que a sutura naquela localização englobou uma área mais larga, não somente um ponto único, ou que as suturas adjacentes causaram um "enfeixamento" da cartilagem intermediária (ver **Fig. 15.12**). As suturas devem ser refeitas (ver **Fig. 15.22**). Quando as suturas são atadas, a pele retroauricular deve ser ligeiramente elevada com um gancho com dente único para mantê-la fora do nó.

O terço inferior da anti-hélice merece especial atenção. Neste ponto, a cartilagem helical se separa da anti-hélice, po-

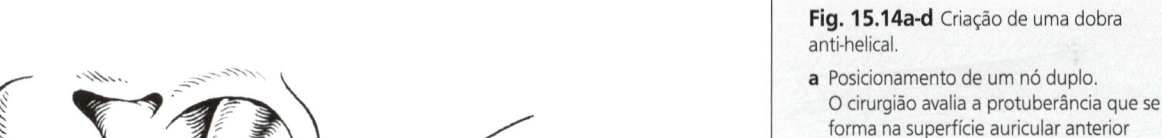

Fig. 15.14a-d Criação de uma dobra anti-helical.

a Posicionamento de um nó duplo. O cirurgião avalia a protuberância que se forma na superfície auricular anterior quando os nós são atados.

b Secção transversal correspondente.

c A sutura de retenção central é suplementada por duas suturas adicionais. A sutura cartilaginosa na concha deve ser deslocada na direção do lóbulo. A sutura deve transpassar a cartilagem escafal em um ponto único, realizando uma mordida mais larga na bacia conchal.

d Secção transversal correspondente. A fixação da hélice deve deixar o rebordo helical ligeiramente lateral em relação à anti-hélice (setas) ou deve manter as duas características no mesmo nível.

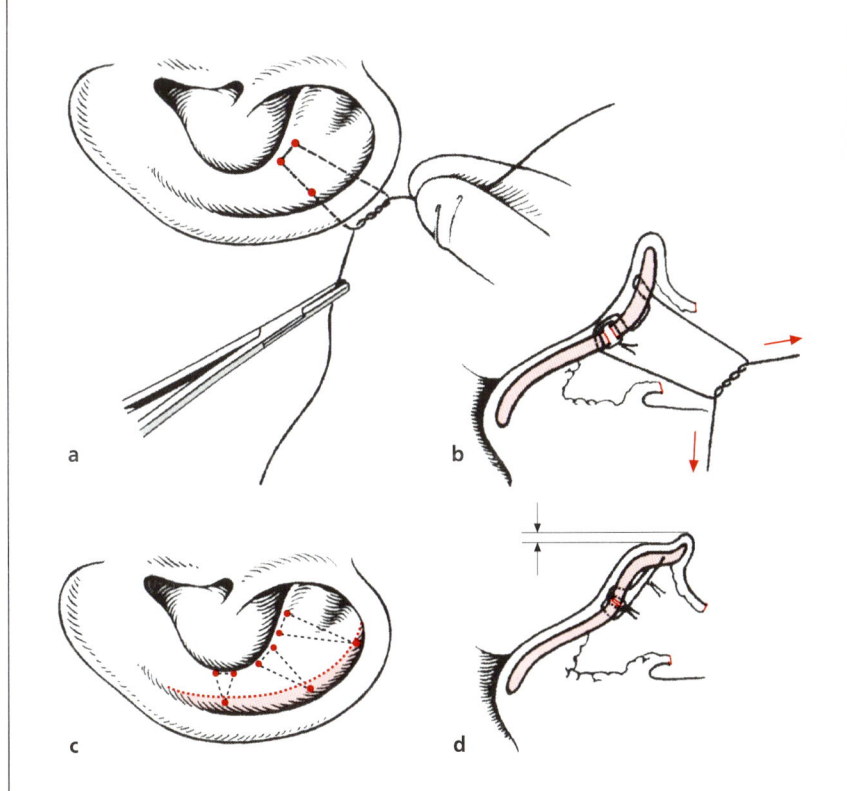

dendo causar protrusão do lóbulo (ver **Fig. 15.16**). Uma sutura de aproximação entre a hélice e o antitrago pode ser suficiente para mover o lóbulo para a posição desejada. Entretanto, esta sutura não deve deformar o antitrago ou rodá-lo lateralmente, entretanto. É melhor, nestes casos, utilizar uma Y-V Plastia para reposicionamento do lóbulo, como descrito abaixo (ver **Fig. 15.17**). Adicionalmente, as suturas de modelagem não devem exercer tensões indevidas na anti-hélice. Isso pode produzir uma anti-hélice de borda muito cortante, suscetível à necrose da pele, e uma prega cartilaginosa transversal pode ocasionalmente se formar (ver **Fig. 15.22**). Ao mesmo tempo, suturas de modelagem acuradamente realizadas podem compensar uma anti-hélice que pareça muito alta nesta área através da incorporação da porção vertical da concha na nova anti-hélice. Isso requer um ajuste considerável no nível do par de pontos correspondentes: Enquanto o ponto escafal é definido como de costume, o segundo ponto é posicionado mais no assoalho da concha. Ao atar a sutura, a porção vertical da concha rolará para fora até que ambos os pontos cartilaginosos estejam no mesmo nível. Esta manobra é tecnicamente difícil e requer frequentemente várias tentativas. É mais fácil reduzir a concha com a técnica de ressecção acima descrita.

Modificação para cartilagens rígidas (**Fig. 15.15**). Cartilagens auriculares rígidas e pesadas (principalmente em adultos) possuem uma grande capacidade de "efeito-mola" ou retração, e a modelagem da anti-hélice isoladamente com suturas pode levar à erosão das suturas através da cartilagem. Nestes casos, as suturas de modelagem devem ser suplementadas pelo *enfraquecimento e pela modelagem direta da cartilagem*. Isso pode ser realizado através de incisões de relaxamento na cartilagem anterior ou do adelgaçamento da cartilagem posterior com uma broca diamantada arredondada. O adelgaçamento da cartilagem deve incluir toda a superfície da anti-hélice no lado posterior. A vantagem desta técnica é que ela não requer inci-

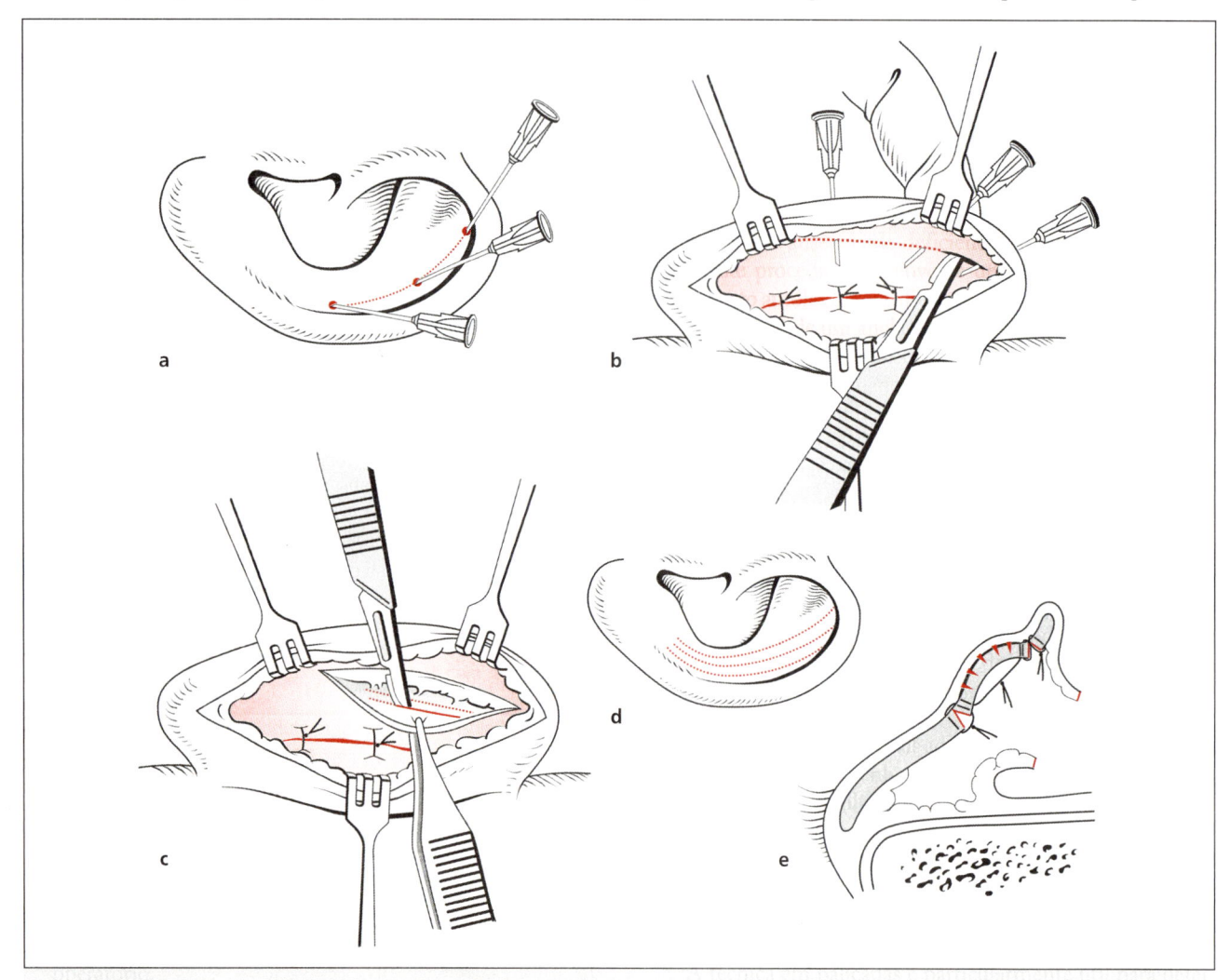

Fig. 15.15a-e Criação de uma dobra anti-helical em cartilagens rígidas.

a A incisão cartilaginosa planejada na escafa é marcada com agulhas inseridas pelo lado anterior.

b O pericôndrio posterior é incisado superficialmente, em continuidade com as agulhas de marcação da crura posterior da anti-hélice até a cauda da hélice.

c A margem exposta da cartilagem é pinçada com pinça de Adson-Brown, e o pericôndrio é descolado da superfície anterior para a fossa triangular e bacia conchal. Incisões rasas são então realizadas paralelamente ao eixo da anti-hélice com lâmina de bisturi nº 15.

d Visão por transparência das incisões de relaxamento através da pele auricular anterior.

e Forma da anti-hélice após sutura de retenção, visão em secção transversal. Cuidado: Caso as incisões de relaxamento sejam muito profundas, margens cartilaginosas agudas ocorrerão.

sões na cartilagem. Por outro lado, a técnica de Stenström de relaxamento da cartilagem utiliza as propriedades biomecânicas da cartilagem. A realização de incisões superficiais em um dos lados da cartilagem cria uma preponderância da tensão da cartilagem no lado oposto, levando a cartilagem a se entortar em direção à superfície relaxada (ou seja, a superfície relaxada se torna convexa).

A superfície anterior da anti-hélice é exposta por meio de uma incisão cartilaginosa posterior. A posição correta da incisão na superfície posterior da cartilagem é novamente definida com agulhas de marcação introduzidas pelo lado anterior. Elas são posicionadas por intermédio da escafa em três pontos ao longo da curva de transição entre a escafa côncava e a anti-hélice convexa (**Fig. 15.15a**). Os pontos com agulhas são interconectados na superfície posterior através da incisão do pericôndrio com uma lâmina nº 15 para marcação da localização da incisão (**Fig. 15.15b**). A incisão envolvendo toda a espessura da cartilagem é realizada em uma ação contínua, novamente utilizando o dedo da mão livre para aplicar contrapressão e proteger a pele auricular anterior. O pericôndrio é descolado em uma área circunscrita na superfície anterior, a cartilagem é firmemente pinçada com pinça Adson-Brown e o pericôndrio é removido de toda a área da dobra anti-helical proposta. A cartilagem anterior é, então, incisada paralelamente ao eixo da anti-hélice (**Fig. 15.15c, d**).

> **Regras, Dicas e Truques**
>
> As incisões de relaxamento devem ser bastante superficiais. Se forem muito profundas, margens cartilaginosas visíveis resultarão. Outra opção é fazer incisões em cruzes na superfície cartilaginosa.
>
> Esta técnica de enfraquecimento produzirá a dobra anti-helical desejada sem medidas adicionais, mas a modelagem definitiva e controlada da anti-hélice com suturas de retenção não absorvíveis ainda deverá ser realizada (**Fig. 15.15e**). A incisão cartilaginosa para exposição da superfície anterior da anti-hélice deve ser fechada com suturas absorvíveis, como acima descrito para a incisão conchal.

Fixação do lóbulo (**Figs. 15.16 e 15.17**). Neste estágio da cirurgia, o cirurgião deve sempre checar se o lóbulo ainda está proeminente após a fixação do pavilhão, necessitando de correção. Um lóbulo proeminente é especialmente destacado após a correção do pavilhão (**Fig. 15.16a**). Esta protrusão pode ser causada por um lóbulo espesso e carnudo ou pela rotação lateral da cauda da hélice (**Fig. 15.16b**). Isso é avaliado aplicando-se uma delicada pressão manual na base do lóbulo. Caso uma retração marcante da cartilagem esteja presente, a cauda da hélice poderá ser transversalmente seccionada. Inicialmente, a área livre de cartilagem entre o antitrago e cauda da hélice

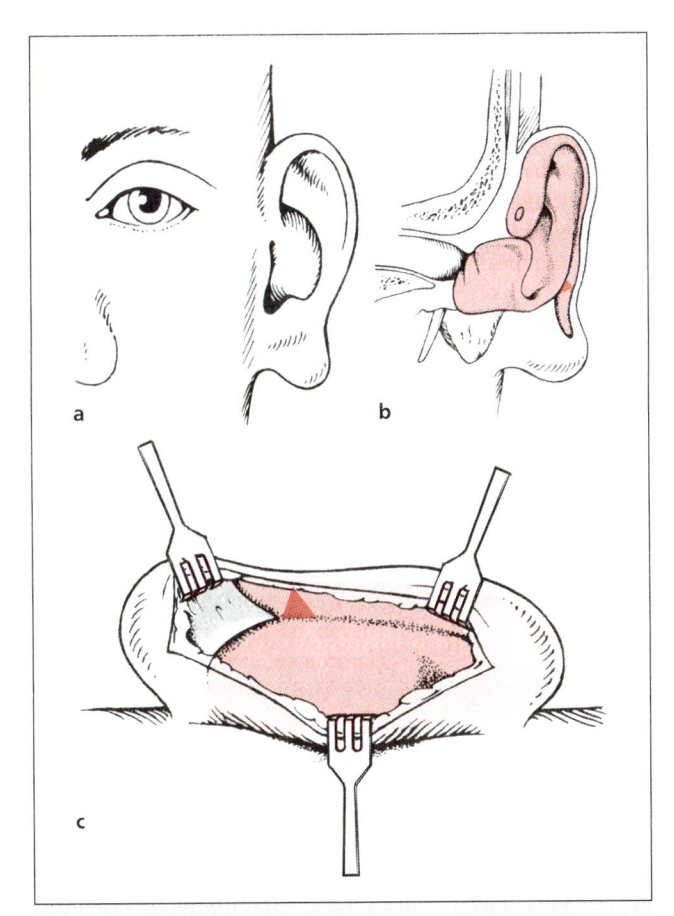

Fig. 15.16a-c Correção do lóbulo através de reposicionamento da cauda da hélice.

a O lóbulo protrui lateralmente quando em visão frontal.

b Embora o lóbulo em si não contenha cartilagem, a cauda da hélice pode fazer com que ele se desvie lateralmente (a ressecção cartilaginosa proposta é marcada).

c Uma cunha cartilaginosa medialmente fundamentada é removida da cauda da hélice para alterar o seu alinhamento.

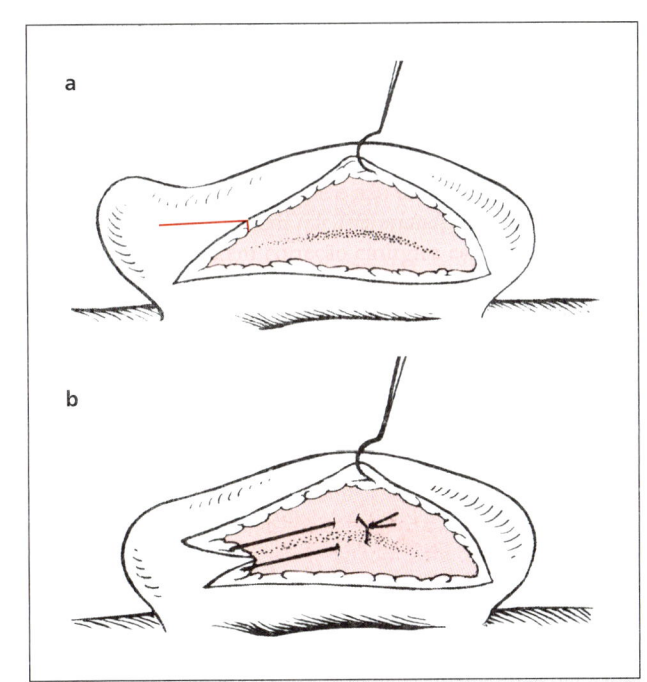

Fig. 15.17a, b Correção do lóbulo através de Y-V plastia.

a Uma protrusão de tecidos moles do lóbulo pode ser corrigida através de avanço da pele. Isso é realizado através de uma incisão auxiliar em um ângulo com a incisão retroauricular existente, transformando a incisão linear em uma incisão em forma de Y. O lóbulo é descolado, e uma sutura de colchoeiro é realizada entre o retalho cutâneo triangular e a superfície cartilaginosa posterior.

b Ao se atar o nó, desloca-se o triângulo superiormente, permitindo o deslocamento medial controlado do lóbulo.

é livremente dissecada no lado posterior, e a cauda é exposta. A completa secção da cauda na extremidade deste segmento livre de cartilagem, combinada, caso necessário, com uma pequena excisão cartilaginosa em cunha, poderá ser suficiente para alinhar a cauda da hélice com o eixo longitudinal da hélice (**Fig. 15.16c**). Como na protrusão isolada de tecidos moles do pavilhão, uma Y-V Plastia pode então ser adicionada para permitir uma fixação *controlada*.

Em contraste à V-Y Plastia, que utiliza uma incisão cutânea em V, avanço da pele e uma linha de sutura em Y para alongar a pele, uma *Y-V Plastia* produz o efeito oposto, de *encurtamento tecidual* (**Fig. 15.17**). Nesta técnica, a pele posterior do lóbulo é incisada através de uma incisão auxiliar em um ângulo agudo com relação à incisão retroauricular existente, e um retalho cutâneo triangular de base inferior é elevado. Caso o ápice deste triângulo seja pinçado e ligeiramente tracionado em direção cefálica, ele produzirá uma visível fixação do lóbulo quando visto pelo lado anterior. Uma sutura de colchoeiro subcutânea 4.0 é passada através do ápice do retalho cutâneo e através do pericôndrio na superfície posterior da cartilagem conchal (**Fig. 15.17b**). O vetor de tensão correto é determinado pela tração superior das extremidades da sutura em várias direções antes da passagem da sutura através do pericôndrio. Quando a sutura for atada, o cirurgião poderá visualizar a orelha anteriormente, enquanto ata lentamente o nó para determinar o grau ótimo de correção do lóbulo.

Fixação do pavilhão auricular (**Fig. 15.18**). Após a redução da concha, da criação da dobra anti-helical e da correção do lóbulo, o pavilhão deve ser fixado para se obter um ângulo conchomastóideo normal de cerca de 30°. Pinças são novamente posicionadas na superfície auricular anterior para se determinar qual ponto na concha é o mais apropriado para se mover o pavilhão para mais próximo ao plano mastóideo. Este ponto na cartilagem se localiza geralmente logo acima do centro da concha, e o melhor efeito de fixação é obtido com uma discreta tração posterossuperior. O ponto é marcado com uma agulha, e uma sutura monofilamentar não absorvível (p. ex., Ethibon 4.0) é passada através da cartilagem e do pericôndrio pelo lado retroauricular (**Fig. 15.18a, b**). Novamente, a tração nas extremidades da sutura determinará a direção de tração que produzirá o efeito desejado ótimo. O periósteo da mastoide é agora perfurado nesta direção para criação de um caminho para a su-

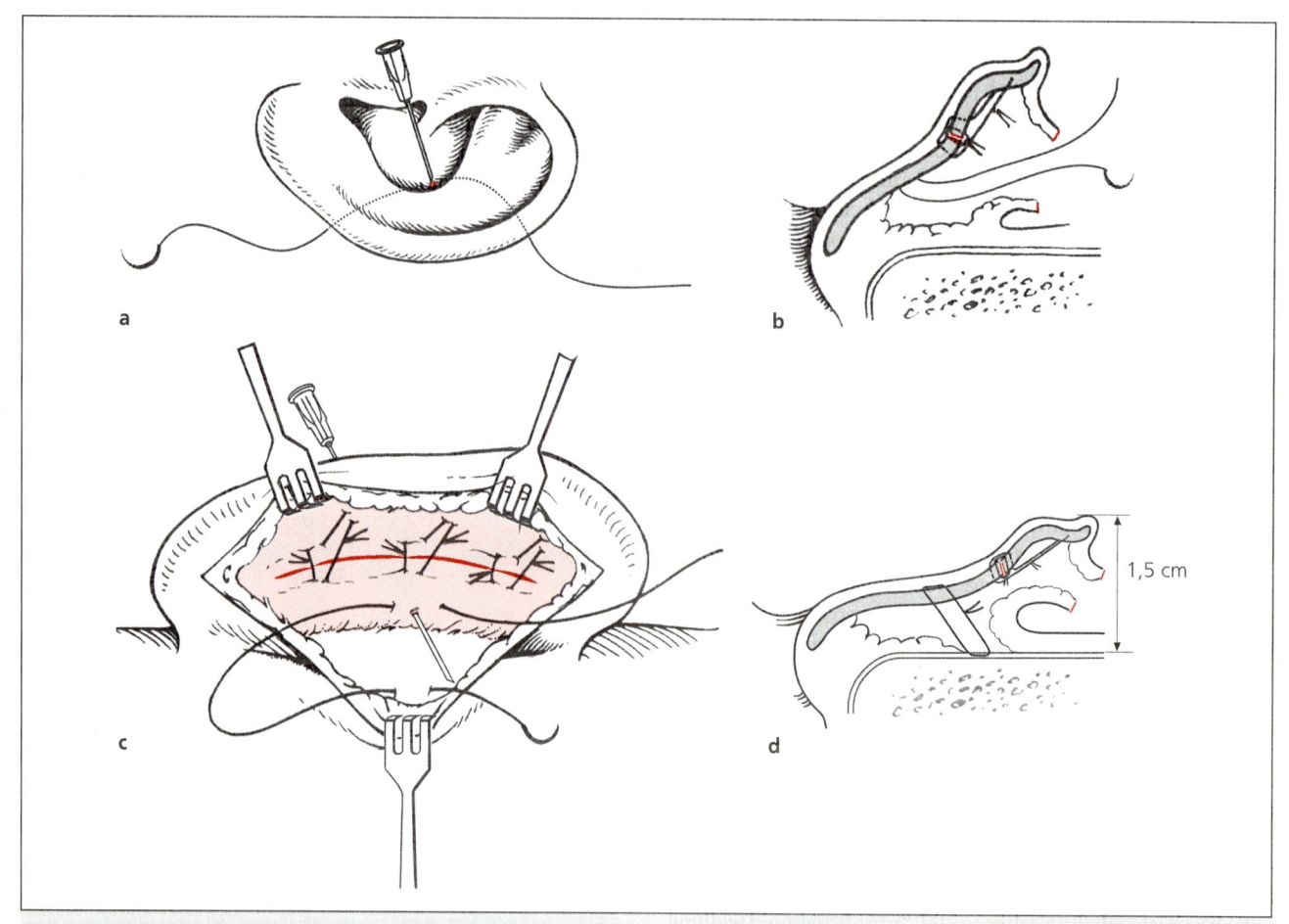

Fig. 15.18a-d Fixação auricular com sutura conchomastóidea.
a O ponto cartilaginoso apropriado na concha é marcado com uma agulha, e uma sutura é passada pelo lado posterior.
b Secção transversal correspondente. A sutura é feita com uma mordida larga na cartilagem.
c A sutura é passada através do periósteo que cobre a mastoide em configuração em colchoeiro.
d Secção transversal correspondente. A sutura deve encurtar a distância hélice-mastoide para cerca de 1,5 cm, reduzindo o ângulo conchomastóideo para 30°. A sutura conchomastóidea deve ser deslocada posteriormente para garantir que a cartilagem conchal deslocada não estreite a abertura meatal.

tura em forma de U (**Fig. 15.18c**). Esta sutura de ancoragem deve ser posicionada o mais anteriormente possível durante a retração da pele da mastoide. Isso é necessário para se garantir que os vetores de força produzam o desejado efeito de fixação no pavilhão auricular.

> **Regras, Dicas e Truques**
> Caso a sutura da mastoide seja realizada muito próxima ao conduto auditivo externo, ela tenderá a tracionar a cartilagem conchal em direção à abertura do conduto, podendo causar estenose do conduto.

Assim, a fixação da cartilagem conchal ao periósteo da mastoide não apenas produz uma fixação generalizada do pavilhão, mas também retifica a cartilagem conchal e mantém a patência do conduto auditivo. Um efeito adverso potencial desta sutura é deslocar o sulco retroauricular posteriormente, posicionando-o aproximadamente no mesmo nível da sutura do periósteo (**Fig. 15.18d**). A correção simétrica de ambos os pavilhões é facilitada pela checagem da fixação com uma régua posicionada contra a mastoide (1,5 cm da hélice média ao escalpo mastóideo).

Ressecção e fechamento da pele (**Fig. 15.19**). A fixação do pavilhão, combinado ao deslocamento posterior do sulco retroauricular, produz um excesso de pele retroauricular (**Fig. 15.19a**). A pele redundante é cuidadosamente ressecada com tesouras, mantendo-se em mente que a pele retroauricular assim reduzida não é capaz de proteger permanentemente a fixação auricular contra qualquer força de retração cartilaginosa que ainda possa estar presente. Quanto maior o ângulo conchomastóideo pré-operatório, maior o excesso de pele após a correção. Após a ressecção da pele, as bordas subcutâneas da ferida são inicialmente reaproximadas com várias suturas absorvíveis. A superfície da pele também deve ser fechada com suturas absorvíveis (**Fig. 15.19c**). Isso é vantajoso tanto para crianças quanto para adultos, dada a dificuldade de acesso à linha de sutura.

Curativo e outros cuidados (**Fig. 15.20**). É importante prevenir o acúmulo subpericondral de sangue (hematoma), especialmente quando a pele auricular anterior tiver sido mobilizada. Essa prevenção é auxiliada pelo tamponamento dos contornos auriculares com tiras de gaze, que são precisamente moldadas para as concavidades recém-formadas. Isso pode ser realizado, por exemplo, com chumaços de algodão impregnados com pomada (p. ex., geleia de petróleo contendo antibiótico), de forma que estes possam ser mais facilmente moldados nos

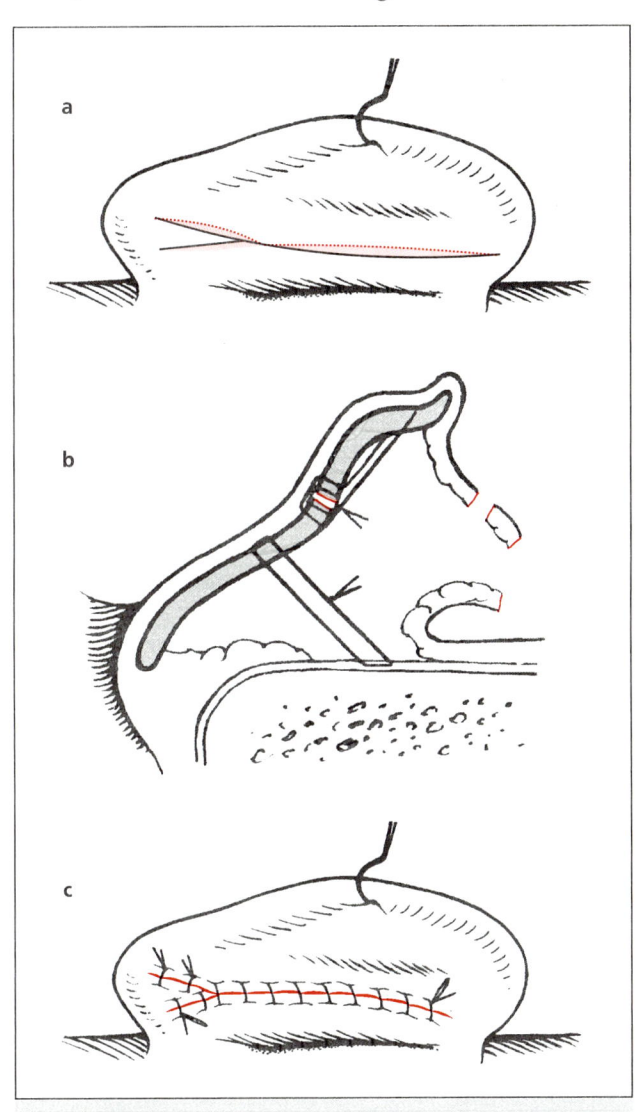

Fig. 15.19a-c Fechamento da ferida retroauricular.
a A fixação do pavilhão auricular e do lóbulo cria uma redundância de pele retroauricular, que deve ser ressecada antes do fechamento da pele.
b Secção transversal: a sutura conchomastóidea causa um deslocamento posterior do sulco retroauricular.
c A pele é fechada com uma sutura contínua, a incisão auxiliar do lóbulo com suturas interrompidas.

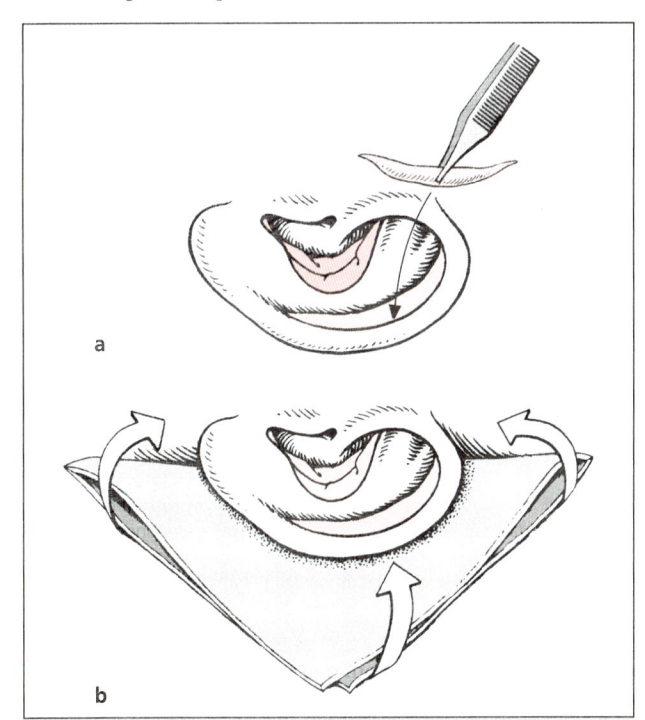

Fig. 15.20a, b Curativo após otoplastia.
a Tiras de gaze impregnadas com antibiótico são modeladas no interior da escafa da concha e, caso necessário, da fossa triangular.
b Uma compressa é dobrada em triângulo e posicionada sobre a pele retroauricular. As extremidades são dobradas sobre o pavilhão auricular (*setas*).

contornos laterais da orelha. Cuidados particulares são tomados para o tamponamento da escafa e da concha (**Fig. 15.20a**). A seguir, uma compressa estéril é dobrada em um triângulo e seu lado mais longo, também impregnado com pomada, é posicionado atrás da orelha (**Fig. 15.20b**). O objetivo desta compressa é exercer uma delicada pressão anterior na pele retroauricular e mastóidea mobilizada, para criação de um sulco retroauricular. Os cantos do curativo triangular são então dobrados sobre o pavilhão auricular e cobertos com um curativo estéril adicional. Finalmente, a cabeça é envolta com uma bandagem circunferencial elástica, tomando cuidado para *não apertá-la em demasia*.

Geralmente, o curativo permanece por 5 dias. Ao ser removido, o pavilhão é checado quanto a hematomas, pontos de compressão, infecções e deiscências retroauriculares. O cabelo pode ser lavado com xampu após 8 dias, quando as suturas retroauriculares já terão se dissolvido e a incisão cutânea deverá estar impermeável à contaminação bacteriana. O paciente é orientado a utilizar um curativo circunferencial na cabeça ou uma bandagem elástica para prevenir que as orelhas sejam acidentalmente dobradas para frente durante o sono, e deve abster-se de atividades esportivas por um total de 6 semanas. Visitas de *follow-up* são geralmente agendadas em 2 semanas após a cirurgia e cerca de 3 a 6 meses a seguir, para um exame final, que inclui documentação fotográfica.

Regras, Dicas e Truques – Correção de Problemas Pós-Operatórios

Deformidades residuais após otoplastias podem ser notadas em localizações típicas. Idealmente, elas devem ser reconhecidas e tratadas intraoperatoriamente. A pronta intervenção cirúrgica dentro de 1 a 2 semanas apresenta também uma alta taxa de sucesso, uma vez que a deformidade cartilaginosa ainda não se tornou fixa pela cicatrização. Suturas de modelagem podem ainda ser removidas, reposicionadas ou adicionadas durante este período.

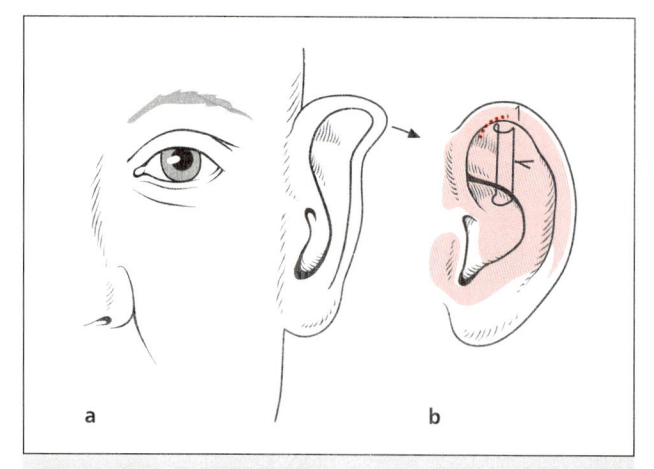

Fig. 15.21a, b Deformidade residual após otoplastia.
a "Orelhas em telefone". A crura posterior da anti-hélice não se formou adequadamente, levando à protrusão da hélice superior.
b Este problema é corrigido por meio de uma sutura cartilaginosa posterior adicional, que se estende do polo superior da hélice até a crura anterior da anti-hélice. Uma incisão cartilaginosa transversal pode ter de ser adicionada para separar a hélice da crura posterior (1).

Caso o terço central do pavilhão auricular tenha sido bem corrigido (ou até mesmo sobrecorrigido), mas o lóbulo ou o terço superior da hélice ainda apresente uma relativa proeminência, uma "*deformidade em telefone*" se apresenta. Neste caso, uma sutura de modelagem deve ser adicionada para fixar a hélice superior (**Fig. 15.21**). Como todas as suturas de retenção, ela deve ser realizada com material monofilamentar não absorvível em forma de sutura de colchoeiro, inferiormente à crura anterior da anti-hélice, no ponto ótimo de correção, previamente marcado na escafa anterior. Esta sutura é apertada somente até que a hélice aparente estar normalmente posicionada, em visão frontal.

Outras deformidades do rebordo da hélice próximas à crura posterior podem ocorrer em casos nos quais a última sutura de modelagem foi realizada muito próxima ao rebordo da hélice, levando a crista da anti-hélice a se tornar contínua à hélice. Isso é prevenido através do posicionamento da última sutura a uma distância suficiente da hélice, para achatar a terminação da dobra da anti-hélice. De outro modo, a anti-hélice pode ser "desacoplada" da hélice através da realização de uma pequena incisão na cartilagem escafal, perpendicular ao eixo longo da anti-hélice (**Fig. 15.21b**). Isso evita que a convexidade da crura posterior seja transmitida ao rebordo da hélice. Entretanto, a regra a seguir deve ser notada:

> **Regras, Dicas e Truques**
> Evitar sempre a excessiva fixação da hélice "para trás da anti-hélice".

Duas outras deformidades residuais envolvem a anti-hélice e a escafa. Ao se atar as suturas de modelagem da anti-hélice, pode-se elevar uma *prega transversa* na cartilagem escafal (**Fig. 15.22**). Isso pode ser consequência do fato de que a mordida da sutura na cartilagem escafal foi muito larga durante a criação da anti-hélice. A agulha deve perfurar a cartilagem anterior e o pericôndrio *em um único ponto*. Caso esta prega transversal de cartilagem esteja presente e não desapareça quando uma discreta pressão seja aplicada na superfície anterior, a sutura da cartilagem deve ser removida e refeita.

É desejável haver uma discreta curva no eixo longitudinal da anti-hélice. Apesar do uso de uma sutura de colchoeiro de

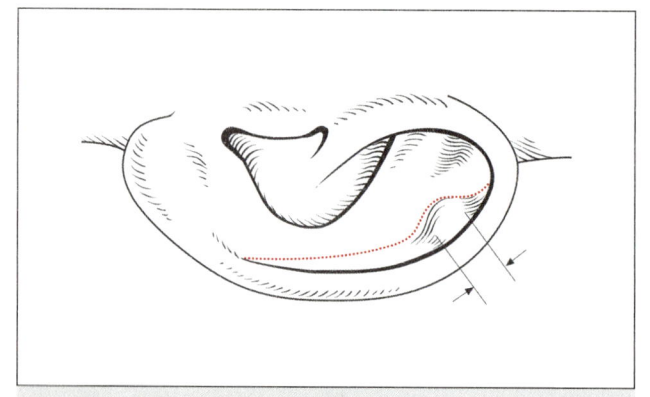

Fig. 15.22 Prega cartilaginosa na escafa.
A mordida da sutura na cartilagem escafal foi muito larga (*setas*) durante a criação da anti-hélice, levando à formação de uma crista, quando a sutura foi atada. Este problema é corrigido por meio da remoção e realização de suturas de retenção na anti-hélice.

compensação para a produção desta curva (Fig. 15.14c), a anti-hélice frequentemente inclui um segmento relativamente retificado de aparência não natural (Fig. 15.23a).

> **Regras, Dicas e Truques**
> Uma sutura conchomastóidea acuradamente posicionada pode produzir uma fixação auricular, da mesma forma que um eixo curvo da anti-hélice.

Novamente, o ápice da curva desejada é localizado através da sondagem da superfície anterior com uma pinça (Fig. 15.23b). O ponto deve se situar dentro da sombra da anti-hélice. Uma pressão com a pinça pode facilmente determinar se a curva desejada da anti-hélice será obtida. Este ponto na cartilagem é englobado pelo lado posterior com uma sutura não absorvível. Tração nas extremidades da sutura define a direção mais favorável de tração. A agulha é passada nesta direção através do periósteo da mastoide e atada (Fig. 15.23c).

Além das deformidades notadas no pós-operatório imediato, existem outras deformidades que podem se desenvolver durante o período subsequente de cicatrização e são assim classificadas como complicações tardias no sentido mais amplo do termo (**Tabela 15.1**).

Irregularidades do contorno geralmente ocorrem na forma de bordas cortantes sobre a anti-hélice. Elas resultam de incisões de relaxamento muito profundas na superfície cartilaginosa, que foi inicialmente mascarado pelo edema pós-operatório. A revisão é difícil e não deve ser realizada antes de 6 a 12 meses após a cirurgia. A remoção tangencial das bordas da cartilagem é geralmente insuficiente, sendo melhor cobrir toda a anti-hélice com um enxerto autólogo de fáscia temporal. O enxerto pode ser posicionado por meio de uma incisão na fossa escafoide.

Existe uma progressão contínua desde as *assimetrias* menores que não requerem tratamento até uma *recorrência* unilateral da proeminência auricular. O terço superior do pavilhão auricular é mais comumente afetado nos casos em que uma dobra anti-helical permanente não foi produzida. Caso a sutura de modelagem tenha sido realizada contra uma grande resistência, a tração constante pode levar à migração da sutura cartilaginosa, levando a uma recorrência da protrusão da hélice. Novamente, a revisão não deve ser tentada antes de 6 a 12 meses de pós-operatório. É essencial enfraquecer a cartilagem por meio de incisões de relaxamento anteriores adequadas antes da realização de uma nova sutura de modelagem. Em caso de *recorrência ou persistência de um lóbulo proeminente*, a cauda da hélice deve ser seccionada, e um retalho cutâneo triangular desenvolvido na face posterior do lóbulo, mantendo a dissecção próxima à borda do lóbulo.

A pele retroauricular também é suscetível a abaulamentos cutâneos, cicatrizes hipertróficas e até mesmo queloides. *Abaulamentos cutâneos* resultam de um excedente de pele redundante muito volumoso para se resolver espontaneamente. A ressecção secundária da pele redundante pode geralmente ser realizada sem dificuldades.

Cicatrizes hipertróficas são raras e geralmente não requerem tratamento cirúrgico, devido ao fato de que a sua proximidade com o sulco retroauricular não causa deformidades cosméticas e porque elas podem regredir em alguns anos.

Queloides, por outro lado, diferem das cicatrizes hipertróficas pela formação de um crescimento semelhante a um tumor que se expande além da área original da ferida, envolvendo pele normal. Além da predisposição individual (mais comum em indivíduos de pele escura), tem sido sugerido que os queloides podem resultar de tensões na ferida que se seguem a ressecções extensas da pele.

Tabela 15.1 Complicações das otoplastias (de acordo com Weerda, 1994)

Complicações imediatas	Complicações tardias
Dor	Deformidades
Sangramentos	Assimetrias
Hematoma	Recorrências
Úlcera de pressão	Queloides
Pericondrite	Defeitos
Estenose meatal	
Fístula da sutura	
Deformidade residual	

> **Regras, Dicas e Truques**
> Uma ressecção retroauricular excessiva de pele para modelagem do contorno auricular leva a tensões cutâneas que aumentam o risco de formação de queloides.

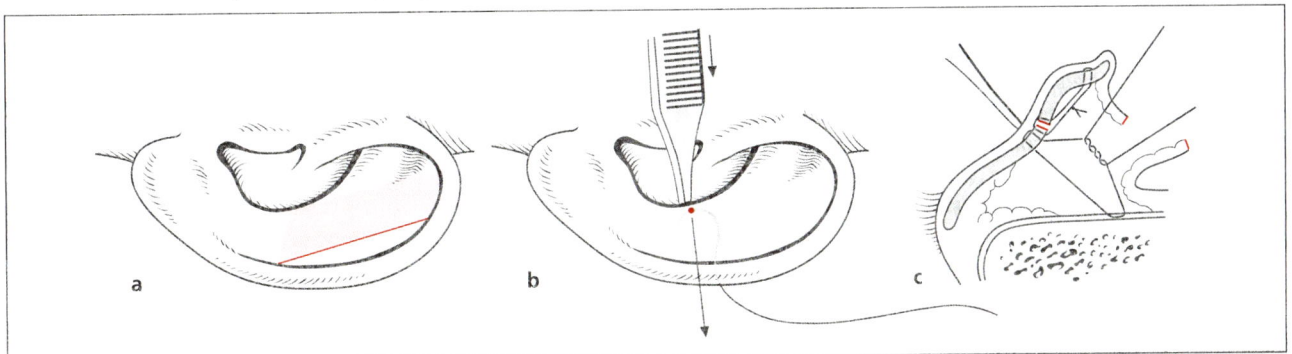

Fig. 15.23a–c Segmentos retilíneos na dobra anti-helical.
a Caso as suturas de modelagem da anti-hélice não tenham sido apropriadamente espaçadas, o eixo longitudinal normalmente curvilíneo da anti-hélice pode incluir um segmento relativamente retilíneo.
b A anti-hélice pode ser curvada por meio de suturas conchomastóideas apropriadamente colocadas. A compressão com pinça define o ponto na concha mais adequado para gerar uma curva *(seta)*.
c Secção transversal correspondente. A sutura possui dois efeitos: ela fixa o pavilhão auricular e produz a curvatura da dobra anti-helical.

O tratamento desta hiperplasia nodular é problemático e deve ser evitado em casos leves, cosmeticamente aceitáveis, devido ao alto índice de recorrência. Por outro lado, queloides retroauriculares podem se expandir a partir de sua localização original e tornarem-se visíveis. Uma opção que pode ser tentada é a ressecção da pele afetada e o recobrimento da área com um enxerto cutâneo de espessura total da virilha. Outra opção é a injeção intradérmica de uma suspensão cristalizada de esteroides. Um curativo compressivo é mantido por vários meses após o tratamento.

Defeitos auriculares causados pela ressecção ou por pericondrites variam de leves a catastróficos. Eles podem ser tratados com técnicas reconstrutivas desenvolvidas para a microtia, mas é provável que deformidades residuais significativas persistam. A prevenção é crucial, e o cirurgião deve compreender os riscos de deformidades auriculares irreversíveis, especialmente associadas a ressecções cartilaginosas.

Riscos e Complicações (Tabela 15.1)

As complicações das otoplastias, nas quais se incluem deformidades residuais no sentido mais amplo, podem ser divididas em complicações imediatas e tardias. Complicações imediatas ocorrem durante as primeiras 4 semanas de pós-operatório. As complicações tardias podem ocorrer até 1 ano após a cirurgia.

Dores na ferida de intensidades menores no pós-operatório, especialmente após a cessação dos efeitos da anestesia local, geralmente não são motivo de preocupações, podendo ser tratadas com analgésicos. Produtos contendo aspirina devem ser evitados, uma vez que eles inibem a agregação plaquetária; é melhor utilizar agentes anti-inflamatórios não esteroides, como a fenilbutazona ou o ibuprofeno. Dores mais severas são geralmente causadas por uma bandagem muito apertada. Isso também pode causar uma *úlcera de pressão* na pele da superfície auricular anterior. A dor é aliviada pelo afrouxamento da bandagem. A prevenção consiste em aplicar o curativo inicial sem compressões indevidas.

Sangramentos pós-operatórios no dia da cirurgia podem ser adequadamente controlados com um curativo compressivo, mas esta compressão não deve ser mantida por mais de 2 horas. A maioria dos casos irá requerer revisão da ferida retroauricular, especialmente em sangramentos dos ramos da artéria auricular posterior na porção inferior da ferida. O risco de sangramentos pós-operatórios é particularmente alto após utilização de anestésicos locais com epinefrina. A vasoconstrição suprime o sangramento intraoperatório, que se manifestará após a cessação dos efeitos da medicação. A prevenção consiste na hemostasia meticulosa com pinças de coagulação bipolar, especialmente na área do sulco retroauricular.

Hematomas subpericondrais se desenvolvem somente em locais em que a pele foi separada da superfície cartilaginosa. Hematomas subpericondrais na superfície auricular anterior possuem a maior importância clínica. Eles são mais comumente localizados na área da concha. Geralmente, é suficiente remover o sangue através de aspiração percutânea e aplicação de curativo compressivo por 5 dias. Antibioticoterapia também é recomendada. Caso o hematoma persista por mais de 5 dias, há riscos de necrose da cartilagem, com ruptura dos contornos auriculares. Neste caso, a pele conchal na superfície auricular anterior deve ser incisada, e o hematoma aspirado com agulha. Qualquer cartilagem que já tenha se tornado necrótica deve ser removida. Para prevenção de recorrências, uma almofada de gaze é colocada sobre a ferida e fixada à superfície auricular posterior com suturas de colchoeiro englobando todas as camadas. Ela permanece em posição por 3 a 4 dias (ver **Fig. 15.30**).

Inflamações severas do pavilhão, especialmente do pericôndrio, são raras após otoplastias. Geralmente, a causa é simplesmente um hematoma retroauricular infectado, que é aberto e irrigado. Cuidados são tomados para manter drenagem adequada após colocação de um dreno de Penrose. O tratamento inadequado do processo inflamatório pode levar a uma pericondrite "latente", manifestada por vermelhidão irregular da pele e frequentemente acompanhada por formação de bolhas e sensibilidade ao toque. Casos precoces podem responder bem a antibióticos parenterais (cefalosporinas) e compressas locais com álcool. Caso necrose cartilaginosa já tenha ocorrido, o tratamento cirúrgico é necessário (ver **Figs. 15.30 e 15.31**).

Estenose meatal (estreitamento do conduto auditivo externo) pode ser causada por suturas conchomastóideas inadequadas para a fixação auricular. Caso a sutura periosteal seja realizada muito anteriormente, a cartilagem conchal será deslocada em direção à abertura meatal, estreitando-a posteriormente. É aconselhável, portanto, checar a largura do conduto intraoperatoriamente após a fixação auricular e ajustar o posicionamento da sutura, caso necessário. Caso a estenose não seja percebida, a abertura meatal poderá ser alargada mais tarde por meio de uma excisão circunscrita de cartilagem na sua parede posterior, realizada através de uma pequena incisão cutânea na superfície anterior da concha.

Fístulas de suturas são manifestadas por granulações puntiformes que não cicatrizam, ocorrendo quase exclusivamente na superfície auricular posterior. Uma extremidade de sutura é frequentemente visível no interior do tecido de granulação. Nestes casos, a sutura não absorvível deve ser removida. Fístulas de suturas podem ser prevenidas pelo corte muito rente das extremidades das suturas após estas serem atadas e pelo não posicionamento de uma sutura cutânea diretamente sobre uma sutura de retenção. O material de sutura também possui um papel, e monofilamentos plásticos se provaram particularmente bem-sucedidos, apesar da sua rigidez. Outra opção (mais cara) é utilizar suturas Gore-Tex. Caso ao menos 6 semanas tenham se passado desde a cirurgia, a remoção da sutura raramente causará uma deformidade significativa, especialmente se raspagem ou abrasão da cartilagem tiver sido realizada. As suturas de retenção não são mais necessárias caso tecido cicatricial já tenha se formado entre as margens aproximadas de cartilagem na superfície auricular posterior.

Alternativas

Os procedimentos acima descritos estão sujeitos a numerosas modificações. Antes da utilização de qualquer modificação, deve ser determinado se os resultados são controláveis (sem a necessidade de se apoiar em trações cicatriciais previsíveis), permanentes (mesmo após a dissolução das suturas absorvíveis) e naturais (sem margens cortantes de cartilagem). Caso estes critérios sejam preenchidos, não deve haver objeções ao uso de técnicas mais simples e menos invasivas. Por exemplo, as suturas cartilaginosas de retenção podem ser realizadas pela incisão cutânea sem uma exposição retroauricular larga, se elas entrarem e saírem da pele por um único ponto. Isso seria uma opção somente em pacientes com deformidades anti-helicais puras e cartilagem macia, entretanto, não sendo esta uma situação comum.

Cirurgia do Lóbulo

■ Redução do Lóbulo (Fig. 15.24)

Um "lóbulo carnudo" pode ser marcadamente desproporcional ao pavilhão auricular e particularmente destacado na visão frontal na porção inferior de um pavilhão não proeminente. A redução de volume pode ser obtida por meio da ressecção de uma cunha tecidual de espessura total (pele-gordura-pele). Realizar a ressecção na borda livre do lóbulo criaria uma descontinuidade de superfície, com uma cicatriz destacada. Uma ressecção em cunha na base do lóbulo produz um resultado esteticamente superior (Fig. 15.24a), posicionando a cicatriz em um vinco cutâneo inferior ao trago (Fig. 15.24b).

■ Correção de "Lóbulos Aderidos" (Fig. 15.25)

Na maioria dos casos, um "lóbulo aderido" é largamente aderido à pele bucal, sendo também frequentemente hipoplásico (Fig. 15.25a). É necessário aumentar a porção anterior do lóbulo com um retalho mobilizado da pele bucal. Para isso, uma incisão curva é realizada através da pele bucal inferiormente à base do lóbulo (Fig. 15.25b), criando um retalho cutâneo que é avançado anteriormente para epitelizar a superfície anterior do novo lóbulo (Fig. 15.25c, d). Isso dá à borda do lóbulo uma forma arredondada, deixando um defeito cutâneo inferiormente ao lóbulo (Fig. 15.25e). A direta reaproximação do defeito geralmente leva a uma cicatriz destacada, mas é, em princípio, possível. Após a mobilização da pele e a excisão de triângulos de Burrow (Fig. 15.25e), a pele pode ser avançada superiormente para tornar o defeito infra-auricular invisível (Fig. 15.25f, g).

> 💡 Uma quantidade suficiente de gordura subcutânea deve ser incluída no retalho cutâneo infra-auricular para produzir um adequado preenchimento do lóbulo.

■ Reconstrução do Lóbulo (Fig. 15.26)

Caso o lóbulo seja ausente devido à malformação congênita, trauma ou excisão de tumor, as superfícies anterior e posterior podem ser reconstruídas a partir da pele infra-auricular (como descrito por Gavello). A base auricular do lóbulo é reavivada e um retalho de transposição é delineado com dois pequenos lobos na sua extremidade inferior (Fig. 15.26a). Estes lobos formarão a borda livre do lóbulo reconstruído. O lobo posterior do retalho (a superfície posterior do lóbulo) deve ser ligeiramente menor do que o lobo anterior, de forma que a linha de sutura será localizada ligeiramente posterior à margem visível do lóbulo. Geralmente, o eixo do retalho de transposição é direcionado oblíqua e posteroinferiormente, de forma que a extremidade distal do retalho se localize fora da linha de implantação dos cabelos. O retalho cutâneo mobilizado (que inclui gordura subcutânea para "preenchimento") é dobrado sobre um eixo vertical e suturado ao pavilhão auricular. Quando a borda livre do lóbulo é suturada, pequenas orelhas de cachorro podem ser ressecadas para eliminação de pele redundante. O defeito doador resultante pode ser fechado primariamente após a mobilização da pele ou pode ser fechado através da técnica mostrada na Fig. 15.25e, f.

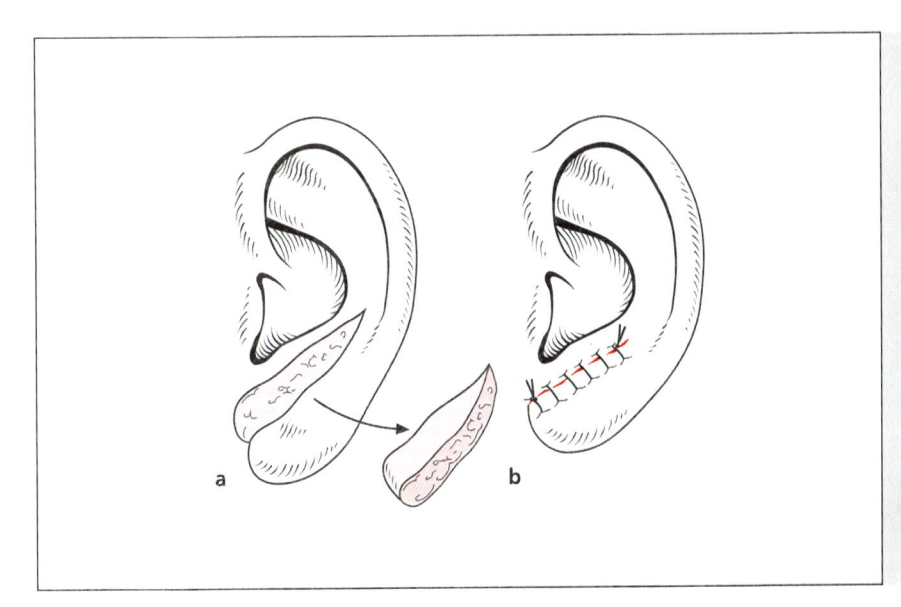

Fig. 15.24a, b Redução do lóbulo.

a Uma cunha de tecidos moles de espessura total e base anterior é ressecada.

b A cicatriz resultante se situa abaixo do antitrago, evitando o posicionamento da sutura na margem livre do lóbulo.

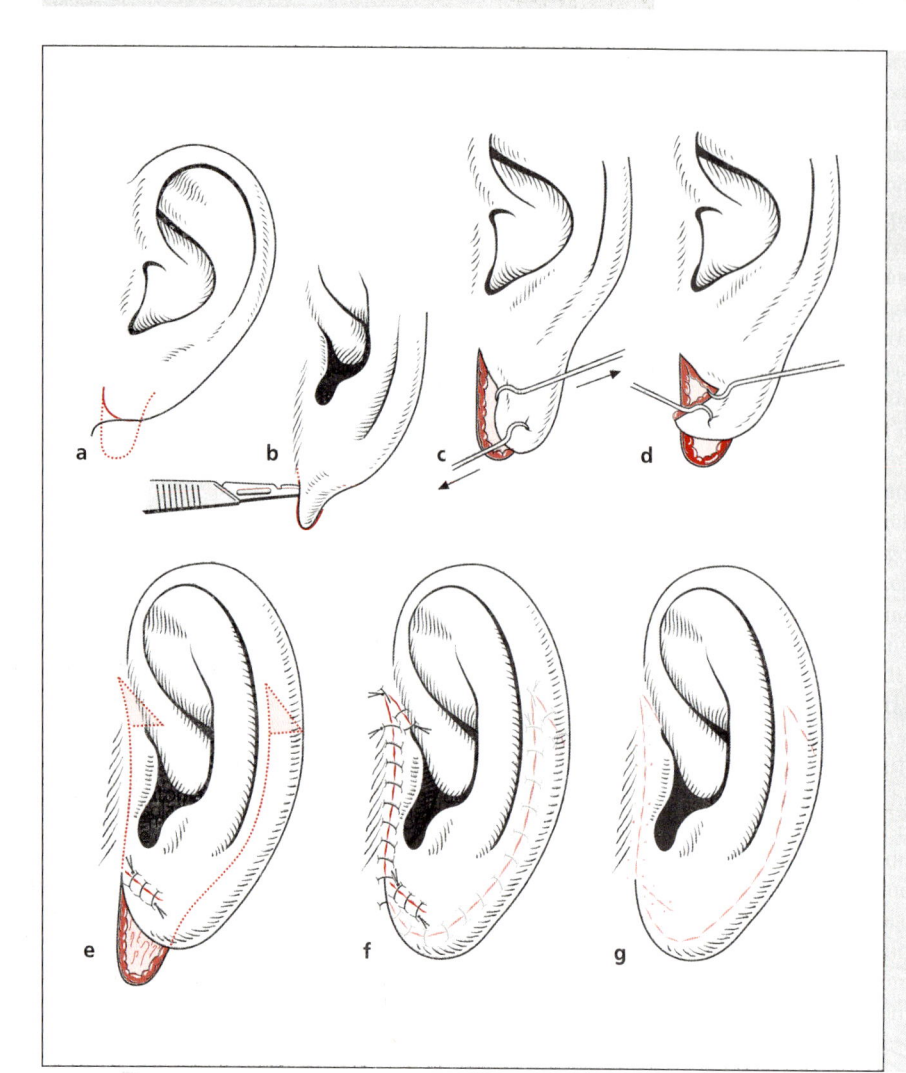

Fig. 15.25a-g Correção de um "lóbulo aderido".

a Na maioria dos casos, o lóbulo também é hipoplásico. A correção desejada e a incisão planejada estão indicadas.

b Incisão em forma de U na pele bucal e na base do lóbulo.

c, d O retalho em forma de U de pele bucal é avançado para cobrir a superfície cruenta na borda anterior do lóbulo.

e Visão oblíqua posterior. O retalho foi suturado ao lóbulo. O defeito doador pode ser fechado primariamente após a mobilização da pele. Outra opção é o avanço da pele (incisão auxiliar com a ressecção necessária da pele é mostrada).

f Aparência após avanço superior da pele pré, sub e retroauricular.

g As cicatrizes resultantes estão localizadas nas LTPRs.

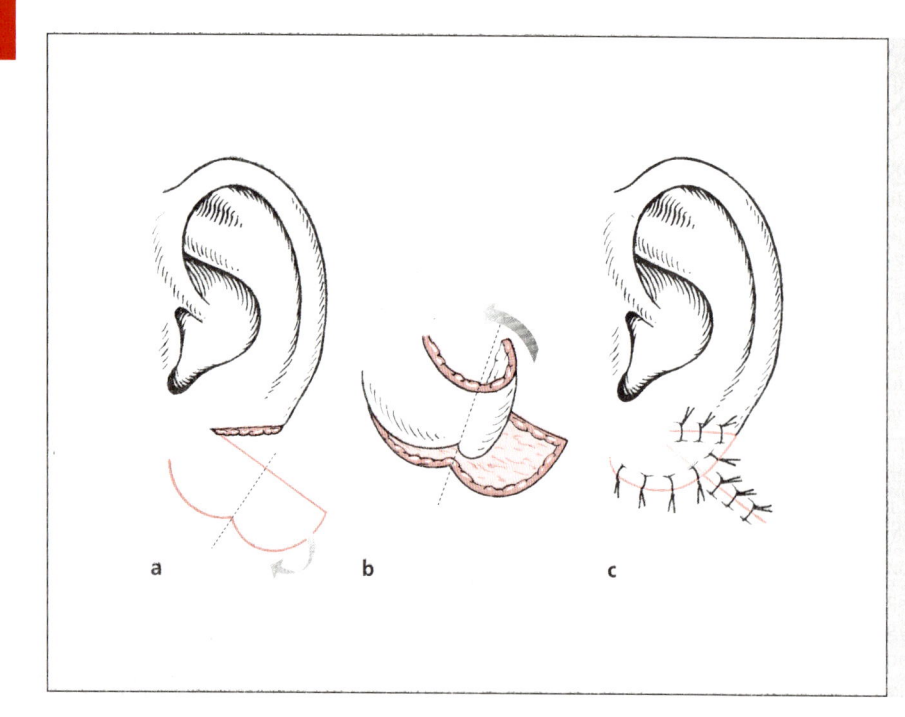

Fig. 15.26a-c Reconstrução do lóbulo.

a A localização e a forma do retalho de transposição de base anterior são mostradas. O eixo longitudinal é ligeiramente oblíquo para manter a extremidade distal do retalho fora da linha de implantação dos cabelos. A porção posterior do retalho pode ser ligeiramente menor do que a anterior. O eixo e a direção de dobra propostos são mostrados. A área proposta de aderência ao pavilhão auricular foi reavivada.

b O retalho é elevado e dobrado.

c Aparência após transferência do retalho e fixação por suturas. A área cruenta primária pode ser fechada primariamente (como mostrado) ou fechada através de avanço da pele (**Fig. 15.25e-g**).

Malformações Auriculares

Classificação

As malformações congênitas do pavilhão auricular podem ser extremamente diversas. Isso se aplica particularmente às alterações menores que caem na classificação de displasias de grau 1. A classificação da **Tabela 15.2** distingue três graus de severidade com base em alterações estruturais básicas e implicações cirúrgicas (de acordo com Marx, 1926, Tanzer, 1977, Weerda, 1988). As formas características são frequentemente designadas por nomes especiais.

Orelhas proeminentes também são classificadas como malformações. Elas foram discutidas anteriormente neste capítulo. A correção das displasias de grau 2 e especialmente das displasias de grau 3 é extremamente desafiadora, e detalhes podem ser encontrados nos livros-textos cirúrgicos especializados.

Algumas malformações, por outro lado, são mais comuns e não devem ser confundidas com orelhas proeminentes, já que a sua correção requer uma abordagem completamente diferente.

Macrotia

Em princípio, todas as estruturas auriculares podem estar anormalmente aumentadas, mas a macrotia geralmente afeta somente o terço superior. A prega anti-helical (especialmente a crura posterior) e a prega helical se encontram ausentes e a hélice é plana, resultando em uma escafa alargada (**Fig. 15.27a, b**). A hélice pode parecer pontiaguda no seu polo superior *(orelha de sátiro)*. Uma bacia conchal de tamanho aumentado combinada a uma cartilagem auricular macia é chamada *orelha Maquiavélica*.

Princípio Cirúrgico

O problema principal na macrotia é o comprimento excessivo do rebordo da hélice, que deve ser encurtado. Uma plastia simples da anti-hélice não alteraria as dimensões da hélice e da escafa e apenas melhoraria a posição da hélice com relação à cabeça. Uma abordagem diferente é necessária para remodelar a hélice e reduzir a escafa.

Técnica Cirúrgica (de acordo com Davis, Fig. 15.27)

Uma incisão é realizada através da pele e cartilagem auriculares anteriores paralelamente ao rebordo da hélice, estendendo-se da crura à cauda da hélice (**Fig. 15.27a**). Outra incisão é realizada ao longo da incisura entre a hélice e o trago, contornando a crura helical em forma de V e estendendo-se até a superfície auricular posterior. Esta incisão secciona somente a pele (**Fig. 15.27b**). Estas incisões separam a hélice da escafa, mantendo a porção inferior da hélice ainda aderida à superfície auricular posterior. A escafa é agora reduzida o quanto necessário, através

Tabela 15.2 Classificação das deformidades auriculares congênitas (de acordo com Weerda, 1988, Tanzer, 1977, Marx, 1926)

Displasia Grau 1		
Princípio	Quase todas as estruturas de um pavilhão auricular normal estão presentes. O conduto auditivo externo é geralmente normal	
Correção	Não requer aumento da pele ou da cartilagem	
Formas	Macrotia	
	Pavilhão auricular proeminente	
	Criptotia ("orelha em taça")	
	Ausência da hélice superior	
	Sem deformidades: ausência do trago, "orelha de sátiro" ("orelha Maquiavélica"), "Tubérculo de Darwin", "orelha de Stahl" (terceira crura anti-helical)	
	Coloboma	
	Deformidades do lóbulo: aderido, aumentado, ausente, bífido	
	Deformidade "orelha em taça": Tipo I: leve pendência da anti-hélice + concha hipertrófica + hélice contraída (orelha caída) Tipo II: acentuada pendência da hélice superior	
Displasia Grau 2		
Princípio	Algumas estruturas auriculares normais estão presentes. Estenose meatal pode estar presente	
Correção	Pode requerer algum aumento de pele ou cartilagem	
Formas	Orelha em taça Tipo III: deformidade auricular em três dimensões (orelha contraída)	
	Miniorelha	
Displasia Grau 3		
Princípio	Completa ausência das estruturas auriculares normais. Estenose ou atresia meatal está geralmente presente	
Correção	Reconstrução total da pele e do arcabouço cartilaginoso	
Formas	Unilateral	
	Bilateral	
	Anotia	

da ressecção de uma fita de pele e cartilagem sobre a anti-hélice (**Fig. 15.27c, d**). Caso necessário, a superfície cartilaginosa posterior pode também ser exposta por meio desta abordagem, e uma dobra anti-helical pode ser criada com suturas ou pela raspagem da superfície cartilaginosa anterior. A superfície posterior da cartilagem helical mobilizada é agora exposta e raspada com pequenas incisões para criação de uma concavidade anterior que reproduz o rolo natural do rebordo da hélice (**Fig. 15.27d**). A hélice é retornada e a crura helical é encurtada para redução da circunferência da hélice (**Fig. 15.27e**). As incisões cutâneas são fechadas com suturas monofilamentares (**Fig. 15.27f, g**).

■ Microtia (Fig. 15.28)

Uma forma comum de microtia é a *orelha caída* ou *orelha em taça*, que é classificada como uma displasia de grau 1 ou 2, dependendo da severidade. Aqui, devemos descrever somente o princípio da correção de uma deformidade do Tipo I ou II (**Tabela 15.2**). Em contraste com a macrotia anteriormente descrita, a orelha em taça é caracterizada por um rebordo helical anormalmente curto.

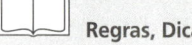

> **Regras, Dicas e Truques**
>
> Em uma "orelha em taça", a circunferência da hélice é muito curta, levando o pavilhão a se tornar aglomerado ou constrito.

O comprimento encurtado da hélice cria uma protuberância lateral na qual o rebordo superior da hélice dobra-se, cobrindo a escafa e a anti-hélice (**Fig. 15.28a**). Uma plastia da anti-hélice não é suficiente para corrigir este tipo de deformidade. Qualquer tentativa de mover manualmente a hélice para uma posição corrigida evocará uma significativa força de retração devido à alta tensão tecidual. O alongamento cirúrgico da hélice por aumento tecidual é a única forma de corrigir definitivamente o problema subjacente.

Princípio Cirúrgico

O princípio da cirurgia corretiva é alongar a circunferência da hélice com um retalho de transposição pré-tragal.

Técnica Cirúrgica (Modificada a partir de Davis, Fig. 15.28)

A incisão é similar à anteriormente descrita para a correção da macrotia, exceto por dois detalhes. Na porção pendente da hélice, a incisão não segue a escafa, mas cruza a pele pendente para corresponder à espessura da nova hélice formada. A porção anterior da incisão não contorna a crura helical, porém delineia um retalho de transposição de base superior anterior ao trago (**Fig. 15.28a**).

Após a secção e a mobilização da cartilagem, o neodefinido rebordo da hélice e o arcabouço cartilaginoso deformado são expostos no nível da escafa e da anti-hélice (**Fig. 15.28b**).

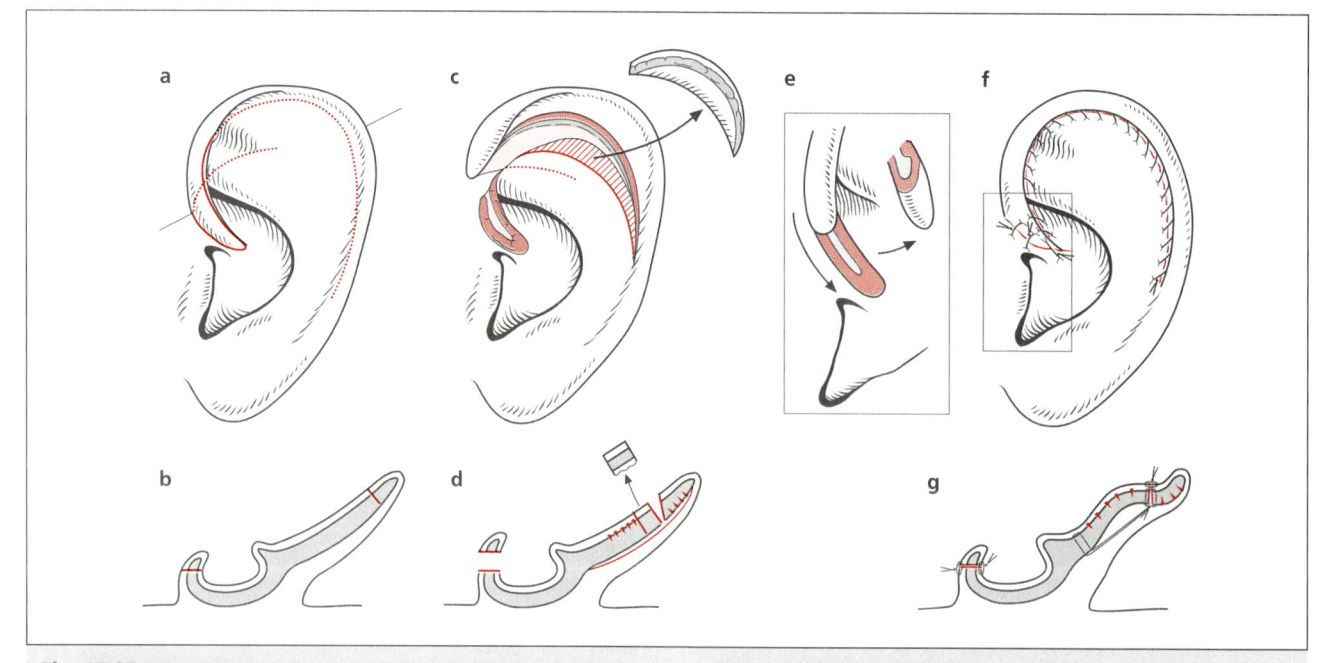

Fig. 15.27a-g Correção de macrotia (técnica de Davis).

a O terço superior do pavilhão auricular é muito grande devido à ausência da crura posterior e a uma escafa larga, com apagamento da prega helical. A linha proposta de incisão nas superfícies auriculares anterior e posterior é mostrada. O plano de secção transversal em **b, d** e **g** também é mostrado.

b Secção transversal correspondente.

c Destacamento da hélice. A escafa é reduzida por ressecção condrocutânea.

d Secção transversal correspondente. As incisões cartilaginosas de relaxamento são realizadas posterior e anteriormente, respectivamente, para criar pregas helical e anti-helical.

e Visão em *close-up* de como o comprimento da hélice é reduzido pela ressecção parcial da crura.

f Aparência após suturas. Uma prega helical foi criada por meio de incisões cartilaginosas de relaxamento posteriores e do encurtamento da hélice.

g Secção transversal correspondente com sutura de modelagem da anti-hélice.

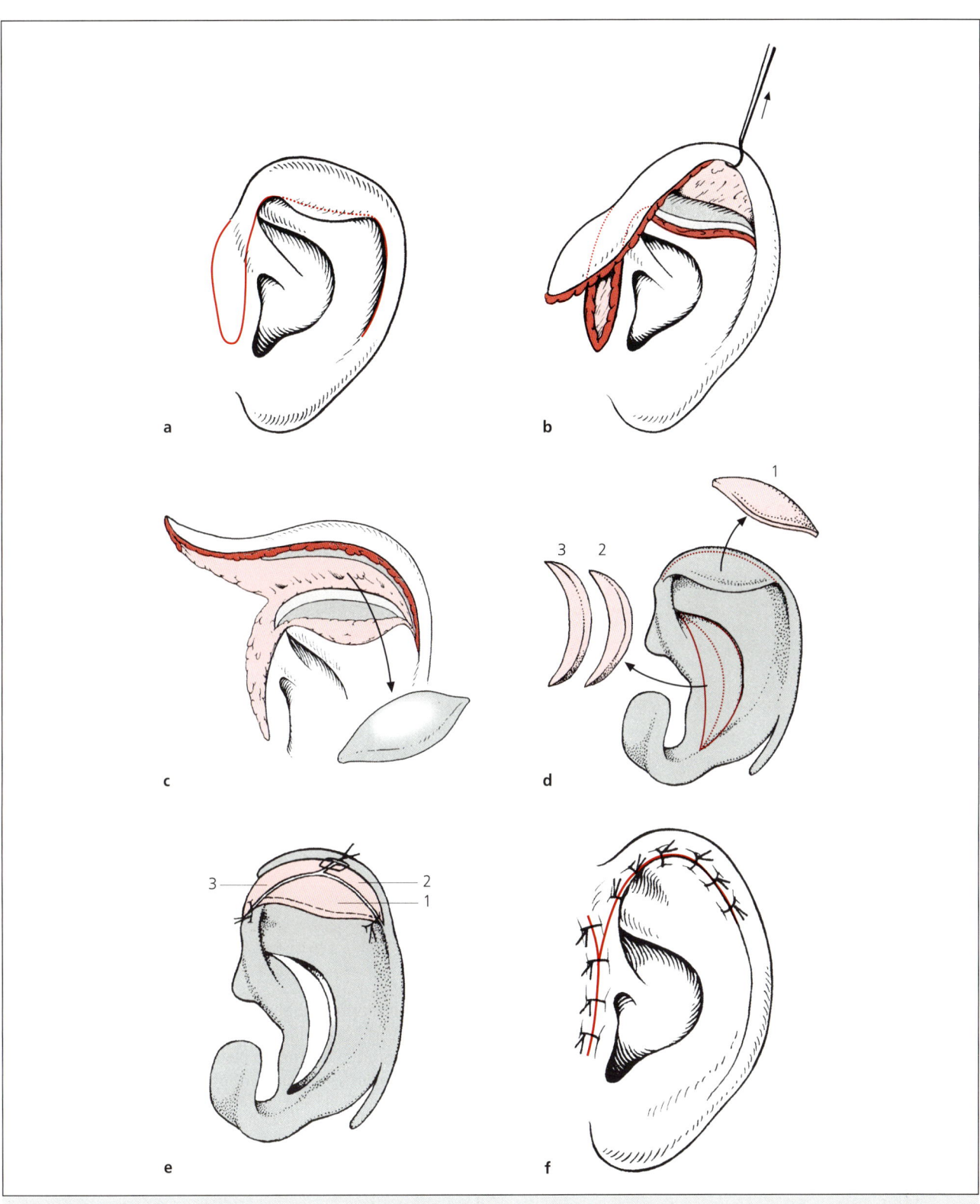

Fig. 15.28a-f Correção de microtia.

a A circunferência da hélice é muito curta, levando o terço superior da hélice a se dobrar lateralmente sobre a anti-hélice. A hélice é seccionada ao longo da escafa e alongada por meio do avanço de um retalho pré-tragal (V-Y Plastia).

b A elevação da hélice *(seta)* move superiormente a extremidade do retalho.

c O segmento coberto da cartilagem é separado da pele e removido.

d Este segmento (1) é utilizado em conjunto com duas tiras de cartilagem (2,3) da bacia conchal para reconstruir a hélice.

e A hélice e a escafa são reconstruídas com três enxertos cartilaginosos.

f Aparência após fechamento da ferida. O defeito doador anterior ao trago é fechado em forma de Y.

A cartilagem pendente é ressecada, preservando-se a pele, e é guardada para utilização subsequente (**Fig. 15.28c**). O rebordo superior da hélice é, então, reconstruído com duas tiras adicionais de cartilagem retiradas da bacia conchal, sendo suportado pela inserção da porção pendente ressecada da cartilagem (**Fig. 15.28d, e**).

Em orelhas em taça do tipo II ou III, a pele da superfície auricular anterior geralmente não é suficiente para cobrir o novo arcabouço cartilaginoso. Neste caso, um enxerto composto pode ser colhido da superfície anterior da concha e utilizado para reconstruir a pele e o arcabouço cartilaginoso na região da escafa (ver Reconstrução de Defeitos Nasais no Capítulo 5).

A seguir, a hélice é posicionada no novo arcabouço cartilaginoso, e o retalho de transposição é avançado superiormente e inserido (**Fig. 15.28f**). O defeito doador anterior ao trago é fechado por mobilização da pele circunjacente.

Alternativas

Formas mais leves de orelha em taça podem ser corrigidas por meio da simples ressecção da cartilagem helical pendente combinada à uma plastia da anti-hélice.

Apêndices Auriculares e Fístulas Auriculares

Apêndices Auriculares

Apêndices auriculares ("brincos cutâneos") são estruturas de tecido redundante que se formam na junção entre o primeiro e o segundo arcos branquiais (arcos mandibular e hióideo). Geralmente, eles se localizam em frente ao trago, mas ocasionalmente ocorrem na região bucal. Eles são removidos por razões puramente estéticas. As duplicações cutâneas são geralmente pedunculadas e são tratadas por excisão elíptica e remoção. O eixo das incisões elípticas deve ser orientado ao longo das LTPRs verticais pré-auriculares. O defeito é fechado primariamente, com descolamento da pele circundante.

Fístulas e Cistos Auriculares

Fístulas e cistos auriculares apresentam locais similares de ocorrência. As aberturas das fístulas e os cistos são frequentemente encontrados na área da crura helical (**Fig. 15.29a**). Os cistos são consideravelmente menos comuns e frequentemente resultam do desenvolvimento de aderências inflamatórias em um trato fistular. As fístulas geralmente se estendem em direção ao conduto auditivo externo e terminam em fundo cego, mas em raros casos elas podem se abrir no próprio conduto auditivo externo (**Fig. 15.29b**). O curso preciso da fístula pode ser determinado por sondagem ou pela injeção de azul de metileno. Deve ser observado que a sondagem da fístula pode ser prejudicada por aderências inflamatórias.

Princípio Cirúrgico

Exposição ampla e remoção completa do epitélio do trato fistular.

Indicação

Inflamações recorrentes. O tratamento cirúrgico deve ser realizado quando a fístula não está infectada.

Técnica Cirúrgica (Fig. 15.29)

A remoção cirúrgica se inicia pela realização de uma incisão elíptica em torno da abertura da fístula, de acordo com as linhas gerais para posicionamento da incisão (**Fig. 15.29a**). A incisão pode ser estendida superior e inferiormente nas LTPRs para maior exposição. Isso corresponde à incisão auxiliar endaural utilizada na timpanoplastia, e expondo o teto ósseo do conduto auditivo externo. Uma sonda é introduzida para definição do trato fistular e a fístula é dissecada com a sonda em posição. Todo o epitélio fistular deve ser removido para prevenção de recorrências. A porção lateral da ressecção é fechada primariamente e qualquer abertura no conduto auditivo externo é deixada para cicatrização por epitelização espontânea.

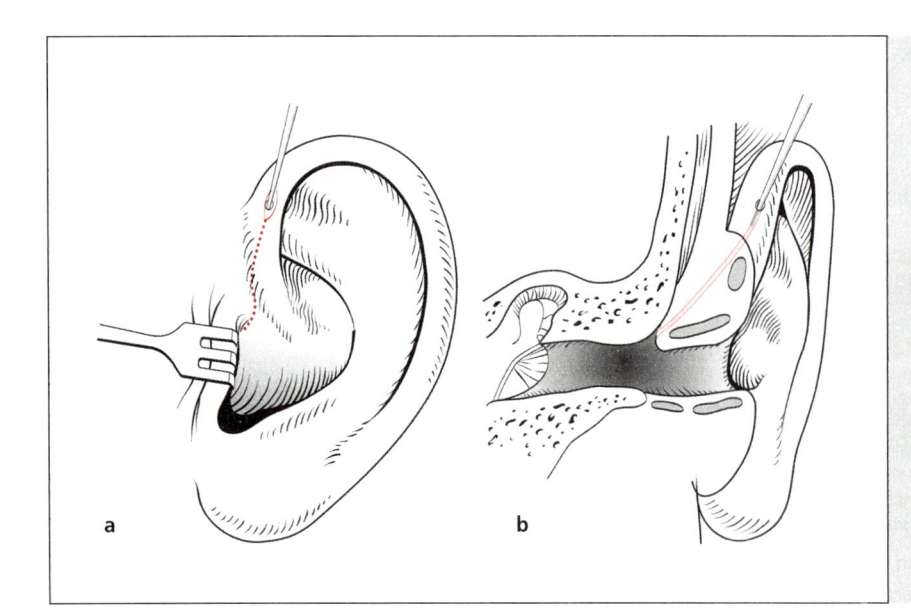

Fig. 15.29a, b Fístula auricular.

a A abertura da fístula na raiz da anti-hélice é sondada com uma sonda de ponta romba. Uma incisão elíptica é realizada em torno da abertura da fístula e estendida até o teto do conduto auditivo externo, na forma de uma incisão auxiliar endaural.

b Visão frontal: a fístula se estende ao teto do conduto auditivo externo.

Lesões Traumáticas e Tumores Auriculares

Fístulas Auriculocervicais

Fístulas pré-auriculares devem ser estritamente distinguidas de fístulas que criam uma comunicação entre a orelha e o pescoço. Neste caso, as aberturas das fístulas localizam-se no conduto auditivo externo e anteriormente ao músculo esternocleidomastóideo. O trato comunicante pode passar acima ou abaixo do nervo facial, e o nervo deve ser protegido por meio da sua exposição prévia à dissecção e ressecção da fístula. Assim, as fístulas auriculocervicais requerem cirurgias mais extensas do que as fístulas pré-auriculares, e os detalhes técnicos adicionais devem ser considerados durante o planejamento pré-operatório.

> **Regras, Dicas e Truques**
> É crucial expor e identificar todas as partes do trato fistular. A dissecção ao longo de uma sonda de ponta romba no interior do trato é mais acurada do que a instilação de azul de metileno, haja vista que caso o corante vaze para o tecido circundante, o trato poderá não mais ser identificado positivamente.

Lesões Traumáticas e Tumores Auriculares

Lacerações

Lacerações na raiz ou nas bordas do pavilhão auricular são reparadas com suturas cutâneas utilizando técnicas evertidas para prevenção de descontinuidades. Lacerações cartilaginosas maiores são reaproximadas com suturas absorvíveis para prevenir margens cartilaginosas cortantes. Mesmo uma laceração subtotal deve cicatrizar, enquanto o retalho auricular ainda esteja conectado ao restante do pavilhão por uma pequena ponte cutânea. Portanto, a ponte cutânea deve ser cuidadosamente preservada e o retalho suturado de volta à sua posição original. Em seguida, a ferida deve ser atentamente observada para confirmação da cicatrização apropriada.

> **Regras, Dicas e Truques**
> Caso o pavilhão reparado não pareça viável (coloração branca), o cirurgião deverá intervir prontamente e salvar o máximo possível da cartilagem auricular, para realizar uma reconstrução secundária (ver **Fig. 15.32**).

Defeitos Cutâneos

Defeitos cutâneos com exposição de cartilagem podem ser cobertos para manutenção da nutrição da cartilagem e prevenção de condrites. O defeito pode ser coberto com um enxerto cutâneo livre de espessura total ou com um retalho insular (ver **Fig. 15.34**). Erosões cutâneas superficiais, por outro lado, podem cicatrizar espontaneamente quando tratadas com pomadas antibióticas e cobertas com curativo estéril.

Hematomas do Pavilhão Auricular

Um *hematoma* do pavilhão é caracterizado por uma coleção de sangue, um *seroma* do pavilhão por uma coleção fluida entre o pericôndrio e a cartilagem. Eles são geralmente causados por traumas nos quais o pavilhão é submetido a uma força tangencial violenta (p. ex., no boxe ou luta-livre). A superfície auricular anterior não possui camada de gordura subcutânea para criar mobilidade entre a pele e a cartilagem. Assim, os hematomas geralmente ocorrem na superfície anterior, quando uma força de cisalhamento entre a pele e a cartilagem leva o pericôndrio, que é firmemente aderido à pele, a se destacar da cartilagem. Um hematoma ou um seroma é perigoso, pois ele pode romper a nutrição da cartilagem subjacente. Quando a cartilagem na área afetada é privada da nutrição por difusão, ela se torna mole e perde a sua forma (de forma similar ao que acontece nos hematomas septais).

> **Regras, Dicas e Truques**
> Um hematoma sempre deve ser tratado, devido ao potencial de destruição da cartilagem.

Terapia conservadora pode ser tentada em casos agudos por meio da evacuação do hematoma com agulha percutânea e aplicação de curativo compressivo por 3 dias. Estas medidas devem ser tomadas sob cobertura antibiótica (a maioria das superinfecções é causada por bactérias Gram-negativas). Ao se lidar com recorrências ou hematomas ou seromas mais antigos, o tratamento cirúrgico é indicado (**Figs. 15.30** e **15.31**).

Princípio Cirúrgico

Drenagem do hematoma por meio de uma incisão cutânea anterior. Cartilagens inviáveis devem ser ressecadas. Suturas de colchoeiro reforçadas são realizadas para prevenção de recorrências.

Técnica Cirúrgica (Figs. 15.30 e 15.31)

Caso o hematoma se localize na região da concha (**Fig. 15.30**), a pele é incisada na sombra da anti-hélice. O retalho cutâneo é dissecado em direção do conduto auditivo externo. O hematoma é evacuado e quaisquer granulações são removidas com uma cureta. Caso a cartilagem já tenha sido afetada (tornou-se mole), ela deverá ser ressecada no interior da cartilagem saudável (firme) circunjacente. O retalho cutâneo é retornado e suturado, e várias suturas em toda a espessura são realizadas através das superfícies auriculares anterior e posterior e atadas sobre suporte para prevenção de recorrências. Com a remoção da cartilagem afetada, o pericôndrio anterior é diretamente aposto ao pericôndrio posterior e se tornará aderente a ele.

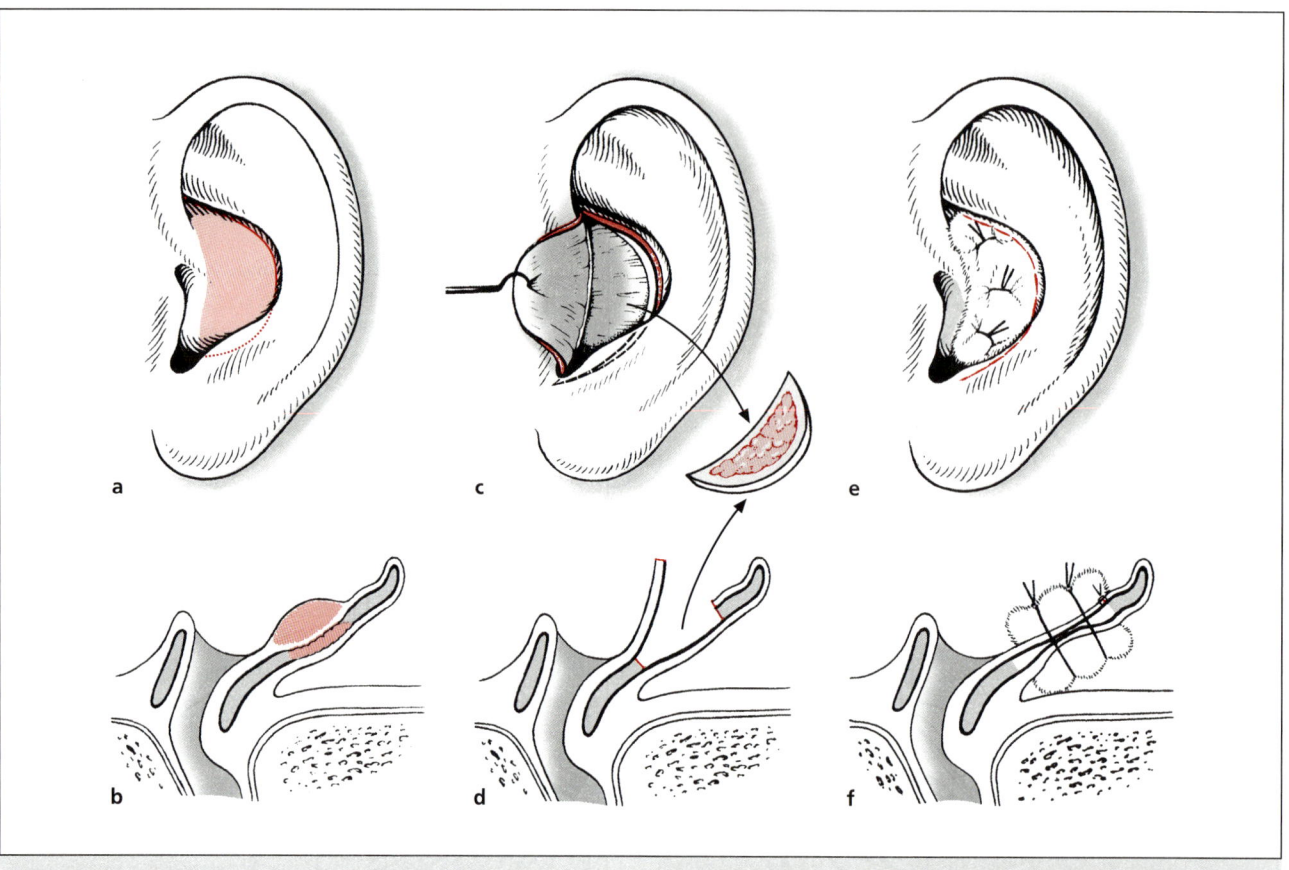

Fig. 15.30a-f Tratamento do hematoma conchal.

a Um hematoma subpericondral produziu um abaulamento arredondado na pele da concha.

b Secção transversal correspondente no nível do conduto auditivo externo. O hematoma já causou uma necrose circunscrita da cartilagem conchal.

c A pele da concha é incisada, e um retalho cutâneo de base anterior é elevado. O hematoma é evacuado, e a cartilagem amolecida é removida.

d Secção transversal correspondente.

e O retalho é reposicionado, e suturas de colchoeiro são realizadas sobre coxins de gaze para prevenção de recorrências.

f Secção transversal correspondente.

Regras, Dicas e Truques
A ressecção de cartilagem não afetará significativamente a forma do pavilhão, se for mantido um arcabouço cartilaginoso estável (ou seja, não remover cartilagem das bordas do pavilhão).

Regras, Dicas e Truques
Hematomas crônicos têm uma consistência firme devido a depósitos de cálcio ("orelha de boxeador", "orelha em couve-flor"). Caso o arcabouço não tenha se contraído muito e a cartilagem esteja meramente espessada, ela pode ser tratada por adelgaçamento. Neste caso, a cartilagem é exposta por meio de incisões cutâneas anteriores, já que se trata de uma lesão aguda.

A anti-hélice e a escafa também são locais comuns de ocorrência de hematomas (**Fig. 15.31**). Neste caso, a incisão cutânea anterior corre inferior e paralelamente à hélice. O restante do procedimento é similar àquele do hematoma conchal. Se for necessário remover cartilagem, cuidados devem ser tomados para preservar uma tira de cartilagem suficientemente larga ao longo do rebordo da hélice. Caso isto não seja possível, a hélice deve ser reconstruída por meio da implantação de cartilagem autóloga da concha, da mesma orelha ou da oposta. Isso prevenirá contrações cicatriciais da pele sobre um arcabouço cartilaginoso deficiente, o que não seria mais reversível em uma reconstrução posterior.

Pericondrite Auricular

Pericondrites auriculares podem se desenvolver após trauma ou cirurgia (timpanoplastias, otoplastias para orelhas proeminentes). Elas também podem resultar de arranhões nas orelhas ou até mesmo picadas de insetos. Os principais organismos causais são a *Pseudomonas aeruginosa*, estafilococos e estreptococos. A pericondrite se manifesta por vermelhidão inflamatória e dor auricular, com ocasionais bolhas cutâneas e linfadenopatia regional. O edema da pele auricular obscurece os contornos laterais normais da orelha.

O tratamento no estágio inflamatório agudo é conservador e inclui compressas de álcool e antibióticos sistêmicos, pre-

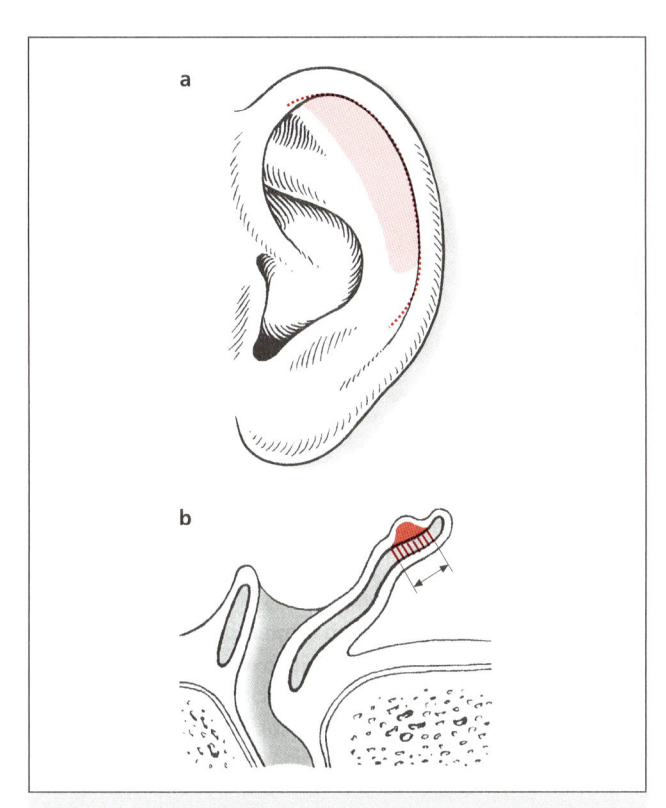

Fig. 15.31a, b Hematoma na região da escafa e da anti-hélice.

a Um hematoma causado por trauma tangencial geralmente se localiza na escafa, cujos contornos normais são apagados. A incisão cutânea anterior corre inferior e paralelamente à prega helical.

b Secção transversal correspondente. Ressecções cartilaginosas necessárias na anti-hélice *(seta)* criam um defeito no contorno que é imediatamente reconstruído com cartilagem auricular autóloga da mesma orelha ou da oposta.

ferencialmente parenterais, ativos contra organismos Gram-negativos.

Caso necrose cartilaginosa tenha ocorrido, a cartilagem infectada deve ser removida através de incisão retroauricular.

Princípio Cirúrgico

> **Regras, Dicas e Truques**
> Em pericondrites com destruição da cartilagem, toda a cartilagem amolecida deve ser ressecada, preservando-se somente a cartilagem sadia.

Técnica Cirúrgica

Embora o cirurgião deva ser relutante quanto a ressecar muito, toda a cartilagem afetada deve definitivamente ser removida. Ao menos que toda a cartilagem infectada tenha sido ressecada, a inflamação progredirá, o que poderá culminar na completa perda do arcabouço cartilaginoso.

De forma distinta de um hematoma ou seroma não infeccioso, a pericondrite bacteriana não pede uma imediata reconstrução com cartilagem autóloga. Caso porções significativas do arcabouço cartilaginoso estejam ausentes, especialmente ao longo da hélice, a reconstrução com cartilagem autóloga costal ou auricular deverá ser realizada em cerca de 8 semanas, antes que tenha se passado tempo suficiente para uma contração cutânea significativa.

Avulsão Auricular

Quando parte de ou todo o pavilhão tenha sido avulsionado como resultado de trauma, uma simples reinserção com suturas raramente será bem-sucedida. O mesmo se aplica a anastomoses microvasculares tentadas. Geralmente, estaremos lidando com um segmento auricular desinserido de tamanho variável, e o planejamento da reconstrução estabelecerá os parâmetros para o resultado final.

Princípio Cirúrgico

O pavilhão desinserido é remodelado através de ressecção cartilaginosa no interior de um "enxerto composto" viável, mantendo a pele da superfície cartilaginosa anterior intacta.

Técnica Cirúrgica (de acordo com Weerda, Fig. 15.32)

Um enxerto cutâneo condrocartilaginoso deverá cicatrizar caso o diâmetro da cartilagem não exceda 1,5 a 2 cm. De acordo com este princípio, a superfície cartilaginosa posterior do pavilhão avulsionado é exposta por meio de dissecção da pele, sendo confeccionadas janelas na escafa, na concha e na fossa triangular (**Fig. 15.32e**). O leito recipiente é preparado através da elevação de um retalho de base posterior da pele da mastoide, e o pavilhão avulsionado é suturado em posição. É crucial que a superfície cartilaginosa posterior tenha grande contato com a superfície cruenta da mastoide e a pele mastóidea refletida. A pele da mastoide e a pele auricular posterior são, então, suturadas em conjunto (**Fig. 15.32f, g**).

Quando o arcabouço auricular tiver cicatrizado, em torno de 3 a 6 semanas, a duplicação da pele retroauricular é seccionada, e o pavilhão é descolado da mastoide. A pele é adelgaçada e utilizada para cobrir a superfície auricular posterior e a mastoide. Um defeito cutâneo residual geralmente está presente no sulco retroauricular e é fechado com pele retroauricular (toda a espessura) do lado oposto ou com pele (toda a espessura) colhida da virilha (**Fig. 15.32h, i**).

Melhores resultados estéticos podem frequentemente ser obtidos com um arcabouço cartilaginoso ortotópico do que com cartilagem autóloga da costela. Assim, sempre vale a pena preservar o arcabouço cartilaginoso com a técnica acima descrita. A reconstrução do pavilhão com cartilagem costal autóloga é um procedimento complexo que requer várias etapas cirúrgicas e excede o escopo deste livro-texto cirúrgico conciso. Uma prótese auricular ancorada no osso pode também ser considerada como uma alternativa à reconstrução cirúrgica.

Tumores Auriculares

É raro encontrar-se tumores auriculares benignos que requeiram tratamento cirúrgico. Isso seria mais propenso a ser considerado nos queratocantomas, um nódulo de consistência dura com um tampão central de queratina.

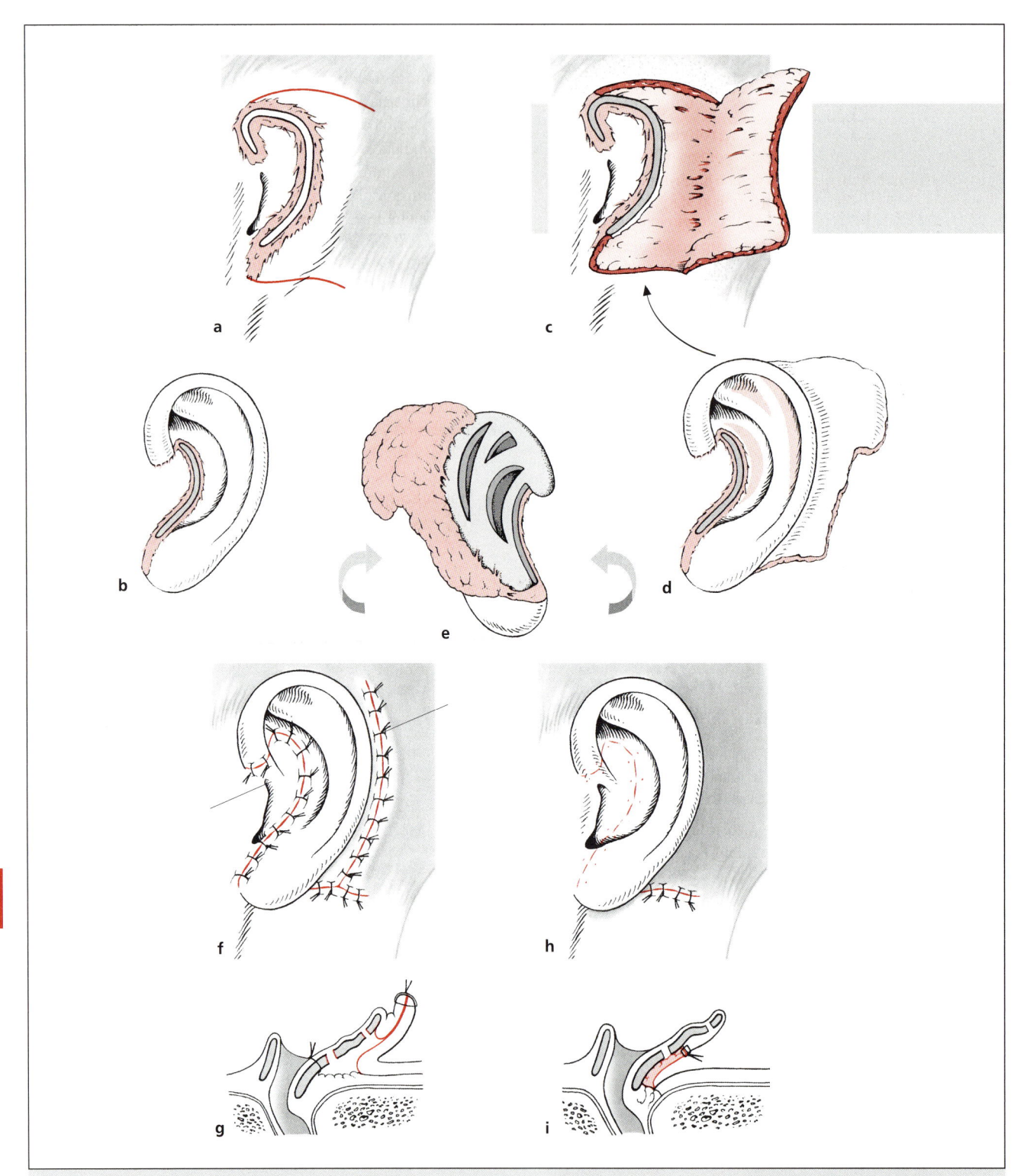

Fig. 15.32a–i Reinserção em uma completa avulsão do pavilhão auricular (técnica de Weerda).

a, b O pavilhão foi completamente avulsionado na concha e na incisura intertragal (**b**). O trago se encontra preservado. A superfície da mastoide é exposta através de duas incisões auxiliares (**a**).

c A pele sobre a mastoide é refletida posteriormente, preservando o periósteo.

d, e A pele é dissecada da superfície posterior do pavilhão avulsionado, e janelas são realizadas na cartilagem da escafa, concha e fossa triangular pelo lado posterior (**e**). Preparado desta forma, o pavilhão é aproximado ao local da avulsão e à superfície posterior do leito recipiente criado sobre a mastoide (**d**).

f, g Todas as linhas da ferida foram suturadas. A visão em secção transversal em **g** (plano indicado pela linha em **f**) mostra como a pele da superfície auricular posterior e a pele da mastoide foram aproximadas e suturadas em conjunto.

h, i Aparência após inserção da pele retroauricular e reconstrução do sulco retroauricular com um enxerto cutâneo de espessura total.

A cirurgia geralmente é reservada para tumores malignos, notadamente os carcinomas de células basais, carcinomas de células escamosas e melanomas. Existe sempre um potencial para metástases com os carcinomas de células escamosas e os melanomas, e esvaziamento cervical e radioterapia devem ser considerados adicionalmente à excisão local.

Hemangiomas do pavilhão são mais bem tratados por meio de embolização ou coagulação com *laser*, dependendo de sua extensão e do equipamento disponível. Caso uma ressecção auricular subtotal seja necessária, um esforço deve ser feito em pacientes idosos para a preservação da porção superior da hélice, objetivando manter um suporte para a haste dos óculos. Ressecções parciais e reconstrução imediata são opções em casos nos quais a histologia de congelação intraoperatória confirma margens negativas.

Tumores da Concha

Princípio Cirúrgico

Tumores cutâneos da bacia conchal são excisados com margens adequadas que incluem uma ilha de cartilagem subjacente (**Fig. 15.33**). A ressecção expõe a camada posterior do pericôndrio. O defeito pode ser coberto com um enxerto cutâneo retroauricular de espessura total, mas uma solução mais elegante é reconstruir o defeito com um retalho insular retroauricular (**Fig. 15.34**).

Técnica Cirúrgica (Figs. 15.33 e 15.34)

Inicialmente, a pele retroauricular na base da ferida é seccionada verticalmente aproximadamente no centro do defeito (**Fig. 15.34a, b**). Esta incisão define metade da circunferência da ilha de pele. A dissecção que se segue prossegue na superfície auricular posterior. A incisão existente é estendida como uma elipse em direção ao sulco retroauricular (**Fig. 15.34c**). A ilha de pele deve ser mais larga inferiormente do que superiormente, para corresponder ao tamanho do defeito. Um cirurgião iniciante deve utilizar um molde para garantir que o retalho de pele seja cortado no tamanho adequado.

A dissecção que se segue é crucial para manter um adequado suprimento sanguíneo para o retalho.

Regras, Dicas e Truques
A pele da mastoide não deve ser descolada na direção do conduto auditivo externo, mas sim paralelamente à superfície mastóidea.

Esta técnica preserva um pedículo vascular próximo à circunferência do conduto auditivo externo (**Fig. 15.34d**). O tecido conectivo comunicante deve ser seccionado superior e inferiormente, de forma que a ilha de pele possa ser deslizada anteriormente para o interior do defeito e suturada nesta posição. O defeito doador retroauricular é fechado, primariamente, em duas camadas (**Fig. 15.34e-g**).

Tumores da Hélice (Figs. 15.35 e 15.36)

Além das doenças malignas, os tumores da hélice consistem principalmente em "nódulos dolorosos da orelha" (condrodermatite nodular da hélice). O defeito criado pela excisão de um pequeno tumor pode ser coberto por intermédio do avanço da hélice. Isso é realizado através da secção da hélice inferior em duas camadas (pele e cartilagem anteriores) na sua junção com a escafa e, também, através da ressecção de uma cunha condrocutânea inferiormente ao antitrago. (**Fig. 15.35**) A hélice mobilizada, ainda aderida à pele posterior, é agora aproximada e suturada à margem superior do defeito, utilizando, preferencialmente, uma técnica com eversão (sutura de colchoeiro intracutânea), para evitar uma incisura destacada. Apesar deste método tornar o pavilhão ligeiramente menor, devido ao encurtamento da circunferência da hélice, ele apresenta um bom resultado estético para defeitos com até 1 cm de comprimento.

Tumores maiores requerem uma ressecção auricular em cunha (**Fig. 15.36**). Uma vez que as margens de uma ressecção em cunha não podem ser reaproximadas sem tensão, "orelhas de cachorro" condrocutâneas devem ser adicionalmente ressecadas na escafa. Novamente, a borda livre da hélice deve ser fechada com suturas de colchoeiro intracutâneas. Uma vez que o defeito é fechado sem reposição tecidual, a metade superior do pavilhão é significativamente reduzida em tamanho.

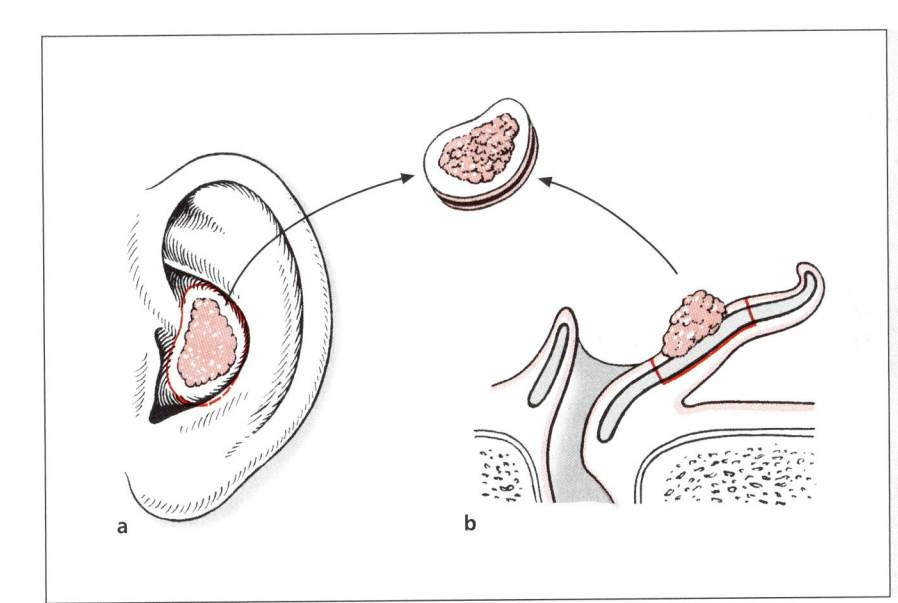

Fig. 15.33a, b Ressecção de um tumor da concha.

a O tumor cutâneo e a cartilagem subjacente são removidos com margens adequadas, preservando o pericôndrio posterior.

b Secção transversal no nível do conduto auditivo externo. A pele e o pericôndrio posteriores permanecem intactos.

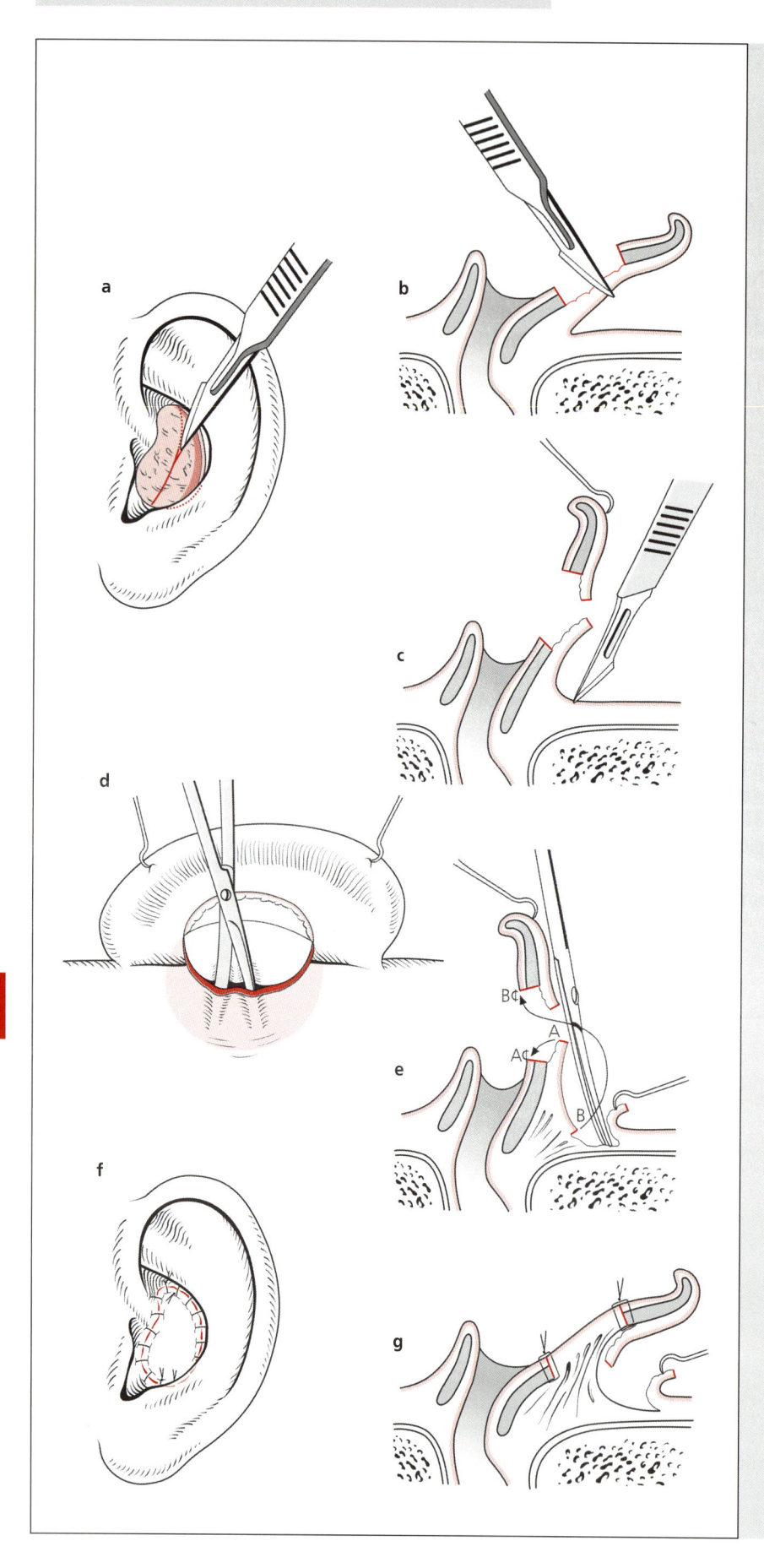

Fig. 15.34a-g Reconstrução de um defeito da pele conchal com um retalho insular retroauricular.

- **a** A pele auricular posterior é incisada no centro do defeito com uma lâmina de bisturi nº 11.
- **b** Secção transversal correspondente. Esta incisão cria um defeito de espessura total e define a circunferência lateral do retalho insular cutâneo.
- **c** O retalho é completado pela incisão da pele sobre a mastoide, lateralmente ao sulco retroauricular.
- **d** Visão posterior. A ilha de pele foi delineada. O defeito de espessura total é visível na margem superior da ilha. O pedículo do retalho deve ser dissecado em direção à mastoide.
- **e** Secção transversal. A dissecção com tesoura é realizada paralelamente à superfície da mastoide, preservando um pedículo de tecido conectivo em direção ao conduto auditivo externo. O objetivo é aproximar o ponto A do ponto A' e o ponto B do B'.
- **f, g** Tendo sido mobilizada em todas as direções, a ilha de pele é rodada 180° para o interior do defeito e suturada em posição. Visão em secção transversal (**g**) mostra a posição da ilha de pele. O defeito doador pode ser fechado primariamente graças à larga mobilização da pele da mastoide.

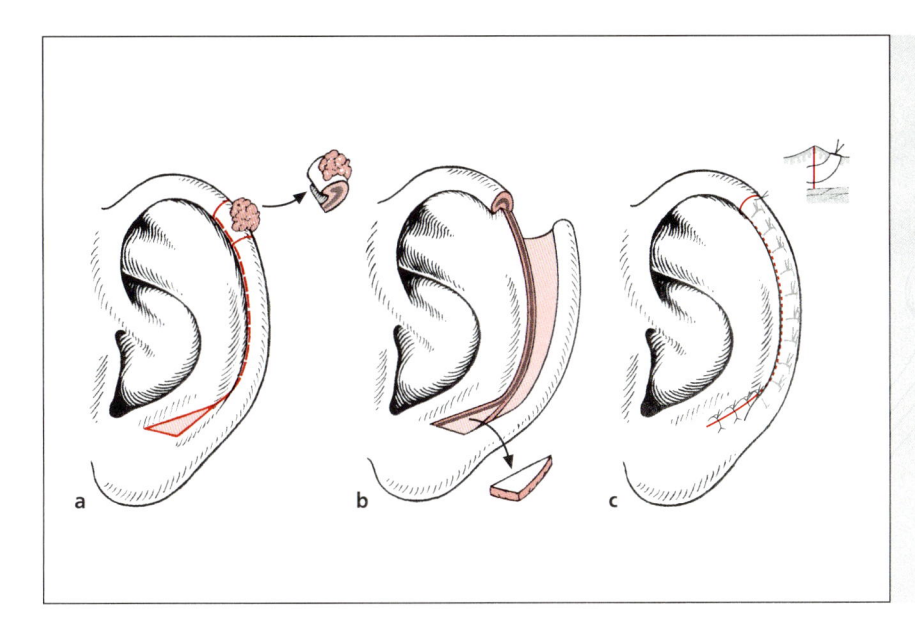

Fig. 15.35a–c Reconstrução de um pequeno defeito helical após ressecção de um tumor.

a Um tumor cutâneo helical é removido por meio de ressecção condrocutânea. O defeito será fechado por avanço helical. Uma incisão é marcada ao longo da escafa na sua junção com o rebordo helical. Uma cunha de pele e cartilagem será ressecada inferiormente ao antitrago.

b Após a incisão da pele e da cartilagem anteriores (deixando a pele posterior intacta), a hélice é mobilizada em direção inferior até a cauda da hélice, e uma cunha tecidual é removida na extremidade inferior da incisão.

c A hélice foi avançada superiormente e suturada em posição. Uma sutura de colchoeiro intracutânea evertida (detalhe) previne quanto à formação de incisuras no rebordo da hélice.

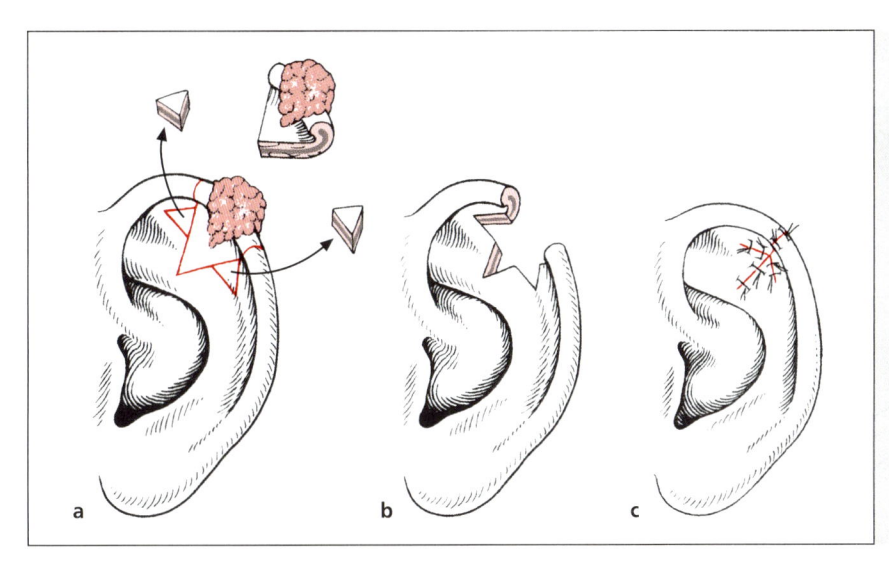

Fig. 15.36a–c Ressecção em cunha de um grande tumor cutâneo na hélice.

a O tumor é removido através de uma ressecção de espessura total, criando um defeito em forma de cunha. Orelhas de cachorro de espessura total também são removidas da escafa, para permitir o fechamento primário.

b Aparência após as ressecções cartilaginosas.

c Aparência após fechamento. As ressecções reduziram a altura e a largura do pavilhão auricular superior.

Conduto Auditivo Externo

Seções anteriores expuseram a anatomia cirúrgica do conduto auditivo externo e as fístulas pré-auriculares e auriculocervicais (ver **Fig. 15.29**). Uma vez que o tratamento cirúrgico da estenose meatal e de tumores segue basicamente as técnicas utilizadas nas cirurgias da orelha média, ele será descrito nestas seções.

■ Corpos Estranhos

Corpos estranhos não alojados no interior do conduto auditivo externo podem ser removidos com um pequeno gancho inserido por trás do corpo estranho. Isso requer anestesia geral em crianças, devido ao risco de lesão da membrana timpânica. Anestesia local pode ser adequada para adultos (ver **Fig. 15.5**). Caso o corpo estranho esteja alojado na orelha por algum tempo, um estreitamento pode ter se formado lateralmente ao objeto devido à inflamação e à cicatrização. Nestes casos, o corpo estranho não poderá ser removido sem que se proceda ao alargamento do conduto, o que pode ser realizado por meio de uma incisão endaural auxiliar (**Fig. 15.37a**), que permite a larga abertura dos tecidos moles no teto do canal.

■ Estenoses (Figs. 15.37 e 15.38)

A maioria das lesões estenosantes do conduto auditivo externo são estreitamentos devidos à cicatrização pós-traumática ou pós-operatória, e a maioria se localiza próxima à abertura meatal (**Fig. 15.37a**). Estreitamentos ósseos estão frequentemente presentes em malformações. Caso o conduto auditivo esteja completamente ocluído, cerúmen e debris epiteliais podem se acumular entre o estreitamento e a membrana timpânica, levando a um aumento gradual da pressão, similar a um colesteatoma.

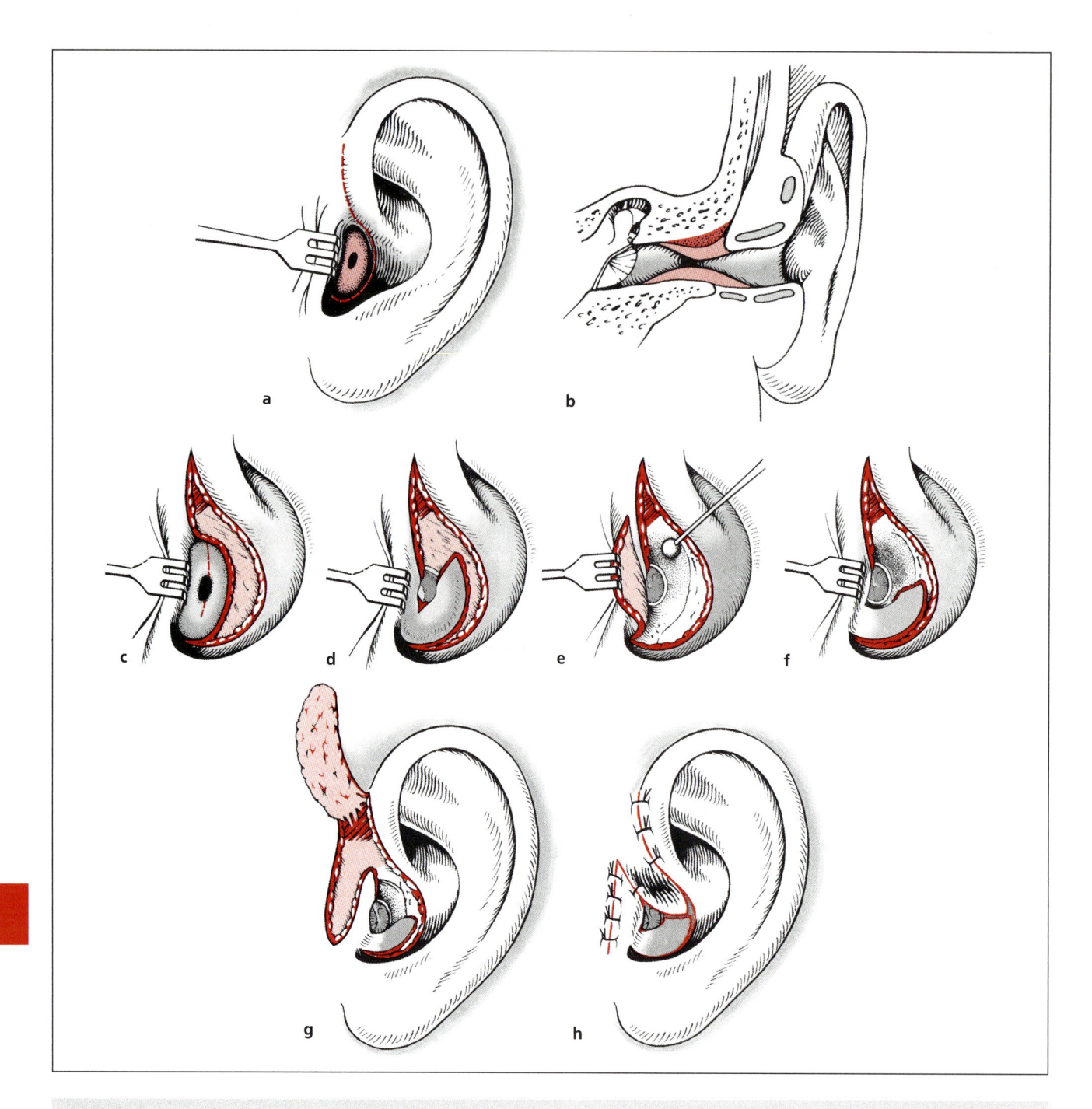

Fig. 15.37a-h Estenose na junção dos condutos auditivo externo cartilaginoso e ósseo.

a Estenose em casa de botão localizada profundamente no conduto auditivo. Linhas indicam a incisão auxiliar endaural na incisura anterior e uma extensão inferior à parede meatal posterior.

b Secção coronal: Uma camada espessa de tecido cicatricial se formou abaixo da estenose cutânea anular. O conduto auditivo deve ser alargado, por meio da remoção de parte do teto ósseo (sombreado).

c O osso meatal é exposto superior e posteriormente. A pele meatal estenosada é incisada no teto e no assoalho do conduto auditivo.

d Uma contraincisão é adicionada próxima à membrana timpânica, e a pele é separada do osso, deixando-o aderido à parede anterior.

e O conduto auditivo ósseo é alargado posterior e superiormente com uma broca.

f Quando a pele meatal disponível é afastada, o osso nu é ainda visível no teto e na parede posterior do conduto.

g Um retalho de base superior é delineado e elevado anteriormente ao trago. Ele é deslizado para o interior do conduto pela incisão auxiliar endaural.

h A ponta do retalho se encontra no interior do conduto, e sua base foi suturada à abertura do conduto. O defeito doador pode ser fechado primariamente por meio de mobilização da pele. O pedículo do retalho aumenta a distância entre a crura helical e o trago. Isso pode ser corrigido secundariamente através de ressecções da pele após a cicatrização do retalho.

Princípio Cirúrgico

Um estreitamento causado por cicatrização subcutânea circunferencial do conduto auditivo externo encontra-se sempre associado a uma deficiência de pele. Portanto, é necessário aumentar a área cutânea endaural.

Caso o tratamento se limite à excisão da cicatriz, deixando defeitos epiteliais largos, a recorrência é inevitável. Além disso, vários meses de tratamento com um dilatador meatal frequentemente levam a resultados pobres e desconforto para o paciente.

Várias técnicas estão disponíveis para aumentar a pele meatal:
- Reposição de pele por meio de enxertos cutâneos de espessura total ou parcial.
- Reposição de pele do teto meatal com um retalho de transposição pré-tragal (**Fig. 15.37**).
- Reposição de pele da parede meatal posterior com um retalho de transposição retroauricular parcialmente desepitelizado (**Fig. 15.38**).

Técnica Cirúrgica

Retalho de Transposição Pré-Tragal (Fig. 15.37)

Uma incisão auxiliar endaural é realizada por um espaço livre de cartilagem entre a hélice e o trago, sendo estendida ao longo da circunferência óssea posterior da abertura do conduto até o assoalho do conduto auditivo externo. A pele no teto meatal é incisada para criar uma comunicação com a incisão cutânea semicircular (**Fig. 15.37a**). Outra incisão divide a margem inferior do estreitamento até o assoalho do conduto auditivo, deixando a pele meatal aderida somente à parede anterior e à membrana timpânica. A seguir, a pele é adicionalmente incisada vários milímetros lateral e paralelamente à margem da membrana timpânica na parede posterior e assoalho, de forma que ela possa ser avançada em direção ao assoalho do conduto (**Fig. 15.37d**). Isso expõe o osso no teto e na parede posterior do conduto auditivo, sendo estas porções do conduto ósseo significativamente alargadas com uma broca. Isso é necessário para acomodar os retalhos cutâneos que serão deslizados para o interior do conduto auditivo, já que eles são consideravelmente mais espessos do que a pele meatal normal. Após o alargamento do conduto ósseo, a pele meatal ortotópica é adelgaçada e aberta no assoalho do conduto, deixando uma porção da parede meatal posterior óssea descoberta. Esta área no teto e na parede posterior será coberta com um retalho de transposição delgado de base superior elevado anteriormente ao trago e deslizado para o conduto auditivo por meio da incisão auxiliar endaural. Este retalho também aumentará a distância entre o trago e a hélice, o que poderá requerer uma correção secundária menor após a cicatrização do retalho. O defeito doador é fechado primariamente através de mobilização da pele. Enquanto o retalho transposto para o conduto auditivo cartilaginoso pode ser inserido com suturas, o retalho que cobre o osso meatal deve ser estabilizado com tampões. Isso é mais bem realizado com esponjas de gelatina após revestimento inicial da circunferência do conduto auditivo com filmes de silicone. A esponja de gelatina e o filme de silicone devem ser mantidos por 3 semanas. A abertura meatal é adicionalmente tamponada com tiras de gaze impregnadas com pomadas antibióticas.

Retalho de Transposição Retroauricular Parcialmente Desepitelizado (Fig. 15.38)

Um retalho retroauricular pode ser utilizado no tratamento de estenoses extensas e especialmente da atresia meatal. Uma incisão retroauricular é realizada imediatamente lateral ao sulco retroauricular, e a abertura meatal é alcançada pela dissecção do periósteo. A incisão periosteal subsequente tem sua base na abertura meatal (**Fig. 15.38a**). A pele auricular posterior é incisada paralelamente à circunferência posterior da abertura meatal, e uma incisão perpendicular é realizada em frente à membrana timpânica. Após a realização de uma contraincisão na margem da membrana timpânica, retalhos da pele meatal de base superior e inferior são dissecados do osso subjacente e elevados (**Fig. 15.38c**). A parede meatal posterior óssea e a espinha suprameatal são rebaixadas com broca para exposição do sistema celular. O defeito cutâneo criado pela ressecção óssea e desdobramento da pele meatal é coberto com um retalho de transposição retroauricular. Esse retalho é realizado por meio da incisão da pele da mastoide paralelamente à incisão no sulco retroauricular e à união de ambas as incisões no nível do lóbulo. Quando o retalho é elevado do periósteo, ele forma um retalho de transposição de base superior, cujo ápice é adelgaçado pela remoção de gordura subcutânea, já que o retalho será posicionado próximo à membrana timpânica. Neste momento, o retalho é deslizado para o interior do conduto auditivo externo sobre o recém-criado rebordo ósseo, e a área que necessitará de desepitelização é marcada. Esta área é desepitelizada, mantendo-se intacta uma camada dérmica. Duas suturas são posicionadas entre a borda proximal da ilha epitelial e a borda posterior da pele meatal lateral, sendo atadas após o reposicionamento do pavilhão em sua posição normal. O retalho periosteal dissecado é fixado o mais posteriormente possível para se obter o alargamento posterior da abertura meatal. O defeito doador criado pelo retalho de transposição é fechado em duas camadas por meio de mobilização da pele da mastoide. Finalmente, a pele do retalho de transposição é tamponada contra o osso da parede meatal posterior com esponja de gelatina sobre uma camada de filme de silicone. Como no retalho pré-tragal, o tamponamento permanece por 3 semanas.

> **Regras, Dicas e Truques**
>
> Um grande número de opções existe de procedimentos cirúrgicos para melhorar a forma ou a posição do pavilhão, ou para reconstruir defeitos auriculares. Alguns são apropriados para situações muito específicas, mas não para uma ampla gama de indicações. Os procedimentos apresentados neste capítulo são técnicas básicas efetivas que podem ser adaptadas, conforme o necessário para atender as necessidades individuais.

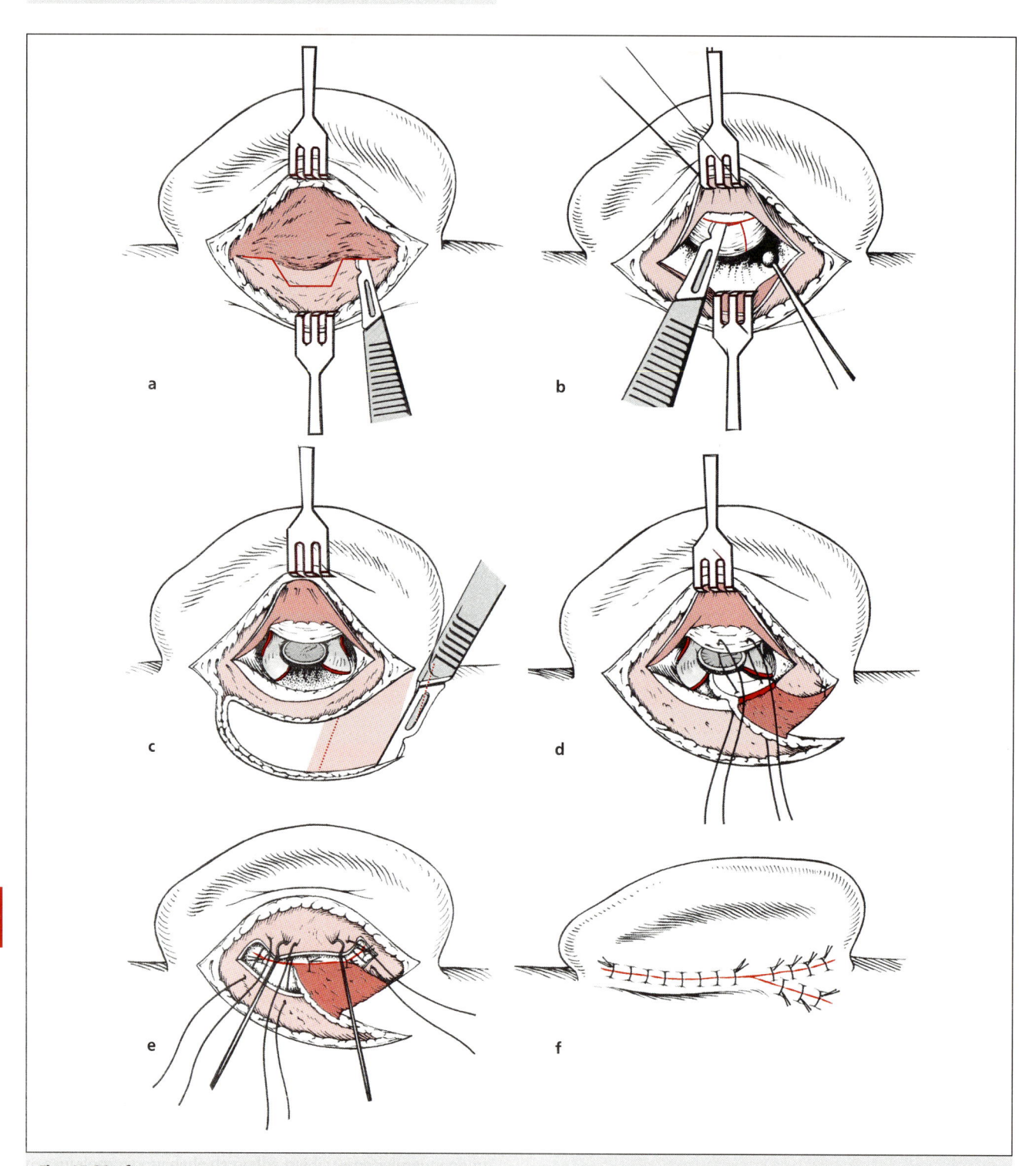

Fig. 15.38a-f Epitelização de um defeito na parede meatal posterior com um retalho de transposição retroauricular parcialmente desepitelizado.

a Uma incisão retroauricular é realizada no sulco retroauricular, e os tecidos moles são dissecados da abertura meatal poupando o periósteo. Um retalho periosteal com base, medialmente, na parede meatal posterior é delineado.

b Uma incisão cutânea semicircular é realizada na parede posterior com bisturi. Após dissecção subperiosteal da pele meatal, uma segunda incisão cutânea perpendicular é realizada em direção à membrana timpânica. O canal ósseo é alargado com broca. Caso uma atresia esteja presente, um conduto artificial é criado com a broca.

c Auxiliado por uma contraincisão próxima à membrana timpânica, os retalhos cutâneos de base superior e inferior são largamente abertos. Isso deixa uma grande área de osso nu na parede meatal posterior, que levaria à recorrência da estenose sem cobertura epitelial. Um retalho de transposição de base superior é delineado, e a área desejada que será desepitelizada é marcada.

d Após a desepitelização da porção proximal do pedículo do retalho e o adelgaçamento da ponta do retalho, a ponta é deslizada para o interior do conduto auditivo. A parede posterior lateral do conduto auditivo é fixada ao retalho de transposição com duas suturas.

e Aparência após a união da ilha epitelial do retalho de transposição com a pele da parede meatal posterior. As suturas foram realizadas para a reinserção do retalho periosteal.

f Aparência após fechamento da ferida retroauricular.

16 Cirurgia do Conduto Auditivo Externo Ósseo e da Membrana Timpânica

Exostoses

Princípio Cirúrgico

O crescimento ósseo é removido até que a circunferência da membrana timpânica esteja completamente visível.

Indicação

- Exostoses estenóticas com otites médias recorrentes.
- Contato ósseo direto com a membrana timpânica, levando a alterações na condução sonora.
- Interferência com a adaptação de próteses auditivas.
- Acesso restringido em cirurgias da orelha média ou miringoplastia.

Contraindicação

Malformação auricular (relativa).

Pontos Específicos Relacionados ao Consentimento Informado

- Perfuração da membrana timpânica.
- Perda auditiva, zumbido.
- Lesões do nervo facial.
- Estenoses devido à cicatrização.
- Fístula salivar.
- Lesões da articulação temporomandibular.

Anestesia

Anestesia local ou geral.

Técnica Cirúrgica

- O paciente é colocado em posição supina com a cabeça girada lateralmente e imobilizada em apoio para a cabeça ou rodilha.
- Uma incisão endaural é realizada, e afastadores são posicionados.
- Um retalho cutâneo em forma de H é criado sobre a exostose. Ela pode ser realizada em continuidade com a incisão endaural, caso desejado.
- A pele meatal é separada da exostose supero e inferiormente com uma faca de incisão arredondada e angulada (**Fig. 16.1**). Em exostoses muito grandes de base ampla que obstruam quase completamente o conduto auditivo, a pele é mobilizada em estágios, enquanto porções da exostose são progressivamente removidas. O retalho superior é refletido para fora, enquanto o retalho inferior é retraído para longe do local de broqueamento com uma ponta de aspiração.
- O osso é removido com broca diamantada utilizando diâmetros progressivamente menores das brocas. Alternativamente, uma exostose de base estreita pode ser removida com uma goiva.
- Quaisquer bordas ósseas podem ser removidas com uma cureta de House (**Fig. 16.2**).
- A pele meatal é reaproximada.
- Filmes de silicone e tamponamento são inseridos no conduto auditivo.
- A ferida é fechada.

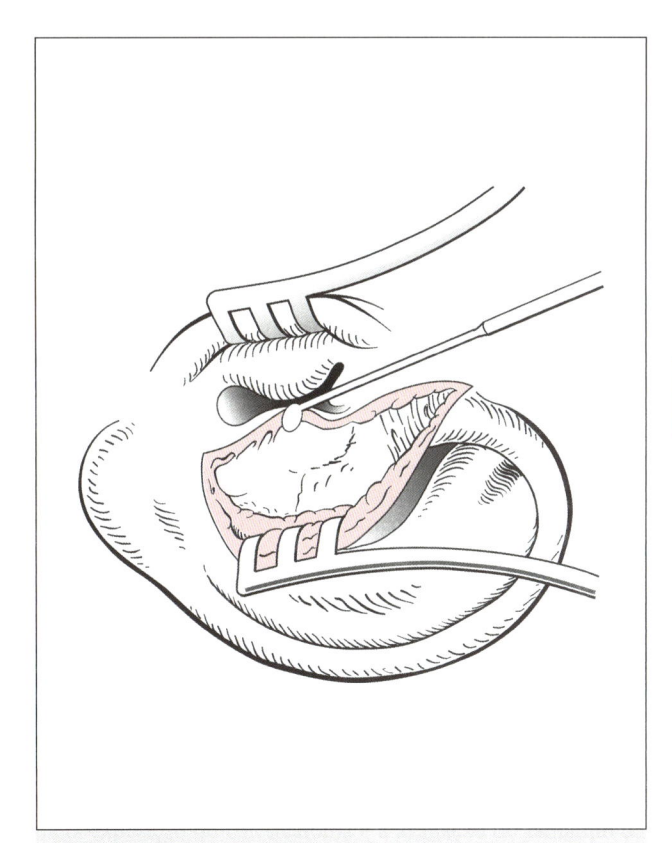

Fig. 16.1 Remoção de exostose.
Uma incisão endaural é realizada, e a pele sobre o domo da exostose é incisada. A incisão é estendida para formar retalhos em forma de H. A pele meatal é descolada supero e inferiormente com uma faca de incisão arredondada.

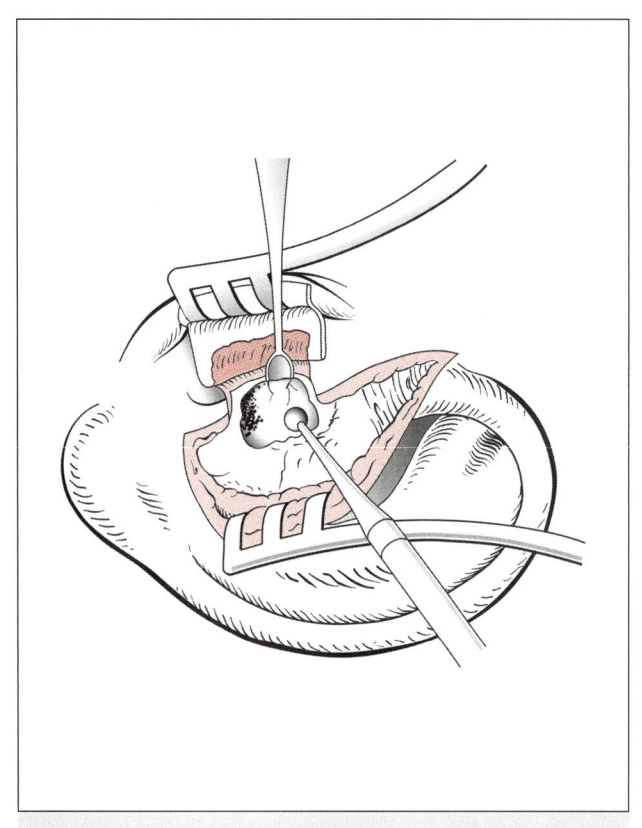

Fig. 16.2 Remoção de exostose.
Uma grande exostose pode ser tornada oca com uma broca, e a casca remanescente pode ser fraturada com uma cureta de House. A pele meatal é aproximada à parede anterior com uma tira de Silastic.

Regras, Dicas e Truques

- Toda a circunferência da membrana timpânica deve estar visível no final.
- Não brocar abaixo do nível da membrana timpânica (questão principalmente na remoção de exostoses da parede posterior).
- Não brocar através da parede anterior do conduto. As células aéreas da mastoide podem ser abertas, mas devem ser cobertas com epiderme meatal ou fáscia antes do fechamento.
- Em exostoses muito grandes, é melhor remover e reimplantar a pele meatal do que lesar a pele com a broca.
- A pele meatal descolada pode ser mantida à distância da broca com tiras adesivas (p. ex., Silastic).
- Uma exostose muito grande pode ser tornada oca e a casca resultante fraturada com uma cureta de House (**Fig. 16.2**).
- Bordas ósseas que se projetem sobre o ânulo timpânico podem ser removidas com uma cureta de House, trabalhando-se paralelamente ao ânulo.

! Riscos e Complicações

- Enrolamento da pele em torno da broca girando.
- Lesão do nervo facial (manter-se acima do nível da membrana timpânica).
- Lesão da orelha interna causada pelo broqueamento, contato acidental com o processo curto do martelo, deslocamento ossicular, perfuração da membrana timpânica, fístula salivar no conduto auditivo causada pelo broqueamento através da parede anterior óssea do conduto (também pode lesar a articulação temporomandibular), estenose meatal devido à perda excessiva de pele.

Cuidados Pós-Operatórios

Antibióticos peroperatórios. O tamponamento deve ser mantido por 2 a 3 semanas. Qualquer granulação que se forme deve ser removida.

16 Remoção de Pequenos Tumores do Conduto Auditivo Externo

Princípio Cirúrgico

Tumores circunscritos são removidos com margens saudáveis, seguidos, caso necessário, pela cobertura do defeito cirúrgico.

Indicações

Tumores benignos e malignos superficiais do conduto auditivo externo.

Contraindicações

A excisão local é contraindicada em tumores que infiltraram tecidos profundos, que invadiram tecidos circunjacentes ou que não podem ser claramente visualizados.

Pontos Específicos Relacionados ao Consentimento Informado

Ver Exostoses.

Anestesia

Anestesia local ou geral.

Técnica Cirúrgica

- O paciente é colocado em posição supina com a cabeça rodada e imobilizada em um apoio para a cabeça ou rodilha.
- Uma incisão endaural é realizada e afastadores são posicionados.
- O tumor é circunscrito com margens adequadas.
- A peça é liberada do osso subjacente com uma faca de incisão arredondada e angulada (**Fig. 16.3**).
- O osso subjacente é aplainado com broca diamantada.

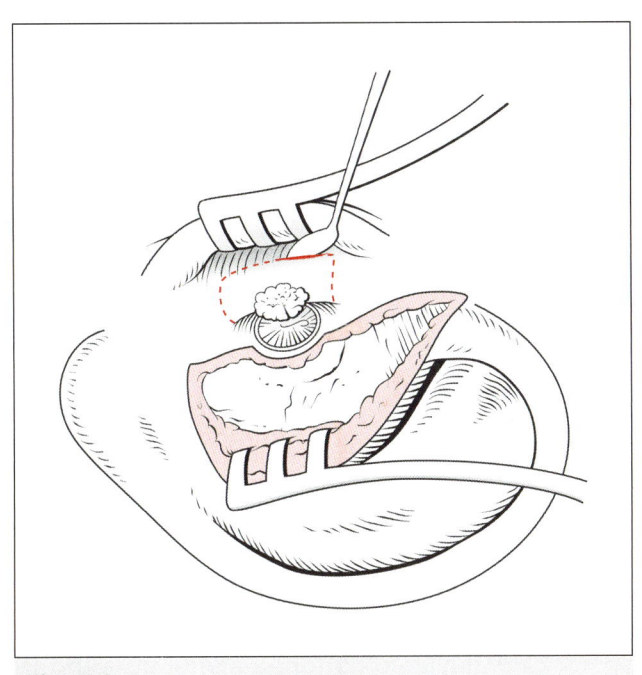

Fig. 16.3 Excisão e remoção de um tumor meatal.

- Caso necessário, o defeito é coberto com pele retroauricular (espessura total).
- Filmes de silicone e tamponamento são inseridos no conduto auditivo.

Regras, Dicas e Truques
- O tumor deve ser completamente removido.
- A peça é preparada e enviada para a Patologia.
- Em condutos auditivos estreitos com acesso e visualização deficientes, a entrada óssea do conduto auditivo pode ser alargada posteriormente com uma broca. Para exposição óssea, ver Abordagem Endaural.

! Riscos e Complicações
Tumor residual. Estenose meatal cicatricial.

Cuidados Pós-Operatórios
Antibióticos peroperatórios. O tamponamento deve ser mantido por 2 a 3 semanas.

Cirurgias Menores da Membrana Timpânica

Miringotomia e Inserção de Tubos

Princípio Cirúrgico
A membrana timpânica é incisada no quadrante anteroinferior para descompressão e drenagem de efusões, seguida, caso necessário, pela inserção de um tubo de ventilação.

Indicações
- Otite média aguda refratária, especialmente em pacientes com paralisia facial imediata ou vertigem.
- Otite média com efusão persistente, ventilação deficiente da tuba auditiva, autofonia significativa devido à tuba auditiva em pátula ou lábio e palato fendidos (inserção de tubo).

Contraindicações
Bulbo jugular alto, anomalia da artéria carótida, tumor glômico (massa pulsátil visível por trás da membrana timpânica), distúrbios da coagulação (relativa).

Pontos Específicos Relacionados ao Consentimento Informado
- Desenvolvimento de otite média no pós-operatório.
- Recorrência da otite média com efusão.
- Perfuração persistente da membrana timpânica, possivelmente com otites recorrentes; formação de colesteatoma.
- Perda ou deslizamento do tubo de ventilação para a cavidade da orelha média.
- Perda auditiva condutiva ou neurossensorial ou zumbidos permanentes. Paralisia facial e vertigem são geralmente efeitos transitórios da anestesia local.

Anestesia
Anestesia local ou geral. Anestesia tópica pode ser adequada em casos selecionados.

Técnica Cirúrgica
- **Posicionamento.** Anestesia local: paciente sentado com a porção superior do corpo dobrada para trás e a cabeça imobilizada (assistente). Anestesia geral: supina na mesa cirúrgica com a cabeça rodada e imobilizada em um apoio de cabeça ou rodilha.
- **Abordagem.** Transcanal (uma incisão auxiliar endaural é ocasionalmente necessária).
- O espéculo aural mais largo que possa ser acomodado é utilizado.
- Visualização através do microscópio cirúrgico, o cirurgião realiza uma incisão no quadrante anteroinferior da membrana timpânica com uma faca em foice (ou no quadrante posteroinferior, caso o anteroinferior seja de difícil visualização). A incisão tem direção radial a partir do centro da membrana em direção à periferia (**Fig. 16.4**). Em pacientes com otite média aguda, a incisão também pode ser realizada no ponto mais proeminente da membrana abaulada, conside-

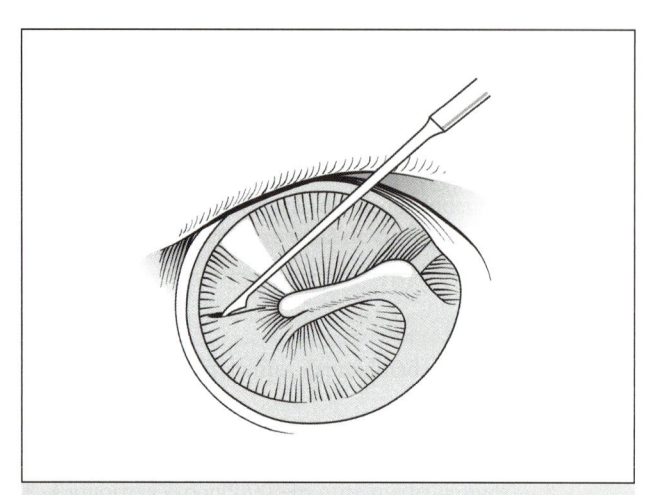

Fig. 16.4 Miringotomia.
Uma incisão radial é realizada no quadrante anteroinferior da membrana timpânica com faca em foice.

rando que esse ponto não esteja muito próximo à cadeia ossicular.
- O fluido da orelha média é aspirado.
- Um tubo de ventilação é inserido, caso necessário (p. ex., tubo de ouro ou titânio). O tubo é pinçado com uma micropinça ou aplicador, e a ponta é ligeiramente avançada no interior do tubo, que é levado até o local da miringotomia. A margem principal da orla interna do tubo é deslizada para baixo da margem anterior da incisão. A pinça ou o aplicador é retirada e uma faca em foice ou ponta fina ligeiramente curvada é utilizada para empurrar o restante da orla por baixo da margem posterior da incisão (**Fig. 16.5a-c**).
- Sangramentos podem ser controlados por meio da aplicação local de nafazolina, caso necessário.
- Um tubo em T é inserido com um aplicador especial. As guias em forma de T são avançadas através da membrana timpânica e, então, expandidas para manter o tubo em posição (**Fig. 16.6a-c**). O tubo também pode ser introduzido com uma micropinça, que mantém as guias juntas até que estejam prontas para serem posicionadas.

Regras, Dicas e Truques
- Confirmar o correto posicionamento do tubo de timpanostomia.
- Caso o tubo possua uma guia, ela deve ser adequadamente encurtada antes da inserção.
- A sucção de muco muito espesso da orelha média pode ser um processo lento e tedioso. Algumas vezes, é útil realizar uma segunda incisão de miringotomia para equalizar a pressão negativa, que se desenvolve quando o muco aspirado preenche completamente a miringotomia.
- Uma amostra do exsudato inflamatório deve ser colhida.
- Realizar a miringotomia ligeiramente maior, caso se planeje uma inserção de tubo.

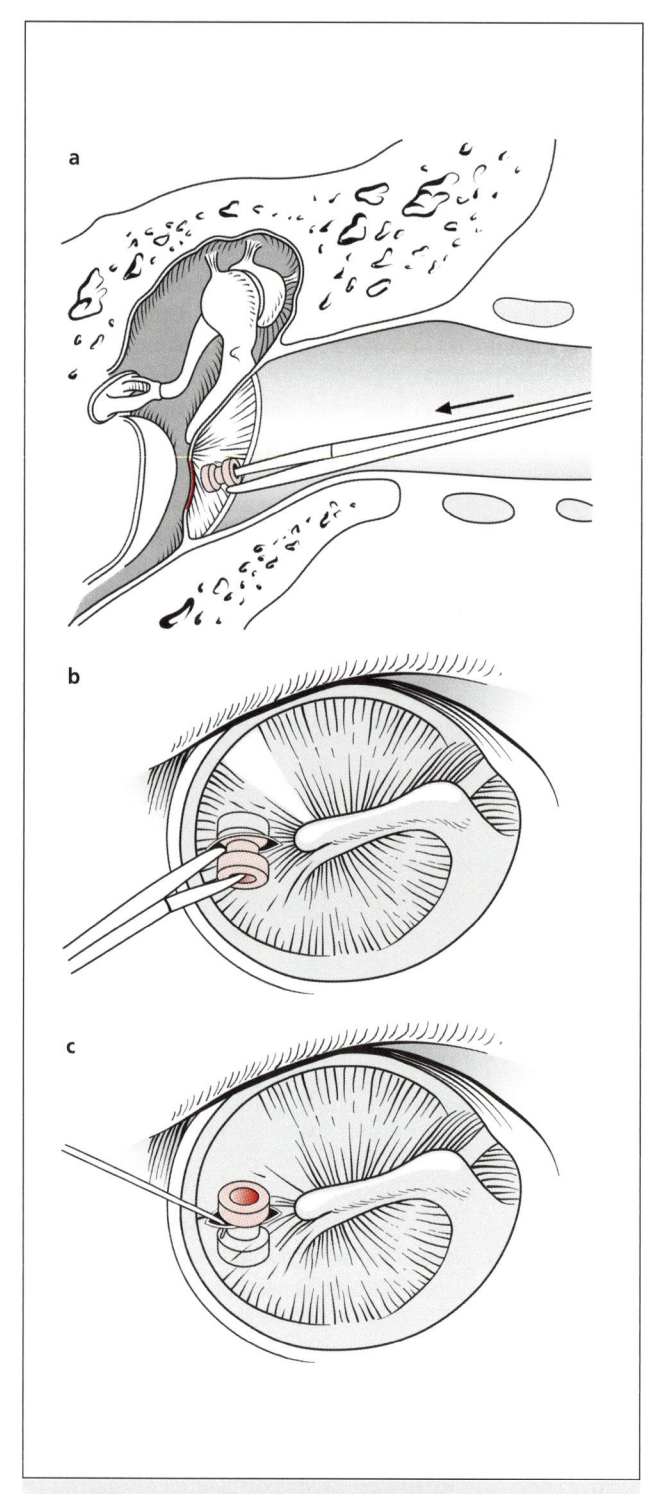

Fig. 16.5a-c Miringotomia com inserção de tubo.
a O tubo é introduzido na orelha com uma micropinça.
b A margem principal da orla interna é deslizada por baixo da margem da miringotomia.
c O restante da orla interna é empurrado através da incisão com um pequeno gancho.

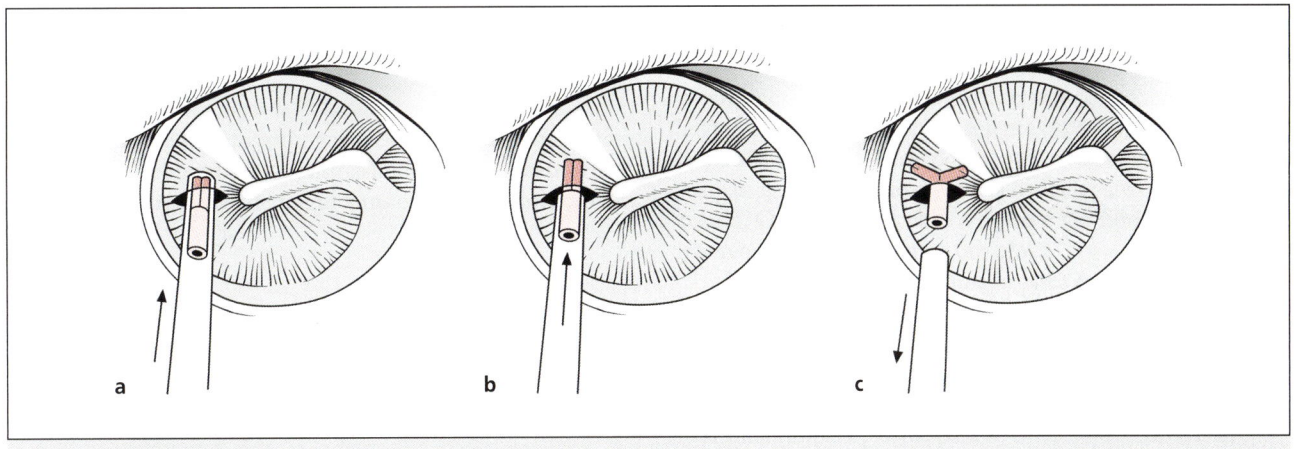

Fig. 16.6a-c Tubo-T com aplicador.
O tubo é introduzido na orelha média com o aplicador. Quando o tubo é liberado, as guias em forma de T se expandem para manter o tubo em posição, enquanto o aplicador é cuidadosamente retirado.

! Riscos e Complicações

- Perfuração persistente da membrana timpânica, otorreia recorrente, formação de colesteatoma (indicação para timpanoplastia subsequente).
- Infecção ou rejeição do tubo de ventilação (caso persistente, o tubo deverá ser removido).
- Punção vascular (bulbo jugular, artéria carótida interna).
- Lesão da cadeia ossicular, com disacusia condutiva.
- Lesão da orelha interna, zumbidos.
- Deslizamento do tubo para a orelha média (removido por meio de timpanoscopia).

Cuidados Pós-Operatórios

- Manter o conduto auditivo protegido da água.
- O tubo deve permanecer em posição por 3 a 12 meses. Caso a expulsão espontânea não ocorra, o tubo é removido sob microscopia, puxando-se pelo tronco do tubo ou pinçando o fio-guia com uma pequena pinça. (Geralmente isso pode ser realizado sem anestesia, mesmo em crianças).

Alternativas

Miringotomia com *laser*, miringotomia eletrocirúrgica (termoparacentese com agulha-cautério, geralmente permanece patente por 4 semanas).

Splinting da Membrana Timpânica

Princípio Cirúrgico

As margens dobradas para dentro da perfuração da membrana timpânica são evertidas e mantidas em posição com um *splint*.

Indicações

Perfurações agudas da membrana timpânica com bordas invertidas a até 1 semana após a lesão.

Contraindicações

- Lesões agudas por respingos de solda.
- Infecção aguda com otorreia.
- Alterações da cadeia ossicular ou perfurações grandes com perda de tecido (uma timpanoplastia é indicada).
- Pequenas perfurações em fenda (tendem a se fechar espontaneamente).

Pontos Específicos Relacionados ao Consentimento Informado

- Perfuração persistente, disacusia condutiva.
- Possível necessidade de uma timpanoplastia secundária.
- Lesão da orelha interna, zumbidos, podem ser preexistentes, devido ao trauma original (um audiograma pré-operatório é necessário).
- Colesteatoma traumático.
- Vertigem ou paralisia do nervo facial transitória devido à anestesia local.

Anestesia

Anestesia local ou geral. A anestesia tópica pode ser adequada em alguns casos.

Técnica Cirúrgica

- **Posicionamento.** Em alguns casos, a posição sentada pode ser utilizada com a porção superior do corpo dobrada para trás e a cabeça imobilizada (assistente). De outra forma (especialmente com a anestesia geral), o paciente é colocado em posição supina com a cabeça rodada e imobilizada em um apoio para a cabeça ou rodilha.
- **Abordagem.** Transcanal. Uma incisão auxiliar endaural é ocasionalmente necessária.

- As bordas invertidas da perfuração da membrana timpânica podem ser evertidas com um pequeno gancho em ângulo reto. Pontas longas e profundamente invertidas da membrana timpânica podem ser retiradas da orelha média com um tubo de microaspiração (**Fig. 16.7a**).
- Um fragmento de Silastic é posicionado sobre a perfuração reduzida ou uma pequena perfuração pode ser coberta, p. ex., com um splint de papel, que irá aderir às bordas da laceração (**Fig. 16.7b**).
- O conduto auditivo externo é tamponado com espuma (p. ex., Gelfoam) ou tiras impregnadas com pomada.

Regras, Dicas e Truques

- Todo o epitélio escamoso deve ser evertido da orelha média.
- Margens que caem novamente na orelha média podem ser suportadas com um pequeno fragmento de Gelfoam introduzido na orelha média.
- Irrigação e aspiração frequentemente reabrem margens cruentas fixadas por coágulos.

! Riscos e Complicações

- Perfuração persistente, otorreia recorrente, formação de colesteatoma (indicações para timpanoplastia subsequente).
- Lesão da orelha interna, zumbidos.
- Vertigem ou paralisia do nervo facial transitória devido à anestesia local.

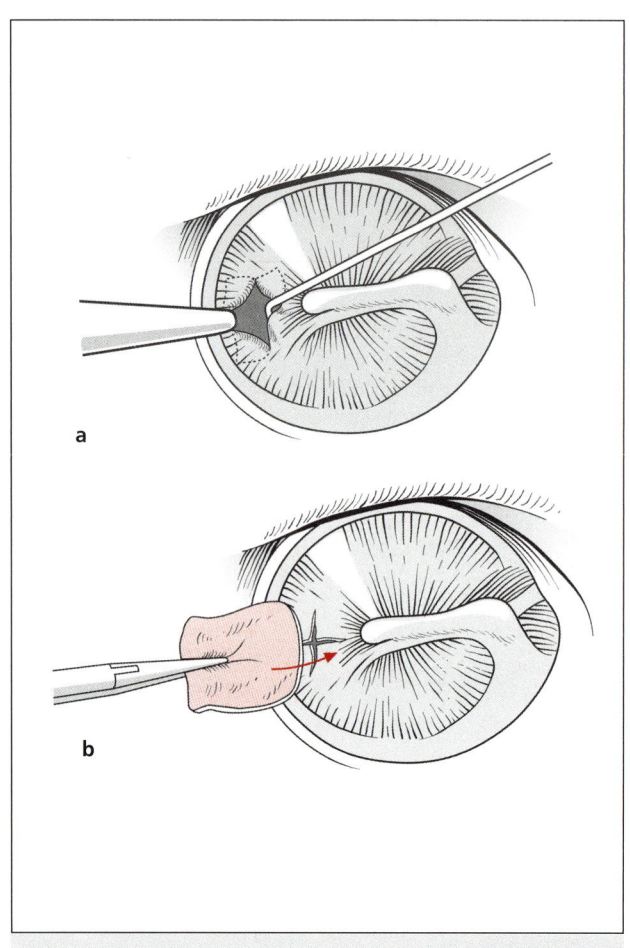

Fig. 16.7a, b *Splinting* de uma perfuração da membrana timpânica.
a Bordas invertidas são evertidas com um pequeno gancho e ponta de microaspiração.
b As margens evertidas recebem um *splint* (tira de Silastic).

Cuidados Pós-Operatórios

Antibióticos peroperatórios. O paciente é solicitado a evitar assoar o nariz até 1 semana após a cirurgia. Tamponamentos permanecem por 2 a 3 semanas.

17 Acessos Cirúrgicos, Colheita de Enxertos e Implantes

Acessos Cirúrgicos

O acesso transcanal (endomeatal) à membrana timpânica, sem incisão do conduto auditivo externo, é adequado para miringotomias, inserção de tubos e colocação de *splints* na membrana timpânica. Procedimentos mais extensos requerem um acesso endaural ou retroauricular para que se obtenha uma melhor visibilidade e acessibilidade.

Acesso Endaural

Princípio Cirúrgico

Abordagem estendida ao conduto auditivo externo, membrana timpânica e orelha média por meio de uma incisão entre o trago e a raiz da hélice. A incisão endaural também é conhecida como incisão de Heermann.

Indicações

- Exostoses.
- Tumores circunscritos do conduto auditivo.
- Remoção de corpos estranhos.
- Cirurgias do estribo.
- Correção cirúrgica de malformações menores.
- Timpanoscopia e procedimentos de segundo tempo cirúrgico.
- Timpanoplastia sem mastoidectomia extensa.

Contraindicações

- Mastoidectomia em pacientes com extensa pneumatização (relativa), complicações otogênicas ou fraturas do osso petroso.
- Timpanoplastia para grandes colesteatomas ou visualização deficiente de lesões nos quadrantes anterossuperior e anteroinferior em um conduto auditivo estreito e agudamente angulado (relativa, depende da experiência do cirurgião).

Anestesia

Anestesia geral ou anestesia geral endotraqueal.

Técnica Cirúrgica

Posicionamento. O paciente é colocado em posição supina na mesa cirúrgica, com a cabeça rodada e imobilizada em um apoio para cabeça ou rodilha.

Exposição. O pavilhão auricular é tracionado para cima e para trás pelo assistente. A entrada do meato é largamente aberta com um espéculo nasal.

Incisão. A primeira incisão, realizada com uma lâmina de bisturi nº 10 ou 15, estende-se para fora a partir do centro aproximado do teto ósseo do conduto auditivo, mantendo-se inicialmente a lâmina em contato com o osso. Ela segue a fissura entre a cartilagem tragal e a raiz da hélice, que é facilmente visualizada pelo ajuste da tensão do espéculo, e corre paralelamente ao rebordo anterior da hélice. Ela pode ter somente cerca de 1 cm de comprimento (p. ex., para cirurgia do estribo) ou pode se estender além da raiz da hélice, dependendo das necessidades de exposição.

Fáscia temporal. Quando a incisão atinge o final do conduto auditivo ósseo, ela se torna mais superficial e secciona somente a pele a partir daquele ponto, deixando a fáscia temporal e o músculo subjacente intactos (**Fig. 17.1**). A seguir, o tecido subcutâneo e feixes remanescentes de tecido conectivo sobre a fáscia temporal e a hélice são mobilizados por uma combinação de dissecção cortante e romba com tesoura, descolador de periósteo ou bisturi.

Incisão meatal. A segunda incisão circunferencial é realizada até o osso com lâmina nº 15 ou faca de incisão circular cerca de 1 cm medialmente à abertura do conduto auditivo. Ela se inicia na posição de 6 horas no assoalho do canal e circunda superiormente até a posição de 12 horas na parede posterior do conduto, onde encontra a primeira incisão em um ângulo reto.

Dissecção do retalho. O retalho triangular formado pelas incisões é refletido lateralmente sobre a espinha suprameatal com um descolador de periósteo, mantendo a lâmina em contato com o osso (**Fig. 17.2**). As lâminas do afastador autoestático são posicionadas anterior e posteriormente, e, caso necessário, um segundo afastador endaural pode ser posicionado em ângulos retos com relação ao primeiro.

Retalho timpanomeatal. Um retalho timpanomeatal é delineado por meio de incisões adicionais na direção da membrana timpânica nas posições de 5 horas e 11 horas na orelha direita ou 1 hora e 7 horas na orelha esquerda (**Fig. 17.3**; ver Regras, Dicas e Truques a seguir).

Regras, Dicas e Truques

- Não incisar a cartilagem helical e a fáscia temporal.
- Realizar a incisão imediatamente anterior ao pavilhão, para evitar lesões da artéria temporal superficial e extensões do ramo superficial do nervo facial.

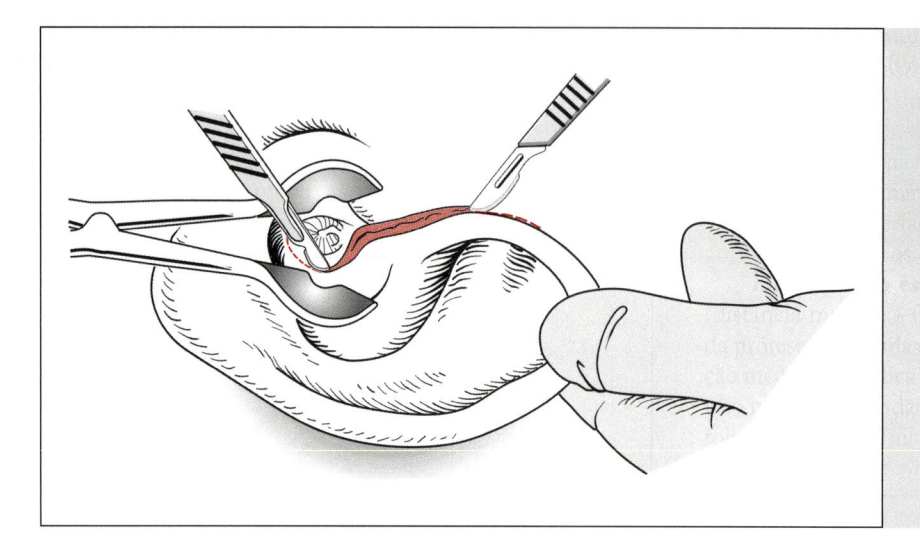

Fig. 17.1 Acesso endaural.
O sítio cirúrgico é exposto através da inserção de um espéculo e tração do pavilhão para cima e para trás. A primeira incisão se inicia no teto do conduto auditivo e corre para fora, paralelamente à raiz da hélice. A segunda incisão circunferencial é realizada na parede posterior óssea do conduto auditivo, a cerca de 1 cm da entrada do conduto.

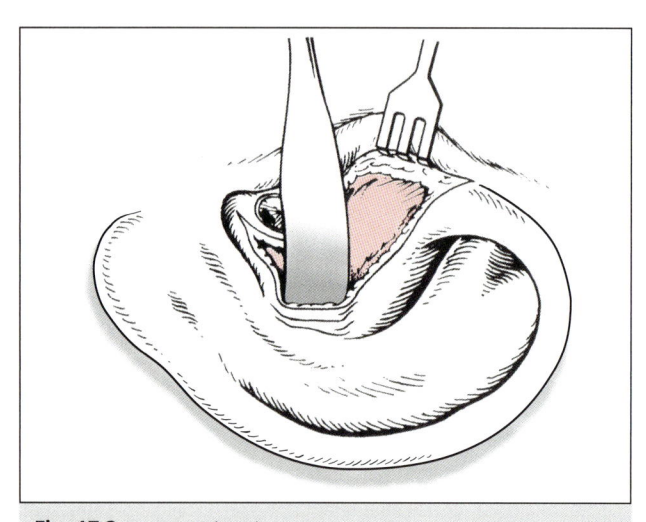

Fig. 17.2 Acesso endaural.
O retalho da parede posterior é mobilizado sobre a espinha suprameatal com um descolador de periósteo.

- Uma entrada meatal óssea estreita pode ser alargada com uma broca afiada ou cônica, criando-se uma cavidade em forma de funil.
- Caso uma protuberância óssea na parede anterior do conduto obstrua a visão dos quadrantes anteriores, ela pode ser derrubada com uma broca diamantada. Inicialmente, um retalho em forma de U com base na membrana timpânica é cortado sobre a proeminência, dissecado com faca circular até o ânulo da membrana timpânica e refletido sobre o tímpano. A proeminência é derrubada com a broca, e o retalho é retornado.
- A distância da incisão circunferencial a partir do ânulo timpânico e, portanto, o comprimento do retalho timpanomeatal, é variável. Uma incisão do retalho mais longa (realizada mais lateralmente) é útil na cirurgia do colesteatoma para cobertura do defeito ósseo na parede posterior do conduto. Um retalho mais curto (mais próximo à membrana timpânica) é melhor para a estapedectomia, já que ele provê um maior espaço no interior do conduto.
- Caso uma larga exposição da mastoide seja necessária, a incisão cutânea pode ser estendida em direção superior e posterior em torno da raiz da hélice para o interior do sulco retroauricular. Antes da extensão da incisão, os afastadores devem ser afrouxados, de forma que o corte possa ser continuado em uma linha reta.

> **! Riscos e Complicações**
> - Pericondrite auricular.
> - Lesão da cápsula parotídea.
> - Hemorragia pós-operatória devido à lesão da artéria temporal.
> - Procedimentos especiais estão disponíveis para o tratamento de outras complicações.

Acesso Retroauricular

Princípio Cirúrgico

Uma incisão posterior é realizada em torno da raiz do pavilhão auricular, e a entrada do conduto auditivo externo é exposta. Para uma timpanoplastia, o conduto auditivo é aberto medialmente à

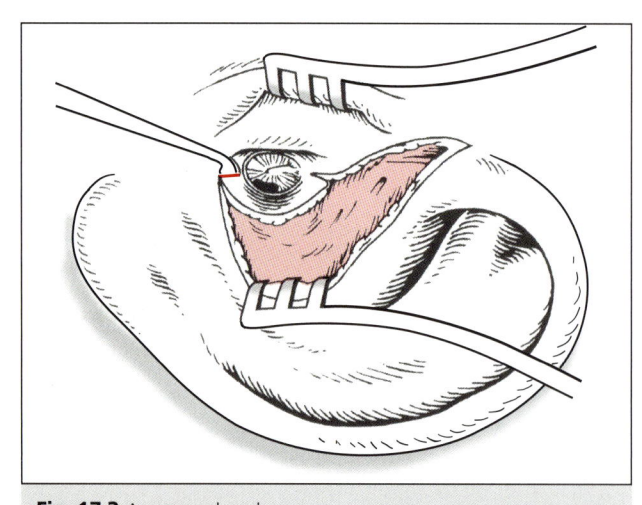

Fig. 17.3 Acesso endaural.
O retalho timpanomeatal é criado por meio de incisões adicionais nas posições de 5 e 11 horas no conduto auditivo.

espinha suprameatal. Para uma mastoidectomia, o periósteo sobre a cortical da mastoide é seccionado e refletido do osso.

Indicações

- Timpanoplastia.
- Remoção de colesteatoma.
- Antrotomia.
- Mastoidectomia, incluindo tratamento de complicações otogênicas.
- Sacotomia.
- Descompressão do nervo facial.
- Abordagem translabiríntica ao conduto auditivo interno.
- Implante coclear (abordagem modificada, ver Capítulo 23).
- Próteses auditivas implantáveis.
- Tumores glômicos timpânicos.
- Obliteração de cavidade radical.

Contraindicações

Nenhuma.

Anestesia

Anestesia local ou anestesia geral endotraqueal.

Técnica Cirúrgica

Incisão cutânea. O pavilhão auricular é tracionado anteriormente com a mão esquerda (para um cirurgião destro). A incisão é realizada vários milímetros posteriormente ao sulco retroauricular, estendendo-se da raiz do pavilhão até o nível da base do lóbulo e seccionando a pele e o tecido subcutâneo. Uma incisão para mastoidectomia é iniciada imediatamente posterior ao pavilhão, sendo estendida inferiormente até o nível da ponta da mastoide, curvando-se para fora a partir do sulco retroauricular na medida em que segue em direção inferior (**Fig. 17.4**). Enquanto o pavilhão é tracionado anterior e lateralmente, o tecido conectivo tenso e o músculo retroauricular são seccionados de modo semicortante com bisturi ou com movimentos divulsionantes de tesoura e dissecção cortante até a sua junção com o conduto auditivo externo cutâneo, que é facilmente identificado ao se aplicar contrapressão digital no pavilhão. A exposição é continuada superiormente até a fáscia temporal.

Espinha suprameatal. Uma incisão semicircular é realizada em torno do conduto auditivo a cerca de 5 mm de distância deste, mantendo a lâmina em contato com o osso. O periósteo sobre a cortical da mastoide é incisado em ângulo reto àquela incisão, e os tecidos moles são refletidos com um descolador de periósteo (**Fig. 17.5a**). Neste ponto, a circunferência posterolateral da orelha pode ser isolada, e a espinha suprameatal exposta.

Retalho de Palva. O retalho de Palva é um grande retalho posterior com base no pavilhão (**Fig. 17.5b**). Ele é útil em obliterações da cavidade.

Meatoplastia. A parede posterior do conduto auditivo cutâneo é incisada da posição de 6 horas à posição de 12 horas, realizando-se a incisão 0,5 a 1 cm medial ao limite lateral do conduto ósseo (não utilizada em mastoidectomias isoladas). O teto do conduto auditivo é incisado lateralmente à cartilagem com lâmina nº 15 (**Fig. 17.6**), e o retalho da meatoplastia é refletido para cima e estabilizado por baixo da lâmina do afastador (**Fig. 17.7**). Um segundo afastador pode ser posicionado

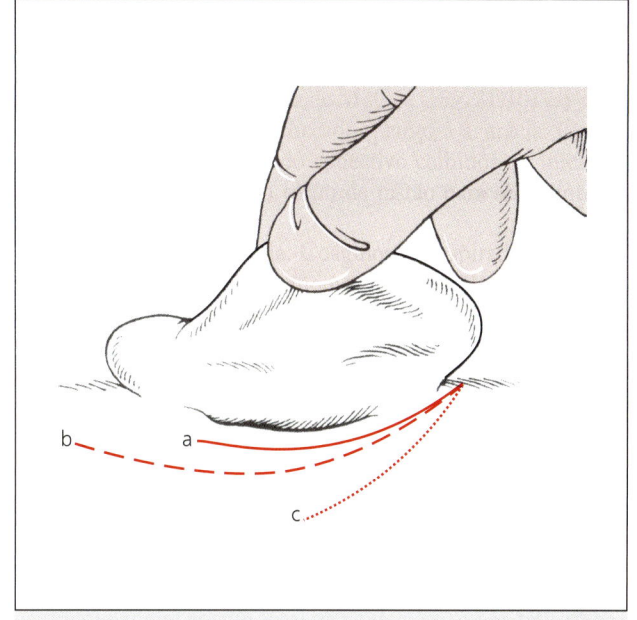

Fig. 17.4 Acesso retroauricular.
A incisão para uma timpanoplastia é realizada vários milímetros atrás do sulco retroauricular (a). Uma incisão para mastoidectomia corre do sulco retroauricular à ponta da mastoide (b). Uma incisão oblíqua posterossuperior é utilizada para realização de uma antrotomia em lactentes (c).

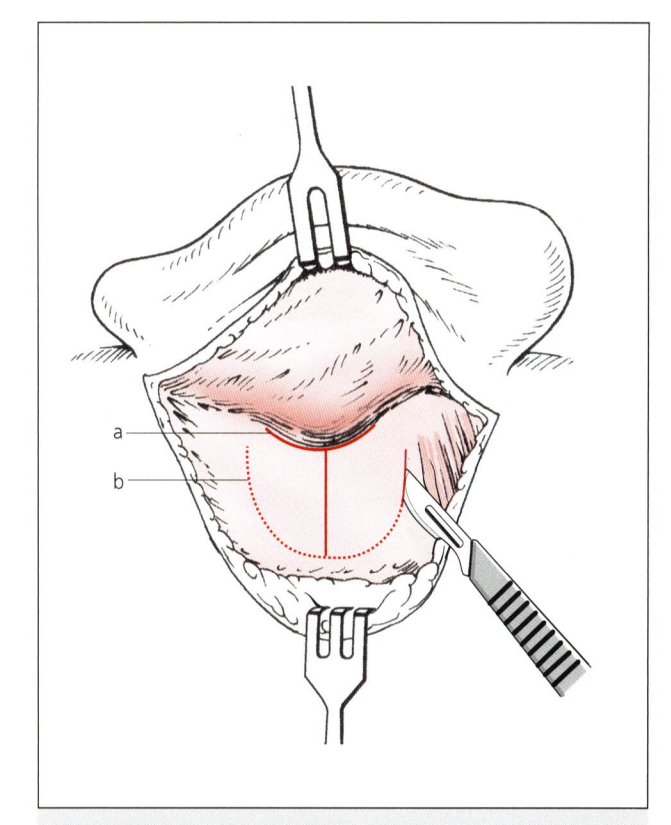

Fig. 17.5a, b Acesso retroauricular.
Uma incisão posterior é realizada em torno da entrada do conduto auditivo, e uma extensão perpendicular é realizada através do periósteo (a). Um retalho de Palva (b) é delineado.

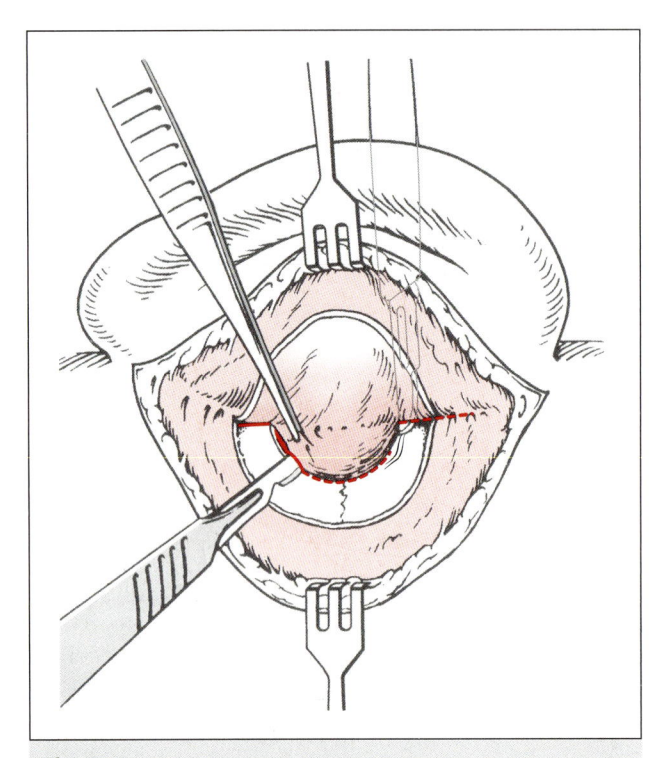

Fig. 17.6 Acesso retroauricular.
O "tubo" isolado do conduto auditivo é incisado na sua circunferência posterior, e o teto do canal é incisado.

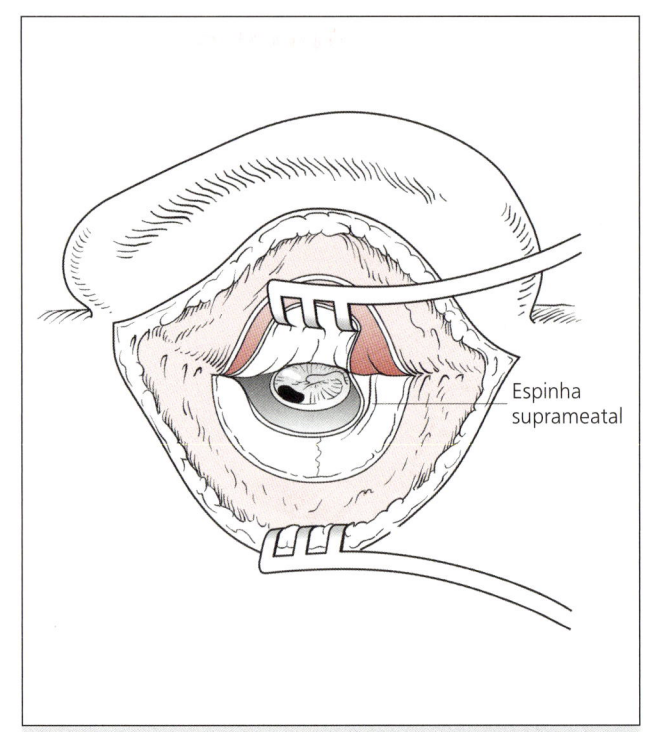

Fig. 17.7 Acesso retroauricular.
O retalho da meatoplastia é refletido lateralmente para exposição da membrana timpânica.

Espinha suprameatal

em ângulos retos com relação ao primeiro, para estabelecer um acesso retroauricular-transcanal.

Alargamento do conduto auditivo. Um conduto auditivo ósseo estreito pode ser alargado com broca para criação de uma cavidade em forma de funil.

Regras, Dicas e Truques

- Sempre estabelecer um excelente acesso com exposição ótima.
- Quaisquer medidas reconstrutivas devem ser planejadas no pré-operatório, de forma que as incisões possam ser modificadas de acordo com o necessário (p. ex., um retalho de Palva).
- A porção posterior do conduto auditivo deve ser isolada somente na extensão necessária, já que as conexões remanescentes facilitarão a incisão.
- A incisão em torno do teto do conduto auditivo não deve cortar o músculo temporal, já que este é propenso a causar grandes sangramentos.
- Uma incisão oblíqua superior que não exponha toda a região mastóidea é preferível em lactentes, pois o nervo facial e o forame estilomastóideo ainda ocupam uma posição bastante lateral, e a mastóidea é ainda pouco desenvolvida.

! Riscos e Complicações

- Pericondrite auricular.
- Lesão da cápsula parotídea.
- Procedimentos especiais estão disponíveis para o tratamento de outras complicações.

Alternativas

Caso a cirurgia se limite a uma mastoidectomia e uma timpanoplastia não seja proposta, o periósteo sobre a cortical da mastoide pode ser aberto com uma incisão em forma de H e o osso pode ser exposto até a espinha suprameatal, superiormente até a linha temporal e posteriormente até o limite posterior da mastoide. O músculo esternocleidomastóideo é liberado da ponta da mastoide por intermédio de uma combinação de dissecção romba e cortante com uma faca de periósteo.

Ao invés de um retalho de Palva, a redução da cavidade pode também ser realizada através de um retalho de tecido conectivo-periósteo de base superior na área do músculo temporal. É melhor seccionar e refletir somente a pele inicialmente e, então, aprofundar o retalho através do tecido conectivo subcutâneo. Após contornar o conduto auditivo, a incisão é estendida até o nível da ponta da mastoide e retorna superiormente na superfície posterior da mastoide. O retalho é elevado com uma faca e um descolador de periósteo e refletido superiormente.

Colheita de Material para Enxerto

Fáscia autóloga, pericôndrio e cartilagem são os principais materiais de enxerto disponíveis para o reparo de uma perfuração da membrana timpânica. A seleção do enxerto depende do tamanho e da localização da perfuração, da qualidade da ventilação da orelha média e da manuseabilidade do material de enxerto.

Fáscia

Princípio Cirúrgico

Um fragmento suficientemente largo de fáscia temporal é exposto e livremente dissecado. A fáscia temporal é de fácil colheita, mas de inserção mais difícil do que o pericôndrio, devido à sua fraca estabilidade de forma em condições não secas.

Indicações

Reparo de defeitos de tamanho pequeno a médio. Pode também ser utilizada na cobertura de paliçadas de cartilagem.

Contraindicações

Nenhuma.

Técnica Cirúrgica

Exposição. Iniciando pela incisão de acesso (endaural acima da incisão intercartilaginosa, retroauricular acima do conduto auditivo externo), a fáscia temporal é mobilizada com um descolador de periósteo e tesouras. A exposição é aumentada com um pequeno afastador de três lâminas (**Fig. 17.8**).

Dissecção. Uma incisão na borda inferior é descolada rombamente por meio de divulsão com tesoura ou com um descolador de periósteo (**Fig. 17.9**). Um fragmento no tamanho desejado é delineado (lembrar de contar com a retração do enxerto). A gordura aderida é removida com tesoura pontiaguda, e o enxerto é armazenado em uma louça úmida coberta.

Alternativa. A fáscia pode ser aplainada com uma prensa de fáscia e secada. O enxerto é mais fácil de ser cortado e inserido nesta condição seca.

Pericôndrio

Princípio Cirúrgico

Um fragmento suficientemente largo de pericôndrio é dissecado do trago ou da superfície posterior da cartilagem conchal. Os enxertos de pericôndrio apresentam uma taxa de sobrevivência ("pega") ligeiramente superior aos enxertos de fáscia e são mais fáceis de trabalhar, mesmo em orelhas propensas a infecções. De modo geral, entretanto, eles podem ser utilizados apenas em perfurações de tamanho médio, devido ao seu tamanho limitado, e eles são mais difíceis de colher do que a fáscia.

Indicações

Fechamento de defeitos de tamanho pequeno a médio da membrana timpânica.

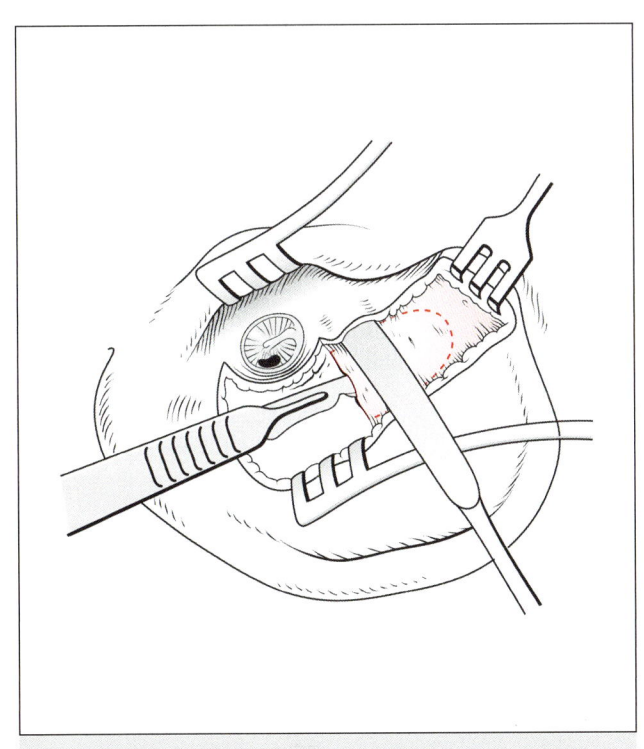

Fig. 17.8 Colheita da fáscia por meio de incisão endaural. A fáscia temporal é exposta com um descolador de periósteo.

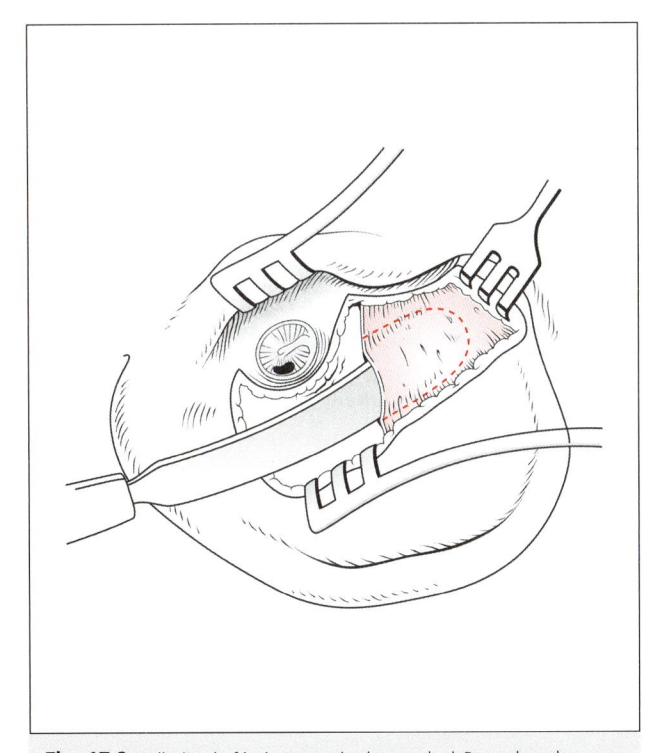

Fig. 17.9 Colheita da fáscia por meio de uma incisão endaural. A fáscia é descolada, e o enxerto é delineado.

Contraindicações

Nenhuma.

Técnica Cirúrgica

Trago

Incisão. Uma incisão cutânea transversal com cerca de 1 a 1,5 cm de comprimento contorna o conduto auditivo externo cerca de 5 mm abaixo e paralelo à borda superior do trago (**Fig. 17.10a**). A margem de cima da ferida é retraída com um gancho de dois dentes.

Exposição. A superfície cartilaginosa do lado meatal é exposta por meio de uma combinação de dissecção cortante e por divulsão com descolador de Freer e tesouras de dissecção. O pericôndrio é incisado e rombamente descolado com uma tesoura pontiaguda fechada (**Fig. 17.10b**).

Colheita do enxerto. Um enxerto pericondral no tamanho desejado é colhido. Caso um retalho maior seja necessário, a cartilagem tragal pode ser exposta nos lados anterior e posterior e removida na direção da membrana timpânica, após a realização de outra incisão transversal. O pericôndrio é incisado na sua borda e dissecado em continuidade da superfície posterior para a anterior (**Fig. 17.10c**). Posteriormente, a própria cartilagem é reimplantada na bolsa.

Concha

Incisão. Acesso retroauricular.

Exposição. Os tecidos moles do lado posterior da concha são descolados, e o pericôndrio é exposto através de corte e divulsão com tesoura (**Fig. 17.11**). Um dedo é posicionado na bacia conchal para ajudar na orientação do plano.

Colheita do enxerto. O pericôndrio é incisado no tamanho desejado e rombamente descolado (corte e divulsão com tesoura pontiaguda, descolador de periósteo).

Cartilagem

Princípio Cirúrgico

Cartilagem é colhida no trago ou concha (p. ex., na *cymba conchae*), utilizando a mesma técnica usada no pericôndrio. A cartilagem é de fácil manuseio, mantém sua forma, apresenta boa força mecânica e tende a cicatrizar bem, mesmo em orelhas propensas a infecções. Entretanto, é de manuseio mais difícil do que o pericôndrio durante o transplante. Ela pode ser utilizada na forma de paliçadas, placas, discos ou enxertos compostos pericôndrio-cartilagem.

Indicações

- Defeitos de qualquer tamanho e localização. A cartilagem é particularmente útil no reparo de defeitos subtotais, defeitos associados à ventilação deficiente da orelha média, bolsas de retração e perfurações recorrentes.
- Cobertura de implantes.
- Reconstrução da parede posterior do conduto.
- Obliteração da cavidade.

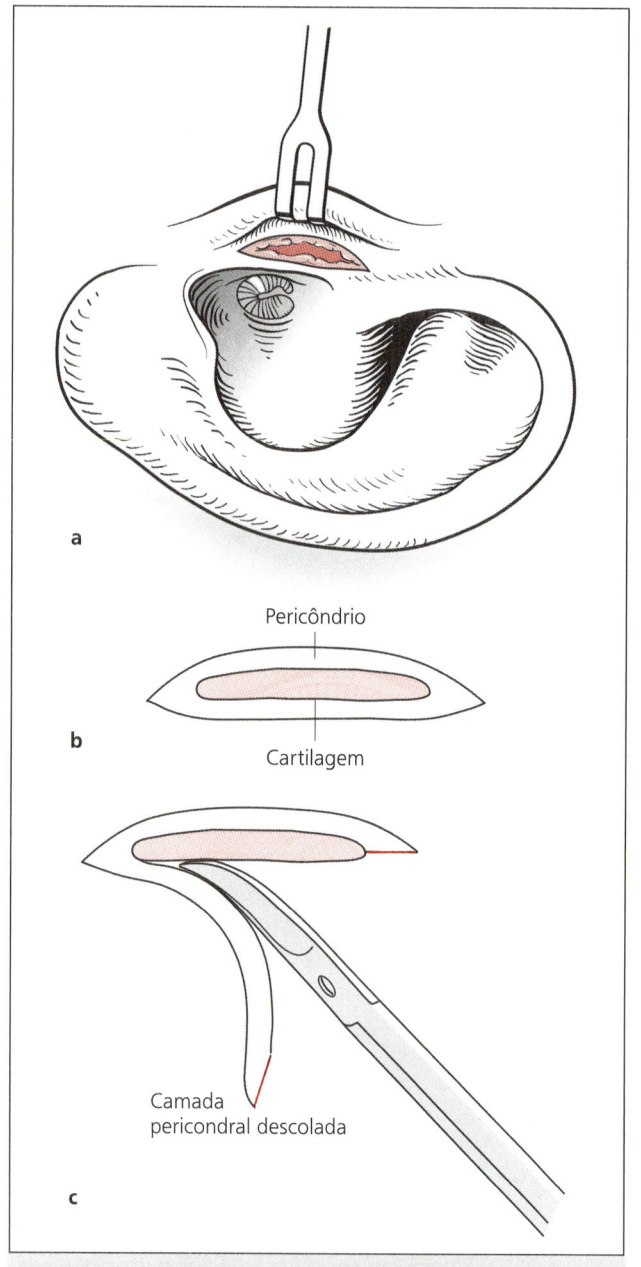

Fig. 17.10a-c Colheita de pericôndrio ou cartilagem do trago.
a Incisão.
b Visão em secção transversal da cartilagem.
c Dissecção do pericôndrio. Caso necessário, a camada anterior do pericôndrio pode ser colhida em continuidade com a camada posterior para obtenção de um enxerto maior.

Contraindicações

Nenhuma.

Técnica Cirúrgica

Incisão. A cartilagem é exposta pelo mesmo acesso utilizado para colheita do pericôndrio. A superfície cartilaginosa auricular do trago é adicionalmente exposta, mantendo o pericôndrio

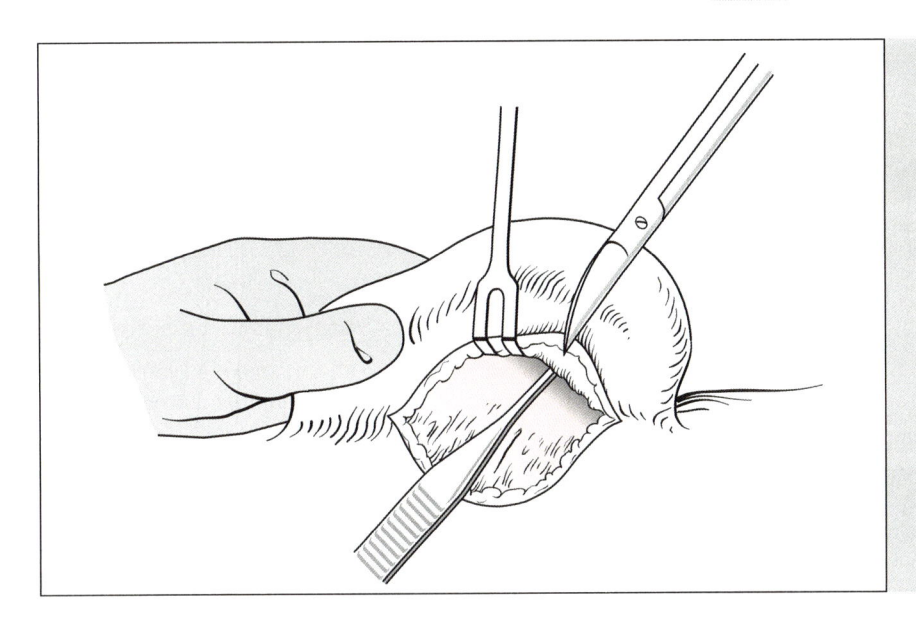

Fig. 17.11 Colheita de pericôndrio e cartilagem da concha auricular.

na cartilagem. Isso é realizado por meio do aprofundamento da incisão cutânea transversal através da cartilagem, deixando o domo tragal intacto para preservar o contorno externo.

Colheita do enxerto. A cartilagem exposta é delineada no tamanho desejado do enxerto e removida, deixando o trago com um arcabouço de suporte externo, caso necessário. A hemostasia deve ser meticulosa.

Quando a cartilagem conchal tiver sido colhida, a concha é tamponada com tiras impregnadas com pomada por 3 a 5 dias para prevenção de hematomas.

Preparação da Cartilagem

Paliçadas. A cartilagem e o pericôndrio colhidos são cortados em tiras com cerca de 0,2 mm de espessura, com bisturi ou faca de cartilagem (p. ex., Kurz). Estes *struts* são desbastados até o comprimento desejado ao serem implantados.

Placas. Podem ser utilizadas como "lajes" de espessura total ou cortadas em fatias com 0,1 a 1,0 mm de espessura, dependendo da força mecânica necessária.

Discos. Podem ser utilizados em espessura total ou reduzida para posicionamento entre a cabeça de uma prótese ossicular e a membrana timpânica.

Enxertos compostos pericôndrio-cartilagem. Particularmente úteis para defeitos subtotais. Geralmente, a cartilagem é colhida em tamanho maior do que o tamanho necessário do enxerto, sendo adelgaçada somente de um lado, deixando o pericôndrio intacto do outro lado. Um anel de cartilagem com, ao menos, 3 a 4 mm de largura é cortado do lado adelgaçado com bisturi ou faca de incisão circular, descolado do pericôndrio oposto e descartado (**Fig. 17.12**). Isso deixa um disco central de cartilagem aderido ao pericôndrio, que poderá ser seccionado para facilitar o seu uso ou incisado para acomodar o cabo do martelo. O enxerto é posicionado com a cartilagem na direção da cavidade da orelha média, e o pericôndrio aplicado à porção mais baixa da membrana timpânica.

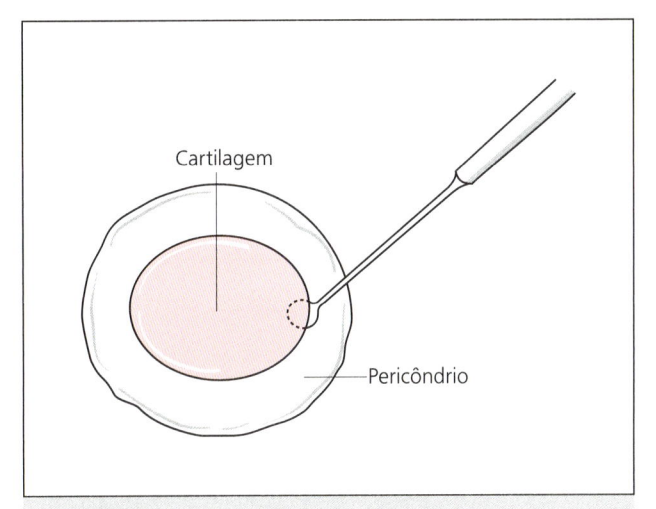

Fig. 17.12 Colheita de pericôndrio e cartilagem.
Um enxerto insular composto é criado através da separação de um anel de cartilagem do pericôndrio subjacente.

! Riscos e Complicações da Colheita de Cartilagem e Pericôndrio

- Pericondrite auricular.
- Lesão da cápsula parotídea.
- Alteração dos contornos do trago.
- Distorção do conduto auditivo cartilaginoso, devido à cicatrização.

Implantes

Enxertos autólogos do martelo e da bigorna ainda são considerados como material biológico ótimo para reconstrução de descontinuidades ossiculares, embora sua estabilidade em longo prazo tenha sido questionada. O uso de ossículos de orelhas colesteatomatosas também tem sido questionado, e o uso de aloenxertos ossiculares é considerado obsoleto, devido ao seu potencial para infecções.

Numerosos materiais sintéticos para implantes (cerâmica, plástico, cimento ósseo, metais) foram investigados em anos recentes quanto às suas propriedades mecânicas, biocompatibilidade, bioestabilidade, resultados clínicos e capacidades de adaptação do consumidor. Estudos mostraram que nenhum material isoladamente é melhor para todas as aplicações, embora o titânio tenha se tornado o material dominante em cirurgia reconstrutiva da orelha média, uma vez que ele é mais leve e mais rígido do que o ouro, é resiliente, pode ser adaptado ao consumidor, é bastante biocompatível e possui boas propriedades de condução sonora, com base, em parte, em novos desenhos com mecanismo em clipe e um formato esguio, que permite a inspeção visual do local de acoplamento.

Próteses ossiculares estão disponíveis para substituição parcial e total da cadeia ossicular (PORP = partial ossicular chain replacement prosthesis, TORP = total ossicular chain replacement prosthesis).

Próteses de cerâmica (cerâmica de óxido de alumínio, cerâmica de vidro, hidroxiapatita) podem ser adaptadas ao consumidor com uma broca diamantada. Cerâmicas de tricálcio fosfato são utilizadas para obliteração da cavidade.

O Teflon e outros plásticos têm seu lugar na cirurgia do estribo, incluindo seu uso como coberturas do pistão para próteses metálicas.

Metais: Embora o titânio seja o material de escolha, implantes de ouro e platina são também utilizados nas cirurgias do estribo, por exemplo.

Regras, Dicas e Truques

- Um disco de cartilagem pode ser interposto entre a cabeça de um aloenxerto ossicular e a membrana timpânica.
- A prótese deve ser acuradamente medida em comprimento. Ela deve ser longa o suficiente para tensionar ligeiramente a membrana timpânica, sem exercer muita pressão sobre o estribo ou a platina.
- Um disco de cartilagem interposto na cabeça de uma prótese não deve fazer contato com o arcabouço ósseo (condução sonora deficiente devido à fixação).
- A corda do tímpano (caso presente) pode ser utilizada para estabilizar a prótese.
- Uma TORP pode ser estabilizada na platina através do posicionamento de uma placa delgada de cartilagem, cruzando a base do arco do estribo com uma perfuração central, para acomodar a prótese.

! Riscos e Complicações

- Extrusão do implante.
- Absorção do implante.
- Dobra e deslocamento do implante.
- Fixação óssea do implante.
- Perfuração da platina ou ruptura do ligamento anular.

18 Timpanoplastia

Princípio Cirúrgico

- Timpanoplastia engloba uma variedade de medidas cirúrgicas para melhora da audição e erradicação de doenças em pacientes com otites médias crônicas, perfurações da membrana timpânica ou descontinuidades ossiculares.
- A membrana timpânica pode ser reconstruída com fáscia, pericôndrio ou cartilagem. A cadeia ossicular pode ser reconstruída com material autólogo ou sintético. Este capítulo revê as técnicas básicas envolvidas na reconstrução da membrana timpânica e da cadeia ossicular e na erradicação de doenças da cavidade da orelha média e da mastoide.
- A classificação clássica de Wullstein das timpanoplastias é expandida pela adição de dois subgrupos à reconstrução do Tipo III: A, no qual o estribo está presente, e B, no qual somente a platina está presente.

Indicações

- Perfurações da membrana timpânica secas ou úmidas, centrais ou periféricas, com ou sem descontinuidade ossicular, possivelmente após cirurgia prévia para doença inflamatória da orelha média.
- Processos adesivos, timpanosclerose, sequelas de fraturas do osso petroso ou trauma da orelha média, suspeita de descontinuidade ossicular seguindo-se a uma antiga antrotomia.
- Candidatos à reconstrução ossicular devem apresentar uma diferença aéreo-óssea de, ao menos, 20 dB e uma função da orelha interna aceitável.

Contraindicações

- Surdez no lado oposto (relativa).
- Capacidade limitada de cuidados pós-operatórios, como em crianças pequenas (relativa).
- Função inadequada da orelha interna (drenagem somente).
- Complicações otogênicas (relativa, pode ser necessário procedimento em dois tempos).
- Timpanoplastia simultânea em ambas as orelhas (um intervalo de 3 meses deve se passar entre os dois procedimentos).
- Otorreia muito importante e otite externa (relativa).

Pontos Específicos Relacionados ao Consentimento Informado

- Ausência de melhora da audição, exacerbação da perda auditiva ou surdez (pode ser retardada, devido a problemas com os implantes).
- Zumbidos.
- Vertigem.
- Alterações do paladar (corda do tímpano).
- Perfuração recorrente, rejeição do enxerto, otorreia, formação de colesteatoma, reoperação, procedimento de *second-look*.
- Complicações intracranianas.
- Cicatriz deformante na incisão e no pavilhão, formação de queloide.
- Dor neuralgiforme.
- Lesão do nervo facial.
- Pacientes podem ser solicitados a evitar mergulhos e voos por um certo tempo.

Planejamento Cirúrgico

- TP, TTPA, contagem de plaquetas, hemograma.
- Audiometria completa, testes para nistagmo espontâneo e sintomas de fístula, radiografia de Schüller, TC de alta resolução, caso necessário.
- Antibióticos peroperatórios podem ser indicados.

Instrumentos Especiais

- Otomicroscópio.
- Pequeno motor, velocidade variável até 40.000 rpm, com cabo angulado; brocas de vários tamanhos, formas (redondas, cilíndricas, em forma de pêra) e pontas (diamante, metal pesado).
- Conjunto de facas de incisão circulares, pequenos ganchos, ponta finas, curetas (House), ganchos de antro, descolador de Rosen.
- Micropinças otológicas sortidas (p. ex., Heermann), micropinça saca-bocados, maleótomo, microtesoura, pinça de Weingartner.
- Pontas de aspiração, pontas de microssucção, aspirador-irrigador.
- Coagulação bipolar.
- Afastadores manuais e autoestáticos (Plester, Helms).

Anestesia

Anestesia local ou geral.

Reconstrução da Membrana Timpânica

Timpanoplastia Tipo I

Técnica Cirúrgica

Posicionamento. O paciente é colocado em posição supina com a cabeça rodada e apoiada em um apoio para a cabeça ou rodilha.

Acesso. Endaural ou retroauricular (Capítulo 17). O enxerto é colhido, e o plano da membrana timpânica é adequadamente exposto com afastadores autoestáticos. Caso necessário, a entrada do conduto auditivo externo pode ser alargada com broca.

Leito recipiente. As margens da perfuração são escarificadas por meio de uma incisão circular com faca em foice mantida em ângulo oblíquo com a membrana timpânica. Uma micropinça remove o tecido ressecado com as margens sob tensão (**Fig. 18.1a, b**).

Esta etapa é sempre completada antes da separação do ânulo timpânico do sulco.

Retalho timpanomeatal. O retalho timpanomeatal é delineado com faca circular reta. Os cortes são realizados nas posições de 11 e 5 horas na orelha direita e 1 e 7 horas na orelha esquerda (ver **Fig. 17.3** e **Fig. 18.2**; ver também Capítulo 17). O retalho meatal é descolado do osso na direção da membrana timpânica com uma faca de incisão circular angulada, auxiliada por uma ponta de aspiração (**Fig. 18.3**).

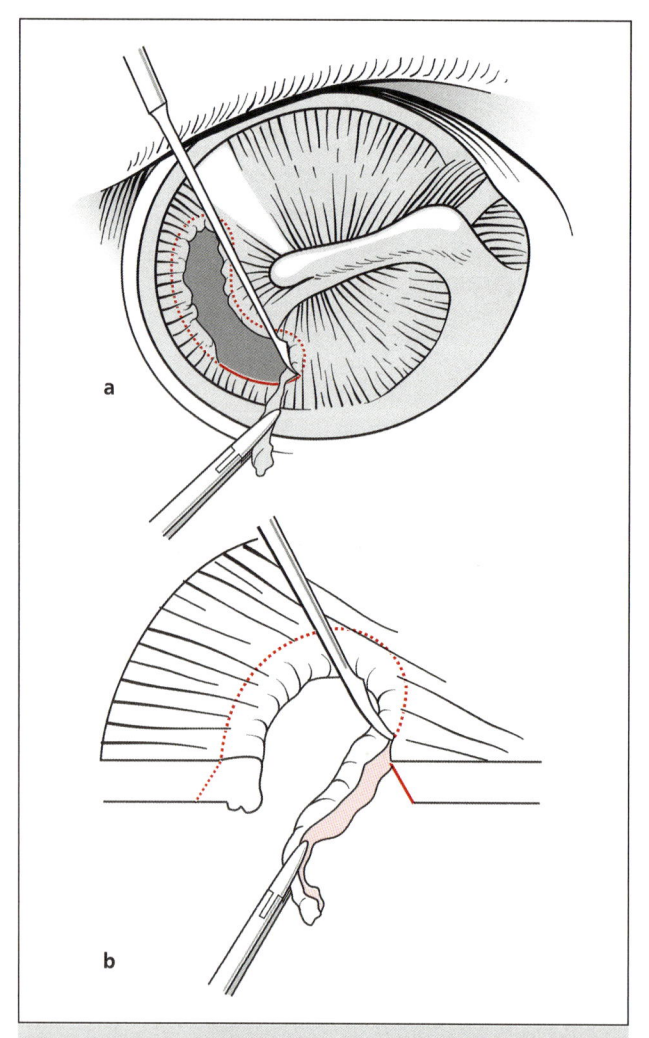

Fig. 18.1a, b Timpanoplastia.
a As margens da perfuração da membrana timpânica são reavivadas com uma faca em foice, enquanto uma micropinça mantém a margem tensa.
b A faca é angulada com relação ao plano da membrana timpânica.

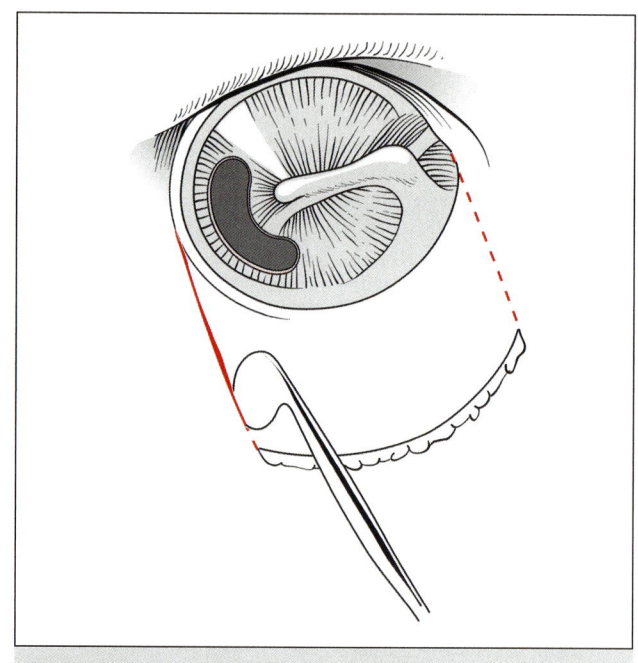

Fig. 18.2 Timpanoplastia. Delineamento do retalho timpanomeatal.

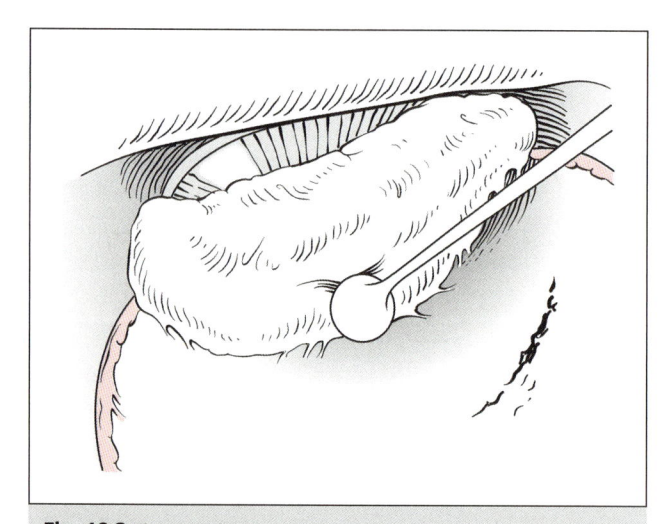

Fig. 18.3 Timpanoplastia. O retalho timpanomeatal é descolado do osso.

Abertura da cavidade da orelha média. A cavidade da orelha média é aberta no quadrante posterossuperior, onde o ânulo é mais facilmente destacado do sulco. Na medida em que o retalho timpanomeatal é descolado, o mucoperiósteo delgado se torna tenso, podendo ser seccionado sem que se lese a corda do tímpano. O ânulo fibroso é dissecado do sulco abaixo do ponto de aderência da corda do tímpano, utilizando-se inicialmente uma faca em foice e, então, uma faca de incisão circular. O retalho timpanomeatal mobilizado é refletido anteriormente (**Fig. 18.4**).

Avaliação da cadeia ossicular. A parede óssea posterolateral do ático (área que pode ser percorrida com uma faca circular) é derrubada com uma cureta de House – após ser inicialmente adelgaçada com uma broca diamantada, caso necessário – até que o processo longo da bigorna, o estribo e o segmento timpânico do nervo facial possam ser identificados (**Fig. 18.5**). Neste ponto, o cabo do martelo é tocado muito delicadamente com uma ponta fina para avaliação da continuidade e da mobilidade da cadeia ossicular.

Seleção do enxerto. O enxerto (fáscia, pericôndrio ou cartilagem) tem seu tamanho ajustado de forma que ele se sobreponha com segurança à perfuração em todos os lados e se estenda ligeiramente para a parede posterior do conduto auditivo (para contrabalançar a retração; ver Capítulo 17).

Colocação do enxerto. O enxerto é introduzido na cavidade da orelha média com uma ponta fina e uma ponta de aspiração, deixando-se aproximadamente 3 mm de sobra entre o enxerto e as margens da perfuração. O enxerto pode ser colocado medialmente ao cabo do martelo, sendo mantido em posição por adesão (técnica *underlay*, **Fig. 18.6**). Posteriormente, a porção posterior do enxerto estará por baixo do retalho timpanomeatal e sobrepor-se-á ligeiramente à parede posterior do conduto auditivo externo.

Regras, Dicas e Truques

- A sobra de enxerto nas margens da perfuração deve ser suficiente para compensar a retração do enxerto, e um contato adequado deve ser estabelecido entre o enxerto e o cabo do martelo.
- Evitar a lateralização da membrana timpânica.
- O preenchimento da orelha média com esponja de gelatina para dar suporte ao enxerto deve ser feito bastante economicamente, se necessário, devido ao risco de aderências cicatriciais.
- O acesso retroauricular é mais adequado para perfurações muito anteriores. Um retalho timpanomeatal um pouco maior é elevado, estendendo-se a até cerca de 2 horas na orelha direita

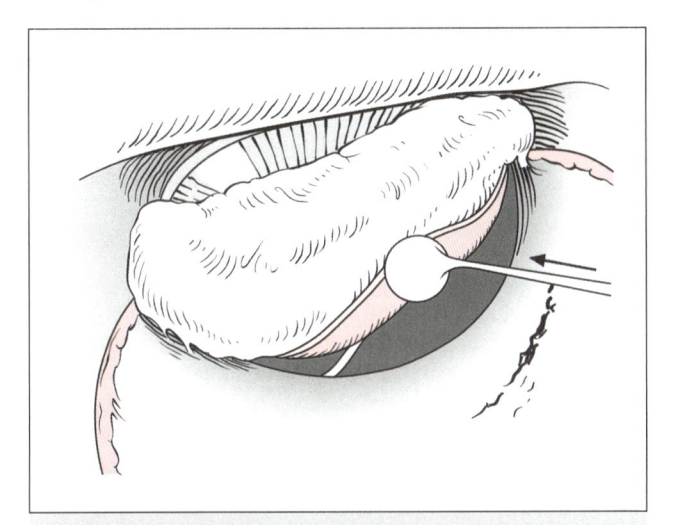

Fig. 18.4 Timpanoplastia.
A cavidade da orelha média é aberta no quadrante posterossuperior. O mucoperiósteo é seccionado, enquanto a corda do tímpano é preservada.

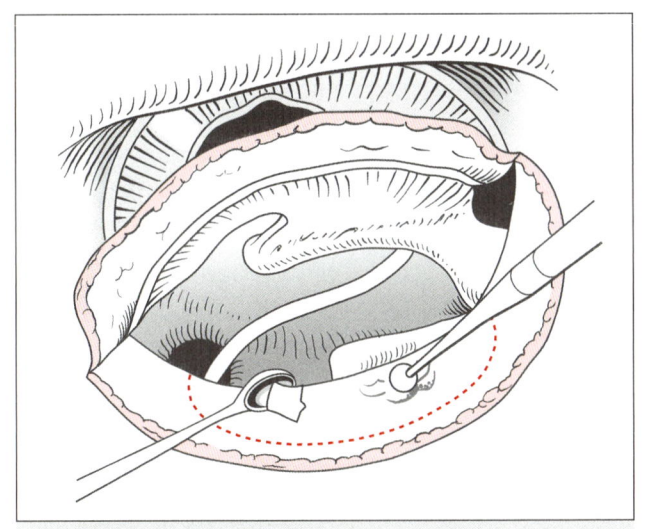

Fig. 18.5 Timpanoplastia.
A parede posterolateral do ático é derrubada, de forma que a cadeia ossicular possa ser acessada.

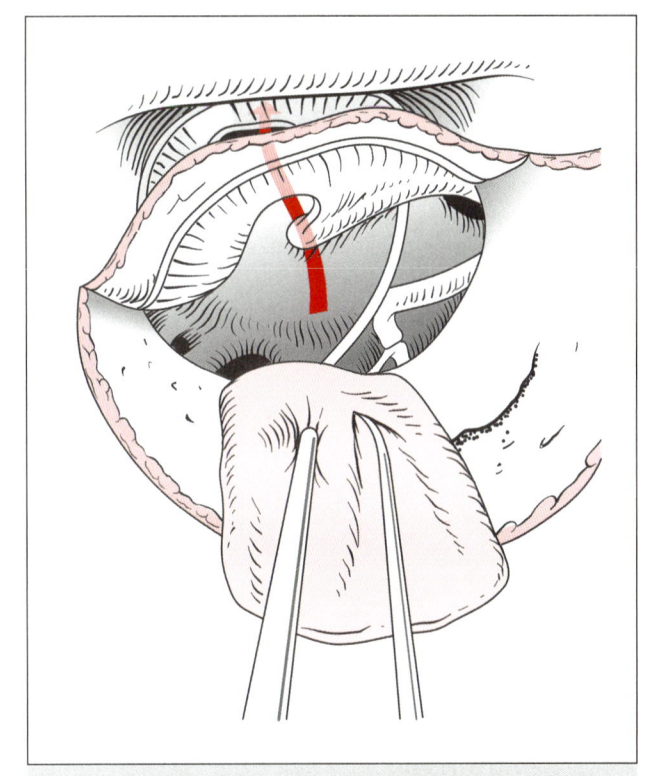

Fig. 18.6 Timpanoplastia.
O enxerto é posicionado por trás da membrana timpânica, medialmente ao cabo do martelo (técnica *underlay*).

> e 10 horas na orelha esquerda, para facilitar o *pull-through* anterior do enxerto.
> - Aderências cicatriciais ou dobras de mucosa que obstruam a ventilação devem ser seccionadas.
> - Aderências extensas ao promontório ou à cadeia ossicular devem ser largamente limpas, preservando-se o mucoperiósteo. A técnica das paliçadas de cartilagem é utilizada na reconstrução da membrana timpânica.
> - A administração de óxido nitroso deve ser descontinuada durante a colocação do enxerto, uma vez que ela pode levar o enxerto a se separar da perfuração.

Retorno do retalho. O retalho timpanomeatal é retornado à sua posição original por meio da reaproximação meticulosa das margens do retalho. Tiras arredondadas de silastic (**Fig. 18.7**) são posicionadas no conduto auditivo para cobrir a junção da meatoplastia reposicionada com o retalho timpanomeatal, dando também suporte ao enxerto pelo lado lateral (**Fig. 18.8**).

Fechamento da ferida. O conduto auditivo é tamponado com esponja de gelatina impregnada em antibiótico e tiras curtas e superficiais. A ferida é fechada em camadas.

> **! Riscos e Complicações**
> - Colesteatoma iatrogênico (colesteatoma do retalho, causado, por exemplo, pelo destacamento incompleto do ânulo do sulco).
> - Pericondrite auricular, distorções devidas à cicatrização.
> - Disacusia condutiva devido a deslocamento dos ossículos ou características vibratórias deficientes do enxerto.
> - Paralisia facial pode ser inofensiva e transitória devido à anestesia local. De outro modo, a reconstrução imediata do nervo facial é necessária.
> - Disacusia neurossensorial, zumbidos, lesão do nervo vestibular (p. ex., devido à manipulação da cadeia ossicular, contato com a broca, ruído causado pela aspiração ou broqueamento).
> - Perfuração recorrente, otorreia, rejeição do enxerto.
> - Alterações do paladar devido à lesão da corda do tímpano.
> - Cicatrização excessiva, formação de queloide, dor neuralgiforme.
> - Estenose meatal, defeitos epiteliais.
> - Infecção da ferida.

Cuidados Pós-Operatórios

- Antibióticos peroperatórios.
- Pacientes com infecção pós-operatória ou cicatrização deficiente da ferida devem receber antibióticos de amplo espectro até que se tenha o resultado da cultura.
- O tamponamento é mantido por 3 semanas.
- Manobras de Valsalva são iniciadas no primeiro dia de pós-operatório.
- Ver Capítulo 14 para detalhes.

Alternativas

Técnicas de Fechamento

Técnica *underlay* modificada. Na ausência de membrana residual anterior, o enxerto pode ser levado até o ponto a ser reparado através de uma técnica em *pull-through*. O ânulo anterior é descolado até o osso em um ou dois pontos com uma faca em foice, e uma das extremidades do enxerto é tracionada através do túnel até o plano da membrana timpânica com um pequeno gancho ou ponta de aspiração (**Fig. 18.9**). Caso uma margem adequada esteja presente, a mesma técnica poderá ser utilizada na *pars* tensa anterior, sem o descolamento do ânulo.

Técnica *onlay*. O epitélio é descolado da superfície da membrana timpânica juntamente com o cabo do martelo, e retornado após o posicionamento do enxerto na túnica própria. As margens da perfuração são escarificadas, e o retalho timpanomeatal é dissecado com uma faca em ângulo reto sobre o ânulo posterior firmemente aderido na túnica própria. Desta forma, a epiderme da membrana timpânica pode ser desenvolvida anteriormente em continuidade com o retalho timpanomeatal. Ela é dissecada do manúbrio e do processo curto com uma faca em foice.

Existe um risco de formação de um colesteatoma do retalho resultando de epitélio escamoso residual, podendo ocorrer apagamento do ângulo timpanomeatal. As vantagens são um posicionamento anterior mais estável do enxerto e um volume normal da cavidade da orelha média.

Miringoplastia. *Tipo especial de timpanoplastia do tipo I*: A membrana timpânica é fechada com técnica *underlay* sem avaliação da cadeia ossicular e sem mobilização do ânulo posterior (os pré-requisitos são uma membrana timpânica e orelha média saudáveis e ausência de deficiência condutiva). Em linhas gerais, este procedimento envolve uma abordagem endaural com enxerto autólogo, escarificação da perfuração com faca em foice e remoção de um anel de epitélio frouxo com pinça sacabocados. Um pequeno enxerto de fáscia é introduzido através da perfuração e aproximado à superfície medial da membrana timpânica com ponta fina e ponta de aspiração.

Reperfurações. *Pequenas reperfurações*: Com uma orelha média seca, as margens da perfuração são escarificadas com faca em foice, e o anel epitelial é removido. Um enxerto de tecido gorduroso-conectivo prensado é passado através da perfuração com uma ponta fina, aproximado com ponta de microaspiração e coberto lateralmente com filme de silastic.

Reperfurações maiores requerem uma nova timpanoplastia, que é realizada após a remissão do edema e das sequelas do procedimento inicial.

Materiais de Enxerto

Pericôndrio. O material é mais adequado para defeitos da membrana timpânica de tamanho pequeno a médio que são suscetíveis a infecções. É similar à fáscia quanto à utilidade e à manuseabilidade.

Cartilagem. A cartilagem é preferida para a reconstrução de defeitos subtotais, fechamento de defeitos associados à ventilação deficiente ou bolsas de retração, perfurações recorrentes e orelhas propensas a infecções.

A técnica em paliçadas é particularmente útil para defeitos muito anteriores sem margens adequadas, ventilação comprometida da tuba auditiva e processos adesivos.

Enxertos compostos cartilagem-pericôndrio com disco de cartilagem são excelentes para a reconstrução de defeitos subtotais ou lesões antigas por respingos de solda. O disco central de cartilagem (ver Capítulo 17, p. 365) é posicionado com seu lado pericondral contra a membrana timpânica. Ele também pode ser incisado para facilitar a aplicação, ou

Reconstrução da Membrana Timpânica

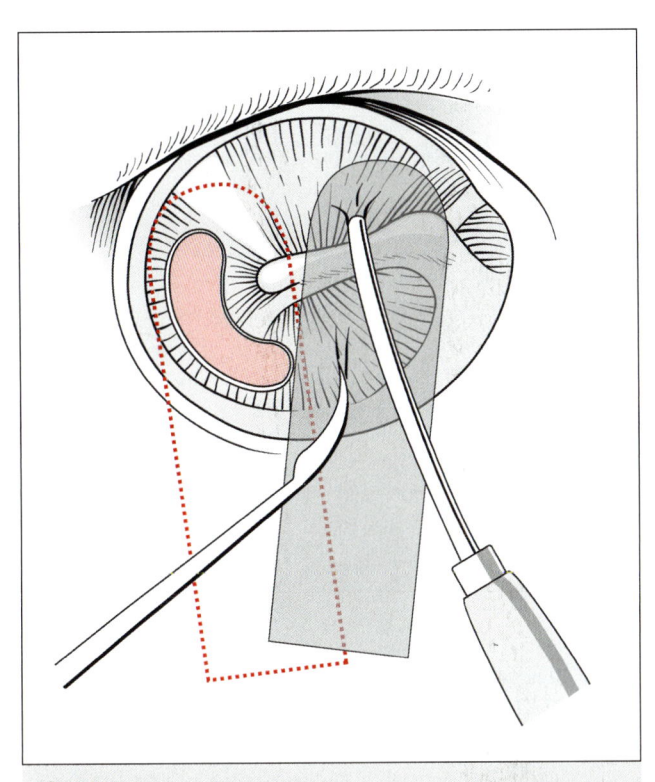

Fig. 18.7 Timpanoplastia.
Inserção do filme de silastic.

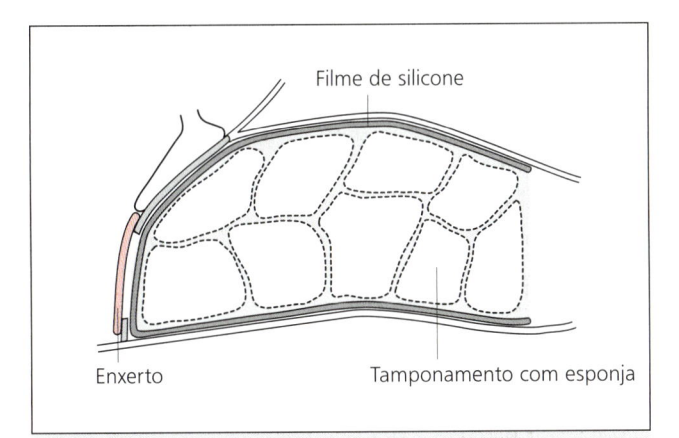

Fig. 18.8 Timpanoplastia.
Secção longitudinal do conduto auditivo externo mostrando a posição do enxerto, tamponamento com esponja de gelatina e filme de silastic.

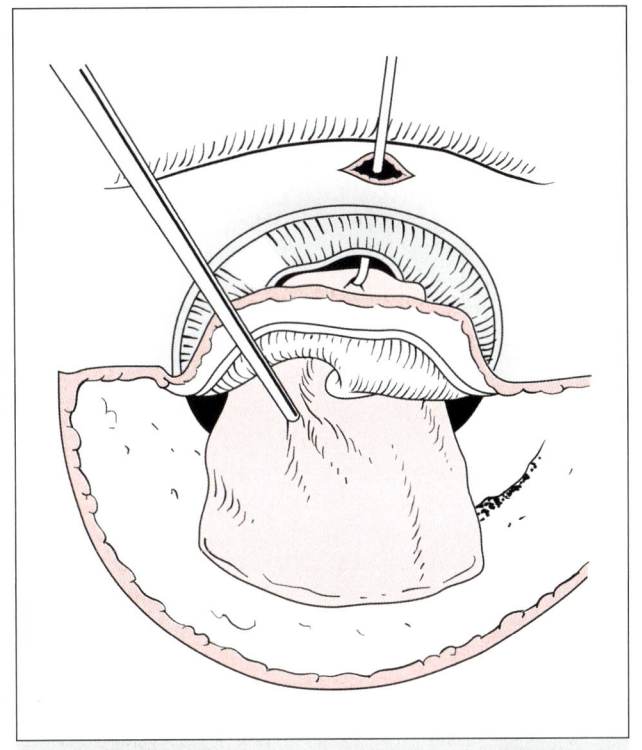

Fig. 18.9 Timpanoplastia.
Técnica *underlay* modificada para um leito recipiente anterior deficiente.
O enxerto é pinçado em uma extremidade e tracionado para a posição.

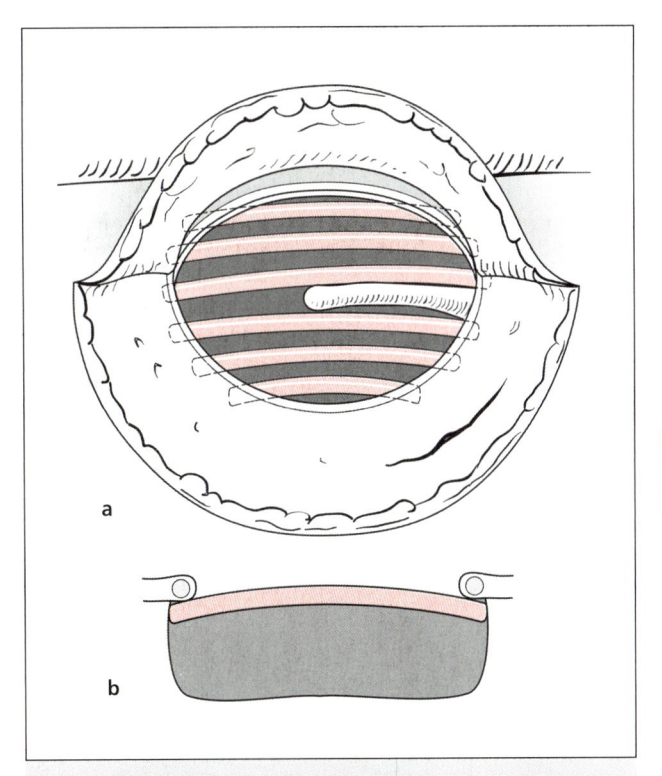

Fig. 18.10a, b Timpanoplastia. Técnica de paliçadas.
a As paliçadas são posicionadas paralelamente ao cabo do martelo.
b Elas são calçadas em uma posição ligeiramente abaulada no interior da cavidade da orelha média.

uma porção pode ser excisada para acomodar o cabo do martelo (desepitelizado) (técnica *under-overlay*). Um enxerto em disco de cartilagem puro é trabalhado e utilizado da mesma maneira.

Paliçadas. Aproximadamente seis *struts* pré-cortados de cartilagem (ver Capítulo 17, p. 365) são calçados em posição por baixo da membrana timpânica de um lado a outro da perfuração, todos direcionados paralelamente ao cabo do martelo. Eles são encurtados de acordo com a sua posição, de forma que a sua tensão intrínseca crie um discreto arco (**Fig. 18.10a, b**). Os *struts* são cobertos lateralmente com pericôndrio ou fáscia.

Reconstrução da Cadeia Ossicular

Uma reconstrução da cadeia ossicular segue-se à avaliação da cadeia ossicular e à erradicação da doença da orelha média. Ela é realizada após o posicionamento do enxerto da membrana timpânica e antes do reposicionamento do retalho timpanomeatal para o fechamento da cavidade da orelha média.

As medidas reconstrutivas variam de acordo com a localização e a extensão do defeito ossicular.

Defeitos do Processo Lenticular (Timpanoplastia Tipo II)

Técnica Cirúrgica

Um defeito no processo lenticular ou na articulação incudoestapédica é reconstruído e coberto com cimento ionomérico de vidro. Enquanto ainda maleável, uma pequena pérola de cimento é posicionada na cabeça *(capitulum)* do estribo e modelada com faca circular ou descolador de Rosen para formar uma conexão com a bigorna. Este processo pode ser repetido, caso necessário, durante os vários minutos necessários para o endurecimento do cimento. Antes da aplicação do cimento, as janelas oval e redonda devem ser protegidas quanto a contatos acidentais (p. ex., cobertas com Gelfoam).

Alternativa

Conversão para uma timpanoplastia tipo III A por interposição (ver adiante).

Defeitos ou Ausência da Bigorna (Timpanoplastia Tipo III A)

Princípio Cirúrgico

O defeito é coberto com uma prótese de substituição parcial da cadeia ossicular (PORP) (elevação do estribo), consistindo em ossículos autólogos ou material sintético (preferencialmente um implante de titânio, ver Capítulo 17).

Reconstrução Incudoestapédica ou Maleoestapédica

Indicações

- Descontinuidade ossicular na qual o estribo se encontra intacto e o corpo da bigorna ou a cabeça do martelo não demonstrem anormalidades.
- Fixação idiopática isolada da cabeça do martelo (na qual a mobilização apresentaria o risco de reancilose).

Contraindicações

Envolvimento osteítico ou colesteatomatoso dos ossículos necessários para a substituição autóloga.

Técnica Cirúrgica

Remoção. A cadeia ossicular é avaliada, e um pouco mais da parede lateral do ático é removida. Uma ponta fina ou ângulo reto é passado superiormente para o interior da articulação incudomaleolar e rodada sobre o seu eixo para separar a articulação. A bigorna é deslocada com o ângulo reto. Para remover a cabeça do martelo, a parede lateral do ático deve ser derrubada anteriormente até que o colo do martelo possa ser visualizado. Enquanto a corda do tímpano é tracionada inferiormente para fora do plano de corte, um maleótomo é posicionado no colo do martelo sob visão direta. A cabeça do martelo é removida e recuperada com ponta fina (**Fig. 18.11**).

Escultura do enxerto. A bigorna ou a cabeça do martelo é segurada com uma pinça. Os processos curto e longo da bigorna são esculpidos com broca diamantada. Um soquete para a cabeça do estribo é esculpido no coto do processo longo ou na superfície de corte da cabeça do martelo com uma broca diamantada fina (**Figs. 18.12** e **18.13**). O tamanho do soquete deve somente exceder ligeiramente o diâmetro da cabeça do estribo.

Reconstrução. Após o posicionamento do enxerto da membrana timpânica, a cabeça do martelo ou o corpo da bigorna é segurado em sua superfície arredondada com uma ponta de microaspiração e avançada até a cabeça do estribo. Ele é mantido em ligeira angulação com o eixo da ponta de aspiração, de forma que a sua relação com a cabeça do estribo possa ser observada. Uma ponta fina é utilizada para ajustar precisamente o soquete no capítulo e alinhar o enxerto com o estribo, sendo neste ponto que a aspiração é liberada. O enxerto pode ser adicionalmente estabilizado posicionando-o contra a corda do tímpano (**Fig. 18.14**).

Em geral, a bigorna é suportada pela lateral do martelo. Esta posição pode ser estabilizada através do broqueamento de uma incisura no processo curto para articulação com o martelo (**Fig. 18.15**).

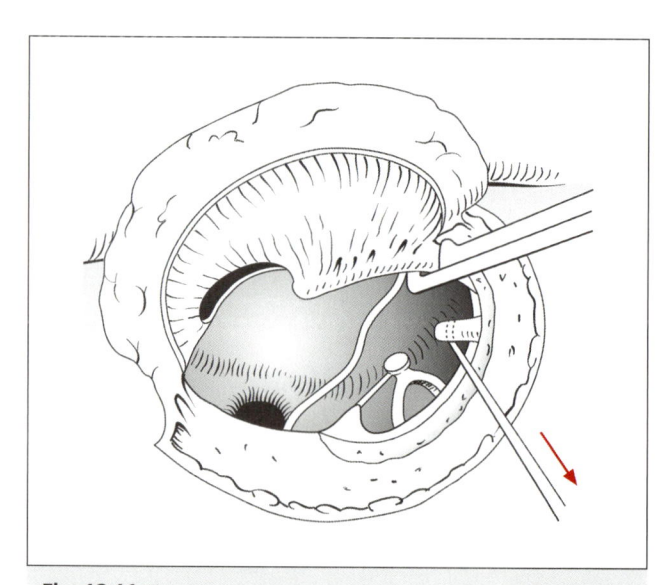

Fig. 18.11 Timpanoplastia.
O corpo da bigorna é removido com um ângulo reto. A cabeça do martelo é removida do colo do martelo com um maleótomo, enquanto a corda do tímpano é retraída inferiormente.

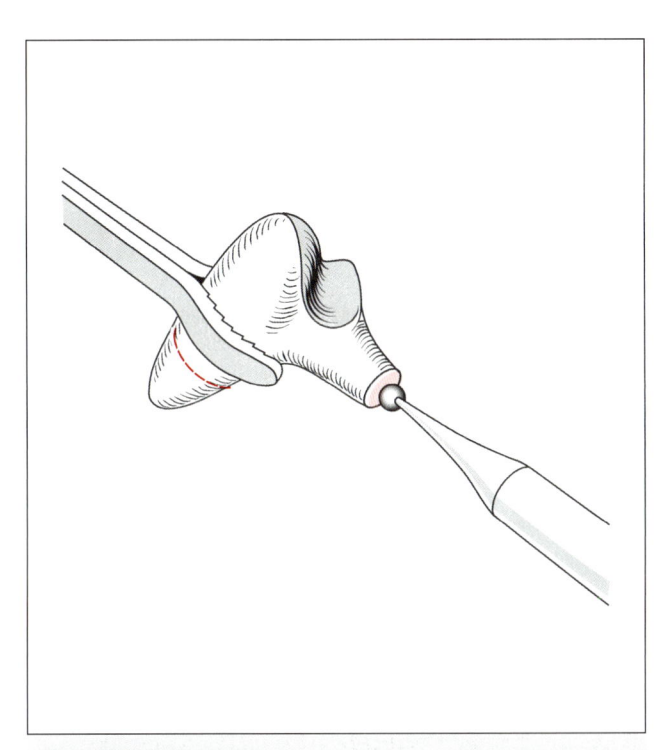

Fig. 18.12 Timpanoplastia.
Esculpindo a bigorna.

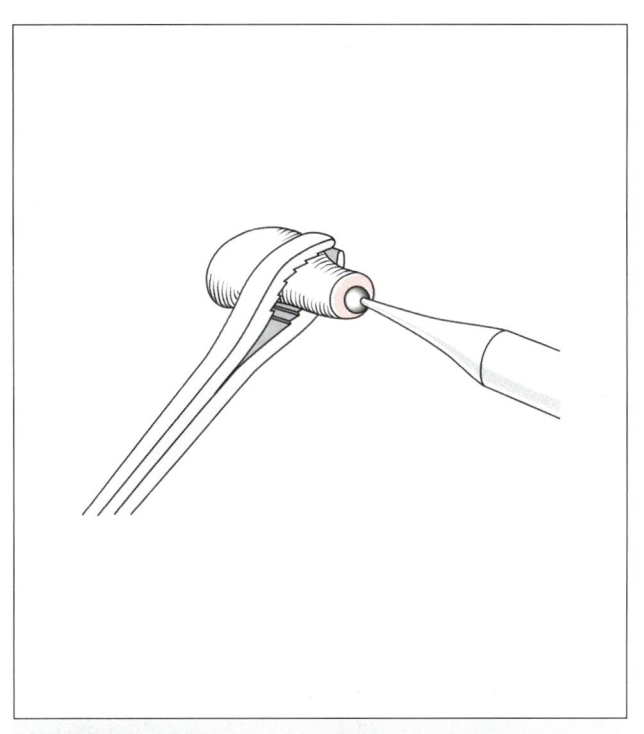

Fig. 18.13 Timpanoplastia.
Um soquete é brocado na cabeça ressecada do martelo para receber a cabeça do estribo.

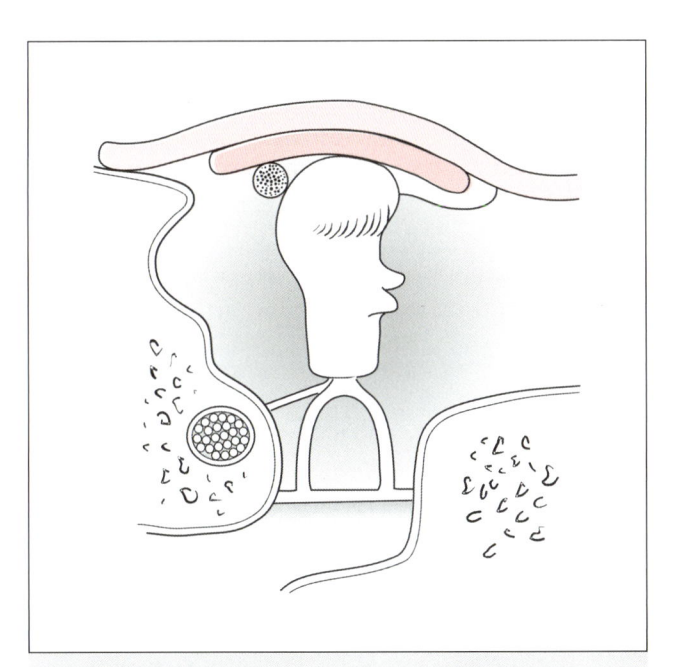

Fig. 18.14 Timpanoplastia.
A cabeça do martelo é posicionada no topo do estribo. Ela é aposta à corda do tímpano para estabilidade adicional. Uma cobertura de cartilagem pode ser interposta, caso o cabo do martelo esteja ausente.

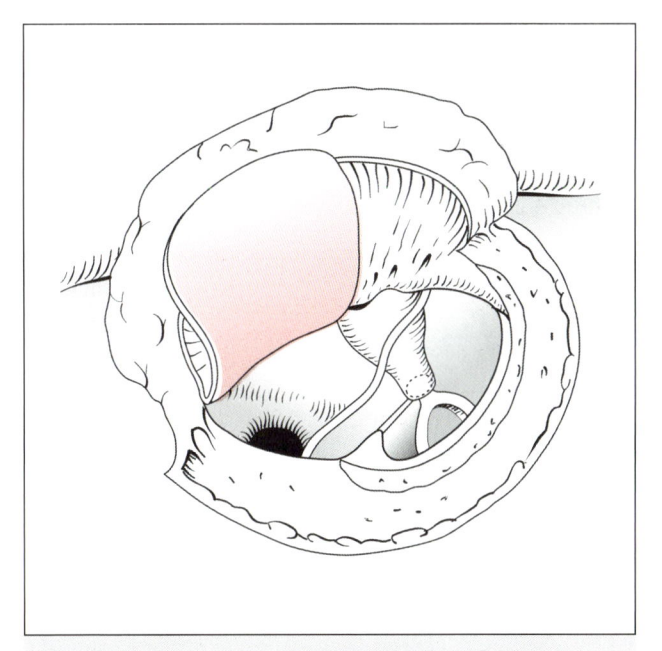

Fig. 18.15 Timpanoplastia.
A bigorna é posicionada no estribo e aposta ao cabo do martelo.

Prótese de Substituição Parcial da Cadeia Ossicular (PORP) de Titânio

Indicações

Descontinuidades ossiculares com estribo intacto, especialmente quando a bigorna e a cabeça do martelo estão ausentes. Também apropriada para processos adesivos.

Técnica Cirúrgica

O comprimento correto da prótese é determinado. O implante já no tamanho correto é avançado até o estribo com micropinça ou ponta de aspiração, e o pé da prótese é posicionado na cabeça do estribo. Pode ser necessário frisar o sino da prótese sobre o capítulo, dependendo do *design* do implante, mas é melhor utilizar um implante com *spring-tabs* autoestáticas. A placa da cabeça da prótese é posicionada contra o cabo do martelo, caso esta estrutura esteja presente e não tenha sido medializada. Uma "touca" de cartilagem ligeiramente maior do que a placa da cabeça da prótese deve sempre ser interposta entre o cabo do martelo e a prótese (**Fig. 18.16a, b**).

Alternativas

- O defeito pode ser coberto com uma prótese de cerâmica.
- Caso a distância entre o cabo do martelo e a cabeça do estribo seja relativamente curta, e o cabo do martelo não se encontre medializado, uma prótese de cerâmica pode ser interposta, desde que contenha um soquete para o estribo e uma incisura para o cabo do martelo.
- Uma maleoestapediopexia, na qual um fio de aço é passado em torno do cabo do martelo parcialmente descolado, estendendo-se até a cabeça do estribo, raramente é realizada hoje em dia, uma vez que as manipulações podem deslocar o estribo.

Defeitos do Estribo

Defeitos Isolados do Estribo

Incudoplatinopexia

A supraestrutura ausente do estribo é substituída por uma prótese em fio de aço, que contorna o processo longo da bigorna e encaixa-se em um enxerto de tecido conectivo na platina.

Defeitos Combinados do Estribo

Prótese de Substituição Total da Cadeia Ossicular (TORP) (Timpanoplastia Tipo III B)

Indicações

Descontinuidade ossicular com ausência da bigorna e do arco do estribo ou de toda a cadeia ossicular.

Técnica Cirúrgica

Os implantes de titânio são preferidos. O comprimento adequado do implante é medido e ajustado. Idealmente, o implante deve ser apenas longo o suficiente para tensionar a membrana timpânica sem exercer muita pressão sobre a platina. A TORP é posicionada na platina (**Fig. 18.17a, b**). Ela pode ser estabilizada através do calçamento por uma pequena placa de cartilagem entre os cotos crurais, a placa possuindo um soquete central para o pé da TORP. Quando um enxerto de fáscia é utilizado, um disco de cartilagem é interposto entre a extremidade discal *(headplate)* da prótese e o remanescente da membrana timpânica. Quando um enxerto composto cartilagem-pericôndrio é utilizado, é suficiente haver contato completo entre a cartilagem e a extremidade discal da prótese. Caso o cabo do martelo esteja presente, a extremidade discal deve ser escorada na lateral do cabo do martelo ou posicionada abaixo dele. Caso isso incline o eixo da prótese em mais de 45°, entretanto, a TORP deverá ser posicionada diretamente abaixo do enxerto da membrana timpânica, sem que haja este contato.

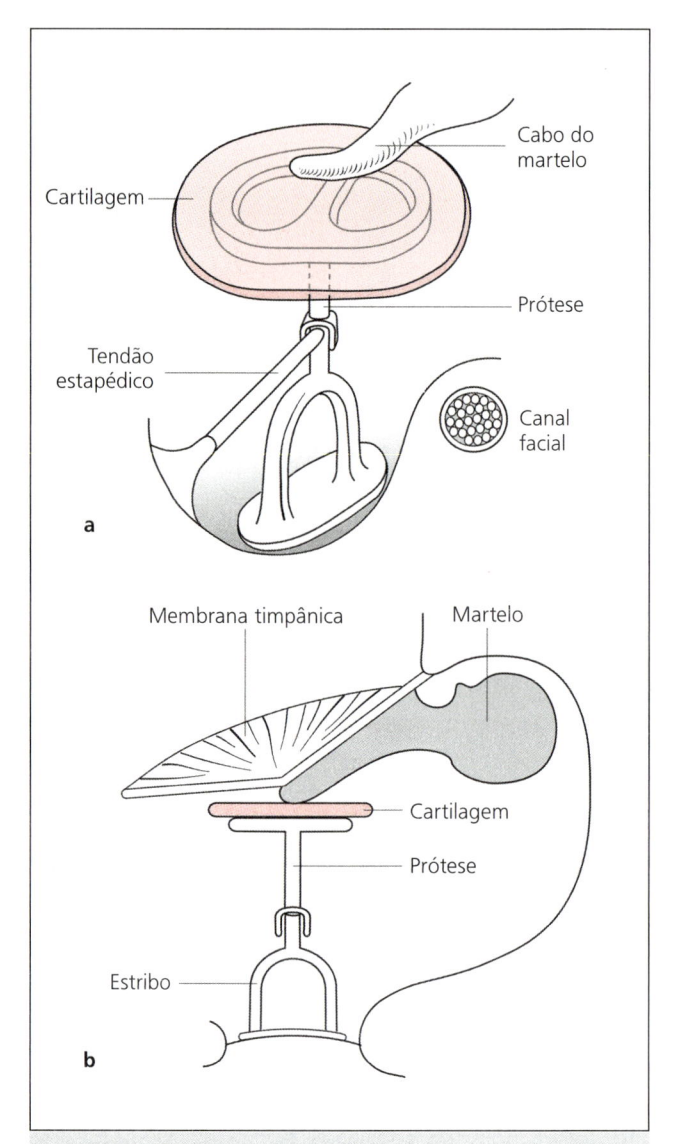

Fig. 18.16a, b Timpanoplastia. Reconstrução da cadeia ossicular com uma PORP de titânio.

a A prótese é posicionada entre o cabo do martelo e a cabeça do estribo. Uma cobertura de cartilagem cobre a extremidade discal da prótese em ambos os lados.

b Visão seccional.

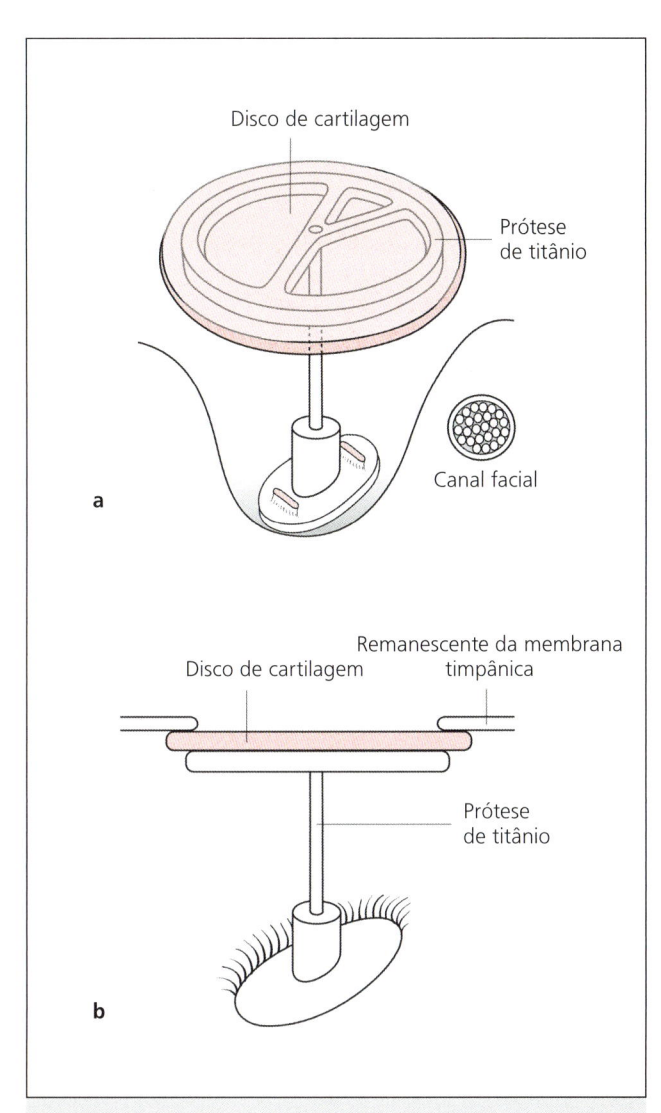

Fig. 18.17a, b Timpanoplastia.
Reconstrução da cadeia ossicular com uma TORP de titânio.

a A prótese é posicionada no nicho da janela oval.

b Visão seccional.

Regras, Dicas e Truques

- A reconstrução com PORPs ou TORPs deve ser suficientemente longa para tensionar a membrana timpânica ou o enxerto.
- Quando uma prótese sintética é utilizada ou um enxerto autólogo é utilizado com cabo do martelo ausente, uma placa ou disco de cartilagem deve ser interposto entre a extremidade discal da prótese e a membrana timpânica para prevenir a extrusão. Essa cartilagem não deve ter nenhum contato ósseo, entretanto; de outra maneira ela se tornaria fixa ao osso.
- A corda do tímpano (caso presente) deve ser posicionada contra a extremidade discal da prótese ou a elevação do estribo para estabilidade.
- Após o retorno do retalho timpanomeatal, ele deve ser ligeiramente elevado novamente com ponta-fina ou ponta de aspiração para avaliação da posição do implante e do seu contato com a membrana timpânica. A extremidade discal da prótese não deve ter nenhum contato com o arcabouço ósseo (fixação).
- Caso uma revisão pareça provável, considerar a utilização de um implante de titânio, já que ele permite uma fixação ótima entre a bigorna ou a cabeça do martelo autóloga e o estribo.
- Considerar também que a reabsorção óssea pode comprometer os resultados das reconstruções autólogas em longo prazo embora os resultados imediatos sejam geralmente melhores do que com os materiais sintéticos.

Alternativas

Timpanoplastia Tipo IV

Princípio cirúrgico. O nicho da janela redonda é aerado pela tuba auditiva, enquanto a janela oval epitelizada é diretamente exposta ao som através do conduto auditivo. O melhor resultado audiométrico que pode ser obtido com este procedimento é uma diferença aéreo-óssea de cerca de 30 dB.

Indicações. Ausência dos ossículos, disfunção da tuba auditiva e cavidade da orelha média rasa. Uma timpanoplastia tipo IV é, algumas vezes, realizada quando o epitélio escamoso de um colesteatoma não foi completamente removido do nicho da janela oval ou após cirurgia otológica radical prévia.

Técnica. Uma tira de filme de silastic dobrada como um tubo é posicionada entre a tuba auditiva e a janela redonda, abaixo da margem do remanescente da membrana timpânica. Um enxerto de fáscia é incisado em *trapdoor* e posicionado sobre o filme e por baixo da margem da membrana timpânica. Ele poupa o nicho da janela oval, repousando contra a parede da cavidade da orelha média medialmente e na direção do ático. O retalho timpanomeatal é colocado sobre o enxerto. Caso o nicho da janela oval não contenha mais epitélio escamoso, ele é revestido com pele delgada em espessura total (**Fig. 18.18a, b**).

Maleoplatinopexia

Caso o martelo esteja intacto, mas a bigorna e o estribo estejam ausentes, uma prótese em fio metálico é passada em torno do cabo do martelo parcialmente descolado e posicionada contra uma almofada de tecido conectivo no nicho da janela oval (**Fig. 18.19**).

Maleovestibulopexia

Com uma platina anquilosada, geralmente na apresentação de timpanosclerose com estribo fixo, um procedimento em dois estágios é realizado, no qual a cabeça do martelo é ressecada, então a platina é perfurada por uma estapedotomia (ver Capítulo 21) e uma prótese (p. ex., fita de platina, pistão de Teflon) é ajustada no cabo do martelo parcialmente descolado. O pistão é inserido na perfuração.

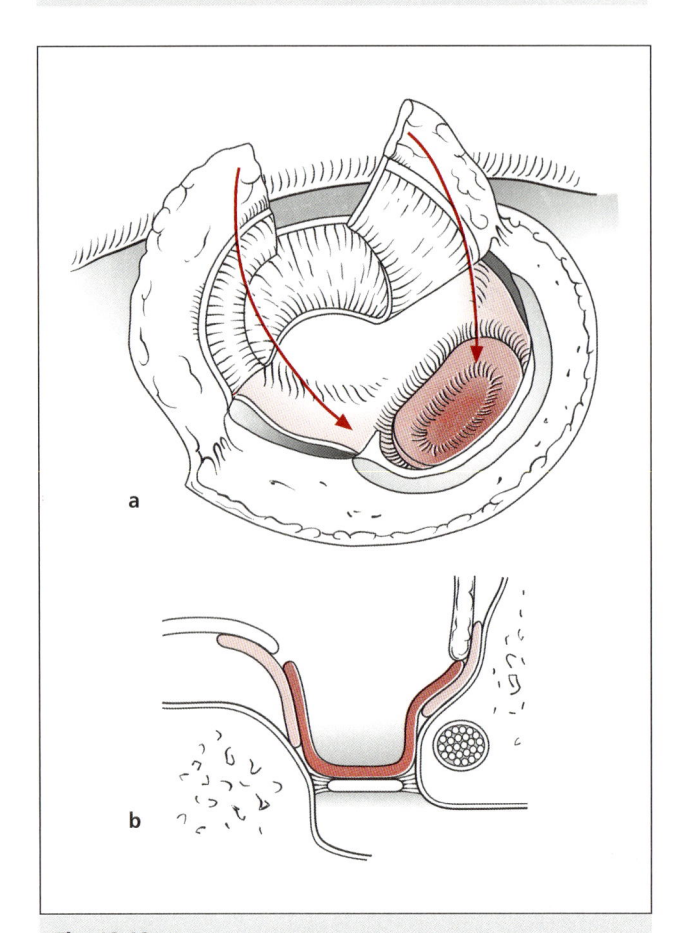

Fig. 18.18a, b Timpanoplastia Tipo IV.
a O enxerto de fáscia e o nicho da janela oval vistos de cima. O nicho da janela oval é coberto com um fino enxerto cutâneo de espessura total.
b Visão seccional com os enxertos em posição.

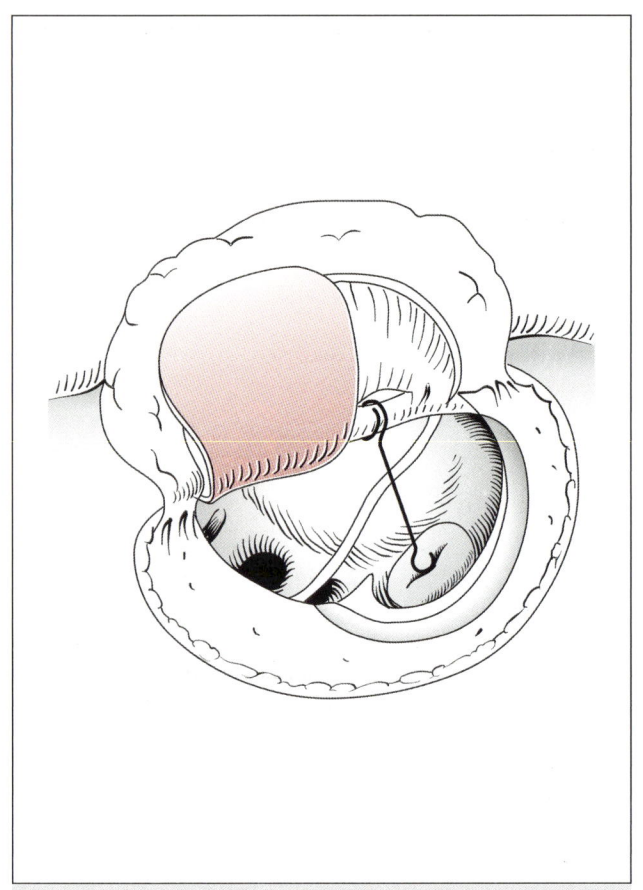

Fig. 18.19 Timpanoplastia. Maleoplatinopexia com uma prótese aramada posicionada entre o cabo do martelo e a platina.

Erradicação de Doenças da Orelha Média

Timpanosclerose

Técnica Cirúrgica

As placas são removidas da membrana timpânica com faca em foice, ponta-fina, ângulo reto e pinça saca-bocado para restaurar a vibração da membrana timpânica. O cirurgião deve ser bastante cauteloso na cavidade da orelha média, especialmente no nicho da janela oval, após a derrubada da parede lateral do ático. Cuidados especiais são tomados quanto ao canal do nervo facial, e, em nenhuma circunstância, a janela oval deverá ser aberta. A remoção da timpanosclerose deve ser realizada em camadas. Caso o estribo, esteja móvel, a bigorna fixa é removida. A cabeça do martelo é ressecada, posicionada sobre o capítulo para elevação do estribo e a perfuração é coberta por um enxerto por meio de técnica *underlay* (timpanoplastia tipo III A).

Caso a platina do estribo também esteja fixa por timpanosclerose, a elevação do estribo é inicialmente adiada, e a maleovestibulopexia (ver acima) é realizada em um segundo tempo, 6 a 12 meses depois. Esta técnica possui um prognóstico audiológico desfavorável, havendo um risco significativo de surdez pós-operatória.

Processos de Granulação em Otites Médias Supurativas Crônicas

Técnica Cirúrgica

Enquanto os pólipos são, em regra, consistentemente removidos, a remoção de granulações da cavidade da orelha média e cadeia ossicular com pinça saca-bocado deve ser realizada de forma econômica somente em locais nos quais problemas ventilatórios significativos possam ocorrer, já que uma boa regressão espontânea tende a ocorrer após a timpanoplastia. Sangramentos intensos são prevenidos por meio da irrigação com nafazolina ou solução diluída de epinefrina. Isso também ajuda na identificação de pontos críticos, como a cadeia ossicular e o ângulo cordofacial (cuidado: nervo facial exposto).

Otorreia em Otites Médias Supurativas Crônicas

Inspeção do Antro

Princípio Cirúrgico

O antro é aberto através da abertura de um orifício na parede posterossuperior do conduto para avaliação da necessidade de uma antrotomia ou mastoidectomia.

Indicações

- Otorreia persistente em otites médias crônicas apesar da antibioticoterapia prévia.
- Processo de granulação significativo estendendo-se, ao menos, para o adito.

Técnica Cirúrgica

Após a finalização das dissecções na orelha média e a adequada derrubada da parede lateral do ático (nervo facial claramente visível), a parede posterior do conduto é brocada em um local correspondente cerca de 5 a 10 mm lateralmente ao ânulo timpânico. Esta cavidade é aprofundada com broca diamantada paralelamente ao trajeto presumido da base do crânio, preservando-se uma ponte óssea sobre o ático posterior, até que somente uma camada óssea delgada e translúcida persista sobre o antro (Fig. 18.20). Esta camada final é removida com uma cureta. Após a inspeção do antro, o orifício brocado é ocluído com tecido conectivo.

> **! Riscos e Complicações**
> - Lesão dural (em pacientes com dura de localização baixa).
> - Lesão do nervo facial.
> - Deslocamento da bigorna ou lesão pela broca.

Antrotomia ou Mastoidectomia a partir da Cortical da Mastoide durante Timpanoplastia

Indicações

- Tendência à formação massiva de tecido de granulação.
- Obstrução do antro.
- Alternativa à mais trabalhosa inspeção transcanal do antro para achados duvidosos na mastoide.

Técnica Cirúrgica

Ver Capítulo 19. A extensão da antrotomia/mastoidectomia é determinada pelos achados reais. As células aéreas são exenteradas somente na extensão em que patologia significativa é encontrada. O antro deve ser aerado, entretanto, e assim ocasionalmente a parede lateral do ático sobre a bigorna deve ser cuidadosamente removida do antro com uma cureta de House (**Fig. 18.21**).

Um dreno pode ser mantido por vários dias no pós-operatório, caso a drenagem seja copiosa. A cirurgia é concluída com a reaproximação do retalho periosteal elevado à porção correspondente do conduto auditivo.

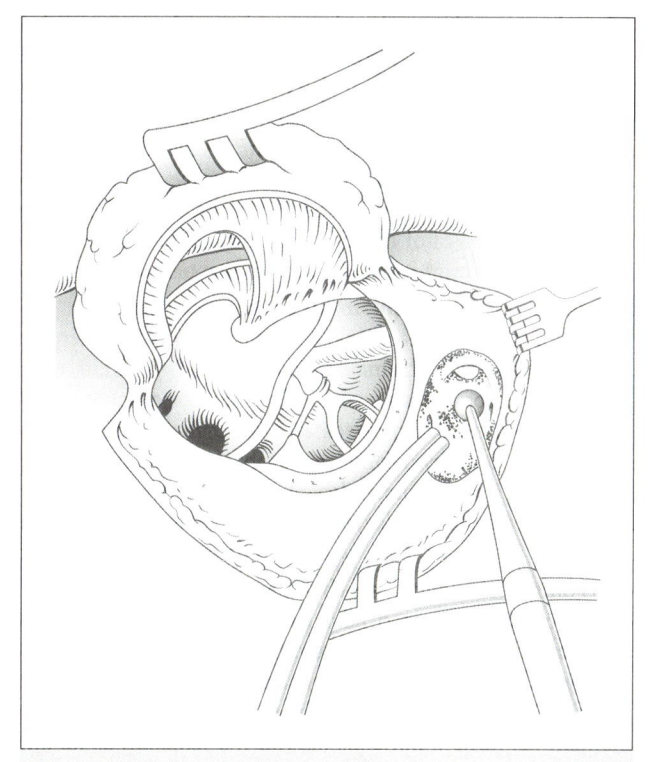

Fig. 18.20 Timpanoplastia.
Inspeção do antro. Uma vez que a bigorna e o nervo facial tenham sido positivamente identificados na cavidade da orelha média, as células aéreas sobre o teto posterossuperior do conduto são abertas paralelamente à base do crânio com uma broca diamantada.

Colesteatoma

Princípio Cirúrgico

A cirurgia envolve a exposição e a completa remoção do colesteatoma na orelha média e na mastoide, rastreando a direção de crescimento da massa a partir da perfuração timpânica. Um esforço simultâneo é realizado para melhora da audição por meio de timpanoplastia, prevenção da recorrência do colesteatoma e facilitação dos cuidados pós-operatórios.

Técnicas

Técnica aberta ou canal-*wall-down* (sinônimos: cavidade mastóidea radical, cavidade radical, aticoantrotomia, aticotomia). O colesteatoma é removido por meio da derrubada de toda ou parte da parede posterior do conduto e/ou parede lateral do ático. Caso esta ação siga uma obliteração da cavidade, então, (por definição) somente a redução da cavidade através do rebaixamento dos tecidos moles externos após remoção da ponta da mastoide ainda a qualifica como técnica aberta. A obliteração da cavidade com um retalho de Palva ou enxertos de cartilagem é considerada uma técnica fechada secundária. Frequentemente esta distinção é realizada intraoperatoriamente após a completa exposição do colesteatoma e a avaliação do tamanho da "cavidade radical".

As vantagens da técnica canal-*wall-down* sobre a abordagem *intact-wall* (ver adiante) são que ela permite uma remoção mais segura do colesteatoma e um *follow-up* mais confiável, e geralmente, simplifica a remoção da doença recorrente. Desvantagens são os cuidados pós-operatórios mais difíceis e otorreia ocasional.

Técnica fechada ou *intact-canal-wall* (sinônimos: abordagem anteroposterior, abordagem posterior, aticotomia com reconstrução). O colesteatoma é removido com preservação ou reconstrução da parede posterior do conduto e/ou parede lateral do ático.

As vantagens são a preservação da função normal do conduto e cuidados pós-operatórios mais fáceis. Uma desvantagem é a maior taxa de recorrência. A técnica posterior também é considerada um procedimento tecnicamente mais trabalhoso.

Por razões práticas e para a simplificação da nomenclatura, referiremo-nos à aticoantrotomia (= cirurgia radical) e aticotomia como técnica aberta, e as técnicas envolvendo a reconstrução da parede do conduto ou obliteração da cavidade serão apresentadas como alternativas.

A abordagem anteroposterior com preservação primária da parede posterior do conduto representa a técnica fechada.

Aticoantrotomia (Cirurgia Radical, Técnica Aberta, Técnica *Canal-Wall-Down*)

Indicações

- Colesteatomas extensos associados a pneumatização pobre ou moderada da mastoide.
- Mastoides estreitas devido à posição anterior do seio ou localização baixa da dura.
- Complicações de colesteatomas (trombose do seio, meningite).
- Colesteatomas em crianças.

Técnica Cirúrgica

Abordagem. A abordagem retroauricular é preferida para grandes colesteatomas, mas a abordagem endaural pode ser utilizada. Caso um retalho de Palva ou um retalho de periósteo–tecido conectivo seja utilizado para obliteração da cavidade, ele é pré-cortado neste momento (**Fig. 17.5b**).

Meatoplastia (ver **Figs. 17.6** e **17.7**). Os afastadores autoestáticos são inseridos, servindo também estabilizar para trás o retalho meatal triangular. A entrada do conduto auditivo ósseo é alargada com um perfurador ou broca grande.

Retalho timpanomeatal. O retalho timpanomeatal é delineado com uma faca de incisão circular reta, realizando-se incisões nas posições de 11 e 5 horas na orelha direita e 1 e 7 horas na orelha esquerda (ver **Fig. 17.3** e **Fig. 18.2**; ver também Capítulo 17). Uma opção é remover temporariamente a porção meatal do retalho para protegê-lo de lesões inadvertidas pela broca, reimplantando-o depois. Ele pode ser removido realizando-se uma incisão circunferencial, imediatamente lateral à membrana timpânica com uma faca de incisão circular angulada, mantendo temporariamente o retalho excisado em solução de NaCl.

Exposição. A bolsa colesteatomatosa é rastreada a partir do defeito periférico. A exposição é auxiliada pelo largo adelgaçamento do osso do conduto sobre o ático e na direção do antro com a broca para eliminar-se protuberâncias (**Fig.**

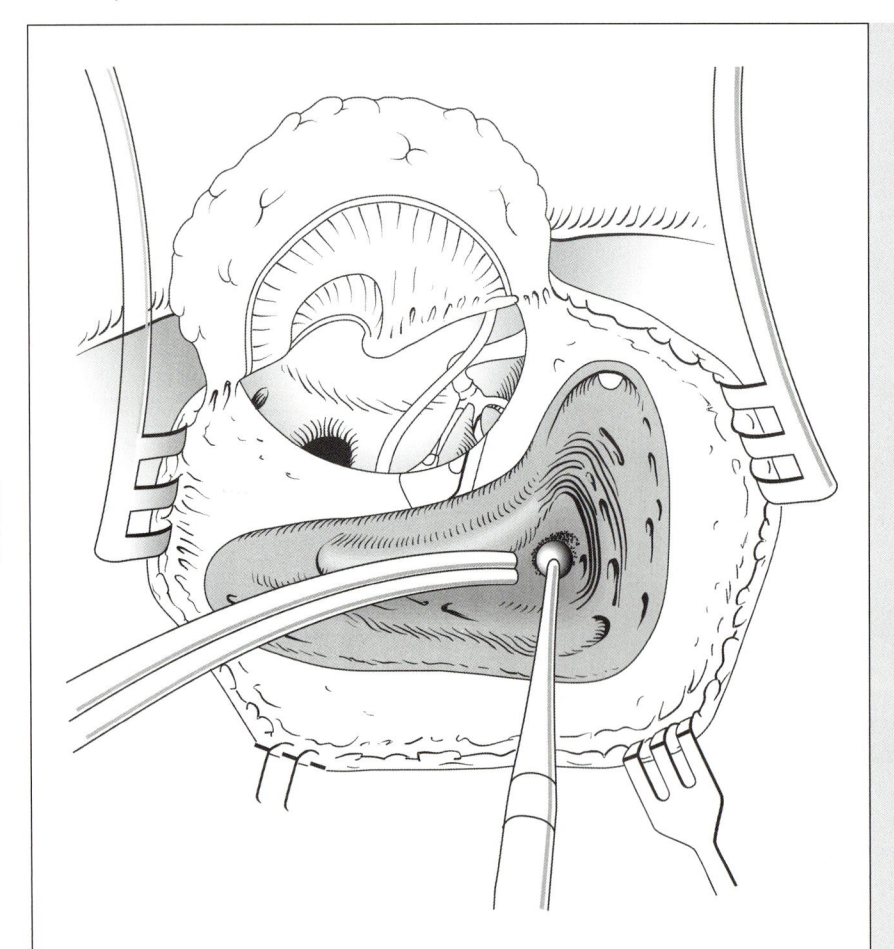

Fig. 18.21 Timpanoplastia com mastoidectomia.
As células aéreas são brocadas a partir da cortical da mastoide, e a timpanoplastia é realizada pelo conduto auditivo.

Erradicação de Doenças da Orelha Média 379

18.22). Uma broca diamantada é utilizada ao trabalhar-se próximo ao ático. A fina camada remanescente sobre o colesteatoma é progressivamente removida da margem da perfuração com uma cureta de House. O osso mastóideo sobrejacente é continuamente removido, até que o final da bolsa colesteatomatosa seja exposto (**Fig. 18.23**). O nervo facial é identificado por meio do descolamento da membrana timpânica do sulco no quadrante posterossuperior. Neste ponto, a porção removível da protuberância na junção da parede lateral do ático com a parede posterior do conduto é facilmente acessada pelo lado inferior com uma cureta de House.

Dissecção. A bolsa colesteatomatosa completamente exposta é rombamente mobilizada a partir da periferia com um descolador de Rosen ou gancho de antro. Inicialmente, entretanto, a cavidade da orelha média deve ser inspecionada para avaliação da relação entre o colesteatoma e a cadeia ossicular. Um pequeno colesteatoma frouxamente apoiado na cadeia ossicular pelo lado lateral pode ser cuidadosamente separado dos ossículos.

Nicho da janela oval. Caso a cadeia ossicular se encontre enclausurada ou erodida, a bolsa colesteatomatosa é incisada, debris são aspirados da bolsa, e o conteúdo do nicho da janela oval é sondado com uma ponta-fina. Uma cadeia ossicular intacta, mas enclausurada, é aberta através da inserção de um ângulo reto de tamanho médio na articulação incudoestapédica. A bigorna é deslocada superiormente e, caso necessário, removida (**Fig. 18.24**). Geralmente, neste estágio, o trajeto do nervo

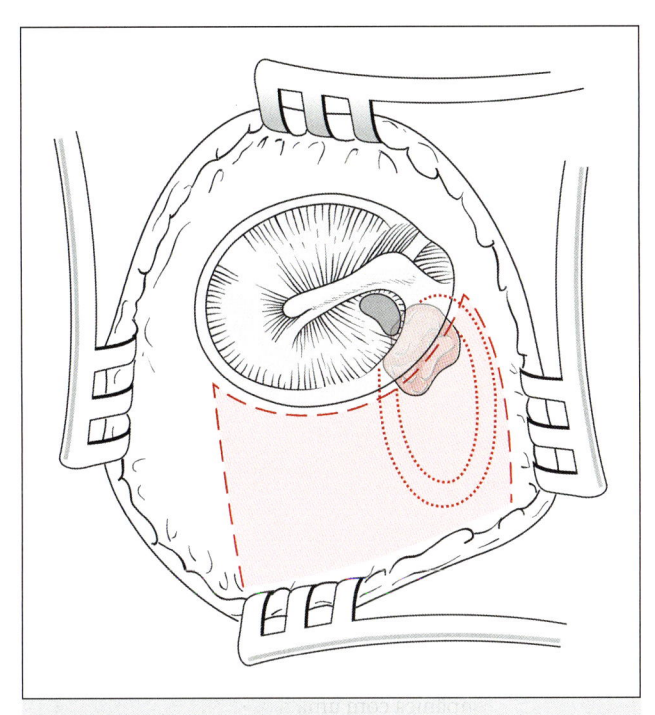

Fig. 18.22 Aticoantrotomia.
A bolsa de colesteatoma é rastreada a partir da perfuração na direção do antro. A porção removível do retalho timpanomeatal encontra-se sombreada.

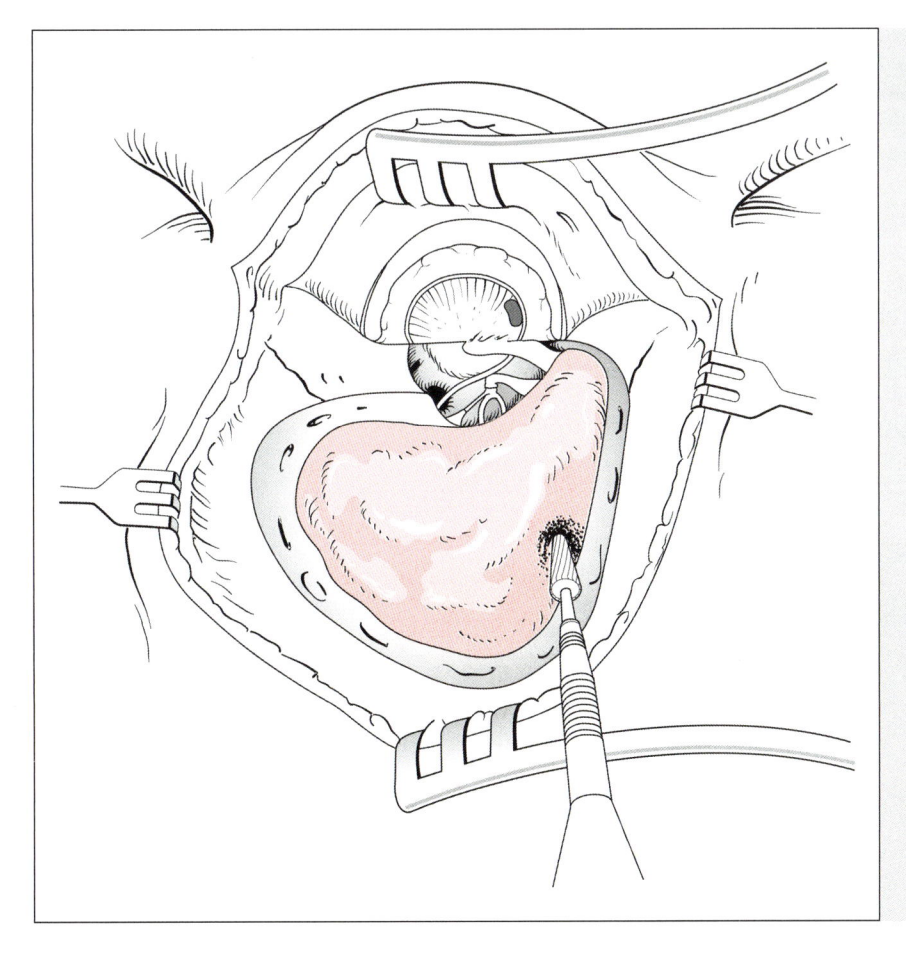

Fig. 18.23 Aticoantrotomia.
O osso sobre o colesteatoma é removido. A massa é claramente visível na mastoide e no ático.

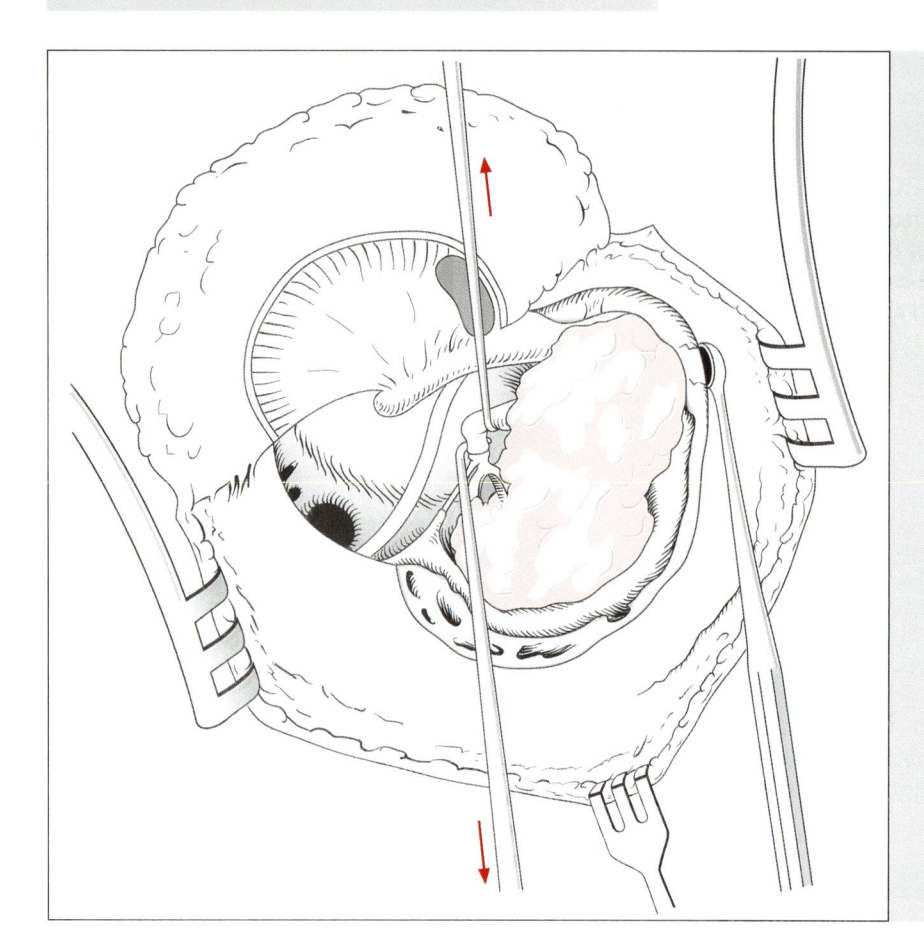

Fig. 18.24 Aticoantrotomia. Abertura da cadeia ossicular. A articulação incudoestapédica é separada e deslocada com um ângulo reto.

facial pode ser indiretamente identificado inferiormente à matriz do colesteatoma. Material é dissecado do nicho da janela oval e do estribo com uma faca em foice ou ponta-fina e ponta de microaspiração, preferencialmente em continuidade, trabalhando-se paralelamente ao trajeto do tendão estapédico.

Ático. A cabeça do martelo deve ser ressecada na maioria dos casos (ver anteriormente). Quando o osso tiver sido removido do tégmen do tímpano, todo o epitímpano pode ser acessado pelo lado inferior. Frequentemente, é necessário seccionar o ligamento e o tendão do tensor do tímpano. Ao dissecar a parede medial do ático, o cirurgião procura por qualquer deiscência do canal ósseo do facial.

Canal semicircular. A bolsa colesteatomatosa, que foi mobilizada pelos lados e reduzida por incisão e aspiração, é cuidadosamente dissecada do osso sobre o canal semicircular horizontal sob grande aumento, trabalhando-se a partir da mastoide na direção do ático e utilizando-se movimentos lentos, empurrando delicadamente com uma faca em foice ou descolador de Rosen.

Fístula labiríntica. Uma fístula labiríntica surge como um achado de coloração escura visível sob a matriz do colesteatoma. A matriz é cuidadosamente dissecada a partir das margens, deixando-se a fístula isolada (**Fig. 18.25**). A fístula é selada com pó de osso e coberta com fáscia ou pericôndrio. Granulações fistulares ou colesteatomas que tenham invadido o canal semicircular devem ser removidos. Iniciando-se pela fístula, as alterações são rastreadas até o tecido saudável, enquanto se remove as margens ósseas da fístula com broca diamantada ou cureta de House, e a cavidade é obliterada com pó de osso. Esse tratamento, geralmente, é seguido por uma disfunção labiríntica.

> Nervo facial. Em dissecções em torno do canal do facial, é importante identificar um ponto de referência como o processo cocleariforme, a eminência piramidal ou o canal semicircular horizontal. A matriz sobrejacente é sondada para checagem de deiscências do canal ósseo.

Seio timpânico. Um colesteatoma no hipotímpano e no seio timpânico deve ser removido em continuidade sempre que possível por meio de ampla dissecção romba da matriz. Com seios timpânicos muito profundos, a protuberância da parede posterior do conduto também deve ser derrubada com brocagem. Para proteção do nervo facial, pode ser necessário identificar o nervo através da localização do ângulo sinocordal.

Dura. Colesteatoma e qualquer granulação são dissecados de uma área exposta de dura. O defeito ósseo pode ser cuidadosamente alargado na sua circunferência com broca diamantada e cureta de House para que se encontre dura saudável, estabelecendo-se o plano correto. Um defeito ósseo maior é subsequentemente fechado com um disco de cartilagem inserido entre o osso e a dura.

Seio. Granulações e matriz também devem ser dissecadas do seio durante o alargamento do defeito ósseo. A aspiração do seio pode ser necessária na presença de alterações inflamatórias.

Ápice petroso. Colesteatomas podem desenvolver extensões para o ápice petroso, que surge anteriormente ao canal semicircular/joelho do nervo facial ou entre os canais semicirculares. Caso a extensão não seja muito profunda, ela poderá ser removida com uma ponta-fina e uma faca em foice após ligeira abertura do local de acesso com broca diamantada. Envolvi-

Erradicação de Doenças da Orelha Média   **381**

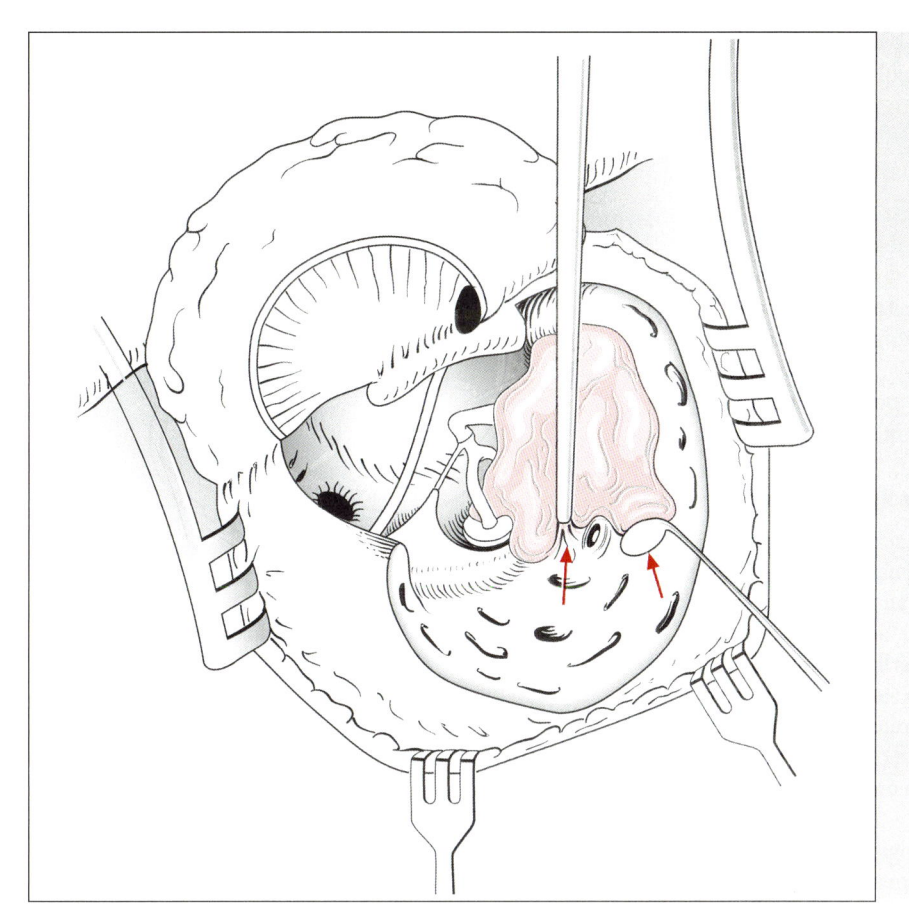

Fig. 18.25 Aticoantrotomia.
Uma fístula labiríntica é cuidadosamente dissecada paralelamente ao local da fístula. O epitélio é indiretamente mobilizado.

mentos mais extensos podem requerer uma abordagem transtemporal ou translabiríntica.

Aplainando a cavidade. A cavidade cirúrgica é aplainada com uma grande broca diamantada. Quando uma cavidade radial é criada, o muro do facial, porção da parede posterior do conduto que cobre o nervo facial, deve ser derrubado até o nível do nervo, utilizando inicialmente uma broca de Rosen e, então, uma broca diamantada, trabalhando-se bem próximo ao nervo. O objetivo é criar uma transição plana do assoalho da cavidade ao assoalho do conduto auditivo. Protuberâncias ósseas no epitímpano e outras margens agudas devem ser aplainadas.

Timpanoplastia. A cadeia ossicular é geralmente reconstruída com um procedimento do tipo IIIA ou IIIB, ou ocasionalmente com um tipo IV (págs. 372 *et seq.* e 375f). Uma vez que a parede lateral do ático está ausente, a membrana timpânica é apoiada na parede medial do ático, resultando em uma cavidade da orelha média rasa. Caso o remanescente da membrana timpânica seja suficientemente grande, ele é posicionado mais profundamente para que se encaixe na parede medial do ático. A aproximadamente 5 mm do ânulo timpânico, uma incisão circunferencial é realizada do teto ao centro da parede anterior do conduto, e este retalho timpanomeatal (incluindo o ânulo) é desencaixado do sulco (**Fig. 18.26**). O tendão do tensor deve também ser seccionado antes do rebaixamento da membrana timpânica.

Nos defeitos maiores da membrana timpânica, o tímpano é reconstruído com paliçadas de cartilagem ou pericôndrio. Um sulco para as paliçadas pode ser brocado na parede posterior do conduto para estabilização dos *struts* cartilaginosos.

O posicionamento de enxertos é descrito na timpanoplastia do Tipo IV (p. 375f).

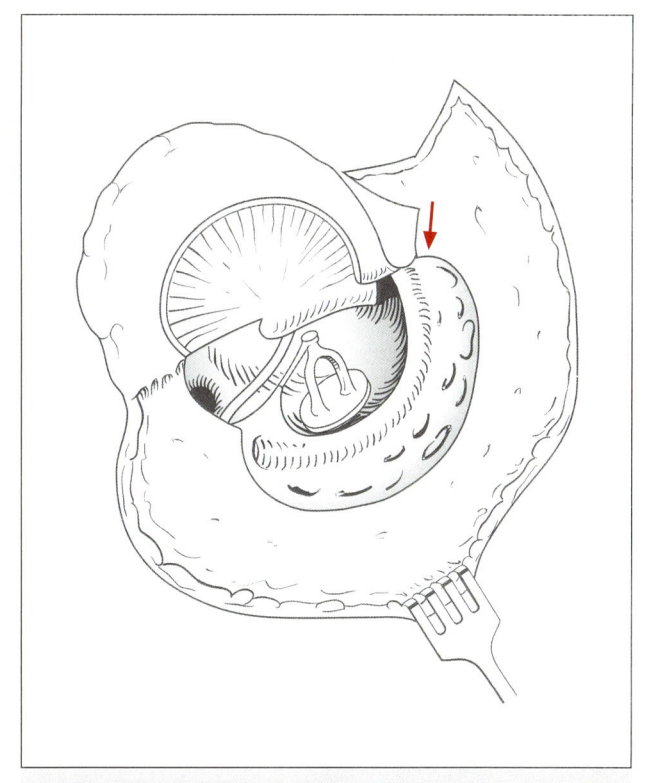

Fig. 18.26 Aticoantrotomia.
A membrana timpânica é posicionada mais profundamente contra a parede medial do ático, resultando em uma fenda rasa da orelha média. A seta indica a direção do avanço ao longo da parede anterior do conduto.

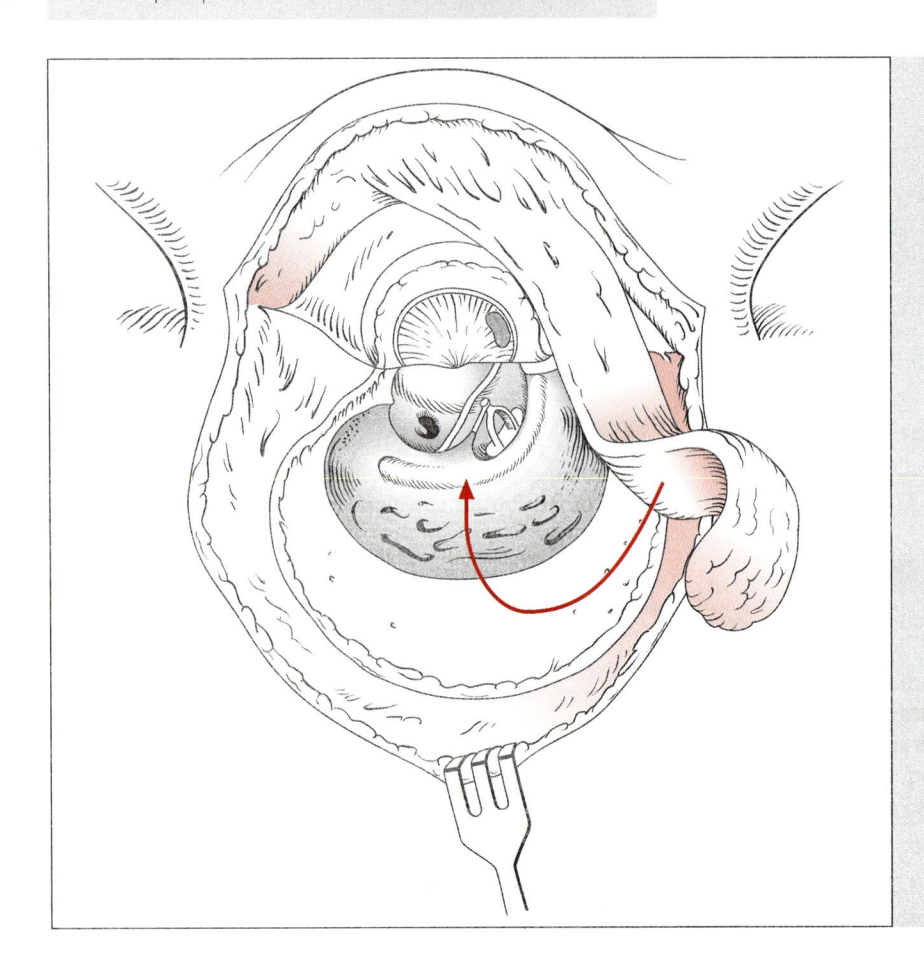

Fig. 18.27 Aticoantrotomia. Obliteração da cavidade com um retalho de Palva.

Obliteração da cavidade. *Cavidade radical ampla:* O músculo esternocleidomastóideo é liberado de sua inserção e a ponta da mastoide é removida até a placa sinusal óssea. A parede posterior do conduto é derrubada até o nível do nervo facial, e a margem posterior da cavidade é derrubada até o nível do seio. Isso permite que os tecidos moles externos se curvem interiormente, obliterando a porção inferior da cavidade.

Uma cavidade de tamanho médio é parcialmente obliterada deslizando-se um retalho de Palva para o interior da mesma (**Fig. 18.27**). Lascas de osso podem ser adicionalmente colocadas por trás do retalho.

Cavidades relativamente pequenas que se comunicam com o conduto auditivo geralmente não necessitam de obliteração.

Meatoplastia. Para se obter um alargamento suficiente da entrada do conduto auditivo externo, uma quantidade bem generosa de cartilagem é removida na região da entrada, do lado posterior da concha. O dedo indicador é posicionado anteriormente para palpação da incisão e estabilização da cartilagem (**Fig. 18.28**). A incisão cutânea meatal é estendida para fora, para também aumentar a entrada cutânea. A entrada do conduto é fixada posteriormente ao tecido conectivo com duas suturas subcutâneas. Finalmente, o retalho meatal e o retalho timpanomeatal removido são retornados à sua posição original e o conduto auditivo é revestido com tiras de silicone.

Fig. 18.28 Aticoantrotomia. Meatoplastia. A cartilagem conchal na entrada do conduto é ressecada com contrapressão pelo dedo indicador.

Regras, Dicas e Truques

- Sempre que possível, remover o colesteatoma em continuidade, para evitar deixar pequenos remanescentes.

- Remover toda a matriz colesteatomatosa antes de se proceder às medidas timpanoplásticas. Caso não se tenha certeza disso, uma operação de *second-look* deve ser programada um ano depois.
- Remover protuberâncias problemáticas para melhorar a visualização. A cavidade deve ser rebaixada de forma plana, tomando-se particular cuidado na criação de uma transição plana para o assoalho do conduto. A obliteração da cavidade é necessária para se prevenir um efeito de sifonagem abaixo do nível do conduto auditivo.
- Remover toda a matriz, incluindo a perimatriz vascular.
- Avaliar as condições da cadeia ossicular antes de manipular os ossículos. A cadeia deve ser aberta, caso necessário.
- Utilizar grandes aumentos ao trabalhar em uma fístula labiríntica, na dura, no nervo facial ou no nicho da janela oval.
- Identificar pontos de referência antes da dissecção do nervo facial.
- Caso a matriz não possa ser separada da corda do tímpano de forma confiável, a corda pode ser ressecada, caso absolutamente necessário.

! Riscos e Complicações
- Riscos usuais da timpanoplastia (ver p. 370).
- Colesteatoma recorrente.
- Fístulas labirínticas aumentam sensivelmente o risco de surdez e vertigens.
- Um defeito relativamente grande no osso da base do crânio pode predispor a um prolapso da dura ou cisto subaracnóideo com extensões para a cavidade mastóidea ou conduto auditivo externo.

Alternativas
- **Reconstrução da parede posterior do conduto com uma placa de cartilagem.** Após a finalização das dissecções, um enxerto cartilaginoso é posicionado sob moderada tensão entre o teto da cavidade e a crista do facial. Sulcos são brocados em ambos os pontos de contato ósseo para manter a placa em uma posição ligeiramente curva. Um caminho claro deve ser deixado para que o ar passe através da orelha média a partir da tuba auditiva até a mastoide (Fig. 18.29). Em todos os outros locais, a placa de cartilagem deve ser bem aposta aos tecidos circundantes; qualquer espaço pode ser fechado com tiras de cartilagem. A placa de cartilagem é coberta pelo retalho timpanomeatal reposicionado e também pelo retalho meatal a partir de cima.
- **Aticoantrotomia** com ressecção temporária da parede posterior óssea do conduto (Feldmann) e timpanotomia osteoplástica (Wullstein) não serão descritas com mais detalhes devido aos seus desafios técnicos e por extrapolarem o escopo desta obra.

Aticotomia

Indicações
Colesteatomas confinados ao ático e originados de perfurações na membrana de Shrapnel ou de bolsas de retração.

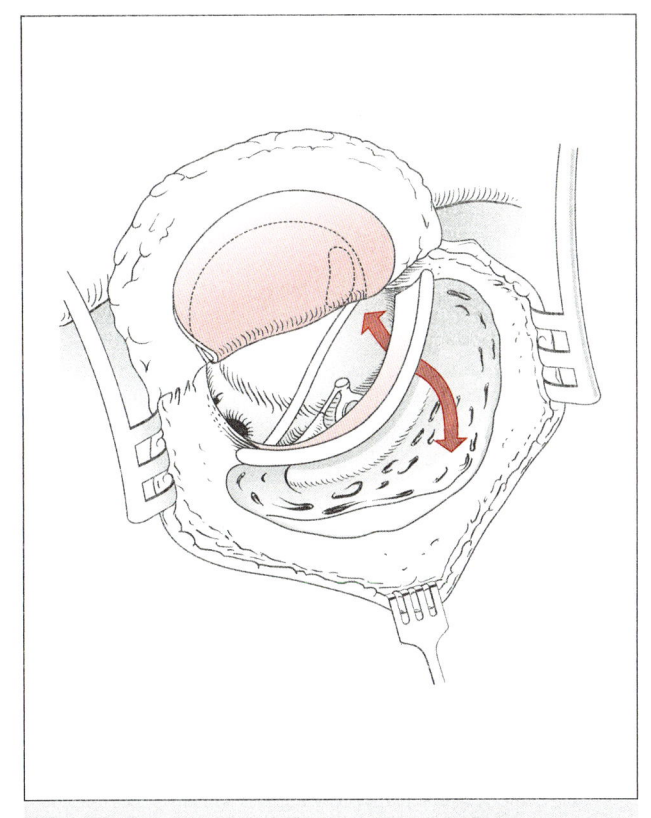

Fig. 18.29 Aticoantrotomia.
A parede posterior do conduto é reconstruída com um enxerto de cartilagem. Sulcos são brocados no leito ósseo recipiente para permitir o posicionamento do enxerto sob tensão.

Técnica Cirúrgica

Abordagem. Endaural ou retroauricular. O material para o enxerto é colhido, e uma meatoplastia é realizada (ver Capítulo 17; ver Figs. 17.6 e 17.7). Afastadores autoestáticos são inseridos. A entrada óssea do conduto auditivo é alargada em uma abertura em forma de funil com broca grande ou perfurador.

Retalho timpanomeatal. O retalho timpanomeatal é delineado com uma faca circular reta por incisões em 11 e 5 horas na orelha direita e 1 e 7 horas na orelha esquerda (ver Fig. 17.3 e Fig. 18.2; ver Capítulo 17). A porção meatal do retalho é temporariamente removida através de uma incisão circunferencial imediatamente lateral à membrana timpânica. Ela é armazenada para futuro implante.

Dissecção. Iniciando-se pela perfuração, o osso do conduto sobre o ático é adelgaçado com uma broca e com uma cureta de House, e a parede lateral do ático é derrubada até a borda da bolsa colesteatomatosa ou até o tégmen do tímpano (Fig. 18.30).

Remoção do colesteatoma. Um pequeno colesteatoma, que se encontra apenas frouxamente aposto à cadeia ossicular, pode ser separado da cadeia em continuidade e removido.

Dissecção da cadeia ossicular. O envolvimento da cadeia ossicular poderá requerer a ressecção da cabeça do martelo ou a extração da bigorna (ver acima). Após a liberação da membrana timpânica do sulco no quadrante posterossuperior e a derrubada da parede do ático sobre o nicho da janela oval, a articu-

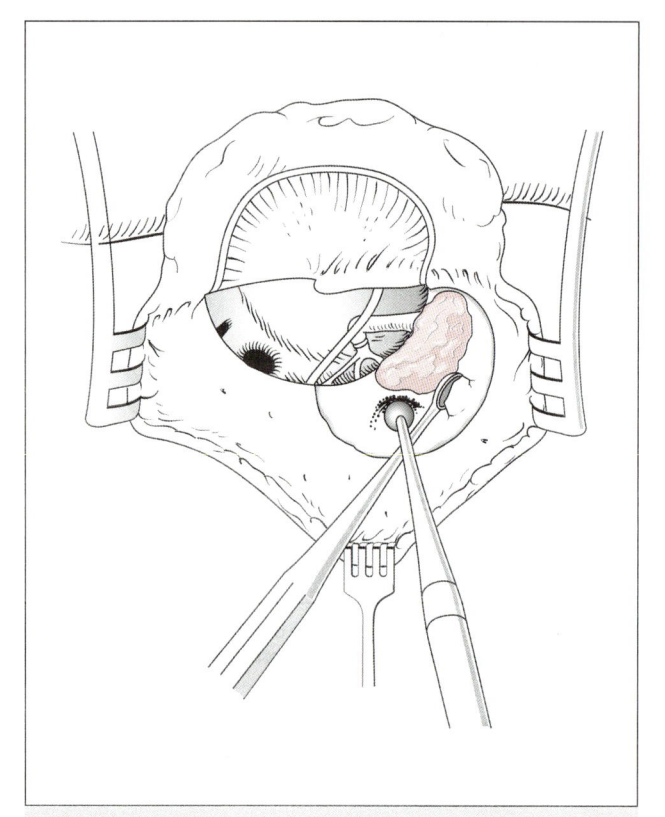

Fig. 18.30 Aticotomia.
Iniciando-se pelo defeito, o osso sobre o ático é progressivamente removido.

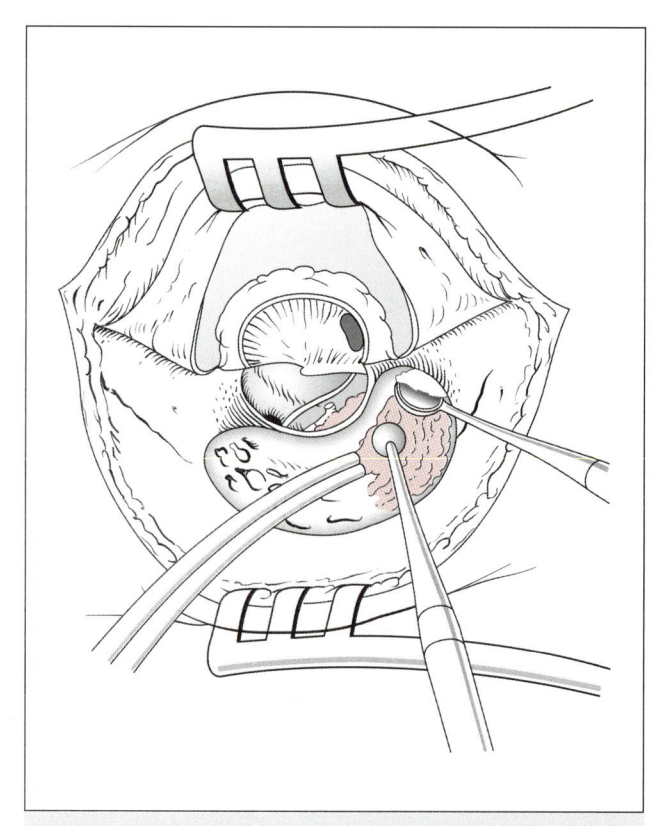

Fig. 18.31 Abordagem anteroposterior.
A última camada óssea que cobre o antro é removida com uma cureta. A profundidade do antro é estimada com relação ao plano da membrana timpânica.

lação incudoestapédica é separada, e a bigorna é extraída com um ângulo reto de tamanho médio.

Dissecção do ático. Toda a matriz é removida em continuidade com os remanescentes da cadeia ossicular e o ligamento do tensor do tímpano é seccionado para melhorar a aeração pós-operatória (técnica fechada). Outra opção é deixar a matriz medial para posterior epitelização do ático (técnica aberta).

Reconstrução da cadeia ossicular. Regras-padrão para timpanoplastia são seguidas na reconstrução da cadeia ossicular.

Reconstrução do defeito. *Técnica fechada* (com boa função tubária): Um enxerto composto de cartilagem-pericôndrio é posicionado contra a margem da membrana timpânica por técnica *underlay*. Seu componente cartilaginoso cobre o defeito atical, enquanto o resto do pericôndrio fica em contato com o osso do conduto auditivo. O retalho meatal é reimplantado. O restante do procedimento segue a técnica padrão de timpanoplastia.

Técnica aberta: Em casos nos quais a matriz medial foi mantida, o *aditus ad antrum* é coberto com pericôndrio ou fáscia para que estabeleça contato com a membrana timpânica no quadrante posterior. A membrana timpânica em si é posicionada mais profundamente para que estabeleça contato com o ático. A aproximadamente 5 mm do ânulo, uma incisão circunferencial é realizada do teto ao centro da parede anterior do conduto, e este retalho timpanomeatal é separado do sulco juntamente com o ânulo (**Fig. 18.26**). O tendão do tensor do tímpano é seccionado, de forma que a membrana timpânica possa ser rebaixada. Isso resulta em uma cavidade da orelha média rasa, com uma comunicação entre o ático e o conduto auditivo.

Abordagem Anteroposterior, Técnica Fechada

Princípio Cirúrgico

Remoção combinada do colesteatoma através do conduto auditivo e da mastoide, com preservação da parede posterior do conduto. O ângulo cordofacial e o ático são largamente abertos a partir da mastoide.

Indicação

Colesteatomas que se estendem para ou além do antro, com uma mastoide bem pneumatizada.

Contraindicações

- Acesso anatômico muito limitado ao processo mastóideo.
- Posição anterior do seio.

Anestesia

Anestesia geral ou local.

Técnica Cirúrgica

Abordagem. Abordagem retroauricular, com ampla exposição da cortical da mastoide.

Colheita do material para enxerto (ver Capítulo 17). Uma incisão é realizada em torno do conduto auditivo, e o periósteo sobre a cortical da mastoide é incisado em ângulo reto com a incisão do conduto auditivo. O periósteo é mobilizado com um descolador de periósteo (**Fig. 17.5a**).

Meatoplastia (ver Capítulo 17, **Fig. 17.6**). O conduto auditivo cutâneo é incisado até a profundidade de 1 cm ao longo da sua circunferência posterior, alterando a incisão para fora até a cartilagem do teto do conduto. O retalho meatal é afastado com o afastador autoestático (ver **Fig. 17.7**). Outro afastador é utilizado para manter a exposição da mastoide. A entrada óssea do conduto é alargada com uma broca grande.

Retalho timpanomeatal. O retalho timpanomeatal é cortado (ver **Fig. 17.3** e **Fig. 18.2**) e descolado na direção da membrana timpânica (ver **Fig. 18.3**).

Mastoidectomia. Iniciando-se pela cortical da mastoide, como descrito no Capítulo 19, o sistema celular é aberto por broqueamento na direção do antro, utilizando a espinha suprameatal e a linha temporal como pontos de referência. As células zigomáticas são abertas juntamente com as células mastóideas (de forma que a camada final sobre o ático possa ser removida através do antro com uma cureta), mas a mastoide é escavada somente no grau necessário para exposição e dissecção do colesteatoma. A parede posterior do conduto não é muito adelgaçada inicialmente. Uma broca diamantada é utilizada nas proximidades do antro, cuja profundidade é estimada por meio da observação da posição da membrana timpânica no conduto auditivo. A camada óssea final é removida com uma cureta para se evitar o rompimento da bolsa colesteatomatosa (**Fig. 18.31**). Inicialmente, a bolsa é exposta posterior e superiormente, após identificação inicial da fossa craniana média e da lâmina do seio como referências anatômicas.

Abertura da cavidade da orelha média. A membrana timpânica é separada do sulco posterossuperiormente, e a parede lateral do ático é derrubada acima do nicho da janela oval. Caso o espaço seja muito limitado, a parede posterior do conduto poderá ser ligeiramente aberta pelo lado meatal, mas a parede remanescente deve ser suficientemente espessa para prevenir uma necrose. A bolsa colesteatomatosa é rombamente separada da parede lateral do ático sob a ponte óssea com uma faca de incisão circular angulada.

Abordagem em duas cavidades. Utilizando o ramo curto da bigorna ou o canal semicircular para orientação, o ângulo cordofacial é aberto por broqueamento através da cavidade mastóidea com broca diamantada, que é direcionada paralelamente ao trajeto presumido do nervo facial (**Fig. 18.32**). Mesmo ao se trabalhar em direção superior, o cirurgião mantém uma distância segura do nervo facial e remove as protuberâncias ósseas já desbastadas com uma cureta. Quando a luz da ore-

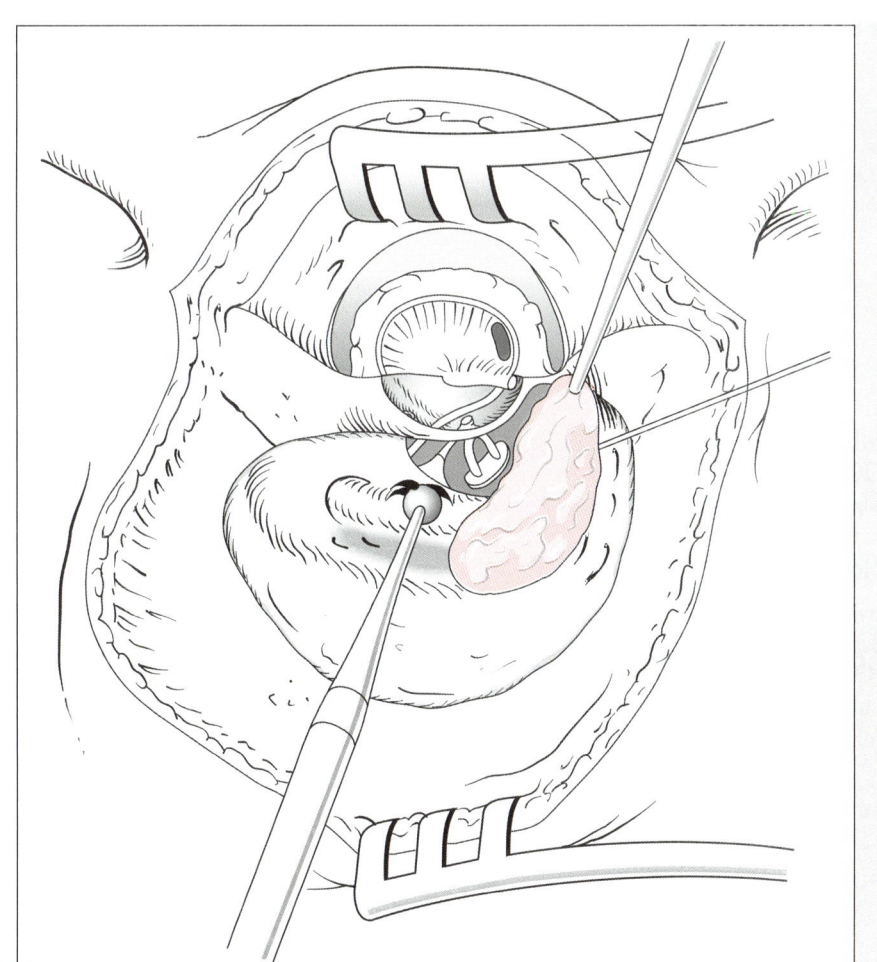

Fig. 18.32 Abordagem anteroposterior. O ângulo cordofacial é brocado antes da mobilização da bolsa colesteatomatosa.

lha média é atingida, o colesteatoma é rombamente dissecado das suas paredes. A cadeia ossicular e o nervo facial são identificados. Isso pode requerer a incisão da bolsa colesteatomatosa. Caso a cadeia ossicular esteja intacta, a articulação incudoestapédica é desarticulada com um ângulo reto.

Mobilização do colesteatoma. A continuação da mobilização do colesteatoma é realizada alternadamente pelos lados anterior e posterior. Locais críticos são a passagem inferior à parede lateral do ático na área do ângulo cordofacial, o ático anterior e o hipotímpano. Pode ser necessário remover a bigorna, ressecar a cabeça do martelo e aspirar a bolsa colesteatomatosa antes que ela possa ser removida da orelha média. Um esforço é sempre realizado para se evitar lacerações da matriz, já que somente uma dissecção contínua permitirá a remoção completa do colesteatoma por meio da abordagem em duas cavidades.

Reconstrução. O fechamento da membrana timpânica e a reconstrução da cadeia ossicular não requerem técnicas especializadas, seguindo os padrões da timpanoplastia. O tecido conectivo é suturado ao periósteo na entrada do conduto auditivo externo.

Regras, Dicas e Truques

Uma cirurgia de *second-look* é realizada dentro de 1 a 2 anos para exclusão de colesteatoma residual.

! Riscos e Complicações

- Risco aumentado de lesão do nervo facial.
- Colesteatomas residuais são mais comuns do que na técnica aberta.
- Riscos adicionais são listados na página 370.

19 Cirurgia do Processo Mastóideo

Mastoidectomia

Princípio Cirúrgico

- As células aéreas do processo mastóideo são exenteradas da cortical da mastoide, preservando a parede posterior do conduto auditivo externo.
- A base do crânio é esqueletizada até as fossas cranianas média e posterior, o seio sigmoide é esqueletizado e uma patência antral suficiente é estabelecida.

Indicações

- Mastoidites e suas complicações.
- Colesteatomas.
- Granulomas de colesterol.
- Mastoidites granulosas em otites médias mesotimpânicas crônicas.
- Otite média crônica com efusão.
- Acesso para descompressão do nervo facial, neurectomia translabiríntica ou excisão de schwannoma do VIII par, descompressão do saco endolinfático, implantes cocleares, próteses auditivas parcialmente implantáveis.

Contraindicações

- Condições médicas gerais (relativa).
- Relativas: ausência de pneumatização da mastoide, completa eburnização, posição anterior extrema do seio sigmoide.

Pontos Específicos Relacionados ao Termo de Consentimento

- Surdez, disacusias devido à patologia da orelha interna ou descontinuidade ossicular.
- Zumbidos.
- Vertigens.
- Alterações do paladar (corda do tímpano).
- Lesão do nervo facial.
- Cicatrizes extensas na incisão e no pavilhão auricular, formação de queloide.
- Dor neuralgiforme.
- Lesão dural com meningite, abscesso cerebral.
- Lesões sinusais com hemorragia.
- Contração retroauricular ou formação de fístula.
- Estenose do conduto auditivo externo.

Planejamento Cirúrgico

Radiografia de Schüller, hemograma, VHS; TC de alta resolução, caso necessário.

Instrumentos Especiais

Aspiração-irrigação ou sistema combinado de broqueamento e irrigação, gancho de antro, cureta de House.

Anestesia

Anestesia geral. A anestesia local também é uma opção.

Técnica Cirúrgica

Posicionamento. O paciente é colocado em posição supina na mesa cirúrgica, com a cabeça rodada e imobilizada em um apoio para a cabeça ou rodilha.

Abordagem. Incisão cutânea retroauricular (ver Capítulo 17, **Fig. 17.4**). A incisão é estendida até a ponta da mastoide. Todo o processo mastóideo é exposto, e os afastadores autoestáticos são inseridos.

Exposição. O periósteo é aberto com uma incisão em forma de H (**Fig. 19.1**). Ele é largamente refletido da cortical da mastoide com um descolador de periósteo da linha temporal à ponta da mastoide, e da espinha suprameatal à borda posterior da mastoide. O músculo esternocleidomastóideo é liberado de sua inserção com uma faca de periósteo (**Fig. 19.2**).

Abertura do osso. A cortical da mastoide é inicialmente aberta entre a espinha suprameatal e a linha temporal com uma grande broca cortante, que é aplicada ao osso em traços longos, direcionados paralelamente à linha temporal (**Fig. 19.3**). Os limites da fossa craniana média são expostos. A abertura é saucerizada e aprofundada com uma broca cônica.

Localização do antro. O antro é abordado em direção superior de forma oblíqua ao longo da base da fossa craniana média e da parede posterossuperior do conduto auditivo com uma broca e uma cureta. Este último instrumento é particularmente útil nos ossos bem pneumatizados.

Identificação. O antro se apresenta como uma cavidade de tamanho variável, sendo identificado por meio do osso brilhante e compacto do canal semicircular horizontal, que se situa posteriormente à apófise curta da bigorna. O antro deve ser diferenciado das grandes células aéreas circundantes. A orientação é auxiliada pela sondagem com um gancho de antro. Caso o septo de Körner (lâmina óssea compacta e espessa lateral ao antro) blo-

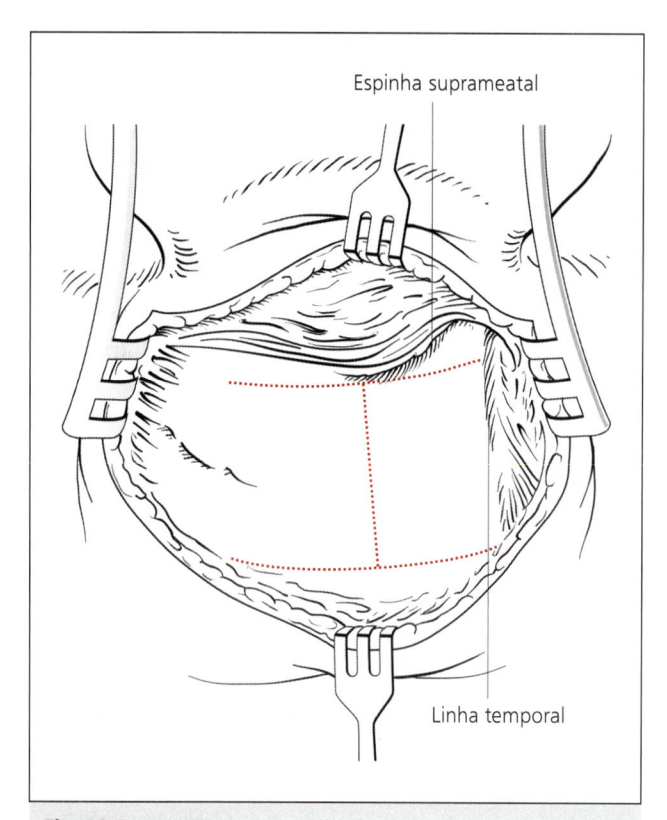

Fig. 19.1 Mastoidectomia.
O periósteo sobre a cortical da mastoide é aberto com uma incisão em forma de H.

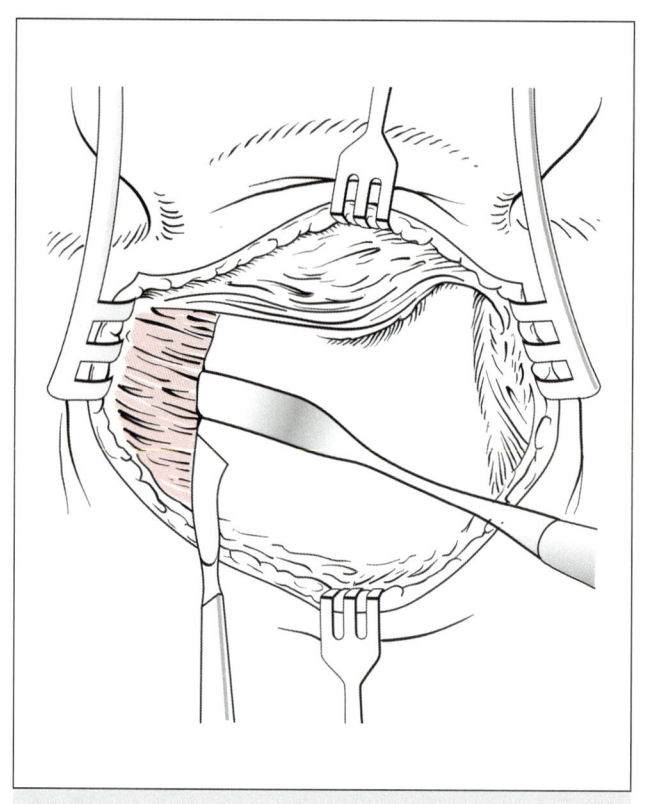

Fig. 19.2 Mastoidectomia.
A cortical da mastoide é exposta. O músculo esternocleidomastóideo é liberado com uma faca de periósteo.

queie o acesso direto e limite a profundidade da exposição, ele deverá ser derrubado com broca pelo lado posterior.

Alargamento do adito. O *aditus ad antrum* é alargado com a cureta de House e, caso necessário, pequenas brocas diamantadas, evitando escrupulosamente qualquer contato entre a broca e a cadeia ossicular. O adito é alargado, até que a articulação incudomaleolar esteja visível no epitímpano.

Mastoidectomia. A seguir, as células aéreas são exenteradas com uma grande broca cortante, trabalhando-se no início posteriormente no ângulo sinodural e célula de Citelli e, então, esqueletizando largamente a lâmina do seio com uma grande broca diamantada, removendo também as células retrosinusais (**Fig. 19.4**).

Também poderá ser necessário brocar anteriormente nas células zigomáticas, dependendo da indicação. O triângulo de Trautmann, localizado posteriormente ao canal semicircular posterior, também deve ser exposto. As células aéreas perifaciais são abertas após a remoção das células na parede posterior do conduto. Isso é realizado somente com broca diamantada e cureta, trabalhando-se estritamente paralelo ao trajeto do nervo facial. Quando esta etapa for completada, a ponta da mastoide também será brocada.

Exposição dural e sinusal. Caso se suspeite de extensão das alterações inflamatórias para o seio e a dura, ambas as estruturas devem ser expostas e inspecionadas, mesmo na ausência de uma ruptura visível. Após a esqueletização do seio e da dura, o osso que recobre estas estruturas é ainda mais adelgaçado em um local circunscrito, e a delgada lâmina óssea é delicadamente fraturada em direção interior e elevada com uma faca

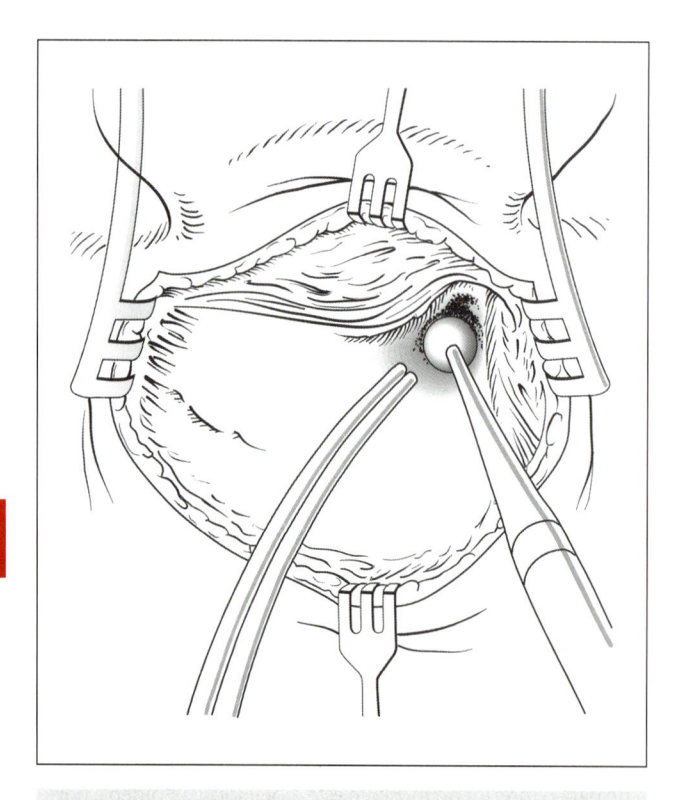

Fig. 19.3 Mastoidectomia.
A cortical entre a espinha suprameatal e a linha temporal é aberta com uma grande broca cortante.

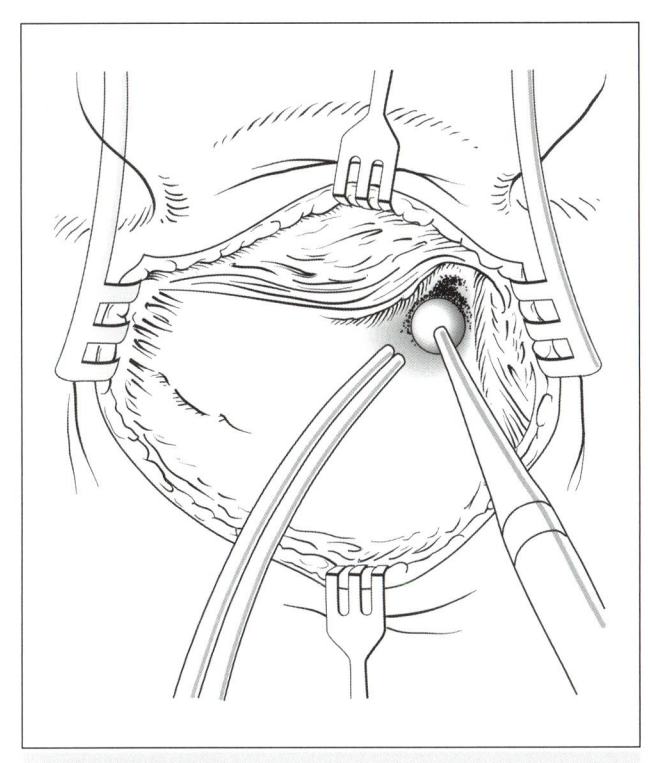

Fig. 19.4 Mastoidectomia.
O canal semicircular e o corpo da bigorna são visíveis no antro e no *aditus ad antrum*. A fossa craniana média, o seio sigmoide e o canal do facial são esqueletizados.

de incisão circular. Caso a dura ou o seio já tenha sido espontaneamente exposto, granulações serão geralmente encontradas na área exposta. As margens ósseas erodidas são estendidas – adelgaçadas com uma broca diamantada e a casca remanescente elevada com uma faca de incisão circular angulada – até que paredes durais ou sinusais normais tenham sido encontradas. Deste ponto, as granulações são descoladas em plano apropriado com a faca circular angulada e removidas com pinça sacabocado. Medidas adicionais (aspiração do seio, dissecção da dura) podem ser necessárias, sendo descritas adiante em Tratamento de Complicações Otogênicas.

Conclusão da cirurgia. Protuberâncias remanescentes são aplainadas com uma grande broca diamantada, e todo o pó de osso é cuidadosamente removido por irrigação. Um tubo de drenagem é inserido e exteriorizado pela extremidade inferior da ferida. O periósteo é reaproximado com suturas, e a entrada meatal é fixada posteriormente. A ferida é fechada em camadas. O conduto auditivo é tamponado, caso tenha sido aberto ou mobilizado.

Regras, Dicas e Truques

- A extensão da remoção de células aéreas é variável, dependendo dos achados. A dura e o seio devem ser sempre avaliados, entretanto, ao se lidar com mastoidite a as suas complicações. Achados clínicos podem requerer exposição das células aéreas na raiz do arco zigomático.
- Colher amostras para histologia e microbiologia.
- Estabelecer uma patência antral suficiente.

- Uma miringotomia ou tubo de timpanostomia pode ser também necessário, dependendo dos achados.
- Remover granulações e pólipos somente sob visão direta e após identificar a cabeça do martelo e a bigorna. Caso sangramentos obscureçam a visão, controlá-los pela aplicação tópica de vasoconstritor nasal ou solução de adrenalina diluída.
- Ao esqueletizar o nervo facial com broca diamantada, trabalhar estritamente paralelo ao trajeto do nervo e somente após a identificação do canal semicircular horizontal como ponto de referência.
- Utilizar o maior diâmetro possível de broca cortante ou diamantada, aplicada, de modo geral, em um padrão linear e pincelado em uma área larga. Aplicar a broca com pressão mínima e utilizar alta velocidade de rotação, exceto em algumas situações (p. ex., hemostasia, ocasionalmente em estruturas críticas). Utilizar irrigação copiosa com ponta de aspiração grande.
- Caso um abscesso subperiosteal tenha erodido através do osso, utilizar esse ponto para ganhar acesso ao sistema de células aéreas.
- Uma radiografia de Schüller pode revelar uma posição anterior do seio sigmoide ou uma posição baixa da dura. Isso eliminará o elemento surpresa durante a cirurgia, tornando mais fácil se evitar estas estruturas.

! Riscos e Complicações

- Paralisia facial (requer reconstrução precoce do nervo facial).
- Deslocamento da bigorna (perda auditiva, surdez, zumbido, vertigem); uma timpanoplastia em dois tempos poderá ser necessária, devido à possível lesão da orelha interna.
- Lesão dural (selar com colágeno revestido com fibrina ou com um coxim de fáscia colocado entre o osso e a dura).
- Lesão sinusal (selar com colágeno revestido com fibrina ou coxim muscular; tamponamento de uma grande laceração; ver Trombose Sinusal mais adiante.
- Abertura de um canal semicircular (selar a abertura com pó de osso e cola de fibrina; administrar antibióticos e corticosteroides).
- Fístula retroauricular.
- Estenose meatal.

Cuidados Pós-Operatórios

- Antibioticoterapia (pode ser mudada, de acordo com os resultados da cultura).
- Lavar diariamente o dreno com NaCl 0,9% até que o retorno seja claro, então remover.
- As suturas são removidas no sétimo dia do pós-operatório.

Mastoidite de Bezold

A mastoidite de Bezold é uma condição em que um abscesso gravitacional se forma devido a pus que desce da ponta da mastoide para o interior do músculo esternocleidomastóideo e porção posterior dos músculos cervicais. O paciente assume uma posição típica de "cabeça virada", e qualquer movimento da cabeça é extremamente doloroso.

Princípio Cirúrgico

A mastoidectomia é realizada com remoção da ponta da mastoide. A bainha vascular superior é exposta, e o abscesso é drenado.

Indicação

Qualquer suspeita de abscesso gravitacional em mastoidite.

Técnica Cirúrgica

Incisão cutânea. A incisão cutânea se estende da ponta da mastoide à metade superior do músculo esternocleidomastóideo.

Mastoidectomia. Exenteração completa do sistema de células aéreas. A casca óssea da ponta da mastoide é removida com uma rugina de Luer ou com broca.

Drenagem do abscesso. A borda anterior do músculo esternocleidomastóideo e a bainha vascular são expostas. Os compartimentos são abertos por divulsão romba. Drenos são inseridos na mastoide e na cavidade do abscesso e exteriorizados pela extremidade inferior da ferida.

Fechamento da ferida. A ferida é fechada em camadas, um curativo é aplicado e um tamponamento é inserido no conduto auditivo.

Antrotomia

Princípio Cirúrgico

O antro e o adito são largamente abertos a partir da cortical da mastoide para melhora da aeração, permanecendo intacta a parede posterior do conduto auditivo. Somente uma parte do sistema de células aéreas é exenterado. Uma progressão contínua existe da antrotomia à mastoidectomia, dependendo dos achados.

Indicações

- Avaliação da mastoide durante uma timpanoplastia para otite média crônica mesotimpânica com drenagem significativa.
- Otite média com efusão persistente.

Técnica Cirúrgica

Idêntica à mastoidectomia, mas não inclui a exenteração do sistema de células aéreas até o ângulo sinodural ou o broqueamento das células perisinusais. Na maioria dos casos, as células perifaciais e a ponta da mastoide também não são abordadas.

Antrotomia em Lactentes

Princípio Cirúrgico

Exposição e remoção de alterações osteíticas e osteomielíticas no antro e na região periantral.

Indicações

Antrites em lactentes, abertas (vermelhidão, edema ou flutuação retroauriculares) ou ocultas (frequentemente associadas a retardo no crescimento e elevações inexplicadas do VHS).

Pontos Específicos Relacionados ao Consentimento Informado

Ver Mastoidectomia, página 387.

Anestesia

Anestesia geral.

Técnica Cirúrgica

Incisão. A incisão cutânea é realizada cerca de 0,5 cm posteriormente ao sulco retroauricular, estendendo-se obliquamente em direção posterior para a mastoide, que é pouco desenvolvida nesta idade.

Exposição. O periósteo delicado é incisado e refletido até que a linha temporal e a espinha suprameatal possam ser visualizadas. O tubo meatal não deve ser isolado ou mobilizado. A borda anterior da mastoide também deve ser respeitada, uma vez que o nervo facial é bastante superficial nesta área.

Identificação do antro. Caso não haja erosão espontânea por um abscesso subperiosteal e nenhum ponto de sangramento aumentado no osso para apontar o caminho, o antro é exposto através da abertura por broqueamento do córtex entre a espinha suprameatal e a linha temporal. Ele ocupa uma localização relativamente cranial, sendo bastante superficial, uma vez que o sistema de células aéreas é ainda pouco desenvolvido nos lactentes (**Fig. 19.5**). A bigorna é exposta, e o *aditus ad antrum* é alargado.

Remoção das células aéreas. Remoção adicional de células aéreas deve ser realizada com uma cureta ou com uma broca diamantada, que são direcionadas paralelamente a estruturas vulneráveis, sendo aplicadas ao osso com pouquíssima pressão.

Dissecção. Após o aplainamento das protuberâncias, as granulações são cuidadosamente removidas. A bigorna nunca deve ser deslocada. Erosões para a fossa craniana média ou para o seio são alargadas, e as granulações são expostas até a dura ou paredes sinusais saudáveis. Elas são descoladas nessa localização com faca de incisão circular angulada e removidas com pinça saca-bocado. A aspiração do seio, caso necessário, é descrita abaixo.

Conclusão da cirurgia. Um tubo de drenagem é inserido e exteriorizado pela extremidade inferior da ferida. As incisões são fechadas em camadas. O tamponamento é inserido na entrada do conduto.

Regras, Dicas e Truques

- O tubo meatal não deve ser mobilizado, devido ao risco subsequente de estenose.
- Uma vez que a mastoide ainda é pouco desenvolvida nesta faixa etária, a exposição da cortical da mastoide deve ser realizada de forma econômica. A mastoide não deve ser exposta anteriormente além da espinha suprameatal e deve ser exposta inferiormente apenas até o nível do assoalho do conduto auditivo externo (o nervo facial corre bem lateralmente no interior da mastoide e é muito superficial fora da mastoide).
- Expor a dura e o seio, caso alterações osteíticas ou erosivas sejam encontradas no osso ou caso exista evidência clínica de uma complicação otogênica.
- Uma perfuração espontânea devido a um abscesso subperiosteal pode ser utilizada para ganhar acesso cirúrgico à mastoide.
- Uma vez que o sistema de células aéreas pode ser bastante friável, os instrumentos devem ser empregados com pouca força, para se evitar lesões neurais inadvertidas por deslizamento.
- Quando granulações intensas estiverem presentes, utilizar um gancho de antro para orientação. Tenha cuidado para não deslocar a bigorna, que pode ser manipulada com segurança somente com movimentos rotatórios na direção do tégmen.

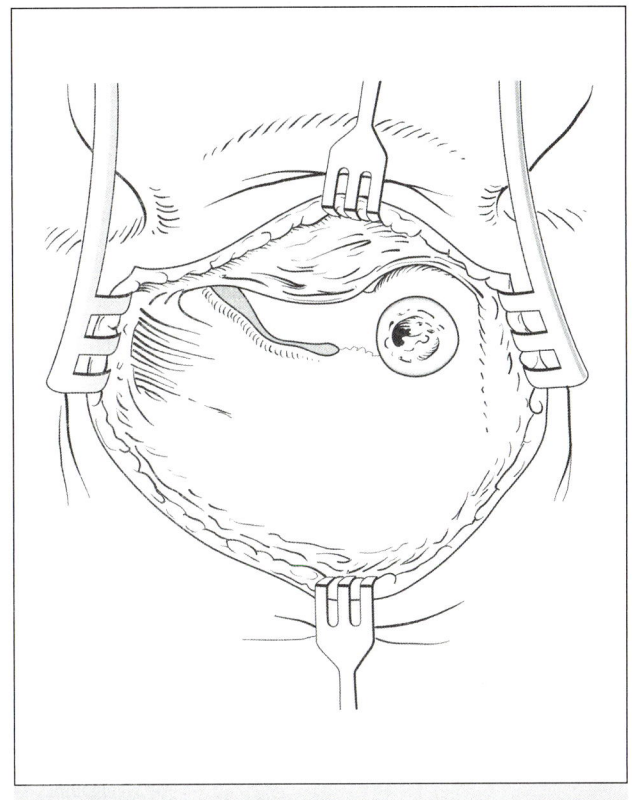

Fig. 19.5 Antrotomia em lactente.
O antro nessa faixa etária é superficial e de extensão muito cefálica. Pontos de referência chave são a espinha suprameatal e a linha temporal, da mesma forma que nos adultos.

! Riscos e Cuidados Pós-Operatórios
Ver Mastoidectomia.

Tratamento de Complicações Otogênicas

Trombose do Seio

Princípio Cirúrgico

Eliminar o foco primário por intermédio da mastoidectomia ou de uma aticoantrotomia, caso a trombose tenha resultado de um colesteatoma. A trombose é confirmada através de aspiração por agulha do seio. O trombo é removido do seio venoso para prevenção de progressão futura. A ligadura da veia jugular no pescoço pode ser necessária, caso a trombose armazene êmbolos sépticos.

Indicações

Qualquer supeita de trombose sinusal. Além do quadro clássico fulminante, clinicamente séptico, que pode estar associado a sintomas meníngeos e sinais de metástases sépticas a distância de mastoidite ou colesteatoma, também podem ocorrer formas brandas assintomáticas, cujas manifestações são frequentemente mascaradas pela antibioticoterapia.

Pontos Específicos Relacionados ao Consentimento Informado

- Ver Timpanoplastia no Capítulo 18 (p. 367) e Mastoidectomia, neste capítulo (p. 387).
- Explicitar a severidade e os riscos associados à trombose; envolvimento de múltiplos órgãos.
- Complicações do sistema nervoso central, déficits de nervos cranianos.
- Ligadura da veia jugular no pescoço (ver Capítulo 9, Tratamento cirúrgico de celulites tonsilogênicas e sepse tonsilogênica).

Planejamento Cirúrgico

Casos clinicamente suspeitos devem ser investigados através de RM, TC, TC de alta resolução e, caso necessário, um exame neurológico e avaliação clínica.

Anestesia

Anestesia geral.

Técnica Cirúrgica

Cirurgia da mastoide. Uma mastoidectomia completa é realizada por meio de abordagem retroauricular ou de uma aticoantrotomia em pacientes com colesteatoma, com exenteração de todas as células aéreas acessíveis, incluindo as células retrosinusais.

Esqueletização. O seio é esqueletizado distalmente a partir do ângulo sinodural, e a lâmina remanescente do seio é adelgaçada com uma grande broca diamantada.

Exposição. Caso a lâmina do seio já se encontre perfurada, geralmente por um abscesso perissinusal, o defeito é alargado com cureta ou *punch* sinusal. A extensão da remoção óssea depende da extensão das alterações visíveis e depósitos que são encontrados nas paredes do seio, que normalmente apresenta um aspecto liso e azulado. A exposição pode se estender do seio transverso até o segundo joelho defronte ao bulbo jugular. Caso uma perfuração espontânea não tenha ocorrido, a delgada casca óssea é cuidadosamente fraturada em direção interna com uma faca de incisão circular, que também é utilizada para descolar fragmentos do local até que a parede sinusal possa ser adequadamente acessada e, caso necessário, aspirada com uma agulha.

Dissecção. A técnica mais fácil consiste em se iniciar por um ponto em que a parede do seio ainda se encontre normal e descolar as granulações e depósitos fibrinosos espessos com um bisturi de conduto, até que a parede sinusal seja exposta. Caso a parede sinusal apresente um aspecto liso e azulado, nenhuma medida adicional é necessária.

Aspiração com agulha. Caso alterações da parede sejam encontradas e não seja imediatamente evidente que uma trombose está presente, a aspiração com agulha deverá ser realizada. O trajeto do seio deve ser positivamente identificado para se evitar punção inadvertida da dura. Um antisséptico é aplicado no local selecionado com um pequeno bastão de esponja, e uma agulha montada em seringa é introduzida no seio em ângulo tangencial, direcionando o eixo da agulha ao longo do eixo do seio enquanto se recolhe o êmbolo (**Fig. 19.6**). Caso uma quantidade suficiente de sangue seja aspirada, o local da punção poderá ser resselado com um fragmento de músculo e o procedimento poderá ser concluído. Muitos casos de trombose branda, não purulenta, sem evidência clínica de sepse e sem sinais definitivos de inflamação perissinusal são tratados conservadoramente com cobertura antibiótica maciça.

Extração do trombo. Caso uma trombose purulenta seja encontrada, a parede sinusal é incisada longitudinalmente com uma faca em foice. O trombo e o material necrótico purulento são aspirados do vaso. Isso continua no seio transverso enquanto material inflamatório necrótico for obtido. Caso ocorra sangramento após a extração do trombo, o seio é tamponado com esponja de lã de colágeno ou "tampão de Heidelberg" (Spongostan ou esponja de gelatina revestida por oxicelulose) dobrada entre a casca óssea do seio e a parede do seio (**Fig. 19.7**).

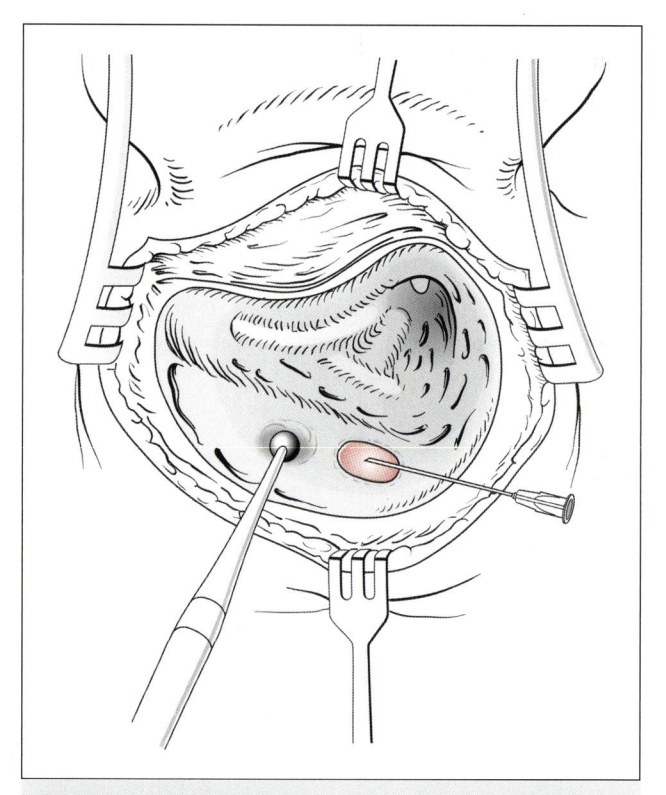

Fig. 19.6 Trombose sinusal.
A lâmina do seio é esqueletizada com broca diamantada. A agulha de aspiração é introduzida tangencialmente ao longo do eixo do seio.

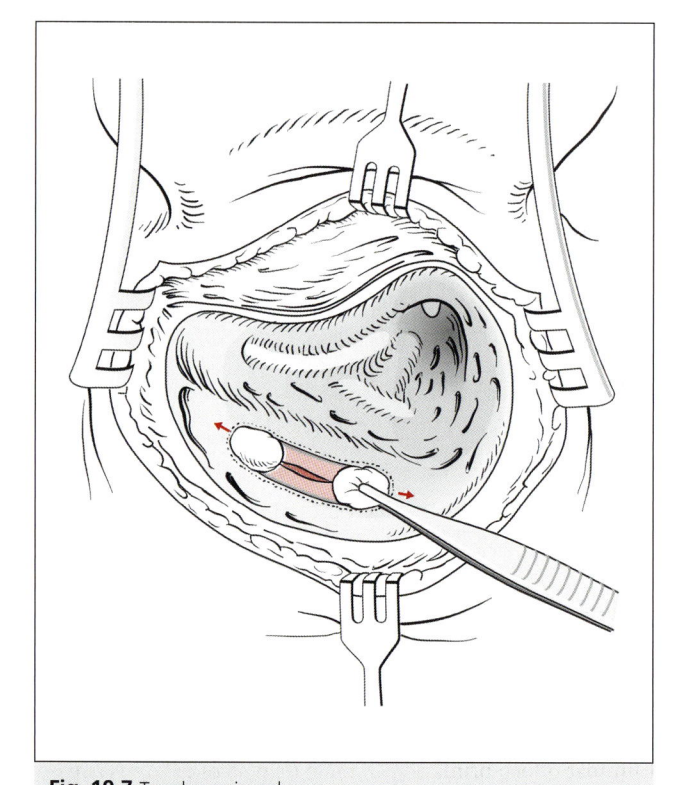

Fig. 19.7 Trombose sinusal.
O seio é tamponado com esponjas de lã de colágeno dobradas entre a casca óssea do seio e a parede do vaso.

Fechamento da ferida. A ferida é fechada em camadas sobre um tubo de drenagem que é exteriorizado na extremidade inferior da ferida.

Ligadura da veia jugular. A ligadura da veia jugular no pescoço é indicada em trombos purulentos do seio associados a manifestações clínicas de sepse (ver Capítulo 9).

Regras, Dicas e Truques

- Quando o seio é aberto, ventilação mecânica com pressão positiva deve ser mantida para prevenção de embolia aérea.
- A identificação positiva do seio é auxiliada pela exposição de um longo segmento sinusal e, caso necessário, também pela exposição da dura.
- Caso a mastoide se estenda muito posteriormente e seja bastante pneumatizada, estender a incisão retroauricular para uma incisão em forma de T (ramo auxiliar 3 cm na direção do occipício).
- Frequentemente a parede sinusal é marcadamente espessada devido a uma inflamação perissinusal e uma agulha inserida em ângulo tangencial pode levar alguns instantes para aspirar sangue intraluminal. Não descontinuar precocemente a punção.
- Separar a parede sinusal do osso e manter material de tamponamento pronto antes de incisar a parede sinusal, de forma que um sangramento profuso possa ser imediatamente controlado.

! Riscos e Complicações

- Ver Timpanoplastia no Capítulo 18 (p. 367) e Mastoidectomia neste capítulo (p. 387).
- Metástases sépticas em múltiplos órgãos, falência múltipla de órgãos.
- Complicações do Sistema Nervoso Central, como meningite, abscesso cerebral, disseminação da trombose sinusal, aumento da pressão intracraniana, déficits de nervos cranianos (IX-XII).
- Complicações da ligadura da veia jugular no pescoço (ver Capítulo 9, tratamento cirúrgico das celulites tonsilogênicas e sepse tonsilogênica).

Cuidados Pós-Operatórios

- Heparinização somente após consulta ao neurologista.
- *Follow-up* com TC/RM, *follow-ups* neurológicos.
- O dreno é removido quando a drenagem de fluidos cessa.
- Antibioticoterapia em altas doses, alterada de acordo com os testes de sensibilidade.
- A condição do paciente poderá requerer cuidados intensivos.

Abscesso Epidural, Meningite

Princípio Cirúrgico

Eliminar o foco primário por meio de mastoidectomias ou de uma aticoantrotomia, caso a condição tenha resultado de um colesteatoma. O abscesso epidural é drenado, e a dura é exposta na porta de entrada.

Indicação

Qualquer suspeita de meningite ou formação de abscesso epidural otogênico.

Pontos Específicos Relacionados ao Consentimento Informado

- Ver Timpanoplastia no Capítulo 18 (p. 367) e Mastoidectomia neste capítulo (p. 387).
- Explicitar a severidade e os riscos associados à doença.
- Complicações do sistema nervoso central.

Planejamento Cirúrgico

Exclusão de abscesso cerebral através de RM, TC, TC de alta resolução e, caso necessário, de exame neurológico.

Anestesia

Anestesia geral.

Técnica Cirúrgica

Cirurgia da mastoide. Uma mastoidectomia completa é realizada por meio de abordagem retroauricular ou de uma aticoantrotomia nos pacientes com colesteatoma, com exenteração de todas as células aéreas acessíveis.

Esqueletização. A base óssea das fossas cranianas média e posterior é exposta com brocas cortantes, trocadas no final por broca diamantada grande. O seio é esqueletizado distalmente a partir do ângulo sinodural.

Exposição. A disseminação para a dura é rastreada por meio do alargamento do defeito ósseo com broca diamantada e faca de incisão circular, até que uma circunferência completa de dura normal tenha sido exposta. Na ausência de uma perfuração espontânea, a base óssea é ainda adelgaçada com broca e cuidadosamente fraturada em direção interna e dissecada com uma faca de incisão circular angulada para exposição da dura. A dura exposta é ligeiramente elevada aproximadamente em sua circunferência para avaliação de alterações patológicas mais periféricas.

Dissecção. Granulações epidurais e depósitos fibrinosos espessos são separados das áreas periféricas de aspecto normal com a faca de incisão circular. Caso a dura se apresente lisa com um brilho branco-acinzentado, nenhuma medida adicional é necessária.

Drenagem do abscesso. Abscessos epidurais drenarão naturalmente após as etapas acima descritas. Caso um abaulamento na dura seja observado após a remoção das granulações, deve-se suspeitar de um abscesso subdural. Geralmente, esta coleção pode ser aspirada com uma agulha introduzida em ângulo tangencial. Hoje em dia, seria apropriado discutir outras medidas com um neurocirurgião.

Fechamento da ferida. A ferida é fechada em camadas sobre um dreno, que é exteriorizado pela extremidade inferior da ferida. No caso de defeitos maiores na base óssea da fossa craniana média, uma placa de cartilagem pode ser posicionada no defeito ósseo para prevenção de prolapso dural, embora deva ser considerado se a drenagem é precedente.

Cuidados Pós-Operatórios

- Ver detalhes do pós-operatório no Capítulo 14.
- *Follow-up* com TC/RM, *follow-ups* neurológicos.
- O dreno é removido quando a drenagem de fluidos cessa.
- Antibioticoterapia em altas doses, alterada de acordo com os testes de sensibilidade.

! Riscos e Complicações

- Ver Timpanoplastia no Capítulo 18 (p. 367) e Mastoidectomia neste capítulo (p. 387).
- Complicações do Sistema Nervoso Central, como meningite e abscesso cerebral.
- Um defeito relativamente grande na base óssea do crânio pode predispor a um prolapso da dura ou cisto subaracnoideano com extensão para a cavidade mastóidea ou conduto auditivo.

20 Cirurgia da Orelha Média e do Nervo Facial após Trauma

Trauma da Orelha Média

Lesões da Membrana Timpânica e Cadeia Ossicular

Os princípios da timpanoplastia são seguidos (ver Capítulo 18, p. 367 *et seq.*). A possibilidade de prolapso dural ou cerebral através de fraturas no teto do conduto auditivo externo ou tégmen deve sempre ser considerada.

Ruptura da Janela Redonda ou Oval

Princípio Cirúrgico

Uma fístula na janela redonda ou oval é exposta e coberta com tecido conectivo através de timpanoscopia.

Indicações

Disacusia aguda, em geral flutuante, frequentemente com vertigem e zumbido, após trauma ou um aumento expressivo da pressão intracraniana (p. ex., esforço durante levantamento de peso).

Pontos Específicos Relacionados ao Consentimento Informado

- Ver Estapedectomia no Capítulo 21 (p. 399).
- Enfatizar o prognóstico incerto quanto à audição residual e à vertigem.

Técnica Cirúrgica

Incisão. Endaural, como na cirurgia do estribo (Capítulo 21, p. 399).

Exposição da janela. A parede posterolateral do ático é derrubada com cureta de House até que o processo piramidal possa ser visualizado. A protuberância óssea sobre o hipotímpano é também derrubada ligeiramente. A borda superior protuberante geralmente impede a visão direta da própria janela redonda, podendo ser cuidadosamente derrubada com broca (Fig. 20.1).

Inspeção da janela. Utilizando grande aumento, o cirurgião procura por uma laceração no ligamento anular, uma fratura na platina ou uma ruptura na janela. O estribo é delicadamente balançado com uma ponta-fina (teste de pressão alternada), para avaliação de um possível vazamento de perilinfa a partir do nicho da janela redonda ou oval.

Reparo da fístula. Uma fístula perilinfática é coberta com tecido conectivo. Uma ruptura da janela redonda é fechada através da colocação de tecido conectivo revestido com fibrina no interior do nicho.

Regras, Dicas e Truques

- Discretos deslocamentos da platina podem ser cuidadosamente reduzidos, e tecido conectivo pode ser colocado em torno da platina. Deslocamentos significativos ou fraturas com descolamento da platina é uma indicação para estapedectomia.
- A janela redonda é frequentemente velada por membranas mucosas delicadas, que impedem a visualização direta de uma ruptura. O vazamento de perilinfa em resposta ao teste de pressão alternada confirma a ruptura da janela.

Cuidados Pós-Operatórios

- Protocolo de infusão de Stennert (iniciando com 1 g de hidrocortisona).
- Evitar esforços ou outras ações que possam aumentar a pressão intracraniana.

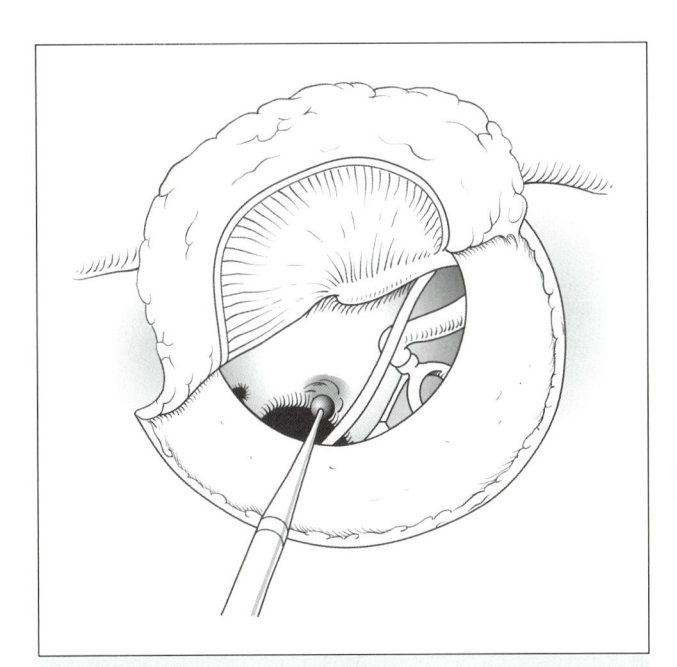

Fig. 20.1 Ruptura de janela.
A protuberância sobre a janela redonda é removida com broca.

Otoliquorreia

Princípio Cirúrgico

Linhas de fratura são expostas por meio de uma mastoidectomia e, caso necessário, abertura dos espaços timpânicos. A fratura é rastreada até a laceração dural, que é identificada e fechada com fáscia, pericôndrio ou lã de colágeno revestida com fibrina.

Indicações

- Liquorreias persistentes (aproximadamente 8 dias) após trauma ou cirurgia.
- Liquorreias traumáticas em pacientes com otite média crônica preexistente (requer intervenção imediata).
- Liquorreia espontânea em otite média crônica.

Contraindicações

- Prognóstico grave devido a traumatismo intracraniano ou múltiplas lesões.
- Fechamento espontâneo.

Pontos Específicos Relacionados ao Consentimento Informado

Idênticos à mastoidectomia (Capítulo 19, p. 387).
- Liquorreia persistente. Enfatizar a possível necessidade de reoperação ou extensão para uma abordagem transtemporal ou translabiríntica (surdez, vertigem).
- Risco aumentado de meningite ou abscesso cerebral.
- Hemorragia sinusal.

Planejamento Cirúrgico

TC de alta resolução.

Anestesia

Anestesia geral.

Técnica Cirúrgica

Exposição. Uma mastoidectomia retroauricular completa é realizada, incluindo exposição do ático sobre o adito (ver Capítulo 19, p. 387 *et seq.*). Caso a liquorreia se localize no tégmen do tímpano, a cavidade da orelha média também é aberta por meio de uma abordagem transmeatal (ver Capítulo 18, p. 368 *et seq.*).

Localização do vazamento dural. A linha de fratura na base do crânio é rastreada até a laceração dural através do descolamento dos fragmentos ósseos com uma faca de incisão circular e adelgaçamento ou alargamento das margens da fratura com broca diamantada. As margens da laceração dural devem ser completamente expostas em todos os lados.

Fechamento da dura. Após a adequada separação da dura das margens ósseas circundantes, o enxerto revestido por fibrina é dobrado entre o osso e a dura com generosa sobreposição. Ponta-fina, faca de incisão circular, gancho de antro e descolador de Rosen são instrumentos úteis para o posicionamento do enxerto.

Abertura da cadeia ossicular. Caso a laceração dural se localize no tégmen do tímpano, será necessário abrir a cadeia ossicular (Capítulo 18, p. 379f), a não ser que a fratura já tenha rompido a cadeia.

Fechamento da ferida. Idêntico à mastoidectomia.

Regras, Dicas e Truques

- Toda a extensão da fístula deve ser exposta e inspecionada.
- O fechamento impermeável da fístula é essencial.
- Caso uma pequena fístula liquórica não possa ser localizada inicialmente, a injeção intratecal de fluoresceína 1:1 diluída em NaCl 0,9% tornará mais fácil a identificação da fístula. Isso requer a utilização de um filtro azul especial no otomicroscópio. Uma vez que o uso intratecal de fluoresceína não é aprovado, um consentimento informado especial é necessário para esta aplicação.
- Caso a posição ou extensão do ápice petroso não permita a exposição adequada e o fechamento seguro de uma laceração dural, uma abordagem transtemporal ou translabiríntica será necessária. Nem sempre isso pode ser determinado pré-operatoriamente, mesmo com TC de alta resolução.
- Defeitos ósseos maiores são preenchidos com cartilagem (para evitar uma meningoencefalocele). Defeitos ósseos extensos podem necessitar de cobertura com placas de cerâmica.
- Uma liquorreia profusa que atrapalha o posicionamento do enxerto, pode ser estancada, por meio da elevação da porção superior do corpo e da cabeça do paciente. Uma solução mais confiável é a drenagem lombar, que pode ser continuada, caso necessário, durante os primeiros dias de pós-operatório.

! Riscos e Complicações

- Idênticos aos da Mastoidectomia (ver Capítulo 19, p. 389).
- Riscos especiais são a paralisia facial, meningite, abscesso cerebral e hemorragia sinusal.

Cuidados Pós-Operatórios

- A cobertura antibiótica é continuada por vários dias.
- Drenagem lombar poderá ser necessária.

Cirurgia Timpânica e Mastóidea do Nervo Facial

Princípio Cirúrgico

Exposição dos segmentos timpânico e mastóideo do nervo facial por meio de abordagem transmastóidea, com incisão da bainha do nervo, remoção de fragmentos ósseos ou colocação de enxertos no nervo facial.

Indicações

- Paralisia facial traumática precoce envolvendo o segmento timpânico ou mastóideo do nervo facial, com base em testes eletrofisiológicos.
- Paralisia facial tardia sem regeneração nervosa em que a linha de fratura envolve o segmento timpânico ou mastóideo.
- Indicação relativa: paralisia facial idiopática de evolução desfavorável (EMG).
- Paralisia facial na otite média crônica.

Contraindicações

- Condição médica geral.
- Paralisia tardia com sinais eletromiográficos de regeneração.

Pontos Específicos Relacionados ao Consentimento Informado

- Idênticos aos da mastoidectomia (ver Capítulo 19, p. 387).
- Possível necessidade de colheita de enxerto do nervo grande auricular ou do nervo sural, incisão auxiliar, déficits sensoriais.
- Longo período de recuperação, prognóstico incerto, recuperação parcial/paralisia residual, movimentos de massa.
- Pode ser necessário abrir a cadeia ossicular ou prosseguir com uma timpanoplastia.

Planejamento Cirúrgico

TC de alta resolução. Alguns casos podem requerer RM ou EMG e outros testes eletrofisiológicos.

Anestesia

Anestesia geral.

Técnica Cirúrgica

Abordagem. Incisão retroauricular e mastoidectomia completa, com exposição do antro, processo curto da bigorna e canal semicircular horizontal. Esqueletização da base da fossa craniana média e lâmina do seio, adelgaçamento da parede posterior do conduto auditivo externo e exenteração das células da ponta da mastoide.

Identificação. Iniciando-se pela fossa incudiana (no processo curto da bigorna), o recesso facial é brocado entre a corda do tímpano e o nervo facial, e o canal ósseo de Falópio é identificado com grande aumento em frente ao canal semicircular e abaixo da ponta do processo curto da bigorna.

Definição do trajeto do nervo facial. O trajeto seguinte do nervo facial é esqueletizado inferiormente, do nicho da janela oval ao forame estilomastóideo, com broca diamantada, trabalhando-se com movimentos largos paralelamente ao nervo, até que o epineuro seja visível através do osso adelgaçado. O ângulo cordofacial é completamente exposto. A cadeia ossicular também é visível neste ponto, e o nervo pode ser avaliado na sua passagem por baixo da cadeia ossicular até o gânglio geniculado. O osso que recobre o nervo é tão fino nesta área que não requer adelgaçamento com broca.

Exposição. A última camada óssea é aberta com um descolador, escavador ou faca de incisão circular (**Fig. 20.2**). Caso o segmento timpânico também deva ser exposto, especialmente com uma dura de localização mais baixa, considerar a abertura da cadeia ossicular (ver Capítulo 18, p. 379f) e, então, realizar uma timpanoplastia, para se evitar lesões da cadeia.

Dissecção. Fragmentos ósseos e espículas impactadas são removidos. Caso a continuidade do nervo esteja rompida, os cotos irregulares devem ser regularizados com tesoura de neurectomia. Uma pequena deiscência pode ser coberta por meio do redirecionamento do nervo a partir do seu canal, realizando uma anastomose terminoterminal. Um defeito mais longo é reparado pela interposição de um enxerto do nervo grande auricular. Uma vez que o enxerto se encaixa comodamente no conduto ósseo, geralmente é desnecessário fixá-lo com suturas ou cola de fibrina (técnica de sutura, ver Capítulo 13, p. 306). O local do reparo é coberto com fáscia ou lã de colágeno.

Fechamento da ferida. Idêntico ao da mastoidectomia.

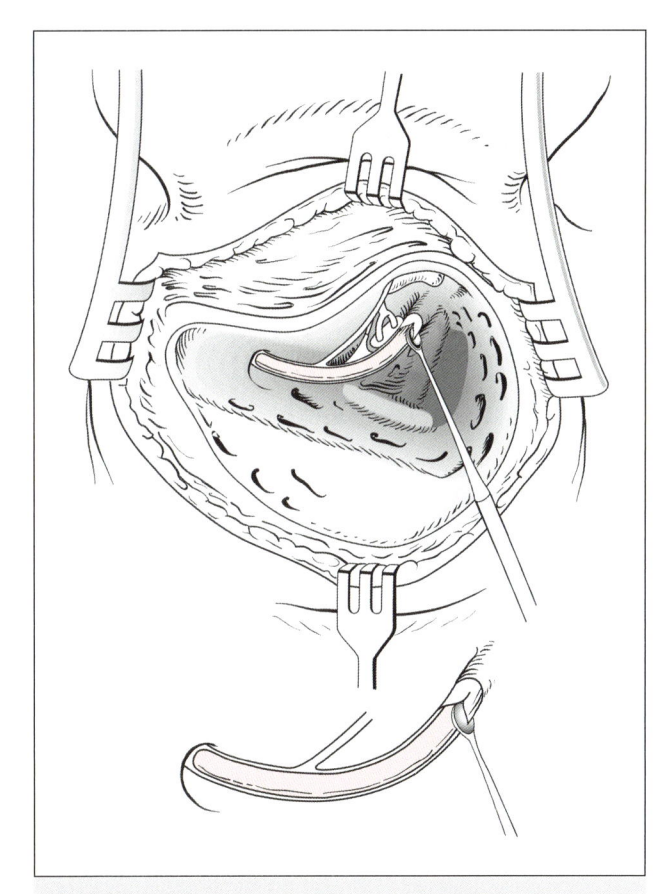

Fig. 20.2 Cirurgia do nervo facial.
O nervo é exposto no ângulo cordofacial, e a última camada óssea é removida com um descolador.

Regras, Dicas e Truques

- Identificar pontos de referência anatômicos antes de localizar o nervo. (A anatomia pode estar alterada após o trauma.)
- Utilizar somente broca diamantada, cureta de House ou descolador ao trabalhar próximo ao nervo. Irrigar copiosamente para prevenção de lesões térmicas.
- O nervo facial corre anteriormente ao canal semicircular horizontal no nível do canal. Devido ao ângulo tangencial de visão neste local, o canal semicircular oculta parcialmente o nervo. Ao expor o nervo, portanto, sempre brocar em frente ao canal semicircular; não brocar no ápice do canal.
- Sangramentos potencialmente problemáticos nas linhas de fratura são controlados por meio da compressão com cera óssea no local de sangramento.

! Riscos e Complicações

- Idênticos aos da mastoidectomia (ver Capítulo 19, p. 389).
- Erosão do canal semicircular horizontal durante broqueamento tangencial do canal de Falópio no segundo joelho.
- Deslocamento ossicular.
- Lesão dural, especialmente em pacientes com prolapso dural ou cerebral relacionado à fratura.

Cuidados Pós-Operatórios

- Idênticos aos da mastoidectomia (Capítulo 19, p. 389).
- Protocolo de infusão de Stennert.
- Curativo impermeável.
- Exercícios musculares da mímica devem ser iniciados, quando sinais iniciais de regeneração surgirem (contração facial, atividade motora voluntária inicial).

21 Cirurgia do Estribo

Estapedectomia

Princípio Cirúrgico

Restauração da condução sonora na ancilose do estribo por meio da remoção parcial do terço posterior da platina (estapedectomia) ou ocasionalmente de toda a platina, ou por meio da realização de uma pequena perfuração com 0,6 a 0,8 mm de diâmetro (estapedotomia) ou inserção de uma prótese do estribo.

Indicações

- Diferença aéreo-óssea superior a 20 dB (permitindo-se o entalhe de Carhart) em otosclerose suspeitada, Rinne negativo. Em otosclerose bilateral, a orelha com pior audição deve ser operada primeiramente.
- Condução sonora deficiente na janela oval devido à timpanosclerose ou esclerose do ligamento anular.
- Malformações menores.

Contraindicações

- Diferença aéreo-óssea muito pequena.
- Reserva coclear insuficiente, considerando que um ganho na discriminação não possa permitir a adaptação de uma prótese auditiva (contraindicação relativa).
- Gravidez (após 4 meses).
- Surdez na orelha oposta (contraindicação relativa).
- Alterações inflamatórias no conduto auditivo externo ou na orelha média.
- Cirurgia do estribo simultânea em ambas as orelhas (as cirurgias devem ser programadas com intervalo de, ao menos, 3 a 6 meses).

Pontos Específicos Relacionados ao Consentimento Informado

- Surdez (risco de aproximadamente 1%), falta de melhora da audição, deterioração da audição – pode ser retardada devido ao deslizamento ou afrouxamento da prótese ou pode resultar de progressão da otosclerose.
- Zumbido ou agravamento de zumbido preexistente. Não mais do que 50% dos pacientes apresentam melhora do zumbido preexistente.
- Vertigens, geralmente no período imediato ou nos primeiros dias de pós-operatório, podendo persistir em raros casos (pistão muito longo, parte da platina imersa no vestíbulo).
- Distúrbios do paladar (corda do tímpano).
- Reoperações.
- Complicações intracranianas.
- Cicatrizes severas na incisão e no pavilhão auricular, formação de queloide.
- Dor neuralgiforme.
- Lesão do nervo facial.

Planejamento Cirúrgico

Audiometria completa, testes para nistagmo espontâneo, radiografias de Schüller e Stenvers. Antibióticos peroperatórios, caso necessário.

Instrumentos Especiais

Ver em Timpanoplastia, no Capítulo 18 (p. 367). Também, ângulo reto reforçado, ganchos de platina de Fisch ou Plester muito finos, perfurador, pinça de McGee, prótese de estribo, instrumentos de medida (medidor). Algumas técnicas necessitam de uma microbroca (Skeeter) ou *laser* (CO_2 ou Er:YAG).

Anestesia

A anestesia local é vantajosa, uma vez que permite a avaliação intraoperatória da audição, e qualquer vertigem, devido a uma prótese muito longa, pode ser rapidamente detectada e corrigida. A anestesia geral também pode ser utilizada.

Técnica Cirúrgica

Posicionamento. O paciente é colocado em posição supina na mesa cirúrgica, com a cabeça rodada e imobilizada em um apoio para a cabeça ou rodilha.

Exposição. Incisão endaural (ver Capítulo 17, p. 359f) com lâmina nº 15. A incisão inicial de 1 cm é realizada lateralmente a partir do centro do teto ósseo do conduto auditivo externo por meio da fissura intercartilaginosa e paralelamente ao rebordo anterior da hélice. A segunda incisão é realizada circunferencialmente da posição de 6 horas à de 12 horas, em torno de 0,5 cm para o interior da entrada do conduto ósseo. As duas incisões formam um retalho triangular que é elevado, refletido para fora e estabilizado com o afastador autoestático. Pequenos fragmentos de tecido conectivo são colhidos da incisão endaural.

Em condutos auditivos largos, pode ser possível omitir o retalho meatal ou até mesmo utilizar uma abordagem endomeatal (transcanal) pura, sem incisão endaural auxiliar (isso requer um espéculo aural autoestático/porta-espéculos e instrumentos angulados. O retalho timpanomeatal é delineado por meio de incisões adicionais na direção da membrana timpânica em 5 e 11 horas na orelha direita ou 1 e 7 horas na orelha esquerda (ver **Fig. 17.3**). O retalho é descolado até o ânulo com faca de incisão circular angulada.

Abertura da cavidade da orelha média. O ânulo é descolado no quadrante posterossuperior, e a cavidade da orelha média é penetrada através da secção do mucoperiósteo fino e tenso com faca em foice, preservando a corda do tímpano. O retalho timpanomeatal é mobilizado e refletido (**Fig. 21.1**).

Exposição do nicho da janela oval. A parede lateral do ático é derrubada com cureta de House para exposição da eminência piramidal e do nervo facial sobre o nicho da janela oval (**Fig. 21.2**). O processo longo da bigorna é delicadamente testado com ponta-fina ou microgancho; o movimento concomitante do cabo do martelo afasta uma fixação do martelo. A fixação do estribo é facilmente reconhecida movendo-se a bigorna para ambos os lados.

Dissecção do estribo. A distância da bigorna à platina (distância medida + 0,2 a 0,3 mm = comprimento necessário da prótese) é medida com um medidor (**Fig. 21.3**). A articulação incudoestapédica é separada com um ângulo reto de tamanho médio, e o tendão do estapédio é seccionado com faca em foice (**Fig. 21.4**). Inicialmente a posterior e depois a crura an-

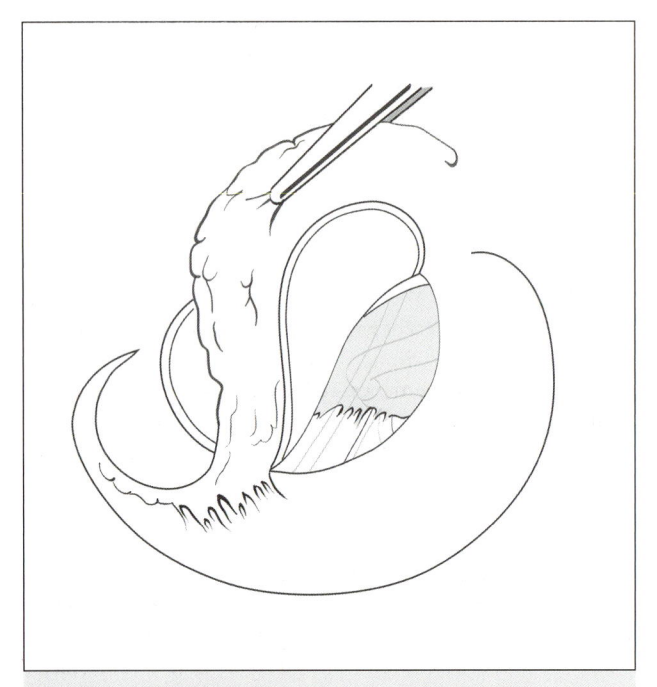

Fig. 21.1 Estapedectomia.
O retalho timpanomeatal é desenvolvido, e o mucoperiósteo é seccionado para que se penetre na cavidade da orelha média.

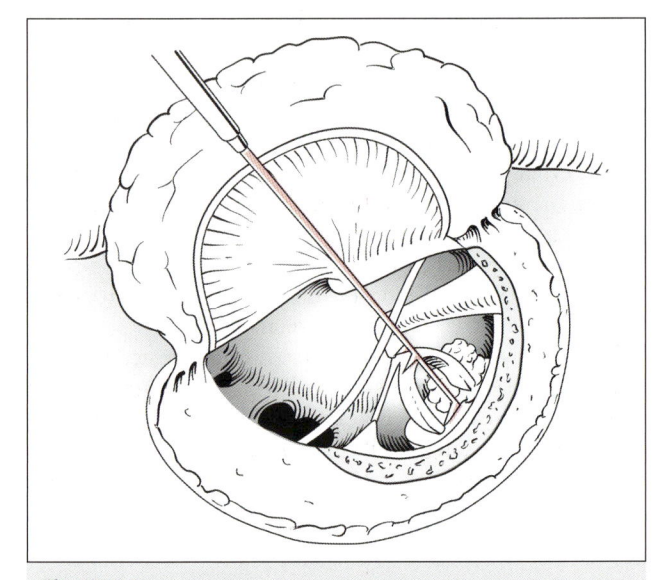

Fig. 21.3 Estapedectomia.
A distância da bigorna à platina é medida com um medidor.

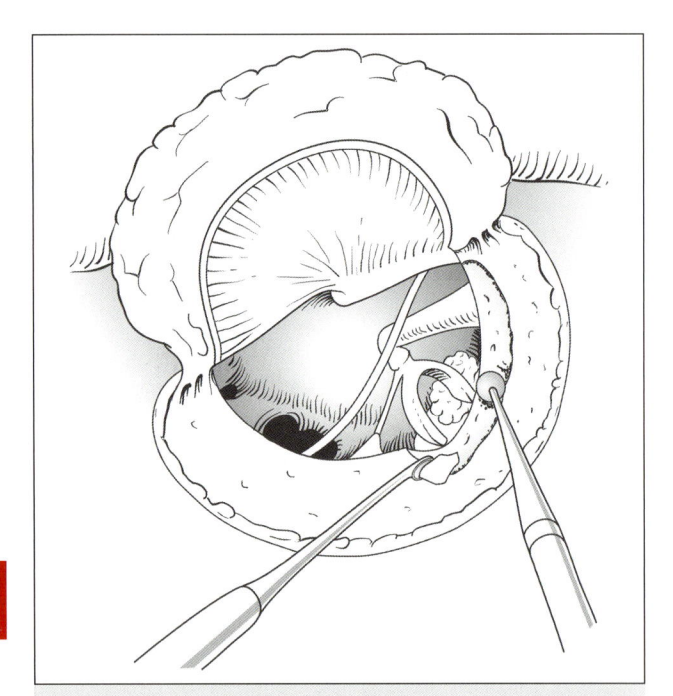

Fig. 21.2 Estapedectomia.
O nicho da janela oval é exposto com cureta de House. A exposição pode ser auxiliada por uma broca diamantada.

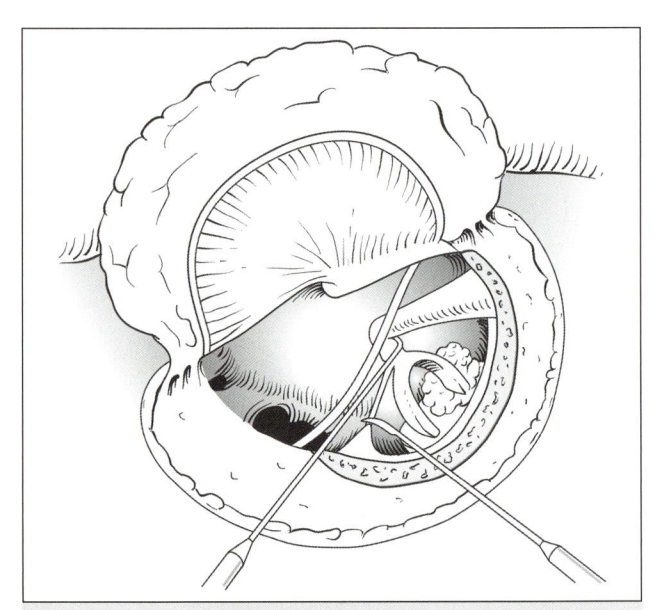

Fig. 21.4 Estapedectomia.
A articulação incudoestapédica é separada com ângulo reto, e o tendão do estapédio é seccionado.

terior do estribo é fraturada com um ângulo reto ou gancho de 45° de tamanho médio, aplicado próximo à platina e ligeiramente rodado na direção do promontório para fraturar cada crura na sua base (**Fig. 21.5**). O arco do estribo é extraído com micropinça (**Fig. 21.6**).

Abertura do vestíbulo. A mucosa em torno da platina é incisada e seccionada com uma ponta-fina ligeiramente curva. A mucosa pode ser separada da platina, embora isso não seja essencial (fragmentos podem permanecer aderidos à mucosa durante a extração da platina). Trabalhando com grande aumento, o cirurgião perfura a platina na junção dos terços médio e posterior com o perfurador, que é aplicado à platina com um movimento ligeiramente espiral (**Fig. 21.7**). A mão deve ser apoiada com segurança, para se evitar exercer muita pressão.

Extração da platina. A platina (caso ainda intacta) é agora separada com ganchos de 45° ou 90° finos inseridos na perfuração. O terço posterior da platina ou os fragmentos são inicialmente elevados com um gancho de 45° e, então, extraídos com um ângulo reto (gancho reforçado de Fisch ou Plester, **Fig. 21.8**). Um grande aumento ainda é utilizado neste estágio, para se evitar penetração muito profunda no vestíbulo. Em nenhuma circunstância, estas manipulações devem levar à imersão de partículas móveis da platina no vestíbulo.

Reconstrução. A prótese do estribo (p. ex., modelo de banda de platina – Teflon ou titânio, tamanho apropriado, comprimento médio de 4,5 mm, diâmetro do pistão de 0,4 a 0,8 mm) é pinçada com uma pequena pinça jacaré, de forma que o eixo longo da prótese se situe ligeiramente angulado com relação ao eixo da pinça (**Fig. 21.9**). A alça da prótese é encaixada no processo longo da bigorna. A extremidade inferior do pistão deve se projetar somente cerca de 0,2 a 0,3 mm no interior do vestíbulo. A posição da prótese ainda pode ser ajustada neste estágio com o ângulo reto. Quando o pistão estiver perfeitamente posicionado, a alça é apertada em torno do processo longo da bigorna com a pinça de McGee (**Fig. 21.10**) e o posicionamento é novamente checado quanto à acurácia. Os pequenos fragmentos de tecido conectivo colhidos no início da cirurgia são colocados em torno de pistão para selamento da janela (**Fig. 21.11**).

Conclusão da cirurgia. Coágulos são aspirados do hipotímpano, e os retalhos timpanomeatal e meatal são retornados às suas posições originais. O conduto auditivo externo é revestido com filme de silicone e tamponado com fitas impregnadas com pomada. A ferida é fechada, e um curativo é aplicado.

Situações Intraoperatórias Especiais

Separação Prematura da Platina (Platina "Flutuante")

Caso a platina se apresente móvel durante as manipulações antes da realização da perfuração, o cirurgião deve tentar separar o ligamento anular em um local reduzido com ponta-fina, trabalhando na direção do promontório, ou brocar um pequeno orifício diretamente adjacente ao ligamento anular com uma broca diamantada muito fina em baixa rotação, para criar um ponto em que um gancho possa ser passado por baixo da platina para elevá-la. A janela oval é coberta com um pequeno fragmento de tecido conectivo que sobrepasse a janela em todos os lados, criando uma fundação na qual a prótese é posicionada. Com instalações adequadas, uma opção melhor é a conversão para uma estapedotomia com *laser*, na qual mesmo uma platina flutuante pode ser perfurada com técnica de *laser* sem contato.

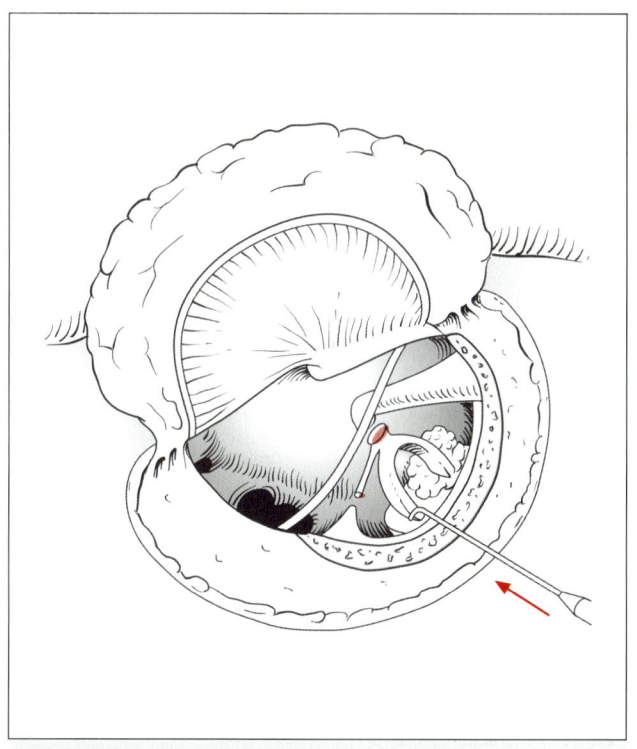

Fig. 21.5 Estapedectomia.
As cruras do estribo são fraturadas com o ângulo reto.

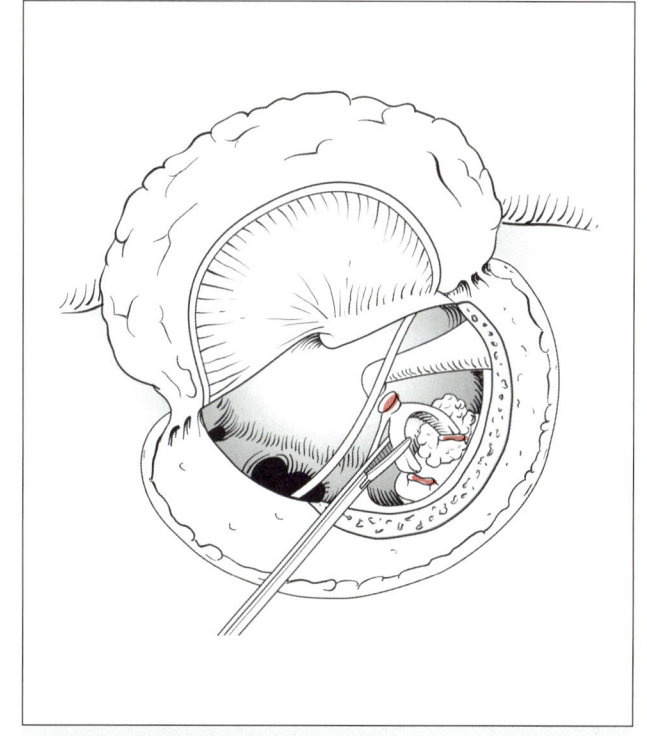

Fig. 21.6 Estapedectomia.
Extração do arco do estribo.

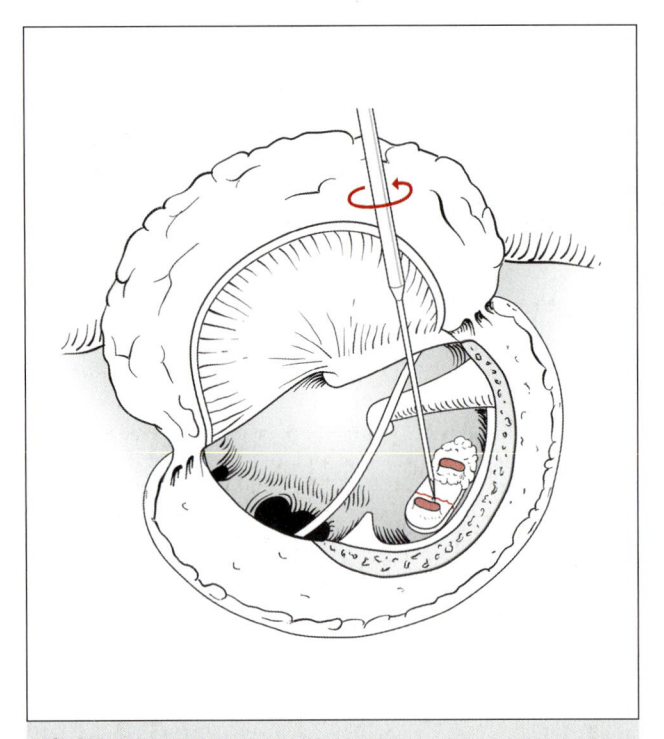

Fig. 21.7 Estapedectomia.
Perfuração da platina.

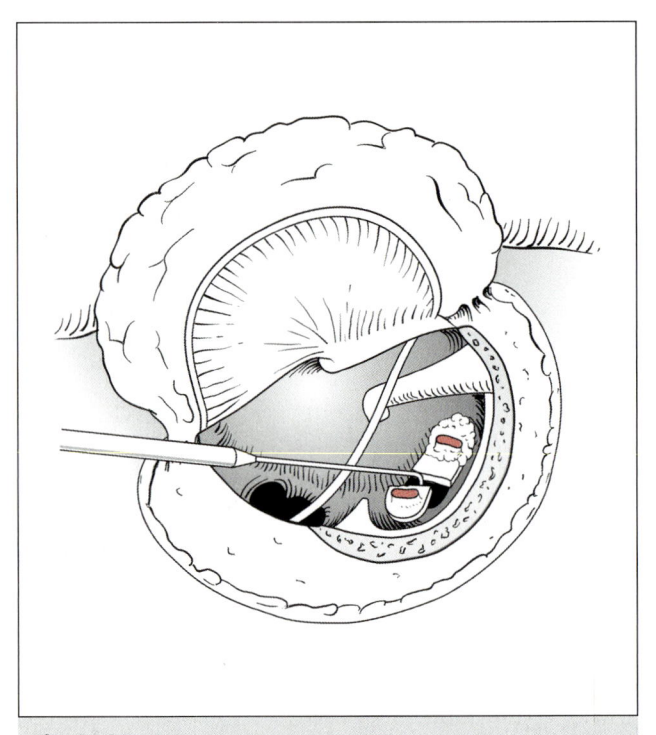

Fig. 21.8 Estapedectomia.
O terço posterior da platina é extraído com o ângulo reto.

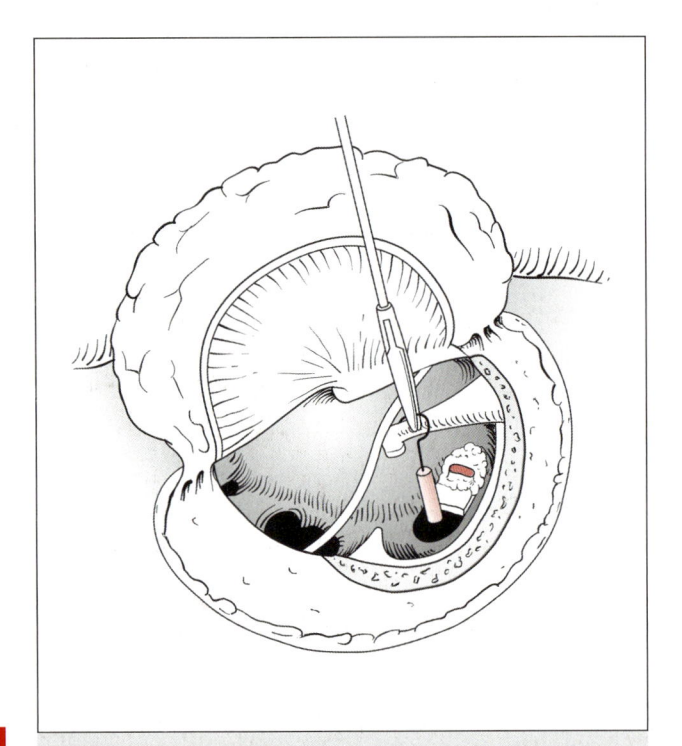

Fig. 21.9 Estapedectomia.
A prótese é introduzida com uma pequena pinça jacaré. A prótese é mantida ligeiramente angulada com o eixo da pinça.

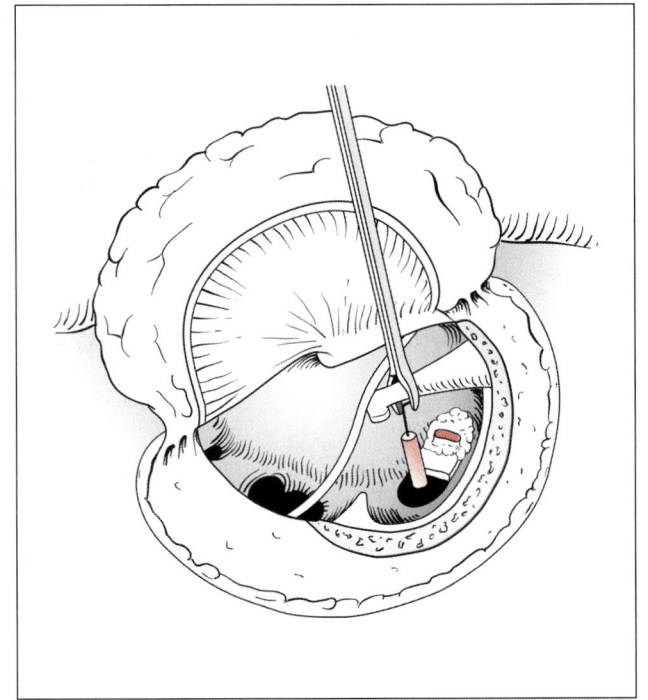

Fig. 21.10 Estapedectomia.
A alça da prótese do estribo é deslizada pelo processo longo da bigorna e apertada na posição com pinça de McGee.

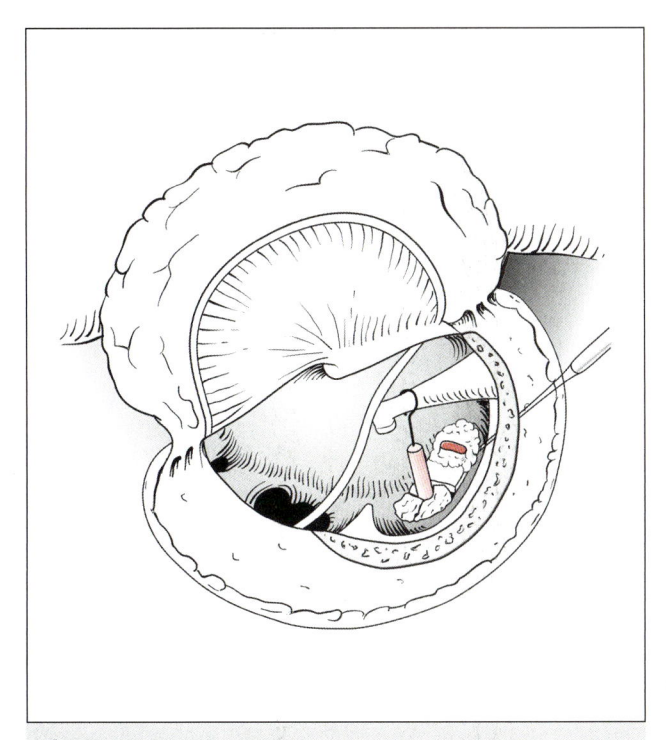

Fig. 21.11 Estapedectomia.
Tecido conectivo é colocado em torno do pistão para selar o vestíbulo.

Regras, Dicas e Truques

- Utilizar movimentos cautelosos e técnica atraumática ao trabalhar no nicho da janela oval e no vestíbulo.
- Trabalhar sempre com visão ótima, especialmente no nicho da janela oval.
- Estabelecer um campo exangue antes de abrir o vestíbulo.
- Corresponder o comprimento da prótese ao tamanho do defeito.
- Sempre perfurar a platina antes de extraí-la.
- Ao trabalhar na platina, utilizar as menores pontas de microaspiração possíveis e nunca aplicar sucção diretamente no vestíbulo. Utilizar aspirador em baixa potência de sucção.
- A visualização do nicho da janela oval pode geralmente ser melhorada por meio de um discreto ajuste na posição da cabeça do paciente relativamente ao cirurgião. Uma parede protuberante do promontório pode ser derrubada com broca diamantada em baixa rotação. Isso deve ser realizado com muito cuidado, devido ao risco de abertura da cóclea.
- O braço e a mão do cirurgião devem ser seguramente apoiados durante qualquer manipulação crítica.
- Sempre utilizar a cureta de House com movimentos "espiralados e puxando para fora".
- Evitar trauma à corda do tímpano. Ela pode ser deslocada do nicho anteriormente para melhor visualização. O canal ósseo da corda do tímpano pode ser removido até cerca de 3 mm com a cureta de House, para minimizar a tração.
- Várias gotas de solução de adrenalina 1:100.000 podem ser colocadas no nicho da janela oval pouco antes da dissecção da platina para controlar o sangramento.
- O acoplamento ótimo da prótese ao processo longo da bigorna é importante para o resultado auditivo satisfatório (muito frouxo: condução sonora deficiente; muito apertado: necrose eventual). O acoplamento da prótese pode ser significativamente melhorado pela utilização de pistões com mecanismo de clipe (ver diferentes tipos mostrados na **Fig. 21.12**).

Gusher Perilinfático

Caso líquor (LCR) jorre do vestíbulo aberto devido a uma ampla comunicação entre o espaço liquórico e o espaço perilinfático, o procedimento deve ser imediatamente interrompido. A cabeça e a porção superior do corpo são elevadas para redução da pressão liquórica. O nicho da janela oval é selado com tecido conectivo ou colágeno revestido com fibrina, estendendo-se até o processo longo da bigorna. Punção lombar poderá ser realizada para descompressão adicional. Em uma estapedotomia com *laser*, pode ser possível selar o vazamento por meio da inserção do pistão e cobertura do local com gordura ou tecido conectivo durante drenagem lombar do líquor. Quando esta medida é bem-sucedida, o procedimento pode ser concluído da forma usual.

Nervo Facial Protuberante

Um nervo facial que se projeta sobre o nicho, geralmente exposto, ou uma anomalia vascular pode tornar impossível a dissecção do nicho sem comprometer o nervo facial. Embora seja possível, em princípio, brocar um orifício no promontório e inserir um pistão, o tratamento com próteses auditivas oferece uma alternativa isenta de riscos.

Otosclerose Obliterante e Muito Avançada

Caso a estapedectomia não possa ser realizada devido ao fato de que o perfurador não conseguirá penetrar no nicho otosclerótico, uma alternativa recomendada é a estapedotomia com broca de Skeeter ou *laser*. Um orifício é cuidadosamente brocado na platina com broca de 0,6 mm em um micromotor Skeeter operando em baixa velocidade. A porção superior da abertura é, então, alargada com broca diamantada de 1 mm, para prevenir que o pistão trave no orifício longo e estreito.

! Riscos e Complicações

- Vertigem pode ocorrer caso partes da platina imerjam no vestíbulo, ou caso a prótese seja muito longa (revisão indicada). O trauma cirúrgico também pode ocasionar vertigem pós-operatória.
- Disacusia neurossensorial ou surdez intraoperatória. Disacusias que se iniciem no segundo ou terceiro dia de pós-operatório e progridam rapidamente para surdez, geralmente acompanhada por nistagmo, levam à suspeita de formação precoce de granuloma no nicho da janela oval. (Tratar com altas doses de corticosteroides, protocolo de infusão de Stenvers e antibióticos intravenosos. Caso os sintomas não melhorem nas primeiras 24 horas, revisar removendo a prótese, tecido conectivo e granulações sem penetrar o vestíbulo. Cobrir, então, o nicho da janela oval com fáscia).
- Fístula perilinfática (disacusia flutuante, vertigem, zumbido). Revisão está indicada.
- Deslizamento da prótese no processo longo da bigorna, necrose do processo longo. Revisão está indicada.
- Paralisia facial.

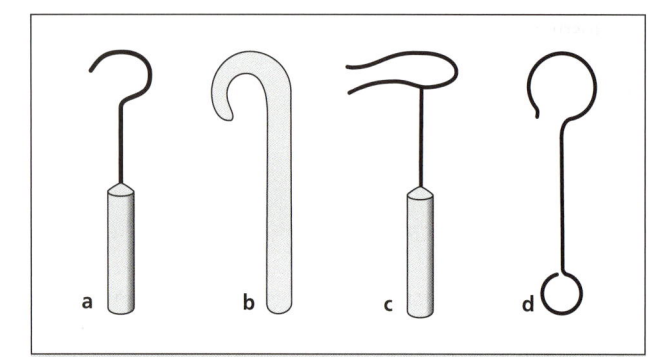

Fig. 21.12a-d Estapedectomia. Diferentes tipos de prótese do estribo.

Cuidados Pós-Operatórios
- Repouso no leito no dia da cirurgia.
- Continuar com os antibióticos peroperatórios somente na vigência de complicações.
- Tratamento SOS com drogas antivertiginosas.
- Não assoar o nariz por 8 dias. Proteger a orelha do contato com água por 8 semanas.
- Testes de Weber (lateralização com o diapasão) diários.
- Avaliação diária quanto a nistagmos espontâneos.

Estapedotomia

Princípio Cirúrgico

Restaurar a condução sonora na ancilose do estribo por meio da realização de um pequeno orifício na platina com diâmetro de 0,4 a 0,8 mm com um perfurador ou microbroca de Skeeter e inserir uma prótese do estribo. Este procedimento é menos traumático do que uma extração parcial ou completa da platina.

Técnica Cirúrgica

Exposição, abertura da cavidade da orelha média e exposição do nicho da janela oval. Idênticas à estapedectomia.

Perfuração da platina. A supraestrutura do estribo pode ser deixada intacta caso o espaço permita – de outro modo, ela é removida pela técnica padrão. A platina é perfurada com o perfurador com movimentos em discreta espiral, e a perfuração é alargada com o maior tamanho seguinte do perfurador até cerca de 0,4 a 0,7 mm, dependendo do diâmetro do pistão (testar com o medidor). Outra opção é perfurar a platina com uma microbroca Skeeter em baixa rotação.

Reconstrução. A prótese já medida é introduzida e deslizada no processo longo da bigorna. O pistão é posicionado no vestíbulo, não o inserindo mais do que 0,2 a 0,3 mm. Seu diâmetro de 0,4 a 0,6 mm deve permitir que ele se movimente livremente dentro do orifício formado. Ele é acoplado ao processo longo da bigorna com uma pinça *(crimper)* ou mecanismo de clipe. Então, a supraestrutura do estribo, que dava suporte a este, é desarticulada e removida como na estapedectomia. Dois ou três pequenos fragmentos de gordura ou tecido conectivo são colocados em torno do vestíbulo para selá-lo. As etapas seguintes são idênticas às da estapedectomia.

Estapedotomia com *Laser*

Princípio Cirúrgico

O *laser* assiste a remoção da supraestrutura do estribo, e a platina é perfurada com pulsos de *laser* sem contato. Nenhuma parte da platina é extraída. O restante do procedimento é idêntico à estapedectomia.

Um *laser* CO_2 ou Er:YAG é acoplado ao microscópio cirúrgico. A energia do *laser* de argônio é liberada através de fibras flexíveis controladas com um sistema de micromanipulação.

Técnica Cirúrgica

Abertura da cadeia ossicular. A abordagem é idêntica à da estapedectomia. A articulação incudoestapédica ainda é desarticulada com um ângulo reto convencional. A seguir, o *laser* é utilizado na lise do tendão do estapédio e secciona, então, a crura posterior do estribo próximo à platina. A crura anterior pode ser fraturada com um gancho, ou ser cegamente seccionada com um feixe de *laser* de argônio antes da extração do arco do estribo com uma pequena pinça.

Perfuração. Uma perfuração com diâmetro de 0,5 a 0,7 mm é criada na porção posterior da platina com 6 a 12 descargas sobrepostas de *laser* (**Fig. 21.13**).

Reconstrução. Um pistão com diâmetro de 0,4 a 0,6 mm é introduzido pela técnica padrão de estapedotomia.

Parâmetros de energia do *laser*. Os parâmetros de energia dependem da técnica do *laser* e do local de aplicação. As configurações recomendadas para *lasers* CO_2 variam de 2 a 6 W, com comprimento de pulso de 0,05 segundo. Os *lasers* de argônio são operados a aproximadamente 2 W com comprimento de pulso de 0,1 segundo. As configurações exatas dependerão da situação específica.

> **! Riscos do *Laser* para a Orelha**
> - Elevação da temperatura na orelha interna, especialmente com *laser* de argônio. Foi relatado que o desenvolvimento de uma micropeça de mão minimiza este problema.
> - Opiniões diferentes quanto ao potencial de lesão da orelha interna devido à geração de ondas de choque por um *laser* Er:YAG.
> - Riscos de lesão colateral (do nervo facial) pelo *laser* CO_2 devido à discrepância entre o feixe-alvo e o feixe cirúrgico (estruturas em risco são cobertas com esponja de gelatina úmida).

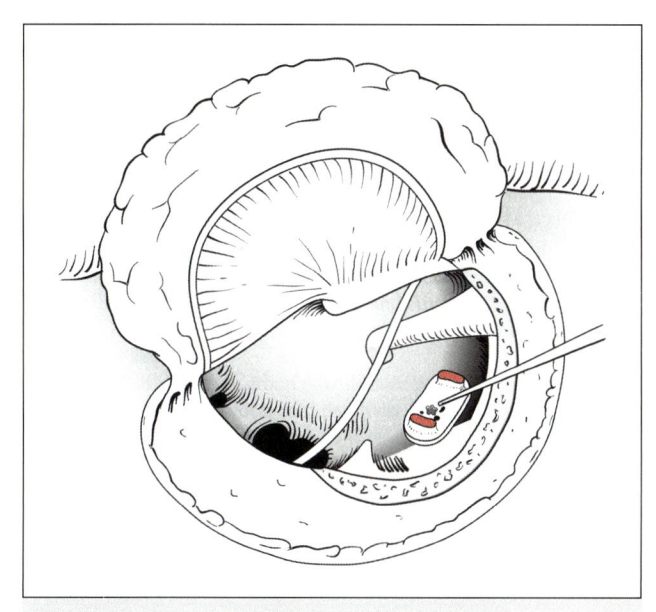

Fig. 21.13 Estapedotomia.
A platina é perfurada em um padrão de roseta com múltiplos disparos do *laser*.

- Perda de perilinfa pelo vestíbulo: não realizar mais aplicações do *laser* até que o vestíbulo seja novamente preenchido com fluido (para prevenir exposição direta das estruturas da orelha interna ao feixe).

Timpanoscopia

Abertura provisional da cavidade da orelha média devido a suspeitas de otosclerose ou alterações da cadeia ossicular.

As etapas são similares às da estapedectomia, incluindo exposição da cadeia ossicular no nicho da janela oval. Isso pode ser seguido por uma timpanoplastia e estapedectomia, dependendo dos achados, ou o procedimento pode ser descontinuado neste ponto.

Revisão de Cirurgia do Estribo

Princípio Cirúrgico

Tentativa de correção de disacusia condutiva recorrente ou vertigem após cirurgia prévia do estribo, repetindo as etapas do procedimento inicial, mas sendo extremamente cauteloso com manipulações no nicho e no vestíbulo.

Indicações

Recorrência de disacusia condutiva:
- Deslocamento da prótese na bigorna ou no vestíbulo.
- Necrose do processo longo da bigorna.
- Esclerose ou fibrose recorrente da janela oval.
- Afrouxamento da prótese com fenômeno de tensão (breve melhora da audição após manobra de Valsalva).

Disacusia flutuante ou rapidamente progressiva, vertigem, zumbido recente:

- Fístula perilinfática.
- Prótese muito longa.
- Granuloma precoce.

Pontos Específicos Relacionados ao Consentimento Informado

Considerações–padrão para estapedectomia, acrescidas das seguintes:
- Risco de não haver melhora da audição ou de disacusia adicional, risco significativamente aumentado de surdez (10% ou mais).
- Zumbido recente ou agravamento de zumbido preexistente.
- Vertigem: recente, persistente ou aumentada.

Técnica Cirúrgica

As etapas são idênticas às da estapedectomia, incluindo a exposição ossicular no nicho da janela oval. Anestesia local é preferida, já que ela permite um *feedback* intraoperatório quanto à vertigem e à audição.

Exploração. Etapas exploratórias incluem inspeção da cadeia ossicular, testes da mobilidade ossicular com ponta-fina e testes do estribo com pressão alternada. Os achados, então, ditarão o restante do procedimento.

Afrouxamento da prótese. Apertar mais a alça na bigorna.

Necrose da bigorna. Trocar o pistão. Em estapedotomia, remover cuidadosamente o antigo pistão. Em estapedectomia, é melhor cortar o pistão e abandoná-lo. Criar uma nova perfuração na platina com broca de Skeeter ou *laser*. Reinserir um pistão de forma e comprimento apropriados para a revisão.

Pistão muito longo. Trocá-lo, como acima, mas por um pistão mais curto. Geralmente, não é necessário realizar uma nova perfuração.

Fechamento da janela. Criar uma nova perfuração com broca de Skeeter ou *laser*. Dissecar com extremo cuidado, devido à possibilidade de aderências com o sáculo e o utrículo.

Fístula perilinfática. Selá-la com tecido conectivo.

Regras, Dicas e Truques

- Considerando o risco de surdez na reabertura do vestíbulo, considerar uma prótese auditiva como uma alternativa possível. A prótese auditiva pode ser adaptada primariamente ou após avaliação por timpanoscopia.
- Procedimentos revisionais requerem uma considerável experiência da parte do cirurgião. É melhor encaminhar o paciente a um centro especializado.

22 Tratamento Cirúrgico da Vertigem

F. Hoppe

Terapia com Gentamicina

Princípio Cirúrgico

Ablação do labirinto em um paciente com vertigem paroxísmica (p. ex., doença de Ménière) através da administração intratimpânica de gentamicina.

Indicação

Vertigem paroxísmica refratária ao tratamento conservador na doença de Ménière com hidropisia endolinfática.

Contraindicações

- Alergia à gentamicina.
- Disacusia neurossensorial severa bilateral (relativa).

Pontos Específicos Relacionados ao Consentimento Informado

- Idênticos aos da miringotomia (ver Capítulo 16, p. 355).
- Persistência das crises vertiginosas, possível vertigem constante em muitos pacientes (tonteiras pós-ablação são rapidamente compensadas em muitos casos). Até 80% de chances de melhora das queixas, mas relapsos em longo prazo podem ocorrer.
- A disacusia não regride e pode piorar. O risco de surdez é de até 5% em pacientes com disacusia neurossensorial preexistente significativa, de outro modo é menor.
- Zumbidos geralmente se mantêm inalterados.

Planejamento Cirúrgico

Planejar anestesia local. Posição do paciente idêntica à da timpanoplastia (ver Capítulo 18, p. 367).

Instrumentos Especiais

Faca em foice, seringa de 1 mL com escala de 0,1 mL, agulha angulada ou adaptador de 1,0 mm para ponta de aspiração.

Técnica Cirúrgica

Posicionamento. Idêntico ao da timpanoplastia ou mastoidectomia.

Uma pequena incisão radial é realizada no *quadrante anterossuperior* da membrna timpânica. Um total de 3,0 mL (= 12 mg) de gentamicina é lentamente instilado na fenda da orelha média. O paciente permanece imóvel por aproximadamente 30 minutos, com a cabeça girada para o lado em 45° (posição otocirúrgica).

> **! Riscos e Complicações**
> Disacusia adicional ou surdez, zumbido, vertigem constante.

Cuidados Pós-Operatórios

O procedimento pode ser repetido nos dias 8 e 15. A função da orelha interna deve ser monitorada. Caso haja queda do limiar, descontinuar a terapia com gentamicina.

Alternativas

Além do intervalo de aplicação "titulado" aqui descrito, existem outros protocolos que envolvem a administração de gentamicina assistida por microcateter, continuamente ou em vários dias consecutivos.

Descompressão do Saco Endolinfático

Princípio Cirúrgico

O saco endolinfático é descomprimido ou aberto por meio de uma abordagem por mastoidectomia, preservando o labirinto, o nervo facial e o seio sigmoide.

Indicação

Vertigem refratária à terapia conservadora na doença de Ménière com hidropisia endolinfática.

Contraindicações

Nenhuma contraindicação em especial.

Pontos Específicos Relacionados ao Consentimento Informado

- Idênticos aos da mastoidectomia (ver Capítulo 19, p. 387).
- A vertigem pode persistir.
- Aproximadamente 70 a 75% de chances de melhora das queixas.
- O risco de surdez é de até 5% nos pacientes com disacusia neurossensorial preexistente significativa.

Planejamento Cirúrgico

Mastoidectomia, abordagem retroauricular.

Instrumentos Especiais ou Implantes

Triângulo de silicone.

Anestesia

Anestesia local ou geral.

Técnica Cirúrgica

Posicionamento. Idêntico ao da timpanoplastia e mastoidectomia.

Abordagem. Mastoidectomia retroauricular completa.

Exposição dos canais semicirculares. O canal semicircular lateral é identificado como ponto de referência. O canal semicircular posterior é identificado posterior, perpendicular e ligeiramente medial ao canal lateral, e o seu ápice é exposto. O osso sobre o ápice do canal semicircular posterior e, caso necessário, sobre o canal lateral, é adelgaçado longitudinalmente com broca diamantada até que a linha azul possa ser visualizada.

Rastreamento da linha azul. A linha azul do canal semicircular posterior é rastreada inferiormente, na direção do assoalho do conduto auditivo externo. Considerando a proximidade do nervo facial, é boa precaução identificar o segmento mastóideo neste estágio.

Exposição. O broqueamento com broca diamantada é continuado para exposição do triângulo de Trautmann posteriormente ao canal semicircular posterior. O saco e o ducto endolinfático são encontrados na porção inferior do triângulo (Fig. 22.1).

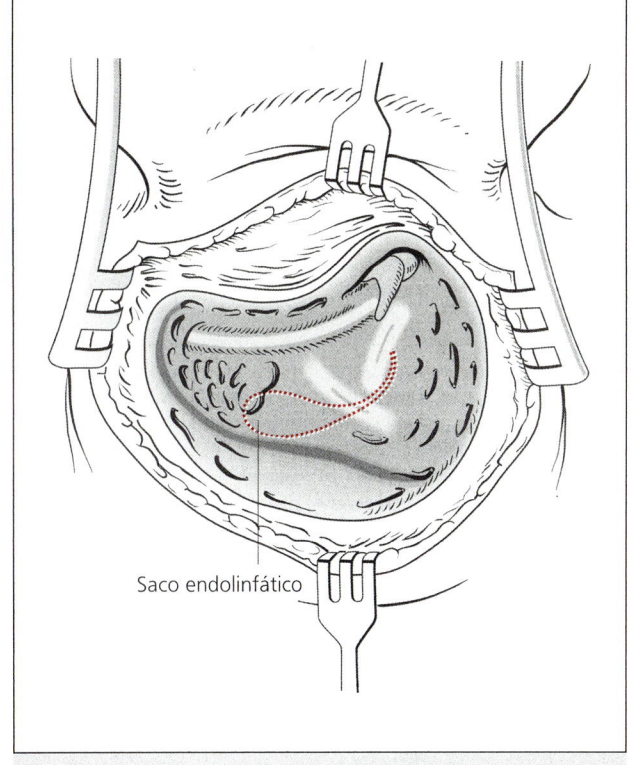

Fig. 22.1 Descompressão do saco endolinfático.
O saco endolinfático é exposto na porção inferior do triângulo de Trautmann após identificação inicial dos canais semicirculares lateral e posterior e do nervo facial.

Descompressão do saco endolinfático. O saco endolinfático é incisado (**Fig. 22.1**), e um triângulo de silicone é inserido na sua luz (**Fig. 22.3**). A ferida retroauricular é fechada, e um curativo é aplicado.

> **Regras, Dicas e Truques**
>
> O canal semicircular posterior (linha azul) e o segmento mastóideo do nervo facial devem ser positivamente identificados.

> **! Riscos e Complicações**
>
> - Lesão por broqueamento do nervo facial durante a dissecção do saco endolinfático.
> - Lesão por broqueamento do canal semicircular.
> - Abertura do seio sigmoide.
> - Incisão da dura (duplicação da dura) com fístula liquórica devido à identificação equivocada da dura como saco endolinfático.

Cuidados Pós-Operatórios

- Testes diários da audição com diapasão. A condução óssea também deve ser testada.
- Testes diários de nistagmo.

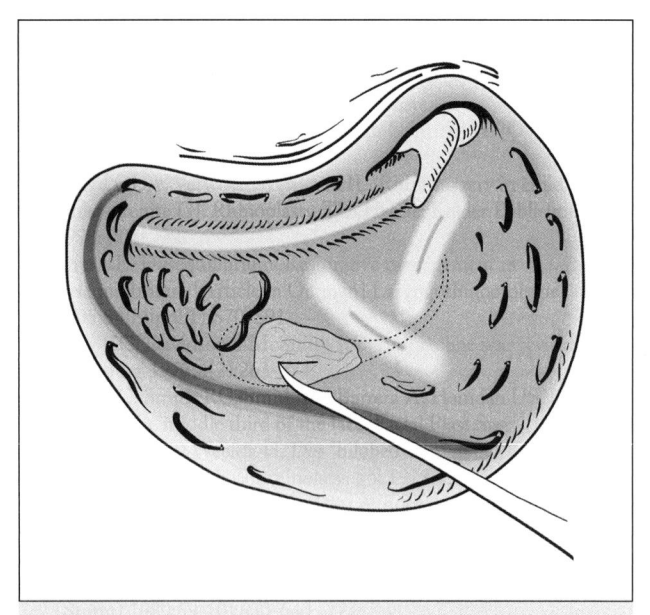

Fig. 22.2 Descompressão do saco endolinfático. O saco endolinfático é aberto com faca em foice.

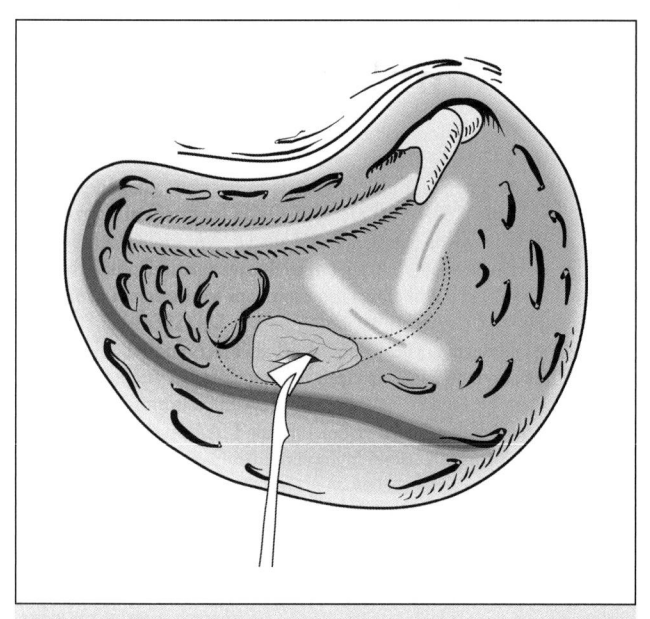

Fig. 22.3 Descompressão do saco endolinfático. Um triângulo de silicone é inserido no saco para drenagem.

Alternativas

- Terapia com gentamicina (ver anteriormente).
- Neurectomia transtemporal em pacientes com boa audição, neurectomia translabiríntica em pacientes surdos.
- Labirintectomia com instilação de agentes ototóxicos no labirinto aberto e exenterado.

23 Implantação Cirúrgica de Próteses Auditivas

F. Hoppe

Dado o nosso escopo limitado, este capítulo oferece somente uma breve visão geral das próteses auditivas implantáveis. Este tipo de cirurgia é geralmente reservado aos centros especializados.

Bone-Anchored Hearing Aids (BAHA)

Princípio Cirúrgico

O som é transmitido para a orelha interna por condução óssea através de um pino osteointegrado de titânio na escama temporal, que é conectado diretamente à prótese auditiva externa por um transdutor eletromagnético.

Indicações

- Atresia aural congênita inoperável.
- Disacusia condutiva com otorreia intratável na apresentação de uma otite média crônica.
- Disacusia neurossensorial em um paciente com otite externa persistente.

Técnica Cirúrgica

A cirurgia é geralmente realizada sob anestesia local. Um pino de titânio é implantado em um orifício de 3 a 4 mm de profundidade brocado na escama temporal. O escalpo circundante é adelgaçado e depilado. O procedimento pode ser realizado em um ou dois estágios. Em um procedimento de dois estágios, um pilar *(abutment)* de titânio é parafusado no pino após um período cicatricial de 8 a 12 semanas, e o processador sonoro é conectado ao pilar.

Próteses Auditivas Parcialmente Implantáveis

Princípio Cirúrgico

O som é transmitido diretamente a uma cadeia ossicular intacta e móvel através de um vibrador eletromagnético. O amplificador é implantado em um leito ósseo retroauricular, e o receptor é utilizado externamente, atrás da orelha. Três sistemas diferentes estão disponíveis no mercado atualmente.

Indicações

Disacusia neurossensorial não corrigível com próteses auditivas convencionais (p. ex., otite externa severa recorrente, obstáculos anatômicos à utilização de uma prótese auditiva no conduto auditivo externo). Diferentes indicações se aplicam a diferentes implantes, dependendo do nível da função da orelha interna.

Técnica Cirúrgica

Um vibrador (ativo ou passivo) é acoplado à cadeia ossicular (processo longo da bigorna, corpo da bigorna) por meio de uma mastoidectomia. O ângulo cordofacial pode também ser aberto por broqueamento.

O amplificador é implantado no leito ósseo retroauricular.

Implante Coclear

Princípio Cirúrgico
Um eletrodo multicanal é posicionado na cóclea por meio de uma mastoidectomia, e um processador é implantado atrás da orelha.

Indicações
Surdez bilateral congênita ou adquirida em casos nos quais o nervo auditivo é responsivo à estimulação elétrica (teste do promontório), e a orelha interna é anatomicamente normal. O implante coclear pode ser colocado em pacientes de até 4 meses de idade.

Contraindicações
- Nervo auditivo não responsivo à estimulação elétrica.
- Malformações cerebrais (relativa).

Pontos Específicos Relacionados ao Consentimento Informado
Idênticos aos da mastoidectomia. Existe também um risco futuro de meningite potencialmente fatal a partir de uma labirintite. Este risco é mais alto em crianças, dada a sua grande susceptibilidade a formas serosas e supurativas de otites.

O paciente ou cuidador deve ser informado quanto às necessidades de cuidados pós-operatórios.

Planejamento Cirúrgico
Incisão retroauricular com extensão especial para implante do processador.

Instrumentos Especiais
- Processador e eletrodo "dummy".
- Implante.
- Um clipe pode ser necessário para conexão do eletrodo.

Anestesia
Anestesia geral. A anestesia local também é uma opção.

Técnica Cirúrgica
- Incisão retroauricular em retalho (**Fig. 23.1**).
- O retalho cutâneo (cerca de 0,5 cm de espessura) é descolado.
- O músculo temporal é incisado e refletido.
- Um leito para o processador *(dummy)* é brocado no osso.
- Uma ampla mastoidectomia é realizada.
- O processo curto da bigorna é exposto.
- O canal semicircular horizontal é identificado.
- O nervo facial e a corda do tímpano são identificados.
- O ângulo cordofacial é aberto com broca (**Fig. 23.2**).
- A articulação incudoestapédica e a janela redonda são visualizadas.

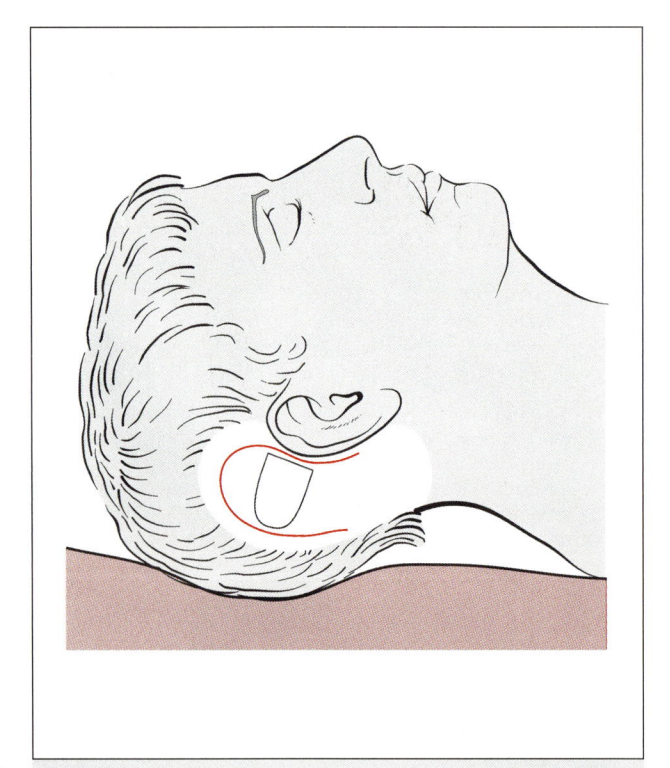

Fig. 23.1 Implante coclear. Incisão cutânea.

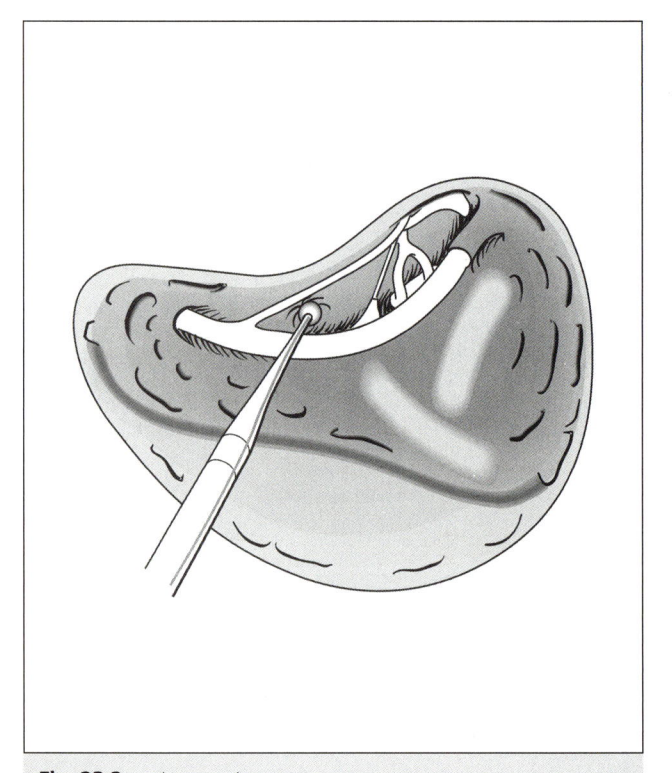

Fig. 23.2 Implante coclear. O ângulo cordofacial é aberto com broca.

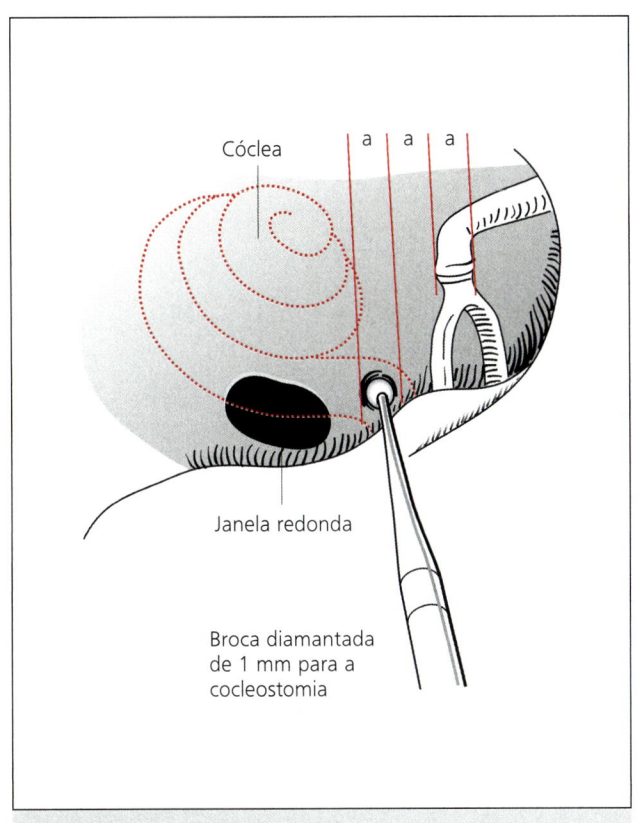

Fig. 23.3 Implante coclear.
A cóclea é aberta com broca de 0,8 mm entre a articulação incudoestapédica e a janela redonda (2 vezes a largura da cabeça do estribo (a) projetada a partir da articulação no promontório).

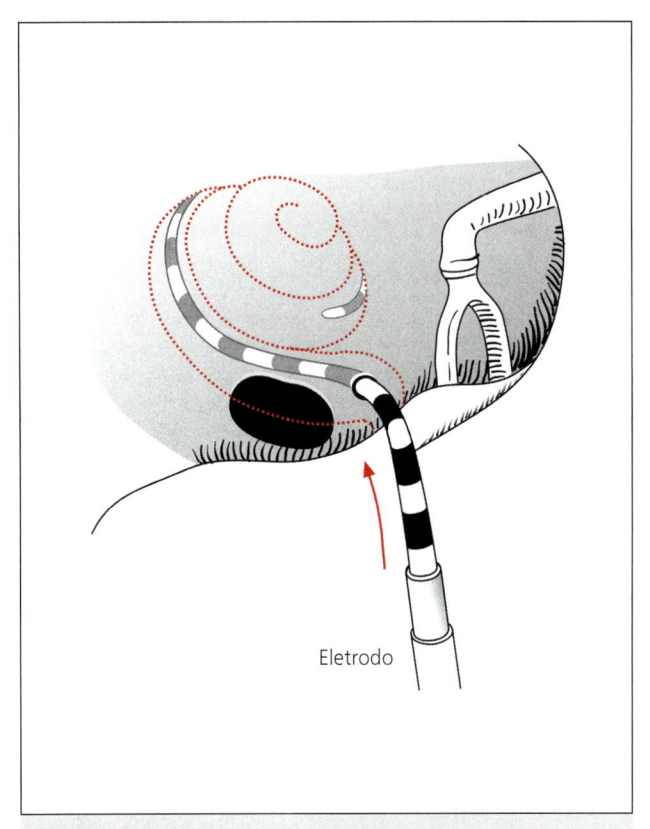

Fig. 23.4 Implante coclear.
O eletrodo é inserido na cóclea.

- A cóclea é aberta com broca de 0,8 mm entre a articulação incudoestapédica e a janela redonda (2 vezes a largura do capítulo projetada no promontório, **Fig. 23.3**).
- O eletrodo *dummy* é inserido (2,5 espiras cocleares).
- O processador é implantado no leito ósseo.
- O eletrodo é delicadamente inserido na cóclea (**Fig. 23.4**).
- O eletrodo neutro é inserido por baixo do periósteo acima da orelha.
- A ferida é cuidadosamente fechada para prevenção quanto à formação de hematoma.
- Um curativo compressivo com espuma é aplicado.

Regras, Dicas e Truques

- Todos os pontos de referência devem ser positivamente identificados.
- Prevenir a formação de hematoma retroauricular.
- Aplicar critérios rigorosos de seleção de pacientes.

! Riscos e Complicações
Lesão do nervo facial.

Cuidados Pós-Operatórios

- Manter o curativo compressivo por 5 dias.
- Remover as suturas no décimo dia de pós-operatório.
- Agendar uma adaptação inicial em 4 a 6 semanas.

Bibliografia

Abbé R. A new plastic operation for the relief of deformity due to double harelip. Med Rec 1898;53:477

Al-Sebeih K, Manoukian J. Systemic steroids for the management of obstructive subglottic hemangioma. J Otolaryngol 2000:29(6):361-366

Ambrosch P Kron M, Steiner W. Carbon dioxide laser microsurgery for early supraglottic carcinoma. Ann Otol Rhinol Laryngol 1998;107(8):680-688

Anderson JR. A reasoned approach to nasal base surgery. Arch Otolaryngol 1984:110(6):349-358

Anderson JR, Ries WR. Rhinoplasty: Emphasizing the External Approach. New York: Thieme-Stratton: 1986

Arden RL, Nawroz-Danish M, Yoo GH, Meleca RJ, Burgio DL. Nasal alar reconstruction: a critical analysis using melolabial island and paramedian forehead flaps. Laryngoscope 1999;109(3):376-382

Ariyan S. The pectoralis major myocutaneous flap. A versatile flap for reconstruction in the head and neck. Plast Reconstr Surg 1979;63(1):73-81

Avelar JM, Psillakis JM, Viterbo F. Use of large composite grafts in the reconstruction of deformities of the nose and ear. Br J Plast Surg 1984;37(1):55-60

Bailey M. Hoeve H, Monnier P. Paediatric laryngotracheal stenosis: a consensus paper from three European centres. Eur Arch Otorhinolaryngol 2003;260(3):118-123

Bakamjian VY. The deltopectoral skin flap in head and neck surgery. In: Conley J, Dickinson JT. Plastic and Reconstructive Surgery of the Head and Neck. Stuttgart, New York; Thieme; 1972

Baudet J. La reimplantation du pavilion de l'òreille mutilé. La Nouvelle Presse Medicale 1972;5:344

Becker DG, McLaughlin RB Jr, Loevner LA, Mang A. The lateral osteotomy in rhinoplasty: clinical and radiographic rationale for osteotome selection. Plast Reconstr Surg 2000;105(5):1806-1816, discussion 1817-1819

Bergler W. Laser in der Mundhöhle and im Oropharynx. LaryngoRhinoOtol. Stuttgart: Thieme; 2003:82 Supplement 1:77-88

Bergler W, Huber K, Hammerschmitt N, Hölzl M, Hörmann K. Tonsillectomy with the argon-plasma-coagulation-rasparatorium - a prospective randomized single-blinded study. [Article in German] HNO 2000;48(2):135-141

Bewarder F, Pirsig W. Long-term results of submucous septal resection (author's transl). [Article in German] Laryngol Rhinol Otol (Stuttg) 1978;57(10):922-930

Beyer-Machule CK. Plastische Chirurgie der Lider. Stuttgart: Enke; 1982

Beyer-Machule CK, von Noorden CK. Lider, Orbita, äußere Augenmuskeln. In: Heilmann K, Paton D. Atlas der ophthalmologischen Operationen, Bd I. Stuttgart: Thieme; 1985

Bhanot S, Alex JC, Lowlicht RA, Ross DA, Sasaki CT. The efficacy of resorbable plates in head and neck reconstruction. Laryngoscope 2002:112(5):890-898

Bielamowicz S, Stager SV, Badillo A, Godlewski A. Unilateral versus bilateral injections of botulinum toxin in patients with adductor spasmodic dysphonia. J Voice 2002;16(1):117-123

Birck HG, Parrish RT. The movable stent in choanal atresia. Laryngoscope 1986;96(2):135-139

Blitzer A, Brin MF, Stewart CF. Botulinum toxin management of spas-modic dysphonia (laryngeal dystonia): a 12-year experience in more than 900 patients. Laryngoscope 1998;108(10):1435-1441

Borges AF, Alexander JE. Relaxed skin tension lines, Z-plasties on scars, and fusiform excision of lesions. Br J Plast Surg 1962;15:242-254

Brent B. The correction of mi-rotia with autogenous cartilage grafts: I. The classic deformity? Plast Reconstr Surg 1980;66(1):1-12

Brent B. The correction of microtia with autogenous cartilage grafts: II. Atypical and complex deformities. Plast Reconstr Surg 1980:66(1):13-21

Bruintjes TD, van Olphen AF, Hillen B. Review of the functional anatomy of the cartilages and muscles of the nose. Rhinology 1996:34(2):66-74

Burget GC, Menick FJ. Aesthetic Reconstruction of the Nose. St. Louis: Mosby Year Book: 1994;57-91

Burget GC, Menick FJ. Aesthetic restoration of one-half the upper lip. Plast Reconstr Surg 1986;78(5):583-593

Byrd HS, Salomon J, Flood J. Correction of the crooked nose. Plast Reconstr Surg 1998;102(6):2148-2157

Calhoun KH, Seikaly H, Quinn FB. Teaching paradigm for decision making in facial skin defect reconstructions. Arch Otolaryngol Head Neck Surg 1998;124(1):60-66

Chatrath P Black M, Jani P. Albert DM, Bailey CM. A review of the current management of infantile subglottic haemangioma, including a comparison of $CO(2)$ laser therapy versus tracheostomy. Int J Pediatr Otorhinolaryngol 2002;64(2):143-157

Chongchet V. A method of antihelix reconstruction. Br J Plast Surg 1963;16:268-272

Clodius L. Die Praxis der Chirurgie der Narben. Chir Prax 1973:17:455

Cole P. Biophysics of nasal airflow: a review. Am J Rhinol 2000;14(4):245-249

Cole P. The four components of the nasal valve. Am J Rhinol 2003;17(2)107-110

Constantian MB. Four common anatomic variants that predispose to unfavourable rhinoplasty results: a study based on 150 consecutive secondary rhinoplastics. Plast Reconstr Surg 2000:105:316-33

Constantinidis J, Federspil P, Iro H. Functional and esthetically oriented reconstruction of lip defects.]Article in German] HNO 2000;48(7):517-526

Converse JM, Wood-Smith D. Technical details in the surgical correction of the lop ear deformity. Plast Reconstr Surg 1963:31:118-128

Cottle MH, Loring RM, Fischer GG, Gaynon IE. The maxilla-premaxilla approach to extensive nasal septum surgery. AMA Arch Otolaryngol 1958;68(3):301-313

Daniel RK. Rhinoplasty: a simplified, three-stitch, open tip suture technique. Part I: primary rhinoplasty. Plast Reconstr Surg 1999;103(5):1491-1502

Daniel RK. Rhinoplasty: a simplified, three-stitch, open tip suture technique. Part II: secondary rhinoplasty. Plast Reconstr Surg 1999;103(5)1503-1512

Davis J. Aesthetic and Reconstructive Otoplasty. Berlin: Springer; 1986

Davis RK, Hayes JK. Management of supraglottic cancer: selected endoscopic laser resection and postoperative irradiation. Adv Otorhinolaryngol 1995;49:231-236

Davis RK. Endoscopic surgical management of glottic laryngeal cancer. Otolaryngol Clin North Am 1997;30(1):79-86

de Mello-Filho FV, Carrau RL. The management of laryngeal fractures using internal fixation. Laryngoscope 2000:110(12):2143-2146

Dedo HH, Yu KC. CO(2) laser treatment in 244 patients with respiratory papillomas. Laryngoscope 2001;111(9):1639-1644

Deitmer T. Tonsillektomie. Indikationen and Ausführung heute. In: Ganz OH, Iro H (eds). HNO-Praxis Heute. Berlin-Heidelberg: Springer; 2000

Dennis DP, Kashima H. Carbon dioxide laser posterior cordectomy for treatment of bilateral vocal cord paralysis. Ann Otol Rhinol Laryngol 1989;98(12 Pt 1):930-934

Denoyelle F, Mondain M, Gresillon N, Roger G, Chaudre F, Garabedian EN. Failures and complications of supraglottoplasty in children. Arch Otolaryngol Head Neck Surg 2003:129(10):1077-1080, discussion 1080

Derkay CS. Recurrent respiratory papillomatosis. Laryngoscope 2001;111(1):57-69

van Dishoeck EA, Lashley FON. Closure of a septal perforation by means of an obturator. Rhinology 1975;13(1):33-37

Draf W. Eingriffe am intracraniellen N. facialis bis zum Foramen stylomastoideum. In: Naumann HH. Kopf and Halschirurgie. Vol 2. 2nd ed. Stuttgart: Thieme; 1996

Dufourmentel C, Mouly R. Chirurgie plastique. Paris: Flammarion; 1959

Dunne AA, Folz BJ, Kuropkat C, Werner JA. Extent of surgical intervention in case of NO neck in head and neck cancer patients: an analysis of data collection of 39 hospitals. Eur Arch Otorhinolaryngol 2004;261(6):295-303

Dyer WK II, Yune ME. Structural grafting in rhinoplasty. Facial Plast Surg 1997;13(4):269-277

Eckel HE, Sittel C. Bilateral recurrent laryngeal nerve paralysis. [Article in German] HNO 2001;49(3):166-179

Eckel HE, Volling P, Pototschnig C, Zorowka P, Thumfart W. Transoral laser resection with staged discontinuous neck dissection for oral cavity and oropharynx squamous cell carcinoma. Laryngoscope 1995;105(1):53-60

Eckel HE. Local recurrences following transoral laser surgery for early glottic carcinoma: frequency, management, and outcome. Ann Otol Rhinol Laryngol 2001;110(1):7-15

Eitschberger E, Merklein C, Masing H, Pesch HJ. Deviations of septum cartilage after unilateral separation of Mucoperichondrium in rabbits (author's transl). [Article in German] Arch Otorhinolaryngol 1980;228(2):135-148

El Hakim H, Waddell AN, Crysdale WS. Observations on the early results of treatment of recurrent respiratory papillomatosis using cidofovir. J Otolaryngol 2002;31(6):333-335

Esser JFS. Die Rotation der Wange and allgemeine Bemerkungen bei chirurgischer Gesichtsplastik. Leipzig: Vogel; 1928

Estlander JA. Méthode d'autoplastie de la joue ou d'une levre par un lumbeau emprunt l'autre levre. Rev Mens Med Chir 1877;1:344 Ey W. Errors in and dangers of surgical therapy of anatomical and functional changes of the anterior septum. [Article in German] Z Laryngol Rhinol Otol 1969;48(1):38-43

Feuerstein SS. Krespi YP, Sachdev RK. Transnasal correction of choanal atresia. Head Neck Surg 1980;3(2):97-104

Fisch U. Dillier N. Technique and long-term results of stapedotomy. [Article in German] HNO 1987;35(6):252-254

Fisch U. Tympanoplasty, Mastoidectomy and Stapes Surgery. 2nd ed. New York: Thieme; 1994

Foda HMT, Magdy EA. Combining rhinoplasty with septal perforation repair. Facial Plast Surg 2006;22(4):281-288

Ford CN. Serial excision and advancement flaps in the management of facial lesions. Otolaryngol Head Neck Surg 1983;91(2):156-164

Friedrich G. Titanium vocal fold medializing implant: introducing a novel implant system for external vocal fold medialization. Ann Otol Rhinol Laryngol 1999;108(1):79-86

Friedrich G, Mausser G, Nemeth E. Development of a jet tracheoscope. Value and possible uses in superimposed high frequency jet ventilation in endoscopic surgery of the respiratory tract. [Article in German] HNO 2002:50(8):719-726

Fritsch MH. Incisionless otoplasty. Facial Plast Surg 2004:20(4):267270

Fritzmeier F, Draf W. Surgical treatment of benign and malignant lip tumors. [Article in German] HNO 1982;30(9):326-332

Furnas DW. Correction of prominent ears by conchamastoid sutures. Plast Reconstr Surg 1968;42(3):189-193

Gallivan GJ. Bilateral vocal fold posterior glottic/subglottic stenotic web resected with contact tip Nd-YAG laser. J Voice 2002;16(3):415-421

Gammert C, Masing H, Eitschberger E. Die plastisch-chirurgische Versorgung von Septumabszessen. In: Probst J. 15. Jahrestagung der Deutschen Gesellschaft für Plastische and Wiederherstellungschirurgie. Berlin: Springer; 1980:198-200

Kastenbauer ER. Special methods of reconstructive surgery in the facial region (author's transl). [Article in German] Arch Otorhinolaryngol 1977;216(1):123-250

Gersuny R. Ober einige kosmetische Operationen. Wien Med Wochenschr. 1903;48:2253-2257

Gibson T, Davis WB. The distortion of autogenous cartilage grafts: Its cause and prevention. Br J Plast Surg 1958;10:257-274

Giudice M, Piazza C, Foccoli P, Toninelli C, Cavaliere S, Peretti G. Idiopathic subglottic stenosis: management by endoscopic and open-neck surgery in a series of 30 patients. Eur Arch Otorhinolaryngol 2003;260(5):235-238

Grabb WC, Myers MB. Skin Flaps. Boston: Little Brown; 1975

Grevers B. Aktuelle Aspekte zu Klinik, Diagnostik and Therapie entzündlicher Erkrankungen der Mundhöhle, des Oropharynx and der Speicheldrüsen. In: Verhandlungsbericht 1997. D. Ges. für HNO-Heilk., Kopf- and Halschirurgie. Springer; 1997:1-46

Gruber RP, Friedman GD. Suture algorithm for the broad or bulbous nasal tip. Plast Reconstr Surg 2002;110(7):1752-1764, discussion 1765-1768

Guyuron B, Uzzo CD, Scull H. A practical classification of septonasal deviation and an effective guide to septal surgery. Plast Reconstr Surg 1999;104(7):2202-2209, discussion 2210-2212

Haas E. On the reconstruction of nose defects. [Article in German] Z Laryngol Rhinol Otol 1968;47(4):251-264

Habler O. Procedure for reduction of allotransfusion in operative medicine. (Article in German] HNO 2003;51(1):8-11

Hall WJ, Watanabe T, Kenan PD, Baylin G. Transseptal repair of unilateral choanal atresia. Arch Otolaryngol 1982;108(10):659-661

Hartnick CJ. Hartley BE, Lacy PD et al. Topical mitomycin application after laryngotracheal reconstruction: a randomized, double-blind, placebo-controlled trial. Arch Otolaryngol Head Neck Surg 2001;127(10):1260-1264

Häisler R, Schär PJ, Pratisto H, Weber HP, Frenz M. Advantages and dangers of erbium laser application in stapedotomy. Acta Otolaryngol1999;119(2):207-213

Häusler R. Fortschritte in der Stapeschirurgie. LaryngoRhino-Otol. Stuttgart: Thieme; 2000;79, Supplement 2:95-139

Heermann J. Auricular cartilage palisade tympano-, epitympano-, antrum- and mastoid-plasties. Clin Otolaryngol Allied Sci 1978;3(4):443-446

Neumann H, Reimann B, Stelzner J, Lange-Stumpf U, Kretz FJ. Using the laryngeal mask in adenotomy and tonsillectomy in children. (Article in German] HNO 2001;49(8):664-669

Helling K, Abrams J, Bertram WK, Hohner S. Scherer H. Laser tonsillectomy in tonsillar hyperplasia of early childhood. [Article in German] HNO 2002;50(5):470-478

Helms J. Chirurgie an Labyrinth and innerem Gehörgang. In: Naumann HH. Kopf and Halschirurgie. Vol 2, 2nd ed. Stuttgart: Thieme; 1996.

Helms J. Sanierende and rekonstruktive Operationen an Gehörgang, Mittelohr and Felsenbein. In: Naumann HH. Kopf and Halschirurgie. Vol 2, 2nd ed. Stuttgart: Thieme; 1996

Herbert DC. A subcutaneous pedicled cheek flap for reconstruction of alar defects. Br J Plast Surg 1978;31(2):79-92

Hertig P. A new technique for the plastic reconstruction of the lower lip. [Article in French] Pract Otorhinolaryngol (Basel) 1965;27:157-166

Hewell TS, Tardy ME. Nasal tip refinement–reliable approaches and sculpture. Facial Plast Surg 1984;1:87-124

Hildmann H, Sudhoff H, Jahnke K. Grundzüge einer differenzierten Cholesteatomchirurgie. Laryngorhinotology 2000:79(Suppl 2):S73-S94

Holmström H. Clinical and pathologic features of maxillonasal dysplasia (Binder's syndrome): significance of the prenasal fossa on etiology. Plast Reconstr Surg 1986;78(5):559-567

Hörmann K, Hirth K, Maurer JT. Surgical therapy of sleep-related respiratory disorders. [Article in German] HNO 1999:47(4):226235

Huizing EH. Long term results of reconstruction of the septum in the acute phase of a septal abscess in children. Rhinology 1984;22(1):55-63

Huizing EH, de Groot JAM. Functional reconstructive nasal surgery. Stuttgart: Thieme; 2003

Hüttenbrink KB. Zur Rekonstruktion des Schallleitungsapparates unter biomechanischen Gesichtspunkten. Laryngorhinootologie 2000;79(Suppl 2):S23-S51

Imre J. Lidplastik and plastische Operationen anderer Weichteile des Gesichts. Budapest: Studium-Verlag; 1928.

lsshiki N, Haji T, Yamamoto Y, Mahieu HF. Thyroplasty for adductor spasmodic dysphonia: further experiences. Laryngoscope 2001;111(4 Pt 1):615-621

Jansen C. The combined approach for tympanoplasty (report on 10 years' experience). J Laryngol Otol 1968:82(9):779-793

Johns M. Chirurgie der Speicheldrüsen. In: Naumann HH, Helms J, Herberhold C, et aI. Kopf- and Hals-Chirurgie. Stuttgart: Thieme; 1995; Vol 1/11:809-30

Jovanovic S. Lasers in otology. [Article in German] Laryngorhinootologie 2003;82(Suppl 1):S21-S53

Jovanovic S, Schönfeld U. Application of the CO2 laser in stapedotomy. Adv Otorhinolaryngol 1995;49:95-100

Kastenbauer ER. Special methods of reconstructive surgery in the facial region (author's transl). [Article in German] Arch Otorhinolaryngol 1977;216(1):123-250

Kazanjian VH. The repair of nasal defects with the median forehead flap. Surg Gynecol Obstet 1946;83:37

Killian G. Die submucöse Fensterresektion der Nasenscheidewand. Arch Laryng Rhino 1904;16:362-387

Kleinsasser O. Mikrolaryngoskopie and endolaryngeale Mikrochirurgie. Technik and typische Befunde. Stuttgart: Schattauer; 1968

Kleinschmidt S. Methods and techniques of anesthesia for securing the airway in ENT medical interventions. [Article in German] HNO 2002;50(10):901-905

Kleinschmidt S, Plinkert PK, Fuchs-Buder T, Seyfert UT. Haemostatic disorders in ENT patients. Part 2: Pathophysiology, diagnostics, clinical feature and therapy. [Article in German] HNO 2003:51(3):251-265, quiz 265-266

Koltai PJ. Starplasty: a new technique of pediatric tracheotomy. Arch Otolaryngol Head Neck Surg 1998;124(10):1105-1111

König F. Zur Deckung von Defekten der Nasenflügel. Berl KlinWschr. 1902;7:137

Kreibig G. Vereinfachte Operationsmethoden zum Ersatz der Augenlider. Klein Mbl Augenheilk; 1950

Laccourreye H, Laccourreye 0, Weinstein GS, Menard M, Brasnu D. Supracricoid laryngectomy with cricohyoidoepiglottopexy: a partial laryngeal procedure for glottic carcinoma. Ann Otol Rhinol Laryngol 1990;99(6 Pt 1):421-426

Laccourreye O. Laccourreye L, Muscatello L, Périé S. Weinstein G, Brasnu D. Local failure after supracricoid partial laryngectomy: symptoms, management, and outcome. Laryngoscope 1998;108(3):339-344

Laccourreye 0, Laccourreye L, Garcia D, Gutierrez-Fonseca R, Brasnu D. Weinstein G. Vertical partial laryngectomy versus supracricoid partial laryngectomy for selected carcinomas of the true vocal cord classified asT2NO. Ann Otol Rhinol Laryngol 2000;109(10 Pt 1):965-971

Laccourreye O, Papon JF, Kania R, Crevier-Buchman L, Brasnu D, Hans S. Intracordal injection of autologous fat in patients with unilateral laryngeal nerve paralysis: long-term results from the patient's perspective. Laryngoscope 2003:113(3):541-545

Lange G. The intratympanic treatment of Menière's disease with ototoxic antibiotics. A follow-up study of 55 cases (author's transl). [Article in German] Laryngol Rhinol Otol (Stuttg) 1977;56(5):409414

Leuwer R. Hearing disorder. Mechanical management of hearing loss: conventional and implantable hearing aids. [Article in German] Laryngorhinoootologie 2005;84(Suppl 1):S51-S59

Lichtenberger G, Toohill RJ. Endo-extralaryngeal suture technique for endoscopic lateralization of paralyzed vocal cords. Oper Tech Otolaryngol-Head Neck Surg 1998;9:166-171

Limberg A. Plastic interchange of triangular flaps. Odont Stomat 1928:2:74

Lippert BM, Teymoortash A, Folz BJ, Werner JA. Wound healing after laser treatment of oral and oropharyngeal cancer. Lasers Med Sci 2003;18(1):36-42

Loke D, Ghosh S, Panarese A, Bull PD. Endoscopic division of the aryepiglottic folds in severe laryngomalacia. Int J Pediatr Otorhinolaryngol 2001:60(1):59-63

Luckett WH. A new operation for prominent ears based on the anatomy of the deformity. Surg Gynecol Obstet 1910;10:635-637

Luckhaupt H. Tonsillektomie, Adenotomie, Paukenergusse. In: Hildmann H, Koch U (eds). Hals-Nasen-Ohren-Chirurgie im Kindesund Jugendalter. Verhandlungsbericht 1999. Berlin, Heidelberg, New York. Tokyo: Springer; 1999

Luckhaupt H. Tonsillektome, Adenotomie, Paukenergusse. In: Verhandlungsbericht Dt. Gesellsch. f. Hals-Nasen-Ohrenheilkunde. Referate Hildmann H. Koch U (Hrsg). Berlin, Heidelberg: Springer; 1999

Mahieu HF, Dikkers FG. Indirect microlaryngostroboscopic surgery. Arch Otolaryngol Head Neck Surg 1992;118(1):21-24

Majer EH, Rieder W. Technic of laryngectomy permitting the conservation of respiratory permeability (cricohyoidopexy). [Article in German] Ann Otolaryngol Chir Cervicofac 1959;76:677-681

Maran AGD, Lund VJ. Clinical Rhinology. Stuttgart: Thieme; 1990

Masing H, Steiner W. Treatment of choanal atresia. [Article in German] Laryngol Rhinol Otol (Stuttg) 1984;63(4):181-183

McFarlane RM, Heagy FC, Radin S, Aust JC, Wermuth RE. A study of the delay phenomenon in experimental pedicle flaps. Plast Reconstr Surg 1965;35:245-262

Meyer R. Rekonstruktion der Nasenflügel mit zusammengesetzten Ohrmuschel-Transplantaten. Mschr Ohrenheilk. 1955;89:27

Milton SH. The effects of "delay" on the survival of experimental pedicled skin flaps. BrJ Plast Surg 1969;22(3):244-252

Mlynski G, Low J. Die Rhinoresistometrie - eine Weiterentwicklung der Rhinomanometrie. Laryngorhinootologie 1993;72:608-610

Monnier P. Acquired laryngotracheal stenosis in childhood. Dilatation or resection? [Article in German] HNO 1999;47(5):451-453

Monnier P Lang F. Savary M. Partial cricotracheal resection for severe pediatric subglottic stenosis: update of the Lausanne experience. Ann Otol Rhinol Laryngol 1998;107(11 Pt 1):961-968

Mowlavi A, Masouem S, Kalkanis J, Guyuron B. Septal cartilage defined: implications for nasal dynamics and rhinoplasty. Plast Reconstr Surg 2006;117(7):2171-2174

Müller J. Hearing disorder. Mechanical management of hearing loss: cochlear implants and brain stem implants—current developments in the last 10 years. [Article in German] Laryngorhinootologie 2005;84(Suppl1):S60-S69

Murakami WT, Wong LW, Davidson TM. Applications of the biomechanical behavior of cartilage to nasal septoplastic surgery. Laryngoscope 1982;92(3):300-309

Mustarde JC. The correction of prominent ears using simple mattress sutures. Br J Plast Surg 1963;16:170-178

Myer CM III, O'Connor DM, Cotton RT. Proposed grading system for subglottic stenosis based on endotracheal tube sizes. Ann Otol Rhinol Laryngol 1994;103(4 Pt 1):319-323

Naumann HH, Wilmes E. Operationen bei Stapesankylose. In Naumann HH. Kopf- and Halschirurgie. Vol 2, 2nd ed. 1996

Nockemann PF. Die chirurgische Naht. Stuttgart: Thieme; 1980

Nolst-Trenite GJ. Rhinoplasty. The Hague: Kugler Publications; 1993 van Olphen A. Complications of pyramid surgery. Facial Plast Surg 1997;13(1):15-23

Olze H, Gerhardt HJ, Kaschke O. Long-term results after modified Réthi-plasty in childhood. [Article in German] Laryngorhinootologie 1998:77(7):371-375

Papel ID, Nachlas NE. Facial Plastic and Reconstructive Surgery. St. Louis. Baltimore: Mosby Year Book; 1992

Parell GJ, Becker GD. The tension nose. Facial Plast Surg 1984:1:8186

Pascher W, Dzirsk B. The treatment of dislocation of the arytenoid cartilage by mobilization in indirect microlaryngoscopy. [Article in German] Vestn Otorinolaringol 1996:6(6):27-29

Piquet JJ, Chevalier D. Subtotal laryngectomy with crico-hyoido-epiglotto-pexy for the treatment of extended glottic carcinomas. Am J Surg 1991;162(4):357-361

Pitanguy I, Salgado F. Radwanski HN, Bushkin SC. The surgical importance of the dermocartilaginous ligament of the nose. Plast Reconstr Surg 1995;95(5):790-794

Plester D, Hildmann H, Steinbach E. Atlas der Ohrchirurgie. Stuttgart: Kohlhammer; 1989

Powell N. Humphreys B. Proportions of the Aesthetic Face. New York; Thieme-Stratton; 1984

Price JC, Davis RK. The deltopectoral flap v the pectoralis major myo-cutaneous flap. Which one? Arch Otolaryngol 1984;110(1):35-40 Réthi A. On scarred stenoses of the larynx. [Article in German]

Monatsschr Ohrenheilkd Laryngorhinol 1967;101(3):101-105 Rettinger G. Current aspects of septorhinoplasty [Article in German]. Otorhinolaryngol Nova 1992;2:70-79

Rettinger G. Epistaxis. In: Kastenbauer E, et al. (eds). Oto-RhinoLaryngologie in Klinik and Praxis. Vol 2. Stuttgart: Thieme; 1992:363-68

Rettinger G. Three-step reconstruction of saddle nose deformities. In: Nolst-Trenite GJ. Rhinoplasty. The Hague: Kugler; 1993:191-200

Rettinger G. Masing H. Nasal splinting with thermoplastic material. [Article in German] HNO 1980;28(9):320

Rettinger G, Masing H, Heinl W. Management of septal perforations by rotationplasty of the septal mucosa. [Article in German] HNO 1986;34(11):461-466

Robbins KT, Clayman G, Levine PA, et al; American Head and Neck Society; American Academy of Otolaryngology—Head and Neck Surgery. Neck dissection classification update: revisions proposed by the American Head and Neck Society and the American Academy of Otolaryngology-Head and Neck Surgery. Arch Otolaryngol Head Neck Surg 2002;128(7):751-758

Robbins KT, Davidson W. Peters LJ, Goepfert H. Conservation surgery for T2 and T3 carcinomas of the supraglottic larynx. Arch Otolaryngol Head Neck Surg 1988:114(4):421-426

Ross R, Fisher JC, Ninnemann JL. Hauttransplantationen. Stuttgart, New York: Thieme; 1989

Rudert H. Laminotomy after Réthi. Report of treatment of 8 stenoses and 3 atresias of the larynx (author's transl!). [Article in German] Laryngol Rhinol Otol (Stuttg) 1976;55(2):138-144

Rudert HH, Werner JA, Höft S. Transoral carbon dioxide laser resection of supraglottic carcinoma. Ann Otol Rhinol Laryngol 1999;108(9):819-827

Sasaki CT, Marotta JC, Lowlicht RA, Ross DA. Johnson M. Efficacy of resorbable plates for reduction and stabilization of laryngeal fractures. Ann Otol Rhinol Laryngol 2003;112(9 Pt 1):745-750

Scheithauer MO. Rettinger G. Compromised protective function of facial skin. Surgical treatment of compromised facial skin function. [Article in German] Laryngorhinootologie 2005;84(Suppl 1):S233-S247

Schmoldt U, Hildmann H, Servatius K. Submucous turbinate resection. [Article in German] Laryngol Rhinol Otol (Stuttg) 1985;64(7):328-330

Schneider B, Denk DM, Bigenzahn W. Functional results after external vocal fold medialization thyroplasty with the titanium vocal fold medialization implant. Laryngoscope 2003;113(4):628-634

Schönweiler R, Zwirner P. Dosierung von Botulinumtoxin Typ B bei spasmodischer Dysphonie vom Adduktortyp. HNO 2005;53:166173

Schrader U, Jungehülsing M, Klussmann JP, Eckel HE. [Cricohyoidopexy (CHP) and Cricohyoidoepiglottopexy (CHEP). Indication, complications, functional and ontological results]. HNO 2003;51(1):38-45

Schultz-Coulon HJ, Laubert A. Laryngotracheoplasty in early childhood. [Article in German] HNO 1988;36(1):1-12

Schultz-Coulon HJ. Three-layer repair of nasoseptal defects. Otolaryngol Head Neck Surg 2005:132(2):213-218

Sesterhenn AM, Dünne AA, Braulke D, Lippert BM, Folz BJ. Werner JA. Value of endotracheal tube safety in laryngeal laser surgery. Lasers Surg Med 2003;32(5):384-390

Sesterhenn AM, Wagner HJ, Alike H, Werner JA, Lippert BM. Treatment of benign tracheal stenosis utilizing self-expanding nitinol stents. Cardiovasc Intervent Radiol 2004:27(4):355-360

Sewell DA. Supracricoid partial laryngectomy with cricohyoidopexy. Op Tech Otol Head Surg. 2003;14:27-33

Sherris DA, Kern EB. The versatile autogenous rib graft in septorhinoplasty. Am J Rhinol 1998;12(3):221-227

Spector JE, Werkhaven JA, Spector NC et al. Preservation of function and histologic appearance in the injured glottis with topical mitomycin-C. Laryngoscope 1999;109(7 Pt 1):1125-1129

Staindl O. Therapy of saddle nose. [Article in German] Laryngol Rhinol Otol (Stuttg) 1983;62(8):348-355

Staindl 0, Chmelizek-Feurstein C. Scars and scar revision. [Article in German] HNO 1983;31(6):183-192

Steiner W. Results of curative laser microsurgery of laryngeal carcinomas. Am J Otolaryngol 1993;14(2):116-121

Steiner W, Ambrosch P. Endoscopic laser surgery of the upper aerodigestive tract. With special emphasis on tumor surgery. Stuttgart: Thieme; 2000

Fischer M, Frerich R, Schrader M. Long-term results of radium contact irradiation of laryngeal carcinoma and their relevance in modern therapeutical regimens. [Article in German] Laryngorhinootologie 2001: 80(3, Supplement 1)156-160

Stenstroem SJ. A "natural" technique for correction of congenitally prominent ears. Plast Reconstr Surg 1963;32:509-518

Stoll W, Nieschalk M. Congenital abnormalities of the prenasal space: glioma, fistulas and epidermoid cysts. [Article in German] Laryngorhinootologie 1996;75(12):739-744

Strutz J. Chirurgische Therapie der Mir- and Gleichgewichtsorgane, Mittelohr. In: Strutz J, Mann W. Praxis der HNO-Heilkunde. Kopfund Halschirurgie. Stuttgart: Thieme; 2001

Sulsenti G. Chirurgia Funzionale ed Esthetica del Naso. Milano: Ghedini Editore; 1994

Tanzer R. Congenital deformities. In: Converse JM. Reconstr Plast Surg 2. Vol 3. Philadelphia: Saunders; 1977

Thomas JR. Roller J. Cutaneous facial surgery. Stuttgart: Thieme; 1992

Tolsdorff P. Das Seromukotympanon. Heutige Vorstellungen zu Genese and Therapie. HNO-Praxis Heute. 1993;13:1-34

Toriumi DM, Josen J, Weinberger M, Tardy ME Jr. Use of alar batten grafts for correction of nasal valve collapse. Arch Otolaryngol Head Neck Surg 1997;123(8):802-808

Tos M. Manual of Middle Ear Surgery. Vol 1-4. Stuttgart, New York: Thieme; 1993-1999

Verse T. Pirsig W. Indications for performing uvulopalatopharyngoplasty and laser-assisted uvulopalatopharyngoplasty. [Article in German] HNO 1998:46(5):553-561

Verwoerd CDA, Verwoerd-Verhoef HL. Rhinosurgery in children. In: Nolst-Trenite GJ. Rhinoplasty. The Hague: Kugler Publications; 1993: 201-209

Walther LE. Dysequilibrium. Restorative management in dysequilibrium. [Article in German] Laryngorhinootologie 2005;84(Suppl 1):S70-S91

Webster CC. Davidson TM. Smith RC. Broken line scar revision. Clin Plast Surg 1977;4(2):263-274

Webster RC, Smith RC, Smith KF, Barrera A, Hamdan US. Local flaps for the middle third of the face. Facial Plast Surg 1984;1(1):1-30 Weerda H. Der "bilobed-flap" in der Kopf- and Halschirurgie. Arch Otorhinolaryngol 1978;219:181-190

Weerda H. The trauma of the auricle (author's transl). (Article in German] HNO 1980:28(7):209-217

Weerda H. Special techniques in the reconstruction of cheek and lip defects (author's transl). [Article in German] Laryngol Rhinol Otol (Stuttg) 1980;59(10):630-640

Weerda H. Reconstruction of the lower lip. [Article in German] Laryngol Rhinol Otol (Stuttg) 1983;62(1):23-28

Weerda H. Classification of congenital deformities of the auricle. Facial Plast Surg 1988:5(5):385-388

Weerda H. Embryology and structural anatomy of the external ear. Facial Plast Surg 1988;5:85-91

Weerda H. Chirurgie der Ohrmuschel. Stuttgart: Thieme; 2004

Weerda H, Siegert R. Complications of otoplasty and their treatment. [Article in German] Laryngorhinootologie 1994;73(7):394-399

Weinstein GS, Laccourreye 0, Ruiz C, Dooley P, Chalian A, Mirza N. Larynx preservation with supracricoid partial laryngectomy with cricohyoidoepiglottopexy. Correlation of videostrobo-scopic findings and voice parameters. Ann Otol Rhinol Laryngol 2002:111(1):1-7

Weisberger EC, Hanke W. Reconstruction of full-thickness defects of the cheek. Arch Otolaryngol 1983;109(3):190-194

Werner JA, Lippert BM. Lateral fixation of the vocal cord instead of tracheotomy in acute bilateral vocal cord paralysis. [Article in German] Dtsch Med Wochenschr 2002;127(17):917-922

Werner JA, Dünne AA, Lippert BM. Indications for neck operation in undiagnosed lymph node metastases. 2. Neck dissection in the clinical N0 neck. [Article in German] HNO 2002;50(4):370-378, quiz 378-379

Werner JA, Dünne AA, Lippert BM. Indications for neck operation in undetected lymph node metastases. 1: Basic principles of lymphogenic metastatic behavior of otorhinolaryngology cancers. [Article in German] HNO 2002;50(3):253-262, quiz 262-263

Werner JA, Dünne AA, Myers JN. Functional anatomy of the lymphatic drainage system of the upper aerodigestive tract and its role in metastasis of squamous cell carcinoma. Head Neck 2003;25(4):322-332

Werner JA. Dünne AA, Folz BJ, Lippert BM. Transoral laser microsurgery in carcinomas of the oral cavity, pharynx, and larynx. Cancer Control 2002:9(5):379-386

Werner JA, Dünne AA, Folz BJ, Lippert BM. Laser surgery for T2 glottic carcinoma. Otorhinolaryngol Nova. 2003:12:36-41

Werner JA, Lippert BM, Dünne AA, Ankermann T, Folz BJ, Seyberth H. Epiglottopexy for the treatment of severe laryngomalacia. Eur Arch Otorhinolaryngol 2002;259(9):459-464

Wigand ME. Restitutional surgery of the ear and temporal bone. Stuttgart, NewYork: Thieme; 2001

Wilhelm T, Weber BP. Perioperative prevention of thromboembolism in ENT medicine. [Article in German] HNO 1996:44(1):31-32

Wilhelmi BJ. Blackwell SJ, Phillips LG. Langer's lines: to use or not to use. Plast Reconstr Surg 1999;104(1):208-214

Wullstein HL, Wullstein SR. Tympanoplastik: osteoplastische Tympanotomie. Stuttgart: Thieme; 1986

Yellin SA. Aesthetics for the next millennium. Facial Plast Surg 1997;13(4):231-239

Zahnert T. Hearing disorder. Surgical management. [Article in German] Laryngorhinootologie 2005;84(Suppl 1):S37-S50

Zeitels SM, Davis RK. Endoscopic laser management of supraglottic cancer. Am J Otolaryngol 1995;16(1):2-11

Zeitels SM. Healy GB. Laryngology and phonosurgery. N Engl J Med 2003;349(9):882-892

Zenk J, fro H. Die Sialolithiasis and deren Behandlung. Laryngorhinootologie 2001;80(Suppl 1):S115-S136

Zisser G. Primärrekonstruktive Eingriffe zum Lippenersatz nach Exzision bösartiger Tumoren. Acta Chir Austriaca 1974;6:49

Índice Remissivo

Entradas acompanhadas por um *f* ou *t* itálico referem-se às Figuras e Tabelas, respectivamente.

A

Ablação
  por radiofrequência, 183, 184*f*
Abscesso(s)
  da cavidade oral, 167
    cirurgia de, 167
  da região, 169*f*
    sub mentoniana, 169*f*
  do assoalho, 169
    da boca, 169
  do espaço, 169*f*
    submandibular, 169*f*
  epidural, 393
  epiglóticos, 226
    cirurgia dos, 226
  formação de, 167*f*
    na região da língua, 167*f*
    no assoalho da boca, 167*f*
  linfonodais, 264
  linguais, 167
    superficiais, 167
  orbitário, 147
    subperiosteal, 147
  parotídeo, 307
    tratamento de, 307
  peritonsilar, 163, 164*f*
    drenagem de, 163
    incisão de, 163
  profundos, 168
    da língua, 168
      da base, 168*f*
  septal, 54
    cirurgia dos, 54
  superficial, 168*f*
    da margem da língua, 168*f*
  tonsilectomia com, 164
Acesso(s)
  cirúrgicos, 359-366
    endaural, 359
    retroauricular, 360
Adenoidectomia, 149, 150*f*, 151*f*
Adenotonsilectomia, 162
Alargamento
  do óstio, 115, 117*f*, 122*f*, 123*f*
    do seio esfenoidal, 122*f*
      transeptal, 123*f*
      transetmoidal, 122*f*
    do seio frontal, 123*f*
      endonasal, 123*f*
    do seio maxilar, 117*f*
      endoscópico, 117*f*
    maxilar, 115
      endonasal, 115
Allgöwer
  ponto de, 15*f*
Anastomose
  terminoterminal, 210, 218*f*
    para avulsão traqueal, 218*f*
    ressecção transversal com, 210
      da traqueia, 210
Anestesia
  geral, 6-7, 156*f*-159*f*, 187
    laringoscopia direta sob, 187
      endotraqueal, 187
      de suspensão, 187
    para cirurgias ORL, 6-7
      aspectos gerais, 6
      considerações especiais, 6
    tonsilectomia sob, 156*f*-159*f*
  local, 4-5, 160, 161*f*-162*f*
    pré-medicação, 5
      dosagem, 5
    regional, 5
      adição de vasoconstrictor, 5
      dosagem, 5
      efeitos adversos, 5
      infiltração e, 5
    tonsilectomia sob, 160, 161*f*-162*f*
    tópica, 4
      dosagem, 4
      efeitos adversos, 4
  para cirurgia, 315
    da orelha, 315
      geral, 316
      local, 315
      por infiltração, 315
      tópica, 315
Angiofibroma
  nasofaríngeo, 153, 154*f*
    técnica cirúrgica, 153
Ângulo(s)
  de mensuração, 82*f*
  medindo, 81
    na cirurgia nasal, 81
Antibioticoterapia
  duração da, 264
  peroperatória, 264
    em cirurgia dos tecidos moles, 264
      da cabeça, 264
      do pescoço, 264
  timming da, 264
Antro
  inspeção do, 377
Antroscopia, 114
Antrotomia, 390
  em lactentes, 390
  partir da cortical, 377
    da mastoide, 377
      na timpanoplastia, 377
APC (*Argon-Plasma Coagulation*/Coagulação por Plasma de Argônio)
  dissector, 163
    tonsilectomia com, 163
Apêndice(s)
  auriculares, 342
Arco
  zigomático, 141
    fraturas do, 141
Área
  Keystone, 45*f*
Aritenoidectomia
  transoral, 202
Artéria
  esfenopalatina, 109*f*
    cauterização da, 109*f*
  maxilar, 110*f*
    ligadura da, 110*f*
    transmaxilar da, 110*f*
Asa(s)
  do nariz, 35, 36, 51*f*, 102*f*
    colapso das, 102*f*
    correção de, 102*f*

defeitos das, 35, 36
completos, 36
conduta nos, 35
laceração da, 51*f*
margens da, 35
reconstrução das, 35
Assoalho
da boca, 167*f*, 169, 170, 172-177
abscessos do, 169
carcinoma do, 174
cisto do, 170
formação no, 167*f*
de abscessos, 167*f*
leucoplasia do, 170
tumores malignos da, 172-177
cirurgia de, 172-177
da órbita, 141, 142*f*
abordagens ao, 142*f*, 143*f*
fraturas do, 141, 142*f*
Aticoantrotomia
cirurgia radical, 378
técnica, 378
aberta, 378
canal-*wall-down*, 378
Aticotomia, 383
Atresia
coanal, 104
óssea, 104*f*
ressecção endonasal de, 104*f*
unilateral, 105*f*
perfuração de, 105*f*
Avulsão(ões)
auricular, 345
traqueais, 217
anastomose para, 218*f*
terminoterminal, 218*f*
tratamento de, 217

B

BAHA *(Bone-Anchored Hearing Aids)*, 409
Base
do nariz, 76*f*, 94
abordagem a, 76*f*
externa, 76*f*
análise pré-operatória, 94
Bezold
mastoidite de, 389
Bigorna
ausência da, 372
defeitos da, 372
Biópsia
da nasofaringe, 152
esofágica, 297
Boca
assoalho da, 167*f*, 169, 170, 172-177
abscessos do, 169
carcinoma do, 174
cistos do, 170
formação no, 167*f*
de abscessos, 167*f*
leucoplasia do, 170
tumores malignos da, 172-177
cirurgia de, 172-177
Bochecha
cirurgia plástica da, 30
reparadora, 30
interior da, 170
leucoplasia do, 170
Bócio
nodular, 288
eutireóideo, 288
Borda(s)
de ferida, 13*f*
equalização de, 13*f*

Broncoscópio
traqueobroncoscopia com, 230, 231
flexível, 231
rígido, 230
Burrow
triângulo de, 13*f*
excisão de, 13*f*

C

Cabeça
cirurgia da, 264
dos tecidos moles, 264
antibioticoterapia peroperatória em, 264
Cadeia
ossicular, 372, 395
lesões da, 395
reconstrução da, 372
Cálculo(s)
parotídeos, 308
tratamento dos, 308
Carcinoma(s)
da cavidade oral, 173
ressecção cirúrgica de, 173
com *laser*, 173
da epiglote, 238
infra-hióidea, 238
supra-hióidea, 238
circunscritos, 238
da hipofaringe, 240
da língua, 174
móvel, 174
da mucosa, 174
bucal, 174
da parede posterior, 180
da orofaringe, 180
carcinomas da, 180
da supraglote, 238
da úvula, 174
das pregas, 235, 236, 237, 239*f*
laringoepiglótica, 239*f*
extenso, 239*f*
vocais, 235, 236, 237
in situ, 235
microinvasivos, 235
circunscritos, 235
T1b, 236
T2, 237
T3, 237
do assoalho, 174
da boca, 174
do palato, 174
duro, 174
mole, 174
supraglóticos, 239*f*, 240*f*
Cartilagem(ns)
costal, 91
escultura de enxertos de, 91
técnica de colheita e, 91
laterais inferiores, 100*f*
delivery das, 100*f*
suturas dômicas após, *100f*
Cauda
conchal, 107*f*
hiperplásica, 107*f*
remoção de, 107*f*
Cauterização
da artéria, 109*f*
esfenopalatina, 109*f*
Cavidade
nasal, 48*f*, 52*f*
corpo estranho na, 52*f*
remoção de, 52*f*
seções funcionais da, 48*f*

oral, 6, 155-184
   carcinomas da, 173
      ressecção cirúrgica de, 173
         com *laser*, 173
   cirurgia da, 6, 155-184
      anestesia geral para, 6
      da síndrome da apneia obstrutiva, 182
         do sono, 182
      das tonsilas, 155
         complicações inflamatórias nas, 163
      de abscessos da, 167
      de cistos da, 170
      de tumores da, 170, 172, 177
         benignos, 170
         da base da língua, 177
         da parede faríngea, 177
         das tonsilas, 177
         malignos, 172
      do ronco, 182
Célula(s)
   de Onodi, 114*f*
   esfenoetmoidal, 114*f*
   etmoidais, 118*f*
      abordagem às, 118*f*
      endonasal, 118*f*
CHEP (Crico-hioideoepiglotopexia)
   reconstrução por, 255
      laringectomia com, 255
      supracricóidea parcial, 255
CHP (Crico-Hioideopexia), 252*f*, 253*f*
   reconstrução por, 251
      laringectomia parcial com, 251
      supracricoide, 251
Cicatriz
   avaliação de, 16
      pré-operatória, 16
   revisão de, 16, 17*f*, 19
      com W-plastia, 17*f*
      técnicas para, 16
         aderidas, 19
         cirúrgicas para, 16
         extensas, 19
Cicatrização
   de feridas, 11
Cirurgia(s)
   após trauma, 395-398
      da orelha média, 395-398
      do nervo facial, 395-398
   com *laser*, 193, 235
      laringectomia parcial, 235
         transoral, 235
   da cabeça, 264
      dos tecidos moles, 264
         antibioticoterapia peroperatória em, 264
   da cavidade oral, 155-184
      da síndrome da apneia obstrutiva, 182
         do sono, 182
      das complicações inflamatórias, 163
         originadas nas tonsilas, 163
      das tonsilas, 155
      de abscessos da, 167
      de cistos da, 170
      de tumores da, 170, 172, 177
         benignos, 170
         da base da língua, 177
         da parede faríngea, 177
         das tonsilas, 177
         malignos, 172
      do ronco, 182
   da epifaringe, 149-154
      adenoidectomia, 149
      angiofibroma nasofaríngeo, 153
         técnica cirúrgica, 153
      biópsia, 152
         da nasofaringe, 152
   da estenose, 200
      glótica, 200
   da glândula, 285, 302-313
      parótida, 305
      salivares, 302-313
         submandibular, 302
      tireoide, 285
   da hipofaringe, 185-263
   da laringe, 185-263
   da membrana, 353-358
      timpânica, 353-358
         menores, 355
   da orelha, 314-316
      anestesia, 315
         geral, 316
         local, 315
         por infiltração, 315
         tópica, 315
      cuidados pós-operatórios, 315
      medidas pré-operatórias, 314
      preparativos pré-operatórios, 314
   da orofaringe, 155-184
      da síndrome da apneia obstrutiva, 182
         do sono, 182
      das tonsilas, 155
         complicações inflamatórias nas, 163
      de cistos da, 170
      de tumores da, 170, 172, 177
         benignos, 170
         da base da língua, 177
         da parede faríngea, 177
         das tonsilas, 177
         malignos, 172
      do ronco, 182
   da traqueia, 185-263
   das complicações, 140-148
      endocranianas, 140-148
   das doenças malignas, 292
      da tireoide, 292
   das fístulas, 128
      oroantrais, 128
   de tumores malignos, 134-139
      na região dos seios, 134-139
         paranasais, 134-139
   do conduto auditivo, 317-352, 353-358
      externo, 317-352, 353-358
         corpos estranhos, 349
         estenoses, 349
         medidas gerais, 317
         ósseo, 353-358
            exostoses, 353
            remoção de tumores, 354
         princípios básicos, 317
   do esôfago, 294-301
      endoscópica, 294
      esofagotomia cervical, 299
   do estribo, 399-405
      estapedectomia, 399
      estapedotomia, 404
      revisão de, 405
   do etmoide, 130*f*
      por abordagem externa, 130*f*
   do mediastino, 294-301
      endoscópica, 294
      mediastinostomia cervical, 301
   do nervo facial, 397
      mastóidea, 397
      timpânica, 397
   do pavilhão auricular, 317-352
      do lóbulo, 337
      lesões traumáticas, 343
      malformações auriculares, 339

medidas gerais, 317
orelhas proeminentes, 322
    correção de, 322
princípios básicos, 317
tumores auriculares, 343
do pescoço, 264-293
    dos tecidos moles, 264
        antibioticoterapia peroperatória em, 264
do processo mastóideo, 387-394
    antrotomia, 390
        em lactentes, 390
    complicações otogênicas, 391
        tratamento de, 391
    mastoidectomia, 387
do seio etmoidal, 129
    abordagem externa, 129
    transfacial, 129
do seio frontal, 130
    extranasal, 130
    modificada, 130
        por Janson-Ritter, 130
    osteoplástica, 132, 133f
        radical, 131
        de Riedel, 131
do septo, 55
    nasal, 55
do trauma, 140-148
    da base do crânio, 140-148
        anterior, 140-148
    da órbita, 140-148
    dos seios paranasais, 140-148
dos abscessos, 4
    septais, 54
dos ductos lacrimais, 139
    dacriocistorrinostomia, 139
dos hematomas, 54
    septais, 54
dos linfonodos, 264
dos paragangliomas, 284
dos seios paranasais, 111-148
    combinada, 126-134
        a abordagens externas, 126-134
    e estruturas adjacentes, 111-148
dos tumores glômicos, 284
endolaríngeas, 185
    diretas, 187
    indiretas, 185
endonasal, 111, 126
    alargamento, 115
        do óstio maxilar, 115
    do esfenoide, 122
    do etmoide, 117, 120
    do seio, 114, 123
        frontal, 123
        maxilar, 114
    dos seios paranasais, 111, 126
        cuidados pós-operatórios, 126
        preparação, 114
    infundibulotomia, 118
nasal, 45-110
    conchas, 106-108
        inferior, 106
        média pneumatizada, 107
    conduta nas lesões, 51-55
        aguda, 51-55
    considerações preliminares, 45-50
        anatomia cirúrgica, 45
        função respiratória, 47
        instrumentos necessários, 49
    do nariz externo, 73-102
        base do nariz, 94
        deformidade giba nasal, 83
        deformidades do nariz, 87
            em sela, 90
            torto, 87

medindo pontos, 81
    linhas e ângulos, 81
ponta do nariz, 94
técnicas básicas, 73
do septo nasal, 55-72
    funções do, 55
    perfurações septais, 70
    septoplastia, 57
epistaxis, 109-110
    tratamento cirúrgico da, 109-110
malformações, 102-105
    atresia coanal, 104
    cistos, 102
    fístulas, 102
rinoplastia, 73-102
    base do nariz, 94
    deformidade giba nasal, 83
    deformidades do nariz, 87
        em sela, 90
        torto, 87
    medindo pontos, 81
        linhas e ângulos, 81
    ponta do nariz, 94
    técnicas básicas, 73
ORL, 3, 6-7
    anestesia geral para, 6-7
    aspectos gerais, 6
    considerações especiais, 6
osteoplástica, 127f
    transfacial, 127f
        do seio maxilar, 127f
        de Feldmann, 127f
palpebral, 29
    na paralisia facial, 29
    tarsorrafia, 29
para infecções cervicais, 165
    profundas, 165
        das tonsilas, 165
para sepse, 165
    tonsilar, 165
plástica da face, 9-44
    reconstrutiva, 9-28
        princípios básicos, 9
    reparadoras, 29-44
        em várias regiões, 29-44
preparações gerais para a, 1-3
    consentimento, 1
    indicação, 1
    planejamento cirúrgico, 1
    pré-avaliação, 2
    pré-requisitos legais, 1
    trombose, 3
        profilaxia da, 3
revisional, 313
    da parótida, 313
séptica, 264
    e asséptica, 264
        distinção entre, 264
Cisto(s)
    auriculares, 342
    cirurgia de, 170-171
        da cavidade oral, 170-171
        da orofaringe, 170-171
    de fendas braquiais, 280f
    do assoalho da boca, 170
        rânula, 170
        tratamento da, 170
    do ducto tireoglosso, 277
        tratamento cirúrgico de, 277
    na laringe, 192
    nasais, 102
Colapso
    correção do, 101
        alar, 101

das asas do nariz, 102f
   com suporte cartilaginoso, 102f
Colesteatoma, 377
Colheita
  de enxertos, 359-366
    material para, 363
      cartilagem, 364
      fáscia, 363
      pericôndrio, 363
Columela
  defeitos da, 35
    conduta nos, 35
  retraída, 98
    correção de, 98f
Complexo
  etmoidal, 111, 113
    anterior, 111
    posterior, 113
Complicação(ões)
  endocranianas, 140-148
    cirurgia das, 140-148
  inflamatórias, 163
    originadas nas tonsilas, 163
      cirurgia das, 163
  orbitárias, 147, 148f
    de sinusite aguda, 147
      abordagem, 147
    sistema em estágios para, 148f
  otogênicas, 391
    tratamento de, 391
      abscesso epidural, 393
      meningite, 393
      trombose do seio, 391
Comprimento
  do nariz, 86f, 96
    correção do, 96
    encurtamento do, 86f
Concha(s)
  auricular, 67f
    enxerto cartilaginoso da, 67f
      colheita do, 67f
  nasais, 106-108
    bolhosa, 108f
    inferior, 106, 107f, 108f
      deslocamento lateral da, 107f
      eletrocauterização da, 108f
      redução da, 107f
      margem inferior da, 106f
        turbinectomia ao longo da, 106f
    média pneumatizada, 107, 108f
      ressecção parcial de, 108f
Conduto
  auditivo externo, 317-352, 353-358
    cirurgia do, 317-352
      corpos estranhos, 349
      estenoses, 349
      medidas gerais, 317
      princípios básicos, 317
    ósseo, 353-358
      cirurgia do, 353-358
        exostoses, 353
        remoção de tumores, 354
Coniotomia, 218
Consentimento
  pré-requisitos e, 1
    legais, 1
Cordectomia, 244f
  após tireotomia, 241
  estendida, 242
    de St.Clair-Thompson, 242
  posterior, 203
Corpo(s)
  estranhos, 51, 296, 349
    no conduto auditivo, 349
      externo, 349

    no nariz, 51
    remoção de, 52, 296
      da cavidade nasal, 2
      de esôfago, 296
Crânio
  base do, 144, 145
    anterior, 145
      lesões da, 145
    fraturas sem lesões da, 144
    da região do seio frontal, 144
Crescimento
  distúrbios do, 69f
  zonas de, 69f
Cricotireoidostomia, 218, 219f
Crista
  septal, 62f
    osteotomia da, 62f
Cuidado(s)
  pós-operatórios, 8
    monitoração, 8
Curativo(s)
  nasais, 54f

D

Dacriocistorrinostomia
  procedimentos para, 139
    endonasais, 139
      endoscópicos, 139
      microscópicos, 139
Defeito(s)
  conduta nos, 19, 32, 35
    da asa, 35
      do nariz, 35
    da columela, 35
    da ponta nasal, 35
    do dorso nasal, 32
      conduta nos, 32
    dos tecidos moles, 19
    nas paredes nasais, 32
      lateral, 32
  cutâneo, 343
    do pavilhão auricular, 343
  da bigorna, 372
  do estribo, 374
    combinados, 374
    isolados, 374
  do processo lenticular, 372
  durais, 146f
    fechamento de, 146f
  elíptico, 22f, 30f
    conversão para, 30f
      defeito arredondado após, 30f
        fechamento de, 30f
    por avanço da pele, 22f
      fechamento direto de, 22f
  individuais, 62
    do septo, 62
      correção de, 62
  temporal, 30f
    fechamento de, 30f
      com retalho romboide, 30f
Deformidade(s)
  com teto aberto, 86
  do vermelhão, 39
    por contração da pele, 39
  em bico-de-papagaio, 85
  giba nasal, 83
  individuais, 62
    do septo, 62
      correção de, 62
  nariz, 70f, 85f, 90, 91f
    de papagaio, 85f

em sela, 70f, 90, 91f
   cartilaginosa, 70f
   correção da, 90, 91f
   reconstrução, 91
Degloving
   médio-facial, 136, 138f
   técnica do, 136, 138f
Dennis e Kashima
   expansão glótica de, 203
      endolaríngea, 203
         com *laser*, 203
Descompressão
   do nervo óptico, 146, 147f
   do saco endolinfático, 407
Descongestão
   medidas para, 114
      pré-operatórias, 114
Disfonia
   espasmódica, 206
Dissector
   APC, 163
      tonsilectomia com, 163
Distúrbio(s)
   do crescimento, 69f
Divertículo(s)
   de Zenker, 229
      ressecção de, 229
         por abordagem aberta, 229
   hipofaríngeos, 226
      cirurgia dos, 226
         abordagem endoscópica, 229
         transoral, 226
Doença(s)
   da orelha média, 376
      erradicação de, 376
   inflamatórias, 226
      cirurgia nas, 226
         da hipofaringe, 226
         da laringe, 226
   malignas, 234, 292
      da laringe, 234
      da tireoide, 292
         cirurgia das, 292
Dorso
   nasal, 32, 73, 75f, 76f
      abordagens ao, 73, 75f, 76f
         endonasal, 75f
         externa, 76f
         incisões e, 73
      lateral, 32
         defeitos do, 32
Drenagem
   de abscesso, 163
      peritonsilar, 163
   do seio frontal, 124f
      limites da, 124f
      endonasal, 125f
         da linha média, 125f
            limites da, 125
      mediana, 134
Ducto(s)
   lacrimais, 139
      cirurgia dos, 139
   nasofrontal, 124f
   parotídeo, 305
      lesões do, 305
   submandibular, 302
      incisão do, 302
   tireoglosso, 277
      cistos do, 277
         técnica cirúrgica, 278
         tratamento cirúrgico de, 277
      fístula do, 278
         técnica cirúrgica, 278

E

EAP (Espaço Aéreo Posterior), 182
Edema
   de Reinke, 192
Eletrocauterização
   da concha inferior, 108f
Eletrolaringe, 262
Encurvamento
   da margem superior, 65f
      do septo, 65f
   do septo caudal, 64f
Endoscopia
   do seio maxilar, 114
Entubação
   difícil, 191f
      procedimento em, 191f
Enxerto(s)
   cartilaginoso, 67f
      da concha auricular, 67f
   colheita de, 359-366
      material para, 363
         cartilagem, 364
         fáscia, 363
         pericôndrio, 363
   condrocutâneos, 28f
      compostos, 28f
         sítios doadores, 28f
   cutâneos, 26, 27f
      livres, 26, 27f
         compostos, 27
   de cartilagem costal, 91, 93f
      colheita de, 91, 93f
         técnica de, 91, 93f
      escultura de, 91, 93f
         técnica de, 91, 93f
   de pele, 26, 27t, 28f
      de espessura, 26, 27, 28f
         parcial, 26, 28f
         total, 27
Epifaringe
   cirurgia da, 149-154
      adenoidectomia, 149
      angiofibroma nasofaríngeo, 153
         técnica cirúrgica, 153
      biópsia, 152
         da nasofaringe, 152
Epiglote
   carcinoma da, 238
      infra-hióidea, 238
      supra-hióidea, 238
      circunscritos, 238
Epiglotopexia, 199f
   cirúrgica, 198
      com *laser*, 198
Epinefrina
   adição de, 5
      na anestesia regional, 5
         contraindicações, 5
Epistaxis
   tratamento cirúrgico da, 109-110
Escaldamento
   lesões por, 298
      esofágicas, 298
         tratamento de, 298
Esfenoide
   cirurgia do, 122
      abertura do seio, 122
         endonasal, 122
Esôfago
   cirurgia do, 294-301
      endoscópica, 294
      esofagotomia cervical, 299

corpos estranhos no, 296
  remoção de, 296
Esofagoscopia
  flexível, 297
  rígida, 294, 295f
Esofagotomia
  cervical, 299, 300f
Espaço
  submandibular, 169f
    abscesso do, 169f
Esporão
  vomeriano, 63f
    ressecção de, 63f
Estapedectomia, 399, 400f
Estapedotomia, 404
  com *laser*, 404
Estenose(s)
  cirurgia de, 207
    da laringe, 207
    da traqueia, 207
    da junção, 207
      laringotraqueal, 207
        ressecção, 208
  da laringe, 207
    proximal, 207
  esofágicas, 298
    tratamento de, 298
  glótica, 200
    cirurgia da, 200
  laríngeas, 207
    abordagem das, 207
  laringotraqueal, 198
    membranosa, 198
      microcirurgia transoral, 196
        com *laser*, 196
  no conduto auditivo, 349
    externo, 349
  traqueais, 209, 212
    em crianças, 212
      tratamento cirúrgico de, 212
    tratamento de, 209
Estribo
  cirurgia do, 399-405
    estapedectomia, 399
    estapedotomia, 404
    revisão de, 405
  defeitos do, 374
    combinados, 374
    isolados, 374
Esvaziamento
  cervical, 268, 269, 270f, 271f, 272f, 273f, 274, 275f, 276, 293
    incisões cutâneas para, 270f
    lateral, 293
    radical, 268, 269, 270f, 271f, 272f, 273f, 274, 275f
      estendido, 268
      modificado, 268, 274, 275f
    seletivo, 268, 269, 276
    tipos de, 269t
Etmoide
  abordagem ao, 129f
    externa, 129f
  cirurgia do, 117, 120, 130f
    endonasal, 120
    limites na, 121f
    por abordagem externa, 130f
Etmoidectomia
  endonasal, 121f
    princípios da, 121f
Excisão
  da glândula, 303
    submandibular, 303
  de fístula, 103f, 281
    das fendas braquiais, 281
    nasal, 103f
      da linha média, 103f

de laringocele, 282
  externa, 282
de tumor, 355f
  meatal, 355f
Exenteração
  orbitária, 137f
Exostose(s), 353
  remoção de, 353f
Expansão
  glótica, 200, 201f, 203, 205
    combinada, 205
      extraendolaríngea, 205
    endolaríngea, 201, 203
      com *laser*, 203
        de Dennis e Kashima, 203
      microlaringoscópica, 201
    endopextralaríngea, 200, 201f
      de Lichtenberger, 200, 201f
  microscópica, 202f
    endolaríngea, 202
      da glote, 202f

F

Face
  cirurgia plástica da, 9-28, 29-44
    reconstrutiva, 9-28
      princípios básicos, 9
    reparadoras, 29-44
      em várias regiões, 29-44
Faringe
  cirurgia da, 6
    anestesia geral para, 6
Faringectomia
  frontolateral, 244
    de Leroux-Robert, 244
  parcial, 263
    laringectomia com, 263
    total, 263
Fechamento
  glótico, 193
    incompleto, 193
      com paralisia dos adutores, 193
        unilateral, 193
Fenda(s)
  braquiais, 280
    cisto de, 280f
    fístulas das, 280, 281f
    excisão de, 280
Ferida(s)
  bordas de, 13f
    equalização de, 13f
  cicatrização de, 11
  conduta geral nas, 11, 12
  fechamento de, 22f
    com a pele sob pressão, 22f
      considerável, 22f
  infecções de, 264
    tratamento de, 264
FESS (Cirurgia Endoscópica Funcional dos Seios/*Functional Endoscopic Sinus Surgery*), 111
Fibromas
  da língua, 170
Fio(s)
  de sutura, 11t
    medidas dos, 11t
Fístula(s)
  auriculares, 342
  auriculocervicais, 343
  das fendas braquiais, 280
    excisão de, 281
  fechamento de, 128, 146f
    no seio esfenoidal, 146f
    oral-seio maxilar, 128
    palato-seio maxilar, 128

nasais, 102, 103f
    da linha média, 103f
        excisão de, 103f
oroantrais, 128
    cirurgia das, 128
parotídea, 305
    parenquimatosa, 305

Fixação
  do septo, 62f
    com *splints* septais, 62f
  lateral, 203, 204f, 205f
    combinada, 205f
    extralaríngea, 203

Fratura(s)
  da pirâmide nasal, 52
    óssea, 52
      redução de, 53
  da região do seio frontal, 144
    sem lesões, 144
      da base do crânio, 144
  deslocadas, 215
    e lesões da laringe, 215
      tratamento de, 215
  do arco zigomático, 141
  do assoalho da órbita, 141, 142f
  do osso zigomático, 141f
  do rebordo orbitário, 144
    abordagem para, 144
  laríngea, 216f
  septal, 54
  zigomáticas, 140
    abordagem para, 140

Fronte
  cirurgia plástica da, 29
    reparadora, 29

Função
  respiratória, 47
    mensuração da, 48

G

Gentamicina
  terapia com, 406
    na vertigem, 406

Giba
  nasal, 83, 84f, 88f
    deformidade de, 83
    redução de, 84f, 88f
      assimétrica, 88f
      técnica de, 84f

Glândula(s)
  lesões da, 305
    tratamento das, 305
  parótida, 305
    cirurgia da, 305
  salivares, 302-313
    cirurgia das, 302-313
      submandibular, 302
  sublingual, 305
    cirurgia da, 305
  submandibular, 303
    excisão da, 303
  tireoide, 285, 292
    cirurgia da, 285, 292
      bócio nodular, 288
      eutireóideo, 288
      das doenças malignas, 292

Gluck-Soerensen
  hemilaringectomia de, 248
    clássica, 248

Granuloma(s)
  microcirurgia de, 196
    transoral, 196
      com *laser*, 196

H

Hautant
  laringectomia de, 247
    parcial, 247

Hemangiomas
  da língua, 170
  na subglote, 198

Hematoma(s)
  conchal, 344f
    tratamento do, 344f
  do pavilhão auricular, 343
  septal, 54
    cirurgia dos, 54

Hemilaringectomia
  clássica, 248
    de Gluck-Soerensen, 248
  lateral, 249f

Hiperceratose(s)
  na laringe, 192

Hipofaringe
  carcinoma da, 240
  cirurgia da, 185-263
    nas doenças inflamatórias da, 226
  tumores da, 263
    malignos, 263
      abordagem externa dos, 263

Hipofaringolaringectomia
  parcial, 263
    com preservação da laringe, 263

I

IAH (Índice de Apneia e Hipopneia), 182
IMC (Índice de Massa Corpórea), 182

Imobilização(ões)
  nasais, 54f

Implante(s), 359-366
  coclear, 410

Incisão
  de abscesso, 163
    peritonsilar, 163
  de Kocher, 289f
    para tireoidectomia, 289f
      subtotal, 289f
  do ducto, 302
    submandibular, 302
  no rebordo orbitário, 144f

Incudoplatinopexia, 374

Infecção(ões)
  cervicais profundas, 165
    das tonsilas, 165
      cirurgia para, 165
  de feridas, 264
    tratamento de, 264

Infiltração
  e anestesia regional, 5
    adição de vasoconstrictor, 5
    dosagem, 5
    efeitos adversos, 5

Infundibulotomia, 118
  endoscópica-microscópica, 119

Inserção
  de tubos, 355, 356f
    miringotomia com, 356f
    na membrana timpânica, 355

Instrumental
  para cirurgia, 11, 322
    do pavilhão auricular, 322
    plástica, 11

Instrumento(s), 49f
  frios, 192
    ressecção transoral com, 192
      de lesões benignas da laringe, 192
  necessários, 49
    para rinoplastia, 49
    para septoplastia, 49

J

Jansen-Ritter
  cirurgia modificada por, 130, 131*f*
    do seio frontal, 130, 131*f*
Junção
  laringotraqueal, 207
    estenoses da, 207
      ressecção, 208

K

Keystone
  área, 45*f*
Kleinsasser
  expansão microscópica de, 202*f*
    endolaríngea, 202
      da glote, 202*f*
  MLS de, 187

L

Lábio(s)
  cirurgia plástica dos, 39
    reparadora, 39
  defeitos do, 39
    menores, 39
  inferior, 40
    defeito do, 40
      lateral, 40
      unilateral, 41
  superior, 39
    defeito do, 39
      central, 39
      lateral, 40
Laceração(ões)
  da asa, 51*f*
    do nariz, 51*f*
  do pavilhão auricular, 343
Lagoftalmo
  tarsorrafia para, 31*f*
    lateral, 31*f*
Laringe
  biópsia da, 186*f*
    indireta, 186*f*
  cirurgia da, 185-263
    de estenoses, 207
    de lesões agudas da, 215
    nas doenças inflamatórias da, 226
  doenças da, 234
    malignas, 234
  lesões benignas da, 192
    ressecção transoral de, 192
      com instrumentos frios, 192
  preservação da, 263
    hipofaringolaringectomia com, 263
      parcial, 263
  proximal, 207
    estenose da, 207
Laringectomia, 257*f*, 258*f*, 259*f*, 260*f*, 261*f*
  parcial, 235, 241, 242, 246*f*, 249, 250*f*, 251
    abordagens, 241
      aberta, 241
      transcutânea, 241
    de Hautant, 247
    frontolateral, 242, 246*f*
    horizontal, 249
    supracricoide, 251
      com reconstrução, 251
        por CHP, 251
    supraglótica, 250*f*, 251*f*
    transoral, 235
  reabilitação vocal após, 262
    cirúrgica, 262
    eletrolaringe, 262
    princípios funcionais, 262
    prótese vocal, 262
    voz esofageana, 262
  supracricóidea parcial, 255
    com reconstrução, 255
      por CHEP, 255
  total, 256, 263
    com faringectomia, 263
      parcial, 263
Laringocele
  externa, 282
    excisão de, 282
  microcirurgia de, 196
    transoral, 196
      com *laser*, 197
Laringomalacia
  microcirurgia de, 196
    transoral, 196
      com *laser*, 197
Laringoscopia
  direta, 187, 188*f*, 189*f*
    de distensão, 188*f*, 189*f*
    de suspensão, 187
      sob anestesia geral, 187
      endotraqueal, 187
Laringotomia
  coniotomia, 218
  cricotireoidostomia, 218
Laringotraqueoscopia
  direta, 189, 190*f*
    com o laringotraqueoscópio, 189
    com ventilação, 189
Laringotraqueoscópio
  com ventilação, 189
    laringotraqueoscopia com, 189
      direta, 189
Laser
  cirurgia com, 193, 235
    laringectomia parcial, 235
      transoral, 235
    expansão glótica com, 203
      endolaríngea, 203
      de Dennis e Kashima, 203
    microcirurgia com, 196
      transoral, 196
        estenose laringotraqueal membranosa, 198
        lesões benignas, 196
    ressecção cirúrgica com, 173, 179
      de carcinomas, 173, 179
        da cavidade oral, 173
        orofaríngeos, 179
    secção cirúrgica com, 198
      de pregas ariepiglóticas, 198
      curtas, 198
    tonsilectomia com, 162
Lateropexia
  da traqueia, 209
Leroux-Robert
  faringectomia de, 244
    frontolateral, 244
Lesão(ões)
  agudas, 215
    cirurgia de, 215
      da laringe, 215
      da traqueia, 215
  benignas, 192
    da laringe, 192
      ressecção transoral de, 192
        com instrumentos frios, 192
      microcirurgia transoral, 196
        com *laser*, 196
  craniocerebrais, 145
    abertas, 145

cutânea, 20f
　extensa, 20f
　　excisão serial de, 20f
　da base anterior, 145
　　do crânio, 145
　da cadeia ossicular, 395
　da glândula, 305
　　parótida, 305
　　　tratamento das, 305
　da membrana timpânica, 395
　da órbita, 144
　　abordagem, 144
　da região superior, 144
　　dos seios paranasais, 144
　　　abordagem, 144
　de veias calibrosas, 266
　　tratamento de, 266
　do ducto, 305
　　parotídeo, 305
　do nervo, 306
　　facial, 306
　em tecidos moles, 15
　　conduta em, 15
　　　sequelas, 15
　esofágicas, 298
　　tratamento de, 298
　　　caústicas agudas, 298
　　　por escaldamento, 298
　faciais, 16
　　conduta nas, 16
　　　primárias, 16
　nasais, 51-55
　　agudas, 51-55
　　　condutas nas, 51-55
　traumáticas, 343
　　do pavilhão auricular, 343
　　　avulsão auricular, 345
　　　defeitos cutâneos, 343
　　　hematomas, 343
　　　lacerações, 343
　　　pericondrite auricular, 344
Leucoplasia
　da língua, 170
Lichtenberger
　expansão glótica de, 200, 201f
　　endopextralaríngea, 200, 201f
Ligadura
　transmaxilar, 110f
　　da artéria maxilar, 110f
　　maxilar, 110f
Linfadenectomia
　cervicofacial, 265, 266f
Linfangioma(s)
　cervical, 283
　da língua, 170
Linfonodo(s)
　cirurgia dos, 264
　　abscessos, 264
　　　linfonodais, 264
　　　ducto tireoglosso, 277
　　　　cistos do, 277
　　　　　tratamento cirúrgico de, 277
　　　esvaziamento cervical, 268
　　　linfadenectomia, 265
　　　　cervicofacial, 265
　　　nódulo escaleno, 267
　　　　biópsia de, 267
Língua
　abscessos da, 168
　　profundos, 168
　base da, 168f, 177-181
　　abscesso da, 168f
　　　profundos, 168f
　　tumores da, 177-181
　　　cirurgia de, 177-181

　fibromas da, 170
　hemangiomas da, 170
　leucoplasia da, 170
　linfangiomas da, 170
　margem da, 168f, 172
　　abscesso da, 168f
　　　superficial, 168f
　　tumor da, 172
　　　abordagem oral, 172
　　　excisão de, 172f
　móvel, 174
　　carcinoma da, 174
　papilomas da, 170
　ponta da, 170f, 172
　　tumor da, 170f, 172
　　　abordagem oral, 172
　　　excisão em cunha de, 170f
　região da, 167f
　　formação de abscessos na, 167f
　tumores da, 172-177
　　malignos, 172-177
　　cirurgia de, 172-177
Linha(s)
　de mensuração, 82f
　interrompidas, 18f
　　técnica das, 18f
　medindo, 81
　　na cirurgia nasal, 81
Lobectomia
　subtotal, 289f, 290f
Lóbulo(s)
　cirurgia do, 337
　　aderidos, 337
　　　correção de, 337
　　reconstrução do, 337
　　redução, 337
LTPR (Linhas de Tensão da Pele Relaxada)
　unidades estéticas e, 10

M

Maleoplatinopexia, 375
Maleovestibulopexia, 375
Malformação(ões), 102-105
　atresia coanal, 104
　auriculares, 339
　　apêndices auriculares, 342
　　classificação, 339
　　fístulas auriculares, 342
　　macrotia, 339
　　microtia, 340
　cistos, 102
　　nasais, 102
　fístulas, 102
　　nasais, 102
　vasculares, 198
　　da subglote, 198
Mandibulectomia
　marginal, 175
　　abordagem com, 175
　　transoral, 175
Margem
　caudal, 63f
　　septal, 63f
　　　deslocamento da, 63f
　da língua, 168f, 172
　　abscesso da, 168f
　　　superficial, 168f
　　tumor da, 172
　　　abordagem oral, 172
　　　excisão de, 172f
Marsupialização, 171
Mastoidectomia, 387
　partir da cortical, 377
　　da mastoide, 377
　　　na timpanoplastia, 377

Mastoidite
  de Bezold, 389
Maxilectomia, 137
  total, 135
    técnica de, 135
Medialização
  da prega vocal, 194, 195*f*
  de Friedrich, 194, 195*f*
Mediastino
  cirurgia do, 294-301
    endoscópica, 294
    mediastinostomia cervical, 301
Mediastinostomia
  cervical, 301
Membrana
  laríngea, 193
  timpânica, 353-358, 368, 395
    cirurgias da, 353-358
      menores, 355
    lesões da, 395
    reconstrução da, 368
    splinting da, 357
Meningite, 393
Mensuração
  da função respiratória, 48
Microcirurgia
  transoral, 196
    com *laser*, 196
      estenose laringotraqueal membranosa, 198
      lesões benignas, 196
Miringotomia, 355, 356*f*
  com inserção de tubo, 356*f*
MLS (Microlaringoscopia)
  de Kleinsasser, 187
Monitoração
  pós-operatória, 8
Mucosa
  bucal, 174
    carcinoma da, 174
Músculo(s)
  do pavilhão auricular, 319*f*

N

Nariz
  asa do, 35, 36
    defeito das, 35, 36
      completos, 36
      conduta nos, 35
    margens da, 35
      reconstrução das, 35
  base do, 76*f*, 94
    abordagem a, 76*f*
      externa, 76*f*
    análise pré-operatória, 94
  cirurgia plástica do, 30
    reparadora, 30
  comprimento do, 86*f*, 96
    correção do, 96
    encurtamento do, 86*f*
  curto, 85
  de papagaio, 85*f*
    deformidade, 85*f*
  em sela, 70*f*, 90, 91*f*
    cartilaginosa, 70*f*
      deformidade, 70*f*
    deformidade, 90, 91*f*
      correção de, 90, 91*f*
        reconstrução, 91
    reconstrução de, 92
      em três etapas, 92
  externo, 73-102
    cirurgia do, 73-102
      base do nariz, 94
      deformidade giba nasal, 83
      deformidades do nariz, 87
        em sela, 90
        torto, 87
      medindo pontos, 81
        linhas e ângulos, 81
      ponta do nariz, 94
      técnicas básicas, 73
  nervos do, 74*f*
  tecidos moles do, 74*f*
  vasos do, 74*f*
  infraestrutura do, 45*f*, 46*f*
    unidades básicas da, 46*f*
  longo, 85
  ponta do, 82*f*, 94, 95*f*, 97*f*, 99*f*
    análise pré-operatória, 94
    correção da, 99*f*
    projeção da, 82*f*, 95*f*
    rotação da, 97*f*
  raiz do, 33*f*
    defeito cutâneo na, 33*f*
    fechamento de, 33*f*
  reconstrução do, 33*f*, 37, 38*f*
    retalhos para, 33*f*
      de transposição, 33*f*
    total, 37, 38*f*
  torto, 63*f*, 87, 88*f*
    cartilaginoso, 63*f*
      deslocamento da, 63*f*
    correção de, 87*f*, 88*f*
      por distúrbios de crescimento, 88*f*
      pós-traumático, 87*f*
    tipos de, 87*f*
  unidades estéticas do, 32*f*
Nasal
  cirurgia, 45-110
    conchas, 106-108
      inferior, 106
      média pneumatizada, 107
    conduta nas lesões, 51-55
      aguda, 51-55
    considerações preliminares, 45-50
      anatomia cirúrgica, 45
      função respiratória, 47
      instrumentos necessários, 49
    do nariz externo, 73-102
      base do nariz, 94
      deformidade giba nasal, 83
      deformidades do nariz, 87
        em sela, 90
        torto, 87
      medindo pontos, 81
        linhas e ângulos, 81
      ponta do nariz, 94
      técnicas básicas, 73
    do septo nasal, 55-72
      funções do, 55
      perfurações septais, 70
      septoplastia, 57
    epistaxis, 109-110
      tratamento cirúrgico da, 109-110
    malformações, 102-105
      atresia coanal, 104
      cistos, 102
      fístulas, 102
    rinoplastia, 73-102
      base do nariz, 94
      deformidade giba nasal, 83
      deformidades do nariz, 87
        em sela, 90
        torto, 87
      medindo pontos, 81
        linhas e ângulos, 81
      ponta do nariz, 94
      técnicas básicas, 73

Nasofaringe
  biópsia da, 152
Nervo(s)
  da pré-maxila, 48f
  do nariz, 74f
    externo, 74f
  do pavilhão auricular, 319f
  do septo nasal, 48f
  facial, 306, 307f, 311, 395-398
    cirurgia do, 395-398
      após trauma, 395-398
      mastóidea, 397
      timpânica, 397
    lesão do, 306
    preservação do, 311
      parotidectomia com, 311
    reparo do, 307f
  óptico, 146, 147f
    descompressão do, 146, 147f
Nódulo
  escaleno, 267
    biópsia de, 267

O

Onodi
  célula de, 114f
Órbita
  assoalho da, 141, 142f
    abordagens ao, 142f, 143f
    fraturas do, 141, 142f
  lesões da, 144
    abordagem, 144
Orelha(s)
  cirurgia da, 314-316
    anestesia, 315
      geral, 316
      local, 315
      por infiltração, 315
      tópica, 315
    cuidados pós-operatórios, 315
    medidas pré-operatórias, 314
    preparativos pré-operatórios, 314
  média, 376, 395-398
    cirurgia da, 395-398
      após trauma, 395-398
    doenças da, 376
      erradicação de, 376
    trauma da, 395
  proeminentes, 322
    correção de, 322
Organismo(s)
  infecciosos, 264
    espectro dos, 264
ORL (Otorrinolaringologia)
  cirurgias, 3, 6-7
    anestesia geral para, 6-7
Orofaringe
  cirurgia da, 155-184
    da síndrome da apneia obstrutiva, 182
      do sono, 182
    das tonsilas, 155
      complicações inflamatórias nas, 163
    de cistos da, 170
    de tumores da, 170, 172, 177
      benignos, 170
      da base da língua, 177
      da parede faríngea, 177
      das tonsilas, 177
      malignos, 172
    do ronco, 182
Osso
  zigomático, 141f
    fratura do, 141f
    redução do, 141f

Osteotomia(s), 78
  da crista septal, 62f
  em um relance, 78
  lateral, 79, 80f
  paramediana, 79
  transversa, 79, 80f
  visão geral das, 78f
Óstio
  alargamento do, 115, 117f, 122f, 123f
    do seio esfenoidal, 122f
      transeptal, 123f
      transetmoidal, 122f
    do seio frontal, 123f
      endonasal, 123f
    do seio maxilar, 117f
      endoscópico, 117f
    maxilar, 115
      endonasal, 115
Otite(s)
  médias supurativas, 376
    crônicas, 376
      otorreia em, 377
      processos de granulação em, 376
Otoliquorreia, 396
Otoplastia(s)
  complicações das, 335t
Otorreia
  em otites, 376
    médias supurativas, 376
      crônicas, 376

P

Palato(s)
  carcinoma de, 174
    duro, 174
    mole, 174
Pálpebra(s)
  cirurgia plástica da, 29
    reparadora, 29
      inferior, 29
      superior, 29
Papiloma(s)
  da língua, 170
    microcirurgia de, 196
      transoral, 196
        com *laser*, 197
Paraganglioma(s)
  cirurgia dos, 284
Paralisia
  dos adutores, 193
    unilateral, 193
      fechamento glótico com, 193
        incompleto, 193
  facial, 29
    cirurgia palpebral na, 29
    tarsorrafia, 29
Parede(s)
  faríngea, 177-181
    tumores da, 177-181
      cirurgia de, 177-181
  nasais, 32, 88
    assimétricas, 88
    laterais, 32
      defeitos nas, 32
  posterior, 180
    da orofaringe, 180
      carcinomas da, 180
Parotidectomia, 308
  com preservação, 311
    do nervo facial, 311
  subtotal, 311
  total, 311

radical, 312
superficial, 308, 312
padrão, 312
Pavilhão
auricular, 317-352
cirurgia do, 317-352
do lóbulo, 337
lesões traumáticas, 343
malformações auriculares, 339
medidas gerais, 317
orelhas proeminentes, 322
correção de, 322
princípios básicos, 317
tumores auriculares, 343
músculos do, 319f
nervos do, 319f
posição do, 321f
relações anatômicas do, 320f
vasos do, 319f
Pele
anatomia da, 9, 10f
cirúrgica, 9, 10f
contração da, 39
deformidades por, 39
do vermelhão, 39
sob tensão, 22f
considerável, 22f
fechamento de ferida com, 22f
tensão da, 18
relaxamento da, 18
técnicas cirúrgicas para, 18
Perfil
correção do, 82f
Perfuração(ões)
de atresia coanal, 105f
unilateral, 105f
septais, 70, 72f
fechamento de, 72f
Pericondrite(s)
auricular, 344
laríngeas, 226
tratamento de, 226
Pescoço
cirurgia do, 42, 264-293
dos tecidos moles, 264
antibioticoterapia peroperatória em, 264
plástica do, 42
reparadora, 42
Pilar(es)
tonsilares, 179
carcinomas nos, 179
ressecção cirúrgica de, 179
com *laser*, 179
Pirâmide
nasal, 52
óssea, 52
fraturas da, 52
Pólipo(s)
das pregas vocais, 192
Ponta
do nariz, 82f, 94, 95f, 99f
análise pré-operatória, 94
correção da, 99f
projeção da, 82f, 95f
rotação da, 97f
nasal, 35, 95, 96f, 98, 99f
correção da, 99f
defeitos da, 35
conduta nos, 35
forma da, 98
correção da, 98
projeção da, 95
correção da, 94

sobreprojeção da, 96f
correção de, 96f
subprojeção da, 96f
correção de, 96f
Ponto(s)
de mensuração, 82f
medindo, 81
na cirurgia nasal, 81
PORP (Prótese de Substituição Parcial da Cadeia Ossicular)
de titânio, 374
Pré-maxila
nervos do, 48f
vasos do, 48f
Pré-medicação
dosagem, 5
Prega(s)
ariepiglóticas, 198
curtas, 198
secção cirúrgica de, 198
com *laser*, 198
laringoepiglótica, 239f
carcinoma da, 239f
extenso, 239f
vocais, 192, 194, 195f, 235
carcinomas das, 235, 236f
in situ, 235
microinvasivos, 235
circunscritos, 235
T1b, 236
T2, 237
T3, 237
de Friedrich, 194, 195f
medialização da, 194, 195f
lesão superficial da, 235f
hiperceratótica, 235f
vocais, 192, 194, 195f, 235
pólipos das, 192
Preservação
da laringe, 263
hipofaringolaringectomia com, 263
parcial, 263
do nervo facial, 311
parotidectomia com, 311
subtotal, 311
total, 311
Procedimento(s)
em entubação difícil, 191f
endolaríngeos, 7
cirurgia laríngea para, 7
anestesia geral, 7
Processo
mastóideo, 387-394
cirurgia do, 387-394
antrotomia, 390
em lactentes, 390
complicações otogênicas, 391
tratamento de, 391
mastoidectomia, 387
Profilaxia
da trombose, 3
Projeção
da ponta nasal, 95
correção da, 95
Prótese(s)
auditivas, 409-411
implantação cirúrgica de, 409-411
BAHA, 409
coclear, 410
parcialmente implantáveis, 409
vocal, 262
Pull-Through
técnica de, 176
abordagem com, 176
de carcinomas, 176

Q

Queloide(s)
  conduta nos, 16

R

Rânula
  excisão de, 171*f*
    mergulhante, 171*f*
  tratamento da, 170, 171
    mergulhante, 171
Reabilitação
  da voz, 262
    após laringectomia, 262
      cirúrgica, 262
  vocal, 262
    após laringectomia, 262
      eletrolaringe, 262
      princípios funcionais, 262
      prótese vocal, 262
      voz esofageana, 262
Rebordo
  orbitário, 144
    fraturas do, 144
      abordagem para, 144
      incisão no, 144*f*
Recesso
  frontal, 124*f*
    variações do, 124*f*
      da posição, 124*f*
      do desenvolvimento, 124*f*
Reconstrução
  da cadeia ossicular, 372
  da membrana timpânica, 368
  das margens, 35
    das asas do nariz, 35
  de deformidade, 91
    nariz em sela, 91
      complexa, 91
  do nariz, 33*f*, 37, 38*f*, 92
    em sela, 92
    retalhos para, 33*f*
      de transposição, 33*f*
    total, 37, 38*f*
  incudoestapédica, 372
  laringotraqueal, 213
    com cartilagem, 213
      para expansão da luz, 213
  maleoestapédica, 372
  por CHEP, 255
    laringectomia com, 255
      supracricóidea parcial, 255
  por CHP, 251
    laringectomia parcial com, 251
      supracricoide, 251
  septal, 57*f*
    objetivos da, 57*f*
Redução
  da concha, 107*f*
    inferior, 107*f*
  de fraturas, 53
    da pirâmide nasal, 53
      óssea, 53
  de giba nasal, 84*f*, 88*f*
    assimétrica, 88*f*
    técnica de, 84*f*
Região
  submentoniana, 169*f*
    abscesso da, 169*f*
Reinke
  edema de, 12
  espaço de, 192*f*
    abertura do, 192*f*

Remoção
  de cauda conchal, 107*f*
    hiperplásica, 107*f*
  de corpos estranhos, 296
    de esôfago, 296
  de exostoses, 353*f*
  de pequenos tumores, 354
    do conduto auditivo, 354
      externo, 354
  de tumor, 355*f*
    meatal, 355*f*
Ressecção
  cirúrgica com *laser*, 173, 179
    de carcinomas, 173, 179
      da cavidade oral, 173
      orofaríngeos, 179
  cricotraqueal, 213, 214
    parcial, 213, 214
      estendida, 214
  da estenose, 208
    da junção, 208
      laringotraqueal, 208
  da traqueia, 210
    transversal, 210
      com anastomose terminoterminal, 210
  de divertículo, 229
    de Zenker, 229
      por abordagem aberta, 229
  de esporão, 63*f*
    vomeriano, 63*f*
  endonasal, 104*f*
    de atresia coanal, 104*f*
      óssea, 104*f*
  para maxilectomia, 136*f*
  parcial, 108*f*, 135*f*
    da maxila, 135*f*
    de concha média, 108*f*
      pneumatizada, 108*f*
  transoral, 192
    com instrumentos frios, 192
    de lesões benignas da laringe, 192
Retalho(s)
  bilobulado, 24*f*
  bipediculado, 24
  com superfície epitelial, 20*f*, 21
    contínua, 20*f*
    intacta, 21
  de avanço, 22
  de transposição, 22, 31*f*, 33*f*
    da pálpebra, 31*f*
    supraciliar, 31*f*
  desepitelizados, 26
  frontal, 33, 34*f*
    da linha média, 33, 34*f*
  hinged turnover, 24
    flap, 24
  insulares, 24, 25, 33*f*
    miocutâneo, 25
      do peitoral maior, 25
    pediculado, 33*f*
  pediculados, 20, 21, 24
    subcutâneos, 26
    tubular, 24
    viabilidade dos, 21
      suprimento vascular, 21
      tamanho, 21
  rodado, 24
    em dobradiça, 24
  romboide, 23*f*, 30*f*
    fechamento com, 30*f*
      de defeito temporal, 30*f*
  rotacional, 22, 23*f*, 31*f*
  sem superfície epitelial, 24
    contínua, 24

viabilidade do, 21t
  avaliação do, 21t
Riedel
  cirurgia radical de, 131
    do seio frontal, 131
Rinoplastia, 73-102
  base do nariz, 94
  deformidade, 83, 87
    do nariz, 87
      em sela, 90
      torto, 87
    giba nasal, 83
  instrumentos para, 49, 50
    necessários, 49
  medindo pontos, 81
    linhas e ângulos, 81
  ponta do nariz, 94
  técnicas básicas, 73
Rinotomia
  lateral, 135, 153
    abordagem por, 135
Ronco
  cirurgia do, 182-184
    ablação, 183
      por radiofrequência, 183
    somnoplastia, 183
    UPAL, 183
    UPFP, 182
    UPPL, 183
Ruptura
  da janela, 395
    oval, 395
    redonda, 395

S

Saco
  endolinfático, 407
    descompressão do, 407
  lacrimal, 140f
    abordagem ao, 140f
      endonasal, 140f
Schultz-Coulon
  técnica cirúrgica, 71
Secção
  longitudinal, 211, 212f
    da traqueia, 211, 212f
      para estenose traqueal, 212f
Seio(s)
  esfenoidal, 122, 146f
    abertura do, 122
      endonasal, 122
    fístula no, 146f
      fechamento de, 146f
    óstio do, 122f
      alargamento transetmoidal, 122f
  etmoidal, 129
    cirurgia do, 129
      abordagem externa, 129
      transfacial, 129
  frontal, 123, 124f, 130-132, 133f
    cirurgia do, 123, 130-132, 133f
      endonasal, 123
      extranasal, 130
      modificada por Jansen-Ritter, 130
      osteoplástica, 132, 133f
      radical de Riedel, 131
    drenagem do, 124f
      limites da, 124f
  maxilar, 114, 117f, 118f, 126
    abordagem ao, 126
      transfacial, 126
    cirurgia do, 114, 127f
      antroscopia, 114
      endoscopia, 114
      osteoplástica transfacial, 127f
        de Feldmann, 127f
      sinuscopia, 114
    óstio do, 117f
      alargamento do, 117f
  paranasais, 111-148
    cirurgia dos, 111-148
      combinadas, 126-134
        com abordagens externas, 126-134
      cuidados pós-operatórios, 126
      e estruturas adjacentes, 111-148
      endonasal, 111, 126
      preparação, 114
      região superior da, 144
        abordagem para lesões da, 144
    relações anatômicas dos, 112f-113f
Sepse
  tonsilar, 165, 166f
    cirurgia para, 165
Septo
  abordagem ao, 77f
    externa, 77f
  caudal, 64f, 66f, 67f
    encurvamento do, 64f
    reconstrução do, 66f, 68f
      alternativas, 68f
      parcial, 66
    substituição do, 67f
      completa, 67f
  defeitos do, 62
    individuais, 62
      correção de, 62
  deformidades do, 62
    correção de, 62
  fixação do, 62f
    com *splints* septais, 62f
  margem superior do, 65f
    encurvamento da, 65f
  nasal, 48f, 55
    cirurgia do, 55
    funções do, 55
    nervos do, 48f
    papel do, 56f
      como estrutura central, 56f
    vasos do, 48f
Septoplastia, 57, 60f
  instrumentos para, 49, 50
    necessários, 49
  objetivos da, 57f
Síndrome
  da apneia obstrutiva, 182-184
    do sono, 182-184
      cirurgia da, 182-184
Sinuscopia, 114
  transnasal, 116f
  transoral, 116f
Sinusite
  aguda, 147
    complicações orbitárias de, 147
      abordagem, 147
Sistema
  sinusal, 111, 114f
    paranasal, 111, 114f
      aspectos anatômicos do, 111
      secções do, 114f
SMAS (Sistema Musculoaponeurótico Subcutâneo), 45
Somnoplastia, 183, 184f
Splinting
  da membrana timpânica, 357
Splints
  septais, 62f
    fixação com, 62f
      do septo, 62f

St.Clair-Thompson
  cordectomia estendida de, 242
Stent(s)
  traqueais, 212
    implantação de, 212
Subglote
  hemangiomas na, 198
Sulco(s)
  glossotonsilares, 179
    carcinomas nos, 179
      ressecção cirúrgica de, 179
        com *laser*, 179
Supraglote
  carcinoma da, 238
Suspensão
  laringoscopia direta de, 187
    sob anestesia geral, 187
      endotraqueal, 187
Sutura(s)
  dômicas, 100*f*
    após *delivery* das cartilagens, 100*f*
      laterais inferiores, 100*f*
  fios de, 11*t*
    medidas dos, 11*t*
  material de, 11, 322
    para pavilhão auricular, 322
  técnicas de, 12, 13
    especiais, 13
      contínua, 15
      Donati, 14
      em colchoeiro vertical, 14, 15*f*
      em "u", 14
      intradérmica, 13, 14*f*
      subcuticular, 13, 14*f*
    padrão, 12

T

Tarsorrafia, 29
  lateral, 31*f*
    para lagoftalmo, 31*f*
Tecido(s)
  moles, 15, 19, 74*f*
    defeitos dos, 19
      conduta nos, 19
    do nariz, 74*f*
      externo, 74*f*
    lesões de, 15
      conduta em, 15
Telescópio
  traqueobroncoscopia com, 232*f*
    flexível, 233*f*
    rígido, 232*f*
Têmpora
  cirurgia plástica da, 29
    reparadora, 29
Timpanoplastia, 367-386
  antrotomia na, 377
    a partir da cortical, 377
      da mastoide, 377
  erradicação de doenças, 376
    da orelha média, 376
  mastoidectomia na, 377
    partir da cortical, 377
      da mastoide, 377
  reconstrução, 368, 372
    da cadeia ossicular, 372
    da membrana timpânica, 368
Timpanoesclerose, 376
Tireoidectomia, 292
  subtotal, 289*f*
    incisão para, 289*f*
      e Kocher, 289*f*
Tireotomia, 243*f*, 244*f*
  cordectomia após, 241

Tonsila(s)
  carcinomas nas, 179
    ressecção cirúrgica de, 179
      com *laser*, 179
  cirurgia das, 155, 160, 163, 177-181
    alternativas, 160
    complicações inflamatórias nas, 163
    de tumores da, 172-177
      malignos, 172-177
    tonsilectomia, 155
Tonsilectomia, 155
  com abscesso, 164
  com dissector, 163
    APC, 163
  com *laser*, 162
  de tumor, 179*f*
  em tumores, 177
  sob anestesia, 156*f*-159*f*, 160, 161*f*-162*f*
    geral, 156*f*-159*f*
    local, 160, 161*f*-162*f*
TORP (Prótese de Substituição Total da Cadeia Ossicular), 374
Traqueia
  cirurgia da, 185-263
    de estenoses, 207
    lateropexia da, 209
    lesões agudas da, 215
      cirurgia de, 215
    ressecção da, 210
      transversal, 210
        com anastomose terminoterminal, 210
    secção da, 211, 212*f*
      longitudinal, 211, 212*f*
        para estenose traqueal, 212*f*
Traqueobroncoscopia
  com broncoscópio, 230, 231
    flexível, 231
    rígido, 230
  com telescópio, 232*f*
    flexível, 233*f*
    rígido, 232*f*
Traqueostoma
  epitelizado, 225*f*
    fechamento de, 225*f*
  fechamento do, 42
  reversão do, 224
Traqueotomia, 219, 221, 222*f*
  anestesia local para, 220*f*
  coniotomia, 218
  cricotireoidostomia, 218
  em adultos, 220
  em crianças, 222*f*, 223*f*, 224*f*
Trauma
  cirurgia após, 395-398
    da orelha média, 395-398
    do nervo facial, 395-398
  cirurgia do, 140-148
    da base do crânio, 140-148
      anterior, 140-148
    da órbita, 140-148
    dos seios paranasais, 140-148
Triângulo
  de Burrow, 13*f*
    excisão de, 13*f*
Trombose
  do seio, 391
  profilaxia da, 3
  sinusal, 392*f*
Tubo(s)
  inserção de, 355, 356*f*
    miringotomia com, 356*f*
    na membrana timpânica, 355
Tumor(es)
  auriculares, 343, 345
    da concha, 347

benignos, 170-171
    cirurgia de, 170-171
        da cavidade oral, 170-171
        da orofaringe, 170-171
    linguais, 170
cirurgia de, 177-181
    da base da língua, 177-181
    da parede faríngea, 177-181
    das tonsilas, 177-181
do conduto auditivo, 354
    externo, 354
        remoção de, 354
glômicos, 284
    cirurgia dos, 284
malignos, 134-139172-177, 263
    cirurgia de, 134-139, 172-177
        da língua, 172-177
        da parede posterior da faringe, 172-177
        das tonsilas, 172-177
        do assoalho da boca, 172-177
        na região dos seios paranasais, 134-139
    da hipofaringe, 263
        abordagem externa dos, 263
meatal, 355f
    excisão de, 355f
    remoção de, 355f
tonsilectomia em, 177
Túnel(is)
    septal, 59f
        posição dos, 59f
Turbinectomia
    ao longo da margem, 106f
        inferior, 106f
            da concha nasal, 106f
Turbinoplastia, 107f

U

Unidade(s)
    estéticas, 10
        do nariz, 32f
        e LTPR, 10
UPAL (Uvulopalatoplastia Assistida com *Laser*), 183, 184f
UPFP (Uvulopalatofaringoplastia), 182, 183f
UPPL (Uvulopalatoplastia com *Laser*), 183
Úvula
    carcinoma da, 174

V

Válvula
    nasal 47f
Vaso(s)
    da pré-maxila, 48f
    do nariz, 74f
        externo, 74f
    do pavilhão auricular, 319f
    do septo nasal, 48f
Vasoconstritor
    adição de, 5
        epinefrina, 5
            contraindicações, 5
Veia(s)
    calibrosas, 266
        lesões de, 266
            tratamento de, 266
Vertigem
    tratamento cirúrgico da, 406-408
        descompressão, 407
            do saco endolinfático, 407
        terapia, 406
            com gentamicina, 406
Vestíbulo
    nasal, 47f
Voz
    esofageana, 262
    reabilitação da, 262
        cirúrgica, 262
            após laringectomia, 262
V-Y
    plastia, 18, 19f

W

Web
    laríngea, 193
W-plastia, 17
    revisão com, 17f
        de cicatriz, 17f

Z

Z-plastia, 18, 19f
Zenker
    divertículo de, 229
        ressecção de, 229
            por abordagem aberta, 229
Zona(s)
    de crescimento, 69f